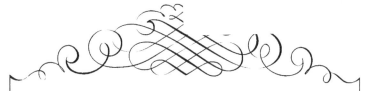
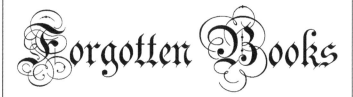

ISBN 978-0-666-49263-0
PIBN 11188336

1 MONTH OF
FREE
READING

at

www.ForgottenBooks.com

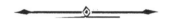

By purchasing this book you are eligible for one month membership to ForgottenBooks.com, giving you unlimited access to our entire collection of over 1,000,000 titles via our web site and mobile apps.

To claim your free month visit:

www.forgottenbooks.com/free1188336

Erster Theil.

Die meteorologischen Verhältnisse Frankfurts

im Jahre 1889

dargestellt von

Dr. ALEXANDER SPIESS.

Der **Luftdruck** des Jahres 1889 betrug im Mittel 752·3 mm, blieb somit 1 mm unter dem Durchschnitt der 35 Jahre 1851—1885, der 753·3 mm beträgt. Für die einzelnen Monate ergeben sich folgende Zahlen:

Monate.	Mittel aller tägl. Beobachtungen, 6 Uhr, 2 Uhr, 10 Uhr.	Höchster Stand.	Niedrigster Stand.
Januar	757·6 mm	770·6 (3)	739·6 (12)
Februar	747·4 »	764·2 (18)	730·2 (9)
März	751·9 »	764·5 (16)	734·5 (21)
April	746·6 »	759·3 (19. 20)	735·5 (9)
Mai	749·3 »	754·5 (3)	741·8 (26)
Juni	751·8 »	758·4 (4)	743·3 (9)
Juli	751·5 »	758·1 (2)	743·2 (26)
August	751·8 »	760·8 (28)	741·7 (20)
September. . . .	752·8 »	762·6 (16)	739·1 (25)
October	748·7 »	757·0 (26)	736·3 (21)
November	759·2 »	771·2 (20)	740·6 (27)
December	759·1 »	769·2 (17)	736·4 (11)
Jahresdurchschn.	752·3 mm	—	—

Ein Vergleich mit dem Durchschnitt der 35 Jahre 1851—1885 ergibt:

	Jahr.	Winter.*)	Frühling.	Sommer.	Herbst.
35jähriger Durchschnitt .	753·3	754·6	752·1	753·3	753·3
1889	752·3	753·7	749·3	751·7	753·6
Differenz . . . . . {+					0·3
{−	1·0	0·9	2·8	1·6	

	Januar.	Februar.	März.	April.	Mai.	Juni.	Juli.	August.	September.	October.	November.	December.
35jähriger Durchschnitt.	755·2	754·4	751·9	751·9	752·4	753·3	753·5	753·2	754·0	752·9	753·0	754·4
1889	757·6	747·4	751·9	746·6	749·3	751·8	751·5	751·8	752·8	748·7	759·2	759·1
Differ. {+	2·4		0								6·2	4·7
{−		7·0	0	5·3	3·1	1·5	2·0	1·4	1·2	4·2		

Das Jahresmittel des Luftdrucks war, wie die vorstehende Tabelle zeigt, gerade 1 mm niedriger als der Durchschnitt der 35 Jahre 1851—1885 und zwar war dies in allen Jahreszeiten der Fall mit Ausnahme des Herbstes. Der Januar hatte im Monatsmittel einen ziemlich hohen Stand, vom Februar an aber war fast das ganze Jahr hindurch das Mittel des Luftdrucks in den einzelnen Monaten unter dem Durchschnitt des betreffenden Monats. Nur im März entsprach es diesem genau, im Uebrigen war bis zum November der Barometerstand in seinen Monatsmitteln ständig unter dem Durchschnitt. Am meisten war dies im Februar der Fall, der, während die Wintermonate in der Regel einen hohen mittleren Barometerstand haben, dieses Jahr 7 mm unter seinem Durchschnitt blieb; nur in 2 der letzten 40 Jahre war der mittlere Barometerstand des Februar noch etwas tiefer, 1853 und 1879. Etwas weniger, aber immer noch bedeutend unter dem Durchschnitt war der mittlere Barometerstand im April und October, in den eigentlichen Sommermonaten, war er nur etwa 1 bis 2 mm unter der Norm. Dagegen war er in den beiden letzten Monaten des Jahres ein sehr hoher, namentlich

---

*) Winter bedeutet hier, wie in allen ähnlichen Tabellen: December 1888, Januar und Februar 1889. Es entsprechen deshalb die Zahlen der einzelnen Jahreszeiten meist nicht denen des ganzen Jahres. December 1888 betrug der mittlere Barometerstand: 756·2 mm.

im November, in welchem er bei einem mittleren Stand von 759·2 mm seinen Durchschnitt um 6·2 mm übertraf und so hoch stand, wie in keinem November der letzten 40 Jahre. Im December stand er fast genau so hoch, übertraf den Durchschnitt aber nicht so bedeutend, da dieser für den December ein ziemlich hoher ist.

Die **Barometerschwankungen** waren am bedeutendsten im Februar: 34·0 mm, am geringsten im Mai: 12·7 mm. Der **höchste Barometerstand** des Jahres betrug 771·2 mm am 20. November, der **niedrigste Barometerstand** war 730·2 mm am 9. Februar. Die gesammten Schwankungen des Jahres 1889 betrugen somit 41·0 mm.

Einen Vergleich des mittleren Barometerstandes des Jahres 1889 mit den 25 vorhergehenden Jahren gibt folgende Zusammenstellung:

Jahre.	Jahres-Mittel.	Höchster Stand.	Niedrigster Stand.
1864	753·7	769·5 ($^{16}/_1$)	729·5 ($^{15}/_{11}$)
1865	753·4	769·7 ($^8/_{12}$)	728·0 ($^{14}/_1$)
1866	751·4	769·2 ($^{25}/_1$)	728·2 ($^9/_1$)
1867	752·5	770·7 ($^2/_3$)	728·5 ($^6/_2$)
1868	753·3	767·9 ($^{10}/_2$)	728·7 ($^8/_3$)
1869	753·0	769·7 ($^{19}/_1$)	728·4 ($^2/_3$)
1870	753·9	769·8 ($^1/_{10}$)	730·5 ($^9/_{10}$)
1871	754·4	770·0 ($^1/_3$)	735·9 ($^3/_{10}$)
1872	751·6	765·8 ($^8/_{11}$)	730·7 ($^{10}/_{12}$)
1873	754·5	774·0 ($^{13}/_2$)	724·8 ($^{20}/_1$)
1874	755·6	772·2 ($^{11}/_2$)	729·5 ($^9/_{12}$)
1875	755·4	773·3 ($^{31}/_1$)	728·7 ($^{11}/_{11}$)
1876	752·7	773·4 ($^{24}/_1$)	728·7 ($^{12}/_3$)
1877	753·0	770·4 ($^{22}/_1$)	731·9 ($^{25}/_{11}$)
1878	752·6	770·5 ($^{13}/_1$)	728·3 ($^{29}/_3$)
1879	752·6	777·3 ($^{23}/_{12}$)	727·8 ($^{17}/_2$)
1880	754·2	772·0 ($^7/_1$)	730·6 ($^{19}/_{11}$)
1881	752·5	770·1 ($^6/_1$)	729·7 ($^{11}/_2$)
1882	752·7	776·7 ($^{16}/_1$)	730·7 ($^{26}/_3$)
1883	752·8	771·1 ($^{23}/_2$)	732·7 ($^{26}/_3$)
1884	753·4	769·7 ($^{19}/_4$)	723·8 ($^{26}/_{12}$)
1885	751·9	766·8 ($^{16}/_{12}$)	730·4 ($^6/_{12}$)
1886	751·7	772·8 ($^8/_2$)	724·0 ($^8/_{12}$)
1887	753·3	770·7 ($^{27}/_2$)	731·4 ($^6/_1$)
1888	752·5	769·2 ($^{13}/_1$)	730·0 ($^{29}/_3$)
1889	752·3	771·2 ($^{20}/_{11}$)	730·2 ($^9/_2$)
35jähriger Durchschnitt	753·3	—	—

Die mittlere **Temperatur** des Jahres 1889 betrug + 8·9° C., blieb somit hinter dem Durchschnitt der 35 Jahre 1851—1885, der 9·8° C. beträgt, um fast 1° zurück. Für die einzelnen Monate gibt die folgende Tabelle das Nähere:

Monate.	Mittel aller tägl. Beobachtungen, 6 Uhr, 2 Uhr, 10 Uhr.	Höchster Stand.	Niedrigster Stand.
Januar	− 0·6°C.	+ 7·4 (31)	− 8·5 (4)
Februar . . .	− 0·8°C.	+ 11·4 (1)	− 16·7 (13)
März	+ 2·8°C.	+ 12·6 (31)	− 8·3 (16)
April	+ 8·8°C.	+ 22·5 (30)	+ 0·2 (17)
Mai	+ 17·2°C.	+ 32·0 (31)	+ 6·2 (3)
Juni	+ 20·0°C.	+ 32·8 (2)	+ 11·1 (18)
Juli	+ 17·9°C.	+ 32·0 (10)	+ 9·3 (18)
August	+ 16·7°C.	+ 28·0 (19)	+ 8·0 (28)
September . . .	+ 12·8°C.	+ 26·5 (1)	+ 2·5 (19)
October . . .	+ 9·0°C.	+ 17·8 (1)	+ 2·4 (16)
November . . .	+ 3·5°C.	+ 12·2 (4)	− 2·8 (24)
December . . .	− 0·7°C.	+ 6·9 (23)	− 9·8 (9)
Jahresdurchschnitt	+ 8·9°C.	—	—

Ein Vergleich mit dem Durchschnitt der 35 Jahre 1851—1885 ergibt:

	Jahr.	Winter.*)	Frühling.	Sommer.	Herbst.
35jähriger Durchschnitt .	+9·8	+1·3	+9·6	+18·8	+9·7
1889	+8·9	−0·2	+9·6	+18·2	+8·4
Differenz . . . . . {+ / −}	0·9	1·5	0 / 0	0·6	1·3

	Januar.	Februar.	März.	April.	Mai.	Juni.	Juli.	August.	September.	October.	November.	December.
35jähr. Durchschnitt	+0·5	+2·2	+4·9	+9·8	+14·0	+17·9	+19·6	+18·8	+15·1	+9·8	+4·3	+1·1
1889	−0·6	−0·8	+2·8	+8·8	+17·2	+20·0	+17·9	+16·7	+12·8	+9·0	+3·5	−0·7
Diff. {+ / −}	1·1	3·0	2·1	1·0	3·2	2·1	1·7	2·1	2·3	0·8	0·8	1·8

*) December 1888 betrug die mittlere Temperatur + 0·8° C.

Die **Temperatur** betrug im Mittel des Jahres 8·9°C., eine Zahl, die zwar etwas höher wie die der beiden Vorjahre (8·4° und 8·5°C.), immerhin ziemlich bedeutend unter dem Durchschnitt der 35 Jahre 1851—1885, der 9·8°C. ist, zurückblieb. Somit gehört das Jahr 1889 zu den kälteren Jahren, indem in den letzten 40 Jahren in 6 Jahren die mittlere Temperatur eine noch geringere, in 32 Jahren dagegen eine höhere und in einem Jahre die gleiche war. Von den einzelnen Jahreszeiten hatte nur das Frühjahr im Mittel eine normale Temperatur, die anderen Jahreszeiten, namentlich Winter und Herbst blieben ziemlich bedeutend hinter ihrem Durchschnitt zurück. Auch waren es von den einzelnen Monaten nur Mai und Juni, die eine erhöhte Temperatur hatten, die sämmtlichen anderen Monate blieben hinter der Temperatur zurück, die ihnen nach dem Durchschnitte zukommt.

Das Jahr fing ziemlich kalt an, doch liess schon von der zweiten Woche an die Kälte nach und den ganzen Rest des Monats blieb die Temperatur eine gleichmässige mit mittleren Tagestemperaturen um den Gefrierpunkt. Erst Anfang Februar nahm die Kälte rasch wieder zu und am 13., dem kältesten Tage des ganzen Jahres erreichte das Thermometer mit 16·7°C. seinen tiefsten Stand im Monat. Dieser Frost hielt mit kurzen Unterbrechungen bis zur zweiten Märzhälfte an, dann begann Frühjahrswetter, das noch einen kurzen Rückschlag Mitte April, aber keinen wirklichen Frost mehr brachte, und den ganzen April hindurch anhielt. Nun folgte ein gleichmässiger warmer, sonniger Mai und ein ganz ähnlicher Juni, der zu Anfang, gerade wie im Vorjahr, die grösste Hitze des Jahres brachte. Dies schöne Sommerwetter hielt an bis zum 14. Juli, dann aber trat ein schroffer Umschlag ein, das Wetter blieb den Rest des Monats und den ganzen August hindurch vorwiegend kühl und trüb und auch der September, der Anfangs wieder einige wärmere Tage brachte, war im Ganzen schon recht herbstlich und der zweitkälteste September der letzten 40 Jahre. Ebenso war der grösste Theil des Oktober vorwiegend kühl und regnerisch und erst gegen Ende dieses Monats trat wieder etwas wärmeres Wetter ein, das bis gegen Mitte November anhielt. Vom 11. aber nahm die Temperatur rasch ab, am Morgen des 12. ging das Thermometer zum ersten Male in diesem Herbst unter den Gefrierpunkt und in der zweiten Monatshälfte herrschte entschiedener Frost, der bis zum 10. December anhielt. Dann trat ein kurzes Thauwetter, in der Mitte des Monats abermals starker Frost, am 20. nochmals kurzes Thauwetter ein, dem dann ein mässiger Frost folgte, der das Jahr schloss.

Die **höchste Temperatur** des Jahres 1889 brachte nicht wie in der Regel Juli oder August, sondern gerade wie im Vorjahr der Anfang Juni. Der heisseste Tag des Juni, der 2., hatte eine Mitteltemperatur von 25·1° C. und einen höchsten Thermometerstand des Jahres von 32·8° C.; im Vorjahr war der 4. Juni der heisseste Tag des Jahres gewesen. Die **niedrigste Temperatur** hatte der 13. Februar, der kälteste Tag des Jahres, der bei einer mittleren Tagestemperatur von — 13·1° C. einen tiefsten Thermometerstand von — 16·7° C. hatte. Die ganze Temperaturdifferenz des Jahres betrug somit 49·5° C.

Einen Vergleich der Temperaturverhältnisse des Jahres 1889 mit denjenigen der 25 vorhergegangenen Jahre gibt folgende Tabelle:

Jahre.	Jahres-Mittel.	Höchster Stand.	Niedrigster Stand.
1864	+ 8·3° C.	+ 31·6° ($^1/_8$)	— 15·0° ($^{12}/_2$)
1865	+ 10·3° C.	+ 36·6° ($^{21}/_7$)	— 14·0° ($^{14}/_2$)
1866	+ 10·3° C.	+ 32·5° ($^{14}/_7$)	— 5·8° ($^{22}/_2$)
1867	+ 9·7° C.	+ 32·0° ($^{20}/_8$)	— 15·8° ($^{10}/_{12}$)
1868	+ 11·3° C.	+ 33·8° ($^{23}/_7$)	— 8·8° ($^2/_1$)
1869	+ 9·8° C.	+ 33·4° ($^{24}/_7$)	— 15·0° ($^{23}/_1$)
1870	+ 8·9° C.	+ 35·0° ($^{11}/_7$)	— 18·3° ($^{25}/_{12}$)
1871	+ 8·2° C.	+ 31·0° ($^{13}/_8$)	— 19·5° ($^3/_1$)
1872	+ 10·7° C.	+ 34·1° ($^{28}/_7$)	— 6·3° ($^1/_1$)
1873	+ 10·4° C.	+ 31·9° ($^8/_8$)	— 8·1° ($^2/_2$)
1874	+ 9·8° C.	+ 33·4° ($^9/_7$)	— 13·8° ($^{29}/_{12}$)
1875	+ 9·6° C.	+ 33·8° ($^{18}/_8$)	— 16·0° ($^{10}/_{12}$)
1876	+ 10·1° C.	+ 33·1° ($^{15}/_8$)	— 13·3° ($^{10}/_1$)
1877	+ 10·1° C.	+ 33·6° ($^{12}/_6$)	— 11·0° ($^2/_3$)
1878	+ 10·0° C.	+ 29·9° ($^{23}/_7$)	— 9·8° ($^{12}/_1$)
1879	+ 8·3° C.	+ 32·4° ($^3/_8$)	— 18·8° ($^{10}/_{12}$)
1880	+ 10·2° C.	+ 32·0° ($^{17}/_7$)	— 19·2° ($^{20}/_1$)
1881	+ 9·4° C.	+ 36·2° ($^{20}/_7$)	— 20·0° ($^{16}/_1$)
1882	+ 10·0° C.	+ 30·2° ($^{24}/_6$)	— 7·4° ($^4/_2$)
1883	+ 9·7° C.	+ 32·0° ($^4/_7$)	— 9·5° ($^8/_{12}$)
1884	+ 10·3° C.	+ 34·1° ($^{13}/_7$)	— 8·4° ($^{26}/_{11}$)
1885	+ 9·2° C.	+ 31·0° ($^{26}/_6$)	— 14·8° ($^{12}/_{12}$)
1886	+ 9·8° C.	+ 31·7° ($^{22}/_7$, $^{10}/_8$)	— 11·9° ($^{12}/_1$)
1887	+ 8·4° C.	+ 32·8° ($^{30}/_7$)	— 17·6° ($^{29}/_{12}$)
1888	+ 8·5° C.	+ 30·6° ($^4/_6$)	— 19·2° ($^1/_1$)
1889	+ 8·9° C.	+ 32·8° ($^2/_6$)	— 16·7° ($^{13}/_2$)
35jähriger Durchschnitt	+ 9·8° C.	—	—

Frosttage, d. h. Tage, an denen das Thermometer unter den Gefrierpunkt ging, hatte dieses Jahr 92 (gegen den Durchschnitt von 72), und zwar in den ersten Monaten 56 (gegen 45) und in den letzten Monaten 36 (gegen 27); die meisten Frosttage, 24, hatte der December. **Eistage,** Tage, an denen das Thermometer auch um Mittag nicht über 0° ging, hatte dieses Jahr 38 (gegen 23 im Durchschnitt), 20 im März, 3 im November und 15 im December. — **Sommertage,** d. h. Tage, an denen das Thermometer über 25° C. steigt, hatte das Jahr 55 (gegen 46 im Durchschnitt), davon 12 im Mai, 21 im Juni, 11 im Juli, 9 im August und noch 2 im September.

Was die in den einzelnen Monaten herrschende **Windrichtung** im Jahre 1889 betrifft, so war diese bei den drei täglichen Beobachtungen:

	N	NO	O	SO	S	SW	W	NW	Wind-stille.	Mittlere Wind-stärke.
Januar .	4	32	14	3	7	30	0	1	2	1·1
Februar .	19	11	5	0	3	29	12	3	2	1·5
März . .	12	21	7	5	4	29	6	8	1	1·2
April . .	14	13	9	1	5	29	11	6	2	1·1
Mai . .	7	21	19	2	8	21	11	0	4	1·1
Juni . .	20	29	17	2	7	9	2	1	3	1·1
Juli . .	12	7	7	1	3	32	15	10	6	1·3
August .	3	1	9	0	8	46	14	7	5	1·3
September	5	18	13	0	7	21	9	7	10	1·2
October .	4	7	12	6	12	23	4	2	23	0·8
November	12	5	14	3	4	32	6	2	12	1·0
December.	5	21	19	0	4	29	9	1	5	1·1
Jahr . .	117	186	145	23	72	330	99	48	75	1·2
In Proc. .	10·7	17·0	13·2	2·1	6·6	30·1	9·0	4·4	6·9	
			43·0				50·1			

Die **Witterung** des Jahres 1889 war, was die heiteren und trüben Tage betrifft, eine ziemlich normale. Die Zahl der heiteren Tage betrug 123, 6 weniger als im Durchschnitt der letzten 35 Jahre, der 129 ist, die Zahl der trüben Tage war 242 gegen den Durchschnitt von 236 Tagen. Das Verhältniss der heiteren und trüben Tage nach den einzelnen Jahreszeiten und Monaten ergibt die folgende Tabelle:

Dr. A. Spiess,

Heitere Tage.

	Jahr.	Winter.*)	Frühling.	Sommer.	Herbst.
35jähriger Durchschnitt.	129	20	38	41	30
1889	123	26	35	42	27
Differenz . . . . . {+		6		1	
{−	6		3		◡

	Januar.	Februar.	März.	April.	Mai.	Juni.	Juli.	August.	September.	October.	November.	December.
35jähriger Durchschnitt	7	7	11	13	14	12	14	15	14	10	6	6
1889	9	6	9	9	17	18	12	12	14	10	3	4
Differenz {+	2				3	6			0	0		
{−		1	2	4			2	3	0	0	3	2

Trübe Tage.

	Jahr.	Winter.*)	Frühling.	Sommer.	Herbst.
35jähriger Durchschnitt .	236	70	54	51	61
1889	242	64	57	50	64
Differenz . . . . . {+	6		3		3
{−		6		⸪	

	Januar.	Februar.	März.	April.	Mai.	Juni.	Juli.	August.	September.	October.	November.	December.
35jähriger Durchschnitt	24	21	20	17	17	18	17	16	16	21	24	25
1889	22	22	22	21	14	12	19	19	16	21	27	27
Differenz {+		1	2	4			2	3	0	0	3	2
{−	2				3	6			0	0		

*) December 1888 war die Zahl der heiteren Tage = 11, der trüben = 20.

Aus vorstehenden Tabellen ergibt sich, dass die Zahl der heiteren Tage, die im Ganzen etwas unter dem Durchschnitt blieb, im Winter diesen Durchschnitt übertroffen hat, ihm im Sommer nahezu gleich geblieben ist, im Frühjahr und Herbst dagegen etwas hinter ihm zurückgeblieben ist. In den einzelnen Monaten zeigen nur 3, Januar und dann die warmen sonnigen Monate Mai und Juni eine Vermehrung der heiteren Tage gegeüber dem Durchschnitt, die namentlich im Juni eine sehr bedeutende war, so dass dieser Monat die höchste Zahl von heiteren Tagen in diesem Jahr, 18, hatte. September und October zeigten genau die ihnen nach dem Durchschnitt zukommende Zahl von heiteren und trüben Tagen. In allen übrigen Monaten war die Zahl der trüben Tage, zum Theil beträchtlich vermehrt. Die meisten trüben Tage hatten, wie immer, die Wintermonate, diesmal besonders die am Ende des Jahres befindlichen, November und December, die beide je 27 trübe und nur 3, resp. 4 helle Tage hatten.

Die Zahl der **Regen- und Schneetage** betrug im Jahre 1889 193, gegenüber dem Durchschnitt von 159, wie des Näheren die folgende Tabelle zeigt:

Zahl der Regen- und Schneetage.

	Jahr.	Winter. *)	Frühling.	Sommer.	Herbst.
35jähriger Durchschnitt .	159	40	39	40	40
1889	193	45	46	47	51
Differenz . . . . . $\{+ \atop -}$	34	5	7	7	11

	Januar.	Februar.	März.	April.	Mai.	Juni.	Juli.	August.	September.	October.	November.	December.
35jähriger Durchschnitt	13	12	14	11	14	13	14	13	12	13	15	15
1889	12	26	21	13	12	15	17	15	16	19	16	14
Differenz $\{+ \atop -}$	1	14	7	2	2	2	3	2	4	6	1	1

*) December 1888 war die Zahl der Regen- und Schneetage — 7.

Nach dem Durchschnitt der 35 Jahre 1851—1885 kommen
auf ein Jahr 159 Tage mit Niederschlägen, d. h. 133 reine Regentage und 26 Tage, an denen es schneit, eventuell regnet und schneit.
Im Jahre 1889 war diese Zahl eine wesentlich erhöhte, statt 159
hatte das Jahr 193 Tage mit Niederschlägen, und zwar kommen
von diesen 193 Regen- und Schneetagen 151 auf Tage, an denen
es regnete, 9 auf Tage, an denen es regnete und schneite und 33
auf Tage, an denen es nur schneite. Nach dem Durchschnitt schneit
es in Frankfurt an 27 Tagen, in diesem Jahre schneite es an
42 Tagen, von denen 33 den ersten 4 Monaten des Jahres angehörten (der letzte, allerdings sehr unbedeutende Schnee fiel am
16. April), 9 den letzten beiden Monaten des Jahres. — Die wenigsten
Tage mit Niederschlägen hatte der December, 11, die meisten, 26,
der Februar, der 5 Regen- und 21 Schneetage hatte.

Die **Regenmenge** des Jahres 1889 betrug 515·5 mm. Einen
Vergleich der Regenmenge in den einzelnen Monaten mit den trüben
Tagen und den Regentagen (ev. den Regen- und Schneetagen) gibt
die folgende Tabelle:

	Trübe Tage.	Regen- und Schneetage.	Regenmenge.
Januar	22	12	5·0 mm
Februar	22	26	55·0 »
März	22	21	35·8 »
April	21	13	14·4 »
Mai	14	12	70·8 »
Juni	12	15	56·2 »
Juli	19	17	54·9 »
August	19	15	49·9 »
September	16	16	31·3 »
October	21	19	45·8 »
November	27	16	41·2 »
December	27	11	55·2 »
Summa	242	193	515·5 mm
35jähr. Durchschnitt .	236	159	637·3 »
Differenz 1889 . . .	+ 6	+ 34	— 121·8 mm

Die vorstehende Tabelle zeigt, dass zwischen der Regenmenge,
den Regentagen und den trüben Tagen im Jahre 1889, wie in der

Regel, bedeutende Unterschiede bestehen: die Zahl der Regentage war sehr vermehrt, die Zahl der trüben Tage nur in geringem Grade vermehrt, die Menge der Niederschläge aber blieb sehr bedeutend hinter dem 35jährigen Durchschnitt zurück.

Das Nähere, betr. der einzelnen Monate, gibt die folgende Tabelle:

Regenmenge in Millimeter.

	Jahr.	Winter.*)	Frühling.	Sommer.	Herbst.
35jähriger Durchschnitt	637·3	131·7	128·9	216·9	159·8
1889	515·5	75·7	121·0	161·0	118·3
Differenz . . . {+ / −}	121·8	56·0	7·9	55·9	41·5

	Januar.	Februar.	März.	April.	Mai.	Juni.
35jähriger Durchschnitt	46·1	34·4	39·3	36·6	53·0	73·2
1889	5·0	55·0	35·8	14·4	70·8	56·2
Differenz . . . {+ / −}	41·1	20·6	3·5	22·2	17·8	17·0

	Juli.	August.	Septbr.	October.	Novbr.	Decbr.
35jähriger Durchschnitt	80·1	63·6	46·9	57·8	55·1	51·2
1889	54·9	49·9	31·3	45·8	41·2	55·2
Differenz . . . {+ / −}	25·2	13·7	15·6	12·0	13·9	4·0

Die Menge der Niederschläge des Jahres 1889 betrug 515·5 mm, blieb somit 121·8 mm unter dem Durchschnitt der 35 Jahre 1851 bis 1885. Den meisten Regen lieferten die beiden warmen, sonnigen Monate Mai und Juni, nach ihnen der December und der in der Regel regenärmste Monat Februar, der dieses Jahr relativ die meisten Niederschläge lieferte; der nach dem Durchschnitt regenreichste

*) December 1888 betrug die Menge der Niederschläge = 15·7 mm.

Monat Juni kommt dieses Jahr erst in fünfter Linie und blieb sehr bedeutend unter seinem Durchschnitt. Das Gleiche thaten noch weitere 8 Monate, am meisten der Januar, der ungewöhnlich trocken war und statt der ihm nach dem Durchschnitt zukommenden 46·1 mm Niederschläge, dieses Jahr nur 5·0 mm hatte.

Gewitter hatte das Jahr 1889 an 14 Tagen, statt des Durchschnitts von 21 Tagen: das erste Gewitter, ein sehr gelindes, brachte der 10. Mai, dem am Nachmittage des 21. das zweite, ein sehr schweres Gewitter, folgte. Der Mai hatte an 3 Tagen, Juni und Juli an je 4 Tagen und der August an 3 Tagen Gewitter; das letzte Gewitter brachte der 19. August. Ausserdem wurden an 19 Tagen entfernte Gewitter und an 13 Tagen Wetterleuchten beobachtet.

Hagel brachten 4 Tage, je einer im Mai, Juni, Juli und September. **Thau** wurde an 47 Tagen in den Monaten April bis November beobachtet (am meisten, an 17 Tagen, im October), **Reif** an 29 Tagen (17 in den 4 ersten und 12 in den 2 letzten Monaten des Jahres) und **Nebel** an 32 Tagen, die sich auf alle Monate des Jahres mit Ausnahme der beiden Sommermonate Juni und Juli vertheilten.

Schnee fiel, wie oben erwähnt, an 42 Tagen, von denen 33 den 4 ersten Monaten des Jahres angehörten, 9 den Monaten November und December. Im Januar und ebenso im März und April war der Schneefall ein sehr geringer und der Schnee blieb nicht liegen. Wohl aber that er dies im Februar, in welchem mit Ausnahme der beiden ersten Tage und des 22. und 23. ständig eine Schneedecke lag, die in der Mitte des Monats am bedeutendsten war und hier eine Höhe bis zu 36 cm erreichte. Im November, in welchem am 28. und 29. die ersten Schneeflocken des neuen Winters fielen, brachte der Nachmittag des 30. reichlichen Schnee, der bis zum 21. December liegen blieb und am 10. December eine Höhe von 16 cm erreichte. Der Schluss des Jahres war ohne Schnee.

Zweiter Theil.

Bevölkerungs-Statistik für Frankfurt am Main
im Jahre 1889.

Von Dr. ALEXANDER SPIESS.

1. Uebersicht des Standes und der Bewegung der Bevölkerung der Stadt Frankfurt im Jahre 1889.

A. Stand der Bevölkerung.

Der Stand der Bevölkerung war durch die Volkszählung vom 1. December 1885 festgestellt und betrug an jenem Tag (incl. 1663 Mann activen Militärs) 154 441, und zwar 72 759 männlichen und 81 682 weiblichen Geschlechtes. Hieraus liess sich bei angenommener gleicher Zunahme, wie sie die vorhergegangenen Jahre gehabt hatten, für den 1. Januar 1886 eine Bevölkerungsziffer von 154 780 berechnen.

Die Bevölkerungszahl für die Jahre 1887 bis 1889 nach Analogie der durchschnittlichen jährlichen Zunahme der letzten Zählungsperiode zu berechnen, wie es bei den statistischen Aemtern Gebrauch ist, hat sich, wie dies in früheren Jahrgängen wiederholt nachgewiesen wurde, für Frankfurt nicht bewährt, da, soweit sich dies aus den polizeilichen An- und Abmeldungen ergibt, die Bevölkerungszunahme in den einzelnen Jahren oft eine sehr verschiedene ist. Aber auch lediglich auf Grund der polizeilichen An- und Abmeldungen und des Ueberschusses der Geburten über die Sterbefälle die Zunahme der Bevölkerung zu berechnen, hat sich wiederholt als unzuverlässig erwiesen und hat deshalb das hiesige statistische Amt seit der letzten Zählung folgenden Modus der Berechnung des Bevölkerungszuwachses angewandt. Einestheils wird der Ueberschuss der Anmeldungen über die Abmeldungen, sowie der Geburten über die Todesfälle berechnet,

andererseits wird die muthmassliche Bevölkerungszunahme im Verhältniss der jährlichen Zunahme der letzten Zählungsperiode berechnet
und wenn beide Berechnungen nicht stimmen, das Mittel dieser
beiden genommen und die Zahl, wenn nöthig, noch einer Correctur
auf Grund der im Januar jeden Jahres durch die Polizei vorgenommenen Zählungen unterworfen.

Nach diesem Grundsatz berechnet ergeben sich folgende Zahlen:
Es betrug im Jahr 1889 die Zahl der

Lebendgeborenen . . .   4665

Gestorbenen   3397

Mithin Ueberschuss der Geburten   1268

Zugezogen 51 733

Weggezogen 42 427

Mithin Ueberschuss der Zugezogenen. . .   9306

Also Zunahme der Bevölkerung 10 574

Hiernach ergäbe sich, die Bevölkerungsziffer am 1. Januar 1889
nach vorerwähnter Berechnungsart auf rund 167 500 angenommen,
eine Zunahme um 10 574 Seelen oder um 6·3%. Die jährliche Bevölkerungszunahme der letzten Zählperiode betrug aber im Durchschnitt nur 2·6%. Das städtische statistische Amt nimmt deshalb die
in der Mitte zwischen beiden Procentzahlen gelegene Zahl von 4·5%
als die muthmassliche Steigerung der Bevölkerung im Jahre 1889
an. Es gibt dies für den 1. Januar 1890 eine Bevölkerung von
rund 175 000 Seelen.

Als **Mittel für das Jahr 1889** ergäbe sich aus obigen Zahlen
rund 171 000 Einwohner,

die Zahl, die allen folgenden Berechnungen zu Grunde gelegt werden
soll. Nimmt man die Vertheilung auf männlich und weiblich, wie
sie die letzte Zählung ergeben hat, auch für vorstehende Mittelzahl
an, so ergibt dies 80 540 M. und 90 460 W.

B. Bewegung der Bevölkerung.

Die Bewegung der Bevölkerung im Jahre 1889, soweit sie durch
Geburten und **Sterbefälle** bedingt war, ergeben des Näheren die
folgenden beiden Tabellen,· die den Veröffentlichungen des städtischen
statistischen Amtes entnommen sind:

Lebend geboren wurden im Jahr 1889 in Fraukfurt 4665
Gestorben sind (ausschliesslich der Todtgeburten) 3397
Es kommen somit auf 100 Geburten 72·8 Todesfälle.

Geborene, einschliesslich der Todtgeborenen, nach Geschlecht und sonstigen Verhältnissen.

Monate.	Ehelich Geborene. Lebend-geborene. M	W	Zus.	Todt-geborene. M	W	Zus.	Zusammen. M	W	Zus.	Unehelich Geborene. Lebend-geborene. M	W	Zus.	Todt-gebor. M	W	Za.	Zusammen. M	W	Zus.	Lebend-geborene. M	W	Zus.	Todt-geborene. M	W	Zus.	Zusammen. M	W	Zus.
Januar . . .	165	184	349	3	3	6	168	187	355	15	23	38	1	2	3	16	25	41	180	207	387	4	5	9	184	212	396
Februar . .	187	156	343	8	6	14	195	162	357	20	22	42	1	1	2	21	23	44	207	178	385	9	7	16	216	185	401
März . . .	213	176	389	4	6	10	217	182	399	27	20	47	3	2	5	30	22	52	240	196	436	7	8	15	247	204	451
April . . .	186	180	366	9	5	14	195	185	380	19	26	45	3	—	3	22	26	48	205	206	411	12	5	17	217	211	428
Mai . . .	183	188	371	4	5	9	187	193	380	26	29	55	2	2	4	28	31	59	209	217	426	6	7	13	215	224	439
Juni . . .	171	143	314	10	5	15	181	148	329	22	25	47	1	—	1	23	25	48	193	168	361	11	5	16	204	173	377
Juli . . .	167	144	311	4	4	8	171	148	319	18	18	36	2	—	2	20	18	38	185	162	347	6	4	10	191	166	357
August . .	180	169	349	8	6	14	188	175	363	15	14	29	—	2	2	15	16	31	195	183	378	8	8	16	203	191	394
September .	173	187	360	4	6	10	177	193	370	20	22	42	1	—	1	21	22	43	193	209	402	5	6	11	198	215	413
October . .	179	167	346	3	5	8	182	172	354	17	18	35	—	—	—	17	18	35	196	185	381	3	5	8	199	190	389
November .	174	148	322	7	1	8	181	149	330	24	26	50	—	—	—	24	26	50	198	174	372	7	1	8	205	175	380
December .	169	161	330	4	4	8	173	165	338	22	27	49	1	1	2	23	28	51	191	188	379	5	5	10	196	193	389
Zusammen	2147	2003	4150	68	56	124	2215	2059	4274	245	270	515	15	10	25	260	280	540	2392	2273	4665	83	66	149	2475	2339	4814

Zwillingspaare.

Knaben 26
Mädchen 25
Knaben und Mädchen 21
$\overline{72}$

Verstorbene, ausschliesslich der Todtgeborenen,
nach Geschlecht, Familienstand und erreichtem Lebensalter.

	Von der Geburt bis zum 1. Lebensjahr m.	w.	Vom 1.—5. m.	w.	Vom 5.—10. m.	w.	Vom 10.—15. m.	w.	Vom 15.—20. m.	w.	Vom 20.—30. m.	w.	Vom 30.—40. m.	w.	Vom 40.—50. m.	w.	Vom 50.—60. m.	w.	Vom 60.—70. m.	w.	Vom 70.—80. m.	w.	Vom 80.—90. m.	w.	Vom 90.—100. m.	w.	Zusammen m.	w.	Zus.
Januar.																													
Ledig	30	21	18	16	4	8	—	1	2	—	16	3	3	1	1	2	1	1	4	3	1	2	—	—	—	—	88	63	151
Verheirathet . . .	—	—	—	—	—	—	—	—	—	—	2	6	6	8	5	11	11	6	10	2	6	1	—	—	—	—	40	34	74
Verwittwet oder Geschieden.	—	—	—	—	—	—	—	—	—	—	—	—	—	3	—	11	3	6	3	10	6	12	1	4	—	—	17	39	56
Zusammen	30	21	18	16	4	8	—	1	2	—	18	9	9	12	6	20	13	10	17	15	14	15	4	4	—	1	145	136	281
Februar.																													
Ledig	36	25	14	22	5	4	1	1	3	1	10	2	4	1	1	3	5	5	2	1	2	6	—	1	—	—	83	73	156
Verhei. . ther . . .	—	—	—	—	—	—	—	—	—	—	5	—	5	3	5	9	9	5	6	1	2	3	1	1	—	—	32	24	56
Verwit. wet der Geschi. den.	—	—	—	—	—	—	—	—	—	—	—	—	—	3	1	6	3	—	1	6	3	7	1	1	—	—	9	23	32
Zusammen	36	25	14	22	5	4	1	1	3	1	15	2	9	7	7	20	18	—	9	9	7	16	3	3	—	1	124	120	244
März.																													
Ledig	31	42	27	19	5	7	—	—	6	3	10	4	4	10	6	8	4	2	6	4	2	4	—	1	—	—	104	84	188
Verheirathet . . .	—	—	—	—	—	—	—	—	—	—	4	3	10	10	10	11	14	1	10	4	6	5	2	2	—	—	57	37	94
Verwittwet oder (Namen)	—	—	—	—	—	—	—	—	—	—	1	—	—	1	3	4	1	4	3	14	5	9	3	4	—	—	15	36	51
Zusammen	31	42	27	19	5	7	—	—	6	3	15	10	18	11	13	14	15	11	19	19	13	14	3	7	—	1	176	157	333
April.																													
Ledig	35	37	34	29	4	4	—	3	4	—	10	7	7	1	2	4	1	5	—	5	2	3	—	2	—	—	105	101	206
Verheirathet . . .	—	—	—	—	—	—	—	—	—	—	4	5	7	14	9	1	5	17	6	5	5	2	—	1	—	—	51	30	81
Verwittwet oder Geschieden.	—	—	—	—	—	—	—	—	—	—	—	1	2	—	1	1	1	4	1	10	5	5	1	4	—	1	13	29	42
Zusammen	35	37	34	29	4	4	—	3	4	—	14	10	16	15	12	9	19	23	12	17	12	13	4	5	—	1	169	160	329
Mai.																													
Ledig	39	43	33	34	4	5	—	3	3	6	4	5	14	10	9	4	5	9	6	3	2	3	—	2	—	1	106	107	213
Verheirathet . . .	—	—	—	—	—	—	—	—	—	—	5	1	2	14	4	1	17	6	3	2	3	2	—	4	—	—	44	39	83
Verwittwet oder Geschieden.	—	—	—	—	—	—	—	—	—	—	1	1	1	—	1	1	4	9	3	10	1	3	1	2	—	—	10	27	37
Zusammen	39	43	33	34	4	5	—	3	3	6	12	10	9	17	12	9	23	14	12	17	5	12	6	5	—	1	160	178	338

Juni.
Ledig . . . . .
Verheirathet . .
Verwittwet oder Geschieden.
Zusammen

Juli.
Ledig . . . . .
Verheirathet . .
Verwittwet oder Geschieden.
Zusammen

August.
Ledig . . . . .
Verheirathet . .
Verwittwet oder Geschieden.
Zusammen

Sgber.
Ledig . . . . .
Verheirathet . .
Verwittwet oder Geschieden.
Zusammen

October.
Ledig . . . . .
Verheirathet . .
Verwittwet oder Geschieden.
Zusammen

November.
Ledig . . . . .
Verheirathet . .
Verwittwet oder Geschieden.
Zusammen

December.
Ledig . . . . .
Verheirathet . .
Verwittwet oder Geschieden.
Zusammen

Zusammen.
Ledig . . . . .
Verheirathet . .
Verwittwet oder Geschieden.
Zusammen

Das Verhältniss der Eheschliessungen, Geburten und Todesfälle zu der Bevölkerungszahl im Jahre 1889 und zum Vergleich damit die entsprechenden Zahlen in den 20 vorhergegangenen Jahren zeigt die folgende Tabelle:

Eheschliessungen, Geburten und Todesfälle 1869—1889.

Jahr.	Gesammt-bevölkerung im Jahres-mittel.	Eheschliessungen		Geburten		Todesfälle	
		Zahl.	auf 1000 Lebende.	incl. Todt-gebor.	auf 1000 Lebende.	excl. Todt-gebor.	auf 1000 Lebende.
1869	83 329	765	9·2	2429	29·2	1722	20·7
1870	86 520	670	7·7	2659	30·7	1864	21·5
1871	89 710	748	8·3	2507	28·0	2195	24·5
1872	93 606	951	10·2	2894	30·9	1856	19·8
1873	96 690	1090	11·3	2769	28·6	2008	20·8
1874	99 370	1230	12·4	3008	30·3	2062	20·8
1875	102 100	1358	13·3	3226	31·6	2066	20·2
1876	105 210	1365	13·0	3445	32·7	2150	20·4
1877	121 370	1359	11·2	4339	35·8	2392	19·7
1878	126 080	1179	9·4	4324	34·3	2615	20·7
1879	129 610	1203	9·3	4416	34·1	2715	21·0
1880	134 430	1224	9·1	4423	32·9	2755	20·5
1881	138 760	1234	8·9	4424	31·9	2653	19·1
1882	141 350	1308	9·3	4313	30·5	2851	20·2
1883	145 400	1322	9·1	4269	29·4	2803	19·3
1884	150 260	1340	8·9	4280	28·5	2994	19·9
1885	153 000	1447	9·8	4290	28·0	3033	19·8
1886	156 000	1486	9·5	4347	27·9	3050	19·6
1887	159 000	1609	10·1	4432	27·9	3134	19·7
1888	164 000	1604	9·8	4620	28·2	3053	18·6
1889	171 000	1796	10·5	4814	28·2	3397	19·9
Durch-schnitt 1851—85	—	—	8·1	—	26·8	—	19·3

Die vorstehende Tabelle zeigt zunächst, dass die **Eheschliessungen**, die nach der bedeutenden Steigerung der Jahre 1872—1877 einen beträchtlichen Rückgang erfahren hatten, seit einigen Jahren aber wieder in der Zunahme begriffen sind und im Jahr 1889 10·5 per Mille betragen haben.

In Betreff der **Geburten** zeigt die Tabelle ebenfalls eine stete Zunahme bis in die zweite Hälfte der 70er Jahre — sehr erklärlicher Weise fällt das Maximum der Geburten etwas später als das der Eheschliessungen — und seitdem eine regelmässige Abnahme, die die Geburtsziffer von 35·8 per Mille im Jahr 1877 wieder auf 27·9 per Mille im Jahr 1886 und 1887 heruntergebracht hat. Der Zunahme der Eheschliessungen in den letzten Jahren entsprechend beginnen die Geburten nun auch wieder etwas zuzunehmen.

Einen Vergleich der Geburten des Jahres 1889 mit den Geburten der vorhergegangenen 20 Jahre ergibt die folgende Tabelle:

Geburten in den Jahren 1869—1889.

Jahr.	Zahl.	Männl.	Weibl.	Lebend-geborene.	Todt-geb.	Ehelich.	Unehe-lich.
1869	2429	1219	1210	2343	86	2063	366
1870	2659	1371	1288	2567	92	2279	380
1871	2507	1300	1207	2418·	89	2148	359
1872	2894	1533	1361	2795	99	2521	373
1873	2769	1455	1314	2675	94	2425	344
1874	3008	1484	1524	2905	103	2629	379
1875	3226	1601	1625	3118	108	2866	360
1876	3445	1800	1645	3313	132	3041	404
1877	4339	2206	2133	4185	154	3942	397
1878	4324	2159.	2165	4173	151	3851	473
1879	4416	2286	2130	4250	166	3979	437
1880	4423	2278	2145	4264	159	3979	444
1881	4424	2247	2177	4270	154	3927	497
1882	4313	2170	2143	4156	157	3850	463
1883	4269	2241	2028	4101	168	3818	451
1884	4280	2188	2092	4129	151	3846	434
1885	4290	2230	2060	4140	150	3820	470
1886	4347	2200	2147	4182	165	3879	468
1887	4432	2257	2175	4263	169	3943	489
1888	4620	2377	2243	4481	139	4136	484
1889	4814	2475	2339	4665	149	4274	540
33jähriger Durchschnitt ‰	—	512·1	487·9	962·0	38·0	865·2	134·8
1889 ‰	—	514·1	485·9	969·0	31·0	887·8	112·2
		1000·0		1000·0		1000·0	

Nach den Geschlechtern getrennt kommen auf die 4814
Geburten dieses Jahr 2475 männliche und 2339 weibliche oder 514·1 °/oo
männliche und 485·9°/oo weibliche, mithin übertraf der Regel entsprechend die Zahl der männlichen Geburten die der weiblichen,
aber in noch etwas stärkerem Grade, als es dem Durchschnitt entspricht. Nach dem Durchschnitt der 35 Jahre 1851—1885 kommen
nämlich auf 512·1 männliche .487·9 weibliche Geburten, mithin auf
100 weibliche 105·0 männliche; dieses Jahr kamen auf 100 weibliche
105·8 männliche Geburten. Das stärkste Ueberwiegen der männlichen Geburten in den letzten 35 Jahren kam 1861 vor, in welchem
Jahre auf 100 weibliche 117·7 männliche Geburten kamen, während das
umgekehrte Verhältniss am stärksten im Jahre 1857 ausgeprägt war, in
welchem auf 100 weibliche nur 92·7 männliche Geburten kamen; nur
in 7 der letzten 39 Jahre haben die weiblichen Geburten überwogen.

Die Zahl der Todtgeborenen betrug dieses Jahr 149 oder
31·0°/oo aller Geburten, was wesentlich unter dem Durchschnitt der
letzten 35 Jahre ist. Mit der Zunahme der Zahl der Eheschliessungen
und damit der ehelichen Geburten hatte die Zahl der Todtgeborenen
stetig abgenommen: im ersten Decennium 1851—1860 betrug ihre
Zahl 43·4°/oo, im zweiten Decennium 1861—1870 39·7°/oo und im
letzten Decennium 1871—1880 nur 35·5°/oo. Demgegenüber stellt
sich das Jahr 1889 mit 31·0°/oo noch wesentlich günstiger.

Die Zahl der unehelichen Geburten hatte in den letzten
Jahren wieder zugenommen, im Verhältniss wie die Eheschliessungen
abgenommen hatten. Mit der Wiederzunahme der Eheschliessungen,
nimmt das Verhältniss der unehelichen Geburten wieder ab. Im Jahr
1889 kamen auf 887·8 eheliche 112·2 uneheliche Geburten. Es stellt
sich das Verhältniss der ehelichen Geburten zu den unehelichen in
den letzten 39 Jahren, wie folgt:

	eheliche	uneheliche
1851—55	837·7 °/oo	162·3°/oo
1856—60	818·0 »	182·0 »
1861—65	799·7 »	200·3 »
1866—70	836·1 »	163·9 »
1871—75	874·0 »	126·0 »
1876—80	897·1 »	102·9 »
1881—85	892·7 »	107·3 »
1886	892·3 »	107·7 »
1887	889·7 »	110·3 »
1888	895·2 »	104·8 »
1889	887·8 »	112·2 »

Was die Vertheilung der Geburten auf die einzelnen Stadt-theile betrifft, sowie deren Verhältniss zur Einwohnerzahl, so ergibt sich dies aus der folgenden Aufstellung:

Altstadt	mit ca.	28 000 Einw.	874 Geburten	=	31·2	°/oo
Neustadt	» »	36 500 »	977 »	=	26·8	»
Aussenstadt	» »	62 000 »	1345 »	=	21·7	»
Bornheim	» »	22 000 »	854 »	=	38·8	»
Sachsenhausen	» »	11 500 »	398 »	=	34·6	»
Sachsenh. Aussenst. »	» »	11 000 »	366 »	=	33·3	»
		171 000 Einw.	4814 Geburten	=	28·2	°/oo

Die Zahl der Geburten war, wie immer, am geringsten in der Aussenstadt Frankfurter Seits, in welcher noch immer vorwiegend die wohlhabenderen Classen mit zahlreichen Dienstboten wohnen; sie betrug 21·7 per Mille. Ihr am nächsten kommt, wie ebenfalls in der Regel, die Neustadt mit 26·8 per Mille Geburten, dann folgt, diesmal nicht wie gewöhnlich, die Sachsenhäuser Aussen-stadt, sondern die Altstadt mit 31·2 per Mille und dann erst die Sachsenhäuser Aussenstadt mit 33·3 per Mille. Kaum etwas höher, 34·6 per Mille, war die Geburtsziffer im innern Sachsenhausen, am höchsten aber war sie, wie stets, in Bornheim, 38·8 per Mille.

Die Zahl der **Todesfälle** hat im Jahre 1889 (ausschliesslich 149 Todtgeburten) 3397 = 19·9°/oo der Bevölkerung betragen, eine Verhältnisszahl, die um ein Geringes höher ist als die Durchschnitts-zahl der 35 Jahre 1851—1885, die 19·3°/oo beträgt, im Uebrigen aber der geringen Sterblichkeitsziffer, die Frankfurt stets auszeichnet, ganz entsprach.

Was das Geschlecht der Todesfälle des Jahres 1889 betrifft, so kommen, bei Ausschluss von 149 Todtgeburten, auf 1768 Todes-fälle beim männlichen Geschlecht nur 1629 Todesfälle beim weib-lichen Geschlechte, also auf 1000 männliche 921 weibliche. Es stellt sich hierdurch das Sterblichkeitsverhältniss für das weibliche Geschlecht etwas weniger günstig, wie es in den letzten Jahren hier beobachtet worden ist. Es waren nämlich auf je 1000 Todes-fälle bei Männern gekommen: 1883: 871 Todesfälle bei Weibern, 1884: 906, 1885: 845, 1886: 845, 1887: 917, 1888: 886, im Durchschnitt der letzten 6 Jahre somit 878, und nun im Jahr 1889: 922. Da nun aber nach der letzten Volkszählung in Frankfurt bei der Gesammtbevölkerung (incl. Militär) auf 1000 Männer 1123 Weiber kamen und dies Verhältniss sich in den letzten Jahren

kaum wesentlich geändert haben dürfte, so stellt sich das Sterblichkeitsverhältniss der beiden Geschlechter zu einander so, dass im
Jahre 1889 auf

        1000 Lebende überhaupt 19·9 Todesfälle
        1000   »   Männer 21·9   »
        1000   »   Frauen 18·0   »

kommen. Es verhielt sich somit die Sterblichkeit des weiblichen
Geschlechtes zu der des männlichen Geschlechtes wie 100 zu 122
(im Vorjahr wie 100 zu 127), d. h. die Sterblichkeit beim männlichen Geschlecht war um nahezu ein Viertel grösser, als die des
weiblichen Geschlechts, ein Verhältniss, das all die letzten Jahre
hier ziemlich das gleiche war.

    Was das Alter betrifft, in welchem die Todesfälle vorgekommen
sind, so gibt hierüber die folgende Zusammenstellung genauere Auskunft.

    Es kamen nämlich in der Altersclasse von

0— 1 Jahr auf ca.	3 850 Lebende	862	Todesfälle	=	224·0	°/oo
1— 5 »	» » 12 940 »	479	»	=	37·0	»
5—15 »	» » 29 750 »	184	»	=	6·2	»
15—20 »	» » 18 180 »	73	»	=	4·0	»
20—30 »	» » 38 270 »	219	»	=	5·7	»
30—40 »	» » 28 980 »	290	»	=	10·0	»
40—60 »	» » 29 960 »	635	»	=	21·2	»
60—80 »	» » 8 570 »	565	»	=	65·9	»
über 80 »	» » 500 »	90	»	=	181·5	»

    Zusammen auf 171 000 Lebende 3 397 Todesfälle = 19·9 °/oo

    Die vorstehende Tabelle zeigt wie stets den sehr bedeutenden
Unterschied der Sterblichkeit in den verschiedenen Altersclassen, der
von 4·0 °/oo bis 224·0 °/oo schwankt. Nach der Regel kommen die
meisten Todesfälle bei den über 80 Jahre Alten vor, direct danach
aber, und meist in kaum geringerem Maasse, die Todesfälle bei
Kindern im ersten Lebensjahr. Dieses Jahr nahmen die Todesfälle
der Kinder im ersten Lebensjahr die erste Stelle ein, indem fast ein
Viertel, nämlich 224·0 °/oo aller im ersten Lebensjahr stehenden
Kinder noch vor Ablauf dieses Jahres wieder gestorben sind. Im
Vorjahr, mit seinem kühlen Sommer war die Kindersterblichkeit eine
wesentlich günstigere gewesen, indem in ihm nur 203·5 °/oo der im
ersten Lebensjahr Stehenden gestorben sind. Die diesjährige Zahl
von 224·0 °/oo entspricht aber fast genau dem Mittel. Es kommen
nämlich nach dem 35jährigen Durchschnitt der Jahre 1851—1885

auf 1000 Lebende im ersten Jahr 223·3 Todesfälle unter 1 Jahr. Im Vergleich zu den lebend Geborenen stellt sich das Jahr 1889 für die Todesfälle im ersten Lebensjahr wie folgt: Nach dem 35jährigen Durchschnitt kommen auf 1000 lebend Geborene 177·1 Todesfälle im ersten Lebensjahr, im Jahr 1889 betrug diese Zahl 184·8 %, mithin ein Geringes mehr.

In Betreff der einzelnen Monate, in welchen die Todesfälle erfolgt sind, gibt die folgende Tabelle einen Vergleich der einzelnen Monate zu einander und mit dem 35jährigen Durchschnitt der Jahre 1851—1885.

Monate	Todesfälle 1889	Auf 10000 Lebende auf's Jahr u. gleichlange Monate.		Differenz 1889
		1889	im Durchschnitt	
Januar . .	281	193·4	197·4	— 4·0
Februar . .	244	185·9	207·9	— 22·0
März . . .	333	229·2	218·9	+ 10·3
April . . .	329	234·0	218·7	+ 15·3
Mai . . .	333	229·2	210·5	+ 18·7
Juni . . .	321	228·3	195·1	+ 33·2
Juli . . .	320	220·2	194·7	+ 25·5
August . .	237	163·1	188·0	— 24·9
September .	242	172·1	171·1	+ 1·0
October . .	214	147·2	167·0	— 19·8
November .	211	150·0	165·1	— 15·1
December .	332	228·5	185·1	+ 43·4
Zusammen	3397	198·6	193·3	+ 5·3

Die vorstehende Tabelle zeigt, dass die Sterblichkeit des ganzen Jahres gegen den Durchschnitt der 35 Jahre 1851—1885 etwas erhöht war, dass sie in 7 Monaten eine erhöhte und in 5 Monaten eine verminderte war. Die absolut ungünstigsten Monate waren, wie stets, März bis Mai, denen sich diesmal noch Juni, Juli und December hinzugesellte, und gerade diese drei letztgenannten Monate waren die relativ ungünstigsten. Dagegen war in den Monaten Februar und August die Sterblichkeit eine ungewöhnlich geringe und auch in den in der Regel günstigsten Monaten October und November blieb die diesjährige Sterblichkeit noch unter dem günstigen Durchschnitt dieser Monate.

Was nun die Vertheilung der Todesfälle des Jahres 1889 auf die einzelnen Stadttheile betrifft, in denen die Verstorbenen erkrankt waren, so kamen auf die

Altstadt	mit ca.	28 000	Einw.	689	Todesfälle	=	24·6	°/oo
Neustadt	» »	36 500	»	671	»	=	18·4	»
Aussenstadt	» »	62 000	»	924	»	=	14·9	»
Bornheim	» »	22 000	»	477	»	=	21·7	»
Sachsenhausen	» »	11 500	»	280	»	=	24·3	»
Sachsenh. Aussenst.	» »	11 000	»	209	»	=	19·0	»

171 000 Einw. 3250 Todesfälle = 19·0 °/oo

Ausserhalb erkrankt waren   147   »

3397 Todesfälle = 19·9 °/oo

Die vorstehende Zusammenstellung zeigt, dass auch in diesem Jahre wieder, wie stets, die weitaus günstigsten Sterblichkeitsverhältnisse in der am wenigsten dicht bevölkerten, fast ausschliesslich von Wohlhabenden bewohnten Frankfurter Aussenstadt waren. Ihr schliesst sich dann, wie in der Regel, die Frankfurter Neustadt und in dritter Linie die Sachsenhäuser Aussenstadt an. Es folgt dann Bornheim, während das innere Sachsenhausen und die Frankfurter Altstadt die grösste Sterblichkeit hatten.

Einen Vergleich der Sterblichkeitsziffer mit der Geburtsziffer in den einzelnen Stadttheilen ergibt die folgende Zusammenstellung. Es betrug nämlich 1889 die

Geburtsziffer:		Sterblichkeitsziffer:	
Frankfurter Aussenstadt	21·7 °/oo	Frankfurter Aussenstadt	14·9 °/oo
» Neustadt	26·8 »	» Neustadt	18·4 »
» Altstadt	31·2 »	Sachsenh. Aussenstadt	19·0 »
Sachsenh. Aussenstadt	33·3 »	Bornheim	21·7 »
Inneres Sachsenhausen	34·6 »	Inneres Sachsenhausen	24·3 »
Bornheim	38·8 »	Frankfurter Altstadt	24·6 »

Häufig stimmt die Reihenfolge in beiden Colonnen überein, in den beiden letzten Jahren ist dies nicht der Fall gewesen, diesmal ist in dem kinderreichsten Stadttheil Bornheim die Sterblichkeit eine ziemlich günstige gewesen, in der Altstadt dagegen eine recht hohe, trotz der ziemlich niederen Geburtsziffer.

II. Die Gesundheits- und Sterblichkeits-Verhältnisse in Frankfurt im Jahre 1889.

Die Gesundheitsverhältnisse Frankfurts waren im Jahre 1889 nicht ganz so günstige wie im Vorjahr, die Sterblichkeit war (s. oben pag. 21) etwas grösser als im Durchschnitt, sie betrug 19·9 per Mille, während die Durchschnitts-Sterblichkeitsziffer Frankfurts, aus den 35 Jahren 1851—1885 berechnet, nur 19·3 per Mille beträgt.

Bis zum December waren die Gesundheitsverhältnisse ziemlich günstige und erst dieser Monat brachte unter dem Einflusse der herrschenden Influenza-Epidemie eine bedeutende Verschlechterung des allgemeinen Gesundheitszustandes. Bei Beginn des Jahres herrschte eine Masern-Epidemie, die dem zweijährigen Turnus des Auftretens dieser Krankheit entsprechend, zu Ende des Jahres 1888 begonnen hatte und in starker Verbreitung bis in den Spätsommer des abgelaufenen Jahres andauerte. Die im Herbst begonnene und allmählich über den ganzen Erdkreis verbreitete Influenza-Epidemie ergriff Frankfurt in der ersten Hälfte December, gewann rasch weiteste Verbreitung und erreichte im Januar 1890 ihren Höhepunkt; einen bedrohlicheren Charakter nahm sie erst in der letzten Jahreswoche an. Andere Krankheiten traten im Jahre 1890 nicht epidemisch auf, namentlich fehlte Keuchhusten fast ganz, Scharlach und auch Typhus waren sehr selten und nur Diphtherie blieb noch immer in der ziemlich starken Ausbreitung, die sie nun seit drei Jahren angenommen hat, und selbst die geringe Abnahme, die sie in den Sommermonaten des Jahres 1888 gezeigt hatte, fehlte im Sommer 1889 fast ganz. Im Uebrigen waren die Gesundheitsverhältnisse der Witterung entsprechende, indem in Folge des strengen Spätwinters die Krankheiten der Respirationsorgane in den Frühjahrsmonaten sehr verbreitet waren, die Unterleibsaffectionen in Folge der anhaltenden Hitze der Monate Mai und Juni früher als in der Regel auftraten, dafür aber in den kühlen eigentlichen Sommermonaten auch wesentlich seltener waren, so dass die Gesundheitsverhältnisse in den Herbstmonaten ungewöhnlich günstige waren, bis im December die Influenza dies änderte.

In Folgendem werden des Näheren die einzelnen Krankheiten und ihr Antheil an der Gesammtsterblichkeit besprochen werden.

D

Die Zahl der in den einzelnen Monaten des Jahres 1889 an den wichtigsten Krankheiten Verstorbenen erhellt aus folgender Tabelle:

Todesursache:	Januar	Februar	März	April	Mai	Juni	Juli	August	September	October	November	December	Summa
Angeborne Lebensschwäche	11	9	7	13	8	9	10	5	6	9	6	6	99
Altersschwäche	13	8	18	7	11	9	14	3	11	9	13	16	132
Selbstmord	2	8	12	1	9	8	3	4	4	4	5	3	63
Mord, Todtschlag	—	2	—	—	—	1	2	2	1	2	—	3	13
Unglücksfall.	5	4	3	4	5	2	3	4	1	4	3	2	40
Zymotische Krankheiten.													
Variola.	—	—	—	—	—	—	—	—	—	—	—	—	—
Morbilli.	8	4	5	21	30	31	12	2	3	1	—	—	117
Scarlatina.	4	2	3	2	3	1	1	1	2	1	1	2	23
Diphtheria	19	16	13	15	26	20	19	14	18	19	21	21	221
Pertussis	—	1	3	1	—	1	—	—	—	3	1	8	18
Typhus	2	1	1	1	1	—	—	2	2	4	—	1	15
Dysenteria	—	—	—	—	—	—	—	—	—	—	—	—	—
Influenza	—	—	—	—	—	—	—	—	—	—	—	10	10
Hydrophobia	—	—	—	—	—	—	—	—	—	—	—	—	—
Febris puerperalis	—	—	—	—	1	—	—	—	1	—	—	—	2
Erysipelas	5	1	3	2	—	—	2	—	—	2	1	—	16
Meningitis cerebro-spinalis	2	—	—	1	1	1	—	—	—	—	—	—	5
Rheumatismus acutus . .	—	1	—	—	—	1	—	—	—	—	1	1	4
Andere vorherrschende Krankheiten.													
Meningitis tuberculosa . .	4	7	9	8	4	5	3	6	3	4	6	3	62
Apoplexia cerebri sanguin.	10	6	10	12	7	11	11	6	10	4	8	14	109
Eclampsia parturientium .	—	—	—	—	—	—	—	—	1	—	1	—	2
Bronchitis.	5	20	20	12	9	6	3	5	4	3	11	18	116
Pneumonia	20	18	41	45	23	14	11	17	9	11	15	31	255
Phthisis pulmonum . . .	61	45	67	71	48	53	46	32	42	37	45	64	611
Laryngismus stridulus . .	3	4	10	6	9	2	—	—	3	1	2	7	47
Croup	2	—	—	—	2	1	—	—	1	1	—	1	8
Catarrhus gastro-intest. etc.	7	11	9	9	24	41	86	51	35	9	11	8	301
Atrophia	8	5	8	10	12	9	17	17	9	20	7	8	130
Sonstige Krankheiten.	90	71	91	88	100	95	77	66	76	66	53	105	978
Todesfälle zusammen . . .	281	244	333	329	333	321	320	237	212	214	211	332	3397
Darunter an Krankheiten d.													
Gehirns u. Rückenmarks	31	26	47	37	33	42	27	25	31	17	24	38	378
Herz und Gefässe . . .	15	17	24	21	20	19	15	16	20	15	16	32	230
Respirationsorgane. . .	92	89	143	139	97	79	64	57	61	60	77	125	1083
Unterleibsorgane. . . .	37	38	26	28	55	64	123	82	56	44	26	36	615

Einen Vergleich mit den 10 vorhergehenden Jahren und mit dem 35jährigen Durchschnitt der Jahre 1851—1885 gibt folgende Tabelle:

Todesursache:	1879	1880	1881	1882	1883	1884	1885	1886	1887	1888	1889	Auf 100 000 Einw. starben im 35jähr. Durchschnitt 1851—85	1889	Differenz
Lebensschwäche	102	118	95	99	80	107	105	93	105	95	99	55·6	57·9	+
Altersschwäche	118	98	109	117	153	103	108	123	128	132	132	79·4	77·2	
. . . .	54	43	51	45	52	46	53	57	62	67	63	34·9	36·8	+
Schlag	2	2	2	3	6	4	4	1	11	9	13	2·4	7·6	+
Fall	34	36	40	30	35	46	53	42	38	48	40	29·8	23·4	—
Acute Krankheiten.														
. . . .	—	7	7	18	9	—	1	—	—	—	—	6·5	—	
. . . .	68	7	7	18	2	39	39	6	74	—	117	18·5	68·4	+
. . . .	8	33	31	95	30	25	17	11	34	32	23	25·8	13·4	
. . . .	42	23	38	40	35	72	76	110	212	157	221	22·0	129·2	+
. . . .	68	56	68	58	28	59	53	56	20	62	18	29·9	10·5	—
. . . .	28	27	16	22	13	18	20	18	10	14	15	47·5	8·8	—
. . . .	2	1	—	1	—	—	—	—	—	—	—	3·5		
. . . .	—	—	—	—	—	—	—	—	—	—	10			
. . . .	—	—	1	—	—	—	—	1	—	—	—	0·2	—	
Meningitis . . .	12	8	8	8	13	10	2	9	4	9	2	9·6	1·2	+
cerebro-spinalis	9	15	10	14	9	12	21	13	11	15	16	9·3	9·3	
acutus . .	4	15	2	3	3	2	7	6	2	4	5	3·5	2·9	
. .	7	4	4	9	6	7	8	11	9	5	4	6·2	2·3	
Vorherr-Krankheiten.														
Tuberculose . .	73	55	67	75	63	61	67	62	70	56	62	42·4	36·2	—
sanguin. .	113	95	115	110	149	125	116	112	138	118	109	81·8	63·7	—
murientium . .	1	1	1	2	—	1	3	2	—	—	1	1·0	1·2	—
. . . .	114	94	107	98	85	111	90	100	109	135	116	57·4	67·8	+
. . . .	177	194	160	177	185	197	196	197	189	242	255	133·0	149·1	+
. . . .	595	522	511	556	566	582	644	600	576	558	611	373·5	355·6	
. . . .	20	80	24	30	35	41	43	60	49	55	47	13·2	27·5	+
. . . .	9	10	8	13	6	11	10	13	18	6	8	12·0	4·6	—
. . . .	240	278	285	226	252	242	225	282	227	201	301	129·8	176·0	+
etc. . .	107	120	103	121	105	117	92	115	102	98	130	76·4	75·4	
. . . .	768	870	840	881	883	956	1008	950	950	931	978	—	—	—
. . . .	3715	2755	2653	2851	2803	2994	3033	3050	3134	3053	3297	1933·0	1986·5	+
. . . .	442	412	425	415	435	433	440	427	437	361	378	279·4	221·1	—
. . . .	180	155	144	162	180	182	189	179	211	211	230	101·2	134·5	+
. . . .	905	906	847	920	914	968	1038	1041	1009	1013	1083	654·8	633·3	—
. . . .	588	552	467	495	500	527	503	580	491	474	615	310·0	359·6	+

Aus vorstehender Tabelle ergibt sich, dass auch im Jahre 1889
wie schon in den beiden Vorjahren, unter den zymotischen Krankheiten Diphtherie weitaus die meisten Todesfälle bedingt, ungefähr
in gleicher Stärke wie im Jahr 1887, und ihren Durchschnitt noch
um mehr als das Vierfache übertroffen hat. Auch Masern, die in
einer starken Epidemie herrschten, forderten zahlreiche Opfer, während
Keuchhusten und Scharlach und ebenso Typhus selten war und
Influenza erst ganz zu Ende des Jahres auftrat.

Unter den andern Krankheiten waren es in erster Linie Pneumonie und Bronchitis, die ihren Durchschnitt übertrafen und in
noch höherem Grade that dies Laryngismus stridulus. Auch die
Intestinalerkrankungen waren, namentlich in Folge des warmen
Vorsommers, schlimmer als in der Regel. Das Nähere wird bei den
einzelnen Krankheiten zur Erörterung kommen.

An **angeborener Lebensschwäche** (innerhalb der ersten Woche)
sind 99 Kinder gestorben (52 Knaben und 47 Mädchen), 4 mehr
als im Vorjahr. Nach dem Alter geordnet waren

```
          33 am 1. Tag gestorben
          17  »  2.  »      »
          15  »  3.  »      »
          10  »  4.  »      »
           3  »  5.  »      »
           6  »  6.  »      »
           8  »  7.  »      »
           7  »  8.  »      »
          ———
          99
```

Es kommt somit genau ein Drittel aller dieser Todesfälle auf
den ersten Tag, ein weiteres Drittel auf den zweiten und dritten
Tag zusammen und das letzte Drittel auf den vierten bis achten
Tag. Von allen im Jahre 1889 lebend Geborenen sind 0·7% am
ersten Tag, 2·1% innerhalb der ersten Woche wieder gestorben.

Einschliesslich dieser 99 in der ersten Lebenswoche wieder
Verstorbenen betrug die Zahl der **im ersten Lebensjahr Verstorbenen** 862 (467 Knaben und 395 Mädchen). Es sind dies
25·4 % aller Todesfälle, 22·4 % aller im ersten Jahr stehenden
Lebenden und 18·5 % aller im Jahre 1889 lebend Geborenen. — Wie
sich diese 862 Todesfälle im ersten Jahr nach den hauptsächlichsten
Krankheiten, dem Alter der Kinder und den einzelnen Monaten, in
welchen die Todesfälle erfolgt sind, vertheilen, zeigen die nachstehenden Tabellen:

Todesfälle im ersten Lebensjahre.

Krankheiten.	Es starben im Alter von — Monaten												Summa
	0–1	1–2	2–3	3–4	4–5	5–6	6–7	7–8	8–9	9–10	10–11	11–12	
Lebensschwäche (in 1. Woche)	99	—	—	—	—	—	—	—	—	—	—	—	99
Morbilli	—	1	—	—	1	2	4	7	7	5	3	2	32
Scarlatina	—	—	—	—	—	—	—	—	—	—	—	—	—
Diphtheria	—	—	—	1	—	—	2	2	2	2	—	2	11
Tussis convulsiva	1	—	—	—	1	—	1	1	2	1	1	—	8
Meningitis tuberculosa	—	—	—	1	1	1	1	1	1	4	1	3	14
Convulsiones	4	6	6	9	4	5	2	4	3	3	1	4	51
Bronchitis	3	4	6	3	3	3	3	3	5	5	1	3	42
Pneumonia	—	1	5	6	8	5	6	9	9	11	12	7	79
Laryngismus stridulus	1	—	2	6	3	4	5	6	5	1	2	4	39
Angina membranacea	—	—	—	—	—	—	—	—	—	—	—	—	
Catarrhus intestinalis	34	46	35	34	19	13	6	9	9	11	5	4	225
Cholera	4	5	7	6	3	7	4	2	3	2	3	1	47
Atrophia	50	31	11	10	8	10	1	—	1	—	—	3	125
Syphilis congenita	1	2	—	1	1	—	—	—	—	—	—	—	5
Andere Krankheiten	12	7	6	13	8	7	4	6	6	7	6	3	85
	209	103	78	90	60	57	39	50	53	52	35	36	862

Krankheiten.	Es starben im Monat												Summa
	Jan.	Febr.	März	April	Mai	Juni	Juli	Aug.	Sept.	Oct.	Nov.	Dec.	
Lebensschwäche (in 1. Woche)	11	9	7	13	8	9	10	5	6	9	6	6	99
Morbilli	4	—	—	5	10	9	3	1	—	—	—	—	32
Scarlatina	—	—	—	—	—	—	—	—	—	—	—	—	—
Diphtheria	1	2	1	—	—	—	1	1	—	1	—	4	11
Tussis convulsiva	—	1	1	1	—	1	—	—	—	1	—	3	8
Meningitis tuberculosa	2	—	2	—	—	1	1	3	2	1	—	2	14
Convulsiones	4	8	6	4	5	7	4	2	3	3	1	4	51
Bronchitis	1	8	6	2	2	5	1	—	—	2	5	10	42
Pneumonia	7	6	18	13	9	4	4	5	—	1	2	10	79
Laryngismus stridulus	3	4	7	5	5	2	—	—	3	1	2	7	39
Angina membranacea	—	—	—	—	—	—	—	—	—	—	—	—	
Catarrhus intestinalis	6	10	9	9	21	27	60	37	25	6	10	5	225
Cholera	—	—	—	—	10	20	11	5	1	—	—	—	47
Atrophia	8	5	8	9	12	9	16	16	9	19	6	8	125
Syphilis congenita	—	—	—	—	—	1	—	1	1	—	2	—	5
Andere Krankheiten	4	8	8	11	9	8	10	6	3	3	5	11	85
	51	61	73	72	82	92	131	87	57	48	38	70	862

Ueber das Verhältniss der Kindersterblichkeit zur Gesammtsterblichkeit im abgelaufenen Jahr, sowie über deren Verhalten im
Vergleich zu früheren Jahren, ist bereits oben (pag. 22) eingehender
berichtet.

Was das Alter betrifft, in welchem die im ersten Lebensjahr
verstorbenen Kinder standen, so kommt, wie immer, weitaus der
grösste Theil auf die im ersten Monat wieder Verstorbenen. Ausser
den 99 in der ersten Woche an angeborener Lebensschwäche oder
angeborenen Bildungsfehlern Verstorbenen sind in den folgenden
3¹/₂ Wochen noch weitere 110 Kinder gestorben, so dass vor Ablauf
des ersten Monats 209 = 4·5% aller lebend Geborenen wieder gestorben sind und fast ¹/₄ (24·2 %) aller im ersten Lebensjahr Verstorbenen, beides Verhältnisse, wie sie ganz ähnlich alle die letzten
Jahre gewesen sind. Im zweiten Monat, in welchem alle in den ersten
Lebenstagen an angeborener Lebensschwäche wieder Verstorbenen
in Wegfall kommen, ist die Sterblichkeit selbstverständlich schon
eine wesentlich geringere, sie betrug 103, und so nahm in den
weiteren Monaten die Sterblichkeit bis zum Ende des ersten Jahres
mehr und mehr ab, so dass auf den elften und zwölften Monat nur
je etwa ¹/₈ der Todesfälle des ersten Monats entfallen. Es kamen
auf die ersten drei Lebensmonate 390 Todesfälle = 45·2%

» » zweiten »	»	207	»	= 24·0 »
» » dritten »	»	142	»	= 16·5 »
» » vierten »	»	123	»	= 14·3 »

aller im ersten Lebensjahr Gestorbenen.

In Bezug auf die Monate, in denen die Todesfälle vorkamen,
stimmt das Jahr 1889 genau mit der Regel überein. Es nimmt
nämlich nach dem 35jährigen Durchschnitt die Kindersterblichkeit
den ganzen Winter und Frühling hindurch langsam und gleichmässig
zu, bis sie im Juli ihr Maximum erreicht, um dann rasch auf ihr
Minimum im November zu fallen, von welchem an dann die Steigerung wieder beginnt.

Dasselbe war in diesem Jahr der Fall und nur die Steigerung
der Todesfälle von November zu December, von 38 auf 70 ist eine
ungewöhnlich starke und in den allgemeinen ungünstigen Gesundheits-
verhältnissen des letzteren Monats bedingt.

Von Krankheiten, denen die Kinder im ersten Lebensjahr
erlegen sind, standen wie immer obenan die Krankheiten der Verdauungsorgane, denen von den 862 Kindern 401 = 46·5% erlegen

sind; sie sind mit Ausnahme von 4 sämmtlich an **Magen-** und **Darmcatarrh**, **Brechruhr** und **Atrophie** gestorben, die wie in der Regel besonders den kleinsten Kindern verderblich waren. Es kamen auf Kinder

in den ersten drei Lebensmonaten 223 Todesfälle $= 56\cdot2$ %
» » zweiten »   »   110   » $= 27\cdot7$ »
» » dritten »   35   » $= 8\cdot8$ »
» » vierten »   »:   29   » $= 7\cdot3$ »

aller an Magen- und Darmcatarrh, Brechruhr und Atrophie verstorbenen Kinder unter 1 Jahr.

In der Regel kommen von den an Verdauungsstörungen gestorbenen Kindern über die Hälfte auf das dritte Quartal, auch so in diesem Jahr: von den 397 an Verdauungsstörungen gestorbenen Kindern unter 1 Jahr kommen von $199 = 50\cdot1$%, mithin genau die Hälfte auf das Quartal Juli bis September.

Die **Krankheiten der Respirationsorgane**, die jene eben erwähnte Krankheitsclasse bei der allgemeinen Sterblichkeit um mehr als das Doppelte übertreffen, bleiben bei der Kindersterblichkeit sehr bedeutend hinter ihr zurück. Die Zahl der ihnen erlegenen Kinder unter 1 Jahr betrug zusammen $185 = 21\cdot5$ % aller im ersten Lebensjahr verstorbenen Kinder; davon starben 42 an **Bronchitis** und 79 an **Pneumonie**, 18 an **Lungenschwindsucht** und 39 an **Laryngismus stridulus** (im Vorjahr 47). —

Nächst den Brustkrankheiten ist als häufigste Todesursache **Convulsionen** angegeben mit 51 Todesfällen, an **Meningitis tuberculosa** sind 14 Kinder gestorben, an einfacher **Meningitis** 9, an **Hydrocephalus** 7.

Von den **constitutionellen Krankheiten** ist nur **Lues congenita** zu erwähnen, ihr sind 5 Kinder in den ersten 4 Lebensmonaten erlegen.

Von den **zymotischen Krankheiten** waren es dieses Jahr **Masern**, die bei den Kindern im ersten Lebensjahr die meisten Opfer forderten, nämlich 32 von 117 überhaupt an **Masern** Gestorbenen. An **Diphtherie** sind 11 Kinder im ersten Lebensjahr gestorben (von 221 überhaupt daran Gestorbenen), an **Keuchhusten** 8 (von 18), an **Erysipelas** 3 und an **Meningitis cerebrospinalis** 2 Kinder.

Die Zahl der an **Altersschwäche** Gestorbenen betrug 132 (44 Männer und 88 Weiber) = 77·2 Todesfälle auf 100 000 Lebende. Unter ihnen waren 67 zwischen 70 und 80 Jahren und 44 zwischen 80 und 90 Jahren; 15 waren jünger als 70 Jahre, 6 älter als 90 Jahre, die älteste eine 94jährige Wittwe. Ausser diesen 6 an Altersschwäche Gestorbenen ist Niemand über 90 Jahre alt gestorben.

Die Zahl der **Selbstmorde** war im Jahr 1889 wieder eine sehr hohe und beinahe der des Vorjahres gleich; sie betrug 63 gegen 67 im Vorjahr, die bis dahin höchste Zahl, entsprechend dem Verhältniss von 36·8 Selbstmorde auf 100 000 Lebende, während dies Verhältniss im Durchschnitt der 35 Jahre 1851 bis 1885 nur 34·9 beträgt. Von den 63 Selbstmördern gehörten 52 dem männlichen und 11 dem weiblichen Geschlecht an, es kam somit ein weiblicher Selbstmörder auf 5·7 männliche, während nach dem Durchschnitt der 35 Jahre 1851 bis 1885 schon auf 4·7 männliche ein weiblicher Selbstmörder kommt. Die Zahl der weiblichen Selbstmörder war somit im abgelaufenen Jahr eine relativ geringe. — Die meisten Selbstmorde geschahen dieses Jahr durch E r s c h i e s s e n, indem 19 Männer diese Todesart wählten, durch E r h ä n g e n nahmen sich 17 (15 M. und 2 W.) und ebenso durch E r t r ä n k e n 17 (13 M. und 4 W.) das Leben; 4 Personen stürzten sich aus dem Fenster, 1 Mann schnitt sich die Pulsadern durch und 5 Personen vergifteten sich.

Mord wurde in 13 Fällen verübt, darunter 8 Kindsmorde, die durch Erstickung oder Erdrosselung ausgeführt wurden. Ferner wurden 3 Männer erstochen und ein Mann und eine Frau erschlagen.

Die Zahl der **Unglücksfälle** mit tödtlichem Ausgang betrug im Jahre 1889 40, entsprechend 23·4 Todesfällen durch Verunglückung auf 100 000 Lebende, während dies Verhältniss im Durchschnitt der 35 Jahre 1851 bis 1885 29·8 beträgt. Die meisten Unglücksfälle mit tödtlichem Ausgang waren wie gewöhnlich, durch S t u r z, 16, erfolgt, 7 Personen sind e r t r u n k e n, je 4 Personen verloren durch Q u e t s c h u n g und durch V e r b r e n n e n ihr Leben, 3 durch U e b e r f a h r e n, 2 durch E r s t i c k e n und je 1 durch K o h l e n o x y d v e r g i f t u n g, E r s c h i e s s e n, E r f r i e r e n und E r h ä n g e n.

Infections- und Allgemeine Krankheiten.

An **Variola** ist im Jahr 1889, wie schon seit 4 Jahren, kein Todesfall vorgekommen. Die beiden letzten im städtischen Blatternhaus behandelten Blatternerkrankungsfälle waren im Juli 1885.

Masern waren zuletzt im Herbst 1886 als Epidemie aufgetreten, die bis zum Juli 1887 gedauert und in dieser Zeit 72 Opfer bei Kindern gefordert hatte. Nachdem die Krankheit in der zweiten Hälfte des Jahres 1887 und im grössten Theil des Jahres 1888 gänzlich gefehlt hatte, trat, dem regelmässigen zweijährigen Turnus entsprechend, gegen Ende des Jahres 1888 wieder eine Masernepidemie auf, die sich rasch ausbreitete, bis Mai und Juni ständig zunahm, dann rasch zurückging und mit Beginn des Herbstes als erloschen angesehen werden konnte. Es war wohl die längste der hier beobachteten Masernepidemieen und die Zahl von 117 Todesfällen, wie sie die diesjährige Epidemie hat, war noch in keiner früheren Epidemie vorgekommen; die beiden letzten Masernepidemieen 1884/85 und 1886/87 hatten je 74 Opfer gefordert. Die Epidemie begann, wie auch die letzte, in Bornheim, verbreitete sich nach und nach über die ganze Stadt und fand, wie immer, in den Schulen ihren wesentlichsten Ansteckungsherd, war aber, wie in der Regel, fast ausschliesslich für die noch nicht im schulpflichtigen Alter stehenden Kinder gefährlich. So betrafen von den 117 Todesfällen 116 Kinder im vorschulpflichtigen Alter, darunter 32 im ersten Lebensjahr stehende und nur 1 schulpflichtiges Mädchen von 9 Jahren. Die meisten Todesfälle kamen in Bornheim vor, 30 und im inneren Sachsenhausen, 26, während deren Zahl in der Altstadt 23, in der Neustadt 19, in der Aussenstadt Frankfurter Seite 10 und Sachsenhäuser Seite 8 betrug; 1 Kind war auswärts erkrankt.

Masern sind ausser Blattern die einzige der gewöhnlichen Infectionskrankheiten, die in Frankfurt noch in Form bestimmter Epidemieen auftreten, alle andern kommen in stärkerer oder geringerer Ausdehnung ständig vor.

Scharlach ist schon seit der sehr heftigen Scharlachepidemie der Jahre 1861 bis 1863 in Frankfurt nicht mehr erloschen, und hat in den verschiedenen Jahren bald mehr, bald weniger Opfer gefordert; die wenigsten Todesfälle eines Jahres in dieser Zeit waren 4 im

Jahr 1872, die meisten, 95, in 1882. Seit diesem letztgenannten
Jahr ist die Zahl der Scharlach-Todesfälle stets eine wesentlich geringere gewesen, 34 und 32 in den beiden Vorjahren und im abge-.
laufenen Jahr 23 = 13·4 auf 100 000 Lebende, während diese Verhältnisszahl nach dem Durchschnitt 25·8, also nahezu doppelt soviel
beträgt. Von den 23 Todesfällen betrafen 20 Kinder (unter ihnen
keines unter 1 Jahr) und 3 Erwachsene, junge Leute von 24 und
25 Jahren.

Diphtherie, die seit ihrem ersten Erscheinen in den 60er Jahren
in Frankfurt nie in Form stärkerer Epidemieen aufgetreten war,
zeigt seit der Mitte der 80er Jahre aus nicht aufgeklärter Ursache
eine beträchtliche Zunahme, die von 76 Todesfällen im Jahr 1885
auf 110 im Jahr 1886 und auf 212 in 1887 stieg. Im Frühjahr
des Jahres 1888 endlich trat ein Rückgang ein und die Sommer-
und Herbstmonate jenes Jahres forderten wesentlich weniger Opfer
als im Vorjahr. Doch schon im December 1888 nahm die Zahl
der Diphtherie-Todesfälle wieder die frühere Höhe ein und blieb so
mit nur mässigen Schwankungen das ganze Jahr 1889 hindurch.
War auch in den Wintermonaten die Diphtheriesterblichkeit nicht
grösser· als im Vorjahr, so fehlte doch der bedeutende Nachlass in
den Sommermonaten jenes Jahres und daher kam es, dass die Gesammtzahl der Diphtherie-Todesfälle, die im Jahr 1888 auf 157 zurückgegangen war, im Jahr 1889 wieder auf 221 stieg. Es sind dies
noch 9 Todesfälle mehr als in dem bis jetzt schlimmsten Jahre 1887,
im Verhältniss zu dem seitdem stattgehabten Anwachsen der Bevölkerung blieb das Jahr 1889 aber doch etwas hinter jenem zurück:
1887 kamen auf 10 000 Lebende 13·3 Todesfälle, 1889 12·9, während
in dem dazwischen liegenden Jahr 1888 diese Verhältnisszahl nur
9·6, im Mittel der 70er Jahre freilich nur 2·9, in jenem der 60er Jahre
sogar nur 1·6 betragen hatte.

Diphtherie-Todesfälle kamen annähernd gleich zu allen Zeiten
des Jahres vor, 109 im ersten, 112 im zweiten Halbjahr und
schwankten in den einzelnen Monaten nur zwischen 13 im März
und 26 im Mai, während ihre Zahl im Sommer 1888 allmählich bis
auf 1 im September heruntergegangen war.

Was die Vertheilung der Diphtherietodesfälle auf die einzelnen
Stadttheile betrifft, so kamen, der Ort der Erkrankung als
maassgebend genommen, auf die

Altstadt	mit ca. 28 000 Einw.	58 = 207·1 auf 100 000 Einw.
Neustadt	» » 36 500 »	41 = 112·3 » » »
Aussenstadt	» » 62 000 »	61 = 98·4 » » »
Bornheim	» » 22 000 »	19 = 86·4 » » »
Sachsenhausen	» » 11 500 »	16 = 139·1 » » »
Sachsenh. Aussenst. »	» » 11 000 »	13 = 118·2 » » »

171 000 Einw. 208 = 121·6 auf 100 000 Einw.

Auswärts erkrankt 13

221 = 129·2 auf 100 000 Einw.

Am ungünstigsten stellt sich hiernach die Altstadt, am günstigsten, nicht wie in der Regel die Neustadt und die Frankfurter Aussenstadt, sondern Bornheim.

Was das Alter der an Diphtherie Verstorbenen betrifft, so waren es, wie in der Regel, fast ausschliesslich Kinder, die der Krankheit erlegen sind: nur 8 von ihnen standen im ersten Lebensjahr, 188 dagegen waren Kinder zwischen 1 und 10 Jahren und 19 ältere Kinder. Die 3 Erwachsenen, die an Diphtherie gestorben sind, waren 25, 28 und 36 Jahre alt.

Keuchhusten war im Jahr 1889 so selten, wie seit lange nicht und forderte nur 18 Opfer, etwa ein Drittel der ihm nach dem Durchschnitt zukommenden Zahl; 6 von ihnen kamen im ersten, 12 im zweiten Halbjahr vor, davon 8 im December, so dass eine Zunahme des Keuchhustens am Ende des Jahres zu constatiren ist. Wie stets betrafen die Keuchhusten-Todesfälle fast ausschliesslich Kinder im frühesten Lebensalter: 8 von den 18 Gestorbenen standen im ersten Jahr, die 10 anderen waren 1 bis 3 Jahre alt.

Typhus war bekanntlich in all den letzten Jahren in Frankfurt viel seltener als früher gewesen. Es kamen nämlich

| 1851—1860 auf 100 000 Lebende 86·0 Typhustodesfälle |
| 1861—1875 » » » 58·9 » |
| 1876—1880 » » 20·9 |
| 1881—1885 » » 12·2 |
| 1886 » » 11·5 |
| 1887 » » 6·3 |
| 1888 » » 8·5 |
| 1889 » » 8·8 |

Die Zahl der im Jahr 1889 an Typhus Verstorbenen beträgt
15, gegen 14 im Vorjahr, von denen 6 auf das erste und 9 auf das
zweite Halbjahr kommen. Drei Monate waren ganz ohne Typhus-
todesfall, die meisten, 4, hatte der October. Von den 15 Todesfällen,
die fast ausschliesslich Personen in den mittleren Jahren betrafen,
kamen 2 bei jungen Leuten vor, die auswärts erkrankt und krank
hier zugereist waren. Von den Uebrigen waren 8 in der Innenstadt,
4 in der Aussenstadt und 1 im innern Sachsenhausen erkrankt;
Bornheim und die Sachsenhäuser Aussenstadt hatten keinen tödtlich
endenden Typhusfall.

Influenza, die im Herbste 1889 ihre Wanderung über die Erde
begann, ergriff Frankfurt in der ersten Hälfte December und
forderte in diesem Monat, trotz ihres Anfangs anscheinend gutartigen
Charakters, 10 Opfer, meist bei alten oder durch Krankheiten ge-
schwächten Leuten oder durch Hinzutreten acut entzündlicher
Affectionen der Luftwege. Ihren Höhepunkt erreichte die Epidemie,
die im Ganzen c. 60 Opfer forderte, erst im Januar 1890.

An **Dysenterie** kam wie seit 6 Jahren so auch im Jahr 1889
ein Todesfall nicht vor. An **Febris puerperalis** sind 2 Frauen
gestorben (gegen 9 im Vorjahr), nur etwa $^1/_5$ des 35jährigen Durchschnitts. Todesfälle an **Erysipelas** hatte das Jahr 1889 16, die
sich auf 7 Monate des Jahres vertheilen: 12 von ihnen betrafen
Erwachsene, 4 Kinder von 1 Jahr und darunter. — An **Meningitis
cerebrospinalis** sind 5 Todesfälle vorgekommen: 3 bei Kindern und
die 2 andern bei Erwachsenen. — **Rheumatismus acutus** endete
in 4 Fällen tödtlich.

Von Allgemeinkrankheiten endete **Diabetes mellitus** in
16 Fällen tödtlich (gegen 23 im Vorjahr), an **Pyaemie**-und **Septikhaemie** starben 19, an **Uraemie** 2, **Anaemie** 6 Personen. — An
Syphilis congenita starben 5 Kinder in den 4 ersten Monaten nach
der Geburt. — An **Carcinose** der verschiedenen Körpertheile sind
im Ganzen 170 Personen gestorben (gegen 160 im Vorjahr), 57 Männer
und 113 Weiber = 99·4 Todesfälle an Krebs auf 100 000 Lebende.
Die Organe, in denen Carcinome am häufigsten auftraten, waren,
wie immer, die Verdauungsorgane, auf welche 92 Todesfälle
(44 M. und 48 W.) kommen, und zwar 35mal Magenkrebs, 23mal
Leberkrebs, 18mal Darmkrebs (darunter 7mal Mastdarmkrebs), 6mal
Krebs der Speiseröhre, 5mal Zungenkrebs und 5mal Krebs des Bauch-

felles. Ihnen am nächsten an Häufigkeit kommen die Carcinome
der weiblichen Geschlechtsorgane mit 56 Todesfällen, und
zwar 38mal Gebärmutterkrebs, 11mal Brustkrebs, 6mal Eierstocks-
und 1mal Vaginalkrebs. Die übrigen 20 Fälle betreffen Carcinome
verschiedener sonstiger Körpertheile und allgemeine Carcinose. ´

Localisirte Krankheiten.

Die **Krankheiten des Nervensystems**, die in der zweiten
Hälfte der 70er Jahre eine starke Zunahme erfahren hatten, von
265·7 Todesfällen auf 100 000 Lebende im Jahre 1874 bis zu 352·6
im Jahre 1879, zeigen vom Jahr 1880 an einen Rückgang auf
291·9 im Durchschnitt der 8 ersten Jahre, und diesem Rückgang
reiht sich das Jahr 1889 mit 378 Todesfällen = 221·1 auf 100 000
Lebende an, blieb also noch mehr wie in den 7 Jahren vorher
hinter dem Durchschnitt des vorhergegangenen Quinquenniums mit
318·0 Todesfällen auf 100 000 Lebende und auch hinter dem Durchschnitt der 35 Jahre 1851—1885 mit 279·4 Todesfällen auf 100 000
Lebende zurück.

Unter den Krankheiten des Nervensystems forderte, wie in der
Regel, **Apoplexia cerebri sanguinea** die meisten Opfer: ihr
erlagen 109 (63 Männer und 46 Weiber) = 63·7 auf 100 000
Lebende; es ist dies wesentlich weniger als der Durchschnitt der
35 Jahre 1851—1885, der 81·8 auf 100 000 Lebende beträgt. —
Nach den Jahreszeiten waren die Todesfälle ziemlich gleichmässig
vertheilt und variirten in den 4 Quartalen nur zwischen 26 im
Winter und Herbst und 30 im Frühjahr. Von den 109 an Hirnschlag Verstorbenen standen die Meisten, 38, 'zwischen 60 und 70
Jahren, je 23 zwischen 50 und 60 und zwischen 70 und 80 Jahren
und 5 waren über 80 Jahre alt.

An **Meningitis tuberculosa** (Hydrocephalus acutus) sind
61 Kinder gestorben und 1 Erwachsener, zusammen 62 = 36·2
Todesfälle auf 100 000 Lebende, etwas weniger als der 35jährige
Durchschnitt von 42·4. Von den 62 Todesfällen betrafen 52 Kinder
unter 5 Jahren, darunter 14 im ersten Lebensjahr stehende. —
An einfacher **Meningitis** sind 50 Personen gestorben. Ferner
sind 68 Kinder ohne nähere Angabe an **Eclampsiae, Convulsiones** gestorben; an **Eclampsia parturientium** sind, nachdem 2 Jahre kein Todesfall vorgekommen war, im Jahre 1889 2
Frauen gestorben. — An **Delirium tremens** ist Niemand ge-

storben. — An Rückenmarkskrankheiten sind 14 Personen
gestorben, darunter 8 an Tabes dorsualis, 3 an Rückenmarksentzündung und 3 an Tetanus.

An **Krankheiten des Gefässsystems** sind im abgelaufenen
Jahre 230 Personen gestorben (101 Männer und 129 Weiber),
gegen 211 im Vorjahr, = 134·5 Todesfälle auf 100 000 Lebende.
Die Krankheiten des Gefässsystems, also speciell die Herzkrankheiten,
haben in den letzten Decennien ständig sehr bedeutend zugenommen
von 63·3 Todesfällen auf 100 000 Lebende im ersten Quinquennium
der 50er Jahre bis auf 134·5 in diesem Jahr.

Von den 230 Todesfällen an Krankheiten des Gefässsystems
waren 208 Erkrankungen des Herzens, und zwar 114 mal organische Herzfehler, 26 mal Herzhypertrophie, 13 mal fettige Entartung des Herzens und 34 mal Herzlähmung; in 12 Fällen war
Endocarditis, 5 mal Myocarditis und 4 mal Pericarditis Ursache des
Todes. An Aneurysma der Aorta sind 7 Personen gestorben, 9 an
Atheromatosis, 1 an Phlebitis und 3 an Embolie. In 2 Fällen sind
multiple Lymphome und Struma als Todesursache angegeben.

An **Krankheiten der Respirationsorgane** starben im Ganzen
1083 Personen (612 Männer und 471 Weiber) gegen 1013 im Vorjahr und entsprechend dem Verhältniss von 633·3 Todesfällen an
Krankheiten der Respirationsorgane auf 100 000 Lebende, während
diese Verhältnisszahl nach dem 35jähr. Durchschnitt 654·8 beträgt.
Weitaus den Haupttheil der Todesfälle dieser Krankheitsclasse
bedingt, wie stets, die Lungenschwindsucht; die Zahl der an
ihr Verstorbenen betrug im Jahre 1889: 611 = 355·6 auf 100 000
Lebende. Die Zunahme der Todesfälle an Phthisis in den letzten
Jahrzehnten, die ihren Grund in erster Linie in der Abnahme der
Qualität der Bevölkerung hat, ergibt sich aus der folgenden Zusammenstellung. Es starben an Lungenschwindsucht:

1851—1860	von 100 000 Lebenden			335·0
1861—1870	»	»	»	364·1
1871—1880	»	»	»	391·7
1881—1885	»	»	»:	392·3
1886	»	»	»:	398·7
1887	»	»	»	362·3
1888	»	»	»	340·2
1889	»	»	»	355·6

· Die drei letzten Jahre zeigen somit einen kleinen Rückgang der Schwindsuchtstodesfälle.

Die meisten Schwindsuchtstodesfälle kamen im Winter vor, 173 = 28·3 %, und im Frühjahr, 172 = 38·2 %, während der Herbst 146 = 23·9 % und der Sommer 120 = 19·6 % aller Schwindsuchtstodesfälle hatte. — Was das Alter betrifft, so waren

Kinder (unter 15 Jahren) 75 = 12·3 (1888 11·3 %)
Erwachsene 516 = 84·4 (» 81·9 %)
Greise (über 60 Jahren) 20 = 3·3 (» 6·8 %)

Die Zahl der Todesfälle an Pneumonie im Jahre 1889 hat 255 betragen gegen 242 im Vorjahr und 189 im Jahre 1887. Die Todesfälle entsprachen dem Verhältniss von ¦149·1 Todesfällen auf 100 000 Lebende, während nach dem 35jährigen Durchschnitt, das Verhältniss 133·0 beträgt, 1887 aber nur 118·9 war. Es kämen hiervon die meisten Todesfälle auf das zweite Quartal, nämlich 82, auf das erste Quartal 79, auf das dritte 37 und auf das letzte Quartal 57 Todesfälle an Lungenentzündung. Nach dem Durchschnitt kommen auf das erste Halbjahr 66·7 %, auf das zweite Halbjahr 33·3 % der Pneumonietodesfälle, 1889 auf das erste Halbjahr 161 = 63·1 %, auf das zweite Halbjahr 94 = 36·9 %.

Bronchitis ist im Jahre 1889 wesentlich seltener Todesursache gewesen als im Vorjahr, wenn auch immer noch viel häufiger als in früheren Jahrzehnten. Die bedeutende Zunahme der Todesfälle an Bronchitis in den letzten Decennien, die mit der Zunahme der Kinder überhaupt zusammenfällt, hält noch immer an. Es betrugen die Todesfälle an Bronchitis:

1851—1860 auf 100 000 Lebende 34·4
1861—1870 » » » 51·8
1871—1880 » » » 63·5
1881—1885 » » » 67·4
1886 » » 64·1
1887 » » 68·6
1888 » » 82·3
1889 » » » 67·8

Die Zahl der im Jahre 1889 an Bronchitis Verstorbenen betrug 116, von denen 86 an acuter Bronchitis (gegen 102 im Vorjahre) und 30 an chronischer Bronchitis (im Vorjahre 33) gestorben sind. Unter diesen waren 64 Kinder unter 5 Jahren und 52 ältere Leute.

Croup war in den letzten Jahren wesentlich seltener als in den 50er und auch noch in den 60er Jahren aufgetreten, es kamen

1851—1860 auf 100 000 Lebende 20·5 Crouptodesfälle
1861—1870   »   »   »   13·8   »
1871—1880   »   »   8·8
1881—1885   »   »   »   6·6   »

In den beiden folgenden Jahren betrug ihre Zahl wieder etwas
mehr, 1886: 13 = 8·3 auf 100 000 Lebende, 1887: 18 = 11·3,
1888 aber wieder nur 6 = 3·7 und 1889: 8 = 4·6. Die Todesfälle betrafen 7 Kinder unter 5 Jahren und 1 älteres Kind.

Die Zahl der Todesfälle an Laryngismus stridulus nimmt
in den letzten Jahren stetig zu, die Zahl der im Jahr 1889 an
Kehlkopfkrampf verstorbenen Kinder, wenn sie auch etwas geringer
als im Vorjahr war, betrug 47 = 27·5 auf 100 000 Lebende,
während in dem letzten, ungünstigsten Quinquennium 1881—1885,
deren Zahl 23·7, im Quinquennium 1876—1880 19·1 und in den
50er und 60er Jahren nur circa 5—6 auf 100 000 Lebende betragen
hatte. Die 47 Todesfälle vertheilten sich so über das Jahr, dass das
erste Halbjahr 34, das letzte Halbjahr nur 13 Todesfälle an Kehlkopfkrampf hatten. Die Mehrzahl der Verstorbenen war, wie stets
unter ·1 Jahr alt, ihrer waren 39, die 8 anderen standen im zweiten
bis fünften Lebensjahr.

An Krankheiten der Verdauungsorgane sind im vergangenen
Jahr 615 Personen gestorben (308 Männer und 307 Weiber) =
359·6 auf 100 000 Lebende, gegenüber dem Durchschnitt der 35 Jahre
1851 bis 1885 von 310·0. Das wesentlich günstigere Verhältniss der
letzten beiden Jahre gegenüber der bedeutenden Zunahme der Todesfälle an Krankheiten der Verdauungsorgane hat im Jahre 1889 nicht
angehalten. Nachdem die Zahl der Todesfälle von 181·8 auf 100 000
Lebende zu Anfang der 50er Jahre bis auf mehr als das Doppelte,
nämlich auf 384·9 als Durchschnitt der 5 Jahre 1871—1875 gestiegen war, trat in der Mitte des letzten Jahrzehntes eine geringere
Wendung zum Bessern ein, die trotz der Hinzunahme des kinderreichen Bornheims hinter der Verhältnisszahl der Jahre 1871—1875
von 384·9 ziemlich bedeutend zurückblieb.

Es betrugen die Todesfälle an Krankheiten der Verdauungsorgane:

        1851—1860 auf 100 000 Lebende 189·9
        1861—1870   »   »   »   296·3
        1871—1880   »   »   375·7
        1881—1885   »   »   341·9

1886	auf 100 000 Lebende	371·8
1887	» » »	308·8
1888	» » »	289·0
1889	» » »	359·6

Das Jahr 1889 stellt sich somit wieder etwas ungünstiger als die beiden letzten Jahre.

Kaum bei einer Krankheitsclasse findet sich der Unterschied, den Wohlhabenheit und Wohlleben für die Sterblichkeit bedingt, so deutlich ausgesprochen, wie bei den Krankheiten der Verdauungs- organe. Je ärmer die Bevölkerung eines Stadttheils, oder je grösser der Kinderreichthum, um so grösser die Sterblichkeit an Unterleibs- Affectionen, wie dies für 1889 die folgende Zusammenstellung wieder zeigt. Es kamen Todesfälle auf die

Altstadt	mit ca. 28 000 Einw.	112 = 400·0 auf 100 000 Einw.
Neustadt	» » 36 500	» 125 = 342·5 » » »
Aussenstadt	» » 62 000	» 142 = 229·0 » » »
Bornheim	» » 22 000	» 109 = 495·5 » » »
Sachsenhausen	» » 11 500	» 65 = 565·2 » » »
Sachsh. Gemarkung	» » 11 000	» 38 = 345·5 » » »
	171 000 Einw.	591 = 357·3 auf 100 000 Einw.
Auswärts erkrankt		24
		615 = 359·6 auf 100 000 Einw.

Dieses Jahr hatte, wie im Vorjahr, das innere Sachsenhausen die grösste Sterblichkeit an Krankheiten der Verdauungsorgane, mehr als doppelt so viel als die Frankfurter Aussenstadt; ziemlich nahe kommt ihm aber Bornheim, das in der Regel die grösste Sterblichkeit an Krank- heiten der Verdauungsorgane hat, dann folgt die Altstadt, hierauf die Sachsenhäuser Aussenstadt und die Neustadt und am günstigsten stellte sich, wie immer, die Frankfurter Aussenstadt.

Den Hauptfactor dieses Verhaltens der ganzen Classe der Unter- leibskrankheiten bilden stets die fast ausschliesslich dem frühesten Kindesalter zukommenden Magen- und Darmcatarrhe und die durch sie bedingte Atrophie. Von den 615 Todesfällen dieser Classe be- treffen 400 = 65·0% Kinder im ersten Lebensjahre, die mit Aus- nahme von 3 alle den eben erwähnten Krankheiten zum Opfer ge- fallen sind. Im Ganzen sind an Magen- und Darmcatarrh 250 (darunter 242 Kinder und 8 Erwachsene) gestorben, an Brechruhr 48 Kinder und 3 Erwachsene und an Atrophie 130 Kinder. Die Summe dieser Todesfälle 431 = 252·0 auf 100 000 Lebende ist wieder etwas höher als in den letzten Jahren und entspricht ungefähr dem Durchschnitt der 70er Jahre; der Durchschnitt der Jahre 1861—70 war 194·5, 1871—80 267·9. Von da an nahmen die Zahlen ab, sie betrugen 1881—1887 234·3, 1888 sogar nur 182·4 und ist sie nun im Jahre 1889 wieder auf 252·0 gestiegen.

Von diesen 431 Todesfällen kamen auf das

I. Quartal 48 = 11·1 % (im Durchschnitt 10·8 %)
II.   »   105 = 24·4 » (»   »   24·1 »)
III. »   215 = 49·9 » (»   »   50·6 »)
IV.   »   63 = 14·6 » (»   »   14·5 »)
                ——————   ——————
                100·0   100·0

Die diesjährigen Zahlen stimmen fast ganz genau mit denen des 35jährigen Durchschnitts überein.

Unter den 184 übrigen durch Unterleibsaffectionen veranlassten Todesfällen sind, wie oben erwähnt, 92 durch Krebs der verschiedenen Unterleibsorgane bedingt, 9 durch Magengeschwür, 16 durch Darmeinklemmung oder Darmverschlingung, 37 durch Peritonitis und an Leberkrankheiten sind einschliesslich der 23 an Leberkrebs Verstorbenen 46 Personen gestorben, darunter 3 an Gelbsucht, 3 an Leberentzündung, 9 an Lebercirrhose, 2 an Leberabscess und 6 an Cholelithyasis.

Unter den **Krankheiten der Harnwerkzeuge** nehmen, wie immer, die verschiedenen Formen von Nephritis incl. Morbus Brightii die erste Stelle ein mit 84 Todesfällen, gegen 99 im Vorjahr. Von sonstigen Krankheiten der Harnwerkzeuge führten 12 mal Cystitis, 4mal Blasenkrebs und 4mal Nierenkrebs zum Tode.

An **Krankheiten der weiblichen Geschlechtsorgane** sind (ausschliesslich der bereits erwähnten 2 Fälle von Puerperalfieber) 65 Frauen gestorben, darunter 3 an Uterusblutungen, 2 an Gebärmutterentzündung, 2 an Uteruszerreissung und 2 an Extrauterinschwangerschaft; die übrigen 56 an Krebsleiden, 38 an Gebärmutterkrebs, 11 an Brustkrebs, 6 an Eierstockskrebs und 1 an Scheidenkrebs.

Von **Krankheiten der Bewegungswerkzeuge** forderte, wie immer, Caries die meisten Opfer, 22; ausserdem kamen 3 Todesfälle an Osteomyelitis vor.

An **Hautkrankheiten** starben nur 6 im ersten Lebensjahre stehende Kinder, 2 an Eczem und je 1 an Furunculose, an Carbunkel, an Pemphigus und an Sclerom.

III. Tabellarische Uebersicht der im Jahre 1889 in Frankfurt vorgekommenen Todesfälle.

(Aus den amtlichen Todesscheinen zusammengestellt.)

Die folgenden Tabellen bringen die Uebersichten der im Jahr 1889 in Frankfurt vorgekommenen Todesfälle ausschliesslich der Todtgeburten und zwar:

1. nach Todesursachen (Krankheitsclassen) und Geschlecht,
2. nach den Todesursachen und dem erreichten Lebensalter,
3. nach den Todesursachen und den Monaten, in welchen die Todesfälle stattfanden, und
4. nach den Todesursachen und den Stadttheilen, in welchen die Erkrankungen *) erfolgten.

1. Uebersicht nach den Todesursachen (Krankheitsclassen) und dem Geschlecht.

	M.	W.	Zus.
I. Gestorben in der ersten Woche	52	47	99
II. Altersschwäche	44	88	132
III. Gewaltsamer Tod	95	21	116
IV. Infections- und allgemeine Krankheiten .	255	289	544
V. Localisirte Krankheiten:			
Krankheiten des Nervensystems . . .	215	163	378
» » Gefässsystems	101	129	230
» der Athmungswerkzeuge .	612	471	1083
» Verdauungswerkzeuge .	308	307	615
» Harnwerkzeuge . . .	70	32	102
» weibl. Geschlechtswerkz.	—	65	65
» Bewegungswerkzeuge .	11	14	25
» » Haut	3	3	6
VI. Tod aus unbekannter Ursache	2	—	2
	1768	1629	3397

*) In der letzten Tabelle sind, soweit thunlich, die Todesfälle den Stadt-theilen, resp. Oertlichkeiten zugewiesen, in welchen die Erkrankungen er-folgten, weil dadurch allein das sonst störende Verhältniss der grösseren Hospi-täler ausgeschlossen werden kann und weil ferner hierdurch ersichtlich ist, wie gross bei den einzelnen Krankheiten der Antheil ist, den die krank Zu-gereisten an der Sterblichkeit haben.

2. Uebersicht nach den Todesursachen

	0—1 Jahr		1—5 Jahre		5—10 Jahre		10—15 Jahre		15—20 Jahre		20—30 Jahre		30—40 Jahre		40—50 Jahre	
	m.	w.	m.	w.	m.	w.	m.	w.	m.	w.	m.	w.	m.	w.	m.	w.
I. Classe.																
Gestorben in d. ersten Woche.	52	17	—								—	—				
II. Classe.																
Altersschwäche	—										—					
III. Classe.																
Gewaltsamer Tod.																
a) Selbstmord:																
durch Erhängen	—		—							1	—	1	2	6	2	
» Ertränken	—		—							2	4	1	2	1	2	—
» Erschiessen	—		—					4	—	5	—	1	—	5	—	
» Herabstürzen	—		—							—	—	1	—	1	—	
» Vergiften	—		—						1	1	1	—	1	1		
» Durchschneiden d. Adern	—		—					1								
b) Mord:																
durch Erstechen	—		—						—	1	—	1	—	1	—	
» Erschlagen	—		—						—	1	—	—	—	—		1
Kindsmord	5	3	—							—	—					
c) Unglücksfall:																
durch Ertrinken	1		—					1	—	2	—	—	—	1	—	
» Verbrennen	—	1	—					1								
» Sturz	1	—	1						—	1	—	6	—	3	—	
» Quetschung	—								—	—	4	—				
» Ueberfahren	—								—	1						
» Ersticken	1	—							—	1						
» Kohlenoxydvergiftung	—		—		1				—	1						
» Erschiessen	—		—						—	1						
» Erfrieren	—		—						—	—						
» Erhängen	—		—				1		—	—						
IV. Classe.																
Infections- u. allgem. Krkh.																
Influenza	—	—									—		3	—	2	1
Morbilli	19	13														
Scarlatina	—		—								1	2				
Diphtheria	8										1	1	1	—		
Pertussis	2	6														
Typhus	—	—									2	1	3	1	2	
Febris puerperalis	—										—	2				
Erysipelas	2	1									—	1	1	—	—	1
Meningitis cerebro-spinalis	—	2									1	—	—	—		
Rheumatismus acutus	—										—	—	1	1	1	
Tuberculosis acuta	—	1									3	2	1	—		
Diabetes mellitus	—										—	—			1	
Pyaemia	—	1									—	—	2	4	2	4
Uraemia	—														1	
Anaemia	—												—	1		
Rhachitis	1	3														
Scrophulosis	—															
Syphilis	—															
Carcinosis	—														2	2
Hydrops universalis	—															
Alkoholismus	—															
Malaria	—															

und dem erreichten Lebensalter.

50—60 Jahre.		60—70 Jahre.		70—80 Jahre.		80—90 Jahre.		90—100 Jahre.		Zusammen		Im Ganzen.	
m.	w.	m.	w.	m.	w.	m.	w.	m.	w.	m.	w.		
										52	47	99	**I. Classe.** Gestorben in d. ersten Woche.
										52	47	99	**II. Classe.**
		3	12	22	45	18	26	1	5	44	88	132	Altersschwäche.
										44	88	132	**III. Classe.** Gewaltsamer Tod. a) Selbstmord:
5		2								15	2	17	durch Erhängen.
5										13	4	17	» Ertränken.
2		1		1						19		19	» Erschiessen.
1						1				2	2	4	» Herabstürzen.
										2	3	5	» Vergiften.
										1		1	» Durchschneiden d. Adern. b) Mord:
										3		3	durch Erstechen.
										1	1	2	» Erschlagen.
										5	3	8	Kindsmord. c) Unglücksfall:
										7		7	durch Ertrinken.
1										1	3	4	» Verbrennen.
	1			1						14	2	16	» Sturz.
										4		4	» Quetschung.
	1									2	1	3	» Ueberfahren.
										2		2	» Ersticken.
										1		1	» Kohlenoxydvergiftung.
										1		1	Erschiessen.
				1						1		1	Erfrieren.
										1		1	Erhängen.
										95	21	116	**IV. Classe.** Infections- u. allgem. Krkh.
		1	1	2						8	2	10	Influenza.
										58	59	117	Morbilli.
										10	13	23	Scarlatina.
										101	120	221	Diphtheria.
										7	11	18	Pertussis.
2										8	7	15	Typhus.
											2	2	Febris puerperalis.
2		3	1	1	2					9	7	16	Erysipelas.
										1	4	5	Meningitis cerebro-spinalis.
										2	2	4	Rheumatismus acutus.
	1									6	7	13	Tuberculosis acuta.
2	1	2	3		1					5	11	16	Diabetes mellitus.
	2									7	12	19	Pyaemia.
1										1	1	2	Uraemia.
1	2									3	3	6	Anaemia.
										12	11	23	Rhachitis.
										3	1	4	Scrophulosis.
			1							4	3	7	Syphilis.
3	1	1	1	1						8	6	14	Carcinosis.
					2						2	2	Hydrops universalis.
	1										1	1	Alkoholismus.
											1	1	Malaria.

	0–1 Jahr		1–5 Jahre		5–10 Jahre		10–15 Jahre		15–20 Jahre		20–30 Jahre		30–40 Jahre		40–50 Jahre	
	m.	w.	m.	w.	m.	w.	m.	w.	m.	w.	m.	w.	m.	w.	m.	w.
Actinomycosis																1
Morbus maculosus Werlhofii																
Morbus Addisonii																
Morbus Basedowii										1						

V. Classe.
Localisirte Krankheiten.

Krankh. d. Nervensystems.

	m.	w.	m.	w.	m.	w.	m.	w.	m.	w.	m.	w.	m.	w.	m.	w.
Meningitis tuberculosa													1			
Apoplexia cerebri sanguinea											1		6		9	3
Convulsiones																
Eclampsia parturientium											1		1			
Encephalitis													1		1	
Meningitis cerebri								1			1		4	2	4	
Hydrocephalus chronicus											1				2	1
Encephalomalacia											1				2	1
Atrophia cerebri											1					1
Paralysis cerebri											1	1	4	1	5	1
Embolia cerebri																
Tumor cerebri																1
Sclerosis cerebri																
Tuberculosis cerebri																
Epilepsia													2			
Myelitis										1						
Paralysis spinalis																
Tabes dorsualis																
Tetanus										1						

Krankh. des Gefässsystems.

	m.	w.	m.	w.	m.	w.	m.	w.	m.	w.	m.	w.	m.	w.	m.	w.
Vitium cordis organicum										2	3	3			9	7
Hypertrophia cordis											1				1	1
Degeneratio cordis adiposa															2	3
Paralysis cordis									2		1	1			3	5
Endocarditis										2	2	1			1	2
Myocarditis																
Pericarditis															1	
Aneurysma aortae																4
Embolia											1					
Atheromatosis																
Phlebitis											1					
Multiple Lymphome										1						
Struma										1						

Krankheiten der Athmungswerkzeuge.

	m.	w.	m.	w.	m.	w.	m.	w.	m.	w.	m.	w.	m.	w.	m.	w.
Bronchitis acuta																1
Bronchitis chronica																
Pneumonia									2		2	2			15	5
Phthisis pulmonum									15	21	80	46			59	40
Laryngismus stridulus																
Angina membranacea																
Oedema pulmonum															1	
Emphysema pulmonum															2	
Gangraena pulmonum																
Carcinoma pulmonum																
Embolia pulmonum															1	
Paralysis pulmonum																

40–60 Jahre		60–70 Jahre		70–80 Jahre		80–90 Jahre		90–100 Jahre		Zusammen		Im Ganzen	
m.	w.	m.	w.	m.	w.	m.	w.	m.	w.	m.	w.		
—	—			—	—	—	—	—	—	—	1	1	Actinomycosis.
1				—	—	—	—	—	—	1	1	2	Morbus maculosus Werlhofii.
				—	—	—	—	—	—	1	—	1	Morbus Addisonii.
				—	—	—	—	—	—	—	1	1	Morbus Basedowii.
										255	289	511	

V. Classe.
Localisirte Krankheiten.

Krankh. d. Nervensystems.

										Zusammen		Im Ganzen	
										—	27	62	Meningitis tuberculosa.
12	11			2	3	—	—			63	46	109	Apoplexia cerebri sanguinea.
				—						39	29	68	Convulsiones.
										—	2	2	Eclampsia parturientium.
1	—									9	2	11	Encephalitis.
1	1									26	24	50	Meningitis cerebri.
2	—									4	5	9	Hydrocephalus chronicus.
2	1									10	7	17	Encephalomalacia.
										1	1	2	Atrophia cerebri.
3	1									16	5	21	Paralysis cerebri.
1										—	2	2	Embolia cerebri.
	3									1	4	5	Tumor cerebri.
2	—									2	—	2	Sclerosis cerebri.
1	—									1	—	1	Tuberculosis cerebri.
										1	2		Epilepsia.
1										1	2		Myelitis.
										—	1		Paralysis spinalis.
1	—									3	4		Tabes dorsualis.
										3	—		Tetanus.

Krankh. d. Gefässsystems.

										Zusammen		Im Ganzen	
										215	163		
11	15									42	2		Vitium cordis organicum.
4	2									18	8		Hypertrophia cordis.
—	1									4	9		Degeneratio cordis adiposa.
3	3									16	8		Paralysis cordis.
1	1									5	7		Endocarditis.
1	—									3	2		Myocarditis.
1	—									3	1		Pericarditis.
—	1									1	6		Aneurysma aortae.
										1	2		Embolia.
										7	2		Atheromatosis.
										—	1		Phlebitis.
										1	—		Multiple Lymphome.
										—	1		Struma.

Krankheiten der Athmungswerkzeuge.

1	3												Bronchitis acuta.
6	—												Bronchitis chronica.
16	8												Pneumonia.
12	24												Phthisis pulmonum.
—													Laryngismus stridulus.
—													Angina membranacea.
													Oedema pulmonum.
													Emphysema pulmonum.
													Gangraena pulmonum.
													Carcinoma pulmonum.
													Embolia pulmonum.
													Paralysis pulmonum.

	0—1 Jahr.		1—5 Jahre.		5—10 Jahre.		10—15 Jahre.		15—20 Jahre.		20—30 Jahre.		30—40 Jahre.		40—50 Jahre.	
	m.	w.	m.	w.	m.	w.	m.	w.	m.	w.	m.	w.	m.	w.	m.	w.
Pleuritis	2	—	—	—	—	—	1	—	—	—	—	—	1	1	4	?
Empyema	—	—	—	—	—	—	—	—	1	—	—	—	—	—	—	—
Krankh. d. Verdauungswerkz.																
Catarrhus intestinalis	124	101	5	9	—	2	—	1	—	—	—	—	—	1	—	—
Cholera nostras	24	23	1	—	—	—	—	—	—	—	—	—	—	—	—	—
Atrophia	64	61	3	2	—	—	—	—	—	—	—	—	—	—	—	—
Carcinoma linguae	—	—	—	—	—	—	—	—	—	—	—	—	—	—	2	—
Carcinoma oesophagi	—	—	—	—	—	—	—	—	—	—	—	—	—	—	2	—
Carcinoma ventriculi	—	—	—	—	—	—	—	—	—	—	—	—	—	2	4	1
Ulcus ventriculi	—	—	—	—	—	—	—	—	—	1	—	—	1	1	—	—
Hernia incarcerata	—	—	—	—	—	—	—	—	—	—	—	—	1	—	—	?
Intussusceptio intestinalis	—	—	—	—	—	2	—	—	—	—	1	1	—	2	—	?
Stenosis intestini	—	—	—	—	—	—	—	—	—	—	1	—	1	—	—	—
Carcinoma intestini	—	—	—	—	—	—	—	—	—	—	—	—	—	—	1	?
Carcinoma recti	—	—	—	—	—	—	—	—	—	—	—	—	—	—	1	1
Peritonitis	1	2	—	1	—	1	3	—	1	1	5	2	4	—	—	?
Perityphlitis	—	—	—	—	—	—	—	—	—	—	—	—	—	—	—	—
Carcinoma peritonei	—	—	—	—	—	—	—	—	—	—	—	—	—	—	—	1
Ascites	—	—	—	—	—	—	—	—	—	—	—	—	1	2	—	—
Icterus	—	—	—	—	—	—	—	—	—	—	—	—	1	2	—	—
Hepatitis	—	—	—	—	—	—	—	—	—	—	—	—	—	—	1	—
Carcinoma hepatis	—	—	—	—	—	1	—	—	—	—	—	—	1	—	1	?
Cirrhosis hepatis	—	—	—	—	—	—	—	—	—	—	—	—	1	1	2	—
Abscessus hepatis	—	—	—	—	—	—	—	—	—	—	—	—	—	—	1	—
Cholelithyasis	—	—	—	—	—	—	—	—	1	—	—	—	1	1	—	—
Krankh. der Harnwerkz.																
Nephritis (incl. Morbus Brightii)	—	1	2	3	4	—	1	1	2	1	3	1	4	3	9	?
Carcinoma renum	—	—	—	—	—	—	—	—	—	—	—	—	—	—	—	—
Cystitis	—	—	—	—	—	—	—	—	—	—	—	—	1	—	1	—
Carcinoma vesicae urinariae	—	—	—	—	—	—	—	—	—	—	—	—	—	—	—	—
Krankh. d. Geschlechtswz.																
Metrorrhagia	—	—	—	—	—	—	—	—	—	—	—	1	—	2	—	—
Ruptura uteri	—	—	—	—	—	—	—	—	—	—	—	—	—	2	—	—
Graviditas extrauterina	—	—	—	—	—	—	—	—	—	—	—	—	—	2	—	—
Endometritis	—	—	—	—	—	—	—	—	—	—	—	1	—	—	—	—
Parametritis	—	—	—	—	—	—	—	—	—	—	—	—	—	1	—	—
Carcinoma uteri	—	—	—	—	—	—	—	—	—	—	—	—	—	7	—	11
Carcinoma ovarii	—	—	—	—	—	—	—	—	—	—	—	—	—	1	—	?
Carcinoma vaginae	—	—	—	—	—	—	—	—	—	—	—	—	—	—	—	—
Carcinoma mammae	—	—	—	—	—	—	—	—	—	—	—	—	—	—	—	?
Krankh. d. Bewegungswz.																
Caries	1	1	2	—	3	3	—	1	—	—	—	—	—	—	1	?
Osteomyelitis	—	—	—	—	2	—	1	—	—	—	—	—	—	—	—	—
Krankheiten der Haut.																
Furunculosis	1	—	—	—	—	—	—	—	—	—	—	—	—	—	—	—
Carbunculus	1	—	—	—	—	—	—	—	—	—	—	—	—	—	—	—
Eczema	1	1	—	—	—	—	—	—	—	—	—	—	—	—	—	—
Scleroma	—	1	—	—	—	—	—	—	—	—	—	—	—	—	—	—
Pemphigus	—	1	—	—	—	—	—	—	—	—	—	—	—	—	—	—
VI. Classe.																
Tod aus unbekannt. Ursache.	—	—	—	—	—	—	—	—	1	—	—	—	—	—	—	—
	467	395	233	246	60	64	32	28	36	37	137	82	156	134	177	13?
	862		479		124		60		73		219		290		316	

Aug.		Sept.		Octbr.		Novbr.		Decbr.		Zusammen		Im Ganzen	
m.	w.	m.	w.	m.	w.	m.	w.	m.	w.	m.	w.		
1	1			1		1	—	2	—	14	4	18	Pleuritis.
—	—					1	—	—	—	1	1	2	Empyema.
										612	471	1083	**Krankh. d. Verdauungswerkz.**
24	16	13	17	6	2	5	6	5	2	132	118	250	Catarrhus intestinalis.
7	4	2	3	—	1	—	—	—	1	26	25	51	Cholera nostras.
10	7	4	5	13	7	6	1	2	6	67	63	130	Atrophia.
1	—	1	—	1	—	—	—	—	—	4	1	5	Carcinoma linguae.
1	—			—	—	—	—	2	—	6	—	6	Carcinoma oesophagi.
3	2	—	1	1	3	2	1	—	2	19	16	35	Carcinoma ventriculi.
—	1							1	1	4	5	9	Ulcus ventriculi.
1	1		1							1	5	6	Hernia incarcerata.
—	—		1			1	—	—	2	3	7	10	Intussusceptio intestinalis.
1	—	1	—					1	—	5	—	5	Stenosis intestini.
1	1	—	—		1	—	—	1	—	4	7	11	Carcinoma intestini.
—	—	1	—	1	—					5	2	7	Carcinoma recti.
—	—	—	2	1	—	3	—	1	2	10	27	37	Peritonitis.
—	—							—	—	—	1	1	Perityphlitis.
—	—									—	5	5	Carcinoma peritonei.
—	—									—	1	1	Ascites.
—	1			1	—			—	—	1	2	3	Icterus.
—	—							1	—	2	1	3	Hepatitis.
—	—	2	2	—	1	1	1	1	2	6	17	23	Carcinoma hepatis.
1	—	—	—	1	—			1	1	8	1	9	Cirrhosis hepatis.
—	—	—	—	1	—			1	—	2	—	2	Abscessus hepatis.
—	—			—	—	2	—			3	3	6	Cholelithyasis.
										308	307	615	**Krankh. der Harnwerkz.**
3	5	3	4	2	1	4	—	6	2	54	30	84	Nephritis (incl. Morbus Brightii).
1	—	1	—	1	—					3	—	3	Carcinoma renum.
1	—	2	—	2	—					12	—	12	Cystitis.
—	—								1	1	2	3	Carcinoma vesicae urinariae.
										70	32	102	**Krankh. d. Geschlechtswz.**
—	2									—	3	3	Metrorrhagia.
—	—									—	2	2	Ruptura uteri.
—	—			1	—					—	2	2	Graviditas extrauterina.
—	—									—	1	1	Endometritis.
—	—			1	—					—	1	1	Parametritis.
—	2	—	3	2	—	4	—	3		—	38	38	Carcinoma uteri.
—	1	—	—	—	1					—	6	6	Carcinoma ovarii.
—	—									—	1	1	Carcinoma vaginae.
—	1	—	2	1	—	1	—	1	—	—	11	11	Carcinoma mammae.
										—	65	65	**Krankh. d. Bewegungswz.**
—	—	—	2	—	—			2	1	8	14	22	Caries.
—	—									3	—	3	Osteomyelitis.
										11	14	25	**Krankheiten der Haut.**
—	—									1	—	1	Furunculosis
—	—									1	—	1	Carbunculus.
1	—									1	1	2	Eczema.
—	—									—	1	1	Scleroma.
—	—									—	1	1	Pemphigus.
—	—									3	3	6	**VI. Classe.**
—	—							1	—	2	—	2	Tod aus unbekannt. Ursache.
142	95	118	124	114	100	107	104	182	150	1768	1629	3397	
237		242		214		211		332					

4. Uebersicht nach den Todesursachen und Stadttheilen.

	Rechte Mainseite				Linke Mainseite		Ausserhalb waren erbracht	Zusammen
	Altstadt	Neustadt	Frankf. Aussenstadt	Born-heim	Inneres Sachsen-hausen	Sachsen-häuser Aussenst.		
Angeborene Lebensschwäche	14	22	26	26	5	6	—	90
Altersschwäche	15	37	57	12	2	8	1	132
Selbstmord	4	10	21	1	4	15	5	63
Mord	1	6	1	1	—	2	2	13
Unglücksfall	2	8	13	1	2	9	4	40
Infections- und allgem. Krankh.								
Influenza	2	2	2	2	2	—	—	10
Morbilli	23	19	10	30	26	8	1	117
Scarlatina	6	4	7	2	1	2	1	23
Diphtheria	58	41	61	19	16	13	13	221
Pertussis	2	—	5	9	1	1	—	18
Typhus	2	6	4	—	1	—	2	15
Dysenteria	-	-	—	—	—	—	—	—
Cholera asiatica	—	—	—	—	—	—	—	—
Hydrophobia	—	—	—	—	—	—	—	—
Febris puerperalis	—	—	—	2	—	—	—	2
Erysipelas	1	5	5	1	3	—	1	16
Meningitis cerebro-spinalis	1	3	1	—	—	—	—	5
Rheumatismus acutus	2	—	2	-	—	—	—	4
Tuberculosis miliaris acuta	2	—	4	5	1	1	—	13
'Diabetes mellitus	—	2	12	2	—	—	—	16
Sonstige allgemeine Krankheiten	16	18	25	11	4	5	5	84
Localisirte Krankheiten.								
Meningitis tuberculosa	21	8	7	14	9	1	2	62
Apoplexia cerebri sanguinea	20	26	37	9	8	8	1	109
Eclampsia	12	21	22	8	—	4	1	68
Eclampsia parturientium	—	1	—	—	—	1	—	2
Sonstige Krankheiten des Gehirns	21	22	44	18	7	6	5	123
Krankheiten des Rückenmarks	2	2	6	1	—	1	2	14
» des Herzens u. der Gefässe	36	46	86	24	14	11	13	230
Bronchitis acuta	23	17	21	15	5	5	—	86
Bronchitis chronica	3	4	8	13	1	—	1	30
Pneumonia	69	45	58	29	30	17	7	255
Phthisis pulmonum	151	114	141	73	50	33	36	598
Laryngismus stridulus	13	3	9	12	8	2	—	47
Angina membranacea	2	2	1	1	1	1	—	8
Sonstige Lungenkrankheiten	8	8	11	8	2	1	1	39
Krankheiten des Rippenfells	4	2	10	1	2	1	—	20
Catarrhus gastro-intestinalis	51	54	50	50	21	23	1	250
Cholera nostras	8	14	5	9	13	2	—	51
Atrophia	31	21	24	29	15	4	3	130
Sonstige Krankh. des Verdauungscanals	15	16	33	10	7	2	11	94
Krankheiten des Bauchfells	1	10	17	4	6	2	-4	44
» der Leber	3	10	13	7	3	5	5	46
» von Milz und Pankreas	—	—	—	—	—	—	—	—
» der Harnwerkzeuge	18	23	33	6	7	5	5	102
» der Geschlechtswerkzeuge	17	11	16	7	3	4	7	65
» der Bewegungswerkzeuge	3	7	5	8	—	—	7	25
» der Haut	1	1	2	2	—	—	—	6
Tod aus unbekannter Ursache	1	—	1	—	—	—	—	2
Zusammen	659	671	924	477	280	209	147	3397

Dritter Theil.

Oeffentliche Gesundheitspflege.

1. Das Städtische Sanitätswesen.

Von

Stadtarzt Dr. A. SPIESS.

A. Der städtische Gesundheitsrath.

In dem Rechnungsjahre 1889/90 traten in der Zusammensetzung des städtischen Gesundheitsrathes keine Veränderungen ein. Die mit Ende des Kalenderjahres 1889 nach Ablauf ihrer sechsjährigen Amtszeit austretenden Mitglieder, die Herren Dr. Marcus, Professor Dr. Weigert und Oberlehrer Professor Dr. Noll, wurden vom Magistrat auf die Dauer von weiteren 6 Jahren, vom 1. Januar 1890 bis 31. December 1895, zu Mitgliedern des städtischen Gesundheitsrathes ernannt.

Die wichtigsten Gegenstände, die den städtischen Gesundheitsrath im Jahre 1889/90 beschäftigten, waren die folgenden:

I. Heizung in Schulen.

In der Sitzung des Gesundheitsrathes vom 13. Januar 1890 berichtet Stadtarzt Dr. Spiess Namens der Commission zur Untersuchung der Heizanlagen in den öffentlichen Schulen, dass die vorjährigen Untersuchungen noch keine abschliessenden Resultate ergeben haben, und beantragt, vor Abfassung eines Berichtes im laufenden Winter nochmals Untersuchungen in gleicher Richtung vorzunehmen. Der Gesundheitsrath stimmt dem bei und ernennt an Stelle des um seine Entlassung aus der Commission er-

suchenden Herrn Dr. Marcus, Herrn Gustav Mack zum Mitglied der Commission.

In der Sitzung des Gesundheitsraths vom 31. März 1890 verliest
Stadtarzt Dr. Spiess Namens der Commission den von ihm in
Gemeinschaft mit Herrn Baurath Behnke verfassten Commissionsbericht betreffend die Heizanlagen in den hiesigen öffentlichen Schulen. Derselbe lautet:

Frankfurt a. M., 29. März 1890.

An den

Städtischen Gesundheitsrath,

Vierter Bericht der Commission
betr. Heizung und Ventilation der
neueren Schulen.

Ueber die dem städtischen Gesundheitsrath am 29. Juni 1883 seitens des
Magistrats zur Begutachtung vorgelegte Frage:

Wie haben sich die in den neuerbauten städtischen Schulen hergestellten
Centralheizungs- und Ventilations-Anlagen bewährt und welche Central-
heizungs- und Ventilationsanlagen würden sich für die ferner zu errichtenden Schulbauten am meisten empfehlen?

hat der Gesundheitsrath auf Grundlage der Untersuchungen seiner Commission
wiederholt dem Magistrat Bericht erstattet.

In den ersten beiden Berichten vom 23. Juni 1884 und 27. März 1885
wurden die Ergebnisse der Untersuchungen in der Wöhlerschule mitgetheilt,
die dort vorgefundenen Mängel der Luftheizung geschildert und eine Reihe
Verbesserungsvorschläge gemacht.

Nachdem diese Verbesserungen vorgenommen waren, nahm die Commission
im Winter 1885/86 die Versuche wieder auf und zwar diesmal in einer grösseren
Reihe von mit Luftheizung versehenen neueren Schulen, und der Gesundheitsrath gab in einem dritten Bericht vom 29. März 1886 dem Magistrat sein Gutachten dahin ab, dass der Luftheizung als solcher verschiedene Mängel zukommen, die auch bei sorgfältigster Bedienung und Ueberwachung der Heizanlagen nicht gänzlich zu vermeiden seien, dass aber zur Erzielung möglichst
befriedigender Heiz- und Lüftungs-Resultate in erster Linie die Anstellung von
eignen Heizern für jede mit Centralheizung versehene Schule unbedingtes Erforderniss sei — ein Verlangen, dem die städtischen Behörden bereitwilligst
entsprachen.

Hiermit war für den Gesundheitsrath der erste Theil der ihm vom Magistrat
gestellten Frage, wie sich die vorhandenen Centralheizeinrichtungen in den
Schulen bewährten, erledigt. Noch aber blieb der zweite Theil der Frage zu
beantworten, welche Centralheizungs- und Ventilations-Anlagen sich für die
ferner zu errichtenden Schulbauten am meisten empfehlen würden.

Um hierauf eine Antwort zu geben, beschloss der Gesundheitsrath bereits ganz zu Anfang der Versuche abzuwarten, bis die in den neusten Schulen,

der Brentano- und Merianschule, eingerichteten Mitteldruck-Wasserheizungen in Betrieb seien und nach deren Vollendung beschloss er abermals einen Aufschub, weil inzwischen in der Frankensteiner- und Willemer-Schule eine Niederdruck-Dampfheizung nach dem System Bechem und Post eingerichtet worden war und man auch diese gleich mit in Vergleich ziehen wollte. So kam es, dass die betreffenden Versuche erst in den Wintern 1888/89 und 1889/90 ausgeführt werden konnten.

Die Versuche wurden im Februar 1889 in der Merianschule und im Februar 1889 und 1890 in der Frankensteiner- und Willemer-Schule durch die Commission vorgenommen, und beehrt sich die Commission über die betreffenden Versuche, wie folgt zu berichten.

Die bei der Luftheizung gefundenen Missstände waren im Wesentlichen die folgenden:

1) die starke Ueberheizung der einströmenden Luft an den Caloriferen bedingt hier eine nachtheilige Destillation der Staubtheilchen in der Luft und hierdurch das oft sehr belästigende, meist fälschlich als Trockenheit der Luft bezeichnete Kratzen und Brennen im Halse;

2) die bei der Luftheizung unzertrennliche Verbindung von Heizung und Ventilation, so dass, wenn wegen Ueberhitzung die erstere abgestellt werden musste, auch die so nothwendige Ventilation auf ein Minimum beschränkt wurde;

3) die bei Luftheizung oft nicht zu vermeidende Ueberheizung einzelner Klassenzimmer.

Wie sich diese Verhältnisse in den mit Mitteldruck-Wasser- oder Niederdruck-Dampfheizung versehenen Schulen gestalten, sollten die neueren Versuche klarstellen.

ad. 1.

Bei den beiden letztgenannten Heizungsarten findet die Luft an den Heizkörpern niemals eine so hohe Temperatur, wie an den Caloriferen der Luftheizung, da die eisernen Rippenkörper durch das in ihnen circulirende heisse Wasser oder durch den Dampf nie auf eine höhere Temperatur als ca. 95° C erhitzt werden können, während die eisernen Calorifere der Luftheizungen Aussentemperaturen von 200° C und mehr aufweisen. Bekanntlich entstehen die brenzlichen Produkte durch trockene Destillation der Staubtheilchen der Luft erst bei Temperaturen über 100° bis 150° C und ist somit deren Entstehen bei der Mitteldruck-Wasser- und Dampf-Heizung ausgeschlossen. Dem entsprechend hört man in den mit letzteren Heizungsarten versehenen Schulen, obgleich ja weder Wasser noch Dampf aus den Rohren austreten kann, nie die in den mit Luftheizung versehenen Schulen so oft vernommenen Klagen, besonders der Lehrer, über Trockenheit der Luft.

ad. 2.

Bei der Luftheizung ist, insofern nicht eine complicirte Einrichtung der Heiz-Canäle für Zuführung frischer Luft vorhanden ist, Heizung und Ventilation unzertrennlich verbunden. Da nun, namentlich wenn der Bedienung der Calorifere nicht grosse und ständige Aufmerksamkeit gezeigt wird, die in die Klasse einströmende Luft oft sehr hohe Temperaturen, bis zu 80° C, erreicht, so

macht sich in den Zimmern häufig das Bedürfniss geltend, die Luftzuführungsklappen theilweise oder ganz und für lange Zeit zu schliessen und dadurch die
Ventilation auf ein Minimum herabzusetzen. Die s. Z. in der Wöhlerschule vorgenommenen Untersuchungen haben denn auch wenig befriedigende Ventilations-
verhältnisse ergeben.

Ganz anders verhält sich dies bei der Wasser- und Dampfheizung; hier
ist die Ventilation von der Heizung ganz getrennt, es kann jede ohne die andere,
oder es können beide in ganz verschieden starkem Maasse wirken. Die von
Aussen in die Luftkammer eintretende frische Luft wird hier durch mit heissem
Wasser oder Dampf gefüllte Rippenrohre mässig erwärmt, tritt mit einer
Temperatur, die die normale Zimmerwärme wenig übersteigt und beliebig
regulirt werden kann, in die Zimmer. Bei mässig kühlem Wetter in
den Uebergangsjahreszeiten genügt oft das regelmässige Einströmen dieser gelind
vorgewärmten Luft, um dem Zimmer die richtige Temperatur zu geben. Sobald
dies nicht mehr ausreicht, tritt der durch Wasser oder Dampf gespeiste
eigentliche Heizkörper in Kraft und jedes Zuviel oder Zuwenig findet an
diesem seine Regulirung. Die Luftzuführungs- und Abführungsklappen bleiben
im m e r o f f e n und in Folge dessen ist die Ventilation auch eine genügende. Die
anemometrischen Untersuchungen, welche in mehreren Klassenzimmern der Merian-
und Frankensteiner-Schule vorgenommen worden sind, haben erwiesen, dass die
Lufterneuerung in den Klassen, je nach der äusseren Temperatur, während die
Heizung im Betriebe ist, pro Stunde im Durchschnitt das $2^1/_2$ bis $3^1/_2$ fache
des Raum-Inhalts der Klasse beträgt. Hiermit ist einerseits festgestellt, dass
die Heizanlagen in beiden Schulen, auch in Bezug auf die Lüftung, der vertrags-
mässigen Vereinbarung entsprechen, inhaltlich derer eine durchschnittlich
dreifache Lufterneuerung pro Stunde gewährleistet war, und anderseits ist ein
thatsächlicher Zustand geschaffen, welcher im Hinblick auf die durch die räum-
lichen Verhältnisse und durch die Betriebskosten gebotenen Einschränkungen vom
sanitären Standpunkt betrachtet, als ein befriedigender anerkannt werden kann.

ad 3.

Bei der Luftheizung ist namentlich früher, ehe für jede Schule ein eigener
Heizer angestellt war, in Folge der oft sehr hohen Temperatur in den Luft-
zuführungskanälen eine starke Ueberhitzung in den Schulzimmern eingetreten,
die mitunter schon zu Beginn des Morgenunterrichts ein Schliessen der Luftzuführungsklappen für den ganzen Tag erforderlich macht und trotzdem zur
normalen Temperatur nicht zurückkehrt, wenn beispielsweise in einer Parterre-
klasse mehrere weite Heissluftkanäle nebeneinander in der Wand liegen und
diese so erwärmen, dass es im Klassenzimmer stets zu heiss ist. Auch dieser
Missstand ist bei der Wasser- wie bei der Dampfheizung vermieden, da die
gut verwahrten dünnen Steig- und Fallrohre eine nennenswerthe Erwärmung
der Wände nicht bewirken.

In den mit Luftheizung versehenen Schulen gelang es allmählich durch
geringeres und gleichmässigeres Heizen der Calorifere und manche andere Verbesserungen es dahin zu bringen, dass meist annähernd normale Temperaturverhältnisse in den Klassenzimmern erzielt wurden, aber es gelang dies, wie es in
dem Bericht des Gesundheitsraths vom 29. März 1886 heisst, wesentlich „durch

ein falsches Mittel, nämlich durch das Schliessen der Luftzuführungsklappen, das bei den hohen Hitzegraden in den Zuführungskanälen einzig mögliche Hülfsmittel, das aber die gesundheitlich so wichtige Zuführung frischer Luft durch die Heizkanäle aufhebt und dadurch die Lüftung der Klassenzimmer wesentlich beschränkt."

Die Untersuchungen in der Merian- und Frankensteiner-Schule haben nun ergeben, dass ohne jegliche Beschränkung einer reichlichen Zuführung frischer Luft, ähnlich gute Temperaturverhältnisse in den Klassenzimmern zu erreichen sind.

In der Merianschule wurden 332 Einzel-Temperatur-Beobachtungen gemacht und diese gaben, wenn man, wie bei den früheren Versuchen geschehen war, 12° R und weniger als zu kalt, 13° R als mässig kalt, 14°, 15° und 16° R als normal, 17° R als mässig warm und 18° R und mehr als zu warm annimmt, folgendes Resultat:

Es war	zu Anfang	zu Ende
	der Stunde	
zu kalt	19·9 %	1·8 %
mässig kalt	22·9 %	9·1 %
normal	52·4 %	81·3 %
mässig warm	3·6 %	3·0 %
zu warm	1·2 %	4·8 %

Es sind dies Resultate, die allen berechtigten Anforderungen vollständig entsprechen, da zu Ende der Stunde, worauf es ja hauptsächlich ankommt, fast immer die Temperatur eine normale war und die Ueberhitzungen, wie solche bei der Luftheizung so häufig waren, fast gar nicht vorkamen. Dass zu Anfang der Stunde die Temperatur nicht selten unter der Norm war, hat seinen Grund meist wohl in etwas zu ausgiebigem, aber jedenfalls nur vortheilhaftem Oeffnen der Thüren und Fenster während der Pausen.

Nicht ganz so günstig waren die Temperaturbeobachtungen in der Frankensteiner-Schule. Hier wurden zusammen 338 Beobachtungen gemacht, deren Resultat, wie vorstehend verzeichnet, das folgende war:

	zu Anfang	zu Ende
	der Stunde	
zu kalt	20·7 %	4·7 %
mässig kalt	22·5 %	10·1 %
normal	42·6 %	56·2 %
mässig warm	4·1 %	11·8 %
zu warm	10·1 %	17·2 %

Es wäre voreilig, die Ursache dieses weniger günstigen Resultats in dem System der Niederdruck-Dampfheizung zu suchen, sie liegt wohl vorwiegend in der Art, wie diese Heizung in der Frankensteiner-Schule eingerichtet ist und gehandhabt wird. In der Merianschule wird die Heizung vom Zimmer aus regulirt, und ein sorgsamer Lehrer ist im Stande, durch Stellen der Klappen die gewünschte Temperatur zu erzielen und zu erhalten. In der Frankensteiner-Schule glaubte man einen Schritt weiter gehen und dem mit Unterricht ertheilen und Disciplin halten genügend beschäftigten Lehrer die Sorge für die richtige Erwärmung des Schulzimmers abnehmen zu sollen. Deshalb brachte man die Regulirung der Heizkörper auf den Vorplätzen an und hing im Klassenzimmer vor einem schmalen Schlitz in der Mauer einen transparenten Thermometer auf, der dem auf dem Vorplatz vorübergehenden Heizer die Temperatur des Klassenzimmers anzeigen und ihn dadurch zu einem Mehr-Schliessen oder -Oeffnen der Klappe des Heizkörpers veranlassen sollte. Zahlreiche Controlbeobachtungen, die im vorigen Winter vorgenommen wurden, erwiesen aber sicher, dass auf diese Transparent-Thermometer nach der Art ihrer Anbringung gar kein Verlass ist, dass sie nur selten richtig zeigen, meist zu niedrig und zwar um einige Grade. Da nun die Heizregulirung und noch dazu in ziemlich unzweckmässiger und deshalb unsicherer Weise nur vom Vorplatz aus geschehen kann, der Heizer von hier aus aber eine genaue Kenntniss der Wärme, welche an der richtigen Stelle, d. h. ungefähr in der Mitte der Klasse in Kopfhöhe gemessen, vorhanden ist, während des Unterrichts nicht gewinnen kann, so ist es hierdurch wohl erklärlich, dass die Regulirung der Heizkörper in den Klassen nicht immer rechtzeitig und richtig bewirkt wird und dass in Folge dessen die Temperaturbeobachtungen weniger günstige Resultate ergeben haben, als bei veränderter Anlage der Heizkörper-Regulirung, sei es, dass man dazu zurückkehrt, dieselbe vom Innern der Klasse aus vorzunehmen, sei es, dass man verbesserte Temperatur-Anzeigen nach Aussen hin ermöglicht. Das ganze System dieser Art von Niederdruck-Dampfheizung war bei Erbauung der Frankensteiner- und Willemer-Schule noch ein so neues und hat seitdem in den wenigen Jahren gerade für die Anwendung in Schulen schon so wesentliche Fortschritte gemacht, dass es gewiss sehr bald im Stande sein wird, allen an dasselbe gestellten Forderungen zu entsprechen.

Ehe ein Schlussvotum über die vergleichenden Ergebnisse der Luft-, Wasser- und Dampfheizungen in den hiesigen Schulen abgegeben werden kann, ist es nöthig, noch einige Zahlen betreffs der Kosten sowohl der Anlage wie auch des Betriebs der verschiedenen Heizanlagen zu geben.

Die Herstellungskosten der Heiz- und Ventilations-Anlage haben betragen:

für die Merian-Schule, abzüglich der Kosten für die Aspirationsheizung, auf welche bei der Frankensteiner- und Willemer-Schule verzichtet worden ist, rund . . . . M. 31 000

und für die Frankensteiner und Willemer-Schule rund M. 43 000.

Die Preisverhältnisse waren zur Zeit der beiden Bau-Ausführungen ziemlich die gleichen, so dass es zulässig ist, einen Vergleich der Kostensummen einfach nach Maassgabe der beheizten Lufträume vorzunehmen.

Die letzteren betragen:

für die Merian-Schule rund 4680 cbm der Nutzräume und 1730 cbm der Corridore,

für die Frankensteiner- und Willemer-Schule rund 8200 cbm, bez. 3830 cbm.

Stellt man den Luftraum der Corridore, welche bedingungsmässig nur bis auf 10% erwärmt werden müssen, mit der Hälfte in Rechnung, so ergeben sich die zu vergleichenden Lufträume

für die Merian-Schule auf $4680 + \dfrac{1730}{2} = $ rd. 5540 cbm.

und für die Frankensteiner- und Willemer-Schule auf $8200 + \dfrac{3830}{2} = $ rd. 10 110 cbm.

Die Herstellungskosten pro Cubikmeter des beheizten Raumes berechnen sich demnach:

für die Mitteldruck-Wasserheizung auf $\frac{31000}{5540}$ = rd. M. 5·60

und für die Niederdruck-Dampfheizung auf $\frac{43000}{10110}$ = rd. M. 4.25

Es wird also die Frankensteiner- und Willemer-Schule, wenn dieselbe eine Mitteldruck-Wasserheizung erhalten hätte, unter Zugrundelegung dieser Submissions-Ergebnisse, eine Mehraufwendung für die erste Herstellung von rd. M. 13 600 erfordert haben. Jedenfalls wird als erwiesen anzunehmen sein, dass die Niederdruck-Dampfheizung in der ersten Anlage wesentlich billiger ist, als die Mitteldruck-Wasserheizung; es erklärt sich hieraus die ungewöhnlich rasche Verbreitung, welche das System der Niederdruck-Dampfheizung gefunden hat und es erscheint diese Verbreitung auch als gerechtfertigt, weil beide Heizsysteme in ihrer Leistung, vom sanitären und technischen Standpunkt betrachtet, bei gleich sachverständiger Anordnung und gleich guter Ausführung, als gleichwerthig angesehen werden können.

Für die abschliessende Beurtheilung der finanziellen Zweckmässigkeit darf allerdings der Brennmaterial-Verbrauch beider Heizsysteme nicht ausser Betracht bleiben. Es liegt jedoch in den sachlichen Verhältnissen, dass ein genauer Vergleich in dieser Beziehung äusserst schwierig ist und nur durch eine Reihe besonderer, unter gleichartigen Bedingungen vorzunehmender Versuche zu einem brauchbaren Resultat geführt werden könnte. Wir dürfen zum Beweis für die Richtigkeit dieser Behauptung darauf hinweisen, dass der Brennmaterial-Verbrauch z. B. unmittelbar abhängig bleibt von dem Umfang der Lüftung und von dem Betrieb der Feuerung; bei einer und derselben Heizungs-Anlage würde also der Brennmaterial-Verbrauch in bedeutendem Umfang grösser oder kleiner sein, je nachdem die Lüftung der Klassen gesteigert würde durch grössere Inanspruchnahme der Lüftungsheizkörper bezw. je nach der Geschicklichkeit und dem Eifer des Heizers.

Ihre Commission glaubt in dieser Beziehung auf die Erwirkung der Unterlagen für eine genaue Vergleichung verzichten zu müssen. Im Allgemeinen ist nach den, bei der Baudeputation durch den Heizcontroleur aufgestellten Beobachtungen anzunehmen, dass der Brennmaterialverbrauch für die Wasserheizung in der Merian-Schule zur Zeit verhältnissmässig niedriger ist, als für die Nieder-Druckdampfheizung in der Frankensteiner- und Willemer-Schule; es ist jedoch bei letztgenannter Schule, seit im April v. J. die Verbesserung der Condensationsleitung stattgefunden hat, vergleichsweise eine ganz beträchtliche Verminderung des Brennmaterial-Verbrauchs erzielt und es darf erwartet werden, dass hierin mit der fortschreitenden Einübung des Heizers und mit Abstellung kleiner Mängel, welche jeder eigenartigen und neuen maschinellen Anlage anhaften, noch weitere Fortschritte erzielt werden.

In Erwägung aller vorgetragenen Verhältnisse kann die Commission ihr Urtheil dahin abgeben, dass vom sanitären und technischen Standpunkt betrachtet, die Mitteldruck-Wasserheizung und die Niederdruck-Dampfheizung, wie solche mit getrennter Heiz- und Lüftungs-Anlage in der Merian-Schule, bezw. in der Frankensteiner- und Willemer-Schule zur Ausführung gelangt sind, vor der Calorifere-Luftheizung, wie sie in den älteren hiesigen Schulen sich findet,

eine Reihe wesentlicher Vorzüge besitzt, dass im Uebrigen die beiden Heizsysteme der Mitteldruckwasser- und der Niederdruck-Dampfheizung als gleich
gut und leistungsfähig angesehen werden können. . Da die Kosten der ersten
Anlage bei der Niederdruck-Dampfheizung jedenfalls billiger bleiben werden,
als bei der Mitteldruck-Wasserheizung, andererseits die Frage, ob bei letzterer
die Ersparniss an Brennmaterial auf das System oder auf die sachlichen Verhältnisse, Umfang der Lüftung, Heizbetrieb u. a., zurückgeführt werden muss,
mit Sicherheit kaum zu entscheiden ist, so kann die Thatsache, dass die
Niederdruck-Dampfheizung in den letzten Jahren von den ersten Heiz-Firmen
Deutschlands aufgenommen wurde und gerade für Schulbauten eine vorwiegende
Anwendung gefunden hat, als eine genügende Veranlassung erachtet werden,
auch für die Frankfurter Schulbauten bis auf Weiteres das System der Niederdruck-Dampfheizung zur Verwendung zu bringen.

Es bedarf keiner besonderen Begründung für die Bemerkung, dass dieses
Urtheil nur den heutigen Stand des Heizwesens in Betracht zieht und daher,
bei der überaus schnellen Entwickelung der Heiztechnik, auf langandauernde
Richtigkeit keinen Anspruch machen kann.

Die Commission beantragt hiernach, der Gesundheitsrath wolle dem Magistrat empfehlen, bis auf Weiteres für die zu errichtenden städtischen Schul-
neubauten Niederdruck-Dampfheizung mit getrennter Lüftungs-Heizung zur
Anwendung zu bringen.

Berichterstatter: Stadtarzt Dr. Spiess und Stadtbaurath Behnke.

Nach eingehender Discussion, an welcher sich ausser den beiden
Referenten die Herren Senator Dr. von Oven, Baurath Lindley,
Stadtrath Dr. Flesch, Dr. Marcus u. A. betheiligten und in
welcher im Wesentlichen Anfragen an die Mitglieder der Commission
betreffend die Resultate der vorgenommenen Untersuchung gestellt,
aber von keiner Seite Einwendung gegen die von der Commission
gezogenen Schlussfolgerungen erhoben wurden, trat der Gesundheitsrath dem Antrag seiner Commission bei, bis auf Weiteres dem
Magistrat die Anlage von Niederdruck-Dampfheizungen für die neu
zu erbauenden Schulen zu empfehlen.

Es erfolgte demnach Beschluss:

Der städtische Gesundheitsrath, in Erledigung der demselben seitens des Magistrats de dato 29. Juni 1883 No. 1201
vorgelegten Frage, »welche Centralheizungs- und Ventilations-
anlagen sich für die ferner zu errichtenden Schulbauten am
meisten empfehlen würden«, beehrt sich dem Magistrat den
beifolgenden Commissionsbericht zu überreichen und schliesst
sich dem Schlusssatz desselben einstimmig an, dem Magistrat
zu empfehlen, »bis auf Weiteres für die zu errichtenden
städtischen Schulen Niederdruck-Dampfheizung mit getrennter Lüftungs-Heizung zur Anwendung zu bringen.«

II. Anstellung öffentlicher Desinfectoren.

Bereits in der Sitzung des Gesundheitsraths vom 25. März 1889 hatte der Gesundheitsrath bei dem Magistrat den Antrag gestellt, der Magistrat wolle die Anstellung eigner, geschulter Desinfectoren zur Vornahme der Desinfection der Wohnräume in Erwägung ziehen und der Gesundheitsrath erneute. diesen Antrag in seiner Sitzung vom 13. Januar 1890.

Darauf theilte in der Sitzung des Gesundheitsraths vom 31. März 1890 Stadtarzt Dr. Spiess mit, dass der Herr Oberbürgermeister den Antrag des Gesundheitsrathes nach vorgängiger Rücksprache mit dem Stadtarzt dem Armenamt zur Aeusserung über den Antrag und dessen Durchführung übergeben habe und dass das Armenamt nach Vorberathung in der Commission für geschlossene Armenpflege und auf Bericht des Stadtarztes beschlossen habe, die Desinfection der Wohnräume durch Angestellte des städtischen Krankenhauses und unter Aufsicht des dortigen Verwalters als die geeignetste Art der Ausführung dem Magistrat zu empfehlen.

Nach kurzer Discussion, an welcher sich die Herren DDr. Marcus, Weigert, Fresenius und der Stadtarzt betheiligten und in welcher die anderen Möglichkeiten der Ausführung und ferner die erforderliche Controle der Arbeiten selbst, sowie der verwandten Desinfectionsmittel besprochen wurden, trat der Gesundheitsrath einstimmig dem Antrag des Armenamtes bei, die Desinfection der Wohnräume zunächst durch Angestellte des städtischen Krankenhauses und unter Aufsicht des dortigen Verwalters vornehmen zu lassen.

III. Hygienische Maassregeln bei ansteckenden Krankheiten.

Da die in der Sitzung des Gesundheitsrathes vom 25. März 1889 beschlossenen Hygienischen Verhaltungsmaassregeln bei ansteckenden Krankheiten insbesondere bei Scharlach und Diphtherie bis zum Beginn des Jahres 1890 seitens des Magistrats noch nicht veröffentlicht waren, und die von dem Herrn Polizeipräsidenten zugesagte Mitunterzeichung noch nicht erfolgt war, beantragte der Gesundheitsrath bei dem Magistrat erneut die baldige Veröffentlichung und erfolgte diese erstmalig am 15. Januar 1890 mit den nachstehenden einleitenden Bemerkungen:

Es ist häufig die Wahrnehmung gemacht worden, dass bei einem grossen Theile des Publikums die gegen Weiterverbreitung ansteckender Krankheiten, wie Scharlach und Diphtherie, nöthigen Vorsichts-

massregeln nicht bekannt sind, oder dass solche zu beobachten versäumt wird; es erscheint demnach, obwohl z. Z. keinerlei solche an-
steckende Krankheit hier besonders häufig oder epidemisch aufgetreten ist, rathsam, nach dem Vorgange anderer deutscher Städte
zur Belehrung des Publikums und zur Verminderung der Ansteckungs-
gefahr in vorkommenden Einzelerkrankungsfällen die nachfolgenden
vom Gesundheitsrath aufgestellten »hygienischen Verhaltungsmass-
regeln bei ansteckenden Krankheiten, insbesondere bei Scharlach und
Diphtherie« hiermit zur öffentlichen Kenntniss zu bringen und deren
Beobachtung ernstlich zu empfehlen.

Frankfurt a. M., den 15. Januar 1890.

Der Polizei-Präsident: Der Magistrat:
(gez.) Frhr. v. Müffling.   (gez.) Miquel.

Weitere Gegenstände, die den Gesundheitsrath beschäftigten
waren:

1. **Die Influenza-Epidemie** wurde in der Sitzung des Gesundheitsraths vom 13. Januar 1890 durch den Vorsitzenden, Herrn
Senator Dr. v. Oven, zur Sprache gebracht. In der eingehenden
Discussion, bei welcher zunächst Stadtarzt Dr. Spiess eine Uebersicht über die seitens der städtischen Behörden gethanen Schritte,
speciell in Betreff der Schulen, der Sorge für Unterkunft Erkrankter
im städtischen Krankenhaus, sowie in Betreff Verhandlungen mit
Königlichem Polizei-Präsidium gab und bei welcher sich ausser ihm
die DDr. Cnyrim und Marcus, Stadtrath Flesch, Director
Kohn u. A. betheiligten, wurde der Gegenstand ohne Beschlussfassung verlassen, da der Gesundheitsrath der Ansicht war, dass ein
Grund zum Schliessen der Schulen bislang nicht vorlag, und dass
seitens der Verwaltung des städtischen Krankenhauses genügende
Vorkehr zur Aufnahme der z. Z. massenweise vorhandenen Kranken
getroffen sei.

2. **Maul- und Klauenseuche.** Herr Dr. Cnyrim machte auf
einen durch die Zeitungen veröffentlichten Bericht über eine Sitzung
des Landwirthschaftlichen Clubs vom 7. October 1889 aufmerksam,
nach welchem seitens der Landwirthe geäussert sei, nur die Fälle
von Maul- und Klauenseuche, in denen die Seuche schwer aufgetreten, seien der Regierung zur Kenntniss gekommen, wo sie milde
sich gezeigt habe, habe man geschwiegen.«

Nachdem Dr. Cnyrim auf die gesundheitschädigenden Folgen
des Genusses ungekochter Milch von erkrankten Kühen, namentlich

für Kinder und Kranke aufmerksam gemacht und betont hatte, dass nach seiner Ansicht wesentlich die Geringfügigkeit, der bei Nicht-anzeigen auferlegten Busse, die weit geringer sei, als die durch eine Anzeige bedingte Geschäftsbeeinträchtigung, an der mangelhaften Anzeige seitens der Landwirthe Schuld sei, beantragt er, der Magi-strat möge Königliches Polizei-Präsidium ersuchen, zu Zeiten von Epidemieen von Maul- und Klauenseuche durch häufige Untersuchung der Milchhöfe und Milchverkaufstellen der Gefahr entgegenwirken.

Bei der Discussion betont Herr Polizei-Assessor Jaite, dass es grossentheils wohl die vorgeschriebene Veröffentlichung jedes ein-zelnen der Polizei angezeigten Falles mit Namen sei, die die Land-wirthe abhalte, die vorgeschriebene Anzeige zu machen.

Es erfolgte hierauf Beschluss, bei dem Magistrat zu beantragen:
Der Magistrat wolle unter Mittheilung des Protokolls des Gesundheitsraths an Königliches Polizei-Präsidium Wohl-dasselbe ersuchen, dahin zu wirken, dass die Anzeigepflicht für Maul- und Klauenseuche streng durchgeführt werde, event. unter Absehung einer Veröffentlichung, die Milch-verkäufer verpflichtet würden, ihren Kunden unter Be-tonung der Unschädlichkeit abgekochter Milch von der Erkrankung der Kühe Kenntniss zu geben.

In der Sitzung vom 31. März 1890 theilt der Vorsitzende, Herr Senator Dr. v. Oven, mit, dass der vom Gesundheitsrath ausge-sprochene Wunsch, betr. strengere Ueberwachung der Maul- und Klauenseuche auf den Milchhöfen seitens des Magistrats befür-wortend Königl. Polizei-Präsidium mitgetheilt worden sei.

3. **Schlafstellen.** Vorsitzender Senator Dr. von Oven theilt ein dem Gesundheitsrath zugegangenes Schreiben des Schuh-machers Romanus Göller mit, in welchem dieser eine Resolution der öffentlichen Schuhmacher-Versammlung vom 12. November v. Js. des Inhalts mittheilt, die Sanitätsbehörde möge die Schlafstellen der Schuhmachergesellen bei den Meistern einer Revision unterziehen.

Nach einigen erläuternden Bemerkungen seitens der Herren Polizei-Assessor Jaite und Stadtarzt Dr. Spiess beschliesst der Gesundheitsrath, da die Angelegenheit eine sanitätspolizeiliche ist:
Der Gesundheitsrath ersucht den Magistrat, das Schreiben dem Königlichen Polizei-Präsidium befürwortend und mit dem weiteren Ersuchen zu übermitteln, Königliches Polizei-

Präsidium wolle, wie an anderen Orten, auch für Frankfurt a. M. eine Polizei-Verordnung erlassen, worin allgemein die Vermiethung zweischläfriger Betten an sogenannte
Schläfer verboten werde.

In der Sitzung vom 31. März 1890 macht der Vorsitzende die
Mittheilung, dass der Wunsch des Gesundheitsraths, betr. das Verbot zweischläfriger Betten für Schläfer dem Polizei-Präsidium befür-
wortend seitens des Magistrats mitgetheilt worden sei.

4. Freie Plätze in der Aussenstadt. Stadtrath Dr. Flesch
lenkt die Aufmerksamkeit des Gesundheitsraths auf das Alignement
der Aussenstadt und betont das Ungenügende der daselbst vorgesehenen, für die gesundheitliche Entwickelung der Stadt in späterer
Generation so wichtigen freien Plätze.

Bei der Discussion, an welcher sich ausser dem Antragsteller
die Herren Senator Dr. von Oven, Baurath Lindley, Dr. Marcus
u. A. betheiligen, wird die hohe sanitäre Bedeutung möglichst zahlreicher freier Plätze und Gärten im Bebauungsgebiet der Stadt allseitig anerkannt, von einer etwaigen Beschlussfassung jedoch abgesehen, da Herr Baurath Lindley mittheilte, die Frage werde in
Folge eines auf Antrag des Herrn Stadtrath Dr. Flesch vom
Magistrat gegebenen Auftrags soeben im Tiefbauamt bearbeitet.

B. Stadtarzt.

Die Thätigkeit des Stadtarztes bewegte sich auch im Rechnungsjahr 1889/90 in den Grenzen, die sich während des nunmehr
siebenjährigen Bestehens dieser Stelle für dieselbe herausgebildet
haben und über welche in früheren Jahrgängen eingehender berichtet ist.

Ein Haupttheil der Thätigkeit des Stadtarztes bilden die mannig-
fachen **ärztlichen Untersuchungen,** die er im Auftrag der verschiedenen Amtsstellen vorgenommen hat, zum Zweck von Gutachten
in Betreff von Anstellung und Pensionirung von städtischen Beamten,
von Ausstellung von Gesundheits- oder Krankheitszeugnissen über
städtische Angestellte, Cassenmitglieder oder Alumnen, von Schuldispensen für Schüler etc. Ihre Zahl betrug im Rechnungsjahr
1889/1890 : 553 und zwar

234 ärztliche Zeugnisse			betr. Anstellung von Beamten, Lehrern, Feuerwehrmännern etc.
57	»	»	Erkrankung resp. Beurlaubung von Beamten etc.
17	»	»	städtische Beamte behufs Kranken-versicherung.
19	»	»	städtische Beamte behufs Bau-Unfall-Versicherung.
18	»	»	Pensionirung von Beamten etc.
33	»	»	städtische Beamte behufs Eintritts in die Sterbekasse der städtischen Beamten.
58	»	»	städtische Alumnen wegen Er-werbs- oder Transportfähigkeit, Hospitaleinweisung etc.
70	»	»	Schüler der städtischen Schulen.
47	»	»	städtische Pflegekinder, behufs Unterbringung etc.

Im **Armenwesen** bewegte sich die Thätigkeit des Stadtarztes
wesentlich in der fortlaufenden Betheiligung an den zahlreichen
sanitären Fragen bei der Armenverwaltung, die sich auf Gutachten

über Gesundheitsverhältnisse und Erwerbsfähigkeit von Alumnen,
ihre Aufnahme in die verschiedenen Anstalten, ihre Transportfähig-
keit, ferner auf die Unterbringung von städtischen Pflegekindern in
der Kinderherberge oder in ländlichen Pflegestellen, auf die Untersuchung von Wohnungen der Alumnen auf ihre Bewohnbarkeit vom
sanitären Standpunkt u. dgl. bezog. — Mit den Armenärzten
hielt der Stadtarzt regelmässige Besprechungen, in welchen die
laufenden Angelegenheiten zur Verhandlung kamen. Aenderung
erfuhr nur die Art der Hospitaleinweisung und die Fuhrkostenver-
gütung für die Armenärzte. Auch besprach der Stadtarzt mit den
Armenärzten verschiedene Fragen der offenen Armenpflege, wie die
Anstellung von Distrikts-Armen-Hebammen, die Verabfolgung von
Verbandmitteln u. dgl. an die Alumnen, die Beisetzung der Armen-
leichen auf den Friedhöfen und die Sectionen daselbst u. A. m.

Im **Krankenwesen** waren es in erster Linie bauliche Veränderungen, die wiederholt die Mitwirkung des Stadtarztes erheischten,
so der Umbau der Scharlachstation im Infections-Pavillon des
städtischen Krankenhauses, analog der sich sehr bewährt habenden
Diphtheriestation, — die endgültige Feststellung der Pläne für die
Abtheilung für Unreine im Armenhaus, für das Verwaltungsgebäude und die definitive Einfriedigung des städtischen Krankenhauses, — die Einrichtungen zum Abholen von Kranken und von
zu desinficirenden Gegenständen durch Fuhrgelegenheit mit Pferde-
betrieb, sowie zur Desinfection von Wohnräumen seitens Angestellter
des städtischen Krankenhauses und unter Aufsicht des Krankenhaus-
Verwalters, — die zeitweise Benutzung aller verfügbaren Räume
des Kranken-, Blattern- und Armenhauses bei Gelegenheit der Influenza-Epidemie u. A.

In Betreff der **Stiftungsspitäler** hatte der Stadtarzt Gutachten abzugeben über die Beziehbarkeit des Infections-Pavillons des
Dr. Christ'schen Kinderhospitals, über die Errichtung einer Beobachtungsstation in der Irrenanstalt, über die Einrichtung der
elektrischen Beleuchtung im Operationszimmer des Heilig-Geist-
Hospitals etc.

Im **Schulwesen** waren es zunächst die beabsichtigten Schul-
Neubauten der Volksschule auf den Neuhofäckern und des städtischen
Gymnasiums an der Moselstrasse, die die Mitwirkung des Stadtarztes
erheischten, ferner die Herstellung eines eignen Closetbaues für die
Kirchnerschule, die unhygienischen Verhältnisse der Wohnung des

Pedellen der Elisabethenschule, die Neubeschaffung und Neuordnung
von Subsellien in vielen Schulen, die dieses Jahr wegen der Verminderung der Maximal-Schülerzahl in den Volksschulen besonders
zahlreich waren, des Weiteren das epidemische Auftreten von Masern,
Keuchhusten und Mumps in Schulen und von sonstigen Infectionskrankheiten in den Wohnungen von Lehrern und Schuldienern u. dgl.

Bei der **Friedhofs-Commission** beschäftigten den Stadtarzt die
Planskizzen für die in Folge der sehr gesteigerten Benutzung der
Leichenhäuser nothwendig gewordenen Neu- und Erweiterungsbauten
für die Leichenzellen auf den Friedhöfen in Frankfurt und Sachsenhausen, die auf dem Sachsenhäuser Friedhof einzuführende Be-
rieselungseinrichtung für Fundleichen, ferner der vom Stadtarzt be-
kämpfte Antrag des stellvertretenden Kreisphysikus auf Herstellung
von Leichenhallen statt Leichenzellen.

Von sonstigen Gegenständen, über welche, der Stadtarzt auf
Verlangen des Oberbürgermeisters oder der verschiedenen Amtsstellen
Gutachten abgegeben hat, oder bei welchen er in anderer Weise
thätig war, seien noch erwähnt: Die Desinfection der Canäle der
Altstadt vor deren Ausbruch, die Belästigung durch den städtischen
Abladeplatz in der Battonnstrasse, die sanitäre Beschaffenheit des
vom III. Polizeirevier innegehabten städtischen Hauses, die Errichtung zweier neuer Volksbrausebäder, die vom Königl. Polizei-Präsidium
verlangte unentgeltliche Verabreichung von Desinfectionsmitteln an
alle Hebammen und die Anstellung einer Anzahl Bezirkshebammen
seitens der Stadt, die von demselben beanstandeten Zeugnisse für die
in der Entbindungsanstalt ausgebildeten Wartfrauen, die von der
Vereinigung der städtischen statistischen Aemter vorgeschlagene neue
Classification der Todesursachen u. A.

Zahlreich, wie immer, war die Zahl der von auswärts an den
Magistrat gerichteten Anfragen, die dem Stadtarzt zum Entwurf
eines Antwortschreibens oder zu direkter Erledigung überwiesen
wurden; sie bezogen sich im abgelaufenen Jahr auf hiesige Schuleinrichtungen, besonders die Schulbrausebäder, auf das hiesige Volks-
brausebad, auf Hospitaleinrichtungen und Hospitalverpflegung, auf
Kühleinrichtung in den Leichenhäusern, auf Stellung und Thätigkeit
des Stadtarztes, besonders als Schularzt u. dgl.

C. Die städtischen Armenärzte.

In der Eintheilung der 16 Armendistricte und deren Besorgung durch die Armenärzte ist im Rechnungsjahr 1889/90 eine Aenderung nicht eingetreten.

Die Zahl der im Laufe des Rechnungsjahres 1889/90 auf städtische Kosten durch die Armenärzte behandelten oder ihnen zur Behandlung überwiesenen Personen betrug 2893 (945 M. und 1948 W.) gegen 2838 (918 M. und 1920 W.) im Vorjahr, mithin eine nur sehr unbedeutende Zunahme um 55 Kranke.

Die Zahl der den Armenärzten zur Behandlung überwiesenen Kranken hatte betragen:

```
        1883/84 : 3790
        1884/85 : 3896
        1885/86 : 3404
        1886/87 : 3341
        1887/88 : 3325
        1888/89 : 2838
        1889/90 : 2893
```

Von den 2893 Behandelten waren:

```
  88 =  3·0 % Kinder im ersten Lebensjahre,
 742 = 25·6 % Kinder von 1—15 Jahren,
1659 = 57·4 % Erwachsene von 15—60 Jahren,
 404 = 14·0 % über 60 Jahre alte.
```

Von den 2893 Behandelten wurden

```
1532 = 53·0 % geheilt entlassen,
 265 =  9·2 % ungeheilt entlassen,
  68 =  2·3 % sind verzogen,
 487 = 16·8 % wurden in ein Hospital eingewiesen,
 109 =  3·8 % sind gestorben,
 215 =  7·4 % kamen nicht zu eigentlicher Behandlung,
 217 =  7·5 % verblieben am 1. April 1890 in Behandlung.
```

Das Genauere in Betreff der Art und des Ausgangs der Erkrankungen ergeben die folgenden Tabellen:

Uebersicht der Kranken nach den Districten, nach Geschlecht, Alter, Zugang und Ausgang.

Armen-district.	Armenarzt.	Zus.	Geschlecht M.	Geschlecht W.	Alter 0—1	1—5	5—15	15—20	20—40	40—60	üb. 60	Zugang von 1887/88	neu	Land. Distr.	Ausgang geh.	un-geh.	ver-zogen.	In ein Hosp.	gest.	nicht beh.	ver-bleib.
I.	Dr. Bardorff	319	124	195	7	40	61	12	70	103	26	20	299	—	182	24	6	46	12	25	24
II.	» Kühner	231	71	160	10	24	31	1	53	83	29	2	228	1	126	23	8	28	5	46	—
III.	» Kühner	171	42	129	3	10	10	5	27	88	33	—	171	—	75	17	2	20	4	53	—
IV.	» Fester	237	81	156	5	17	22	6	59	87	41	13	224	—	104	11	8	62	12	26	14
V.	» Zimmern	308	107	201	16	20	31	11	72	120	38	45	262	1	170	10	6	65	10	13	34
VI.	» Fester	74	18	56	—	5	5	4	17	30	13	9	65	—	35	2	5	10	5	4	13
VII.	» Zimmern	182	59	123	6	3	28	10	32	78	25	28	154	—	100	12	3	38	9	2	23
VIII.	» Zimmern	10	5	5	—	—	1	—	6	3	—	2	8	—	8	—	1	2	—	1	3
IX.	» Oehler	22	3	19	—	—	2	—	3	14	3	4	18	—	9	2	5	3	—	—	3
X.	» Oehler	85	23	62	2	5	16	3	16	28	15	13	72	—	48	1	6	11	5	2	12
XI.	» Oehler	108	24	82	3	5	15	2	24	36	23	14	94	—	65	3	6	14	8	—	12
XII.	» Klingelhöffer	191	61	130	6	27	27	4	38	61	28	16	175	—	83	16	—	61	6	13	12
XIII.	» Neumüller	202	82	120	5	29	36	5	44	55	28	13	189	—	96	16	4	42	7	23	14
XIV.	» Keller	261	93	168	12	45	56	8	53	57	30	25	236	—	160	40	3	26	8	1	23
XV.	» Keller	253	76	177	11	32	70	5	50	48	37	24	229	—	162	32	1	29	11	3	15
XVI.	» Keller	239	76	163	2	12	57	2	54	77	35	25	213	1	114	56	9	35	7	3	15
		2893	945	1948	88	274	468	78	618	963	404	253	2637	3	1532	265	68	487	169	215	217
		2893	2893		2893							2893			2893						

Uebersicht der Kranken nach den Krankheiten,

Krankheiten.	Zsm.	Geschlecht.		Alter						
		M.	W.	0—1	1—5	5—15	15—20	20—40	40—60	über 60
Altersschwäche . .	26	11	15	—	—	—	—	—	1	25
Infectionskrankheiten										
Influenza	157	89	118	—	9	26	3	31	73	15
Morbilli	115	55	60	6	64	43	2	—	—	—
Scarlatina	21	11	10	—	6	11	1	3	—	—
Diphtheria	45	16	29	—	11	32	2	—	—	—
Andere acute Exantheme	3	1	2	—	1	2	—	—	—	—
Pertussis	26	11	15	2	12	12	—	—	—	—
Typhus	7	5	2	—	1	2	—	1	3	—
Febris puerperalis . .	1	—	1	—	—	—	—	1	—	—
Erysipelas	17	5	12	—	1	2	—	4	6	4
Rheumatismus acutus .	15	7	8	—	—	6	1	3	5	—
Allgemeinkrankheiten.										
Scrophulosis.	24	12	12	—	6	18	—	—	—	—
Rachitis	19	12	7	—	14	4	1	—	—	—
Debilitas	19	4	15	1	1	—	—	1	6	10
Anaemia	163	8	155	—	1	20	15	52	66	9
Chlorosis	21	—	21	—	—	3	11	6	1	—
Syphilis	35	15	20	1	4	3	—	18	8	1
Hydrops	8	5	3	—	—	—	—	1	2	5
Alcoholismus	5	4	1	—	—	—	—	2	2	1
Bleivergiftung	2	2	—	—	—	—	—	2	—	—
And.Allgemeinkrankheit.	2	—	2	—	—	—	—	—	2	—
Localisirte Krankheiten.										
Krankheiten des Nervensystems.										
Meningitis	3	1	2	2	1	—	—	—	—	—
Apoplexia cerebri saug.	15	7	8	—	—	—	—	2	4	9
Convulsiones	7	4	3	3	2	1	—	1	—	—
Epilepsia	10	4	6	—	—	—	2	5	3	—
Neuralgia.	24	3	21	—	—	—	—	3	18	3
Hysteria	31	—	31	—	—	1	1	10	17	2
Geisteskrankheiten . .	14	6	8	—	—	—	—	3	8	3
Lähmungen	8	5	3	—	—	—	—	3	4	1
Sonst.Gehirnkrankheiten	18	9	9	—	3	5	—	4	3	3
Rückenmarkskrankheiten	16	9	7	1	—	—	—	3	11	1
Krankheiten des Gefässsystems.										
Krankheiten des Herzens	33	7	26	—	—	1	—	11	16	5
Krankheit. d. Blutgefässe	7	—	7	—	—	—	—	1	6	—
Krankheiten der Lymphgefässe und Drüsen }	15	5	10	—	1	5	1	1	7	—

Geschlecht, Alter, Zugang und Ausgang.

Zugang			Ausgang							Krankheiten.
von 1889/90	neu.	a.and. Distr.	geh.	un-geh.	ver-zog.	in Hosp.	gest.	nicht beh.	verbl.	
3	23	—	2	2	2	4	3	11	2	Altersschwäche.
										Infectionskrankheiten.
1	156	—	130	3	—	14	4	2	4	Influenza.
9	106	—	102	1	—	9	3	—	—	Morbilli.
1	20	—	15	—	—	4	—	—	2	Scarlatina.
—	45	—	32	—	—	10	1	—	2	Diphtheria.
—	3	—	2	—	—	—	—	1	—	Andere acute Exantheme.
—	25	1	16	—	1	3	3	—	3	Pertussis.
—	7	—	3	—	—	4	—	—	—	Typhus.
—	1	—	—	—	—	1	—	—	—	Febris puerperalis.
1	16	—	10	—	—	6	—	—	1	Erysipelas.
1	14	—	10	—	—	4	—	—	1	Rheumatismus acutus.
										Allgemeinkrankheiten.
4	20	—	13	2	—	1	1	5	2	Scrophulosis.
2	17	—	8	3	—	2	—	1	2	Rachitis.
1	18	—	7	3	1	—	—	7	1	Debilitas.
21	142	—	20	10	4	—	1	7	21	Anaemia.
2	19	—	9	5	1	—	—	3	3	Chlorosis.
2	33	—	4	6	2	17	2	3	1	Syphilis.
—	8	—	1	—	1	4	—	1	1	Hydrops.
—	5	—	1	1	—	3	—	—	—	Alcoholismus.
—	2	—	1	—	—	1	—	—	—	Bleivergiftung.
—	2	—	—	1	—	—	1	—	—	And.Allgemeinkrankheit.
										Localisirte Krankheiten.
										Krankheiten des Nervensystems.
1	2	—	—	—	—	—	3	—	—	Meningitis.
2	13	—	—	3	—	8	3	—	1	Apoplexia cerebri sang.
—	7	—	2	—	—	1	4	—	—	Convulsiones.
1	9	—	—	3	—	3	—	2	2	Epilepsia.
2	22	—	17	4	—	1	—	1	1	Neuralgia.
6	25	—	12	6	3	4	—	2	4	Hysteria.
1	13	—	1	4	—	5	—	4	—	Geisteskrankheiten.
2	6	—	—	2	—	4	—	1	1	Lähmungen.
2	16	—	8	5	—	3	—	—	2	Sonst. Gehirnkrankheit.
1	15	—	—	5	—	6	2	—	3	Rückenmarkskrankheit.
										Krankheiten des Gefässsystems.
6	27	—	—	10	—	11	6	1	5	Krankheiten des Herzens.
1	6	—	4	—	—	1	—	1	1	Krankheit d. Blutgefässe.
2	13	—	8	2	2	2	—	—	1	Krankheiten der Lymphgefässe und Drüsen.

Krankheiten.	Zsm.	Geschlecht.		Alter						
		M.	W.	0—1	1—5	5—15	15—20	20—40	40—60	über 60
Krkh. d. Athmungsorg.										
Bronchitis, Catarrhus .	388	131	257	21	49	54	6	55	122	78
Pneumonia	59	25	34	4	16	12	—	11	8	8
Phthisis pulmonum . .	237	110	127	—	1	6	9	96	109	16
Laryngismus stridulus .	3	2	1	1	2	—	—	—	—	—
Laryngitis crouposa . .	5	5	—	—	3	2	—	—	—	—
Angina	63	19	44	—	8	37	3	10	4	1
Asthma	22	13	9	—	—	1	—	1	14	6
Sonstige Krankheiten der Athmungsorgane . .	17	12	5	—	—	1	—	1	9	6
Rippenfellentzündung .	19	7	12	—	—	2	1	5	10	1
Krkh.d.Verdauungsorg.										
Catarrhus gastro-intestin.	116	42	74	22	22	29	2	15	11	15
Atrophia	9	3	6	9	—	—	—	—	—	—
Gastricismus	112	24	88	—	1	10	—	33	49	19
Hernia	27	12	15	2	—	2	—	3	13	7
Helminthiasis	3	2	1	—	1	2	—	—	—	—
Sonstige Krankheiten des Darmtractus	55	16	39	—	3	7	2	15	14	14
Krankheiten d.Bauchfells	11	4	7	—	—	4	—	2	3	2
Krankheiten der Leber .	12	3	9	—	3	—	—	3	5	1
Krankheiten der Harn- u. Geschlechtsorgane.										
Krankheiten der Nieren	15	10	5	—	—	1	—	6	4	4
Krankheiten der Blase .	15	11	4	—	—	2	—	2	5	6
Krankh.d.Geschlechtsorg.	128	5	123	1	1	2	1	58	49	16
Krkh. d. Bewegungsorg.										
Rheumatismus	197	41	156	—	—	3	2	31	111	50
Entzündl. Affectionen der Knochen und Gelenke	74	25	49	—	4	11	3	16	33	7
Knochenbruch	16	9	7	1	—	2	—	5	5	3
Verrenkung	5	2	3	—	—	2	—	—	2	1
Contusion	27	15	12	—	—	6	1	4	10	6
Sonstige Krankheiten der Bewegungsorgane . .	17	5	12	—	—	3	—	8	5	1
Krankheiten der Haut.										
Entzündl.Hautaffectionen	27	11	16	1	1	5	—	6	8	6
Chron. Hautausschläge .	60	27	33	2	10	19	1	7	15	6
Krätze	16	11	5	1	1	8	2	1	3	—
Abscesse	23	8	15	1	1	7	3	8	2	1
Geschwüre	51	12	39	—	—	—	—	16	26	9
Wunden	27	10	17	—	4	6	1	8	4	4
Krkh. d. Sinnesorgane.										
Krankheiten der Augen .	34	15	19	2	2	13	—	5	8	4
Krankheiten der Ohren .	9	5	4	—	1	5	—	—	3	—
Nicht krank gewesen .	62	10	52	1	2	7	1	15	27	9
	2893	945	1948	83	274	463	78	618	963	404
	2893	2893		2893						

Zugang			Ausgang							Krankheiten.
von früh. jahr	neu.	a.and. Distr.	geh.	un-geh.	ver-zog.	in Hosp.	gest	nicht beh.	verbl.	
										Krkh. d. Athmungsorg.
53	335	--	279	21	10	35	11	4	28	Bronchitis, Catarrhus.
1	58	--	33	1	1	11	8	—	5	Pneumonia.
37	200	—	3	49	10	96	32	9	38	Phthisis pulmonum.
—	3	—	2	—	—	1	—	—	—	Laryngismus stridulus.
—	5	—	2	—	—	2	1	—	—	Laryngitis crouposa.
1	62	—	60	—	—	2	—	—	1	Angina.
2	20	—	8	6	—	3	—	5	—	Asthma.
2	15	—	4	1	2	5	—	1	4	Sonstige Krankheiten der Athmungsorgane.
2	16	1	7	1	1	6	—	3	1	Rippenfellentzündung.
										Krkh.d.Verdauungsorg.
1	115	—	95	1	—	10	8	1	1	Catarrhus gastro-intestin.
—	9	—	4	1	—	—	3	1	—	Atrophia.
9	103	—	82	9	1	10	—	1	9	Gastricismus.
1	26	—	6	6	—	4	—	11	—	Hernia.
—	3	—	3	—	—	—	—	—	—	Helminthiasis.
5	50	—	31	3	2	12	—	1	6	Sonstige Krankheiten des Darmtractus.
—	11	—	7	1	—	2	—	1	—	Krankheiten d.Bauchfells.
1	11	—	4	3	—	2	1	—	2	Krankheiten der Leber.
										Krankheiten der Harn- u.Geschlechtsorgane.
2	13	—	4	1	—	8	1	1	—	Krankheiten der Nieren.
—	15	—	4	1	2	6	1	—	1	Krankheiten der Blase.
8	120	—	37	18	8	36	1	16	12	Krankh.d.Geschlechtsorg.
										Krkh.d.Bewegungsorg.
16	180	1	115	16	12	25	—	12	17	Rheumatismus.
12	61	—	21	13	1	23	1	11	4	Entzündl. Affectionen der Knochen und Gelenke.
3	13	—	6	2	—	2	2	1	3	Knochenbruch.
—	5	—	4	—	—	—	1	—	—	Verrenkung.
2	25	—	21	1	—	4	—	1	—	Contusion.
2	15	—	4	6	—	3	1	1	2	Sonstige Krankheiten der Bewegungsorgane.
										Krankheiten der Haut.
1	26	—	19	1	—	5	—	1	1	Entzündl. Hautaffection.
2	58	—	37	6	1	11	—	2	3	Chron. Hautausschläge.
1	15	—	14	—	—	2	—	—	—	Krätze.
1	22	—	15	—	—	5	—	3	—	Abscesse.
6	45	—	21	6	—	16	—	2	6	Geschwüre.
1	26	—	22	—	—	3	—	1	1	Wunden.
										Krkh. d. Sinnesorgane.
7	32	—	15	9	—	1	—	5	4	Krankheiten der Augen.
2	7	—	5	1	—	—	—	2	1	Krankheiten der Ohren.
1	61	—	—	—	—	—	—	62	—	**Nicht krank gewesen.**
253	2637	3	1532	265	68	487	109	215	217	
2893			2893							

Uebersicht der Kranken nach den

Krankheiten.	District							
	I.	II.	III.	IV.	V.	VI.	VII.	VIII.
Altersschwäche . .	1	1	—	1	5	1	2	—
Infectionskrankheiten.								
Influenza	32	19	10	7	9	1	4	—
Morbilli	17	18	2	5	13	—	2	—
Scarlatina	5	—	1	2	1	—	1	—
Diphtheria	7	—	—	4	3	—	1	—
Andere acute Exantheme	—	—	—	—	—	—	1	—
Pertussis	3	2	1	—	—	2	—	—
Typhus	—	2	—	—	2	—	2	—
Febris puerperalis . .	—	—	—	1	—	—	—	—
Erysipelas	2	—	—	1	2	—	1	—
Rheumatismus acutus .	—	3	1	—	1	—	1	—
Allgemeinkrankheiten.								
Scrophulosis	—	6	1	1	5	—	7	—
Rachitis	—	3	—	1	2	—	—	—
Debilitas	1	3	5	3	1	2	1	—
Anaemia	2	1	8	9	53	5	43	1
Chlorosis	2	1	3	—	1	3	—	—
Syphilis	6	2	3	5	4	1	—	—
Hydrops	2	—	1	2	—	1	—	—
Alcoholismus	2	—	—	—	—	—	1	—
Bleivergiftung	—	1	—	—	—	—	1	—
And.Allgemeinkrankheit.	—	—	—	—	—	—	1	—
Localisirte Krankheiten.								
Krankheiten des Ner- vensystems.								
Meningitis	1	—	—	—	—	—	—	—
Apoplexia cerebri sang.	1	—	1	1	1	1	—	—
Convulsiones	2	2	1	1	—	—	—	—
Epilepsia	2	—	1	2	—	—	—	—
Neuralgia	2	3	4	3	1	2	1	—
Hysteria	—	3	3	2	1	1	1	1
Geisteskrankheiten . .	1	—	—	1	1	1	1	—
Lähmungen	—	—	1	1	1	—	1	—
Sonst. Gehirnkrankheiten	1	2	—	1	2	2	1	—
Rückenmarkskrankheiten	3	—	1	2	1	—	1	—
Krankheiten des Ge- fässsystems.								
Krankheiten des Herzens	4	—	—	1	2	2	1	—
Krankheit. d. Blutgefässe	1	—	—	3	—	—	—	—
Krankheiten der Lymph- gefässe und Drüsen.	2	—	1	1	—	—	2	—

Krankheiten und den Armendistricten.

IX.	X.	XI.	XII.	XIII.	XIV.	XV.	XVI.	Zsm.	Krankheiten.
—	—	2	5	2	---	3	3	26	**Altersschwäche.**
									Infectionskrankheiten.
1	2	2	10	14	111	23	12	157	Influenza.
—	—	5	12	9	17	9	6	115	Morbilli.
—	—	1	2	2	4	1	1	21	Scarlatina.
—	—	—	6	7	4	4	10	45	Diphtheria.
—	—	—	—	—	—	1	1	3	Andere acute Exantheme.
—	2	1	5	—	3	5	2	26	Pertussis.
—	—	—	1	—	...	—		7	Typhus.
								1	Febris puerperalis.
—	—	2	2	—	2	4	1	17	Erysipelas.
1	1	1	—	1	1	3	1	15	Rheumatismus acutus.
									Allgemeinkrankheiten.
—	—	—	1	1	2	—	—	24	Scrophulosis.
—	1	—	3	4	—	2	3	19	Rachitis.
—	—	—	—	3	—	—	—	19	Debilitas.
1	3	10	8	7	4	6	2	163	Anaemia.
—	—	—	1	1	1	4	4	21	Chlorosis.
—	—	1	5	5	—	—	3	35	Syphilis.
—	—	—	1	1	—	—		8	Hydrops.
—	1	—	—	—	1	—		5	Alcoholismus.
								2	Bleivergiftung.
—	—	—	—	1	—	—		2	And.Allgemeinkrankheit.
									Localisirte Krankheiten.
									Krankheiten des Nervensystems.
—	—	—	1	—	—	—	1	3	Meningitis.
—	2	—	2	2	1	—	3	15	Apoplexia cerebri sang.
—	—	—	—	1	—	—		7	Convulsiones.
—	—	—	—	2	2	1	—	10	Epilepsia.
—	—	—	—	1	1	6		24	Neuralgia.
2	3	1	2	3	2	2	4	31	Hysteria.
—	—	—	4	1	1	—	3	14	Geisteskrankheiten.
—	—	—	3	—	—	1		8	Lähmungen.
1	2	1	1	1	1	—	2	18	Sonst. Gehirnkrankheit.
1	—	1	—	—	1	2	3	16	Rückenmarkskrankheit.
									Krankheiten des Gefässsystems.
1	—	1	2	—	7	5	7	33	Krankheiten des Herzens.
—	—	—	1	—	—	1	1	7	Krankheit.d.Blutgefässe.
—	2	—	1	1	3	—	2	15	Krankheiten der Lymphgefässe und Drüsen.

Krankheiten.	District							
	I.	II.	III.	IV.	V.	VI.	VII.	VIII.
Krkh. d. Athmungsorg.								
Bronchitis, Catarrhus .	55	22	11	23	65	7	31	—
Pneumonia	—	5	1	8	2	2	1	—
Phthisis pulmonum . .	31	12	6	28	27	11	18	1
Laryngismus stridulus .	—	—	—	—	1	—	—	—
Laryngitis crouposa . .	—	2	—	1	—	—	—	—
Angina	10	6	7	1	7	—	3	—
Asthma	—	7	9	3	—	1	—	—
Sonstige Krankheiten der Athmungsorgane . .	—	—	—	—	3	—	2	—
Rippenfellentzündung .	1	4	1	2	2	—	1	—
Krkh.d.Verdauungsorg.								
Catarrhus gastro-intestin.	18	4	8	8	6	2	1	—
Atrophia	1	—	—	1	3	—	3	—
Gastricismus.	14	14	4	9	5	2	8	2
Hernia	2	1	4	3	1	—	1	—
Helminthiasis	1	—	—	—	—	—	—	—
Sonstige Krankheiten des Darmtractus	·5	1	4	7	5	—	1	—
Krankheiten d.Bauchfells	1	2	—	1	2	—	—	—
Krankheiten der Leber .	—	—	—	—	—	—	—	—
Krankheiten der Harn- **u.Geschlechtsorgane.**								
Krankheiten der Nieren	1	—	—	1	2	1	—	—
Krankheiten der Blase .	—	1	—	3	3	—	1	1
Krankh.d.Geschlechtsorg.	11	13	11	20	7	6	2	—
Krkh. d. Bewegungsorg.								
Rheumatismus	10	23	10	25	26	5	9	—
Entzündl. Affectionen der Knochen und Gelenke	4	8	7	10	4	2	5	1
Knochenbruch	3	—	—	—	1	—	—	—
Verrenkung	—	1	—	1	—	1	—	—
Contusion.	6	2	1	5	4	—	2	—
Sonstige Krankheiten der Bewegungsorgane . .	4	—	—	—	2	1	1	—
Krankheiten der Haut.								
Entzündl.Hautaffectionen	5	1	1	3	—	—	2	—
Chron. Hautausschläge .	5	4	5	6	4	1	2	—
Krätze	1	—	—	1	3	—	—	—
Abscesse	1	3	1	—	6	—	1	—
Geschwüre	6	5	1	1	3	5	7	1
Wunden	3	3	1	3	2	1	3	—
Krkh. d. Sinnesorgane.								
Krankheiten der Augen .	5	—	2	1	1	—	—	2
Krankheiten der Ohren .	—	—	1	1	—	—	—	—
Nicht krank gewesen . .	13	15	26	—	—	—	—	—
	319	231	171	237	308	74	182	10

District								Zsm.	Krankheiten.
IX.	X.	XI.	XII.	XIII.	XIV.	XV.	XVI.		
									Krkh. d. Athmungsorg.
1	11	20	24	18	31	38	31	388	Bronchitis, Catarrhus.
1	1	2	5	2	10	12	7	59	Pneumonia.
—	9	11	11	18	25	15	19	237	Phthisis pulmonum.
—	—	—	—	—	1	1	—	3	Laryngismus stridulus.
—	—	—	—	—	1	1	—	5	Laryngitis crouposa.
1	5	5	—	2	5	6	5	63	Angina.
—	—	—	—	2	—	—	—	22	Asthma.
1	5	2	2	—	—	2	—	17	{ Sonstige Krankheiten der Athmungsorgane.
—	2	2	—	1	—	1	2	19	Rippenfellentzündung.
									Krkh.d.Verdauungsorg.
—	8	7	6	5	12	17	14	116	Catarrhus gastro-intestin.
—	—	—	—	—	1	—	—	9	Atrophia.
1	1	—	5	11	14	10	12	112	Gastricismus.
—	—	1	2	6	2	2	2	27	Hernia.
—	—	—	—	—	1	1		3	Helminthiasis.
1	1	2	5	10	3	5	5	55	{ Sonstige Krankheiten des Darmtractus.
—	—	—	—	—	3	2	—	11	Krankheitn. d.Bauchfells.
—	1	—	2	1	5	2	1	12	Krankheiten der Leber.
									Krankheiten der Harn-u.Geschlechtsorgane.
1	1	2	2	2	1	1	—	15	Krankheiten der Nieren
—	—	—	1	1	3	1	—	15	Krankheiten der Blase.
3	2	3	3	11	13	14	9	128	Krankh.d.Geschlechtsorg.
									Krkh.d.Bewegungsorg.
2	6	7	18	16	10	8	22	197	Rheumatismus.
1	5	2	2	6	5	6	6	74	{ Entzündl. Affectionen der Knochen und Gelenke.
—	1	1	3	1	2	4	—	16	Knochenbruch.
—	1	1	—	—	—	—	—	5	Verrenkung.
—	—	2	1	1	—	1	2	27	Contusion.
—	—	—	1	1	3	3	1	17	{ Sonstige Krankheiten der Bewegungsorgane.
									Krankheiten der Haut.
—	—	2	4	2	5	—	2	27	Entzündl.Hautaffectionen.
—	—	1	3	4	12	7	6	60	Chron. Hautausschläge.
—	—	1	—	6	2	—	2	16	Krätze.
—	—	—	3	3	2	2	1	23	Abscesse.
1	4	2	8	2	1	3	1	51	Geschwüre.
—	—	—	2	—	6	2	1	27	Wunden.
									Krkh. d. Sinnesorgane.
—	1	3	—	1	11	4	3	34	Krankheiten der Augen.
—	1	—	—	—	1	2	3	9	Krankheiten der Ohren.
—	—	—	2	4	1	1	—	62	**Nicht krank gewesen.**
22	85	108	191	202	261	253	239	2893	

Aus vorstehenden Tabellen ist ersichtlich, welche Arten von Krankheiten die Armenärzte beschäftigen. Von den 2805 Kranken (bei Ausschluss der 26 an Altersschwäche Leidenden und der 62 vom Arzt als nicht krank Befundenen) haben gelitten an

Infectionskrankheiten	407 =	14·5 %
Allgemeinkrankheiten	298 =	10·6 »
Krankheiten des Nervensystems . . .	146 =	5·2 »
» » Gefässsystems . . . ·	55 =	2·0 »
der Athmungsorgane . .	813 =	29·0 »
» Verdauungsorgane . .	345 =	12·3 »
» Harn- und Geschl.-Org.	158 =	5·6 »
» Bewegungsorgane . .	336 =	12·0 »
» Haut	204 =	7·3 »
» Sinnesorgane . . .	43 =	1·5 »
	2805 =	100·0 %

Unter den Infectionskrankheiten nahm in diesem Jahr Influenza mit 157 Kranken die erste Stelle ein, dann kamen die acuten Exantheme der Kinder. An Masern, die im Frühjahr 1889 noch epidemisch herrschten, wurden 115 Kinder behandelt, an Diphtherie 45, an Scharlach 21, ferner kamen 26 Kinder mit Keuchhusten zur Behandlung, 7 Personen mit Typhus, 15 mit acutem Gelenkrheumatismus und 17 mit Erysipel.

Unter den Allgemeinkrankheiten nimmt Scrophulose und Rhachitis mit 43 Fällen eine hervorragende Stelle ein, sehr gross ist auch die Zahl der an Blutleere Leidenden, 163, darunter 155 Frauen, während 21 Mädchen und Frauen, an Bleichsucht leidend, zur Behandlung kamen. Von 35 an Syphilis Erkrankten wurden 17 in das städtische Krankenhaus eingewiesen.

Unter den Localerkrankungen kommen natürlich in erster Linie die Krankheiten der Athmungsorgane, und hier, fast die Hälfte aller Krankheiten dieser Classe ausmachend, Catarrhe der Luftwege, an der 388 Personen, 13·4% aller in Behandlung Gekommenen litten, und Lungenschwindsucht, mit 237 = 8·2% aller Erkrankten. Besonders häufig waren dann noch Magen- und Darmcatarrh und Gastricismus mit 237, Muskelrheumatismus mit 197 vertreten.

Ueber die Zahl der von den Armenärzten in den einzelnen Districten gemachten Besuche und über die dem Armenamt durch den einzelnen Kranken erwachsenen Kosten gibt die gegenüberstehende Tabelle Aufschluss:

Allgemeine Uebersicht der Thätigkeit der Armenärzte im Rechnungsjahr 1889—90.

Armen-District.	Zahl der behandelten Kranken.	Zahl der: Besuche im Hause des Kranken.	Consultat. im Hause des Arztes.	Besuche u. Consultat. zusammen. 3 C. = 1 B.	Ausgaben für: Medicamente M.	Pf.	Bandagen, chirur. Behandlung etc. M.	Pf.	Zusammen. M.	Pf.	Ausgaben per Kopf der Behandelten: für ärztl. Behandlung M.	Pf.	für Arzneien M.	Pf.	für Bandagen, chir. Behandlung etc. M.	Pf.	Zusammen. M.	Pf.
I.	319	1333	949	1699	339	35	75	50	414	85	3	14	1	6	—	24	4	44
II.	281	604	358	723	132	98	43	50	176	48	2	49	—	58	—	19	3	26
III.	171	306	215	378	65	95	16	50	82	45	2	49	—	39	—	10	2	98
IV.	287	438	889	718	528	50	49	—	572	50	8	22	2	82	—	21	5	64
V.	308	523	912	827	868	25	49	50	917	75	2	—	2	82	—	16	4	98
VI.	74	121	305	223	190	64	28	—	218	64	3	22	2	58	—	88	6	18
VII.	182	478	711	715	666	30	44	70	711	—	2	—	3	66	—	25	5	91
VIII.	10	7	55	25	41	09	—	—	41	09	2	—	4	11	—	—	6	11
IX.	22	48	107	84	46	84	55	—	101	84	4	65	2	13	2	50*)	9	28
X.	85	262	221	336	154	79	59	70	214	49	4	65	1	82	—	70	7	17
XI.	108	494	320	601	319	54	44	50	364	04	4	65	2	96	—	41	8	02
XII.	191	543	596	742	271	29	31	50	302	79	5	29	1	42	—	17	6	88
XIII.	202	742	628	951	381	19	58	50	384	69	4	97	1	64	—	26	6	87
XIV.	261	1748	1608	2284	870	87	46	13	916	50	2	66	3	33	—	18	6	17
XV.	253	1988	1495	2436	857	80	95	87	952	67	2	66	3	89	—	38	6	43
XVI.	239	1240	1450	1723	714	72	40	85	755	57	2	66	2	99	—	17	5	82
	2898	10875	10769	14465	6894	10	733	25	7127	85	3	11	2	21	—	25	5	57

*) Ein künstliches Bein zu 55 Mark.

Aus vorstehender Tabelle ist ersichtlich, dass im Durchschnitt jeder der 2893 den Armenärzten zur Behandlung Zugewiesenen 5·57 M. Kosten verursacht hat, die sich zusammensetzen aus 3·11 M. Honorar für den Armenarzt, 2·21 M. für Arzneien und 0·25 M. für Bandagen etc. und chirurgische Hülfeleistung. Diese einzelnen Posten gestalteten sich in den verschiedenen Districten sehr verschieden: der Armenarzt erhielt am meisten im XII. District (Sachsenhausen) 5·29 M. für jeden Kranken, am wenigsten, 2·00 M., im V., VII. und VIII. District. An Arzneien schwanken die Ausgaben zwischen 4·11 M. für den Kranken im VIII. District und 0·39 M. in dem III. District. Die Kosten für Bandagen etc. und chirurgische Hülfeleistung zeigten, wenn man die 55 M. für einen Stelzfuss im IX. District ausser Berechnung lässt, in den übrigen Districten Unterschiede von 0·10 M. bis 0·70 M. für einen Kranken.

Zum Schluss möge noch ein Vergleich der diesjährigen Verpflegten, der Verpflegungstage und Verpflegungskosten mit den beiden Vorjahren zugefügt werden.

Es betrugen:

	1887/88	1888/89	1889/90
Die Zahl der zugewiesenen Kranken	3 325	2 838	2 893
» » » einzelnen Besuche .	10 238	11 615	10 875
» » » Consultationen . . .	10 655	12 215	10 769

Die Ausgaben betrugen:

für die Armenärzte	9 000·00 M.	9 000·00 M.	9 000·00 M.
» Arzneien und Bandagen . .	7 661·91 »	7 762·78 »	7 127·35 »
zusammen per Kopf	5·01 »	5·90 »	5·57 »

Das Jahr 1888/89 hatte gegen sein Vorjahr eine sehr beträchtliche Abnahme der Zahl der Kranken und zwar um 487 = 14·6%, aber eine Zunahme der Kurkosten um 89 Pf. = 17·8% pro Kopf. Das Jahr 1889/90 zeigt eine nur sehr mässige Zunahme der Zahl der Erkrankten um 55 = 2·0%, aber eine Abnahme der Kurkosten für den einzelnen Kranken um 0·33 M. = 5·6%.

2. Bericht über die im Stadtkreis Frankfurt a. M. im Jahre 1889 vollzogenen Impfungen.

Nach den Akten des Kgl. Polizei-Präsidiums zusammengestellt

von

Stadtarzt Dr. A. SPIESS.

1. Impfung.

Die Zahl der im Stadtkreis Frankfurt im Jahre 1889 zur Erstimpfung vorzustellenden Kinder betrug einschliesslich 1141 im Laufe des Jahres ungeimpft zugezogener impfpflichtiger Kinder 6349. Von diesen sind im Laufe des Jahres 353 ungeimpft gestorben, 773 ungeimpft nach Auswärts verzogen und 13 waren bereits im Vorjahr mit Erfolg geimpft worden. Es blieben somit für 1889 impfpflichtig: 5210 Kinder.

Von diesen 5210 impfpflichtigen Kindern sind

geimpft	3719 =	71·4%
blieben somit ungeimpft	1491 =	28·6%
	5210	

Von den 3719 geimpften Kindern wurden

mit Erfolg geimpft	3538 =	95·1%
ohne Erfolg geimpft	181 =	4·9%
	3719	

und zwar wurden

	in öffentlichen Terminen	privatim
mit Erfolg geimpft . .	1305 = 95·8%	2233 = 94·7%
ohne Erfolg geimpft .	57 = 4·2%	124 = 5·3%
	1362	2357

Von den 1491 ungeimpft gebliebenen Kindern wurden nicht geimpft

auf Grund ärztlichen Zeugnisses	1199 =	80·4%
vorschriftswidrig der Impfung entzogen .	292 =	19·6%
	1491	

Von den 5210 impfpflichtigen Kindern wurden der Impfung entzogen: 1491 = 28·6%.

Gegen die beiden Vorjahre stellen sich die diesjährigen Ergebnisse wie folgt. Es waren von allen Impfpflichtigen

geimpft	1887		1888		1889	
mit Erfolg	61·2%	} 66·4%	58·7%	} 64·9%	67·9%	} 71·4%
ohne Erfolg	5·2%		6·2%		3·5%	
nicht geimpft						
auf Grund ärztlichen Zeugnisses	24·7%	} 33·6%	25·6%	} 35·1%	23·0%	} 28·6%
vorschriftswidrig entzogen. . .	8·9%		9·5%		5·6%	

· Hiernach stellt sich das Jahr 1889 darin günstiger als die Vorjahre, dass die Zahl der Geimpften, die im Jahr 1887 66·4%, im Jahr 1888 sogar nur 64·9% aller Impfpflichtigen betragen hatte, im abgelaufenen Jahr auf 71·4% gestiegen ist und dass die Zahl der der Impfung vorschriftswidrig Entzogenen von 8·9% und 9·5% in den beiden Vorjahren auf 5·6% im Jahre 1889 heruntergegangen ist.

Als Impflymphe wurde fast ausnahmslos Thierlymphe angewandt: von den 3719 vorgenommenen Impfungen wurden 3704 mit Thierlymphe und nur 15 = 0·4% mit Menschenlymphe ausgeführt, letztere ausschliesslich bei Privatimpfungen.

2. Schulimpfung (Revaccination).

Die Zahl der im Jahre 1889 revaccinationspflichtigen Kinder im Stadtkreis Frankfurt betrug 4151.

Von diesen 4151 revaccinationspflichtigen Kindern sind

revaccinirt . . . . 3619 = 87·2%
blieben somit unrevaccinirt. . . . . . 532 = 12·8%
                                    4151

Von den 3619 revaccinirten Kindern wurden

mit Erfolg revaccinirt. . . . . . . 2539 = 70·2%
ohne Erfolg revaccinirt . . . . . . 1080 = 29·8%
                                  3619

und zwar wurden

	in öffentlichen Terminen	privatim
mit Erfolg revaccinirt .	2291 = 70·5%	248 = 67·2%
ohne Erfolg revaccinirt.	959 = 29·5%	121 = 32·8%
	3250	369

Von den 532 unrevaccinirt gebliebenen Schulkindern wurden nicht revaccinirt

auf Grund ärztlichen Zeugnisses . . . . 109 = 20·5%
wegen Aufhörens des Schulbesuchs . . . 28 = 5·3%
weil nicht aufzufinden . . . . 16 = 3·0%
vorschriftswidrig der Impfung entzogen. . 379 = 71·2%
                                       532

Von den 4151 revaccinationspflichtigen Kindern wurden der Revaccination entzogen: 532 = 12·8%.

Gegen die beiden Vorjahre stellten sich die diesjährigen Ergebnisse wie folgt: Es waren von allen Revaccinationspflichtigen revaccinirt.

	1887	1888	1889
mit Erfolg	59·1% } 74·6%	59·2% } 87·2%	61·2% } 87·2%
ohne Erfolg	15·5%	28·0%	26·0%
nicht revaccinirt			
auf Grund ärztlicher Zeugnisse . .	2·2% } 25·4%	2·7% } 12·8%	2·6% } 12·8%
wegen Aufhörens des Schulbesuchs .	2·0%	0·9%	1·1%
vorschriftswidrig entzogen	21·2%	9·2%	9·1%

Aehnlich wie bei den Impfungen zeigt auch die Zahl der vorgenommenen Revaccinationen eine Steigerung in den letzten Jahren: während noch 1887 nur 74·6% aller revaccinationspflichtigen Schulkinder wiedergeimpft wurden, betrug deren Zahl in den beiden letzten Jahren 87·2% und die Zahl der der Wiederimpfung vorschriftswidrig Entzogenen ist von 21·2% im Jahr 1887 auf 9·2% und 9·1% in den beiden letzten Jahren heruntergegangen. Dagegen zeigte schon das Vorjahr eine beträchtliche Steigerung der ohne Erfolg ausgeführten Revaccinationen und hierin zeigte das Jahr 1889 auch nur einen geringen Rückgang von 28·0% im Jahr 1888 auf 26·0%.

Als Impflymphe wurde auch bei den Revaccinationen, fast in allen Fällen Thierlymphe verwandt: von den 3619 vorgenommenen Revaccinationen wurden 3608 mit Thierlymphe und nur 11 = 0·3% mit Menschenlymphe ausgeführt, letztere ausschliesslich bei Privatimpfungen.

3. Bericht über die im Landkreis Frankfurt a. M. im Jahre 1889 vollzogenen Impfungen.

Nach den Akten des Kgl. Polizei-Präsidiums

von dem

Kgl. Kreisphysikus Dr. KLINGELHÖFFER.

1. Erstimpfung.

Die Zahl der im Landkreis zur Erstimpfung vorzustellenden Kinder betrug bei einer Gesammtbevölkerung (der Volkszählung von 1885) von 47 165 Seelen einschliesslich 162 ungeimpft zugezogenen Kindern 2036. Von diesen sind im Berichtsjahr 99 Kinder ungeimpft verstorben und 163 vor der Impfung verzogen, 35 waren bereits im Vorjahr mit Erfolg geimpft worden. Es blieben somit pro 1889 impfpflichtig 1739.

Von den 1739 Kindern wurden

geimpft	1349 = 77·5 %
es blieben ungeimpft	390 = 22·5 %

Von diesen 1349 Kindern wurden

mit Erfolg geimpft	1254 = 92·9 %
ohne Erfolg geimpft	95 = 7·1 %

Von diesen 1349 Kindern wurden

	öffentlich	privatim
mit Erfolg geimpft . . .	964 = 92·0 %	290 = 96·0 %
ohne Erfolg geimpft . . .	83 = 8·0 %	12 = 4·0 %
	1047	302

Von den 390 ungeimpft gebliebenen Kindern wurden nicht geimpft

auf Grund ärztlichen Zeugnisses . . .	336 = 86·1 %
weil nicht aufzufinden	7 = 1·9 %
vorschriftswidrig der Impfung entzogen . .	47 = 12·0 %

Von den 1739 impfpflichtigen Kindern des Landkreises wurden der Impfung entzogen 390 = 22·5 %.

Gegen das Vorjahr stellen sich die diesjährigen Ergebnisse
geimpft: 1888   1889
geimpft mit Erfolg . . . . 1417 } 79·5%   1254 } 77·5%
geimpft ohne Erfolg . · . . . . 44 | 95 |
    nicht geimpft:
nicht geimpft auf Grund ärztlichen Zeugnisses 299 } 20·5% 336 } 22·5%
vorschriftswidrig der Impfung entzogen . . . 76 | 54 |

Der Procentsatz der geimpften Kinder zu den ungeimpft gebliebenen ist etwas kleiner wie im Vorjahr, auch sind die positiven
Erfolge nicht ganz so zahlreich wie im Jahr 1888, immerhin sind
dieselben noch als sehr günstig zu bezeichnen. Die Zahl der vorschriftswidrig der Impfung entzogenen Kinder hat nicht unerheblich
im letzten Jahr abgenommen. Die ersten Impfungen fanden am
22. Mai, die letzten am 27. November statt. In Niederrad und
Oberrad wurden wegen epidemischen Auftretens von Scharlach und
Masern die Impfungen auf den Herbst verschoben. Die Lymphe
stammte fast durchgehends aus der Kgl. Provinzialimpfanstalt zu Cassel
und war animale Glycerinlymphe. Todesfälle in Folge der Impfung
oder irgend ernstere Erkrankungen wurden von keiner Seite gemeldet.

2. Schulimpfung.

Im Landkreis verblieben im Jahre 1889 nach Abzug der im
Laufe des Jahres verstorbenen, verzogenen und gesetzlich befreiten
Schulkinder 1305 übrig.

Von den 1305 revaccinationspflichtigen Schulkindern sind
    revaccinirt . . . . 1260 = 96·5%
    es wurden nicht revaccinirt . . . . . 45 = 3·5%
Von den 1260 Schulkindern wurden revaccinirt
    mit Erfolg . . . . 1095 = 86·8%
    ohne Erfolg . . . . 165 = 13·2%
Von den 1260 revaccinirten Kindern wurden revaccinirt

	in öffentlichen Terminen	privatim
mit Erfolg	1062 = 86·6%	33 = 97·0%
ohne Erfolg	164 = 13·4%	1 = 3·0%
	1226	34

Von den 45 nicht revaccinirten Kindern wurden nicht revaccinirt
    auf Grund ärztlichen Zeugnisses . . . . 22 = 48·8%
    wegen Aufhören des Schulbesuches . .   3 = 6·8%
    vorschriftswidrig entzogen . . . . . . 20 = 44·4%
Von den 1305 revaccinationspflichtigen Schulkindern wurden
der Revaccination entzogen
    auf Grund ärztlichen Zeugnisses . . . . 22 = 1·7%
    wegen Aufhören des Schulbesuches . . .   3 = 0·2%
    vorschriftswidrig entzogen . . . . . . 25 = 1·5%

Gegen das Vorjahr stellen sich die Ergebnisse wie folgt: Es
waren von allen Revaccinationspflichtigen

	1888		1889	
revaccinirt				
mit Erfolg.	85·0%	} 93·7%	83·9%	} 96·5%
ohne Erfolg	8·7%		12·6%	
nicht revaccinirt				
auf Grund ärztl. Zeugnisses . . .	3·3%		1·7%	
wegen Aufhören des Schulbesuchs .	0·4%	} 6·2%	0·2%	} 3·5%
vorschriftswidrig entzogen	2·5%		1·6%	

Auch in diesem Jahr hat die Revaccination an Ausdehnung
erheblich gewonnen und umfasst nunmehr 96·5%. Die Zahl der
ungeimpft gebliebenen Schulkinder ist auf 3·5% angelangt, die vor-
schriftswidrige Entziehung kommt kaum noch in Betracht, sie beträgt nur noch 1·6%. Die Zahl der öffentlichen Impfungen gegenüber den privaten ist sehr gewachsen, es beträgt die letztere nur
noch ca 3%. Andererseits sind die erfolgreichen Impfungen nicht
ganz so zahlreich wie im Vorjahr und findet sich hier dasselbe Ergebniss wie bei der Erstimpfung.

Die verwandte Lymphe stammte auch hier ausschliesslich aus
der Kgl. Impfanstalt zu Cassel; von irgend einer nennenswerthen
Impfschädigung ist nichts bekannt geworden.

Vierter Theil.

Leistungen der Hospitäler.

I. Städtische Hospitäler.

1. Das städtische Krankenhaus.

A. Allgemeiner Theil.
Verwaltungs-Bericht,
erstattet vom Krankenhaus-Verwalter B. MULOT.

Grössere bauliche Aenderungen und Neubauten sind in dem Berichtsjahre nicht zur Ausführung gekommen.

Der mit der Aenderung der Transporteinrichtungen nothwendige und noch vor Ablauf des Etatsjahres durch die städtischen Behörden bewilligte Neubau eines Pferdestalles nebst Wagenremisen etc. kommt erst im nächsten Jahre zur Ausführung und werden wir darüber im nächsten Jahre berichten.

In sämmtlichen von Kranken benutzten und denselben zugänglichen Räumlichkeiten haben wir, veranlasst durch die Cornet'schen Untersuchungen über die Tuberculose, anstatt der seither in Gebrauch befindlichen Sandspucknäpfe Spuckgläser in geeigneter Weise angebracht.

Dieselben sind mit Wasser gefüllt, werden täglich entleert und gründlich gereinigt, auch ist für die Folge wöchentlich zweimalige Sterilisation derselben in dem Desinfectionsapparat der Anstalt in Aussicht genommen. Diese Maassregel kann nach den hier gemachten Erfahrungen als zweck- und den Forderungen der Hygiene entsprechend bezeichnet werden, auch ist der äussere Eindruck, den die neu getroffene Einrichtung macht, ein bei Weitem günstigerer als bei der alten.

Im weiteren Verfolg der oben angedeuteten Untersuchungen
wurde jede Krankenabtheilung mit einer entsprechenden Anzahl der
von Sanitätsrath Dr. Dettweiler angegebenen »Taschenfläschchen für
Hustende« versehen und dem Wartepersonal zur Pflicht gemacht, die
Benutzung derselben durch diejenigen Kranken, welche nicht bettlägerig sind und den Garten besuchen, zu veranlassen und zu über-
wachen.

Die in der Natur der Sache liegende Schwierigkeit der Controle,
wie die hier beobachtete Thatsache, dass das Taschenfläschchen von
allen Kranken nur sehr ungern und nur unter Zwang getragen wird
(ob auch benutzt, ist noch viel schwieriger zu controliren), lassen
den Nutzen dieser Maassregel sehr problematisch erscheinen.

In der Kochküche wurde ein Bierpressionsapparat aufgestellt.
Der Ausschank des in der Anstalt consumirten Bieres geschieht seit
October 1889 vermittelst dieses Apparates durch flüssige Kohlen-
säure. Diese Einrichtung kann zur Nachahmung warm empfohlen
werden, das Bier kommt besser und frischer, als dies bei Flaschen-
bier der Fall ist, zur Vertheilung, dieselbe gestaltet sich bei Weitem
einfacher und die Kosten sind geringer. Der ganze Apparat wird
von jeder grösseren Brauerei kostenlos zur Benutzung gestellt, ohne
dass eine bindende Zusage für eine auf einen bestimmten Zeitraum
laufende Lieferung gegeben werden muss.

Die Waschküche wurde durch Aufstellung eines Dampfkochfasses,
wie solche in dem städtischen Krankenhause Moabit zu Berlin, nach
den Angaben des Verwaltungsdirectors Merke verfertigt, sich im Gebrauch befinden, vervollkommnet.

Statistik.

Uebersicht der Krankenbewegung im Jahre 1889/90.

Bestand am 1. April 1889.		Auf- genommen 1889/90.		Summa.		Abgang						Verblieben am 1. April 1890.	
						Geheilt.		Gebessert o. ungeheilt.		Gestorben.			
M.	W.	M.	W.	M.	W.	M.	W.	M.	W.	M.	W.	M.	W.
74	58	985	642	1059	700	756	512	145	68	95	63	68	57
132		1627		1759		1268		213		158		120	
1759								1759					

Die Zahl der in dem Berichtsjahre behandelten Kranken betrug 1759 gegen 1598 im Vorjahre und 1592 im Jahre 1887/88.

Die Zahl der verpflegten Kranken ist sonach gegen das Vorjahr um 161 in die Höhe gegangen. Die Steigerung der Krankenzahl ist veranlasst worden durch die im December des vorigen Jahres aufgetretene Influenza-Epidemie, sie würde eine erheblich höhere sein, wenn nicht z. Z. des Auftretens der Epidemie das Krankenhaus mit einer grossen Zahl chronischer Kranken belegt gewesen wäre. Wir waren während der Epidemie zum ersten Male genöthigt, alle vorhandenen Räumlichkeiten, auch das bisher noch unbenutzte für Blatternkranke reservirte Gebäude und sämmtliche Räume des Isolirhauses zur Belegung heranzuziehen.

Um dem ersten Ansturm begegnen zu können, verlegten wir die im oberen Stock des Isolirhauses gebetteten Schwindsüchtigen in die neu hergestellte Abtheilung für Wohnungslose und die Krankenabtheilungen des Armenhauses.

Das abgelaufene Etatjahr hat durch den, abgesehen von der Influenza-Epidemie, ohnehin sehr hohen Krankenstand den Beweis geliefert, dass die vorhandene Bettenzahl nicht mehr ausreicht und dass innerhalb kurzer Frist an die Vermehrung derselben gedacht werden muss.

Von den zur Behandlung gekommenen 1759 Kranken entfallen 1459 = 82·9 % gegen 85·4 % im Vorjahre und 79·9 % im Jahre 1887/88 auf die medicinische Abtheilung und von diesen wurden verpflegt

	1889/90		1888/89	
	Männer	Frauen	Männer	Frauen
1. wegen innerer Erkrankungen	388	275	325	270
2. » Syphilis und anderen Genitalleiden	193	305	187	245
3. » Krätze	272	26	318	19
	853	606	830	534
zusammen . .	1459		1364	

Auf der chirurgischen Abtheilung wurden 300 = 17 % aller behandelten Kranken gegen 14·6 % im Vorjahre und 20·1 % im Jahre 1887/88 behandelt. Die Zahl der auf dieser Abtheilung behandelten Kranken ist also gegen das Vorjahr um 2·4 % gestiegen.

Von den auf der inneren Abtheilung behandelten 1459 Kranken
waren:

787 oder 54% aller auf d. inneren Abtheil. behandelt. Kranken Männer
552 »   37·8% »   »   »   »   »   »   » Weiber
 66 »   4·5% »   »   »   »   » Knaben
 54 »   3·7% »   »   »   »   » Mädchen
————
1459

Von den auf der äusseren Abtheilung behandelten 300 Kranken
waren:

167 od. 55·7% aller auf d. äusseren Abtheil. behandelt. Kranken Männer
 66 »   22% »   »   »   »   »   »   » Weiber
 39 »   13% »   »   »   »   » Knaben
 28 »   9·3% »   »   »   »   » Mädchen
————
300

Die Aufnahme der einzelnen Monate, der Zahl nach zusammengestellt, ergibt folgendes Resultat:

Die meisten Aufnahmen fanden statt:

		Kranke	
im Monat Januar 1890, es wurden aufgenommen		242 = 14%	d. Gesammt-aufnahme
es folgt alsdann der Monat April 1889 mit		154 = 9·4%	»
und der Monat December 1889 mit . . .		141 = 8·7%	»
im Monat November 1889 wurden aufgenommen		138 = 8·5%	»
» » Februar 1890 »	»	130 = 8%	»
» » März 1890 »	»	128 = 7·9%	»
» » September 1890 »	»	126 = 7·7%	»
» » Juli 1890 »	»	121 = 7·4%	»
» » October 1890 »	»	116 = 7·1%	»
» » August 1890 »	»	115 = 7·1%	»
» » Juni 1890 »	»	112 = 6·9%	»
» » Mai 1890 »	»	104 = 3·4%	»

Die meisten Aufnahmen 242 = 14% aller Aufgenommenen fallen
in den Monat Januar 1890, und in diesem Berichtsjahr fast sämmtlich
auf die Wintermonate, eine Ausnahme macht nur der Monat October,
welcher mit 116 Aufnahmen die viertletzte Stelle einnimmt.

Die Differenz zwischen der höchsten und niedrigsten Zahl der
innerhalb eines Monats aufgenommenen Kranken betrug 138 gegen
56 im Vorjahre, die Durchschnittsaufnahme pro Tag betrug 4·5
gegen 4 im Vorjahre.

Im Berichtsjahre wurden auf eigene Kosten theils zu M. 2·20, theils zu M. 4·30 129 Kranke = 7·3% gegen 107 = 6·7% aller Behandelten verpflegt.

Es entfallen hiervon:

auf die innere Abtheilung 37 = 2·5% aller auf dieser Abtheilung behandelten Kranken und

> > äussere > 92 = 30·7% aller auf dieser Abtheilung behandelten Kranken

129 = 7·3% aller Kranken.

Von den behandelten 1759 Kranken wurden geheilt und gebessert entlassen 1481 = 84·2%, es ist sonach gegen das Vorjahr der Procentsatz der geheilt bezw. gebessert Entlassenen um 1·5% gestiegen.

Die geheilten bezw. gebesserten Kranken vertheilen sich auf die einzelnen Abtheilungen.

Von der inneren Abtheilung wurden entlassen 1251 = 85·7% aller auf der inneren Abtheilung behandelten Kranken.

Von der äusseren Abtheilung wurden entlassen 230 = 76·7% aller auf der äusseren Abtheilung behandelten Kranken.

Der günstige Procentsatz der inneren Abtheilung erklärt sich aus der grossen Zahl der auf derselben behandelten Krätzkranken (298), welche sämmtlich wieder zur Entlassung kamen. Im täglichen Durchschnitt wurden 4·1 Kranke entlassen.

Auch in dem abgelaufenen Berichtsjahre ist eine grosse Zahl der eingewiesenen Kranken nach kurzem Aufenthalt, oft sogar schon auf dem Transport nach dem Krankenhause verstorben. Aus diesem Umstand erhellt, dass viele Kranke im letzten Stadium ihrer Erkrankung nach dem Krankenhause verbracht werden, häufig wohl geschieht dies von den Angehörigen derselben oder den den Erkrankten nahestehenden Personen, um den mit einem Sterbefall verknüpften Weitläufigkeiten aus dem Wege zu gehen.

Es starb. am 1. Tage ihres Krankenhausaufenthalt. 18 = 11·4% d. Verstorb.
> > > 2. > > > > 10 = 6·3% > >
> > > 3. > > > > 7 = 4·4% > >
> > > 4. > > > > 14 = 8·8% > >
> > > 5. > > > > 8 = 5·1% > >
> > > 6. > > > > 3 = 2% > >

zusammen 60 = 38% > >

innerhalb der ersten 6 Tage ihres Krankenhausaufenthaltes.

Es starben 9% aller behandelten Kranken, derselbe Procentsatz wie im Vorjahre.

Von den Verstorbenen gehörten an:

Der inneren Abtheilung 119=8·2%/o aller auf dieser Abtheilung behandelten Kranken,

» äusseren   »   39=13%/o   » auf dieser Abtheilung behandelten Kranken.

Der Sterblichkeitsprocentsatz der inneren Abtheilung ist genau derselbe wie im Vorjahre, während der der äusseren Abtheilung 0·7%/o niedriger ist.

Uebersicht über die Verpflegungstage in den einzelnen

		Innere Ab																	
	Innere Kranke						Geschlechtskranke						Stat. behandelte Krätzkranke						Ambul.
	männliche			weibliche			männliche			weibliche			männliche			weiblich.			männ
nate	Männer	Kinder	Zusammen	Weiber	Kinder	Zusammen	Männer	Kinder	Zusammen	Weiber	Kinder	Zusammen	Männer	Kinder	Zusammen	Weiber	Kinder	Zusammen	Männer	Kinder
	1093	162	1255	761	20	781	493	—	493	598	25	623	84	—	84	5	—	5	15	—
	931	101	1035	650	76	726	504	—	504	512	17	529	33	—	33	6	—	6	2	—
	838	127	965	727	104	831	182	—	182	426	—	426	27	—	27	4	—	4	2	—
	924	125	1049	770	169	939	343	—	343	572	—	572	31	6	37	5	12	17	4	—
	959	29	988	791	137	928	304	—	304	634	—	634	47	—	47	5	—	5	7	—
	922	59	981	598	120	718	234	—	234	859	—	859	33	—	33	—	—	—	4	—
	1025	37	1062	667	68	735	372	—	372	660	—	660	31	—	31	—	8	8	9	—
	1063	38	1101	703	66	769	444	—	444	541	24	565	55	4	59	4	12	16	9	—
	1024	27	1051	649	84	733	491	—	491	750	20	770	52	—	52	—	—	—	4	2
	1573	56	1629	942	31	973	310	—	310	626	24	650	134	—	134	18	—	18	12	1
	1545	43	1588	930	31	961	397	—	397	846	—	846	106	1	107	10	—	10	3	—
	1498	92	1590	1017	74	1091	586	—	586	703	—	703	107	3	110	4	—	4	7	—
	14294	9205	980	10185	1660	—	1660	7727	110	7837	740	14	754	61	32	93	78	3		

Es starben 67 Männer = 7% aller behandelten Männer,
 »   » 51 Weiber = 8·3% »   » Weiber,
 »   » 40 Kinder = 21·4% »   » Kinder,
 _____
 158 Verstorbene = 9% aller Behandelten.

Die meisten Todesfälle kamen im Monat April 1889 vor (24),
die wenigsten im Monat Juli 1889 (7).

Die tägliche Durchschnittsziffer der Verstorbenen beträgt in dem
Berichtsjahre 0·44% gegen 0·39% im Vorjahre.

...aten und auf den einzelnen Abtheilungen.

...eilung						Ge-sammt-zahl	Im Durchschnitt pro Tag	Aeussere Abtheilung								Gesammtzahl aller Verpflegungstage	Im Durchschnitt pro Tag
zur Beobachtung eingewies. Kranke								männliche Kranke			weibliche Kranke			Gesammtzahl	Im Durchschnitt pr. Tg.		
männliche			weibl.														
Männer	Kinder	Zusammen	Weiber	Kinder	Zusammen			Männer	Kinder	Zusammen	Weiber	Kinder	Zusammen				
—	—	—	—	—	—	3256	108·53	406	175	581	178	116	289	870	29·—	4126	137·53
—	—	—	—	—	—	2835	91·46	385	178	513	279	106	385	898	28·96	3733	120·42
160	160	—	37	37	—	2634	87·80	368	120	488	389	125	514	1002	33·40	3636	121·20
146	146	—	44	44	—	3151	101·64	410	106	516	309	99	408	924	29·80	4075	131·45
14	14	—	15	15	—	2942	94·90	397	67	464	260	132	392	856	27·61	3798	122·51
—	—	—	—	—	—	2829	94·30	360	102	462	280	170	450	912	30·40	3741	124·70
1	—	—	—	—	—	2878	92·84	467	157	624	323	220	543	1167	37·64	4045	130·48
—	—	—	—	—	—	2963	98·77	415	97	512	306	197	503	1015	33·83	3978	132·60
1	—	—	—	—	—	3104	100·13	435	40	475	337	161	498	973	31·39	4077	131·51
1	—	—	—	—	—	3728	120·26	465	72	537	364	141	505	1042	33·61	4770	153·87
—	—	—	—	—	—	3912	139·71	432	89	521	292	130	422	943	33·67	4855	179·39
—	—	—	—	—	—	4091	131·97	501	53	554	378	69	447	1001	32·29	5092	164·25
3 — 320	320	—	96	96	—	38323	104·99	4991	1256	6247	3690	1666	5356	11603	31·79	49926	136·78

Die in dem Berichtsjahre behandelten 1759 Kranken verbrauchten insgesammt 49,926 Verpflegungstage, hiervon entfallen auf die verpflegten

954	Männer	23 867	Verpflegungstage
618	Weiber	20 684	»
105	Knaben	2 489	
82	Mädchen	2 886	»
zusammen 1759	Kranke mit	49 926	Verpflegungstagen.

Die Verpflegungstage vertheilen sich auf die Geschlechter, grösseren Krankheitsgruppen und einzelnen Abtheilungen wie folgt:

	Zahl der Kranken	Verpflegungs- tage	Durchschnittl. Verpflegungszeit pro Kopf		
			der Ge- schlechter	d. einzeln. Krank- heits- gruppen	der ein- zelnen Abthei- lungen
Innere Abtheilung.					
Innere Kranke:					
Männliche	378	14 294	37,8	} 37,7	37,7
Weibliche	272	10 185	37,4		
Geschlechtskranke:					
Männliche	193	4 660	24,1	} 25,1	
Weibliche	305	7 837	25,7		
Krätzkranke station.:					26,3
Männliche	191	754	3,9	} 4	
Weibliche	23	93	4		
Krätzkranke ambulat.:					
Männliche	81	81	1	} 1	
Weibliche	3	3	1		
Zur Beobacht. eingewiesene:					
Männliche	10	320	32	} 32	
Weibliche	3	96	32		
Aeussere Abtheilung.					
Männliche	206	6 247	30,3	} 38,7	38,7
Weibliche	94	5 356	57		
	1 759	49 926	—	—	28,24

Die Zahl der täglich auf der inneren Abtheilung erwachsenen Verpflegungstage betrug im Durchschnitt 104·99 gegen 86·97 im Vorjahre und auf der äusseren Abtheilung 31·79 gegen 27·53 im Vorjahre.

Die Gesammtdurchschnittsziffer der täglich erwachsenen Verpflegungstage war 136·78 gegen 114·50 im Vorjahre.

Die höchste Durchschnittsziffer der inneren Abtheilung weist der Monat Februar 1890 mit 139·71 gegen 111·60 im Februar des

Vorjahres, die der äusseren Abtheilung der Monat October 1889 mit 37·64 gegen 32·43 im Monat Juni des Vorjahres auf. Die niedrigste Durchschnittsziffer der inneren Abtheilung 87·80 fällt in den Monat Juni 1889 gegen 71 im Monat Juli des Vorjahres, die der äusseren Abtheilung 27·61 in den Monat August 1888 gegen 22·06 im Monat August des Vorjahres.

Die höchste Gesammtdurchschnittsziffer 173·39 fällt in den Monat Februar 1890 gegen 141·43 in dem gleichen Monat des Vorjahres, die niedrigste 120·42 in den Monat Mai 1889 gegen 94·84 im Monat Juli des vorigen Berichtsjahres.

B. Medicinische Abtheilung.

Bericht von Sanitätsrath Dr. KNOBLAUCH.

Uebersicht der im Jahre 1889/90 behandelten Kranken der medicinischen Abtheilung.

Bestand am 1. April 1889.		Aufgenommen 1889/90.		Summa.		Abgang						Verblieben am 1. April 1890.	
						Geheilt.		Gebessert od. ungeheilt.		Gestorben.			
M.	W.	M.	W.	M.	W.	M.	W.	M.	W.	M.	W.	M.	W.
58	46	794	560	852	606	618	447	117	68	70	50	46	42
104		1354		1458		1065		185		120		88	
1458						1458							

Uebersicht der Krankheitsfälle.

Namen der Krankheiten.	Im Alter von Jahren						Entlassen			Verblieben in Behandlung
	0—15	15—30	30—45	45—60	über 60	Summa	Geheilt.	Gebessert o. ungeheilt.	Gestorben.	
I. Infectionskrankheiten.										
Morbilli	12	2	—	—	—	14	9	—	5	—
Scarlatina	3	1	—	—	—	4	4	—	—	—
Diphtherie	34	—	1	—	—	35	25	—	7	3
Pertussis	5	—	—	—	—	5	2	—	—	3
Typhus	—	2	—	1	—	3	2	1	—	—
Febris intermittens	—	—	—	1	—	1	1	—	—	—
Erysipelas	1	3	1	3	1	9	7	2	—	—
Rheumatismus acutus	—	6	4	3	—	13	11	2	—	—
Influenza	—	11	8	3	—	22	21	1	—	—

Namen der Krankheiten.	Im Alter von Jahren						Entlassen			Verblieben in Behandlung
	0—15	15—30	30—45	45—60	über 60	Summa	Geheilt	Gebessert oder ungeheilt	Gestorben	
II. Allgemeinkrankheiten.										
Septicaemia	—	1	—	—	—	1	—	—	—	1
Anaemia	—	2	—	—	—	2	2	—	—	—
Anaemia perniciosa	—	1	—	—	—	1	—	—	1	—
Chlorosis	—	1	—	—	—	1	1	—	—	—
Debilitas, Lassitudo	3	—	—	—	—	3	1	—	2	—
Rhachitis	2	—	—	—	—	2	—	2	—	—
Scrophulosis	1	—	—	—	—	1	—	1	—	—
Syphilis	4	131	16	2	—	153	131	11	1	10
Marasmus	—	—	—	—	1	1	—	—	—	1
Alcoholismus	—	—	1	2	—	3	3	—	—	—
Intoxicationes	—	1	2	—	—	3	3	—	1	1
Morbus macul. Werlh.	1	—	—	—	—	1	1	—	—	—
III. Krankheiten des Nervensystems.										
Meningitis tubercul.	—	1	1	—	—	2	—	—	2	—
Apoplexia cerebri	—	—	1	1	2	4	1	1	1	1
Tumor cerebri	—	1	1	—	—	2	—	2	—	—
Convulsiones, Eclampsia	2	—	—	—	—	2	—	—	2	—
Epilepsia	—	4	—	1	—	5	—	5	—	—
Hysteria	—	2	3	1	—	6	2	3	1	—
Hemicrania	—	—	1	—	—	1	—	—	—	1
Delirium tremens	—	—	1	1	—	2	2	—	—	—
Psychopathia	—	—	1	—	—	1	—	1	—	—
Mania	—	2	1	—	—	3	—	3	—	—
Melancholia	—	—	2	—	—	2	—	2	—	—
Myelitis	—	—	—	1	—	1	—	—	1	—
Sclerosis medull. spin.	—	—	—	1	—	1	—	—	—	1
Tabes dorsual.	—	—	3	4	—	7	—	—	1	6
Andre Krankheiten des Rückenmarks d. peripheren Nerven	—	3	1	2	—	6	3	2	—	1
IV. Krankheiten d. Gefässsystems.										
Vitium cordis	—	—	5	8	2	15	—	9	4	2
Aneurysma cordis	—	—	—	1	—	1	—	—	1	—
Hypertrophia cordis	—	—	—	—	1	1	—	—	1	—
Dilatatio cordis	—	—	1	1	—	2	—	1	1	—
Endocarditis	—	1	—	—	—	1	—	—	1	—
Pericarditis	—	—	—	1	—	1	—	—	1	—

Namen der Krankheiten.	Im Alter von Jahren						Entlassen			Verblieben in Behandlung
	0—15	15—30	30—45	45—60	über 60	Summa	Geheilt	Gebessert o. ungeheilt	Gestorben	
V. Krankheiten der Respirationsorgane.										
Angina catarrhal.	1	1	—	—	—	2	2	—	—	—
Angina tonsillaris	6	4	—	—	—	10	10	—	—	—
Catarrhus pulmonum	3	14	10	11	6	44	35	5	—	4
Bronchitis acuta	1	5	4	6	3	19	16	1	—	2
Laryngitis acuta	1	3	1	—	1	6	5	1	—	—
Pneumonia	2	9	5	4	—	20	14	1	5	—
Tuberculosis pulmonum	1	49	56	30	9	145	—	65	58	22
Pleuritis	—	1	3	—	1	5	3	1	—	1
Pneumothorax	—	—	—	—	1	1	—	—	1	—
VI. Krankheiten der Verdauungsorgane.										
Cardialgia	—	—	1	—	—	1	1	—	—	—
Ulcus ventriculi	—	—	1	—	—	1	—	—	1	—
Dilatatio ventriculi	—	1	—	—	—	1	1	—	—	—
Carcinoma ventriculi	—	—	—	3	1	4	—	1	1	2
Catarrh. ventriculi	—	2	2	—	1	5	3	2	—	—
Gastritis	—	—	3	—	1	4	4	—	—	—
Catarrhus intestinorum	3	3	4	2	—	12	12	—	—	—
Enteritis	—	1	—	—	—	1	1	—	—	—
Febris gastrica	—	2	—	—	—	2	2	—	—	—
Cholera nostras	—	2	—	—	—	2	2	—	—	—
Colica	—	1	—	—	—	1	1	—	—	—
Helminthiasis	—	1	—	—	—	1	1	—	—	—
Carcinoma intestin.	—	—	1	1	—	2	—	1	1	—
Haemorrhoides	—	1	—	—	—	1	—	1	—	—
Peritonitis	—	—	1	—	—	1	—	1	—	—
Perityphlitis	—	2	—	—	—	2	1	1	—	—
Ascites	—	—	1	—	—	1	—	—	—	1
Carcinoma hepatis	—	—	—	1	—	1	—	—	1	—
Cirrhosis hepatis	—	—	1	—	—	1	—	—	1	—
VII. Krankheiten der Urogenitalorgane.										
Nephritis	—	1	2	3	2	8	3	1	4	—
Morbus Brightii	—	—	—	1	—	1	—	1	—	—
Cystitis	—	1	—	1	1	3	—	1	—	2
Catarrhus vesicae	—	4	—	—	—	4	2	2	—	—
Hypertroph. et Abscess. prostatae	—	2	—	1	—	3	2	1	—	—

Namen der Krankheiten.	Im Alter von Jahren						Entlassen			Verblieben in Behandlung
	0—15	15—30	30—45	45—60	über 60	Summa	Geheilt	Gebessert oder ungeheilt	Gestorben	
Blennorrhoea urethrae . . .	—	73	7	2	—	82	77	4	—	1
Epididymitis	—	31	4	1	—	36	26	4	—	6
Blennorrhoea vaginae. . . .	1	33	3	—	—	37	35	—	—	2
Metritis, para - et perimetr. .	—	19	7	2	—	28	24	3	—	1
Carcinoma uteri	—	—	4	4	6	14	—	3	8	3
Prolapsus uteri.	—	—	—	—	1	1	1	—	—	—
Ovariitis.	—	6	—	—	—	6	6	—	—	—
Ulcera et mala non specifica	—	38	3	—	—	41	36	4	1	—
Ulcera chancrosa	—	95	9	—	—	104	90	8	—	6
Bubones chancros.	1	13	5	—	—	19	14	5	—	—
VIII. Krankheiten des Bewegungsapparates.										
Rheumat. musculos. ac. et chron.	—	8	10	9	5	32	24	6	—	2
Inflammatio articulationum .	—	2	1	—	—	3	2	1	—	—
IX. Krankheiten der Haut.										
Kraetze	25	213	28	29	2	297	297	—	—	—
Acute Dermatonosen	10	13	1	1	—	25	18	4	2	1
Chronische Dermatonosen . .	—	1	1	—	—	2	—	2	—	—
Lupus cutis	—	1	—	—	—	1	—	—	—	1
X. Krankheiten der Augen.										
Ophthalmia	—	1	1	—	—	2	2	—	—	—
XI. Krankheiten der Ohren.	—	1	1	—	—	2	2	—	—	—
XII. Traumen.	—	1	1	—	—	2	1	—	1	—
XIII. Sonstiges.	—	1	1	—	1	3	—	3	—	—
Mastitis	—	1	1	—	—	2	2	—	—	—
XIV. Keine Krankheiten.	9	44	4	2	1	60	58	1	1	

C. Chirurgische Abtheilung.

Bericht von Dr. LOUIS REHN.

Uebersicht der im Jahre 1889/90 behandelten Kranken der chirurgischen Abtheilung.

Bestand am 1. April 1889.		Auf- genommen 1889/90.		Summa.		Abgang						Verblieben am 1. April 1890.	
						Geheilt.		Gebessert od. ungeheilt.		Gestorben.			
M.	W.	M.	W.	M.	W.	M.	W.	M.	W.	M.	W.	M.	W.
16	12	194	92	210	104	138	65	29	12	27	12	16	15
28		286		314		203		41		39		31	
314						314							

Uebersicht der Krankheitsfälle.

Namen der Krankheiten.	Im Alter von Jahren						Entlassen			Verblieben in Behandlung
	0—15	15—30	30—45	45—60	über 60	Summa	Geheilt	Gebessert oder ungeheilt	Gestorben	
I. Krankheiten der Extremitäten.										
a. obere Extremitäten:										
1. Verletzungen.										
Weichtheilwunden an der Hand	—	4	3	—	—	7	7	—	—	
Bisswunde am Vorderarm	—	—	1	—	—	1	1	—	—	
Quetschwunden am Ellenbogen	—	—	4	—	1	5	2	2	1	
Luxation i. Ellenbogengel.	—	—	1	—	—	1	1	—	—	
Aneurysma traumaticum der Ellenbeuge . . .	1	—	—	—	—	1	1	—	—	
Stichwunde am Oberarm .	—	1	1	—	—	2	2	—	—	
Schlecht geheilte Fractur des Oberarms	—	1	—	—	—	1	—	1	—	
Verbrennung II. Grade am Arm	—	1	—	1	—	2	2	—	—	

Uebersicht der Krankheitsfälle.

Namen der Krankheiten.	Im Alter von Jahren						Entlassen			Verblieben in Behandlung.
	0—15	15—30	30—45	45—60	Ueber 60.	Summa.	Geheilt.	Gebessert od. ungeheilt.	Gestorben.	
Fractura scapulae . . .	—	—	—	2	—	2	1	—	—	1
Bluterguss in der Schultergegend.	—	—	1	—	—	1	—	1	—	—
2. Entzündungen d. Knochen und Gelenke.										
Rheumatismus artic. acut.	—	—	—	1	—	1	—	1	—	—
Tubercul. d. Handgelenks	—	—	—	—	1	1	1	—	—	—
Luetische Erkrankung des ·Handgelenks.	—	—	—	1	—	1	—	—	—	1
Tuberculose d. Ellenbogengelenks	1	1	—	—	2	4	2	1	—	1
Acute Osteomyelitis am Oberarm	1	—	—	—	—	1	1	—	—	—
Chronische Osteomyelitis a. Oberarm	—	—	—	1	—	1	1	—	—	—
3. Entzündliche Processe der Weichtheile.										
Panaritium	—	1	1	—	—	2	2	—	—	—
Phlegmone am Vorderarm	1	4	2	1	—	8	7	—	—	1
Sehnencontractur d. Hand	—	—	—	1	—	1	—	1	—	—
Trophoneurotische Verkrümmung der Finger .	—	—	1	—	—	1	—	1	—	—
Tuberculöse Tendovaginitis	—	—	—	1	—	1	1	—	—	—
4. Neubildungen.										
Neurom d. nervus medianus	—	—	1	—	—	1	1	—	—	—
Myelogenes Sarcom an der Schulter	—	—	1	1	—	2	—	—	1	1
Amputationsneurome am Humerus	—	—	—	—	1	1	—	—	—	1
b. untere Extremitäten.										
1. Verletzungen.										
Wundlaufen	—	8	4	1	—	13	13	—	—	—
Nadel in der Ferse. . .	—	1	—	—	—	1	1	—	—	—
Gangrän der Zehen durch Erfrieren	—	1	—	—	—	1	1	—	—	—
Subluxation der grossen Zehe	—	1	—	1	—	2	2	—	—	—

Namen der Krankheiten.	Im Alter von Jahren						Entlassen			Verblieben in Behandlung.
	0—15	15—30	30—45	45—60	Ueber 60.	Summa.	Geheilt.	Gebessert od. ungeheilt.	Gestorben.	
Contusion des Fusses . .	—	4	1	2		7	7			
Gangrän des Fusses durch Ueberfahren	1	—	—	—		1	1			
Fractura malleolorum. .	—	1	3	—	—	4	3	1		
Fractura metatarsi II. .	—	—	1			1	1			
Complicirte Fractur im Sprunggelenk	—	1				1	1			
Contusion d.Unterschenkels	—	—	—	1	—	1	1			
Fractur d. Unterschenkels	1	—	—			1	1			
Fractura femoris . . .	—		1	1	2	4	1	1	1	1
Schlecht geheilte Fractura femoris	2	—	—	—		2	1	1		
2. Entzündungen d. Knochen und Gelenke.										
Tuberculöse Fussgelenksentzündung	1	4	—	2	—	7	5			2
Tabische Fussgelenksentzündung	—	—	1			1		1		
Gonorrhoische Fussgelenksentzündung	—	1				1	1			
Angeborener Klumpfuss .	1	—				1	1			
Plattfuss	1	—				1	—	1		
Rhachitische Verkrümmung der Unterschenkel	2	—				2	1	1		
Seröse Kniegelenksentzünd.	—	1	1			2	2	—		
Tuberculöse Kniegelenksentzündung	3	1	2	—	—	6	1	1	1	3
Gonorrhoische Kniegelenksentzündung . . .	—	1				1	1			
Pyämische Kniegelenksentzündung	—	1				1	1			
Contractur im Kniegelenk	—	—	—	1	—	1	1			
Traumatische Neurose des Kniegelenks	—	1			—	1	—	1		
Genu valgum	2	1	—			3	2			1
Acute Osteomyelitis des Oberschenkels . . .	1	1	—			2	2	—		
Tuberculöse Hüftgelenksentzündung	3	1	—			4	1	1	1	1
Tuberculöse Ostitis des Trochanter major . . .	—	1	1	—	—	2	1	—	—	1

Namen der Krankheiten.	Im Alter von Jahren						Entlassen			Verblieben in Behandlung
	0—15	15—30	30—45	45—60	über 60	Summa	Geheilt	Gebessert o. ungeheilt	Gestorben	
Ankylose des Hüftgelenks	—	1	—	—	—	1	1	—	—	—
3. Entzündliche Processe der Weichtheile.										
Phlegmone des Fusses .	1	—	1	—	—	2	2	—	—	—
Schleimbeutelvereiterung am Fussgelenk	—	—	1	—	—	1	1	—	—	—
Gangrän d. Unterschenkels durch Endarteriitis . .	—	—	—	1	—	1	—	—	1	
Abscess am Unterschenkel	—	—	1	—	1	2	2	—	—	—
Haematom a. Unterschenkel	—	—	—	—	1	1	1	—	—	—
Ulcera cruris	—	5	8	8	1	22	16	4	—	2
Ulcera cruris specifica .	—	—	2	—		2	2	—	—	—
Varicen am Unterschenkel	—	—	—	1	—	1	—	—	—	1
Bursitis praepatellaris .	—	—	1	—	—	1	1	—	—	—
Abscess am Lig. Poupartii	1	—	—	—	—	1	1	—	—	—
II. Krankheiten d. Kopfes.										
1. Verletzungen.										
Weichtheilwunden . . .	3	2	5	1	2	13	13	—	—	—
Schädelbasisfractur. . .	—	1	—	—	—	1	1	—	—	—
2. Entzündliche Processe.										
Tuberculöse Ostitis des proc. mast.	1	—	—	—	—	1	—	—	1	—
Eczem der Kopfhaut . .	1	—	—	—	—	1	1	—	—	—
3. Erkrankungen des Ohrs.										
Cholesteatom	—	—	—	1	—	1	1	—	—	—
III. Erkrankungen d. Gesichts, der Nasen- u. Mundhöhle.										
1. Verletzungen.										
Lappenwunde der Stirn .	—	1	—	—	—	1	1	—	—	—
Contusion des Gesichts .	—	2	—	—	—	2	2	—	—	—
Bruch des Nasenbeins .	—	—	2	—	—	2	1	1	—	—
2. Entzündliche Processe.										
Phlegmone des Gesichts .	—	—	1	—	—	1	1	—	—	—
Blepharitis et Conjunctivitis eczematosa . . .	—	1	1	—	—	2	2	—	—	—
3. Neubildungen.										
Geschwülste der Parotis .	—	—	1	—	1	2	1	—	1	—

Namen der Krankheiten.	Im Alter von Jahren						Entlassen			Verblieben in Behandlung.
	0—15	15—30	30—45	45—60	über 60	Summa.	Geheilt.	Gebessert o. ungeheilt.	Gestorben.	
Sarcom am Jochbein und der Wange	—	—	—	2	—	2	1	1	—	—
Lupus der Nase	—	1	—	—	—	1	1	—	—	—
Carcinom der Unterlippe	—	—	—	1	—	1	1	—	—	—
Carcinom der Zunge	—	—	—	1	—	1	—	—	1	—
Hypertrophie d. Tonsillen	1	—	—	—	—	1	1	—	—	—
IV. Krankheiten d. Halses.										
1. Entzündliche Processe der Weichtheile.										
Tuberculöse Lymphdrüsen	1	6	—	1	1	9	6	2	—	1
2. Geschwülste										
Struma cystica	—	1	—	—	1	2	2	—	—	—
Struma parenchymatosa	—	—	1	—	—	1	—	—	1	—
3. Krankheiten des Kehlkopfs und der Luftröhre.										
Gumma des Kehlkopfs	—	—	1	—	—	1	—	1	—	—
Diphtherie des Kehlkopfs	22	—	—	—	—	22	6	—	16	—
Stenose des Kehlkopfs (causa ignota)	1	—	—	—	—	1	1	—	—	—
Stenose d. Kehlkopfs durch Tuberculose	—	—	1	—	—	1	—	1	—	—
Erschwertes Decanulement	1	—	—	—	—	1	1	—	—	—
4. Carcinoma oesophagi	1	—	—	—	—	1	—	—	1	—
V. Krankheiten der Brust u. des Thorax.										
1. Verletzungen.										
Contusion der Brust	—	—	—	1	—	1	1	—	—	—
Fractura costae	—	1	—	—	—	1	1	—	—	—
2. Entzündliche Processe.										
Drüsenabscess i. d. Achselhöhle	—	—	—	1	—	1	1	—	—	—
Caries costarum	—	—	2	1	—	3	1	2	—	—
Caries sterni	—	1	—	—	—	1	—	—	—	1
Empyem	1	1	—	1	—	3	—	3	—	—
Mastitis abscedens	—	2	—	—	—	2	2	—	—	—
3. Geschwülste der Mamma.										
Carcinoma mammae	—	—	1	1	1	3	2	—	—	1
4. Asthmatische Dyspnoe	1	—	—	—	—	1	1	—	—	—

Namen der Krankheiten.	Im Alter von Jahren						Entlassen			Verblieben in Behandlung.
	0—15	15—30	30—45	45—60	über 60	Summa.	Geheilt.	Gebessert o. ungeheilt.	Gestorben.	
VI. Krankheiten d. Rückengegend u. d. Wirbelsäule.										
1. Verletzungen.										
Contusion d. VI. Halswirbels	1	—	—	—	—	1	1	—	—	—
2. Entzündliche Processe.										
Carbunkel am Rücken .	—	2	—	—	—	2	2	—	—	—
Tuberculöse Caries der Wirbelsäule	2	—	—	—	—	2	1	—	—	1
VII. Krankheiten des Abdomen.										
1. Entzündliche Processe										
Perforativ-Peritonitis vom proc. vermiform. ausgeh.	1	—	—	—	—	1	—	—	1	—
Darmfistel vom proc. vermiformis ausgehend . . .	—	—	1	—	—	1	—	—	1	—
Leberabscess	—	—	—	1	—	1	—	—	1	—
Intraabdominelle Eiterung	—	1	—	—	—	1	—	—	—	1
Pyelonephritis	—	1	—	—	—	1	—	—	1	—
Ileus und Peritonitis . .	—	1	1	—	—	2	—	—	1	1
Extrauterinschwangerschaft mit Ileus . . .	—	—	1	—	—	1	—	—	—	1
2. Unterleibsbrüche.										
Incarcerirte Schenkelhernie	—	—	—	1	1	2	1	—	1	—
Inguinalhernie	1	1	—	—	—	2	—	2	—	—
Einklemmung des proc. vermiformis in einer Leistenhernie	—	—	—	—	1	1	1	—	—	—
VIII. Krankh. d. Beckens u. der Lumbalgegend.										
1. Verletzungen.										
Contusion des Darmbeinkamms.	—	—	—	1	—	1	1	—	—	—
Beckenringbruch . . .	—	—	1	—	—	1	1	—	—	—
2. Entzündliche Processe.										
Vereiterung der Inguinaldrüsen	1	3	1	—	—	5	4	1	—	—
Caries des Kreuzbeins. .	—	1	1	5	1	8	5	1	1	1

Namen der Krankheiten.	Im Alter von Jahren						Entlassen			Verblieben in Behandlung.
	0—15	15—30	30—45	45—60	über 60	Summa.	Geheilt.	Gebessert o. ungeheilt.	Gestorben.	
IX. Krankheiten d. anus u. d. Rectum.										
1. Bildungsfehler.										
Prolapsus recti	3	—	1	—	—	4	1	2	—	1
Strictura ani	1	—	—	—	—	1	1	—	—	—
2. Entzündliche Processe.										
Fistula ani	—	1	—	—	1	2	1	—	1	—
3. Neubildungen.										
Carcinoma recti	—	—	1	1	—	2	—	—	2	—
Tuberculöse Geschwüre .	—	1	—	—	—	1	1	—	—	—
X. Krankheiten d. Harn-organe.										
1. Entzündliche Processe u. ihre Folgen.										
Strictura urethrae . . .	—	—	1	1	1	3	3	—	—	—
Strictura urethrae m. Harn-infiltration	—	—	1	—	—	1	—	—	—	1
2. Blasenblutung . . .	—	—	—	1	—	1	1	—	—	—
XI. Krankheiten der Ge-schlechtsorgane.										
a. männliche:										
1. Entzündliche Processe:										
Abscess am Penis . . .	—	1	—	—	—	1	—	—	—	1
Tubercul. d. Nebenhodens	—	2	—	—	—	2	1	—	—	1
2. Neubildungen.										
Neurom am nervus sper-maticus nach Castration	—	—	1	—	—	1	—	1	—	—
3. Bildungsfehler.										
Phimose	1	1	—	—	—	2	1	—	1	—
b. weibliche:										
Ovariencyste	—	—	—	1	—	1	1	—	—	—
Perimetritischer Abscess .	—	1	—	—	—	1	1	—	—	—
Menorrhagie	—	—	1	—	—	1	—	1	—	—
Vaginitis adhaesiva . .	—	—	—	1	—	1	—	—	—	1
XII. Pflegerinnen ihrer Kinder	—	3	—	—	—	3	3	—	—	—
XIII. Frühgeburt. .	1	—	—	—	—	1	—	—	1	—
XIV. Zur Beobachtung.	—	2	3	—	—	5	5	—	—	—
	70	92	75	54	23	314	203	41	39	31

Operationsstatistik 1889/90.

Operation	Krankheit	Summa	Heilung	Besserung oder Recidiv	Gestorben	Bestand
Unterbindung	1doppelteUnterbindung bei Aneurysma traumaticum am Arm .	1	1			
Nahtresp.Anfrischung und Naht	1 Hiebwunde am Handrücken . . . . . 1 granulirendeIncisionswunde am Vorderarm 1 Lappenwunde an der Stirn	3	1			1 1
Multiple Incisionen	2 Haematome a. Unterschenk. resp. Humerus 9 Phlegmonen am Vorderarm . . . . . 2 Phlegmonen am Unterschenkel . . . . . 1 Phlegmon im Gesicht 1 tuberculöse Tendovaginitis. . . . . . 1 Abscess am Penis . 1 bei pyaemischen Abscessen	17	13	1 1		1 1 1.
Incision mit Auskratzen tubercul. Abscesse	8 am Ellenbogengelenk 6 bei Caries des Kreuzbeins . . . . . 4 am Fussgelenk . . 1 am Oberschenkel . . 1 an der II r. Rippe .	20	12	1		7
Incision mit Sequestrotomie	3 am Oberschenkel. . 3 bei Caries des Kreuzbeins . . . . . . 1 b. Caries proc. mastoid 1 am Oberarm . . .	8	5		1 an Sepsis ausserhalb acquirirt. 1 an Meningitis parul.	1
Incis. m. Extirpat. abscedirend. Lymphdrüsen	4 bei Inguinaldrüsen 6 bei Halsdrüsen . . 1 bei Axillardrüsen. .	11	10	1		
Incision und Drainage v. Gelenken (blutige Reposition)	1Fussgel. wegen complicirter Fractur . . . 1Fussgel. wegen gonorrhoischer Entzündung. 1 Ellenbogengel. wegen veralteter Luxation .	3	3			

Operation	Krankheit	Summa	Heilung	Besserung oder Recidiv	Gestorben	Bestand
Ampu-tationen	1 Phalang. II. u. III. dig. IV. R wegen Spina ventosa . . . 1 Phalang. II. halluc L wegen Verletzung . 1 pedis nach Pirogoff wegen Tuberculose . 1 femoris wegen Gangrän . . . . . . 1 cruris wegen Tubercul. 1 Reamputatio humeri weg. schlecht. Stumpfs und Neuromen . .	6	3		1 an Cor adiposum.	1
						1
Exarticula-tionen.	1 halluc. dextr. wegen Subluxation. . . . 2 humeri wegen Sarcom	3	1		1 an Sepsis ausserhalb acquirirt.	1
Resectionen	2 Coxae wegen tubercul. Caries. . . . . . 1 des Metatarso-Phalangealgelenks wegen alter Luxation . . . 1 Phalang. III. dig. III. R. 2 genu wegen Tubercul.	6	4		1 Delirium.	
						1
Osteotomieen	3 duplex nach Mac Ewen bei genu valgum . . 1 wegen rhachitisch verkrümmt. Unterschenk. 2 wegen schlecht geheilter Fractura femoris	6	3	1	▲	1
Tenotomie	1 wegen Contractur d. Kniegelenks. . . .	1		-		
Neurectomie u. Nervennaht	1 des n. medianus wegen heftiger Schmerzen, hervorgerufen durch Druck einer Narbenmasse.	1	1			
Transplanta-tionen	1 wegen Frostgangrän 1 wegen Hautgangrän nach Naht . . . . 5 wegen Ulcera cruris.	7	4	2		1

Operation	Krankheit	Summa	Heilung	Besserung oder Recidiv	Gestorben	Bestand
Exstirpation von Ge- schwülsten	1 Carcinom der Zunge 1 Lipom am Thorax . 1 Tumor an der Wange 1 Carcinom der Lippe 1 Mischgeschwulst der Parotis . . . . . 1 Varicen des l. Unter- schenkels . . . . 1 Lupus der Nase aus- gekratzt	7	4		1 Metastasen. 1 Delirium.	1
Tonsillotom.	1 wegen Hypertrophie	1				
Tracheotomie	17 wegen Diphtherie u. Stenosis laryngis . . 1 wegen Tuberculose u. Stenosis laryngis . .	18	4	1	13	
Oesophago- tomie	1 wegen carcinomatöser Strictur				1 an Entkräft.	
Exstirpation v. Strumen	3	3	2		1 a.Dyspnoe u. Apoplexie.	
Amputatio mammae	2 wegen Carcinom . . 1 wegen Recidiv eines Carcinoms	3	3			
Empyemope- ration mit Resectio costae	5 eiterige	5	2	1	1 bei gleich- zeitigem Carcinoma recti.	1
Anlegung ein. Magenfistel	1 wegen carcinomatös. Strictur d. oesophagus	1			1 an Entkräft	
Laparoto- mieen	1 wegen Kystoma ovarii 1 weg. Perforativ-Peri- tonitis d. Kothsteine 1 wegen Parametritis purulent . . . . . 2 weg. Darmfistel (zwei- mal an derselben Pa- tientin) . . . . 1 Probelaparotomie bei Leberabscess . . . 1 Probelaparotomie bei Pyelonephritis . . . 1 bei Extrauterin- schwangerschaft mit Darmverschluss . .	11	1 1		1 Peritonitis purul. 1 gleichz.Car- cinoma uter. 1 bereits be- stehende Sepsis. 1 Pyeloneph- ritis.	1 der zeit geheilt

Operation	Krankheit	Summa	Heilung	Besserung oder Recidiv	Gestorben	Bestand
Laparoto-mieen	1 wegen intraperitone-aler Eiterung . . .					1 *nur zeit. geneilt*
	2 wegen Darmverschluss bei bereits bestehen-der Peritonitis. . . 1) diverticuläre Ein-klemmung. 2) Axendrehung im unteren Ileum.				1 eiteriger Peritonitis,	1
Hernioto-mieen	3 wegen incarcerirter Schenkelhernien . .	3	2		1 vitium cord.	
Mastdarm-strictur	1	1	1			
Mastdarmfist.	1	1	1			
Resectio recti	1 wegen Carcinom (Kraske)				1 Influenza.	
	1 wegen Carcinom (un-vollendet wegen Ver-wachsungen) . . .	2			1 Peritonitis.	
Phimosenope-ration	2	2	1		1 Lues heredi-taria.	
Castration	1 einseitige weg. Tuber-culose	1	1			
Sectio alta	1 wegen Urininfiltration	1				1
Urethrotomia externa	1 wegen Strictur . .	1	1			
Trennung der Verwachs. und Plastik	1 bei Vaginitis adhae-siva					1

D

2. Krankenabtheilung des Städtischen Armenhauses.

Bericht

von

Dr. LINDENBORN.

Uebersicht der im Jahre 1889/90 behandelten Kranken.

Bestand am 1. April 1889.		Auf-genommen 1889/90.		Summa.		Abgang						Verblieben am 1. April 1890.	
						Geheilt		Gebessert od. ungeheilt.		Gestorben.			
M.	W.	M.	W.	M.	W.	M.	W.	M.	W.	M.	W.	M.	W.
30	14	81	41	111	55	34	11	51	15	8	14	18	15
44		122		166		45		66		22		33	
166						166							

Uebersicht der Krankheitsfälle.

Namen der Krankheiten.	Im Alter von Jahren						Entlassen			Verblieben in Behandlung
	0—15	15—30	30—45	45—60	Ueber 60	Summa	Geheilt	Gebessert oder ungeheilt.	Gestorben	
I. Infectionskrankheiten.										
Diphtherie	3	—	—	—	—	3	—	3 in's Krankhaus	—	—
Erysipelas	—	—	—	—	1	1	1		—	—
Phlegmone.	—		1	1	—	2	2		—	—
II. Allgemeinkrankheiten.										
Marasmus	—	—	—	1	5	6		1	1	4
III. Krankheit. d. Nervensystems.										
Apoplexia sanguinea . . .	—	—	1	7	2	10	—	3	5	2
Dementia paralytica . . .	—	—	2		—	2	—	1	1	—
Andere Psychosen	—	—	1	3	2	6		1	—	5
Tabes dorsalis	—	—	—	3	—	3	—	—	1	2
Multiple Sclerose	—	—	2	1	—	3	—	2	—	1
Myelitis ex compressione .	—	—	—	1	—	1	—	—	1	—
Chorea	—	—	—	1	—	1	—	—	—	1
Taubstumm	—	1	—	—	—	1	—	1	—	—

Namen der Krankheiten.	Im Alter von Jahren						Entlassen			Verblieben in Behandlung.
	0—15	15—30	30—45	45—60	Ueber 60	Summa	Geheilt	Gebessert oder ungeheilt	Gestorben	
IV. Krankheit. des Gefässsystems.										
Vitium cordis	—	—	1	1	3	5	—	2	3	—
V. Krankheiten der Respirationsorgane.										
Bronchitis acuta	2	—	—	2	—	4	4	—	—	—
„ chronica	1	—	2	4	1	8	1	6	—	1
Laryngitis acuta	—	1	—	—	—	1	1	—	—	—
Asthma	—	—	—	1	—	1	—	—	—	1
Pneumonia	—	—	—	—	4	4	—	1	2	1
Tuberculos. pulmon.	—	10	10	18	6	44	—	28	7	9
VI. Krankheiten der Verdauungsorgane.										
Catarrh. ventriculi	—	—	1	—	3	4	1	2	—	1
Enteritis	1	—	—	—	1	2	2	—	—	—
Colica (Bruchbeschwerden)	—	—	—	1	—	1	1	—	—	—
VII. Krankheiten der Urogenitalorgane.										
Morb. Brightii	—	—	—	—	1	1	—	1	—	—
Carcinoma uteri	—	—	—	1	1	2	—	1	1	—
VIII. Krankheiten d. Bewegungsapparates.										
Rheumatismus musc. acut. et chronic.	—	—	1	7	1	9	8	4	—	2
IX. Krankheiten der Haut.										
Ac. Dermatonose	—	—	—	—	1	1	1	—	—	—
X. Krankheiten d. Auges.										
Ophthalmia	1	—	—	1	1	3	1	—	—	2
XI. Sonstiges.										
Wunde Füsse	—	1	6	3	2	12	8	4	—	—
Fussgeschwür	—	1	1	6	3	11	10	1	—	—
Contusion	—	—	—	.1	3	4	4	—	—	—
Caries ossium	—	—	—	2	2	4	—	3	—	1
Knöchelbruch	—	—	1	—	—	1	1	—	—	—
Brandwunde	—	1	—	—	—	1	1	—	—	—
XII. Reconvalescenten.	—	—	—	2	2	4	3	1	—	—

3. Städtische Entbindungsanstalt und Frauenklinik.

Bericht

von

Dr. VÖMEL.

Im Jahre 1889 wurden aufgenommen 258
Vom Jahre 1888 übertragen 6
                                                    ———
                                                    264
Hiervon wurden entlassen:

   a) Gesund 248

   b) Hiesigen Hospitälern überwiesen 6
     und zwar in's städt. Krankenhaus transferirt 1 Frau
     mit begonnenem Abortus, die gleichzeitig an Pneu-
     monie erkrankt war;
     1 Frau mit einem Abdominalabscess in Folge einer
     Darmfistel;
     2 Frauen wegen Lues;
     1 Frau wegen eines inoperablen Uteruscarcinoms;
     und 1 Frau in's städt. Armenasyl wegen Obdach-
     losigkeit;

   c) Gestorben 3
     1 Frau, die mit einer Ruptur des Scheidengewölbes
     nahezu moribund in die Anstalt gebracht worden war;
     1 Frau mit placenta praevia kam hochgradig anämisch
     zur Aufnahme und obwohl sie sofort rasch und leicht
     entbunden wurde, starb sie kurz darauf an akuter
     Anaemie;
     1 Frau kam mit schweren eklamptischen Krämpfen in
     die Anstalt; durch Accouchement forcé entbunden, starb
     sie an Lungenödem, das während eines post partum
     eingetretenen eklamptischen Anfalles sich einstellte.

   d) auf 1890 übertragen 7
                                                    ———
                                                    264

In der Anstalt selbst wurden entbunden (incl. 7 Abortus) . . 209
Von 1888 übertragene Wöchnerinnen.   6
Nach (ausserhalb) erfolgter Niederkunft verpflegt (incl. 4 Abortus)   10
In der gynäkologischen Abtheilung behandelt (excl. Ambula-
   torium)   32
Auf 1890 übertragen   7
                                                 ────
                                                  264

Von besonderen Vorkommnissen ist ferner zu verzeichnen:

1. Abortus   11
2. Künstlicher Abortus wegen hochgradiger Beckenenge   1
3. Frühgeburten   19
4. Zwillinge   5
5. Vorfall beider Arme   1
   Nach Reposition der Arme konnte bei Schieflage des
   Kindes dasselbe auf den Kopf gewendet werden,
   Mutter nach normalem Wochenbett sammt Kind gesund entlassen.
6. Steisslagen (dabei einmal ein todtfaules Kind) . .   7
   Die 6 übrigen Kinder wurden lebend extrahirt, die
   Wochenbetten verliefen normal.
7. Fusslage   2
   Mütter und Kinder gesund entlassen.
8. Knielage desgleichen   1
9. Zangengeburten (dabei ein Kind todtgeboren) . .   5
   Die Mütter und übrigen Kinder gesund entlassen; bei
   allen Zangengeburten haben sich meine im Jahresbericht 1885 beschriebenen Achsenzüge, die an jeder
   einfachen Zange anzubringen sind, vortrefflich bewährt
10. Kephalotripsie wegen hochgradiger Beckenenge . .   2
   Wochenbetten normal.
11. Eclampsie, accouchement forcé   2
   Die 1 Frau starb in einem Anfall post partum (s. o.);
   die andere wurde mit Kind gesund entlassen.
12. Placenta praevia kam ausser dem oben unter den Gestorbenen angeführten Falle vor . . . .   ▲
   Mutter sammt Kind wurde gesund entlassen.
13. Schwangerschaftsbeschwerden   1
14. Vorzeitige Wehen   11
15. Entfernung von Placentaresten   2

D

16. Laktationsbeschwerden   2
17. Kolporrhaphieen   4
18. Perineorrhaphie   1
    es betraf dies eine Frau mit einem completen Damm-
    riss, der hoch in die Scheide und etwa 4 Centimeter
    in den Mastdarm reichte; ich operirte nach Lawson
    Tait's Methode mit vorzüglichem Erfolg.
19. Metrorrhagie   5
20. Descensus uteri   2
21. Stenose des cervix uteri   1
22. Mastitis   1
23. Metritis chronica   i
24. Amenorrhoea . . . .   ι

Der höchste Stand der gleichzeitig Verpflegten betrug im September 17, der niederste im April 3.

In der ersten Klasse wurden verpflegt   3
» » zweiten » » »   19
» » dritten » » 242
                                   _____
                                   264

Die durchschnittliche Aufenthaltszeit betrug 13 Tage. ι
Kinder wurden in der Anstalt geboren 196
Ausser der Anstalt   10
Uebertragen von 1888   6
                                         .   _____
                                          · 212

Davon wurden gesund entlassen 185
In der Anstalt starben   7
Todtgeboren   14
Auf 1890 übertragen . . . . ·. . .   6
                                          .   _____
                                          212

Davon waren Knaben 108, Mädchen 104.

4. Anstalt für Irre und Epileptische.

Bericht

über die Zeit vom 1. April 1889 bis 31. März 1890

von

Director Dr. SIOLI.

	I. Klasse		II. Klasse		III. Klasse		Zusammen		Summa
	M.	W.	M.	W.	M.	W.	M.	W.	
Bestand am 1. April 1889	7	8	22	12	67	78	96	98	194
Aufgenommen bis 31. März 1890 . . .	6	5	24	11	87	75	117	91	208
Es wurden also zusammen verpflegt . .	13	13	46	23	154	153	213	189	402
Der Abgang betrug	7	3	23	12	85	60	115	75	190
so dass am 31. März ein Bestand verblieb	6	10	23	11	69	93	98	114	212

Die Aufnahmeziffer steigt beständig, wie aus folgenden Zahlen hervorgeht:

Die Aufnahme betrug 1886: 108 Kranke

»   »   »   1887: 109   »

»   »   »   1888: 161   »

»   »   »   1889: 208   »

Für die Steigerung der Aufnahme ist die Zahl der männlichen Kranken in der II. und III. Klasse besonders maassgebend, unter denen sich eine grosse Zahl an Paralyse Erkrankter befindet.

Der Abgang dieser Kranken ist wieder ein grosser, so dass der Endbestand von Männern nicht viel höher ist, wie der Anfangsbestand, während der Bestand an weiblichen Kranken im Berichtsjahr um 16 Kranke gestiegen ist.

Die gesteigerte Aufnahme ist wohl weniger auf eine erhebliche Vermehrung der Geisteskrankheiten, als auf die Erleichterung der Aufnahme und das gesteigerte Vertrauen des Publikums zur Anstalt zurückzuführen.

Es spricht hierfür, dass durch das Königl. Polizei-Präsidium 99 Kranke eingewiesen wurden, während von der sofortigen, für eilige Fälle gestatteten Aufnahme durch den Director in 109 Fällen Gebrauch gemacht wurde. Letztere Aufnahmen sind aber durchgehends freiwillige, da jede zwangsweise Mitwirkung unsererseits bei der Aufnahme vermieden wird, vielmehr solche Fälle, die nicht anders als durch Zwang der Anstalt zugeführt werden können, der Einlieferung durch die Polizei überlassen bleiben.

Da der directorielle Aufnahmemodus, der naturgemäss eine wesentliche Beschleunigung der Aufnahme bedeutet, erst seit vorigem Jahr in Anwendung gezogen wird, so beweist seine lebhafte Inanspruchnahme das vorhandene Bedürfniss.

Die Bestätigung der Aufnahme, die gesetzmässig auf Grund nachträglicher Untersuchung durch den Stadtphysikus von Seiten des Polizeipräsidiums zu geschehen hat, vollzog sich stets anstandslos.

Uebrigens ist diese freiwillige sofortige Aufnahme nicht blos darum von Wichtigkeit, weil sie frische schwere Fälle sofort der Anstalt zuführt und dadurch viel Gefahren für den Kranken und seine Umgebung beseitigt, sondern auch darum, weil der entweder ganz spontan oder auf ärztliches Zureden und Vorstellung der Nothwendigkeit der Maassregel die Anstalt aufsuchende Kranke mit ganz anderem Vertrauen der Anstaltsbehandlung gegenübersteht, als der zwangsweise eingelieferte. Er fügt sich leichter in die nothwendigen Beschränkungen seiner Freiheit, wenn der Hauptschritt, aus dem dann die anderen folgen, freiwillig geschehen ist. Die Zufriedenheit und die willige Haltung der Mehrzahl der Kranken wächst dadurch und übt auch auf die Kranken, die in Folge der Art ihrer krankhaften Vorstellungen, besonders bei Verfolgungsideen sich gegen jeden Einfluss abstossend verhalten, einen beruhigenden Einfluss aus.

Vertrauen und Zufriedenheit bilden aber die nothwendigsten Grundlagen, um eine psychische Behandlung der Krankheit zu ermöglichen.

Die Tabelle der Aufnahmen nach Diagnosen und Alter zeigt die grosse Mannigfaltigkeit der Krankheitsformen einer städtischen Anstalt, gegenüber einer ländlichen Provinzialirrenanstalt.

Krankheitsform und Alter der Aufgenommenen.

Diagnose	Geschlecht	Alter							Summa	Davon erblich belastet
		10—20	20—30	30—40	40—50	50—60	60—70	70—80		
Vorübergehender pathologischer Affectzustand	Männer	—	—	—	—	—	—	—	—	
	Frauen	—	2	—	—		—	—	2	2
Cerebrasthenie	Männer	—	—	1	2	1	—	—	4	4
	Frauen	—	2	—		—	—		2	1
Melancholie	Männer	—	—	—	—	—	1	—	1	—
	Frauen	1	—	5	2	1	2	—	11	6
Hypochondrie . . .	Männer	—	—	1		—	—		1	1
	Frauen	—	—							
Akute Demenz (stupor) .	Männer	2	—	—	1	—	—	—	3	3
	Frauen	—	—		—	—				
Manie	Männer	—	2	—	—			—	2	1
	Frauen	—	3	—	—		—		3	1
Mania gravis . . .	Männer	—	1	—	—	—	—	—	1	
	Frauen	—	—							
Akute transitorische Verwirrtheit	Männer	—	1	1	—	—	—		2	1
	Frauen	—	—	1	—				1	1
Periodische Manie . .	Männer	—	1	—	—	—	—	—	1	1
	Frauen	—	—	1	1	—	3	—	5	4
Hysterisches Irresein .	Männer	—	—			—				
	Frauen	—	—	1	—	—			1	1
Hallucinatorisches Irresein	Männer	—	—			—				
	Frauen	—	—	1	—	—	—		1	1
Akute hallucinatorische Verrücktheit	Männer	—	1	3	—	—			4	2
	Frauen	—	2	3	3	1	—		9	3
Akute stuporöse Verrücktheit (Katatonie). . .	Männer	—	—	1	—	—	—		1	1
	Frauen	2	3	—	—	1	—	—	6	2
Chronische einfache Verrücktheit	Männer	—	—	5	—	3	1	—	9	6
	Frauen	—	4	2	1	—	—		7	
Chronische hallucinatorische Verrücktheit .	Männer	—	4	2	—	—	—		6	3
	Frauen	—	3	5	1	—	—		9	7
Chronische hypochondrische Verrücktheit .	Männer	—	—	—	—	—	1		1	1
	Frauen	—	—	1	1	—	—		2	1
Chronische Demenz . .	Männer	—	1	2	—	1	—	—	4	3
	Frauen	—	—	—	3	—	—		3	2

Diagnose	Geschlecht	Alter							Summa	Davon erblich belastet
		10—20	20—30	30—40	40—50	50—60	60—70	70—80		
Erblich degenerative Seelenstörung. . .	Männer	—	1	1	—	--	—	—	2	2
	Frauen	—	—	—	—	—	..	—	—	—
Moral insanity	Männer	1	3	1	—	--	—	—	5	5
	Frauen	—	—	—	--	—	—	—	—	—
Chronische Verrücktheit aus moral insanity. .	Männer	--	—	--	—	—	—	—	—	--
	Frauen	—	—	—	1	—	—	—	1	1
Idiotie	Männer	—	—	—	—	—	-	--	—	—
	Frauen	1	—	1	—	--	—	-	2	1
Einfache Imbecillität. .	Männer	—	—	—	-	—	—	—	—	—
	Frauen	—	1	—	1	—	--	—	2	1
Dementia paralytica. .	Männer	—	2	14	13	8	1	—	38	17
	Frauen	-	2	1	6	1	—	--	10	4
Dementia aus Gehirnherderkrankungen . .	Männer	—	—	—	--	—	1	1	2	—
	Frauen	—	—	—	—	—	1	1	2	—
Dementia senilis . .	Männer	—	—	--	—	—	4	—	4	2
	Frauen	-	—	--	—	—	2	1	3	2
Epilepsie mit Seelenstörung	Männer	—	3	4	3	1	—	—	11	8
	Frauen	1	1	1	2	—	—	—	5	2
Hysteroepilepsie . .	Männer	—	1	1	—	—	--	—	2	1
	Frauen	—	..	—	—	—	—	—	—	—
Chorea gravis . . .	Männer	—	—	—	—	—	—	—	—	—
	Frauen.	—	1	—	—	—	--	—	1	1
Akuter Alkoholismus. .	Männer	1	2	2	—	—	—	—	5	4
	Frauen	—	—	—	—	—	—	—	—	—
Delirium tremens . .	Männer	—	—	1	2	—	--	—	3	2
	Frauen	—	2	—	—	—	1	—	3	2
Chronischer Alkoholismus	Männer	—	—	—	3	—	-	—	3	—
	Frauen	—	—	—	—	—	—	—	—	--
Urämie.	Männer	—	—	—	1	—	—	—	1	—
	Frauen	—	—	—	—	—	—	—	—	—
Simulation	Männer	—	-	—	—	1	—	—	1	—
	Frauen	—	—	—	—	—	—	—	—	—
Summa der . .	Männer	4	23	40	25	15	9	1	117	68
	Frauen	5	26	23	22	4	9	2	91	46
Zusammen . . .		9	49	63	47	19	18	3	208	114

Die erste Stelle nimmt an Zahl und Wichtigkeit wieder, wie früher, die progressive Paralyse ein. Auf sie kommen 38 männliche und 10 weibliche Kranke, zusammen genau so viel, wie vergangenes Jahr (39 M., 9 W.).

Während so die absolute Zahl der Paralytiker gleich blieb, ist ihre Verhältnisszahl zur allgemeinen Aufnahme viel geringer geworden, wohl dadurch, dass mehr Fälle acuter einfacher Psychosen aufgenommen wurden. Der Procentsatz der Paralysen unter den Männeraufnahmen betrug 32·5%, unter den Frauenaufnahmen 11%.

Stärker als im vergangenen Jahr sind die Fälle allein durch Alkohol hervorgerufener Psychosen vertreten, 11 männliche und 3 weibliche Kranke, von den gesammten Aufnahmen also circa 7%, gegenüber anderen Grossstädten immerhin ein sehr kleiner Procentsatz.

Im Ganzen wird Trunksucht als Hauptursache oder als begleitende Ursache in 27 Fällen angeführt.

Als wesentliche Ursachen der Geisteskrankheit finden sich ferner: psychisch deprimirende Ursachen: Kummer, Noth, Aerger und Aufregung in 10 Fällen,

Lues: in 22 Fällen,

Trauma capitis: 7 Fälle,

Wochenbett 2, Lactation 2, parametritischer Abscess 1, Anaemie 1 Fall.

Erkrankung des Schädeldachs resp. der Hirnhaut 2, otitis media nach Scharlach 1 Fall, Apoplexie 1 Fall, Pneumonie 2, Typhus 1, Nierenerkrankung 1, Herzfehler 1, Gelenkrheumatismus 1 Fall. Morphinismus 5, kalte nasse Wohnung 1, coitus primus 1 Fall.

Die Tabelle 1 zeigt ferner das Verhältniss der erblichen Belastung zu den einzelnen Krankheitsarten. Die stärkste Belastung, nämlich mit allen Fällen, erscheint natürlich bei den eigentlichen degenerativen Typen, der moral insanity und erblichen degenerativen Psychose; ebenso bei den vorübergehenden pathologischen Affectzuständen.

Demnächst besteht von acuten Psychosen bei der Cerebrasthenie und acuten Demenz, sowie den acuten alkoholischen Formen; von chronischen bei der periodischen Manie und der Epilepsie eine sehr hochgradige, erbliche Belastung.

Bei den anderen einfachen Psychosen, abgesehen von den nur in einzelnen Fällen beobachteten, entspricht sie dem Durchschnitt; doch ist auch bei der Paralyse die beobachtete erbliche Belastung eine starke; in 21 von 48 Fällen = 43·75%.

Die Procentzahl aller erblich Belasteten zu der Gesammtauf-
nahme beträgt nach Abzug von 17 Fällen, über deren erbliche Belastung nichts bekannt geworden ist, 58·6%.

Die Art der erblichen Anlage war in 23 Fällen eine directe
gleichartige, so dass eines der Eltern an einer Geisteskrankheit litt,
in 47 Fällen eine directe ungleichartige, wenn bei einem der Eltern
eine andere Nervenkrankheit, Selbstmord, Verbrechen etc. vorgekommen war, in 42 Fällen eine nur indirecte, die sich entweder in
der höheren Ascendenz oder weiteren Blutsverwandtschaft zeigte.

Krankenbewegung in den einzelnen Monaten.

Monat	Aufgenommen			Entlassen		
	M.	W.	Zus.	M.	W.	Zus.
April 1889	5	9	14	7	9	16
Mai »	13	6	19	9	7	16
Juni »	10	6	16	9	9	18
Juli »	14	4	18	12	2	14
August »	8	11	19	6	10	16
September »	9	4	13	10	5	15
October »	11	5	16	10	3	13
November »	12	12	24	13	5	18
December »	11	5	16	9	4	13
Januar 1890	4	15	19	9	7	16
Februar »	8	4	12	11	5	16
März »	12	10	22	10	9	19
Zusammen . .	117	91	208	115	75	190

10 Kranke sind innerhalb des Berichtsjahres 2 Mal aufgenommen
worden. Von ihnen waren 7 versuchsweise entlassen, kamen aber,
da ihre Krankheit sich wieder verschlimmerte, zurück; 2 sind perio-
disch wiederkehrende Krankheitsfälle, 1 war vom Alkoholismus genesen entlassen und wurde bald rückfällig.

Früher schon in Irrenanstalten behandelt sind, incl. obiger 10,
48 Kranke, von denen 24 aus der hiesigen Anstalt, 12 aus auswärtigen ohne erlangte Genesung entlassen waren; dagegen 8 aus
der hiesigen, 4 aus auswärtigen nach erlangter Genesung. Von
ihnen waren 12 wiederholt rückfällige Aufnahmen, darunter ist ein
Kranker 8 Mal, eine Kranke 12 Mal und eine Kranke 14 Mal in
die Irrenanstalt aufgenommen worden. Es bleiben demnach 160
erste Aufnahmen, von denen 45—50 den eine gute oder wenigstens
leidliche Aussicht auf Heilung bietenden, die übrigen den voraus-
sichtlich unheilbaren Krankheitszuständen zuzurechnen sind.

Civilstand:

Unter den Aufgenommenen befanden sich:

	ledig	verheirathet	verwittwet	
Männer 54 = 46·15%	53 = 45·3%	10 = 8·54%	von 117.
Frauen 46 = 50·55%	32 = 35·16%	13 = 14·39%	» 91.

Die Stadt Frankfurt enthielt nach der Volkszählung von 1880 Einwohner nach dem Civilstand:

	ledig	verheirathet	verwittwet
Männer	62·51%	34·50%	2·99%
Frauen	62·13%	29·84%	8·03%

Danach befinden sich unter den geisteskrank werdenden Personen in beiden Geschlechtern weniger ledige, mehr verheirathete und besonders viel mehr verwittwete als unter der Bevölkerung Frankfurts im Allgemeinen.

Doch ist dieses Verhältniss nur ein scheinbares. Um zu einem richtigen zu gelangen, müsste man erst von der Gesammtbevölkerungsziffer der Stadt die Ledigen bis zu etwa 17 Jahren abziehen, da diese Altersklasse unter den Aufgenommenen überhaupt nicht vertreten ist.

Nehmen wir an, dass sich dann das Verhältniss der Ledigen unter der Bevölkerung auf 40% : 50% Verheiratheten stellt, was eher zu hoch als zu niedrig sein dürfte, so stellt sich heraus, dass namentlich bei den Frauen die ledigen weit zahlreicher erkranken als die verheiratheten. Hiermit stimmt auch die unten folgende Liste der Berufsarten überein, nach der die ledigen Frauen in selbständigem Beruf, Lehrerinnen, Näherinnen, Dienstmädchen ganz vorzugsweise zur Geisteskrankheit disponirt sind.

Der Geburtsort war bei 43 Frankfurt a. M., bei 157 das übrige Deutschland, bei 8 das Ausland. Die Heimathsberechtigung (Unterstützungswohnsitz) in Frankfurt a. M. hatten 129 Kranke erworben.

Die Krankheitsdauer vor der Aufnahme betrug:

—	1 Tag	bei	6 Kranken,
—	8 »	»	34 »
—	1 Monat	»	25 »
—	6 »	»	40 »
über 6 »		»	82 »
unbekannt		»	14 »
angeboren		»	7 »

208

Danach war die Hälfte des Zugangs durch sogenannte frische
Fälle mit Krankheitsdauer unter 6 Monaten dargestellt.

Beruf der aufgenommenen Kranken.

Im Beruf selbständige Männer.	Deren Frauen und Töchter.	Im Beruf selbständige Frauen.
Kaufmann, Agent 23	8	—
Beamte. bes. Bureaubeamte 8	4	2
Techniker, Bau- und Maurermeister . 6	1	—
Künstler, Lehrer, Gelehrte 3	—	4
Fabrikanten 2	1	—
Handwerker, Wirthe \ Photographen, Lithographen / . . . 45	16	—
Landwirth, Weinbauer, Gärtner . . 4	1	—
Schneiderinnen, Näherinnen \ Koch- und Putzfrauen / . . . —	—	8
Rentner 2	—	8
Händler 3	2	2
Officiere 2	—	—
Geistliche. 1	—	—
Pfründner 3	—	—
Taglöhner, Ausläufer, Knechte \ Kutscher / . . 15	2	2
Dienstmädchen, Kammerjungfer, Bonne —	—	25
Armenpfleglinge . . . . —	—	3
Prostituirte . . . . —	—	2
Zusammen . . 117	35	56

Handlungen, die gegen das Strafgesetz verstossen, sind Seitens
zahlreicher Aufgenommenen zu verzeichnen.

Es ist zu unterscheiden 1. die Kategorie derer, die einmal in
ihrem Vorleben wegen kleiner Vergehen meist mit Gefängniss bestraft worden sind. Es sind dies 14 Kranke, von denen die meisten
wegen Diebstahl, Betteln, Vagabundiren, Zechprellerei, Widerstand,
Beleidigung, Körperverletzung bestraft sind. Von schwereren Vergehen ist ein Sittlichkeitsvergehen und ein Betrugsfall zu constatiren.
Fast bei allen lässt sich indess aus der Art des Vergehens und aus
der Art der späteren Geistesstörung die Auffassung begründen, dass
das Vergehen das Symptom einer individuellen Disposition zu geistiger Abnormität war.

2. Die Kategorie, die in ausgesprochen geisteskrankem Zustand
Handlungen gegen das Strafgesetz begingen. 12 Kranke. Dies sind

namentlich 5 Epileptiker, die s. Z. wegen groben Unfugs, Körperverletzung und Sachbeschädigung bestraft sind, 6 andere, die wegen Beleidigung, Ruhestörung, Hausfriedensbruch und Zechprellerei angeklagt, doch wegen Geisteskrankheit ausser Verfolgung gesetzt worden und 1 an Paranoia leidender Kranker, der bis zuletzt seinen Dienst als Eisenbahnsecretär versehen hatte und wegen vermeintlicher, ihm und seiner Frau bevorstehenden schrecklichen Verfolgungen seine Frau mit einem Hammer erschlug, um sie vor einem noch schrecklicheren Schicksal zu bewahren. Er wurde für geisteskrank erklärt und der Anstalt übergeben.

Endlich ist als 3. Kategorie die der Gewohnheitsverbrecher zu nennen, die dieses Mal bei uns nur in einigen ersichtlich von Haus aus pathologischen Individuen vertreten ist; hierher gehörten 2 Fälle von moral insanity, die beide wiederholt wegen Einbruchs, Diebstahl, Hehlerei, Körperverletzung, Brandstiftung, Landstreicherei bestraft worden sind, ehe sie der Anstalt zugeführt wurden; 1 an periodischer Manie leidende, wegen Arbeitsscheu, Unterschlagung, Umhertreiben etc. bestrafte Frau und endlich das Muster eines an chronischem Alkoholismus leidenden Vagabunden, der etliche 50 Mal wegen Vagabundage, Arbeitsscheu, Misshandlung, Widerstand bestraft ist und fast in allen Arbeitshäusern Deutschlands gesessen hat.

Zur Beobachtung wurde ferner ein vielbestraftes Individuum zugeführt, dessen Vergangenheit von Jugend auf zahlreiche pathologische Züge aufwies, das jetzt aber im Gefängniss au Manie erkrankt war, bei der wegen eines raisonnirenden Anfangsstadiums der Verdacht der Simulation erwacht war. Nach Feststellung der Geisteskrankheit wurde er in der Anstalt bis zur Heilung belassen und nach Heilung der Psychose dem Gefängniss zurückgegeben.

Der letzte der zur Beobachtung Eingelieferten erwies sich als ein sehr schlauer und erfahrener Simulant, oftmals wegen Medicinalpfuscherei vorbestraft und mit den Symptomen der Epilepsie wohlvertraut. Die dargestellten Krankheitserscheinungen schwanden jedoch auf Behandlung mit dem feradischen Pinsel prompt, wirkliche Krankheitserscheinungen liessen sich nicht feststellen, weshalb er als Simulant ins Gefängniss zurückgegeben wurde.

Tabelle des Abgangs.

Diagnose.	Genesen		Gebessert		Ungeheilt		Gestorben		Summa	
	M.	W.	M.	W.	M.	W.	M.	W.	M.	W.
Vorübergeh. pathol. Affectzustände	—	2	—	—	—	—	—	—	—	2
Cerebrasthenie	—	1	2	1	1	1	—	—	3	3
Melancholie resp. Hypochondro-melancholie	—	6	2	—	—	1	—	—	2	7
Stupor resp. stuporöse Verrücktheit	1	—	—	—	1	2	—	—	2	2
Manie	3	2	1	1	—	1	—	—	4	4
Mania gravis	—	—	—	—	—	—	1	—	1	—
Acute Verrücktheit resp. Verwirrtheit	4	5	—	1	1	3	—	—	5	9
Chronische Verrücktheit resp. hypochondrische	—	—	4	5	8	7	1	3	13	15
Chronische Demenz	—	—	1	2	3	—	1	—	5	2
Periodische Manie	—	—	—	3	—	—	—	—	—	3
Imbecillität	—	—	—	—	—	1	—	—	—	1
Erbliche degenerative Psychose und moral insanity	—	—	2	—	—	1	—	—	2	1
Idiotie	—	—	—	—	1	2	—	—	1	2
Epilepsie	—	—	6	2	1	1	—	—	7	3
Hysteroepilepsie	1	—	—	—	—	—	—	—	1	—
Paralyse	—	—	11	5	11	—	28	6	50	11
Senile Demenz	—	—	1	—	1	—	5	2	7	2
Hirn- resp. Rückenmarkerkrankung mit Seelenstörung	—	—	—	—	—	—	2	2	2	2
Chorea gravis	—	—	—	—	—	—	1	—	—	1
Acuter Alkoholismus, delirium tremens	7	2	—	—	—	—	1	1	8	3
Urämie	—	—	—	—	—	—	1	—	1	—
Summa . . .	16	18	30	20	28	20	40	15	114	73

Ausserdem 2 weibliche Kranke in Familienpflege gebracht und 1 Simulant nicht geisteskrank entlassen.

Der gesammte Abgang beträgt 190; hiervon betragen die Heilungen 17·89%. Sie würden einen höheren Procentsatz ausmachen, wenn nicht eine Reihe von Kranken, die hier nicht heimathsberechtigt waren, vor Ablauf ihrer Krankheit den für sie zuständigen Anstalten Preussens resp. Bayerns zugeführt worden wären.

So wurden nach auswärts gebracht:

	Männer	Frauen
Nach dem Eichberg	3	2
» Hildburghausen	—	1
» Heidelberg, Irrenklinik . . .	—	1
Transport . .	3	4

	Männer	Frauen
Transport . .	3	4
Nach Strassburg, Irrenklinik	—	1
» Werneck	1	2
» Klingenmünster	—	1
» Owinsk	1	
» englischen Irrenanstalt	1	
» Bamberg	1	
» Pforzheim	1	
» Hayna	1	
» Wien	1	—
In die Heimathsgemeinde	5	6
	15	14

Die durchschnittliche Aufenthaltsdauer der Genesenen betrug 3 Monate 17 Tage.

Von den Paralytikern trat eine ziemliche Zahl in eine Remission und konnten sie eine Zeitlang unter guter Aufsicht ihren Familien zurückgegeben werden, grösstentheils für einige Zeit wieder völlig arbeitsfähig; freilich kehrten sie fast alle nach $1/2$—1 Jahr, um die Tragödie zu enden, in die Anstalt zurück, doch hatten sie immerhin noch ihren Familien genützt und einige heitere Augenblicke in dem düsteren Ausgang ihres Daseins erlebt.

Ein einziger Paralytiker, 28 Jahre alt, bald nach einer luetischen Infection erkrankt, mit deutlichen paralytischen Symptomen, der zunächst gebessert entlassen wurde, ist in ein Stadium eingetreten, das von einer völligen Heilung nicht zu unterscheiden ist und hält sich seitdem, von uns weiter beobachtet, wie ein Gesunder.

Die Todesfälle (55) betragen 13·43% der Zahl der Gesammtverpflegten. Die Zahl ist im Vergleich zu ländlichen Irrenanstalten sehr hoch, doch vollkommen erklärt, wenn man die Diagnosen der Gestorbenen ansieht. Es starben 35 Paralytiker, ferner 6 an seniler Demenz, 4 an Hirn- resp. Rückenmarkerkrankungen Leidende, 1 an Urämie, 1 an Mania gravis, 1 an Chorea gravis, die alle im regulären Verlauf ihres Hirnleidens der Tod ereilte. Die beiden an Delirium tremens Leidenden kamen mit schweren Pneumonien zur Anstalt, der sie schnell erlagen. Nur 5 Kranke mit einfacher Seelenstörung starben, doch litt Keiner von diesen an einer heilbaren Psychose, sondern 4 an chronischer Verrücktheit, 1 an chronischem Blödsinn.

Die durchschnittliche Aufenthaltsdauer der gestorbenen Paralytiker in der Anstalt betrug 1 Jahr 3 Monat 10 Tage.

Tabelle der Todesursache.

Todesursachen	Männer	Frauen
Hirnlähmung	8	3
Apoplexia cerebri	1	1
Erweichungsherde des Gehirns	1	—
Paralytischer Anfall	2	—
Bulbärparalyse	1	—
Pachymeningitis hämorrhagica	—	1
Bronchitis capillaris (Influenza)	—	1
Pneumonie Lobuläre	4	—
Pneumonie Lobäre	9	1
Kehlkopfphthise	—	1
Lungenphthise	3	—
Allgemeine Atheromatose	2	2
Herzverfettung	2	—
Insufficienz der mitralis	—	1
Pleuritis	1	—
Pyelonephritis	2	—
Chronische Nephritis	1	—
Decubitus	—	1
Chronischer Dickdarmkatarrh	1	—
Marasmus paralyticus	1	2
Lymphosarcom	1	—
Miliartuberkulose	—	1
Zusammen . .	40	15

Auch die Tabelle der Todesursachen zeigt die Gesundheitsverhältnisse der Anstalt im günstigsten Licht. Schwere im Haus erzeugte
Infectionskrankheiten fehlen, die 5 Lungen- resp. Kehlkopf- resp. allgemeine Tuberkulosen sind durchgehends eingeschleppt, Hausphthise
ist nicht vorhanden, vielmehr sind nicht wenige mit beginnenden phthi-
sischen Erscheinungen eingelieferte Kranke hier gesund geworden.

Die Pneumonien sind fast alle Ausgangserkrankungen der Paralytiker, von schwereren Unglücksfällen sind wir verschont geblieben.

Von wichtigeren Erkrankungen wurden im II. Halbjahr behandelt
(im I. Halbjahr waren die Listen noch nicht vollständig):

	Männer	Frauen
Stomatitis	1	—
Parulis	1	—
Darmkatarrh	3	—
Blasenkatarrh	2	—
Bronchitis	2	5

	Männer	Frauen
Pneumonie	7	—
Phthisis pulmonum	3	
Ekzem	3	
Psoriasis	1	
Traumen	3	
Hautwunden	4	1
Abscess resp. Phlegmone	1	2
Angina tonsillaris	—	3
Otitis media purulenta	—	1
Empyem des Antrum Highmori . . .	—	1
Conjunctivitis catarrhalis	—	4
Combustio mammae	—	1
Mastitis	—	1
Schnitt in den Kehlkopf	1	
Gangraena senilis	—	1
Dermatitis ulcerosa	—	2
Ulcus cruris	1	1
Decubitus	9	3
Othaematom	1	—
Furunculose	2	—
Unguis incarnatus	1	—
Gicht	—	1
Vereiterung von Cervicaldrüsen . . .	—	1
Panaritium	3	—

Vom 17. December 1889 bis 10. Januar 1890 herrschte die Influenza in der Anstalt und befiel 18 männliche und 10 weibliche Kranke, also etwa 14% des Bestandes, dagegen mehr als die Hälfte des Personals. Von den Kranken erlagen ihr 2, 1 Mann in Folge zutretender Lungenentzündung, bei dessen Sektion sich die nicht entzündete Lunge in Folge einer alten Pleuritis stark geschrumpft erwies, eine alte decrepide Frau in Folge Bronchitis capillaris.

Die beiden schweren Verletzungen: Combustio mammae und Schnitt in den Kehlkopf hatten sich beide Patienten in selbstmörderischer Absicht vor der Aufnahme in die Anstalt beigebracht; dieselben heilten ohne Complicationen.

Ferner kam eine Stenose des Oesophagus durch Trinken von Schwefelsäure, Seitens einer Melancholischen zu Haus erzeugt, zur Behandlung. Es musste längere Zeit durch Ernährungsklystire das Leben erhalten werden; nach Besserung des geistigen Befindens

wurde durch Herrn Dr. Pinner der Magenschnitt gemacht und allmählich der Oesophagus erweitert. Die Patientin wurde schliesslich
geistig wie körperlich vollkommen geheilt.

In 3 Fällen schwererer chirurgischer Krankheiten wurde wegen
hochgradigster tobsüchtiger Erregung der Kranken, die nicht bloss die
Heilung der Wunden, sondern durch fortwährendes Aufreissen der
Wunde das Leben gefährdeten, von Zwangsmitteln (Befestigung im Bett)
bis zur Heilung der Wunden Gebrauch gemacht; dasselbe Beschränkungs-
mittel wurde einige Tage angewendet bei einem hochgradig tobsüchtig
erregten und selbstmordsüchtigen Kranken, der sich durch Anrennen
des Schädels an die Wand den Schädel zu zerbrechen versuchte und
sich schon erhebliche Verletzungen der Kopfhaut beigebracht hatte.

Im Uebrigen war die Behandlung eine völlig freie. Von Zwangsmitteln wurde kein Gebrauch gemacht, von narkotischen Arznei-
mitteln nur in mässigstem Grad. Vorzugsweise wurde Paraldehyd
(pro Tag im Durchschnitt 14 Einzelgaben à 3—6 Gr.), seltener
Sulfonal, noch seltener Chloral gegeben. In bestimmt indicirten
Fällen wurde von Morphiuminjectionen und in einzelnen Fällen von
Injectionen von Hyoscin Gebrauch gemacht.

Reichlicher Gebrauch wurde von Bädern gemacht; ausser den
regelmässigen monatlichen Reinigungsbädern aller Kranken erhielten
92 weibliche und 87 männliche Kranke protrahirte Kurbäder von
$^1/_2$ bis 1 Stunde Dauer theils Wochen, theils Monate hindurch; 48
männliche und 32 weibliche Kranke nasse Einpackungen von mehr-
stündiger Dauer gleichfalls wochenlang.

Isolirungen fanden statt bei Tag 1—3 Frauen und ebensoviel
Männer; bei Nacht bei Frauen wie bei Männern 5—10. Dieselben
betrafen ausser ganz frischen tobsüchtig erregten Kranken grossentheils Paralytiker in ihren Aufregungszuständen.

In der Behandlung der schwer erregten, zum Zerreissen und
Schmieren geneigten Paralytiker thut uns neben Einpackungen das
Hyoscin sehr gute Dienste; in der Behandlung der Schwererkrankten,
Bettlägerigen, zur Unreinlichkeit und Decubitus Geneigten erschien
für die meisten Fälle das Holzwollbett das geeignetste Lager, für
einzelne bestimmte Kranke auch das Heidelberger Bett. Auf gewöhnlichen Unterlagen von Gummistoff entstandener Decubitus heilte
meist, wenn der Körperzustand noch nicht zu weit herunter war,
im Holzwollbett ohne jede Medication, als zeitweiliges Jodpinseln.

Bettlägerig waren aus physischen Gründen durchschnittlich täglich
10—12, aus psychischen 6—8.

Während für die frischen Fälle von der Bettlage in den neuen Wach- und Lazarethsälen ausgiebiger Gebrauch gemacht wurde, wurden die beruhigten, Reconvalescenten oder chronischen Kranken soweit möglich beschäftigt. Da das Anstaltsareal circa 37 Morgen gross ist und neben ausgedehntem Park ziemliche Gemüseländereien umfasst, gelang dies auch im Sommer in leidlichem Maass, indem gewöhnlich 20 männliche Kranke im Park und Gärtnerei, 10 im Haus und in den Werkstätten beschäftigt waren, also etwa 30 %. Von Werkstätten wurde zu der vorhandenen Schreinerei eine Schneiderei und eine Buchbinderei eingerichtet. Im Winter bildeten Holzsägen und Strohflechten die hauptsächlichsten Beschäftigungen.

Von Frauen waren mit weiblichen Handarbeiten im Näh- und Stricksaal, mit Küchenarbeit, Waschen und Bügeln durchschnittlich 45—50, also etwa 45 % beschäftigt.

Der Ausgang in den nicht ummauerten Park wurde allen Kranken der ruhigen Abtheilungen in Begleitung häufig gestattet, ausserdem genossen regelmässig 10—12 männliche und auch 2—3 weibliche Kranke die Vergünstigung des freien Ausgangs und freien Verkehrs ausserhalb der Anstalt, theils nur an Sonntagen, theils an Sonn- und Wochentagen. Es war nur selten nöthig, diese Erlaubniss zurückzuziehen, sie bildete für viele Kranke die Aussöhnung mit dem hiesigen Aufenthalt, zuweilen auch die Probe, ob die Möglichkeit in der Freiheit zu existiren, wieder vorhanden sei.

Unser halb aus bleibenden chronischen, halb aus fluctuirenden Elementen zusammengesetzter Krankenbestand verlangt auch weitere Anregungen, um nicht in die Monotonie des Anstaltslebens zu versinken. Von den zu diesem Zweck veranstalteten Vergnügungen seien kleinere Ausflüge in die Umgebung, eine grosse Ausfahrt mit 120 Kranken in das schöne Königstein und Eppstein nebst Besteigung der Burg, ferner in der Anstalt eine Reihe von Concertabenden, einige Aufführungen kleinerer Lustspiele mit eigenen Kräften, ein Sommerfest mit grosser Musik und Tanz erwähnt. Bei den Concertabenden erfreuten wir uns neben den Bemühungen unseres eigenen gemischten Chors der Mitwirkung geschätzter hiesiger Künstler, die in edler Gesinnung dem guten Zweck freundlichst ihre künstlerischen Kräfte in Gesang, Instrumentalmusik und Declamation liehen. Es sei ihnen auch an dieser Stelle herzlicher Dank ausgesprochen.

Eine grosse Schwierigkeit bot die Ueberführung des Wartepersonals in die neuere Behandlungsmethode, namentlich die verstärkten Anforderungen, die an Eifer und guten Willen des Personals

durch die zwanglose Behandlung der Kranken gestellt wurden,
während die an Stelle derselben tretende Gewährung vieler individuellen Freiheit an die Kranken, Entgegenkommen gegen die persönlichen Wünsche derselben, eine grosse persönliche Gutmüthigkeit und
gute Selbstzucht des Personals erfordern. Fast das gesammte alte
Wartepersonal ging darüber theils freiwillig, theils unfreiwillig ab und
riss bei seinem Abgang regelmässig einen Theil der eben erst angesetzten
neuen Elemente mit fort, so dass unter den Wärtern der enorme
Abgang von 35 bei 18 Bestand zu constatiren ist.

In Würdigung der erhöhten Ansprüche an das Personal, des
leichteren und zum Theil besseren Verdienstes in der Stadt und um
ein möglichst bleibendes Personal zu erzielen, wurde noch im Berichtsjahr ausser dem Etat den über 1—2 Jahr bleibenden Wärtern eine
Gehaltszulage bis zu M. 500 p. a. bei freier Station gewährt, in
den neuen Etat aber ein Gehalt bis M. 600 bei längerer Dienstzeit
eingesetzt, ausserdem freie Dienstkleidung für das männliche Personal
eingeführt. Auch beim weiblichen Personal gingen 10 von 18 ab,
indess ist hier der Ersatz leichter und die Anhänglichkeit an die
Thätigkeit bei den Neuangenommenen grösser, so dass wir bald auf
Erreichung stabiler Verhältnisse hoffen.

Von den projectirten und genehmigten Bauten wurde im Berichtsjahr zunächst als dringendstes Erforderniss die Herstellung der
Lazarethsäle (Ueberwachungsstation) in Angriff genommen und soweit
gefördert, dass dieselben im November und December 1889 bezogen
werden konnten.

Dieselben sind 4 an der Zahl und in 2 Seitenflügeln in zwei
Stockwerken, Parterre und im I. Stock durch Herausreissen von
Wänden hergestellt. Sie sind 7 Meter breit und 16 Meter lang
und geben Raum für 16 Betten, so dass auf das Bett 7 □ Meter
Grundfläche kommt. Ihr Hauptvortheil ist reichliches Licht und
Luft, da sie an beiden Längsseiten, die nach S. resp. N. gehen,
eine Reihe von 6 resp. 5 Fenstern haben. Sie dienen nicht gleichzeitig als Tagesaufenthaltsraum, was ich wegen der nothwendigen
Lüftung und Reinigung für sehr wichtig halte, sondern nach seitwärts
liegt direct neben ihnen ein Tagesaufenthaltsraum von 5·50 : 9 Metern,
an diesem wieder direct nach aussen eine eiserne, ganz verglaste
Veranda von 4 Meter Breite und 11 Meter Länge, die durch 2 Stockwerke geht. Von jedem Saal gelangt man über einen kleinen Corridor
in das Closet, das mit Unitasclosets versehen ist, in einen kleinen
Spülraum mit Ausguss und Gaskocher und in das Badezimmer mit

einer kupfernen feststehenden und einer fahrbaren Badewanne, das zugleich Waschzimmer mit grossem Marmorwaschtisch und feststehenden, unten durch Hähne entleerbaren Kupferbecken ist.

Am Corridor, der den Eingang in den Saal vermittelt, liegen Parterre 2, im I. Stock 1 Einzelzimmer, alle mit Doppelthüren, eins Parterre mit massiver innerer Thür und schweren Schiebläden vor dem gewöhnlichen Fenster versehen von 5 : 3 Meter Grösse.

In den Baderäumen und Closets sind die Fussböden cementirt, in allen anderen Räumen mit Eichenparkets versehen, in den Sälen die Wände bis Thürhöhe, in den Einzelzimmern Wände und Decken mit Oelfarbe gestrichen.

Die Benutzung der Säle hat sich so geregelt, dass in jeder Abtheilung der Saal Parterre für Paralytiker und Sieche, der im I. Stock für die frischen Aufnahmen benutzt wird. Die Nachtwache befindet sich bei den Frauen im letzteren Saal. Bei den Männern, bei denen die frischen Aufnahmen viel seltener die schweren Erscheinungen des Lebensüberdrusses und der heftigen Aufregung bieten, während die schweren, Tag und Nacht die sorgfältigste Pflege bedürfenden Paralytiker überwiegen, ist im Paralytikersaale die Wache eingerichtet, wohin dann in Nothfällen auch schwere selbstmordsüchtige Kranke gelegt werden, falls nicht ausnahmsweise für solche eine eigene Wache etablirt wird. In jedem Saal schlafen ausserdem zwei Pfleger. Ferner ist für freundliche Ausschmückung und Möblirung der Säle Sorge getragen, so dass diese einen recht behaglichen wohnlichen Eindruck machen und der Aufenthalt hier von allen Kranken vorgezogen wird.

Zu den Wachsälen gehört noch als Schlafraum für ruhigere Kranke ein im II. Stock des Eckrysalits gelegener kleiner Schlafsaal für 10 Betten, so dass die Gesammtzahl der in den Ueberwachungsräumen unterzubringenden Kranken circa 80, über die Hälfte der Kranken III. Klasse (150) beträgt.

Der Umbau während des vollen Betriebs der Anstalt war natürlich von vielen Schwierigkeiten und Ueberfüllung der anderen Abtheilungen begleitet, indess blieb trotzdem der Gesundheitszustand ein guter und es waren schwerere Krankheitsfälle nicht zu beklagen.

II. Nichtstädtische Krankenhäuser.

I. Dr. Senckenberg's sches Bürgerhospital.

Bericht

von

Sanitätsrath Dr. JEAN SCHMIDT und Dr. FRIEDR. EBENAU.

Uebersicht der im Jahre 1889 behandelten Kranken.

Bestand am 1. Jan. 1889.		Auf- genommen 1889.		Summa.		Abgang						Verblieben am 31. Dec. 1889.	
						Geheilt.		Gebessert o. ungeheilt.		Gestorben.			
M.	W.	M.	W.	M.	W.	M.	W.	M.	W.	M.	W.	M.	W.
40	20	683	306	723	326	450	186	111	49	77	65	85	26
60		989		1049		636		160		142		111	
1049						1049							

A. Medicinische Abtheilung unter Sanitätsrath Dr. Jean Schmidt.

Uebersicht der im Jahre 1889 behandelten Kranken der medicinischen Abtheilung.

Bestand am 1. Januar 1889.		Auf- genommen 1889.		Summa.		Abgang						Verblieben am 31. Dec. 1889.	
						Geheilt.		Gebessert o. ungeheilt.		Gestorben.			
M.	W.	M.	W.	M.	W.	M.	W.	M.	W.	M.	W.	M.	W.
23	15	429	206	452	221	259	114	80	41	61	47	52	19
38		635		673		373		121		108		71	
673						673							

Uebersicht der Krankheitsfälle.

Namen der Krankheiten.	Im Alter von Jahren					Entlassen			Verblieben in Behandlung.
	0—15	15—30	30—45	45—60	über 60	Summa.	Geheilt.	Gebessert o. ungeheilt.	Gestorben.	

Namen der Krankheiten.	0—15	15—30	30—45	45—60	über 60	Summa.	Geheilt.	Gebessert o. ungeheilt.	Gestorben.	Verblieben in Behandlung.
I. Acute Infectionskrankheiten.										
Morbilli	2	3	—	—	—	5	5	—	—	—
Scarlatina	6	5	—	—	—	11	11	—	—	—
Erysipelas	—	4	2	1	1	8	7	—	1	—
Diphtheria	9	14	—	—	—	23	20	—	3	—
Typhus abdominalis	1	4	—	—	—	5	4	—	1	—
Rheumatismus articulorum acutus	—	7	3	1	—	11	10	1	—	—
Pyaemie	—	—	1	—	—	1	—	—	1	—
Febris puerperalis	—	—	1	—	—	1	—	—	1	—
Influenza	—	9	1	1	—	11	4	—	—	7
II. Allgemeinkrankheiten.										
Anaemia	2	6	2	1	—	11	8	2	—	1
Chlorosis	1	1	—	—	—	2	2	—	—	—
Defatigatio	—	2	—	—	2	4	3	1	—	—
Marasmus senilis	—	—	—	—	5	5	—	2	3	—
Syncope	—	—	1	1	—	2	2	—	—	—
Diabetes mellitus	—	—	1	—	1	2	1	1	—	—
Arthritis deformans	—	—	—	1	—	1	—	—	—	1
Alcoholismus	—	—	1	1	2	4	3	1	—	—
Bleivergiftung	—	2	2	1	—	5	3	2	—	—
Phosphorvergiftung	—	1	—	—	—	1	1	—	—	—
III. Krankheiten des Nervensystems.										
Meningitis	—	—	—	2	—	2	—	—	2	—
Meningitis tuberculosa	—	—	—	1	—	1	—	—	1	—
Commotio cerebri	—	—	1	—	—	1	1	—	—	—
Apoplexia cerebri	—	—	1	6	3	10	4	3	1	2
Hemiplegia	—	—	1	2	1	4	—	2	—	2
Tumor cerebri	—	—	—	—	1	1	—	—	1	—
Tumor cerebelli	—	—	—	—	1	1	—	—	1	—
Multiple Sclerose	—	—	2	—	—	2	—	2	—	—
Tabes dorsalis	—	—	5	2	—	7	—	5	—	2
Spastische Spinalparalyse	—	1	—	—	—	1	—	1	—	—
Paralysis spinalis	—	—	—	—	1	1	—	—	1	—
Myelitis acuta	—	—	—	—	1	1	—	1	—	—
Myelitis chronica	—	—	3	—	1	4	—	2	—	2
Neuritis alcoholica	—	—	1	—	—	1	1	—	—	—

Namen der Krankheiten.	Im Alter von Jahren						Entlassen			Verblieben in Behandlung.
	0—15	15—30	30—45	45—60	über 60	Summa.	Geheilt.	Gebessert o. ungeheilt.	Gestorben.	
Neuralgia	—	1	1	3	—	5	2	2	—	1
Cephalalgia	—	1	—	—	—	1	1	—	—	—
Hemicrania.	—	2	—	—	—	2	1	—	—	1
Neuritis multiplex	—	—	1	—	—	1	—	1	—	—
Ecclampsia.	—	—	1	—	—	1	—	—	1	—
Epilepsia.	1	1	3	—	—	5	3	2	—	—
Chorea.	1	—	1	—	—	2	2	—	—	—
Paralysis agitans	—	—	—	—	1	1	—	1	—	—
Hysteria.	—	1	1	—	—	2	1	1	—	—
Neurasthenia.	—	—	—	1	1	2	1	1	—	—
Neurosis traumatica.	—	1	—	—	—	1	1	—	—	—
Delirium tremens	—	—	1	1	—	2	1	—	—	1
Psychopathia.	—	—	1	—	—	1	—	1	—	—
Dementia paralytica.	—	—	1	—	—	1	—	1	—	—
Melancholia	—	—	—	1	—	1	—	1	—	—
Dementia senilis	—	—	—	1	—	1	—	—	—	1
IV. Krankheiten des Gefässsystems.										
Endocarditis	—	—	1	—	—	1	1	—	—	—
Pericarditis	—	1	—	—	—	1	1	—	—	—
Vitium cordis.	—	2	5	12	4	23	—	14	6	3
Hypertrophia cordis.	—	—	—	2	2	4	—	—	4	—
Atheromatosis.	—	—	—	2	2	4	—	1	3	—
Phlebitis.	—	—	—	—	1	1	1	—	—	—
Haemorrhoides	—	—	1	—	—	1	—	1	—	—
V. Krankheiten der Respirationsorgane.										
Angina	3	19	2	—	—	21	24	—	—	—
Laryngitis acuta	—	3	—	—	—	3	3	—	—	—
Bronchitis acuta	2	22	15	3	2	44	34	1	—	9
Bronchitis chronica	—	5	6	9	5	25	9	8	—	8
Pneumonia cruposa	3	5	5	2	3	18	6	—	8	4
Pneumonia catarrhalis (lobularis). .	1	—	—	—	—	1	1	—	—	—
Haemoptoë.	—	1	1	1	—	3	2	1	—	—
Tuberculosis pulmonum	—	32	37	14	4	87	—	31	47	9
Pleuritis sicca	—	3	1	2	—	6	4	—	—	2
Pleuritis serosa.	—	2	2	1	—	5	4	—	—	1
Pleuritis tuberculosa	—	1	—	—	—	1	1	—	—	—
Pleuritis suppurativa	—	1	—	—	—	1	—	—	1	—
Pyopneumothorax.	—	1	—	—	—	1	—	—	1	—
Asthma bronchiale	—	—	—	1	—	1	—	—	—	1

Namen der Krankheiten.	Im Alter von Jahren						Entlassen			Verblieben in Behandlung.
	0—15	15—30	30—45	45—60	über 60	Summa.	Geheilt.	Gebessert o. ungeheilt.	Gestorben.	
VI. Krankheiten der Verdauungsorgane.										
Stomatitis	—	1	—	—	—	1	1	—	—	—
Cardialgia	—	—	1	—	—	1	1	—	—	—
Ulcus ventriculi	—	2	—	—	—	2	—	2	—	—
Gastricismus	—	25	11	5	—	41	38	—	—	3
Catarrhus ventriculi chronicus	—	—	4	—	—	4	2	1	—	1
Gastro-Enteritis	1	—	1	—	—	2	2	—	—	—
Febris gastrica	1	3	—	—	—	4	4	—	—	—
Emesis gravidarum	—	1	—	—	—	1	1	—	—	—
Icterus catarrhalis	—	2	—	—	—	2	2	—	—	—
Catarrhus intestinalis	2	2	—	—	—	4	4	—	—	—
Colica stercoralis	—	3	2	—	—	5	5	—	—	—
Perityphlitis	—	2	—	—	—	2	2	—	—	—
Ascites	—	—	—	1	—	1	1	—	—	—
Peritonitis	—	2	—	2	1	5	2	—	3	—
Carcinoma ventriculi	—	—	2	3	4	9	—	—	8	1
Carcinoma recti	—	—	—	1	—	1	—	—	1	—
Carcinoma hepatis	—	—	—	2	1	3	—	—	2	1
Cirrhosis hepatis	—	—	—	—	1	1	—	—	1	—
Hernia cruralis	—	1	—	—	—	1	—	1	—	—
VII. Krankheiten der Urogenitalorgane.										
Nephritis acuta	—	2	4	1	1	8	6	2	—	—
Nephritis haemorrhagica	—	—	1	—	—	1	1	—	—	—
Nephritis chronica	—	—	2	2	3	7	—	3	4	—
Cystitis	—	2	1	1	2	6	3	3	—	—
Orchitis	—	1	—	—	—	1	1	—	—	—
Catarrhus cervicalis	—	1	—	—	—	1	1	—	—	—
Metrorrhagia	—	2	—	—	—	2	2	—	—	—
Carcinoma uteri	—	—	3	2	—	5	—	4	1	—
VIII. Krankheiten der Bewegungsorgane.										
Rheumatismus musculorum	1	44	23	9	8	85	79	4	—	2
Rheumatismus articulorum chronic.	—	9	5	3	2	19	10	6	—	3
IX. Krankheiten der Haut.										
Eczema	1	3	1	—	—	5	5	—	—	—
Herpes zoster	1	—	—	—	—	1	1	—	—	—
Psoriasis	—	—	—	1	—	1	1	—	—	—
Gangraena	—	—	—	1	—	1	—	1	—	—
Scabies	—	1	—	1	—	2	2	—	—	—
X. Krankheiten der Augen	—	2	—	1	1	4	2	—	—	2
	39	275	177	112	70	673	373	121	108	71

B. Chirurgische Abtheilung unter Dr. Friedr. Ebenau.

Uebersicht der im Jahre 1889 behandelten Kranken der chirurgischen Abtheilung.

Körpergegend.	I. Verletzung. und deren nächst.Folg.	davon gestorben.	II. Entzündng. und deren nächst.Folg.	davon gestorben.	III. Geschwülste.	davon gestorben.	IV. Verschiedenes.	davon gestorben.	Zusammen. Behandelt.	Gestorben.
I. Kopf und Ohr .	10	0	6	0	1	0	2	0	19	0
II. Gesicht, Nasen- u. Mundhöhle. . .	11	0	8	0	3	3	16	1	38	4
III. Hals u. Nacken .	1	0	14	6	3	0	1	0	19	6
IV. Wirbelsäule . .	3	1	0	0	0	0	0	0	3	1
V. Brust u. Rücken .	15	0	6	0	3	0	0	0	24	0
VI. Bauch u. Rectum .	4	0	6	2	1	1	5	1	16	4
VII. Harnorgane . .	0	0	9	0	0	0	0	0	9	0
VIII. Männliche Geschlechtsorgane .	2	0	4	0	0	0	0	0	6	0
IX. Weibliche Geschlechtsorgane .	0	0	0	0	8	6	1	0	9	6
X. Becken u. Lumbalgegend . . .	1	0	7	2	3	1	0	0	11	3
IX. Obere Extremität.	59	2	40	0	0	0	1	0	100	2
XII. Unt. Extremitäten	58	3	57	5	1	0	6	0	122	8
Zusammen .	164	6	157	15	23	11	32	2	376	34

Specielles.

I. Kopf und Ohr.

1. Verletzungen: 10 Fälle (7 M., 3 W.), davon 7 Weichtheilwunden, 1 Commotio cerebri, 1 Fractura ossis frontis, 1 Schussverletzung des Felsenbeins.
2. Entzündungen: 6 M., davon 1 Erysipel, 1 Caries cranii, 1 Ostitis proc. mastoid., 3 Otitis media purul.
3. Geschwülste: 1 M., Atherom der Kopfhaut.
4. Verschiedenes: 1 M., 1 W., geisteskrank, nur angeblich verletzt.

II. Gesicht, Nase und Rachenhöhle.

1. Verletzungen: 11 M., davon 9 Gesichtswunden, 1 Verbrennung, 1 Schussverletzung d. Zunge u. d. Gaumens.

2. Entzündungen: 8 Fälle (5 M., 3 W.), davon 2 Furunkel
   der Oberlippe, 2 Parulis, 2 Periost. mandib., 1 Phlegmone
   palp., 1 Phlegm. tonsill.
3. Geschwülste: 3 M., sämmtlich Carcin. linguae, 2 inoperabel,
   alle gestorben.
4. Verschiedenes: 16 Fälle (12 M., 4 W.), davon 13 augenkrank, 2 Epistaxis, 1 Trigem. Neuralg. (†).
III. Hals und Nacken.
   1. Verletzungen: 1 M., Contusion.
   2. Entzündungen: 14 Fälle (8 M., 6 W.), 1 Phlegm. colli,
      1 Carbunc. nuch., 1 Furunc. nuch. (†), 4 Lymphadenitis,
      7 Tracheostenosen (5 †).
   3. Geschwülste: 2 M., 1 W., Lymphomata colli.
   4. Verschiedenes: 1 W., Caput obstipum.
IV. Wirbelsäule.
   Verletzungen: 3 M., 1 traumat. Kyphoskoliose, 2 Fract. vertebr. (1 †).
V. Brust und Rücken.
   1. Verletzungen: 15 Fälle (13 M., 2 W.), davon 1 Verbrennung,
      3 Contusionen, 10 Rippenbrüche, 1 Lungenruptur.
   2. Entzündungen: 6 Fälle (3 M., 3 W.), davon 1 Furunc.
      dorsi, 1 Mastitis, 2 Caries sterni, 2 Caries costae.
   3. Geschwülste: 3 W., Carcin. mammae.
VI. Bauch und Rectum.
   1. Verletzungen: 3 M., 1 W., Contusionen.
   2. Entzündungen: 6 M., davon 1 Perinephrit. Abscess, 3 Fis-
      tula ani, 2 Peritonitis perforat. (2 †).
   3. Geschwülste: 1 W., Carcinom der Flex. sigm. (†).
   4. Verschiedenes: 2 M., 3 W., 2 Hern. incarcer. (1 †), 2 Haemor-
      rhoidalknoten, 1 Colica stercor.
VII. Harnorgane.
   1. Entzündungen: 6 M., davon 3 einfache Cystitis, 2 tubercul.
      Cystitis, 1 gonorrh. Pyelonephritis.
   2. Verschiedenes: 3 M. mit Strictura urethrae.
VIII. Männliche Geschlechtsorgane.
   1. Verletzungen: 2 Fälle, davon 1 traumat. Orchitis, 1 Schindung
      des Penis.
   2. Entzündungen: 4 Fälle, davon 2 gonorrh. Orchitis, 1 tubercul.
      Orchitis, 1 spitze Condylome.

XI. Weibliche Geschlechtsorgane.

1. Geschwülste: 8 Fälle, davon 1 Ovariencyste, 7 Carcin. uteri (sämmtlich anderwärts operirt, 5 †).
2. Verschiedenes: 1 Pruritus vaginae.

X. Becken und Lumbalgegend.

1. Verletzungen: 1 M., Contusion.
2. Entzündungen: 6 M., 1 W., davon 5 Bubo inguin., 2 Caries pelois (2 †).
3. Geschwülste: 1 M., 2 W. 1 Fibrom der Haut, 1 Sarkom des Beckens (†), 1 Sarkom der Inguinaldrüsen.

XI. Obere Extremitäten.

1. Verletzungen: 59 Fälle (52 M., 7 W.), 5 Verbrennungen (1 † an Tetanus), 1 Erfrierung, 36 Stich-, Schnitt-, Quetschwunden (1 † an Delir. alkohol.). 4 Contusionen und Distorsionen, 5 Luxat. humeri, 1 Luxat. et Fract. humeri, 1 Steifigkeit nach Lux. hum., 3 Fract. hum., 1 Luxat. antebrach. mit Fractur, 1 Fract. antebrach., 1 Fract. ulnae.
2. Entzündungen: 40 Fälle (21 M., 19 W.), 15 Panaritien, 6 Lymphangitis und Phlegmone der Hand, 6 Ekzeme, 2 Tendovaginitis, 6 Furunkel, 1 Lymphadenitis axill., 2 Tuberculose des Unterhautzellgewebes, 2 Caries cubiti.
3. Verschiedenes: 1 W., Nadel in der Hand.

XII. Untere Extremitäten.

1. Verletzungen: 58 Fälle (43 M., 15 W.), 7 Brandwunden, 10 Quetsch- und Stichwunden, 19 Contusionen und Distorsionen, 1 Fractur der Zehen, 2 Fract. malleol., 2 Fract. fibul., 3 Fract. cruris, 1 Fract. crur. complic. (†), 1 Fract. patell., 2 Fract. femor., 3 Fract. fem. complic., 3 Fract. colli fem. (2 †), 1 Luxat. patell., 2 Hydrops genus traumat., 1 Contract. genus traum.
2. Entzündungen: 57 Fälle (39 M., 18 W.), 4 Ekzem und Dermatitis, 14 Phlegmone und Furunkel, 2 Lymphangitis u. Varicen, 15 Ulcus cruris (3 †), 3 Unguis incarn, 1 Synov. pedis, 5 Synov. genus, 1 Gangraena pedis (†), 3 Caries pedis (1 †), 1 Nekros. tibiae, 1 Caries cruris (†), 3 Caries genus, 1 Ankyl. genus., 2 Ankyl. coxae, 1 Fistula trochant.
3. Geschwülste: 1 M., Angiom der Wadenhaut.
4. Verschiedenes: 6 Fälle (5 M., 1 W.), 2 Pedes vari, 1 Pes equinus, 1 Pes planus sudans, 1 Genu valgum, 1 Lassitudo.

Operationen.

I. Exstirp. atherom. 1, Trepan. cranii (Caries) 1, Trepan. proc.
mast. 3 (Ostitis, Otitis, Corp. alien.).

II. Exstirp. carcin. ling. nach Spaltung des Unterkiefers 1.

III. Tracheot. (Croup) 5, Lymphom. colli exstirpirt 3, Tenot. 1
(Cap. obstip.).

IV. Amput. mamm. carcin. 4 (1 recid.), Resectio costae carios 1.

V. Fistula ani (Paquelin) 3, Nodul. haemorrb. 3, herniotomie 2.

VI. Dilat. strict. urethr. 2.

VII. Castratis 1 (Tubercul.), Condyl. acumin. 1.

VIII. Carcin. uteri (Evidement) 1, Ovariotomie 1.

IX. Exstirpation vereiterter Leistendrüsen 5, Exstirp. fibrom 1.

X. Luxat. humeri (Narkose) 5, Luxat. antebrach. 1, Amput digit. 5,
Exartic. digit. 4, Nekrot. phalang. 3, Sehnennaht 1, Resectio
cubiti 2 (Caries).

XI. Luxat. patell. (Narkose) 1, Amput. femor. 2 (1 Fract. compl.,
1 Caries), Amp. crur. 1 (Caries), Resect. genus 1 (Caries),
Arthrekt. genus 1 (Tuberc.), Arthrot. genus 1 (Haemarthros),
Resect. artic. pedis 1 (Caries), Osteot. subtroch. 1 (nach
Coxitis), Osteot. cuneif. genus 1 (nach traumat. Ankyl.),
Genua valga 1 (redress.), Ung. incarn. 3, Nekrot. tib. 1, An-
giom exstirp. 1, Tenot. Achill. 1, Tenot. der Adductoren 1
(nach Coxitis).

Incisionen, Evidements bei Caries, Transplantationen etc.

Todesfälle.

1. 48jähr. Frau. Aufn. 22. 9. 88. † 25. 1. 89. Caries pelvis, Pyelonephritis, Schluckpneumonie.

2. 70jähr. Mann. Aufn. 25. 1. 89. † 26. 1. Mit Periton. perforat.
aufgenommen. Nekrose des Darms im Bruchsack.

3. 53jähr. Frau. Aufn. 29. 1. 89. † 31. 1. Fibrom u. Carcinom
des Uterus, Carcin. des Bauchfells, der Leber, Pyelonephritis.

4. 50jähr. Mann. Aufn. 2. 3. 89. Tiefe Verbrennung des Arms.
Tetanus. † 12. 3. Schrumpfniere.

5. 34jähr. Frau. Aufn. 9. 1. 89. † 30. 3. Carcin. uteri et vesicae,
Hydronephrose.

6. Mädchen von 15 Monaten. Aufn. 18. 4. Tracheotomie. † 19. 4.
Diphtherie des Pharynx, Larynx, der Trachea, u. der Bronchien.

7. 46jähr. Frau. Aufn. 20. 4. † 24. 4. Carcin. uteri et vesicae, Hydronephrose.

8. 81jähr. Mann. Aufn. 4. 12. 88. Fract. colli fem. † 10. 5. 89. Atherom, Emphysem der Lungen, Schrumpfniere.

9. 30jähr. Mann. Aufn. 9. 8. 88. Multiple Caries. Phthisis pulm. † 15. 5. 89.

10. 11jähr. Knabe. Aufn. 8. 5. 89 mit Peritonitis nach Perfor. proc. vermif. † 23. 5.

11. 55jähr. Mann. Aufn. 21. 5. 89. Gangrän der Zehen, Tetanus. † 27. 5. Thrombosis arter. poplit.

12. 1jähr. Mädchen. Aufn. 23. 5. Tracheotomie. † 31. 5. Croup des Larynx, der Bronchien, Pneumonie.

13. 1½jähr. Mädchen. Aufn. 7. 6. Tracheotomie. † 10. 6. Diphtherie des Pharynx, des Larynx, der Bronchien.

14. 43jähr. Mann. Aufn. 13. 5. wegen Neuralgie des Trigem. Auswärts vielfach mit Nerven-Resectionen und mit Ligatur der Carotis behandelt. Morphiophage. † 10. 6. Eitrige Pleuritis.

15. 45jähr. Frau. Aufn. 16. 5. † 20. 6. Carcin. uteri et vesicae. Pyelonephritis.

16. 26jähr. Mann. Aufn. 20. 6. Complic. Fractur des Unterschenkels. † 21. 6. im Collaps. Mässige Fettembolie.

17. 77jähr. Frau. Aufn. 6. 4. wegen Ulcus cruris. † 23. 6. an alter Endocarditis, Emphysem, Bronchitis.

18. 20jähr. Mann. Aufn. 22. 6. Benommenheit, hohes Fieber, Erbrechen, Delirien, soll einen Furunkel im Nacken gehabt haben. † 25. 6. Pyämische Herde in Herz, Leber, Nieren, Lungen. Haemorrhagie im Stirnlappen.

19. 43jähr. Mann. Aufn. 11. 12. 88. Ausgedehntes Carcinom der Zunge, Wange, der Halsdrüsen. † 26. 6. 89.

20. 73jähr. Frau. Aufn. 23. 6. 89. Herniotomie. † 27. 6. Peritonitis, Carcin. ventriculi.

21. 62jähr. Frau. Aufn. 5. 7. wegen Ulc. cruris. Collaps 1. 8. Tod »in statu digestionis«.

22. 49jähr. Frau. Aufn. 15. 8. septisch. † 22. 8. Multiple Caries.

23. 12jähr. Junge. Aufn. 6. 11. 88. Caries pelvis, Drüsentuberculose. † 24. 9. 89. Tuberculose der Lungen, Amyloid.

24. 28jähr. Frau. Aufn. 13. 9. Sarkom des Beckens. † 26. 9. Infarkte in Milz, Niere, Lunge. Pachymening. haemorrhag.

25. 37jähr. Mann. Aufn. 1. 10. Abquetschung von 4 Fingern, 2. 10. Amputation derselben. Furibunde Delirien, Tod im Collaps am 6. 10. Potatorium zweifelhaft. Section negativ. Keine Wundkrankheit.

26. 68jähr. Mann. Aufn. 20. 8. Recidives inoperables Carcin. ling. † 27. 10. Schluckpneumonie.

27. 50jähr. Mann. Aufn. 18. 10. Unbesinnlich aufgenommen. Vereiterung des Hüftgelenks, Incision. † 18. 11. Section: Carcin. ventric. Endocarditis mitralis. Alte Brüche des Schenkelhalses beiderseits durch Tabes dorsalis, Vereiterung des l. Hüftgelenks. Schluckpneumonie.

28. 4jähr. Mädchen. Aufn. 13. 11. Tracheotomie. † 14. 11. Croup des Rachens, des Kehlkopfs, der Trachea und der Bronchien.

29. 47jähr. Frau. Aufn. 2. 9. † 19. 11. Carcin. uteri, lienis, hepatis. Hydrops univers.

30. 52jähr. Frau. Aufn. 12. 7. † 28. 11. Carcin. uteri, vaginae, vesicae. Hydronephrose. Endocarditis.

31. 2jähr. Mädchen. Aufn. 1. 12. Tracheotomie. † 3. 12. Croup des Larynx, der Trachea, der Bronchien.

32. 37jähr. Mann. Aufn. 28. 9. Fract. vertebr. lumb. † 17. 12 Cystitis, Pyelonephritis. Zerreissung der linken Zwerchfellshälfte Hern. diaphragm.

33. 64jähr. Mann. Aufn. 2. 12. Exstirp. der carcin. vorderen Zungenhälfte. Schluckpneumonie. † 21. 12.

34. 62jähr. Frau. Aufn. 24. 10. wegen Ulc. crur. † 27. 12. Bronchopneumonie, Pachymeningitis.

2. Hospital zum Heiligen Geist.

Bericht

von

Dr. CNYRIM, Dr. HARBORDT und Dr. OHLENSCHLAGER.

A. Allgemeiner Bericht.

Uebersicht der im Jahre 1889 behandelten Kranken.

Bestand am 1. Jan. 1889.		Auf- genommen 1889.		Summa.		Abgang.				Verblieben am 1. Jan. 1890.	
						Geheilt oder anderw. entlass.		Gestorben.			
M.	W.	M.	W.	M.	W.	M.	W.	M.	W.	M.	W.
56	77	1262	1409	1318	1486	1143	1314	60	39	133	115
133		2671		2804		2457		99		248	
2804						2804					

Unter den 2804 Entlassenen verhalten sich die geheilt oder anderweitig Entlassenen zu den Verstorbenen folgendermassen:

	Medicin. Abth.		Chirurg. Abth.		Kranke überhaupt
	Männer	Weiber	Männer	Weiber	
	%	%	%	%	%
Gestorben	6·34	3 05	2·02	1·47	3 55
Geheilt od. anderweitig entlassen	93 66	96·95	97·98	98·53	96·45
	100·00	100 00	100·00	100·00	100 00

Die Zahl der Verpflegungstage betrug 62 147, der höchste Krankenstand war am 31. December mit 251 Patienten (davon 196 medic.), der niedrigste am 29. August mit 123 Patienten (davon 68 medic.).

Durchschnittlich wurden täglich 170·26 Patienten verpflegt, und zwar 111·41 medic. Kranke und 58·85 chirurg. Kranke.

Die durchschnittliche Verpflegungsdauer betrug 23 1/2 Tage.

Allgemeine Uebersicht über den Krankenstand 1889.

Aufgenommen.	Behandelte.						Entlassen:											
	Medicinisch.			Chirurgisch.			Gestorben.						Anderweitig entlassen.					
							Medicinisch.			Chirurgisch.			Medicinisch.			Chirurgisch.		
	M.	W.	S.	M.	W.	S.	M.	W.	S.	M.	W.	S.	M.	W.	S.	M.	W.	S.
Uebergang von 1888	39	63	102	17	14	31	2	2	4	—	—	—						
Januar 1889	51	94	145	40	36	76	3	6	9	—	—	—	40	79	119	28	27	50
Februar	54	79	133	37	31	68	8	5	13	—	—	8	41	76	117	34	27	61
März	50	116	166	41	38	79	4	5	9	1	3	1	57	99	156	50	40	90
April	56	80	136	39	33	72	8	2	9	2	—	4	50	105	155	37	31	68
Mai	61	89	150	41	32	73	3	2	5	2	2	2	57	81	138	39	29	68
Juni	68	81	149	46	32	78	5	2	5	2	—	2	59	52	111	33	28	61
Juli	53	68	121	40	39	79	2	8	7	—	1	—	50	102	152	38	44	82
August	38	69	107	44	29	73	7	2	5	—	—	—	52	62	114	49	33	82
September	40	63	103	40	34	74	2	1	9	1	—	1	36	49	85	41	33	74
October	31	65	96	44	28	72	2	—	3	2	—	2	35	53	78	50	28	78
November	59	70	129	58	30	83	4	3	4	1	—	2	41	88	129	46	30	76
December	173	142	315	63	31	94	6	3	9	1	1	2	118	88	206	61	30	91
	773	1079	1852	545	407	952	49	33	82	11	6	17	642	934	1576	501	380	881
		2804			952			99						2457				
									2556									
Uebergang in das Jahr 1890	M. 100	W. 94	S. 194	M. 33	W. 21	S. 54												
		248																

B. Medicinische Abtheilung unter Dr. Cnyrim.

Uebersicht der im Jahre 1889 behandelten Kranken.

Bestand am 1. Januar 1889.		Auf- genommen 1889.		Summa.		Abgang				Verblieben am 1. Jan. 1890.	
						Gestorben		Entlassen.			
M.	W.	M.	W.	M.	W.	M.	W.	M.	W.	M.	W.
39	63	734	1016	773	1079	49	33	642	934	100	94
102		1750		1852		82		1576		194	
1852						1852					

Der durchschnittliche Krankenstand betrug 111·4 Patienten; der höchste am 31. December 196 Patienten, der niedrigste am 18. März sowie am 21. und 25. November 68 Patienten.

Uebersicht der Krankheitsfälle.

Namen der Krankheiten.	Im Alter von Jahren											Entlassen						Verblieben in Behandlung.	
	0—15		15—30		30—45		45—60		über 60		Summa.		Geheilt.		Gebessert o. ungeheilt.		Gestorben.		
	M.	W.	M.	W.	M.	W.	M.	W.	M.	W.	M.	W.	M.	W.	M.	W.	M.	W.	M.	W.
I. Acute Infectionskrank-heiten.																				
Morbilli	—	—	7	10	—	1	—	—	—	—	7	11	7	11	—	—	—	—	—	—
Scarlatina	3	3	6	22	—	1	—	—	—	—	9	26	8	22	—	—	1	1	—	3
Typhus abdomin. . . .	—	—	11	14	2	1	1	—	—	—	14	15	13	14	—	—	1	1	—	—
Meningitis cerebrospin. ep.	—	—	—	1	—	—	—	—	—	—	—	1	—	—	—	—	—	1	—	—
Erysipelas faciei. . . .	—	—	5	42	1	2	—	2	2	1	8	47	7	46	—	—	1	—	—	1
Parotitis epidem. . . .	—	—	2	2	—	—	—	—	—	—	2	2	2	2	—	—	—	—	—	—
Ephemera	—	—	—	1	—	—	—	—	—	—	1	—	1	—	—	—	—	—	—	—
Dysenteria	—	—	—	—	—	1	—	—	—	—	1	—	—	—	—	—	1	—	—	—
Febris septica	—	—	1	—	—	—	—	—	—	—	1	—	—	—	—	—	1	—	—	—
Influenza	—	—	69	46	13	5	1	—	2	—	85	51	19	18	—	—	—	—	36	33
II. Allgemeinkrankheiten.																				
Anaemia	—	—	—	6	—	1	—	—	—	—	—	7	—	3	—	8	—	—	—	1
Hydraemia	—	—	—	2	—	—	—	—	—	—	—	2	—	1	—	1	—	—	—	—
Chlorosis	—	1	—	64	—	1	—	—	—	—	—	66	—	30	—	31	—	—	—	2
Defatigatio.	1	—	20	55	4	11	1	—	—	—	26	66	23	60	3	4	—	—	—	2
Morbus maculos. Werlhofii	—	—	—	1	—	—	—	—	—	—	1	—	—	—	—	—	—	—	—	—
Debilitas	—	—	1	2	—	1	—	—	—	—	1	3	1	1	—	1	—	—	—	1

Namen der Krankheiten.	0–15 M	W	15–30 M	W	30–45 M	W	45–60 M	W	über 60 M	W	Summa M	W	Geheilt M	W	Gebessert o. ungeheilt M	W	Gestorben M	W	Verblieben in Behandlung M	W
Marasmus	—	—	—	—	—	—	—	2	1	2	1	4	—	—	—	—	4	1	—	—
Diabetes mellitus . . .	—	—	—	1	—	—	—	—	—	—	—	1	—	—	—	—	—	—	—	1
Lues	—	—	2	4	1	—	—	—	2	—	3	6	—	2	3	4	—	—	—	—
Scrophulosis	—	—	1	—	—	—	—	—	—	—	1	—	1	—	—	—	—	—	—	—
III. Vergiftungen.																				
Alcoholismus acut. . .	—	—	1	—	—	—	1	—	—	—	1	1	1	—	—	—	—	1	—	—
Alcoholismus chron. . .	—	—	—	—	1	—	1	—	—	—	2	—	—	—	2	—	—	—	—	—
Delirium tremens . .	—	—	—	—	1	—	—	—	1	—	2	—	—	—	1	—	1	—	—	—
Intoxicat. saturn . . .	—	—	10	—	2	—	1	—	—	—	13	—	12	—	1	—	—	—	—	—
Intoxicat. spir. chlorof. .	—	—	—	—	—	1	—	—	—	—	—	1	—	1	—	—	—	—	—	—
Intoxicat. natr. nitroso .	—	—	2	—	—	—	—	—	—	—	2	—	2	—	—	—	—	—	—	—
Intoxicat. Phosphor. . .	—	—	—	1	—	—	—	—	—	—	—	1	—	—	—	—	—	1	—	—
Intoxicat. Schwefelsäure .	—	—	—	—	—	1	—	—	—	—	—	1	—	—	—	—	—	1	—	—
Intoxicat. Morphin. chron.	—	—	1	—	1	—	—	—	—	—	2	—	1	—	1	—	—	—	—	—
Intoxicat. Kohlenoxyd .	—	—	1	—	—	—	—	—	—	—	1	—	—	—	—	—	1	—	—	—
IV. Krankheiten des Nervensystems.																				
Cephalea	—	—	3	7	—	1	—	—	—	—	3	8	2	7	1	1	—	—	—	—
Hyperaemia cerebri . .	—	—	1	—	1	—	—	—	—	—	2	—	1	—	1	—	—	—	—	—
Commotio cerebri . . .	—	—	—	—	1	—	—	—	—	—	1	—	—	—	1	—	—	—	—	—
Affectio cerebri chron. .	—	—	1	—	—	—	—	1	—	—	2	—	—	—	2	—	—	—	—	—
Apoplexia	—	—	1	1	1	2	1	1	—	—	4	3	—	2	—	3	2	—	—	—
Embolia (cerebr.) . . .	—	—	1	—	—	—	—	—	—	—	1	—	—	—	—	—	—	—	—	1
Myelitis	—	—	1	—	—	—	—	—	—	—	1	—	—	—	1	—	—	—	—	—
Meningitis spinal. . . .	—	—	—	—	—	—	1	—	—	—	1	—	—	—	—	—	1	—	—	—
Lues cerebri	—	—	—	—	1	—	—	—	—	—	1	—	—	—	—	—	1	—	—	—
Compressio medull. (durch Caries vertebr.)	—	—	—	—	1	—	—	—	—	—	1	—	—	—	—	—	1	—	—	—
Abscessus cerebelli . .	—	—	—	—	1	—	—	—	—	—	1	—	—	—	—	—	1	—	—	—
Affectio spinalis chron.	—	—	—	—	1	—	—	—	—	—	1	—	—	—	—	—	1	—	—	—
Epilepsia	—	—	4	1	2	—	—	—	—	—	6	1	—	—	6	1	—	—	—	—
Hysteria	—	—	—	21	—	6	—	—	—	—	—	27	—	—	—	26	—	—	—	1
Paresis vocal. hyster. .	—	—	—	7	—	—	—	—	—	—	—	7	—	2	—	5	—	—	—	—
Neurasthenia	—	—	10	2	3	—	1	—	—	—	14	2	1	1	1	1	—	—	2	—
Neurasthenia sexualis .	—	—	1	—	—	—	—	—	—	—	1	—	—	—	1	—	—	—	—	—
Chorea	—	—	1	—	—	—	—	—	—	—	1	—	1	—	—	—	—	—	—	—
Neuralgia	—	—	1	1	1	—	—	—	—	—	2	1	1	1	1	—	—	—	—	—
Neuralgia trigemini . .	—	—	1	1	—	—	—	—	—	—	1	1	1	1	—	—	—	—	—	—
Neuralgia ischiadic. . .	—	—	1	2	3	—	1	—	—	—	5	2	2	—	3	1	—	—	—	1

Namen der Krankheiten	0—15 M	0—15 W	15—30 M	15—30 W	30—45 M	30—45 W	45—60 M	45—60 W	über 60 M	über 60 W	Summa M	Summa W	Geheilt M	Geheilt W	Gebessert ungeheilt M	Gebessert ungeheilt W	Gestorben M	Gestorben W	Verblieben M	Verblieben W
Neuralgia intercostal . .			3								3		2		1					
Herpes zoster			1								1		1							
Tabes			1	1	4	1					2	5			2	4	1			
Psychosis		2	2	3	1						5	3	1	5	2	-		-		
Delirium ac. nach Pneum.			1								1	—1	1							
Melancholia			1	2							1	2	1	2						
Hypochondria		1									1		1							
Hallucin. Verrücktheit . .							1				1		1							
Dementia paralyt. . . .				2							2		2							
V. Krankheiten des Circulationssystems.																				
Degeneratio cordis . . .				1	1		1				1	2	1	1			1			
Hypertroph. cord. idiop. .									1		1						1			
Vitium cordis			6	32	4	3	1	4			11	39			10	36	1		1	2
Endocarditis			4	8			1				4	9	4	2		2	3			2
Myocarditis					1							1			1					
Pericarditis				2								2	1		1		1			
Lymphadenitis		1									1		1							
VI. Krankheiten der Respirationsorgane.																				
Abscessus retropharyng .			1								1		1							
Angina catarrh.			14	27	1						15	28	15	28						
Angina follicul.			11	99	1	5					12	104	12	100						4
Angina diphtherit. . . .	1		9	54	1	2					10	57	10	56						1
Angina tons. absced. . .			14	8		1					14	9	13	9	1					
Hypertrophia tonsill. . .				3								3	1		2					
Laryngitis ac.			6	13							6	13	5	9	1	2				2
Laryngitis chron. . . .			1								1			1						
Laryngotracheit.			7	1							7	1	6	1	1	1				
Bronchitis ac.	1		17	10	7	3	1	1	1		26	14	20	12	5				1	2
Bronchitis chron. . . .			7	6	5	3	8	5	2	2	22	16	2		18	14			2	
Bronchitis putrid. . . .			1								1		1							
Emphysema pulm. . . .			4	2	3	4	6	2	2	2	15	10			14	8	2			1
Asthma bronch.				3	1							4			2	2				
Pneumon. catarrhal. . .			3	1	1	2		1			5	3	3							
Tuberculosis pulm. chron.			56	29	28	13	13	7	2	1	99	50			74	36	18	10	6	5
Tuberculosis miliar. acuta			1	2		1					2	2					1	1	1	1
Haemoptoe.			4	4	3						7	4			4	4	1			2

Namen der Krankheiten.	Im Alter von Jahren												Entlassen						Verblieben in Behandlung.	
	0—15		15—30		30—45		45—60		über 60		Summa		Geheilt		Gebessert o. ungeheilt		Gestorben			
	M.	W.	M.	W.	M.	W.	M.	W.	M.	W.	M.	W.	M.	W.	M.	W.	M.	W.	M.	W.
Pneumon. fibrinos.	1		23	5	8	2	4				36	7	19	2	7	4	8		2	1
Schluckpneumon.				2								2		1		1				
Pleuritis sicca			1								1				1					
Pleuritis serosa			12	5	6	3	1				19	8	6	5	10	2	1		2	1
Pleuritis purul.			1		1		1				2	1			2	1				
Lymphangitis pulm.								1			1							1		
Pneumon. gangr.			1		1						2							2		
VII. Krankheiten der Verdauungsorgane.																				
Parulis			1	4							1	4	1	2		2				
Speicheldrüsensteine				1								1		1						
Epistaxis				2								2		2						
Stomatitis ulceros.						1						1		1						
Cardialgia								1				1		1						
Catarrh. gastr. ac.			9	36	2	3	3				14	39	10	34	1				4	4
Catarrh. gastr. chron.			3	8		1	2				5	9	1	1	6	6				
Catarrhus gastr. mucos.			1								1				1					
Neurosis gastric.			1	3		1					1	4			1	3				1
Gastrectasia			4	1		1	1				2	5			2	5				
Dyspepsia nervosa			1								1				1					
Haematemesis			1	7	1	1	1				2	9	1	2	1	4				3
Ulcus ventriculi				25	3	3					3	28			23	2	5		1	
Carcinom. ventric.						1			1	1	1	1					1	1		
Gastroenteritis ac.			9	9	2	1	1	1	1		12	12	9	8	3	2				2
Gastroenteritis chron.			1	1							1	1				1				
Catarrh. duoden.			1	1							1	1	1	1						
Enteritis acut.			8	7	3	1					11	8	7	7	3	1				1
Enteritis chron.						1					1			1						
Coprostasis			5	19		2					5	21	5	20		1				
Colica stercoral.			1								1		1							
Obstipat. chron.			14	17		5	1				5	22	3	8	2	14				
Ascites idiopath.				1								1								
Helminthiasis			2	2							2	2	2	2						
Perityphlitis			6	6							6	6	5	5	1					1
Peritonitis			1	1							1	1					1	1		1
Peritonitis tuberc.			1								1						1			
Icterus catarrh.			4		1						5		3		1				1	
Cholelithiasis					1	2					3				3					
Abscessus hepatis						1					1						1			
Cirrhosis hepatis					1	2					3				3					

Namen der Krankheiten.	Im Alter von Jahren												Entlassen						Verblieben in Behandlung.	
	0—15		15—30		30—45		45—60		über 60		Summa.		Geheilt.		Gebessert o. ungeheilt.		Gestorben.			
	M.	W.	M.	W.	M.	W.	M.	W.	M.	W.	M.	W.	M.	W.	M.	W.	M.	W.	M.	W.
Carcinoma duct. choledoch.	—	—	—	—	—	1	—	—	—	—	—	1	—	—	—	—	—	1	—	—
Carcinoma hepatis . . .	—	—	—	—	1	—	—	1	1	—	—	1	—	—	1	—	—	—	—	1
Carcinoma vesic. fell. . .	—	—	—	—	—	—	1	—	—	—	—	1	—	—	—	—	—	1	—	—
Thrombose d. Pfortader .	—	—	—	1	—	—	—	—	—	—	—	1	—	—	—	—	—	1	—	—
VIII. Krankheiten der Harn- und Geschlechtsorgane.																				
Nephritis ac.	—	—	2	5	—	—	—	—	—	—	2	5	1	5	1	—	—	—	—	—
Nephritis subchron. . .	—	—	4	2	—	—	1	—	—	—	5	2	—	1	2	1	2	—	1	—
Nephritis chron. . . .	—	—	—	1	—	—	1	1	—	—	1	2	—	—	1	2	—	—	—	—
Nephritis atrophic. . .	—	—	1	—	—	2	1	—	—	—	2	2	—	—	2	1	—	1	—	—
Nephritis scarlatin. . .	—	—	—	1	—	—	—	—	—	—	—	1	—	—	1	—	—	—	—	—
Pyelonephritis	—	—	—	—	—	1	—	—	—	—	—	1	—	—	1	—	—	—	—	—
Pyelitis	—	—	—	2	—	—	—	—	—	—	—	2	—	2	—	—	—	—	—	—
Colica renalis	—	—	—	—	—	1	—	—	—	—	—	1	—	1	—	—	—	—	—	—
Ren mobilis	—	—	—	4	—	3	—	—	—	—	—	7	—	7	—	—	—	—	—	—
Tumor lienis	—	—	—	—	—	1	—	—	—	—	—	1	—	—	—	1	—	—	—	—
Cystitis catarrh.	—	—	1	—	2	1	—	—	—	—	2	2	1	1	2	—	—	—	—	—
Strictura urethrae . . .	—	—	—	—	1	—	—	—	—	—	1	—	—	1	—	—	—	—	—	—
Haematuria vesic. . . .	—	—	—	—	—	—	—	—	1	—	1	—	—	1	—	—	—	—	—	—
Prostatitis	—	—	1	—	—	—	—	—	—	—	1	—	—	1	—	—	—	—	—	—
Gonorrhoea	—	—	6	1	—	—	—	—	—	—	6	1	—	—	6	1	—	—	—	—
Epididymitis gonorrh. .	—	—	1	—	—	—	—	—	—	—	1	—	—	1	—	—	—	—	—	—
Epididymitis traum. . .	—	—	1	—	—	—	—	—	—	—	1	—	1	—	—	—	—	—	—	—
Condylomat. acum. . .	—	—	1	—	—	—	—	—	—	—	1	—	—	1	—	—	—	—	—	—
Balanitis	—	—	1	—	—	—	—	—	—	—	1	—	—	1	—	—	—	—	—	—
Vaginitis	—	—	—	4	—	—	—	—	—	—	—	4	—	2	—	2	—	—	—	—
Prolapsus vagin. . . .	—	—	—	2	—	—	—	—	—	—	—	2	—	—	—	2	—	—	—	—
Catarrhus cervic. uteri. .	—	—	—	2	—	1	—	—	—	—	—	3	—	3	—	—	—	—	—	—
Endometritis	—	—	—	6	—	3	—	—	—	—	—	9	—	8	—	—	—	—	—	1
Metritis	—	—	—	1	—	—	—	—	—	—	—	1	—	1	—	—	—	—	—	—
Haematocele retrouterina	—	—	—	1	—	—	—	—	—	—	—	1	—	1	—	—	—	—	—	—
Retroflexio uteri . . .	—	—	—	—	—	1	—	—	—	—	—	1	—	1	—	—	—	—	—	—
Anteflexio uteri	—	—	—	1	—	1	—	—	—	—	—	2	—	—	—	2	—	—	—	—
Descensus uteri	—	—	—	1	—	1	—	—	—	—	—	2	—	—	—	2	—	—	—	—
Prolapsus uteri	—	—	—	—	—	1	—	—	—	—	—	1	—	—	—	1	—	—	—	—
Carcinoma uteri. . . .	—	—	—	—	—	2	—	2	—	—	—	4	—	—	—	2	—	2	—	—
Myoma uteri	—	—	—	—	—	3	—	—	—	—	—	3	—	—	—	3	—	—	—	—
Parametritis	—	—	—	14	—	1	—	—	—	—	—	15	—	5	—	8	—	—	—	2
Perimetritis	—	—	—	7	—	—	—	—	—	—	—	7	—	1	—	5	—	—	—	1

Namen der Krankheiten.	0—15 M	0—15 W	15—30 M	15—30 W	30—45 M	30—45 W	45—60 M	45—60 W	über 60 M	über 60 W	Summa M	Summa W	Geheilt M	Geheilt W	Gebessert u. ungeheilt M	Gebessert u. ungeheilt W	Gestorben M	Gestorben W	Verblieben in Behandlung M	Verblieben in Behandlung W
Tumor ovarii				2		1						3				3				
Metrorrhagia				1		1						2		2						
Menstruationsanom.				1								1				1				
Molimina gravid.				6								6		2		4				
Abortus				5		3						8		7						1

IX. Krankheiten der Bewegungsorgane.

Namen der Krankheiten.	0—15 M	0—15 W	15—30 M	15—30 W	30—45 M	30—45 W	45—60 M	45—60 W	über 60 M	über 60 W	Summa M	Summa W	Geheilt M	Geheilt W	Gebessert u. ungeheilt M	Gebessert u. ungeheilt W	Gestorben M	Gestorben W	Verblieben in Behandlung M	Verblieben in Behandlung W
Polyarthritis rheum. acuta			52	59	12	9	3	3			67	71	56	60	3	5			8	6
Polyarthritis chronic.			3	4	3			1			7	4			7	4				
Rheumat. muscul.			33	32	9	16	13	5	3		58	53	44	45	14	8				
Rheumat. muscul.-artic			3	8	3		4		1		11	8	5	6	4				2	2
Pedes plani				1								1		1						
Gelenkatrophieen							1					1		1						
Peliosis rheumat.				1								1		1						
Arthritis deform.									1			1		1						

X. Krankheiten des Auges, des Ohres und der Nase.

Namen der Krankheiten.	0—15 M	0—15 W	15—30 M	15—30 W	30—45 M	30—45 W	45—60 M	45—60 W	über 60 M	über 60 W	Summa M	Summa W	Geheilt M	Geheilt W	Gebessert u. ungeheilt M	Gebessert u. ungeheilt W	Gestorben M	Gestorben W	Verblieben in Behandlung M	Verblieben in Behandlung W
Conjunctivitis			1	1							1	1	1	1						
Keratitis			1								1		1							
Siebbeineiterung	1										1				1					
Otitis media ac.			2	3							2	3	2	1						
Otitis media chron.			2	1	1	1					4	1			4	1			1	1
Haematoma myring.					1						1		1							

XI. Krankheiten der Haut.

Namen der Krankheiten.	0—15 M	0—15 W	15—30 M	15—30 W	30—45 M	30—45 W	45—60 M	45—60 W	über 60 M	über 60 W	Summa M	Summa W	Geheilt M	Geheilt W	Gebessert u. ungeheilt M	Gebessert u. ungeheilt W	Gestorben M	Gestorben W	Verblieben in Behandlung M	Verblieben in Behandlung W
Erythema			1								1		1							
Eczema			4	5	3	1					7	6	5	4	2	2				
Urticaria				1								1		1						
Psoriasis			2	1							2	1	1	1	1					
Herpes tonsur.				1								1		1						
Acne rosacea							2				2				2					
Scabies				2								2		1		1				
Pediculosis	1										1		1							
Impetigo	2										2		2							
Pemphigus acut.			1								1		1							
Furunculosis			1								1		1							
Hauttuberculose			1								1		1							

Namen der Krankheiten.	Im Alter von Jahren												Entlassen						Verblieben in Behandlung.	
	0—15		15—30		30—45		45—60		über 60		Summa		Geheilt.		Gebessert o. ungeheilt.		Gestorben			
	M.	W.	M.	W.	M.	W.	M.	W.	M.	W.	M.	W.	M.	W.	M.	W.	M.	W.	M.	W.
Diversa.																				
Suggilatio cruris	—	—	1	—	—	—	—	—	—	—	—	1	—	1	—	—	—	—	—	—
Oedema essential	—	—	1	2	—	—	—	—	—	—	1	2	—	1	1	1	—	—		
Periostitis . . .	—	—	1	—	—	—	—	—	—	—	1	—	—	1	—	—	—	—		
Simulatio. . . .	—	—	3	—	—	—	1	2	—	—	5	1	5	1	—	—	—	—	—	—

Es starben auf der medicinischen Abtheilung im Jahre 1889 49 Männer und 33 Weiber.

Typhus abdominalis: 1 M. von 42 J. Ende der ersten Krankheitswoche. Im ganzen Darm zahlreiche bräunlich-blaurothe Infiltrationen, an einzelnen beginnende Ulceration. Ausgebreitete starke Trübung der Meningen. 1 W. von 26 Jahren am 60. Krankheitstage (lentesc. Typhus).

Pleuritis haemorrhag. 1 M. von 43 J.

Pneumonia fibrinos. 7 M. im Alter von: 42 J. (Pneum. complic. mit Delirium trem. — Hirnoedem); 47 J.; 46 J. (Pn. mit Lymphangitis pulmon., Empyem.-Mediastinitis purul.); 50 J. mit Lobularpneumonie der anderen Seite; 43 J.; 52 J.; 59 J. Pleuropneumonia: 1 M. von 47 J.(mit Adipos. cordis.)

Pneumonia puruleuta: 1 M. von 35 J.

Pneumonia lobularis confl. (mit Atherose der Aortenklappen): 1 M. von 63 J.

Scarlatina: 1 M. von 9 J. (negat. Befund). 1 W. von 24 J. compl. mit Diphtherie, Nephritis und Schluckpneumonie. (Schleimhautulcerat. im Mund, Rachen, Trachea. — Decubitus.)

Erysipelas fac.: 1 M. von 28 J. (negat. Befund).

Meningitis cerebrospinalis epidem.: 1 W. von 16 J.

Meningitis basilar. pur., Abscessus cerebelli nach Otitis med. dupl. chr.: 1 M. von 30 J.

Miliartuberculose: 1 M. von 49 J.; 1 W. von 19 J., (Tubercul. duct. thoracic.).

Pachymeningitis cerebri mit eitr. Mening. spin. lumb. bei Tabes dorsal.: 1 W. von 45 J.

Haemorrhagia cerebri: 2 W. von 58 und 36 J., beide mit Atherose der Arterien; 1 M. von 69 J. desgl.; 1 M. von 42 J. mit Endocardit. mitr. Thrombose des Herzens; 1 M. von 57 J. mit Nephrit. atrophic.

Endocarditis acut.: 1 W. von 19 J.; 1 W. von 57 J., subac. und acut. Endoc.; Bronch. acut.; 1 W. von 17 J. mit Endoc. und Pericarditis bei Polyarthrit. rheum. acut.; 1 W. von 23 J. mit Endoc. recurrens bei Polyarthrit.˙rheumat.

Hypertrophia cordis idiopath. (Potator.) Hydrothorax und Stauungsniere: 1 M. von 62 J.

Emphysema pulmon. mit Herzhypertrophie und -Verfettung 1 W. von 36 J.

Emphysema pulmon. mit Bronchit. purul., Atherom. aortae, 1 W. von 64 J.

Phthisis pulmon. florid.: 1 W. von 18 J.

Phthisis pulmon. chron.: 11 M. und 15 W. Darunter ohne besondere Complication: 5 M. von 27, 27, 32, 35, 50 J. und 3 W. von 21, 30 und 50 J.; mit Phth. laryng. et intestin.: 8 M. von 20, 20, 23, 28, 33, 35, 36 J. (mit Pleurit. sin.), 45 J. und 3 W. von 24, 32 und 54 J. (mit Mening. tub.)

Mit acut. allgem. Miliartuberculose: 1 W. von 25 J.

Mit Hydropneumothorax: 1 M. von 28 J.; mit Bronch. putrid.: 1 M. von 45 J.

Phthisis pulmon. mit Pleur. duplex: 1 M. von 24 J.; mit Myodegen. cordis: 1 W. von 45 J.; mit Caries der Wirbelsäule, Halsabscess nach dem Rückenmark durchgebrochen: 1 W. von 33 J.; mit Haemoptoe (Ruptur eines Aneurysmas einer Caverne): 1 M. von 28 J.

Gangraena pulmon. mit jauchig-eitrigem Exsudat. — Lobularpn. und fibrin. Exsudat der anderen Seite: 1 M. von 20 J.

Marasmus senil. (mit Hypertroph. cord.): 1 M. von 83 J.

Peritonitis diffus. ac. (ulcus ventric. perfor.): 1 W. von 22 J.

Peritonitis diffus. tuberculos. (mit tubercul. Pleuritis und ger. Lungenphthise): 1 M. von 25 J.

Dysenteria chron. ulcerosa mit Magengeschwür. Grosser in die Lunge durchgebrochener Leberabscess, kleinere Leberabscesse. Aspirations-Pneumonie: 1 M. von 46 J.

Nephritis subchron. mit Herzhypertrophie-Ascites: 1 M.
von 26 J.

Nephritis atrophic. (kleine rothe Niere). Blutung in Hirn
und Retina: 1 W. von 39 J.

Nephritis subchron. mit Periton. ac., Lymphangitis
pulmon., Pleuritis circumscr. purul.: 1 M. von 23 J.

Carcinoma uteri mit Hydronephrose: 1 W. von 28, 1 W.
von 45 J.

Carcinoma ventriculi et hepatis. Metastasen in Lunge und
Nebennieren: 1 W. von 60 J.

Carcinoma pylori: 1 M. von 49 J.

Carcinoma vesicae fell. mit Metastas. in der Leber, Periton.,
Zwerchfell: 1 W. von 60 J.

Carcinoma duct. choledoch. mit Metastasen in Leber
Ovarien, Knochen: 1 W. von 32 J.

Intoxicatio phosphor.: 1 W. von 18 J.

Intoxicatio acid. sulfuric: 1 M. von 40 J.

Intoxicatio alcoholic. (?) Insufficient. cordis. Gastroenteritis: 1 W. von 58 J.

Bericht über die auf der medicinischen Abtheilung beobachteten Influenza-Fälle.

Es sind im Winter 1889/90 auf der medicinischen Abtheilung
291 Fälle von Influenza zur Beobachtung gekommen, einschliesslich einer Anzahl von Erkrankungen unter den Bewohnern
des Hauses.

Der Bestand der Abtheilung, welcher sich im ganzen Jahr 1889
durchschnittlich auf 111 Kranke per Tag belaufen hatte, stieg während
der Epidemie bis zur Zahl von 199 Kranken. Nachdem alle verfügbaren Räume (ausgenommen Scharlach- und Diphtheritis-Säle) mit
Kranken belegt worden waren, hatte man noch 24 Betten aus der
Reconvalescentenanstalt Maiukur herbeigeschafft und in der, zwar
eigentlich nicht für den Winterbedarf eingerichteten, aber doch gut
heizbaren Baracke des Gartens aufgestellt (2 Säle mit je 12 Betten).
— Es sei hierzu bemerkt, dass das Pflegamt kürzlich beschlossen
hat, für künftigen ähnlichen Anlass zu den bis jetzt vorhandenen
Reservebetten noch 18 neue anzuschaffen. — Leider konnte auch
durch Verwendung der Baracke dem immer weiter steigenden Begehr

an Krankenaufnahme nicht Genüge geleistet werden. Bekanntlich ist das Heil. Geist-Hospital vorzugsweise für solche (christliche) Personen bestimmt, welche bei hiesigen Einwohnern in häuslichen Diensten stehen. Die Kranken aus dieser Kategorie sind (neben einigen anderen, weniger zahlreich vertretenen Klassen) in erster Linie zur Aufnahme berechtigt und werden auch keinem andern Hospital, als dem unsrigen zugeschickt. Ausserdem finden aber bei uns noch Verpflegung: ein grosser Theil der Mitglieder von Krankenkassen, sowie ferner Kranke, welche auf Kosten des Armenamts eingewiesen werden. Für Kranke der beiden letztgenannten Kategorien musste nun während der Zeit der Epidemie wiederholt die Zulassung zum Hospital zeitweise eingestellt werden.

Unter den an Influenza Behandelten befanden sich: 151 Dienstmädchen, 13 Schuhmacher, 10 Schneider, je 7 Schreiner, Bäcker, Kellner und Taglöhner, je 6 Fahrburschen, Schlosser und Hausburschen, je 5 Diener und Commis, je 4 Metzger und Bierbrauer, je 3 Küfer, Ausläufer und Knechte. Eine Anzahl anderer Berufsklassen war durch je 1 bis 2 Kranke vertreten. Dazu kamen: 12 Kranke, welche von Influenza befallen wurden, während sie sich wegen anderer Krankheiten im Hospital befanden, sowie 13 Wärterinnen, 2 ständige und 1 stellvertretender Assistenzarzt, 1 Verwaltungsbeamter, 1 Haushälterin, 1 Hauswärter.

In der nachfolgenden graphischen Darstellung A sind die vorgekommenen Fälle nach dem Datum des Beginns ihrer Krankheit (nicht nach dem ihrer Aufnahme in das Spital) geordnet. Die Figur zeigt in den schraffirten Würfeln zugleich den 1. Tag der Erkrankung für solche Fälle an, welche aus irgend einem Grunde als schwerere zu bezeichnen waren (worüber Weiteres unten). Da eine nicht unbeträchtliche Anzahl von Kranken erst mehr oder weniger lange nach Ausbruch ihrer Krankheit in das Hospital eintrat, so bezeichneten diese den betr. Tag nicht immer ganz sicher und es musste derselbe nach Muthmassung bestimmt werden. Einige Fälle, in welchen die Angabe der Kranken hierfür eine zu ungenaue war, blieben für die graphische Darstellung unverwendet. — Eine statistische Verwerthung der Verbildlichung unserer gesammten Influenzafälle wird durch den oben erwähnten Umstand gestört, dass zeitweise die Aufnahme in das Hospital für gewisse Klassen von Erkrankten hatte suspendirt werden müssen. Mit Rücksicht hierauf habe ich in Figur B — nach oben angegebener Weise — die Fälle zusammengestellt, welche sich ergaben nach Ausschluss aller von Krankenkassen oder vom Armenamt eingewiesenen Kranken. Hier sind also die Daten gewonnen für einen bestimmten Bruchtheil der Bevölkerung unserer Stadt, allein man wird leicht begreifen, dass die so gewonnene Figur gleichfalls nur einen sehr bedingten Werth haben kann, denn es ist nicht zu bezweifeln, dass, wenn auch nur wenige

Tafel A.

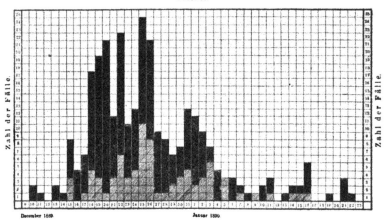

Tafel B.

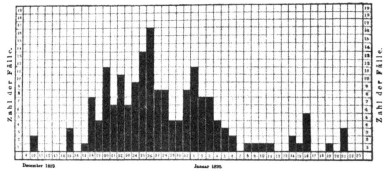

schwerere, doch ganz sicher sehr viele leichte Influenzafälle, die in jenem Bruchtheil vorgekommen sein mögen, nicht zur Aufnahme in das Hospital gelangt sind.

Bezüglich der beobachteten Krankheitssymptome ist Folgendes zu bemerken. Die alte Eintheilung der Influenza-Fälle in solche, welche wesentlich nur nervöse Allgemeinerscheinungen darbieten, solche von vorwiegend catarrhalischer und solche von hauptsächlich gastrischer oder gastro-enteritischer Form, hat sich auch bei uns als im Ganzen zutreffend erwiesen. Der Beginn der Erkrankung war fast ausnahmslos ein plötzlicher, mit Frost oder Schüttelfrost, bei manchen Kranken unter Taumeln; einige gaben an, dass sie umgefallen seien, einer war nach seiner Mittheilung auf der Strasse bewusstlos geworden, so dass er hatte weggetragen werden müssen. (In der Privatpraxis habe ich zweimal bei Kindern im Beginn allgemeine Convulsionen gesehen.) 7 Kranke berichteten über verschiedene, ein- oder mehrtägige Prodromi, welche dem plötzlichen Ausbruch der Krankheit vorausgegangen sein sollten. Eben so viele Kranken hatten im Anfang einen oder mehrere Ohnmachtsanfälle. — Herpes labialis oder mentalis kam 3 Mal vor. — In 11 Fällen wurden verschiedenartige, über den Körper verbreitete, meist sehr flüchtige Exantheme beobachtet und zwar gehörten 8 von diesen Fällen auffallender Weise der ersten Zeit der Epidemie an (vom 10. bis 22. December) und nur 3 fielen in eine spätere Zeit. — Albuminurie wurde (bei Aufnahme der Kranken) in keinem Falle gefunden. — Vielfach liess sich eine mässige Vergrösserung der Milz nachweisen; palpabel (und druckempfindlich) zeigte sich die Milz nur einmal. — In einer grossen Zahl von Fällen waren die Patellarreflexe erhöht; auch zeigte sich öfters Hyperästhesie der Haut und — selbst bei robusten Männern — kamen nicht selten starke idiomuskuläre Zuckungen auf mechanischen Reiz zur Erscheinung.

Was den Einfluss der Influenza auf bestehende Tuberculose der Lungen betrifft, so haben wir 9 Fälle notirt, in denen sich, selbst bei Complication mit catarrhalischer Pneumonie, eine Steigerung jenes Krankheitsprozesses nicht erkennen liess (ausser Betracht blieben dabei verschiedene Fälle, welche bei ihrer Aufnahme leichte Spitzendämpfung ohne sonstige Zeichen einer fortschreitenden Tuberculose ergeben hatten). Dagegen war eine nachtheilige Einwirkung der genannten Art in 14 anderen Fällen deutlich zu beobachten. Mit diesen beginnen wir die Aufzählung solcher Fälle, welche, als schwerere, in Figur A durch schraffirte Würfel bezeichnet worden sind. Es gehören dahin weiter: durch die Influenza verschlimmerte oder sich an dieselbe anschliessende, langwierige Catarrhe der Luftwege (Bronchitis, Laryngo-Tracheitis):

5 Fälle; Pneumonia croup[?]sa 3 Fälle, Pleuro-Pneumonie 1 Fall;
Pneumonia catarrhal. (lobular.), zum Theil sehr ungewöhnlich nach
Symptomen und Verlauf: 20 Fälle (die Unterscheidung von croupöser
und catarrhal. Pneumonie war manchmal schwierig und unsicher).
1 Phthisiker starb, dessen Lungen zerstreute lobuläre Heerde zeigten.
— Dazu Pleuritis: 3 Fälle. Ferner: verschlimmerte Gastroenteritis
chron. 1 Fall; Peritonitis diffusa ohne erkennbaren Ausgangspunkt:
1 Fall. Purulente Otitis media mit Perforation des Trommelfells;
5 Fälle, meist beiderseitig, einmal mit hämorrhagischem Befund am
Trommelfell. — In 1 Fall kam ein Morbus Basedowi, der bis dahin
nur angedeutet gewesen war, nach Ausbruch der Influenza zu
rascher und beträchtlicher Entwicklung. — Endlich waren 21 Fälle
ausgezeichnet durch lang verzögerte Reconvalescenz ohne hervor-
stechende Complication (zum Theil mit neuralgischen oder rheuma-
toiden Schmerzen). Hierher gehört wohl auch ein (noch ungeheilter)
Fall, in welchem schon vorher bestandene spinale Symptome, wahrscheinlich nur als Aeusserungen einer aussergewöhnlich schweren
Neurasthenia spinalis aufzufassen, eine wesentliche und nachhaltige
Steigerung erfuhren.

　　Die Zahl der vorstehend characterisirten schwereren Fälle von
Influenza beläuft sich auf 80 (mehrmals 2 Diagnosen auf 1 Fall
bezogen), also auf ca. 27% der Gesammtsumme von Erkrankungen.
Dieser überraschend hohe Procentsatz findet seine Erklärung dadurch,
dass, wie schon erwähnt, ohne Zweifel eine grosse Anzahl leichter
und leichtester Fälle, welche den Procentsatz der schwereren Fälle
heruntergedrückt haben würde, dem Hospital fern geblieben ist. Wie
aus Figur A ersichtlich ist, vertheilen sich die schweren Fälle auf
die Zeit der Seuchenherrschaft in ähnlichem Verhältniss, wie dies
die Gesammtsumme der Erkrankungen thut — entgegen der weit
verbreiteten Angabe, dass die Anfangs leichte Epidemie in ihrem
weiteren Verlauf einen ernsteren Charakter angenommen habe.
Auch unser Beobachtungsmaterial konnte zu solcher Auffassung ver-
leiten, wenn man ausser Acht liess, dass unter den allmählich sich
häufenden schweren Fälle viele sich befanden, welche erst mehr oder
weniger lange nach Beginn der Erkrankung zur Verpflegung in
das Spital gekommen waren — meist Fälle, welche in Folge
von vernachlässigter Schonung sich hinausgezogen oder complicirt
hatten.

　　Recidive von Influenza finden sich 7 Mal notirt, zum
Theil nach nicht ganz zuverlässiger Angabe der Kranken.

Abgesehen von dem 1, oben erwähnten Phthisiker, für dessen Tod die Influenza wohl mit zu beschuldigen war, ist ein tödtlicher Ausgang der Krankheit nicht vorgekommen (wie wir denn auch sonst während der Zeit der Epidemie, da die allgemeine Sterblichkeitsziffer unserer Stadt zu einer ausserordentlichen Höhe anstieg, im Hospital nur sehr wenige Kranke durch den Tod verloren haben). Dagegen harren mehrere Fälle von Nachkrankheiten der Influenza noch jetzt — Ende April — ihrer Genesung.

Zur Frage der Therapie der Influenza habe ich nichts Erhebliches beizubringen. Unsere Behandlung war durchweg eine symptomatische. Antipyrin oder Phenacetin brachte zuweilen vorübergehende Erleichterung mancher Beschwerden. Sicher ist die allerwärts constatirte Wichtigkeit ausdauernder Schonung der Erkrankten. Bei den oft sehr ausgebreiteten und lang sich hinschleppenden catarrhalischen Pneumonien hatten wir meistens Anlass zu reichlichem Gebrauch von stimulirenden und stärkenden Mitteln (Alcohol, kräftige Nahrung etc.).

Es bleibt mir noch übrig, mich zu der Frage zu äussern, ob die Influenza contagiös ist oder nicht? Ganz überwiegend sprechen die gemachten Beobachtungen für Nichtcontagiosität, allein die bei uns vorgekommenen Hauserkrankungen erregen in dieser Beziehung doch einiges Bedenken. Bemerkenswerther Weise fallen dieselben sämmtlich (31 an Zahl) in die Zeit vom 19. bis 31. December. Die mit Influenza Aufgenommenen wurden, wie oben erwähnt, in fast allen Räumen der Abtheilung untergebracht. In einem Krankensaal (von 12 Betten, einschliesslich des Bettes für die Wärterin) wurden nun binnen 6 Tagen (19.—24. December) 4 bis dahin wegen anderer Leiden Verpflegte von Influenza befallen; in Wirklichkeit (aber aus den Krankengeschichten nicht mehr festzustellen) sollen in der genannten Zeit noch 2 weitere solche Fälle (von sehr leichter Form) in diesem Saale vorgekommen sein, so dass kaum einer der schon früher in demselben untergebrachten Kranken von der Seuche frei geblieben sein würde. In einem anderen Saal (von ebenso vielen Betten) erkrankten in derselben Weise innerhalb 5 Tagen (27.—31. December) 3 Insassen. Dagegen sind sonst nur noch 5 Erkrankungen gleicher Art vorgekommen, die sich auf 5 verschiedene Säle vertheilen. — Es erkrankten ferner, in leichter Form, von 21 auf der Abtheilung beschäftigten Wärterinnen 13. Zwischen dem 22.—24. December erkrankten 2 ständige und 1 stellvertretender Assistenzarzt. Unter den Verwaltungsbeamten, die allerdings auch mehr oder weniger mit den Kranken zu thun hatten, erkrankte nur einer, ferner die Haushälterin, und vom gesammten übrigen Hauspersonal meines Wissens Niemand als 1 Wärter (zum Krankentransport verwendet). Auf der chirurgischen Abtheilung des Hauses ist erkrankt: der Assistenzarzt, 1 Wärterin und mehrere wegen anderer Krankheiten Verpflegte (sämmtlich in obiger Zahl von 31 Fällen nicht mit eingerechnet).

Ich weiss nicht, ob man die Möglichkeit zulassen kann, dass eine der Regel nach nicht contagiöse Krankheit ausnahmsweise einmal ein Contagium abgibt?

Zum Schluss meines Berichtes habe ich noch zu sagen, dass, wie anderwärts, so auch bei uns während und nach der Zeit der herrschenden Influenza in auffallender Weise die Zahl der beobachteten Pneumonien sich steigerte. Es betrugen auf der medicinischen Abtheilung die Pneumonie-Fälle, bei denen kein unmittelbarer Zusammenhang mit der Influenza-Erkrankung nachzuweisen war, an Zahl: im December 5, im Januar 16, Februar 3, März 7, Summa 31, — davon tödtlich 9. Dagegen waren vorgekommen 1888/89: im December kein Fall, Januar 1, Februar 3, März 4, Summa 8, — davon tödtlich 3.   V. Cnyrim.

C. Chirurgische Abtheilung unter Dr. Harbordt.

Uebersicht der im Jahre 1889 behandelten Kranken.

Bestand am 1. Jan. 1889.		Auf- genommen 1889.		Summa.		Abgang						Verblieben am 1. Jan. 1890.	
						Geheilt.		Gebessert od. ungeheilt.		Gestorben.			
M.	W.	M.	W.	M.	W.	M.	W.	M.	W.	M	W.	M.	W.
17	14	528	393	545	407	394	310	107	70	11	6	33	21
31		921		952		704		177		17		54	
952						952							

A. **Accidentelle Wundkrankheiten** (nicht im Hospital entstanden):

Erysipelas: 1 brachii, 1 cubiti, 1 manus, 1 pollicis, 1 femoris, 2 genu, 5 cruris, 1 pedis.

Pyaemie: 1 nach Fractura complicata cruris. Heilung durch Amputation.

B. Verletzungen und Erkrankungen der einzelnen Körpertheile.

I. Kopf und Ohr.

a. Verletzungen:

6 Fractura complicata comminutiva cranii; 2 cum Depressione und mit Sinusblutung.

2 Fractura basis cranii.

2 Infractio cranii.

1 Vulnus scissum capitis.

30 V. contusum capitis.

1 V. cont. stellat. capitis.

1 Vulnera sclopet. capitis.

4 Contusio capitis.

1 Combustio capitis.

6 Commotio cerebri.

b. Entzündungen:

4 Otitis media suppurativa.

2 Empyema antri mastoidei.

c. Varia.

2 Atheromata capitis.

II. Gesicht, Nasenhöhle, Mundhöhle.

a. Verletzungen:

4 Fractura complicata (ossium nasi; maxillae sup.; mandibulae; margin-supraorbit.

2 Fractura simplex ossium nasi.

Vulnus scissum frontis.

Vulnus contus. frontis 6; labii inf. 2; auris 2; nasi; malae.

Contusio faciei 6; oculi.

Combustio faciei 7; oculi.

b. Entzündungen:

Abscessus faciei.

Abscessus palpebrae sup.

Lymphadenitis faciei.

Conjunctivitis catarrh.

Conjunctivitis mycotica.

Keratitis marginalis duplex traumatica 3.

Infiltratum corneae margin.

Ulcus corneae 2.

Leucoma adhaerens.
Corpus alien. in cornea 3.
Iritis.
Amaurosis.
Atrophia nervi optici.
Ozaena.
Rhinitis chronica atroph. mit Stirnhöhlencatarrh.
Empyema antri Highmori.
Gingivitis abscedens.
Periostitis maxillae sap. 8.
Periostitis mandibul 14.
Tonsillitis abscedens 2.

c. Varia:
Cystisches Cylindrom des antri mast. von den Siebbeinzellen ausgehend. 2 mal aufg.
Concroid labii inf.
Lupus dorsi nasi. 2 Epistaxis.

III. Hals.

a. Verletzungen:
Vulnus punctum colli.
Vulnus caesum colli (Tentamen suicidii).
Vulnus contus. colli.
Contusio cervicis.
Combustio cervicis.

b. Entzündungen:
Lymphadenitis colli 18.
Abscessus cut. colli 3.
Abscessus prof. colli.
Furunculus cervibsis 2.

c. Varia:
Diphtheritis (Tracheotomie).
Struma parenchym. cystica. 2 (1 Excis., 1 Punction, Heilung).

IV. Wirbelsäule.

Verletzungen:
Luxatio vertebrae cervic. V. cum Compressione med. spinal. †.
Fractura inveterata proc. spinos. vertebrae XII. dors.
Hysterische Neurose nach Fall.

V. Brust und Rücken.

a. Verletzungen:

Fractura costarum perforans cum Emphysemate cutis 3.

Fractura costarum simpl. 5.

Vulnus sclopet. thoracis perforans pulmonem (Heilung).

Vulnus punct. dorsi perf. pulmon.

Vulnus punct. thoracis perforans.

Vulnus thoracis.

Vulnus scissum dorsi.

Contusio thoracis 13.

Contusio dorsi 4.

Contusio scapulae.

Combustio dorsi 4.

Combustio pectoris.

b. Entzündungen:

Empyema thoracis 3.

Periostitis scapulae.

Abscessus phlegmon. thoracis.

Mastitis parenchym. absc. 2.

Caries costarum 2.

c. Varia.

Lipoma dorsi.

Lumbago 2.

Muskelzerrung im Rücken 2.

VI. Bauch.

a. Verletzungen:

Ruptura hepatis et renis d.

Vulnus sclopet. hepatis lob. sin. (Laparot. Heilung.)

Vulnus sclopet. ventriculi, omenti, coli transversi. (Lap. Heilung).

Vulnus punct. abdom. perf. Netzprolaps.

Vulnus punct. abd. 2.

Contusio abdominis 3.

b. Entzündungen:

Typhlitis stercoralis; Furunculus abdominis; Abscessus sub phrenicus e perforatione ulceris ventriculi †.

c. Varia:

Hernia inguinalis omentalis irrep. 2.

Hernia inguinalis incarcerata gangraenosa sin. (Herniotomie Resection von 26 cm. gangr. Darm) †.

Hernia inguinalis scrotalis reponibilis 6.

Hernia cruralis incarcerata gangraenosa Littré 2.   1 nach
Herniotomie spontan geheilt. 1 mit anus praet. nach Monaten spontan.

Hernia cruralis omentalis irreponibilis.

Volvulus 2 (1 Probelaparotomie).

VII. Harnorgane.

Strictura urethrae 2.
Cystitis purulenta ac. 3.
Abscessus periurethral.

VIII. Geschlechtsorgane.

a. Verletzungen:

Vulnus contus. scroti.

b. Entzündungen:

Phimosis.
Paraphymosis 2.
Hydrocele testis 4.
Orchitis acuta.
Epidydimitis acuta 2.
Orchitis et Epidydim. caseosa.
Funiculitis fungosa abscedens.
Bartholinitis abscedens 5.
Parametritis exsudativa 2.
Parametritis abscedens.
Parametritis chronica.
Perimetritis exsudativa.
Catarrhus uteri.

c. Varia:

Kystoma unicularis ovarii d.
Kystoma ovarii siu.
'Fibroma uteri subserosa ad fund.
Myoma uteri 3.
Prolapsus uteri et vaginae 3. (1 Ventro fixatio uteri, 2 Col-
porrhaph).
Prolapsus vaginae.

Prolapsus uteri cum Elong. cervicis.
Abortus 2.
Haemorrhagia profus. post. abortum.
Metrorrhagia (Placentarpolyp).
Retroversio uteri.
Ulcus durum labii maj.
Carcinoma corp. et cervic. uteri.

IX. Becken und Lumbalgegend.

a. Verletzungen:
Fractura complic. pelvis.
Fractura simpl. pelvis.
Contusio regionis sacralis 2.
Contusio regionis iliavae 2.
Contusio coxae 3.
Distorsio coxae.

b. Entzündungen:
Periostitis ossis ilei.
Psoasabscess mit Senkung 3.
Abscessus ad os sacrale.
Abscessus pararectalis 3.
Abscessus baemorrhoidalis.
Fistula abscedens pelvis.
Varices haemorrh. ad anum 2.
Coxitis incipiens, abscedens, veterat.

c. Varia:
Fistulae ani 2.

X. Obere Extremitäten.

a. Verletzungen:
Luxatio humeri axillaris 2, antibrachii 2.
Fractura claviculae sin.
Fractura complic. commin. humeri 2.
Fractura humeri simpl. 4.
Fractura humeri intercondyloidea.
Fractura olecrani et cubiti.
Fractura olecrani complic. (Säbelhieb).
Fractura antibrachii commin. complic 2.
Fractura antibrachii simpl. 2.

Fractura radii compl.; inveterata.
Fractura radii loco classico simpl. 5.
Fractura inveterata metacarpi V.
Fractura phalangum digit. 2. 1 complicirt.
Vulnus punctum venae prof. brachii †.
Vulnus punctum antibrachii 2; cubiti dorsi manus 2.
Vulnus caesum cubiti perforans (Säbelhieb).
Vulnus caesum antibrachii 6; arteriae ulnaris.
Vulnus caesum dorsi manus 6.
Vulnus caesum volae manus 10.
Vulnus caesum pollicis 5.
Vulnus sclopet. antibrachii brachii.
Vulnus lacerat. antibrachii 5.
Vulnus lacerat. dorsi manus 3 (1 Sehnenzerr.).
Vulnus contusum cubiti.
Vulnus contusum manus.
Vulnus contusum digitorum 18.
Vulnus digitorum mit Gelenkeröffnung 5.
Amputatio viol. phalang. digit. 5.
Haemorrhagia ex art. ulnaris.
Contusio der Schulter 2.
Contusio brachii 3.
Contusio cubiti 5.
Contusio antibrachii.
Contusio manus.
Contusio digitorum 4.
Distorsio cubiti.
Distorsio manus 2.
Combustio brachiorum 6.
Combustio antibrachii et manus 7.
Combustio dorsi manus 4.
Combustio volae manus.
Combustio hallucis III° (Eisen).

b. Entzündungen:

Caries fungosa humeri, scapulae.
Caries fungosa cubiti 4.
Caries fungosa ulnae.
Tendovaginitis putrid antibr.
Tendovaginitis crepitans extens. long. pollic. 2.

Bulla gangraenosa dorsi manus.
Clavus infl. volae manus 5.
Furunculus antibrachii 4.
Bubo axillaris abscedens 10.
Abscessus brachii 4.
Abscessus cubiti.
Lymphanguitis antibrachii et brachii 4.
Oedema infl. antibrachii.
Periostitis radii; brachii.
Phlegmone circ. dorsi manus 10.
Phlegmone circ. volae manus 10.
Phlegmone pollicis 6.
Phlegmone digitorum circ. 20.
Panaritium periostale 15.
Panaritium subcut. 30.
Panaritium subungue 7.

c. Varia:

Ankylosis artic. humeri Steum. 2.
Ankylosis humeri; cubiti rheum. 2.
Cicatrices e combust. manus (Plast. Op.)
Isolirter Beugekrampf des Mittelf. (Hypnose, Heilung).
Contractura dig. V. (Amputation).
Corpus alienum (Nadel) in antibrachio 2, hypothenare 2, digit. III.
Hindernder Fingerstumpf (Amputation).
Nekrose am Fingerstumpf 2.
Tuberculöse Hautabscesse der Arme.
Eczema artificiale antibrachii.
Eczema manum 10.
Rhagadae manum Scabie. 2.
Ulcera manum et digit. e Congel. 7.
Onychogryphosis.

XI. Untere Extremitäten.

a. Verletzungen:

Luxatio femoris ischiadica. 2.
Luxatio patellae sin.
Fractura femoris simplex 4.
Fractura femoris compl. commin. 2.

Fractura femoris sin. obliqua (Sturz 15 m hoch.)

Mit Harbordt'scher Schiene behandelt, wurde bei allen Fällen ein sehr gutes funct. Resultat erzielt.

Fractura colli femoris.

Fractura colli femoris c. gomphosi.

Fractura complic. cruris commin. 3. (2 Amputatio cruris.)

Fractura simplex cruris 10.

Fractura simplex cruris inveterata.

Fractura patellae 2. (Naht, glänzendes funct. Resultat.)

Fractura metatarsi.

Fractura malleolorum 2.

Fractura malleoli int. sin.

Fractura malleoli ext. d.

Conquassatio pedis. (Amput. intermetatarsea.)

Amputatio viol. phal. III. dig. II.—IV. pedis.

Vulnus punctum femoris 2, cruris 3, genu, dorsi pedis.

Vulnus scissum genu, genu perforans. (Naht-Heilung.)

Vulnus contusum pedis traumatic. 7, hallucis 2.

Vulnus laceratum genu, pedis.

Vulnus morsum cruris.

Contusio femoris 4; genu 4; cruris 5; pedis 12; hallucis 3.

Haemarthros genu 6.

Varix ruptus.

Distorsio pedis 18.

Excoriationes genu; cruris.

Combustio femoris et natium III°.

Combustio cruris utriusque 2.

Combustio dorsi pedis 22.

b. Entzündungen:

Periostitis cruris.

Lymphangitis femoris et cruris 3.

Lymphangitis cruris et pedis 5.

Lymphadenitis inguinalis abscedens 12.

Tumor albus genu 2. (1 Amput. femoris.)

Hygroma praepatellaris 2.

Bursitis praepatellaris 35.

Hydarthros genu 7.

Caries fungosa femoris 3.

Caries fungosa tibiae epiphyseos sup. 2.

Caries fungosa metatarsi (Mikulicz).

Caries fungosa ossis navic. pedis.

Abscessus cutaneus glutealis; femoris 3; ad genum; cruris; malleoliext; plantae pedis.

Abscessus tuberculosus cruris.

Phlegmone circumscripta cruris; dorsi pedis 7.

Furunculus femoris 2; genu 3.

Gonitis rheumatica 5.

Varix cruris ex ulcerans 7.

Ulcus cruris 28.

Erythema oedematosum crurum et pedum 12.

Pedes plani inflammati 8.

Clavus inflammatus pedis 5.

Unguis incarnatus 12.

c. Varia:

Corpus alienum (Nadel) in glutaeo maximo.

Rheumatismus genu 4.

Resectio genu inveterata (Schiene).

Eczema crurum 3.

Exostosis metatarsi cum Exulceratione.

Congelatio pedum.

Arthritis rheumatica pedis 2.

XII. Varia.

Pneumonia crouposa 2 (1 †).

Phthisis pulmonum.

Emphysema pulmonum 2.

Polyarthritis rheumatica 6.

Influenza 10.

Scarlatina.

Chlorosis 3.

Coprostasis.

Lumbago 2.

Osteomyelitis acuta.

Pericarditis nach Lungenschuss.

Psychosis. Epilepsia.

Morbus maculosus Werlhofii.

Nephritis, Hydronephrosis, Cystitis.

Comubustio II° ½ corporis †.

Haemoglobinuria.

Jodoformexanthem.

Sycosis parasitaria.
Hyperhydrosis pedum 2.
Multiple tuberculöse Abscesse.
·Tentamen suicidii (Sprung in den Main).

Im Jahre 1889 ausgeführte Operationen:

I. Am Kopf und Gesicht.

Resectio cranii (bei Fractura complic. convex. cranii).

Extraction zahlreicher Knochensplitter bei Fract. commin. marg.
sup. orbit. s.

Aufmeisselung des antrum Highmori und Entfernung eines von
den Siebbeinzellen ausgegangenen Cylindroms; nach wiederholten Nach-
operationen konnte Patient mit Obturator geheilt entlassen werden.

Aufmeisselung des antrum mastoideum (Empyem) 2.

Keilexcision und Naht bei Caucroid labii inf. .

Enucleatio atheromatum capitis.

Incision und Drainage bei Periostitis mandib. abscedens 5.

Incision und Drainage bei Periostitis max. sup. 7.

II. Hals.

Tracheotomie wegen Diphtherie (im städt. Krankenhause †).

Strumectomie bei Struma parenchym. cystica. Heilung.

Punction und Aspiration bei Struma cystica. Tonsillotomie 2.

Incision und Evidement bei Lymphadenitis colli abscedens 10.

Exstirpation von Drüsen 3.

Incision und Drainage bei Abscessus colli profundus.

III. Brust und Rücken.

Eröffnung des Pericards durch Schnitt bei Pericarditis und
Pleuritis nach vuln. sclopet. pulmonis sin. nach vorangegangener
Punction. Drainage des Herzbeutels. Heilung.

Resectio costarum 5 (2 wegen Empyema thoracis mit Heilung;
1 wegen subphrenischem Abscess nach Ulcus ventriculi perforans;
2 wegen Caries costarum).

Extirpatio Lypomatis dorsi.

Excision einer Nähnadel aus der Brust.

Ecrasement bei Abscessus { phlegmonos. thoracis.
{ tuberculosus reg. sacralis.

IV. An Bauch, Becken, Harn und Geschlechtsorgane.

Laparotomie 7: 1. wegen Ovarialcystom, Heilung. 2. bei Fibroma uteri subseros. †. 3. bei Myoma uteri wegen unstillbarer Blutung. Extraperitoneale Stielbeh. Tod 14 Tg. post Op. 4. Probelaparotomie bei Volvulus †. 5. bei Vulnus sclopet. abdominis perforans ventric. et colon transversum. Revolverprojectil von 7 mm. Magen an der grossen Curvatur, Colon an der oberen Wand je eine grosse Wunde. Schluss durch Lembert'sche Nähte. Heilung. 6. wegen Vulnus sclopet. abdominis perforans hepatis. Selbstmordversuch mit 7 mm Revolverkugel. L. Leberlappen völlig perforirt, colossale Blutung. Heilung per secunda. 7. bei vulnus punct. abdomin. perforans cum Prolaps. omenti. Bauchorgane unverletzt, Netz reponirt Heilung.

Herniotomie 5.

Hernia inguinalis omentalis irreponibilis (Resectio omenti Radicalop.) Heilung.

Hernia inguinalis incarcerata gangraenosa sin. (25 cm gangränösen Darms resecirt, Darmnaht) †.

Hernia cruralis incarcerata gangraenosa mit Phlegmone der Umgebung. Bildung eines anus praeternaturalis. Heilung.

Hernia cruralis incarcerata gangraenosa (Darmwandbruch). Heilung ohne eigentliche Bildung eines anus praeternaturalis.

Repositio herniae inguinalis 4. Entfernung eines zur Hälfte aus der Symphyse, ramus horizontalis und descendens pubis bestehenden Fragmentes bei Fract. pelvis compl.

Operation der Phimose.

Urethrotomia interna (Strictur).

Punctio vesicae urinariae (Strictur) 2.

Radicaloperation bei Hydrocele testis.

Punction und Jodinj. bei Hydrocele testis.

Evidement bei Orchitis und Epidydimitis caseosa.

Op. mit Paquelin bei Varices haemorrh.

Ecrasement bei Fistula ani 2.

Colporrhaphia anterior und posterior (Prol. uteri et vaginae).

Colporrhaphia anterior (Prolaps. vaginae).

Ventrofixatio uteri (Prolaps. uteri).

Amputatio portionis vaginalis (Elong. cervicis).

Incis. und Drainage bei Parametritis abscedens.

Ecrasement des Uterus bei Endometritis 3.

Ecrasement der verjauchten Partien bei Carcinoma uteri.

Incision bei Bartholinitis.

Behandlung der Uterusmyome nach Apostoli.

V. Obere Extremitäten.

Amputatio humeri bei Conquassatio brachii (Ueberfahren durch Eisenbahn).

Amputatio antibrachii bei Fractura complic. radio und Vulnus laserat. antibr.

Amputatio digitorum 3.

Exarticulatio digitorum 3.

Resectio claviculae (Caries). .

Resectio cubiti (veraltete Luxation n. hinten gutes funct. Resultat).

Resectio olecrani (Hieb mit Säbel).

Resectio phalang. 5.

Lösung fibrinöser Verwachsungen bei Ankylosis humeri in Narkose.

Repositio in Narkose bei Luxatio humeri 2; antibrachii.

Sequestrotomie am humerus.

Nerven- und Sehnennaht bei Schnittwunde des Vorderarms.

Ligatur der a. ulnaris (Maschinenverl.).

Ligatur der vena prof. brachii.

Tenotomie bei Contractura digit. V.

Evidement necrotischer Heerde bei Caries ulnae; cubiti. vereitertem Fingerglied.

Exstirpation und Ecrasement bei Bubo axillaris 3.

Punction bei Bursitis cubiti.

Entfernung eines Fremdkörpers (Nadel) aus der Hand.

VI. Untere Extremitäten.

Amputatio femoris über dem Knie wegen Synovitis fungosa und Caries fem.

Amputatio cruris 2, bei Fract. complicata.

Amputatio pedis intermetatars (Conquassatio pedis durch Eisenbahnrad).

Resectio tibiae in der Diaphyse bei Fract. complic.

Resectio phalaug. II. digit. II.—IV. pedis.

Osteoplastische Fussresection nach Mikulicz mit gutem funct. Resultat 2.

Patellarnaht (gutes funct. Resultat).

Sequestrotomia an der Tibia.

Reposition bei Luxatio femoris ischiad. 2.

Splitterentfernung bei Fract. complic. femoris; cruris.

Evidement und Ausmeisselung des nekrotischen Herdes bei Caries femoris epiphys. tibiae, ossis sacralis, ossis navic pedis.

Excision der Bursa praepatellaris 20.

Hauttransplantation nach Thiersch 3 (2 bei ulcus cruris, 1 bei ausged. Verbr. 2 Heilung).

Punction und Aspiration bei Haemartros genu 4.

Incision u. Drainage, Ecrasement bei Bubo inguinalis abscedens 7.

Multiple Incis. und Drainage bei Lymphanguitis femoris et cruris.

Sutur nach Desinfection bei Vulnus caesum genu perforans (Primäre Heilung).

Extractio unguis incarnati 14.

Suturen bei Stich, Schnitt, Quetschwunden 62.

Incisionen bei Abscess 30.

Incisionen bei Phlegmone 40.

Incisionen bei Furunkel 12.

Incisionen bei Panaritium 32.

Uebersicht der im Jahre 1889 auf der chirurgischen Abtheilung vorgekommenen Todesfälle.

No.	Name, Alter, Stand.	Tag der Aufnahme	Krankheiten.	Tag des Todes.	Bemerkungen.
1	Schoff, Katharine, 16 Jahre, Dienstmagd.	4. III. 89.	Hiebwunden auf dem Kopf. Tentamen suicidii.	4. III. 89.	Moribund aufgenommen. Sectionsbef.: Phthisis pulm. mit frischer tuberculös. Pneumonie, Endocarditis acuta, Darmgeschwüre
2	Fey, Susanne. 26 Jahre, Frau.	6. III. 89.	Acute Anämie, Abortus.	9. III. 89.	Endometritis putrida.
3	Schmidt, Mina, 43 Jahre, Köchin.	21. III. 89.	Fibroma uteri, im Becken eingeklemmt, Pyelonephritis.	26. III. 89.	Laparotomie 25/3: Exstirpatio uteri mit Vernähung d. Stiels in die Bauchwunde. Sectionsbef.: Cystitis, Pyelonephritis, Nierenabscesse.
4	Henning, Karl, 80 Jahre, Thierarzt.	1. X. 88.	Fractura compl. femoris sin.	12. IV. 89.	Fractur geheilt. Sectionsbef.: Pneumonie lobul., Hydronephrosis Schrumpfniere, Erweichungsherd im Linsenkern, Atherom.

No.	Name, Alter, Stand.	Tag der Aufnahme	Krankheiten.	Tag des Todes.	Bemerkungen.
5	Zuber, Katharine, 62 Jahre, Frau.	8. V. 89.	Hernia inguin. incarc. (4 Tage).	10. V. 89.	Herniotomie 8/5, Gangräna intest. Peritonitis.
6	Friese, Maria, 19 Jahre, Dienstmagd.	18. V. 89.	Combustio gravis extensa.	20. V. 89.	Hämoglobinurie.
7	Scheer, Karl, 31 Jahre, Taglöhner.	20. V. 89.	Fract. compl. cranii convexit. et baseos. Sinusblutung.	20. V. 89.	Moribund aufgegenommen.
8	Kessler, Johann, 40 Jahre, Schneider.	25. IV. 89.	Strictura urethrae, Cystitis, Nephritis.	25. V. 89.	Pneumonie.
9	Rastetter, Trottbert, 26 Jahre, Dachdecker.	2. VI. 89.	Vulnera punct. venae prof. brachii.	2. VI. 89.	Anämie. Legalsection.
10	Ruder, Johann, 7 Jahre, Schulknabe.	13. VI. 89.	Osteomyelitis acuta, Pyämie.	19. VI. 89.	
11	Grosse, Daniel, 68 Jahre, Schreiner.	12. VI. 89.	Vulnera scissa colli, femoris Tentamen suicidii.	9. VII. 89.	Emphysem, Atherom, plötzl. Tod durch Herzthrombose.
12	Schäfer, Johann, 44 Jahre, Knecht.	22. VII. 89.	Fract. vertebr. V colli, Compressio medullae.	23. VII. 89.	
13	Schade, Joseph, 21 Jahre, Spengler.	9. X. 89.	Fract. complic. femoris, maxillae Inf. mandibulae, Conquassatio oculi sin.	12. X. 89.	Meningitis acuta.
14	Thümmel, Franz, 32 Jahre, Maschinist.	12. XI. 89.	Ruptura hepatis et renis d.	14. XI. 89.	
15	Geiger, Johann, 32 Jahre, Brauer.	26. XI. 89.	Ileus.	26. XI. 89.	Laparotomie, Darmgangrän durch Thrombosis der Pfortader.
16	Zimmer, Georg, 59 Jahre, Fuhrknecht.	27. XI. 89.	Ileus, Darmstenose.	4. XII. 89.	Darmschlinge im Becken adhärent, Volvulus.
17	Stötzer, Lina, 51 Jahre, Frau.	12. XI. 89.	Myoma uteri, Anämie.	8. XII. 89.	Myomotomie mit extraperitonealer Stielversorgung. Jauchung.

D. Reconvalescenten-Anstalt unter Dr. Ohlenschlager.

Uebersicht der Pfleglings-Aufnahme nach deren Ursache.

Die Pfleglinge fanden Aufnahme wegen	Einweisung Hospit.		Stadt		0–15 Jahren		15–30 Jahren		30–45 Jahren		45–60 Jahren		Ueber 60 Jahren		Entlassung Geheilt		Gebessert		Ungeheilt		Summa	
	M.	W.	M.	W.	M.	W.	M.	W.	M.	W.	M.	W.	M.	W.	M.	W.	M.	W.	M.	W.	M.	W.
I. Reconvalescenz von:																						
Angina catarrhalis . . .	—	—	—	1	—	1	—	—	—	—	—	—	—	—	—	1	—	—	—	—	—	1
Laryngitis chronica . .	—	—	—	1	—	1	—	—	—	—	—	—	—	—	1	—	—	—	—	—	1	—
Angina tonsillaris . . .	1	—	—	—	—	1	1	—	—	—	—	—	—	—	1	—	—	—	—	—	1	—
Bronchitis acuta	2	—	1	2	1	1	1	—	1	1	—	—	—	—	3	2	—	—	—	—	3	2
Bronchitis chronica . . .	—	1	—	4	—	—	—	2	—	1	—	2	—	—	—	5	—	—	—	—	—	5
Bronchitis capillaris . .	—	1	—	1	—	—	—	—	—	—	—	1	—	1	—	2	—	—	—	—	—	2
Pertussis.	—	—	—	1	—	1	—	—	—	—	—	—	—	—	—	1	—	—	—	—	—	1
Pneumonia	4	2	—	1	1	—	2	1	1	1	1	—	1	—	4	3	—	—	—	—	4	3
Pleuritis	2	3	2	1	—	—	3	2	2	1	1	—	—	—	4	4	—	—	—	—	4	4
Pleuropneumonia	—	—	—	1	—	—	—	—	—	—	—	1	—	—	—	—	—	—	—	1	—	1
Catarrhus ventriculi ac..	3	10	—	—	—	—	2	10	—	—	—	1	—	—	3	9	—	1	—	—	3	10
Catarrh. ventriculi chron.	—	1	—	—	—	—	—	—	—	1	—	—	—	—	—	1	—	—	—	—	—	1
Ileus ventriculi	2	7	—	1	—	—	1	6	1	2	—	—	—	—	1	8	—	1	—	—	2	8
Catarrhus gastro intest. ac.	—	1	—	—	—	—	—	—	—	—	—	—	—	—	—	1	—	—	—	—	—	1
Catarrhus intestinal. chr.	—	1	—	—	—	—	—	—	—	—	—	—	—	—	—	1	—	—	—	—	—	1
Haemorrhagia intestinalis	—	1	—	—	—	—	—	—	—	1	—	—	—	—	—	1	—	—	—	—	—	1
Perityphlitis	—	1	—	—	—	—	—	1	—	—	—	—	—	—	—	—	—	1	—	—	—	1
Peritonitis	—	—	—	1	—	—	—	—	—	1	—	—	—	—	—	1	—	—	—	—	—	1
Nephritis	—	2	1	—	—	—	—	1	2	—	—	—	—	1	2	—	—	—	—	1	2
Menstruatio nimia . . .	—	1	—	—	—	—	—	1	—	—	—	—	—	—	—	—	—	1	—	—	—	1
Abortus	—	2	—	—	—	—	—	2	—	—	—	—	—	—	—	2	—	—	—	—	—	2
Parturitio	—	—	—	1	—	—	—	—	—	—	—	—	—	—	—	—	—	—	—	1	—	1
Metritis	—	1	—	—	—	—	—	1	—	—	—	—	—	—	—	1	—	—	—	—	—	1
Haematometra	—	1	—	—	—	—	—	1	—	—	—	—	—	—	—	1	—	—	—	—	—	1
Metrorrhagia	—	1	—	—	—	—	—	—	—	1	—	—	—	—	—	—	—	1	—	—	—	1
Rheumatismus acut. artic. vag.	2	—	3	—	2	—	3	—	—	—	—	—	—	—	5	—	—	—	—	—	5	—
Febris gastrica	—	2	—	—	—	—	—	2	—	—	—	—	—	—	—	2	—	—	—	—	—	2
Typhus abdominalis . .	5	4	—	—	—	—	4	4	1	—	—	—	—	—	4	4	1	—	—	—	5	4
Erysipelas faciei	1	—	—	—	—	—	1	—	—	—	—	—	—	—	1	—	—	—	—	—	1	—
Scarlatina	—	—	—	1	—	1	—	—	—	—	—	—	—	—	—	1	—	—	—	—	—	1
Angina diphtheritica . .	—	4	1	6	1	6	—	4	—	—	—	—	—	—	1	10	—	—	—	—	1	10
Morbus maculos Werlhofi	1	—	—	—	—	—	—	—	—	1	—	—	—	—	1	—	—	—	—	—	1	—
Meningitis chronica . .	—	—	—	2	—	—	—	—	—	2	—	—	—	—	—	—	—	2	—	—	2	—
Palpitatio cordis nervosa	—	1	—	—	—	—	—	—	—	—	—	1	—	—	—	1	—	—	—	—	—	1
Chorea	—	—	—	1	—	1	—	—	—	—	—	—	—	—	—	1	—	—	—	—	—	1

Die Pfleglinge fanden Aufnahme wegen	Einweisung		Im Alter von										Entlassung						Summa	
	Hospit.	Stadt	0—15 Jahren		15—30 Jahren		30—45 Jahren		45—60 Jahren		Ueber 60 Jahren		Geheilt		Gebessert		Ungeheilt				
	M.	W.	M.	W.	M.	W.	M.	W.	M.	W.	M.	W.	M.	W.	M.	W.	M.	W.	M.	W.	M.	W.
Ischias	1	—	—	—	—	—	—	—	—	—	—	1	—	1	—	—	—	—	—	1	—
Intoxicatio saturnina . .	2	—	—	—	—	1	—	1	—	—	—	—	2	—	—	—	—	—	2	—
Hydraemia	—	1	—	—	—	1	—	—	—	—	—	—	1	—	—	—	—	—	—	1
Chlorosis	—	23	—	16	—	—	—	5	—	34	—	—	—	39	—	—	—	—	—	39
Otitis	—	1	—	2	—	1	—	2	—	—	—	—	3	—	—	—	—	—	—	3
Commotio cerebri. . . .	1	—	—	—	—	—	—	1	—	—	—	1	—	—	—	—	—	—	1	—
Inflammatio pedis valgi .	—	1	—	—	—	—	—	1	—	—	—	—	1	—	—	—	—	—	—	1
Operatio	3	4	—	6	—	1	2	4	1	1	—	3	—	1	3	9	—	1	—	—	3	10
Defatigatio	2	3	—	—	—	—	2	3	—	—	—	—	2	3	—	—	—	—	2	3
II. Allgemeiner Schwäche.	2	1	7	7	5	1	1	2	—	1	3	2	—	2	9	8	—	—	—	—	9	8
III. Schwächezuständen bei:																			
Hysteria	—	1	—	1	—	—	1	—	—	1	—	—	1	—	1	—	—	—	2
Neurasthenia	1	—	2	1	—	1	—	1	1	1	—	—	2	1	—	1	—	3	1
Anaemia	—	9	2	25	2	4	—	18	—	6	—	4	—	2	1	33	—	1	1	—	2	34
Scrophulosis	—	—	1	2	1	1	—	1	—	—	—	—	1	2	—	—	—	—	1	2
Phthisis pulmonum incip	1	1	1	—	1	—	1	1	—	—	—	—	1	1	1	—	—	—	1	2
Vitium cordis	—	2	1	—	1	2	—	—	—	—	—	—	1	1	1	1	—	—	1	2
	35	94	25	86	14	26	27	108	19	25	8	15	1	6	52	169	5	8	3	3	60	180

Am 7. Mai 1889 eröffneten wir die Anstalt mit 14 Pfleglingen und schlossen dieselbe am 14. December 1889 mit 5 Reconvalescenten aus dem Heiligen Geist-Hospitale. Die 240 Personen (60 M. und 180 W.) beanspruchten eine Verpflegungszeit von 4895 Tagen, der einzelne Pflegling also durchschnittlich etwas über 20 Tage (20·39 T. gegen 20·77 T. im Vorjahre 1888). Die frühere Eröffnung und der spätere Schluss der Anstalt liessen die Hospital-Pfleglinge (mit 35 M. u. 94 W.) die Stadtpfleglinge (mit 25 M. u. 86 W.) um 18 Pfleglinge überwiegen, weil die Herren Stadtärzte ihre Pfleglinge zumeist nur im Sommer einweisen. Dieses Ueberwiegen der Hospitalpfleglinge, welche grösstentheils im kräftigsten Lebensalter stehen, sowie der günstige Einfluss des Badens und Douchens bedingten auch ein höheres Durchschnittsgewicht des einzelnen Pfleglings gegenüber dem Vorjahre. — Abgenommen hatten 3 Pfleglinge 7 Pfd., ihr Gleichgewicht behielten 9 Pfleglinge, einer wurde nicht gewogen. Mehrgewicht zeigten 227 Pfleglinge im Ganzen 1108 Pfd., der Ein-

zelne fast 5 Pfd. (im Gesammtdurchschnitt fast $4^2/s$ Pfd. gegen
nicht ganz 4 Pfd. im Vorjahre). Ein Maximalgewicht ist im De-
cember von 15 Pfleglingen (des Hospitals) mit $118^1/s$ Pfd. gegen ein
Minimalgewicht der Zunahme im August von 15 Pfleglingen (14
Stadtpfleglinge, 1 Hospital-Pflegling) mit $38^1/s$ Pfd. zu verzeichnen.
Das höchste Gewicht erreichten im December ein 25jähriger und ein
19jähriger Typhusrec. mit $22^1/s$ und 23 Pfd. in 20 Tagen. Acht
Typhusrec. nahmen in 160 Tagen 107 Pfd., der Einzelne also circa
$^2/s$ Pfd. täglich zu.

Die 39 C h l o r o t i s c h e n zeichneten sich mit einer Durchschnittszunahme von $4^1/s$ Pfd., eine 17jährige mit einer Zunahme von
$10^1/s$ Pfd. in 20 Tagen aus. Ebenso die 36 A n ä m i s c h e n,
welche im Durchschnitt fast $4^1/s$ Pfd. bei 159 Pfd. Totalzunahme
gewannen, eine 26jährige 11 Pfd. in 20 Tagen. Die fünf Rec. von
D e f a t i g a t i o zeigten bei 27 Pfd. Zunahme im Durchschnitt sogar
mehr als 5 Pfd. Zunahme, darunter eine 17jährige 14 Pfd. in 20
Tagen. Am günstigsten stellte sich das Durchschnittsgewicht der
10 Rec. von U l c u s v e n t r i c u l i (trotz der Minusabnahme von
1 Pfd. eines Ungeheilten) mit $58^1/s$ Pfd. Totalzunahme. Eine 27jährige
gewann die Maximalzunahme mit 9 Pfd. in 20 Tagen. Selbst die
an A l l g e m e i n e r S c h w ä c h e Leidenden, vorzugsweise alte und
junge Schwächlinge, gewannen an die 4 Pfd. im Durchschnitt, eine
20jährige $6^1/s$ Pfd. in 20 Tagen. — Von den Operirten wies ein
Empyem-Operirter das Maximalgewicht mit $9^1/s$ Pfd. in 20 Tagen auf.

Dr. Cnyrim wies von der medicinischen Abtheilung des Heiligen
Geist-Hospitals 120 Pfleglinge, Dr. Harbordt 9 Pfleglinge ein. —
Von Stadtpfleglingen DDr. Hübner und Cassian je 10, DDr. Fester,
Zimmern, Bardorff je 7, Dr. Lorey 6, DDr. J. Schmidt und
Oehler je 5, DDr. Lange, Bernhardt, Marx je 4, DDr. Rehn sen.
und Kühner je 3, DDr. Schwenck, Brüll, Cohn, Körner, Jaffé
Gottschalk, Ebenau, Fürst, Keller, Sippel, Guttenplan je 2, DDr.
Bender, Bitsch, Böhler, De Bary, Eulenstein, Ehlers, Fritsch,
Kränzle, Kömpel, Kirberger, Klingelhöfer, Lachmann, Wirsing,
Wittner, Wohlfarth, Ohlenschlager je 1. — Die Kosten der Ein-
weisung hat das Heilige Geist-Hospital mit 3677 Verpflegungstagen
für 14 M., 132 W., 37 K. zu tragen: das Armenamt mit 383
Verpflegungstagen für 5 M., 8 W., 1 K., die Ortskrankencasse mit
530 für 15 M., 13 W., die Schuhmacher-Krankencasse mit 43
für 2 M., die von St. Georg-Stiftung mit 56 für 2 W., die
Schneider-Krankencasse mit 68 für 4 M., die Metall-Arbeiter-

Krankencasse mit 44 für 2 M., die Tischler-Krankencasse mit 52 für 2 M., die Tapezirer-Krankencasse mit 21 für 1 M., die Buchdrucker-Krankencasse mit 21 für 1 M. —

Ungeheilt wurde entlassen: 1. Ein Hospitalrec. von Ulcus ventriculi mit 1 Pfd. Mindergewicht zu eingehender Magendiät und Ausspülung im Hospital, welche wir auf der Mainkur nicht leisten können. — 2. Ein Neurastheniker schon nach 4 Tagen, dessen Schwäche zu weit gediehen war, als dass dieselbe noch Verpflegung in der Anstalt hätte finden können. — 3. Ein anämischer Knabe, der von seiner Mutter nach einer Woche abgeholt wurde, ohne deren Pflege er nicht gedeihen konnte. — 4. Eine Stadtrec. von Angina tonsillaris mit einem Mindergewicht von 3 Pfd. in 4 Tagen, weil sie wegen ihrer cariösen Zähne nichts essen konnte und in zahnärztliche Behandlung zu nehmen war. — 5. Ein 73jähriger Stadtrec. von Pleuropneumonie, die wegen allzugrosser Altersschwäche (Enuresis noct.) nach einer Woche entlassen werden musste. — 6. Eine Stadtrec., angeblich an Schwäche nach Niederkunft leidend, weil eine Laryngophthisis mit hohem Fieber (40·6 C.) im Gange war.

Nur gebessert wurden entlassen: 1. Ein Typhusrec., weil er der Anstalt entlief. — 2. Eine Hospitalrec. von Catarrhus ventriculi ac., weil sie schon nach 9 Tagen wegen Schluss der Anstalt entlassen werden musste. — 3. Eine Anämische, weil sie die Anstalt früher verliess. — 4. Eine Hysterische, weil sie zur Operation entlassen wurde, und welche sich nach Fixation des Uterus an die vordere Bauchwand durch Dr. Sippel, im November vollständig in der Anstalt erholte. — 5. Eine durch Uterusmyom an Metrorrhagia Leidende, die zur Operation nach dem Heiligen Geist-Hospital entlassen wurde. — 6. Eine Rec. von Menstruat. nim., weil sie von Darmcatarrh befallen wurde. — 7. und 8. Eine zweimal aufgenommene Meningitis chronic. — 9 und 10. Zwei Phthisiker. — 11. und 12. Zwei Herzkranke, weil sie von ihrem unheilbaren Leiden nur Besserung finden konnten. — 13. Eine 65jährige Rec. nur theilweise mittelst Dammnaht von Prolapsus uter. geheilt, konnte sich auch nur theilweise erholen.

Vom 7. bis 31. Mai gaben wir 64 warme Bäder, 120 Douchen, Juni: 102 w. B., 161 D., 178 Mainbäder, Juli: 109 w. B., 121 D., 340 M.-B., August: 175 w. B., 42 D., 149 M.-B., September: 204 w. B., 30 D., 59 M.-B., October: 208 w. B., 5 D. November: 142 w. B., 1. bis 14. December: 27 w. B. — Mainbäder konnten wir wegen der Ungunst des kühlen Sommers nicht mehr geben.

Warme Bäder und Douchen oder Brausebäder dagegen, würden
wir gerne häufiger angewandt haben, wenn es nur die Badeeinrichtung erlaubt hätte, die übrigens demnächst den Anforderungen
der Neuzeit gemäss umgestaltet werden soll. Wir konnten stets
eine erfreuliche Förderung der Reconvalescenz unserer Pfleglinge
durch die Hydrotherapie constatiren. Die Frequenz der Bäder der
einzelnen Monate entspricht so ziemlich der Frequenz der Anstalt
durch die Pfleglinge in den Einzelmonaten.

Verlängerungen des Aufenthaltes wegen noch nicht genügender
Erholung wurden nothwendig: 1. Bei Reconvalescenz von Pleuritis
3 mal um 1 Woche, 1 mal um 2 W. — 2. Bei Rec. von Nephritis
1 mal 1 Woche. — 3. Nach Abortus 1 mal 1 W. — 4. Bei Meningitis chronic. 1 mal 1 W. — 5. 2 mal 1 W. bei Herzschwäche. —
6. Bei Rec. von Operatio (X-Beine) 1 mal 2 W. — 7. Wegen eingetretener Lymphangoitis nach Insectenstich 1 mal 1 W. — 8. Wegen
Defatigatio und allgemeiner Schwäche 1 mal 2 W. und 3 mal 1 W.

Dass die Pfleglinge auch im Winter in unserer Anstalt gedeihen
können, bewies, trotz Schnee und Eis, der halbe December. Hoffentlich wird nunmehr die Anstalt, wie es eine Reconvalescenten-Anstalt eigentlich sollte, das ganze Jahr hindurch aufgelassen.

3. Dr. Christ's Kinder-Krankenhaus.

Bericht
von

Dr. GLÖCKLER und Dr. ZIMMERN.

I. Uebersicht der im Jahre 1889 behandelten Kranken.

Bestand am 1. Jan. 1889		Aufgenommen 1889		Summa		Abgang:						Verblieben am 1. Jan. 1890	
						Geheilt		Gebessert o. ungeheilt.		Gestorben			
M.	W.	M.	W.	M.	W.	M.	W.	M.	W.	M.	W.	M.	W.
14	9	109	130	123	139	62	75	6	6	41	44	14	14
23		239		262		137		12		85		28	
262								262					

II. Uebersicht der im Jahre 1889 behandelten Krankheitsfälle.

Namen der Krankheiten.	Im Alter von Jahren					Entlassen			
	0—1	1—5	5—10	10—15	Summa.	Geheilt.	Gebessert o. ungeheilt.	Gestorben.	Verblieb. in Behandlg.
Infectionskrankheiten.									
Masern	—	2	1	—	3	1	1	1	—
Scharlachfieber	—	10	9	4	23	13	—	9	1
Diphtheritis	2	59	50	10	121	64	—	48	9
Typhus	—	1	—	—	1	1	—	—	—
Blutvergiftung nach Verletzung	—	—	—	1	1	—	—	1	—
Allgemeine Krankheiten.									
Anämie	—	—	2	1	3	3	—	—	—
Rachitis	—	2	—	—	2	—	—	—	2
Syphilis	—	2	—	—	2	1	—	—	1
Krankheiten des Nervensystems.									
Veitstanz	—	—	1	—	1	1	—	—	—
Lähmung nach Diphtheritis	—	3	1	—	4	3	—	—	1
Eitrige Hirnhautentzündung	—	1	—	—	1	—	—	1	—

Namen der Krankheiten.	0—1	1—5	5—10	10—15	Summa.	Geheilt.	Gebessert o. ungeheilt.	Gestorben	Verblieb. in Behandlg.
Tuberculöse Hirnhautentzündung			1		1			1	
Hirntuberkel		2	—	—	2			2	—
Krankheiten der Respirationsorgane.									
Bronchialcatarrh	2	5	2		9	7	—	1	1
Lungenentzündung	3	8	3		14	6		6	2
Lungentuberculose	1	6	1	1	9			6	3
Rippenfellentzündung		1	3	—	4	4			—
Eiterbrust	1	1	—		2	2			—
Krankheiten der Verdauungsorgane.									
Retropharyngealabscess		1			1	1			—
Magendarmcatarrh	1	1	—	1	3	1		1	1
Innere Einklemmung			1		1			1	—
Eingeklemmter Bruch	1				1	1			
Blinddarmentzündung			1		1				1
Tuberculose des Darmes				1	1			1	
Bandwurm			1	—	1	1			
Krankheiten der Urogenitalorgane.									
Nierenentzündung		2	2	1	5	3		1	1
Krankheiten der Bewegungsorgane etc.									
Knochenbruch des Radius			1	—	1	1			
» » Oberarmes		1	—	—	1	1	—		
» » Unterschenkels	1			—	1	1	—		
» » Oberschenkels	1	2	1	—	4	4			
Knochenhautentzündung				1	1	1			
Zerquetschung des Fusses				1	1	1			
» » Rückens		1	—		1	1			
Bauchverletzung durch Ueberfahren			1		1			1	
Contusionswunden		1	2		3	3			
Hüftgelenkentzündung		1	5	—	6	—	2	1	3
Bäckerbein			2	1	3	2	1		—
Klumpfüsse		1			1				1
Knochenfrass		5	7	—	12	3	5	3	1
Abscesse	2	1	3	1	7	6	1		—
Hasenscharte	1	—			1	1			
Verbrennung		1	—		1	1			
Lymphademon			—	1	1	1			

III. Bericht über die in der Ordinationsstunde behandelten Kinder.

In der fünfmal wöchentlich abgehaltenen Ordinationsstunde für erkrankte Kinder aus der Stadt und Umgegend sind im Jahre 1889 im Ganzen 1205 Kinder behandelt worden, und zwar 612 Knaben und 593 Mädchen. Davon standen im Alter unter 1 Jahr 376 Kinder, von 1—5 Jahren 560, von 5—10 Jahren 195, von 10—15. Jahren 74 Kinder.

Dieselben erforderten im Ganzen 3831 Consultationen.

Die Art der Erkrankungen erhellt aus der nachfolgenden Tabelle.

Uebersicht der in der Ordinationsstunde behandelten Krankheiten.

Namen der Krankheiten.	Im Alter von Jahren				Summa
	0—1	1—5	5—10	10—15	
1. Infectionskrankheiten.					
Wasserblattern	5	6	3	—	14
Masern	12	50	14	1	77
Scharlachfieber	—	5	2	1	8
Diphtheritis	3	10	5	2	20
Keuchhusten	3	13	10	—	26
Influenza	—	1	3	1	5
2. Allgemeine Krankheiten.					
Blutarmuth	2	17	38	24	81
Rachitis	43	127	6	—	176
Tuberculose	—	2	2	1	5
Scrophulose	—	4	10	5	19
Syphilis (angeb.)	12	4	—	—	16
3. Krankheiten des Nervensystems.					
Hirnhautentzündung	—	1	1	—	2
Eklamptische Krämpfe	1	—	—	—	1
Epilepsie	—	—	—	1	1
Veitstanz	1	—	—	—	1
Stimmritzenkrampf.	7	6	—	—	13
Kinderlähmung	—	1	1	—	2
Lähmung nach Diphtherie	—	2	2	—	4
Chronischer Wasserkopf	—	2	—	—	2
Hirnerschütterung	—	2	—	—	2
4. Krankheiten des Gefässsystems.					
Herzklappenfehler	—	—	—	1	1

Namen der Krankheiten.	Im Alter von Jahren				Summa
	0—1	1—5	5—10	10—15	
5. Krankheiten der Athmungsorgane.					
Rachencatarrh	3	15	8	3	29
Kehlkopfcatarrh	1	3	—	—	4
Bronchialcatarrh	13	13	1	2	29
Bronchitis	28	45	13	—	86
Chronische Bronchitis	—	2	3	2	7
Lungenentzündung	6	10	—	—	16
Brustfellentzündung	—	2	1	—	3
Lungentuberculose	—	2	—	2	4
6. Krankheiten der Verdauungsorgane.					
Mundcatarrh	6	—	—	—	6
Mundfäule	2	15	1	—	18
Mandelentzündung	1	9	7	8	25
Magencatarrh (ac.)	10	36	22	15	83
Darmcatarrh (ac.)	35	29	3	1	68
Darmcatarrh (chron.)	50	35	4	1	90
Dyspepsie	35	5	1	—	41
Atrophie	30	—	—	—	30
Gelbsucht	—	1	2	—	3
Verfall des Afters	2	—	—	—	2
Leistenbruch	3	1	1	—	5
Nabelbruch	5	—	—	—	5
7. Krankheiten der Harn- und Geschlechtsorgane.					
Vorhautverengerung	1	1	—	—	2
Wasserbruch	5	—	—	—	5
Hypospadie	1	—	—	—	1
Blasencatarrh	—	1	—	—	1
Scheidencatarrh	—	2	—	—	2
Nierenentzündung	—	—	2	—	2
8. Krankheiten der Haut etc.					
. . . .	3	4	—	—	7
. . . .	7	1	—	—	8
. . . .	1	—	—	—	1
. . . .	3	11	2	—	16
Impetigo	1	—	—	—	1
Eczema	8	20	4	—	32
Psoriasis	—	—	—	1	1
Bläschenausschlag	—	1	2	—	3

Namen der Krankheiten.	Im Alter von Jahren				Summa
	0—1	1—5	5—10	10—15	
Nesselausschlag	1	1	—	—	2
Fingergeschwür	1	1	—	—	2
Balggeschwulst	—	—	1	—	1
Kopfgeschwulst	2	—	—	—	2
Gefässgeschwulst	3	—	—	—	3
Contusion	1	2	2	—	5
Wunden	—	2	2	—	4
Verbrennung	—	1	—	—	1
9. Krankheiten der Drüsen.					
Drüsenabscess	3	4	1	—	8
Drüsenanschwellung	1	1	1	1	4
Ohrspeicheldrüsenentzündung	1	1	1	—	3
Schilddrüsenanschwellung	—	1	—	—	1
10. Krankheiten der Bewegungsorgane.					
Rheumatismus	—	1	1	—	2
Knochenhautentzündung	1	—	—	—	1
Knochenfrass (Caries)	—	2	4	—	6
Hüftgelenkentzündung	—	3	—	—	3
Spina ventosa	1	1	—	—	2
Knieverkrümmung	1	10	3	1	15
Verstauchung	—	1	—	—	1
Knochenbruch	—	1	2	—	3
11. Krankheiten der Sinnesorgane.					
Aeussere Ohrenentzündung	4	2	1	—	7
Nasenbluten	—	1	—	—	1
Nasenfluss	1	2	—	—	3
12. Parasiten.					
Eingeweidewürmer	1	1	—	—	2
Krätze	—	2	2	—	4
Kopfläuse	—	1	—	—	1
13. Ohne Erkrankung	5	1	—	—	6

Bericht über die Impfstation.

An 14 Tagen wurden im Ganzen 40 Kinder geimpft, davon 37 mit, 3 ohne Erfolg.

Geimpft wurde fast ausschliesslich mit animaler Lymphe.

4. Dr. Christ'sche und von Mühlen'sche Entbindungsanstalt.

Bericht

von

Dr. GLÖCKLER und Dr. ZIMMERN.

Im Jahre 1889 wurden im Ganzen 47 Wöchnerinnen verpflegt, von welchen 48 Kinder, 23 Knaben und 25 Mädchen, einmal Zwillinge, geboren wurden.

Von den Frauen standen im Alter von 20—25 Jahren 8, von 25—30 Jahren 15, von 30—35 Jahren 18 und von 35—40 Jahren 6.

Die Geburten erfolgten alle in normaler Weise; ausser einer manuellen Nachgeburtslösung war kein Eingriff von Nöthen. Auch Wochenbettserkrankungen wurden nicht beobachtet; ein Mädchen war todtgeboren. Erkrankungen von Neugeborenen fanden nicht statt.

5. Israelitisches Gemeindehospital.

Arzt: Dr. KIRCHHEIM. Chirurg: Dr. HIRSCHBERG.

Bericht

von

Dr. GÜNZBURG, Assistenzarzt.

Uebersicht der im Jahre 1889 behandelten Kranken.

Bestand am 1. Jan. 1889		Aufge- nommen 1889		Summa		Abgang						Verblieben am 1. Januar 1890	
						Geheilt		Gebessert o. ungeheilt		Gestorben			
M.	W.	M.	W.	M.	W.	M.	W.	M.	W.	M.	W.	M.	W.
16	12	231	202	247	214	147	146	67	42	12	9	21	17
28		433		461		298		109		21		38	
461						461							

Uebersicht der Krankheitsfälle.

Namen der Krankheiten.	Im Alter von Jahren						Entlassen			Verblieben in Behandlung.
	0—15	15—30	30—45	45—60	Ueber 60	Summa	Geheilt	Gebessert oder ungeheilt	Gestorben	
I. Infectionskrankheiten.										
Morbilli	3	—	—	—	—	3	3	—	—	—
Varicellae et morbilli. . .	1[1])	—	—	—	—	1	1	—	—	—
Scarlatina	6	7	1	—	—	14	12	—	—	2
Diphtheria.	6[2])	2	—	—	—	8	6	—	2	—
Typhus abdominalis . . .	—	1[3])	1	—	—	2	1	—	1	—
Erysipelas	—	—	—	—	1	1	1	—	—	—
Rheumatismus articul. acut.	—	4	—	1	—	5	4	—	—	1
Parotitis epidemica . . .	4	—	—	—	—	4	4	—	—	—
Meningitis cerebrospinalis .	—	1	—	—	—	1	—	—	—	1
Influenza	1	5	2	—	—	8	4	—	—	4
Febris puerperalis	—	1	—	—	—	1	1	—	—	—

Namen der Krankheiten.	Im Alter von Jahren						Entlassen			Verblieben in Behandlung.
	0—15	15—30	30—45	45—60	Ueber 60	Summa	Geheilt	Gebessert oder ungeheilt	Gestorben	
II. Allgemeinkrankheiten.										
Pseudoleukämia	1	—	—	—	—	1	—	1	—	—
Anaemia	3	—	—	—	—	3	3	—	—	—
Chlorosis	—	7	—	—	—	7	6	—	—	1
Marasmus senilis	—	—	—	1	1	2	—	2	—	—
Debilitas	—	1	—	—	—	1	1	—	—	—
Syphilis	1	2[4]	1	—	1	5	1	1	—	3
Sarcomatosis	—	—	1[5]	—	—	1	—	1	—	—
III. Krankheiten des Nervensystems.										
Apoplexia	—	—	—	—	3	3	—	1	2	—
Paraplegia	—	—	—	—	1	1	—	1	—	—
Hemiplegia	—	—	—	1	—	1	—	1	—	—
Tabes dorsalis	—	—	1	—	—	1	—	1	—	—
Sclerosis multiplex	—	—	1	—	—	1	—	1	—	—
Paralysis agitans	—	—	1[6]	—	—	1	—	1	—	—
Dementia senilis	—	—	—	—	1	1	—	1	—	—
Ischias	—	—	—	1	1	2	2	—	—	—
Neuralgia n. trigemini	—	1	—	—	—	1	1	—	—	—
Singultus nervosus	3	—	—	—	—	3	3	—	—	—
Neurasthenia	—	1	1	—	—	2	1	1	—	—
Hysteria	—	5	3	1	1	10	5	5	—	—
Lumbago	—	—	—	—	1	1	1	—	—	—
IV. Krankheiten des Gefässsystems.										
Vitium cordis	—	—	2	2	1	5	—	5	—	—
Dilatatio cordis	—	—	—	—	2	2	—	1	1	—
Cor adiposum	—	—	1	1	—	2	—	—	2	—
Myocarditis	—	—	—	1[7]	1	2	—	—	2	—
Endocarditis	—	3	—	—	—	3	2	1	—	—
Arteriosclerosis	—	—	—	—	2	2	—	2	—	—
Lymphangoitis	—	1	—	—	—	1	1	—	—	—
V. Krankheiten d. Respirationsorgane.										
Angina catarrh. et follicularis	30	12	1	—	—	43	43	—	—	—
Angina phlegmonosa	—	2	1	—	—	3	3	—	—	—
Laryngitis	—	1	—	—	—	1	1	—	—	—
Epistaxis	—	1	—	—	—	1	1	—	—	—
Polypi narium	—	—	1	—	—	1	1	—	—	—
Bronchitis acut. et chron.	1	4	1	1	10	17	7	7	—	3

Namen der Krankheiten.	Im Alter von Jahren						Entlassen			Verblieben in Behandlung.
	0—15	15—30	30—45	45—60	über 60	Summa	Geheilt	Gebessert oder ungeheilt	Gestorben	
Pneumonia crouposa . . .	2	1	2	—	—	5	3	—	—	2
Haemoptysis	2	—	4	—	1	7	5	—	—	2
Tuberculosis pulmonum . .	9[8]	26	8	7	9	59	2	48	4	5
Emphysema pulmonum . .	—	1	1	1	1	4	—	2	1	1
Bronchiektasiae	—	—	—	—	1	1	—	—	1	—
Pleuritis	1	3	4	3	—	11	9	—	—	2
Asthma bronchiale	—	—	1	1	2	4	2	2	—	—
VI. Krankheiten d. Verdauungs-organe.										
Parulis	—	—	—	1	—	1	1	—	—	—
Stomatitis	—	—	1	1	—	2	2	—	—	—
Epulis	—	—	—	1a)	—	1	1	—	—	—
Hypertrophia tonsillarum .	2b)	—	—	1	—	3	3	—	—	—
Periostitis mandibulae . .	—	1	—	—	—	1	—	—	—	1
Sarcoma mandibulae . . .	—	—	—	1c)	—	1	1	—	—	—
Cardialgia	—	1	—	—	—	1	1	—	—	—
Catarrhus ventriculi chronic.	—	—	1	—	—	1	—	1	—	—
Ulcus ventriculi	—	1	1	—	—	2	1	1	—	—
Dilatatio ventriculi . . .	—	—	1	1	—	2	1	1	—	—
Carcinoma ventriculi . . .	—	—	—	1[9]	—	1	—	—	1	—
Catarrhus gastro-intestinalis	1	3	3	3	1	11	10	1	—	—
Gastricismus	—	3	3	—	3	9	9	—	—	—
Icterus catarrh.	—	1	—	—	—	1	1	—	—	—
Carcinoma hepatis	—	—	—	1	1	2	—	1	1	—
Tabes mesaraica	1	—	—	—	—	1	—	—	—	1
Peritonitis circumscripta .	—	—	1	—	—	1	—	—	—	1
Obstipatio	1	2	—	4	1	8	7	—	—	1
Perityphlitis	3[10]	1	—	—	—	4	4	—	—	—
Helminthiasis	—	—	1	—	—	1	1	—	—	—
Haemorrhoides	—	1d)	—	—	—	1	1	—	—	—
Prolapsus ani	—	1e)	—	—	—	1	1	—	—	—
Abscessus pararectalis. . .	—	—	2f)	—	—	2	2	—	—	—
VII. Krankheiten d. Urogenital-organe.										
Nephritis acuta et chron. .	2[11]	—	1	—	—	3	1	2	—	—
Pyelonephritis	—	—	1	—	1	2	1	—	1	—
Ren mobile	—	—	1[12]	1	—	2	—	2	—	—
Haematuria	—	1	—	—	—	1	1	—	—	—
Retentio urinae	—	2	—	—	—	2	2	—	—	—
Prolapsus vaginae	—	—	—	5g)	—	5	4	1	—	—

Namen der Krankheiten.	Im Alter von Jahren						Entlassen			Verblieben in Behandlung.
	0—15	15—30	30—45	45—60	über 60	Summa	Geheilt	Gebessert oder ungeheilt	Gestorben	
Vulvitis	1	—	—	—	—	1	1	—	—	—
Prolapsus uteri	—	—	1	—	—	1	1	—	—	—
Retroflexio uteri	—	—	—	2	—	2	1	1	—	—
Endometritis	—	1	—	—	—	1	1	—	—	—
Parametritis	—	1	2	—	—	3	3	—	—	—
Metritis chronica	—	1	1	—	—	2	1	1	—	—
Abortus	—	—	1	1	—	2	2	—	—	—
Polypus uteri	—	—	1h)	—	—	1	1	—	—	—
Epididymitis	—	—	1	1	—	2	2	—	—	—
Carcinoma mammae . . .	—	—	2i)	1	2	5	4	—	1	—
VIII. Krankheiten d. Bewegungs-apparates.										
Rheumatismus musculorum .	—	5	1	—	—	6	6	—	—	—
Panaritium	—	5	—	—	—	5	5	—	—	—
Phlegmone manus	—	1	—	—	—	1	1	—	—	—
Tendovaginitis	1	—	—	—	—	1	1	—	—	—
Exostosis	—	—	—	—	1j)	1	1	—	—	—
Abscess. (humeri, antibrachii)	—	3k)	—	—	1	4	4	—	—	—
Fibrosarcoma humeri . . .	—	—	1	—	—	1	—	—	—	1
Periostitis (manus, malleoli)	—	3	—	—	—	3	2	—	—	1
Caries (humeri, digiti hallucis)	1	2l)	1	1	1	6	5	—	—	1
Synovitis genu chronic. . .	—	2	—	1	1	4	1	3	—	—
Arthritis deformans . . .	—	1	—	1	—	2	—	2	—	—
Pes planus.	—	2	—	1	—	3	—	2	—	1
Osteomyelitis	—	—	1	—	—	1	—	1	—	—
Scoliosis	—	1	—	—	—	1	—	1	—	—
IX. Krankheiten der Haut, Drüsen etc.										
Eczema	1	2	—	—	—	3	2	—	—	1
Psoriasis	—	1	—	—	—	1	1	—	—	—
Prurigo	2	—	—	—	—	2	2	—	—	—
Furunculosis	—	2	3	3	—	8	8	—	—	—
Abscessus glandularum . .	4	2m)	1	1	—	8	6	1	—	1
Perniones	—	—	1	—	—	1	1	—	—	—
Ulcera (cruris pedis etc.) .	1	1	4	3	—	9	9	—	—	—
Contractura manus	—	—	—	—	1n)	1	1	—	—	—
Phlegmone colli (nuchae) .	—	2o)	1	—	—	3	3	—	—	—
Epithelioma faciei . . .	—	—	—	1p)	—	1	1	—	—	—
Cystoma auriculae . . .	1	—	—	—	—	1	1	—	—	—
Struma	—	—	1q)	—	—	1	—	—	1	—

Namen der Krankheiten.	Im Alter von Jahren					Entlassen			Verblieben in Behandlung
	0—15	15—30	30—45	45—60	Ueber 60	Summa	Geheilt	Gebessert oder ungeheilt	Gestorben	
X. Verletzungen.										
Contusiones	—	1	—	1	—	2	2	—	—	
Combustiones	1	6	—	—	—	7	6	—	—	1
Fracturae(hum. cruris clavic.)	1	1	—	1	1r)	4	4	—	—	—
Luxationes	—	1	—	1	—	2	2	—	—	—
Vulnera	2s)	1	—	—	—	3	3	—	—	—
XI. Krankheiten der Ohren.										
Otitis media	—	—	—	1	1	2	—	2	—	

Chirurgische Fälle.

Bemerkungen. a) Epulis. — Exstirpation mit Entfernung eines Alveolen-Stückes Heilung. b) Hypertrophia tonsillarum. — Mehrere Tonsillotomieen. c) Sarcoma mandibulae. — Eigrosser Tumor am Kieferwinkel; Resection des Kieferstücks, Heilung. d) Haemorrhoides. — Abbrennung mittelst Thermokauter. e) Prolapsus ani. — Cauterisation mit Thermokauter. f) Abscessus pararectalis. — Zwei Fälle von tuberculösen Abscessen bei Phthisikern; im ersten Fall ausgiebige Spaltung des Scrotums und der Mastdarmwand, Freilegung aller Fistelgänge; im zweiten Fall Auslöffelung; regelmässige Tamponade mit Jodoformmull. g) Prolapsus vaginae. — Zweimal wurde die Colporrhaphia anterior, zweimal anterior et posterior gemacht. h) Polypus uteri. — Abdrehung eines langgestielten Polypen; Tamponade des Uterus. i) Carcinoma mammae. · Drei Mamma-Amputationen bei Frauen; eine bei einem Mann. j) Exostosis ulnae. — Abmeisselung. k) Abscessus. — Tuberculöse Weichtheil-Abscesse, welche gespalten und ausgekratzt wurden. l) Caries. · Zwei Fälle von Caries der grossen Zehe durch subperiostale Resection resp. Auskratzung der Phalangen geheilt. Ein Fall von Caries der Scapula und des Oberarmkopfs: Auskratzung der Scapula, Resektion des Schultergelenks. Ein Fall von Caries des Fussgelenks; Operation nach Mikulicz; Nachamputation, weil die Hautlappen gangränös wurden. Ein Fall von Rippencaries durch Ausschabung geheilt. m) Abscessus glandular. — Bei demselben Patienten mit Tuberculose der Harnwege, wurden mehrmals tuberculöse Leistendrüsen entfernt. — In einem Fall wurde ein typischer Bubo inguinalis ausgelöffelt. — In einem Fall wurde ein grosses Achselhöhlen-Drüsenpacket entfernt. n) Contractura manus. — Dupuytrensche Contractur. Plastik. Heilung. o) Phlegmone colli. — Tiefe Halsabscesse, wovon einer vor der Wirbelsäule lag. Heilung durch präparatorische Incision und stumpfes Eindringen mit der Kornzange. p) Epithelioma faciel. — Tumor von 2½ cm Länge vom inneren Augenwinkel nach abwärts gelegen. Entfernung mittelst V-Schnitt, Deckung des Defekts durch einen Stirnlappen. q) Struma. — Grosse Struma bei einem Patienten mit äusserst schwachem Herzen. Exstirpation des grösseren Struma-Theils. Exitus lethalis nach zwei Tagen an Herzschwäche. r) Fracturae. — Comminutiv-Fractur des Unterschenkels, Heilung im Extensions-Verband. Fractur der Clavicula mit stark gegen die Haut spiessenden Fragmenten; Heilung mittelst Guttapercha-Schiene. s) Vulnera. — Unterbindung eines durchschnittenen Astes der Arteria transversa colli bei einem Fall von tiefer Nackenwunde.

Die wichtigen internen Fälle sind folgende:

1) 4jähriger Junge, bei welchem zu gleicher Zeit ein Morbillen- und ein Varicellen-Exanthem bestand. 2) Bei einem 1½jährigen Kind bestand Rachendiphtherie, Larynx-Stenose und Bronchopneumonie. Heilung ohne Tracheotomie. 3) Exitus lethalis durch doppelseitige

Pleuritis. 4) Zwei Fälle von später hereditärer Lues. Der eine zeigte ein grosses Unterschenkel-Geschwür mit wallartig aufgeworfenen Rändern; der andere eine ausgedehnte chronische Fussgelenk-Entzündung. Heilung beider Fälle mit Jodkalium. 5) Allgemeine Sarcomatose von einem Sarcom des Hodens ausgehend. 6) Hyoscinkur ohne Erfolg. 7) Patient klagte über Oppression auf der Brust; am Herzen, am Puls war nie etwas Pathologisches. Patient wurde eines Morgens todt im Bett gefunden. 8) Bei der Kinderphthise sind die Erfolge mit der Kreosot-Behandlung ausgezeichnete. Ein achtjähriges Mädchen mit doppelseitiger Caverne, andauerndem hohem Fieber, hat sich so weit erholt, dass ein regelmässiger Schulbesuch möglich ist. 9) Das Carcinom entwickelte sich hinter der Cardia, so dass man bei Sonden-Untersuchung den Eindruck einer Stenose hatte. Patient bekam gegen Ende ein allgemeines Haut-Emphysem. 10) Ein Fall von chronischer Perityphlitis mit abendlichem hohen Fieber besteht seit einem Jahr; kein Abscess nachweisbar. 11) Elfjähriger Junge mit chronischer Nephritis, starkem allgemeinem Hautoedem; Behandlung mit Bädern. Die Oedeme sind vollständig gewichen; das subjective Befinden ist durchaus gut. Der Harn enthält jedoch constant ⅓ Vol. Eiweis. Ein 7jähriges Mädchen kam mit schwerster Urämie ins Haus. Die Diurese fehlte, anhaltende Krämpfe; Schwitzbäder. Die Nephritis ist vollständig geheilt. 12) Ein Fall zeigt die Erscheinungen der Landau'schen intermittirenden Hydronephrose. Einklemmungserscheinungen, im Anfall verminderte Diurese. Nach dem Anfall grosse Harnmengen.

Unser Krankenstand hat sich in den letzten Jahren wesentlich vermehrt; der Belegziffer von 240 im Jahre 1887 steht die Belegziffer 461 im vergangenen Jahre gegenüber. Dementsprechend sind mancherlei neue Einrichtungen und Verbesserungen geschaffen worden: Während bisher die Kinder in denselben Krankensälen, wie die Erwachsenen lagen, haben wir jetzt eine kleine Kinder-Abtheilung, bestehend aus 2 Schlafzimmern und einem gemeinsamen Tagraum eingerichtet.

Unsere Statistik weist eine bedeutende Vermehrung der ansteckenden Krankheiten auf. Diesem Umstand ist in der Weise Rechnung getragen worden, dass wir eine besondere Abtheilung für Scharlach und eine für Diphtheriefälle in der zweiten Etage des Hauses gegründet haben.

So sind wir jetzt in der Lage Operirte vor Infectionen zu schützen. Nachdem nun vor zwei Jahren ein helles geräumiges Operations-Zimmer bei uns gebaut wurde, erleben wir mehr Operationen als früher.

Das Ambulatorium wurde von 1240 Patienten besucht, welchen freie Medikation, Bandagen etc. gewährt wurde.

Ausserhalb des Hauses sind etwa 150 Personen durch den Armenarzt behandelt worden.

---

6. Versorgungshaus.

Bericht

von

Dr. LORETZ.

Uebersicht der im Jahre 1889 verpflegten Pfründner.

Bestand am 1. Jan. 1889.		Auf-genommen 1889.		Summa		Abgang						Verblieben am 1. Jan. 1890.	
						freiwillig		Ins städtische Krankenhaus.		Gestorben			
M.	W.	M.	W.	M.	W.	M.	W.	M.	W.	M.	W.	M.	W.
75	77	13	13	88	90	1	1	1	1	14	12	72	76
152		26		178		4				26		148	
178						30							

Uebersicht der Krankheitsfälle.

Namen der Krankheiten.	Im Alter von Jahren					Entlassen			Verblieben in Behandlung
	50—60	60—70	70—80	über 80	Summa	Geheilt	Gebessert od. ungeheilt	Gestorben	
Erysipelas	—	—	1	—	1	1	—	—	—
Marasmus senilis resp. debilitas	—	4	12	7	23	—	19	4	19
Encephalomalacia	—	—	2	—	2	—	—	2	—
Dementia senilis	—	—	1	1	2	—	1[1])	—	1
Tabes dorsalis	—	—	1	—	1	—	—	1	—
Hemiplegia	—	4	1	—	5	—	5	—	5
Epilepsia	—	1	—	—	1	—	1	—	1
Apoplexia cerebri	—	—	2	—	2	—	2	—	2
Vertigo	—	1	—	—	1	—	1	—	1
Dystrophia muscularis . . .	—	1	—	—	1	—	1	—	1
Neuralgia ischiadica	—	2	—	—	2	1	1	—	1
Neuralgia intercostalis . . .	—	2	—	—	2	2	—	—	—
Paresis brachii	—	1	—	—	1	—	1	—	1
Hypertrophia cordis	—	3	1	—	4	—	3	1	3

[1]) Im Städtischen Krankenhaus.

Namen der Krankheiten.	Im Alter von Jahren					Entlassen			Verblieben in Behandlung
	50—60	60—70	70—80	über 80	Summa	Geheilt	Gebessert od. ungeheilt	Gestorben	
Pericarditis	—	—	1	—	1	—	—	1	—
Paralysis cordis	—	1	—	—	1	—	—	1	—
Angina	—	1	1	—	2	2	—	—	—
Bronchitis acuta	—	4	7	4	15	15	—	—	—
Bronchitis chronica	—	6	7	4	17	—	14	3	14
Pneumonia crouposa	—	—	—	2	2	—	—	2	—
Emphysema	—	2	2	—	4	—	4[1])	—	3
Tuberculosis pulmon. et al org.	1	5	6	—	12	—	7	5	7
Catarrhus ventriculi	1	5	4	1	11	11	—	—	—
Catarrhus intestinalis . . .	1	5	2	3	11	10	—	1	—
Icterus catarrhalis	—	—	1	—	1	1	—	—	—
Carcinoma pylori	—	1	—	—	1	—	—	1	—
Colik	—	1	1	—	2	2	—	—	—
Coprostase	—	1	1	2	4	4	—	—	—
Prolapsus recti	—	—	1	—	1	—	1	—	1
Hydrocele	—	—	1	—	1	1	—	—	—
Nephritis chronica	—	1	—	—	1	—	—	1	—
Cystitis chronica	—	—	1	—	1	—	1[2])	—	—
Pyelonephritis	—	—	1	—	1	—	—	1	—
Rheumatismus acutus . . .	—	1	1	1	3	3	—	—	—
Rheumatismus chronicus . .	—	3	4	1	8	—	8	—	8
Carcinoma uteri	—	—	1	—	1	—	—	1	—
Herpes zoster	—	—	—	1	1	1	—	—	—
Panaritium	—	—	—	1	1	1	—	—	—
Abscessus colli tuberculos . .	—	—	1	—	1	—	1	—	1
Phlegmone	—	—	1	—	1	1	—	—	—
Vulnus faciei	—	—	1	—	1	1	—	—	—
Erythema	—	1	—	1	2	2	—	—	—
Pruritus	—	1	1	—	2	2	—	—	—
Eczema acut. et chron. . . .	—	—	2	2	4	4	—	—	—
Ulcus cruris	—	—	1	—	1	1	—	—	—
Caries femoris	—	—	1	—	1	—	—	1	—
Ganglion ext. carpi	—	1	—	—	1	1	—	—	—
Epithelioma nasi	—	1	—	—	1	1	—	—	—
Epithelioma faciei	—	—	1	—	1	1	—	—	—
Contusiones	—	1	2	1	4	4	—	—	—

Bemerkenswerth ist, dass während der Influenzaepidemie am Schluss des Jahres und im Beginn 1890 kein Fall der Krankheit unter den Pfründnern zur Beobachtung kam, während unter dem Verwaltungspersonal mehrere an Influenza erkrankten.

[1]) Wovon 1 ausgetreten.   [2]) In's Krankenhaus.

7. Diakonissen-Anstalt.

Bericht

von

Dr. ERNST ROEDIGER.

Im Jahre 1889 wurden in der Diakonissen-Anstalt 288 Kranke an 15 226 Tagen verpflegt.

Übersicht der im Jahre 1889 behandelten Kranken.

Bestand am 1. Jan. 1889		Aufge- nommen 1889		Summa		Abgang						Verblieben am 1. Januar 1890	
						Geheilt		Gebessert o. ungeheilt		Gestorben			
M.	W.	M.	W.	M.	W.	M.	W.	M.	W.	M.	W.	M.	W.
19	27	99	143	118	170							21	18
46		242		288		168		53		28		39	
288						288							

Namen der Krankheiten.	Im Alter von Jahren						Entlassen			Verblieben in Behandlung.
	0—15	15—30	30—45	45—60	Ueber 60	Summa	Geheilt	Gebessert oder ungeheilt	Gestorben	
I. Infectionskrankheiten.										
Rubeola	—	1	—	—	—	1	1	—	—	—
Typhus	—	6	8	2	—	16	12	—	3	1
Febris puerperalis	—	—	1	—	—	1	—	—	1	—
Erysipelas	—	4	—	—	1	5	3	—	1	1
Rheumatismus acutus . . .	1	1	2	—	—	4	4	—	—	—
Influenza	—	5	2	—	—	7	4	1	—	2
Acute Osteomyelitis	—	1	—	—	—	1	—	—	1	—
Malaria	—	1	—	—	—	1	—	—	—	1
II. Allgemeinkrankheiten.										
Pyaemia	—	—	1	—	—	1	—	—	—	1
Anaemia	1	1	3	—	—	5	3	1	—	1
Chlorosis	—	6	—	—	—	6	6	—	—	—
Debilitas	1	—	—	—	1	2	—	1	—	1
Rhachitis	1	4	—	—	—	5	1	—	—	4

Namen der Krankheiten.	Im Alter von Jahren						Entlassen			Verblieben in Behandlung
	0—15	15—30	30—45	45—60	Ueber 60	Summa	Geheilt	Gebessert oder ungeheilt	Gestorben	
Syphilis	—	—	—	1	—	1	—	1	—	
Carcinomatosis	—	—	—	3	—	3	—	1	2	—
Diabetes mellitus	—	—	—	—	1	1	—	—	—	1
Morphinismus	—	1	1	—	—	2	—	2	—	
Alkoholismus	—	—	—	2	—	2	—	—	2	—
Chromsäurevergiftung . . .	—	1	—	—	—	1	1	—	—	
Inanition	—	—	—	1	—	1	—	—	1	
III. Krankheiten des Nervensystems.										
Meningitis tuberculosa . . .	1	1	—	—	—	2	—	—	2	—
Apoplexia cerebri sang. . .	—	—	—	—	2	2	—	—	2	—
Hydrocephalus	1	—	—	—	—	1	—	—	—	1
Hysterie	—	3	1	—	—	4	1	3	—	
Traumatische Hysterie . .	—	—	1	—	—	1	—	1	—	
Neurasthenie	—	—	—	2	—	2	—	2	—	—
Psychopathia	—	—	—	2	—	2	—	2	—	
Melancholie	—	—	—	1	1	2	—	2	—	
Multiple Neuritis	—	1	—	—	—	1	—	1	—	
Neurosen	—	2	1	—	—	3	2	1	—	
IV. Krankheiten des Gefässsystems.										
Vitium cordis	—	—	1	1	—	2	—	—	—	2
Endocarditis	—	—	1	—	—	1	—	—	1	—
V. Krankheiten d. Respirationsorgane.										
Angina tonsillaris	—	8	1	—	—	9	9	—	—	
Angina phlegmonosa . . .	—	1	1	—	—	2	2	—	—	
Bronchitis acuta	—	—	—	1	—	1	1	—	—	
Bronchitis chronica . . .	—	1	1	1	—	3	—	1	—	2
Hysterische Stimmbandlähmung	1	—	—	—	—	1	1	—	—	
Pneumonia	—	1	1	2	—	4	3	—	1	
Haemoptoë	—	—	—	1	—	1	1	—	—	
Tuberculosis pulmonum . .	2	5	7	3	—	17	1	11	4	1
Tuberculosis miliaria acuta .	—	—	1	—	—	1	—	—	1	—
Pleuritis	—	2	4	—	—	6	5	—	—	1
VI. Krankheiten der Verdauungsorgane.										
Pharyngitis	—	1	1	—	—	2	1	1	—	
Ulcus ventriculi	—	2	3	1	—	6	1	4	—	1

Namen der Krankheiten.	Im Alter von Jahren						Entlassen			Verblieben in Behandlung.
	0—15	15—30	80—45	45—60	über 60	Summa	Gebeilt	Gebessert oder ungeheilt	Gestorben	
Carcinoma ventriculi . . .	—	—	—	2	—	2	—	1	1	—
Catarrhus ventriculi. . . .	—	3	4	4	—	11	10	1	—	—
Catarrhus intestinalis . . .	1	1	1	1	—	4	3	1	—	—
Obstructio	—	1	1	—	—	2	2	—	—	—
Ileus.	—	—	1	—	—	1	1	—	—	—
Haemorrhoiden	—	—	—	1	—	1	1	—	—	—
Perityphlitis	—	—	2	—	—	2	2	—	—	—
Carcinoma peritonei. . . .	—	—	—	1	1	2	—	—	2	—
Icterus.	—	—	—	2	—	2	1	—	—	1
Carcinoma hepatis	—	—	—	—	1	1	—	—	1	—
Cholelithiasis	—	1	—	—	—	1	1	—	—	—
VII. Krankheiten d. Urogenital-organe.										
Nephritis.	1	1	2	—	—	4	2	1	—	1
Cystitis	—	—	—	1	—	1	1	—	—	—
Cystis ovarii	—	—	1	—	—	1	1	—	—	—
Carcinoma uteri	—	—	—	2	—	2	—	1	1	—
Placentarpolypen	—	1	—	—	—	1	1	—	—	—
Endometritis	—	—	2	1	—	3	1	2	—	—
Parametritis	—	—	1	—	—	1	1	—	—	—
Metrorrhagie	—	—	1	—	—	1	1	—	—	—
Carcinoma mammae. . . .	—	—	—	2	1	3	2	1	—	—
VIII. Krankheiten d. Bewegungs-organe.										
Ostitis	4	7	2	—	1	14	7	2	—	5
Coxitis.	4	—	—	—	—	4	2	1	1	—
Gonitis	5	1	1	—	—	7	4	2	—	1
Arthritis pedis	—	—	—	—	1	1	—	1	—	—
Ostitis ossis petrosi	—	2	—	—	—	2	2	—	—	—
Arthritis chronica.	—	—	1	1	1	3	1	1	—	1
Mus articularis genu . . .	—	—	1	—	—	1	1	—	—	—
Fractura columnae vertebr.	—	—	1	—	—	1	—	—	—	1
Fractura colli femoris . . .	—	—	—	1	—	1	1	—	—	—
Fractura femoris	—	2	2	1	1	6	5	—	—	1
Fractura cruris	—	1	2	—	—	3	1	—	—	2
Fractura antibrachii . . .	—	—	1	—	—	1	1	—	—	—
Haemarthros genu.	—	1	—	—	—	1	1	—	—	—
Fractura complicata cranii.	—	1	—	—	—	1	1	—	—	—
Bursitis	—	1	—	—	—	1	1	—	—	—

Namen der Krankheiten.	Im Alter von Jahren						Entlassen			Verblieben in Behandlung
	0—15	15—30	30—45	45—60	über 60	Summa	Geheilt	gebessert oder ungeheilt	Gestorben	
Pes planus	—	1	—	—		1	—	1	—	—
Distorsio pedis	—	—	1	—	—	1	1	—	—	—
IX. Krankh. d. Haut, d. Zellgewebes u. d. Drüsen.										
Eczema	4	1	1	1	—	7	6	—	—	1
Urticaria	—	—	1	—	—	1	1	—	—	—
Ulcus cruris	—	—	—	3	1	4	3	—	—	1
Furunculus	—	1	—	—	—	1	1	—	—	—
Abscess	2	—	—	—	—	2	1	—	—	1
Verätzung	—	1	1	—	—	2	1	—	—	1
Lymphomata	1	2	—	—	—	3	3	—	—	—
Lipoma	—	—	—	1	—	1	1	—	—	—
Phlegmone	—	1	—	—	—	1	1	—	—	—
Vulnus	1	7	1	—	—	9	8	—	—	1
Contusio	—	3	3	—	—	6	6	—	—	—
Lymphosarkoma	—	1	—	—	—	1	—	1	—	—
Panaritium	—	1	—	—	—	1	1	—	—	—
Carcinoma axillae	—	—	—	1	—	1	1	—	—	—
Psoriasis	—	—	—	1	—	1	1	—	—	—
X. Krankheiten der Augen.										
Cataracta senilis	—	—	—	3	6	9	9	—	—	—
	32	103	78	54	20	287	167	53	28	39

8. Jäger'sches Kindersiechenhaus.

Bericht

von

Dr. ERNST ROEDIGER.

Im Jahre 1889 wurden im Jäger'schen Kindersiechenhause 57 Kinder in 7624 Tagen verpflegt.

Uebersicht der im Jahre 1889 behandelten Kranken.

Bestand am 1. Jan. 1889.		Aufge- nommen 1889.		Summa.		Abgang.						Verblieben am 1. Jan. 1890.	
						Geheilt.		Gebessert o. ungeheilt.		Gestorben.			
M.	W.	M.	W.	M.	W.	M.	W.	M.	W.	M.	W.	M.	W.
8	10	19	20	27	30	—	—	—	—	—	—	—	—
18		39		57		19		9		7		22	
57						57							

Uebersicht der Krankheitsfälle.

Namen der Krankheiten.	Im Alter von Jahren					Entlassen			Verblieben in Behandlung
	0—3	3—6	6—9	9—12	Summa	Geheilt	Gebessert oder ungeheilt	Gestorben	
Rhachitis	8	9	2	—	19	7	2	—	10
Scrophulosis	—	2	—	—	2	1	—	—	1
Debilitas	2	—	—	—	2	—	—	—	2
Atrophie	—	4	1	—	5	1	1	1	2
Multiple Tuberculose	3	3	—	1	7	1	1	3	2
Meningitis tuberculosa	1	—	—	—	1	—	—	1	
Tuberculosis pulmonum	1	—	—	1	2	—	1	1	
Hydrocephalus	—	1	—	—	1	—	—	1	—
Obstipatio	1	—	—	—	1	1	—	—	—
Gonitis	—	—	1	—	1	1	—	—	—
Coxitis	—	—	2	—	2	—	1	—	1
Spondylitis	—	1	—	2	3	—	1	—	2
Tuberculosis ossium	1	3	—	1	5	5	—	—	—
Genu valgum	—	1	—	1	2	—	1	—	1
Pes equino-varus	—	—	2	—	2	—	1	—	1
Lymphomata colli	—	—	—	1	1	1	—	—	—
Eczema scrophulosum	—	—	—	1	1	1	—	—	—
	17	24	8	8	57	19	9	7	22

9. Clementine-Mädchen-Spital.

Bericht

von

Dr. med. J. de BARY.

Im Jahre 1889 fanden 95 Kranke Verpflegung; von denselben waren 13 aus dem Vorjahre übertragen, neu aufgenommen wurden 82. Die Aufnahme betraf 79 Individuen, da 6 Kranke zweimal, 1 viermal im Laufe des Jahres theils wegen derselben, theils wegen anderer Erkrankung verpflegt wurden.

In Frankfurt wohnhaft waren 61, in benachbarten Ortschaften 34 Individuen. Die Zahl der Verpflegungstage betrug 5411 (die der Entlassenen 3956, die der Uebertragenen 1455); der kürzeste Aufenthalt einer Kranken war 4, der längste 344 Tage; die durchschnittliche Verpflegzeit berechnet sich auf 56—57 Tage. Der höchste Krankenstand mit 18 war an 8 Tagen, der mindeste mit 8 an 25 Tagen des Jahres. Der Verpflegesatz pro Tag und Kopf betrug M. 3.85.

Von den Kranken waren alt:		Aufgenommen wurden:	
unter fünf Jahren	17	im Januar	7
5— 6 Jahre	11	» Februar	9
6— 7 »	7	» März	6
7— 8 »	6	» April	5
8— 9 »	6	» Mai	9
9—10 »	8	» Juni	5
10—11 »	6	» Juli	6
11—12 »	8	» August	4
12—13 »	12	» September	12
13—14 »	9	» October	6
14—15 »	5	» November	6
	95	» December	7
			82

Die geringe Zahl der Aufnahmen im August findet ihre Erklärung durch den Umstand, dass zu dieser Zeit ein Saal nach dem andern zum Zwecke gründlichster Reinigung auch der Betten länger unbenutzt gelassen wurde.

Uebersicht der im Jahre 1889 behandelten Kranken.

Bestand am 1. Jan. 1889	Aufge- nommen 1889	Summa	Abgang			Verblieben am 1. Januar 1890
			Geheilt	Gebessert o. ungeheilt	Gestorben	
13	82	95	58	16	4	17
95				95		

Uebersicht der im Jahre 1889 behandelten Kranken der medicinischen Abtheilung.

Bestand am 1. Jan. 1889	Aufge- nommen 1889	Summa	Abgang			Verblieben am 1. Januar 1890
			Geheilt	Gebessert o. ungeheilt	Gestorben	
1	38	39	24	3	4	8
39				39		

Uebersicht der im Jahre 1889 behandelten Kranken der chirurgischen Abtheilung.

Bestand am 1. Jan. 1889	Aufge- nommen 1889	Summa	Abgang			Verblieben am 1. Januar 1890
			Geheilt	Gebessert o. ungeheilt	Gestorben	
12	44	56	34	13	—	9
56				56		

Uebersicht der Krankheitsfälle.

Namen der Krankheiten.	Im Alter von Jahren				Entlassen			Verblieben in Behandlung	Bemerkungen.
	1—5	5—10	10—15	Summa	Geheilt	Gebessert el. ungeheilt.	Gestorben.		
I. Allgemeine Krankheiten.									
Rheumatism. artic. febril	—	1	—	1	1	—	—	—	nach Diphtheritis ent-standen.
Tuberculosis	1	1	4	6	—	1	4	1	
Rhachitis	—	—	2	2	1	—	—	1	
Anaemia	—	1	5	6	6	—	—	—	
II. Krankheiten des Nerven-systems.									
Chorea	—	3	6	9	7	—	—	2	
Multiple Sclerose . . .	—	1	—	1	—	—	—	1	
Sclerodermie	—	—	1	1	—	—	—	1	
Neuralgia lumbal. . . .	1	—	—	1	—	—	—	1	Durch Tragen eines Rückenapparates ent-standen.

Namen der Krankheiten.	Im Alter von Jahren				Entlassen			Verblieben in Behandlung.	Bemerkungen.
	1—5	5—10	10—15	Summa.	Geheilt.	Gebessert od. ungeheilt.	Gestorben.		
III. Krankh. d. Respirationsorgane.									
Laryngostenosis	—	1	—	1	—	—	—	1	Bronchitis: grosse Narbe von Tracheotomie, die vor 5 Jahren gemacht wurde.
Bronchitis	—	1	2	3	3	—	—	—	
Pneumonia	—	1	—	1	1	—	—	—	
Pleuritis	—	1	1	2	2	—	—	—	
Asthma	—	1	—	1	—	—	—	1	Bronchitis capill. Emphysema als Folge hochgradiger rhachitischer Difformität des Thorax.
IV. Krankh. der Verdauungsorgane.									
Stomatitis	1	—	—	1	1	—	—	—	
Catarrh. tract. intest. . .	1	—	1	2	1	1	—	—	
V. Krankh. d. Urogenitalorgane.									
Nephritis	1	—	1	2	2	—	—	—	1mal nach Parotitis. 1mal nach Scharlach.
Haemoglobinuria . . .	—	—	1	1	—	1	—	—	
VI. Krankh. d. Bewegungsorg. (Muskeln, Gelenke, Knochen).									
Arthritis deformans . .	—	—	1	1	—	—	—	1	
Periostitis des Schädels .	1	—	—	1	1	—	—	—	
Periostitis femoris . . .	1	—	1	2	2	—	—	—	1 Incision.
Caries des Kiefers . . .	1	—	—	1	1	—	—	—	Phlegmone faciei et colli.
Spondylitis	2	3	—	5	2	2	—	1	
Lordosis	—	1	—	1	—	1	—	—	
Caries oss. manus . . .	2	1	1	4	4	—	—	—	2mal scharfer Löffel. 1 Exarticul. digiti.
Caries cubiti	1	—	—	1	1	—	—	—	Resection, später Keratitis.
Caries ulnae	—	1	—	1	1	—	—	—	Keratitis.
Coxitis	—	2	2	4	4	—	—	—	2 Taylor'sche Apparate.
Synovitis artic. genu . .	5	1	1	7	4	1	—	2	
Contract. artic. genu . .	—	1	1	2	2	—	—	—	allmähliche Streckung durch Belastung, dann Apparate.
Genu valgum	2	2	—	4	—	4	—	—	Gypsverbände u. elast. Züge.
Necrosis tibiae	—	—	1	1	1	—	—	—	Necrotomie, Nephritis.
Caries tibiae	1	—	—	1	—	—	—	1	scharfer Löffel. Isolirter Herd in Caput. 26. December Influenza.
Curvatura cruris . . .	1	2	—	3	1	1	—	1	2mal Osteoclase.
Caries op. pedis	1	1	1	3	1¹)	1²)	—	1³)	scharfer Löffel.

¹) zur Kur nach Kreuznach, später geheilt. ²) Keratitis. ³) Erysip. faciei.

Namen der Krankheiten.	Im Alter von Jahren				Entlassen			Verblieben in Behandlung.	Bemerkungen.
	1—5	5—10	10—15	Summa.	Geheilt.	Gebessert d. ungeheilt.	Gestorben.		
VII. Krankheiten der Haut.									
Lupus	—	—	1	1	—	1	—	—	Pleuritis.
Eczema	—	2	—	2	1	—	—	1	
Ulcera tubercul. . . .	—	—	1	1	1	—	—	—	scharfer Löffel.
Vulnus (cruris)	—	—	1	1	1	—	—	—	
VIII. Krankheiten d. Augen.									
Keratitis	—	1	—	1	1	—	—	—	
IX. Sonstiges.									
Lipoma palp. super . .	—	1	—	1	1	—	—	—	Exstirpirt.
Lymphadenomata . . .	—	1	1	2	—	2	—	—	wegen der Grösse und Zahl nicht operirt, bei lang fortgesetztem Gebrauch von Arsenik bedeutende Besserung. Pleuritis.
Abscess. glandul. colli .	—	—	1	1	1	—	—	—	Incision, scharfer Löffel.
Congelatio pedis . . .	—	—	1	1	1	—	—	—	Furunkeln am Arm.
Combustio	—	—	1	1	1	—	—	—	
	23	32	40	95	58	16	4	17	
		95				95			

Unter den in vorstehender Tabelle angeführten Erkrankungen
befinden sich einige, deren Besprechung von allgemeinem Interesse
sein dürfte; eine solche muss jedoch dem Berichte über 1890 vorbehalten bleiben, da erst in diesem Jahre die Kranken entlassen
werden konnten. — Schliesslich sei noch erwähnt, dass auch diese
Anstalt von der Influenza nicht verschont blieb; die erste bezügliche Erkrankung betraf am 24. December den Gärtner, am
26. December erkrankte die erste wegen anderer Krankheit seit
Wochen in der Anstalt befindliche Patientin, ihr folgte am 27. December
die Pflegerin des im oberen (andern) Stockwerke befindlichen
Saales. — Der Höhepunkt der Endemie trat erst im Januar 1890
ein, worüber später zu berichten sein wird.

10. Armenklinik.

I. Ambulatorische Klinik.

Vom 1. Juli 1888 bis 30. Juni 1889 wurden im Ambulatorium der Armenklinik im Ganzen 4622 Kranke behandelt (2119 Männer und 2503 Frauen).

Die monatliche Aufnahme betrug im Durchschnitt 385.

Unter diesen standen im Alter von:

0—10 Jahren	401	männliche und	437	weibliche Kranke	=	838
10—20 »	542	» »	539	»	»	= 1081
20—30 »	394	» »	563	»	»	= 957
30—40 »	337	» »	432	»	»	= 769
40—50 »	236	» »	284	»	»	= 520
50—60 »	131	» »	187	»	»	= 318
60—70 »	58	» »	55	»	»	= 113
über 70 »	20	» »	6	»	»	= 26

Summa: 2119 männliche und 2503 weibliche Kranke = 4622

Es litten davon an:

inneren Krankheiten	1043	männl. und	1566	weibl. Kranke	=	2609
chirurg. »	1059	» »	772	» »	=	1831
Augen- »	17	» »	10	» »	=	27
Frauenleiden	—	» »	155	» »	=	155

Summa: 2119 männl. und 2503 weibl. Kranke = 4622

Aufgenommen wurden:

im Juli	195	männl. und	241	weibl. Kranke	=	436
» August	178	» »	222	» »	=	400
» September	165	» »	208	» »	=	373
» October	161	» »	184	» »	=	345
» November	161	» »	176	» »	=	337
» December	140	» »	173	» »	=	313
» Januar	142	» »	215	» »	=	357
» Februar	152	» »	178	» »	=	330
» März	208	» »	219	» »	=	427
» April	198	» »	185	» »	=	383
» Mai	232	» »	262	» »	=	494
» Juni	187	» »	240	» »	=	427

Summa: 2119 männl. und 2503 weibl. Kranke = 4622

Von diesen Kranken wohnten:

In Frankfurt und den zu-
  gehörigen Ortschaften 1647 männl. u. 1893 weibl. Kranke = 3540
» der Prov. Hess.-Nassau 328 » » 429 »   »   = 757
» Hessen-Darmstadt   113 » » 153 »   »   = 266
» anderen Staaten   31 » »   28 »   »   = 59

Summa: 2119 männl. u. 2503 weibl. Kranke = 4622

II. Stationäre Klinik.

Im Hospitale der Anstalt fanden vom 1. Juli 1888 bis 30. Juni 1889 133 Individuen Verpflegung. Von diesen sind 15 aus dem Vorjahre übertragen; die Zahl der neu Aufgenommenen beträgt somit 118. In diese Zahl miteingerechnet ist eine Mutter, welche zur Pflege ihres kranken Kindes während dessen Behandlung sich in der Anstalt aufhielt.

Von den 133 Verpflegten hatten ihren Wohnsitz in Frankfurt 62, in der Provinz Hessen-Nassau 51, im Grossherzogthum Hessen 16, anderwärts 4. Männlichen Geschlechts waren 51, weiblichen 82.

Die Zahl der Verpflegungstage betrug:

Bei den bis zum 30. Juni Entlassenen   4374
»   »   in Behandlung Gebliebenen   519
Summa: 4893

Die mittlere Aufenthaltszeit berechnet sich auf 38 Tage; die längste betrug 343 Tage; die kürzeste 1 Tag.

Von den Kranken wurden geheilt entlassen   86
               gebessert   »   24
               ungeheilt   »   4
               gestorben sind   8
               übertragen wurden   10
Summa: 132
dazu eine pflegende Mutter   1
Summa: 133

Die Krankheiten, welche die Aufnahme veranlassten, sowie die speciellen Resultate der Behandlung und die dabei ausgeführten Operationen sind in nachfolgender Tabelle verzeichnet:

Namen der Krankheiten.	Bestand am 1. Juli 1888.	Neu aufgenommen.	Geheilt.	Gebessert.	Ungeheilt.	Gestorben.	Bestand am 30. Juni 1889.	Bemerkungen.
I. Kopf, Gesicht und Hals.								
Lupus faciei	—	2	1	1	—	—	—	Auskr. u. Paquelin.
Caries margin. orbit. sup.	—	1	1	—	—	—	—	Auskratzung.
Caries proc. mastoid.	—	2	2	—	—	—	—	Auskratzung.
Epithelioma frontis et nasi	—	1	—	1	—	—	—	Exstirpat. u. Plastik.
Defectus nasi	1	1	1	1	—	—	—	Plastik.
Epithelioma nasi	—	1	1	—	—	—	—	Exstirpation.
Epithelioma nasi recid.	—	2	2	—	—	—	—	Exstirpat. u. Plastik.
Carcinoma labii inferioris et gland. maxill.	—	2	2	—	—	—	—	Exstirpation.
Periostitis maxill. super	—	1	—	1	—	—	—	
Tumor parotideus	—	1	1	—	—	—	—	Exstirpation.
Tumor laryngis	—	1	—	—	1	—	—	
Makroglossia	—	1	1	—	—	—	—	Keilförm. Excision.
Strumitis	—	1	1	—	—	—	—	Incision u. Drainage.
Glandul. submaxill. exulcer.	—	1	1	—	—	—	—	Auskratzung.
Glandul. submaxill. tumef.	—	2	2	—	—	—	—	Exstirpation.
Glandul coll. tumef.	1	6	7	—	—	—	—	Exstirpation.
Gland. coll. tumef. et exulc.	—	1	1	—	—	—	—	Exstirp. u. Auskratz.
Gland. coll. carcinomat.	—	1	—	—	1	—	—	Inoperabel.
Caries vertebr. coll.	1	—	—	1	—	—	—	Fixations-Verband.
II. Rumpf und Genitalien.								
Tumor reg. supraclavic.	—	1	—	—	—	—	1	
Glandul. axill. tumef.	—	1	1	—	—	—	—	Exstirpation.
Carcinoma mammae et gland. axill.	—	1	1	—	—	—	—	Exstirpation.
Caries sterni	—	1	1	—	—	—	—	Sequestrotomie.
Caries sterni et costarum	1	—	—	1	—	—	—	Auskratzung.
Caries costarum	—	2	—	2	—	—	—	Resectio costarum.
Caries costar. et vertebr.	—	1	—	—	—	—	1	Auskr. u. Resect. cost.
Empyema	—	1	—	—	—	1	—	Incision Resect. cost.
Carbuncul. dorsi	—	1	1	—	—	—	—	Incision u. Auskratz.
Ileus	1	—	—	—	—	1	—	Colotomie.
Hernia inguinal. incarcerat.	—	1	—	—	—	1	—	Herniotomie.
Caries pelvis	—	2	—	2	—	—	—	Auskr. u. Drainage.
Caries oss. sacri	—	2	1	1	—	—	—	Auskratzung.
Sarcom. reg. glutael. et colli	—	1	—	—	1	—	—	Inoperabel.
Psoitis	—	1	1	—	—	—	—	Incision u. Drainage.
Atherom. supp. reg. glutael.	—	1	1	—	—	—	—	Exstirpation.

Namen der Krankheiten.	Bestand am 1. Juli 1888.	Neu auf- genommen.	Geheilt.	Gebessert.	Ungeheilt.	Gestorben.	Bestand am 30. Juni 1889.	Bemerkungen.
Fistula ani	—	1	—	—	—	1	—	Spaltung.
Epispadia	1	—	1	—	—	—	—	Plastik.
Phimosis	—	2	2	—	—	—	—	Incision u. Naht.
Cystofibroma uteri	—	1	—	—	—	1	—	Myolomie.
Carcinoma uteri	—	1	—	—	—	1	—	Exstirp. uter. total.
Abortus incomplet	—	4	4	—	—	—	—	Auskratzung der Uterushöhle.
Endometritis fungosa	—	7	7	—	—	—	—	Auskratzung der Uterushöhle.
Perimetr. et Oophoritis dupl.	—	1	—	1	—	—	—	
Parametritis	—	1	—	1	—	—	—	
Prolapsus uteri	—	5	3	—	—	1	1	Colporrh. ant. et post.
Carcinoma vaginae	—	1	—	—	1	—	—	Auskr. u. Paquelin.
Carcin. clitorid et urethrae	1	—	—	—	—	1	—	Exstirpation.

III. Arme und Beine.

Namen der Krankheiten.	Bestand am 1. Juli 1888.	Neu auf- genommen.	Geheilt.	Gebessert.	Ungeheilt.	Gestorben.	Bestand am 30. Juni 1889.	Bemerkungen.
Luxatio humeri	—	1	1	—	—	—	—	Reposition.
Abscess. frigid. humeri	—	1	1	—	—	—	—	Incision u. Drainage.
Caries multiplex	—	1	—	—	—	—	1	Amput. crur. Aus- kratzungen.
Caries art. cub. et ped.	1	—	1	—	—	—	—	Amputat. crur. et humeri.
Caries cubiti	—	4	2	1	—	—	1	Resectio cubit.
Caries carpi	1	3	3	1	—	—	—	Amputat. manus.
Tendovaginit. tuberc. carpi	—	3	1	2	—	—	—	Spaltung und Aus- kratzung.
Caries metacarpi	—	1	1	—	—	—	—	Auskratzung.
Ulcera scrophul. bracch. et femoris	—	1	1	—	—	—	—	
Caries metacarpi pollic.	—	1	1	—	—	—	—	Auskratzung.
Fractur. compl. commin. digit. IV.	—	1	1	—	—	—	—	Exarticulatio.
Caries necrot. metacarp. et phalang. digit. III	—	1	—	—	—	—	1	Exarticulatio und Auskratzung.
Caries coxae	1	—	1	—	—	—	—	Resectio.
Coxitis	—	2	—	1	—	—	1	Streckverband
Coxitis male sanata	—	1	1	—	—	—	—	Osteotomie.
Abscess. congest. cox.	—	2	2	—	—	—	—	Incision u. Drainage; Aspiratio.
Necrosis femoris	—	1	1	—	—	—	—	Sequestrotomie.
Abscess. periarticul. genu	1	1	2	—	—	—	—	Incisionen u. Drai- nage.
Caries genu	1	1	2	—	—	—	—	Resectio genu; Am- putatio femor.
Bursitis praepatell.	—	1	1	—	—	—	—	Incision u. Drainage.

Namen der Krankheiten.	Bestand am 1. Juli 1888.	Neu auf-genommen.	Geheilt.	Gebessert	Ungeheilt.	Gestorben.	Bestand am 30. Juni 1889.	Bemerkungen.
Hydrops genu utriusque . .	—	3	1	1	—	-	1	Incision; Punction u. Jodinject.
Ankylos. genu	—	6	2	4	—	—	—	Streckung in Narkose.
Curratur. rhachit. crur. . .	—	3	2	—	—	—	1	Osteotomie.
Aneurysma sural	1	—	1	—	—	...	—	Amput. femor.
Caries necrot. tibiae . . .	2	—	2	—	—	—	—	Sequestrotomia.
Pes equinus	—	2	2	—	—	—	—	Tenotomie u. Gyps-verband.
Pedes vari	—	1	—	—	—	—	1	Tenotomie u. Gyps-verband.
Exostosis hallucis	—	1	1	—	—	—	—	Abmeisselung.
Ung. incarnatus	—	1	1	—	—	—	—	Excision.
IV. Innere Krankheiten.								
Tremor bracchi	—	1	1	—	—	—	—	
Pleuritis sinisto	—	1	1	—	—	—	—	
Haemorrhag. intestin . . .	—	1	1	—	—	—	—	
Gastrocperitis acut	—	1	1	—	—	—	—	
Summa . .	15	117	87	23	4	8	10	
	132			132				

11. Frankfurter Augen-Heilanstalt.

Allerheiligenstrasse 19a.

Bericht

von

Dr. KRÜGER.

Vom 1. Januar bis 31. December 1889 wurden 3456 Augen-kranke behandelt, davon 3203 ambulatorisch, 253 stationär.

Kurze Uebersicht über die vom 1. Januar bis 31. December 1889 beobachteten Krankheiten:

1) Krankheiten der Bindehaut 1208
 . (darunter Augenentzündung der Neugeborenen 14).
2) Krankheiten der Hornhaut 793
   (darunter fremde Körper in der Hornhaut 211).
3) Krankheiten der Lederhaut 11
4)   „   der Regenbogenhaut 94
5)   „   der Aderhaut 72
6) Glaukom (grüner Staar) 15
7) Krankheiten des Sehnervs und der Netzhaut 69
8) Sehschwäche (Amblyopie) 51
9) Absolute Erblindung (schwarzer Staar) 16
10) Krankheiten der Linse (grauer Staar) 182
11)   „   des Glaskörpers 45
12)   „   des Augapfels 30
13)   „   der Refraction 463
   (Kurzsichtigkeit, Uebersichtigkeit, Astigmatismus).
14) Krankheiten der Accommodation 195
   (Weitsichtigkeit, Lähmung der Accommodation, Linsenmangel).
15) Krankheiten der Augenmuskeln und ihrer Nerven . . 77
   (Lähmungen, Schielen, Schwäche der geraden inneren Augenmuskeln, Augenzittern).
16) Krankheiten der Thränenorgane 169
   (Thränensack-Entzündung, Thränenfistel, Verengung und Verwachsung des Thränen-Nasencanals etc.).
17) Krankheiten der Augenlider 603
18)   „   der Augenhöhle 5

12. Dr. Steffan'sche Augen-Heilanstalt 1888/89.

Bericht

von

Dr. STEFFAN*).

In dem Zeitraum vom 1. April 1888 bis 1. April 1889 haben 5547**) Augenkranke bei mir Hülfe gesucht: 2390 in meiner Privat-anstalt (Krögerstrasse 8) und 3157 in meiner Armenklinik (Holz-graben 16).

Uebersicht

der vom 1. April 1888 bis 1. April 1889 an 5547 Augenkranken zur Beobachtung gekommenen und behandelten Augenkrankheiten.

	Privat-Anstalt	Armen-Klinik	Summa.
I. Augenlider.			
Blepharoadenitis	191	204	395
Hordeolum	52	51	103.
Chalazion	43	25	68
Oedema palpebrae	3	4	7
Eczema palp.	7	9	16
Abscessus palp.	—	5	5
Apoplexia subcutanea palp.		7	7
Emphysema subcut. palp.	—	1	1
Contusio palp.	1	2	3
Combustio palp.	—	3	3
Vulnus palp.	1	5	6
Ectropium	2	3	5
Entropium	5	2	7
Trichiasis	7	34	41
Symblepharon	•—	3	3
Lagophthalmus durch Lidnarben	1	2	3
Transport . .	313	360	673

*) Vergl. den 27. Jahresbericht der Dr. Steffan'schen Augen-Heilanstalt 1888/89, erschienen im September 1889.

**) In dem 27jährigen Zeitraum vom 1. April 1862 bis 1. April 1889, zusammen 112 678 Patienten; davon kommen 56 162 auf meine Privatanstalt und 56 516 auf meine Armen-Augenklinik.

	Privat-Anstalt	Armen-Klinik	Summa.
Transport . .	313	360	673
Xanthelasma palp.	5	—	5
Verruca palp.	6	4	10
Carcinoma palp.	—	3	3
Milium palp.	6	—	6
Atheroma	1	3	4
Tumor cysticus palp.	—	1	1
Subcutan gewachsene Cilien	1	—	1
Ptosis adiposa sic dicta	1	—	1
Epicanthus cong.	1	—	1
Summa . .	334	371	705

II. Bindehaut.

Conjunctivitis catarrhalis	334	445	779
Anm. 31mal in Form von Conj. follicularis und 6mal in Form eines sog. Frühjahrcatarrhes.			
Conj. traumatica	96	140	236
Conj. phlyctaenulosa	64	227	291
Conj. granulosa	6	90	96
Anm. Davon 18 mit Keratitis superficiales (15mal zugleich Conjunctivalnarben), 12 mit Ulcus corneae (9 mal zugleich Conjunctivalnarben), 5 mit Maculae oder Leucomata corneae (3mal zugleich Conjunctivalnarben), 17 mit einfachen Conjunctivalnarben, 14 mit Conjunctivalnarben und consecutiver Trichiasis und 2 mit Conjunctivalnarben und einseitiger Atrophia bulbi.			
Conj. blenorrhoica	5	20	25
Anm. Alles Neugeborene.			
Conj. membranacea s. crouposa	1	1	2
Apoplexia subconjunctivalis	26	22	48
Oedema conj. bulbi	4	3	7
Lymphangiectasia conj. bulbi	—	1	1
Teleangiectasia conj. bulbi	—	1	1
Pterygium	1	5	6
Pinguecula	—	2	2
Summa . .	537	957	1494

III. Hornhaut.

Keratitis superficialis	41	227	268
Anm. 7mal in Form eines Herpes corneae und 3mal in Form der Kerat. exulcerans dendritica.			
Kerat. traumatica	76	333	409
Anm. Darunter 46 + 272 = 318 fremde Körper in der Hornhaut.			
Kerat. diffusa.	4	16	20
Kerat. profunda s. Descemetitis	2	—	2
Transport . .	123	576	699

	Privat-Anstalt	Armen-Klinik	Summa.
Transport . .	123	576	699
Kerat. suppurativa:			
a) Ulcus corneae circumscriptum	13	108	121
b) Ulcus corneae serpens	—	7	7
c) Abscessus corneae	4	32	36
d) Ulceratio corneae neuroparalytica	—	1	1
Maculae et Leucomata corneae	106	236	342
Leucoma corneae adhaerens	7	39	46
Staphyloma corneae.	—	3	3
Keratoconus	1	1	2
Keratoglobus	—	1	1
Tumor corneae.	—	1	1
Summa . .	254	1005	1259

IV. Lederhaut.

	Privat-Anstalt	Armen-Klinik	Summa.
Episcleritis	7	10	17
Anm. 4mal Knotenform und 13mal diffuse Form.			
Staphyloma sclerae anticum	—	1	1
Summa . .	7	11	18

V. Gefässhaut,
d. h. Regenbogenhaut, Ciliarkörper und Aderhaut.

	Privat-Anstalt	Armen-Klinik	Summa.
Hyphäma traum.	3	5	8
Prolapsus iridis. traum.	1	5	6
Iridodialysis traum.	1	1	2
Ruptura iridis traum.	—	1	1
Ruptura chorioideae traum.	1	—	1
Iritis	22	22	44
Iridocyclitis	2	3	5
Iridocyclitis oder Iridocyclochorioiditis glaucomatosa (sog. Glaucom.)	9	12	21
Anm. 7mal Glauc. infl. acut., 7mal Glauc. infl. chron., 7mal Glauc. chron. simpl. und 5mal Glauc. consec.			
Iridocyclochorioiditis	4	8	12
Anm. 1mal metastatica ex Endocarditide ulcerosa.			
Chorioiditis chron disseminata	10	13	23
Chorioiditis chron. circumscripta	7	8	15
Anm. 10mal in macula lutea.			
Sclerotico-chorioiditis posterior.	227	86	313
Anm. Davon 20 + 10 = 30 progressivae.			
Synechiae posteriores	12	12	24
Paresis musc. sphinct. iridis s. Mydriasis	2	1	3
Tuberculosis chorioideae.	—	1	1
Transport . .	301	178	479

	Privat-Anstalt	Armen-Klinik	Summa.
Transport . .	301	178	479
Sarcoma chorioideae	2	—	2
Membrana pupillaris perseverans	—	1	1
Albinismus cong.	—	4	4
Coloboma chorioideae cong.	1	—	1
Summa . .	304	188	487

VI. Netzhaut und Sehnerv.

	Privat-Anstalt	Armen-Klinik	Summa.
Apoplexia retinae.	7	4	11
Retinitis apoplectica	1	—	1
Anm. Bei Diabetes.			
Retinitis e Morbo Brightii.	2	1	3
Retinitis pigmentosa	4	1	5
Anm. 1mal ohne Pigment.			
Neuritis optica	11	11	22
Ablutio retinae	6	7	13
Hemeralopia	1	3	3
Hyperaesthesia retinae	1	1	2
Anm. 1mal mit concentrischer Gesichtsfeldbeschränkung.			
Angeborene Anomalien des Farbensinnes (sog. Farbenblindheit oder Daltonismus).	2	—	2
Amblyopia et Amaurosis e causa extraoculari:			
a) Amblyopia cong.	133	66	199
mit freiem Gesichtsfelde..	10	15	25
Anm. Davon 11 einseitig (3mal Atrophia n. optici) u. 14 doppelseitig (5mal Atrophia nn. opticorum).			
b) Amblyopia mit peripherer Gesichtsfeldbeschränkung	8	10	18
Anm. Davon 2 einseitig (beide mal Atrophia n. optici) und 16 doppelseitig (13mal Atrophia nn. opticorum).			
in Form eines centralen Scotomes	3	2	5
Anm. 1mal einseitig ohne Atrophia n. optici und 4mal doppelseitig desgl.			
c) Gleichseitige Hemianopia beider Augen durch Lähmung der gegenüberliegenden Tractus opticus	3	1	4
Anm. 1mal mit Atrophia nn. opticorum.			
d) Amaurosis partialis fugax (Flimmerscotom) . .	4	—	4
e) Amaurosis e causa intracraniali	—	1	1
Anm. Mit Atrophie beider Sehnerven. -			
Summa . .	195	123	318

	Privat-Anstalt	Armen-Klinik	Summa.
VII. Krystalllinse.			
Luxatio lentis	2	1	3
Anm. 1mal doppelseitig spontan und 2mal einseitig in Folge von Verletzung.			
Cataracta traumatica	—	6	6
Catar. zonularis	4	6	10
Anm. 1mal einseitig.			
Catar. corticalis post	2	1	3
Catar. lenticularis punctiformis	3	2	5
Catar. mollis	2	3	5
Catar. senilis semi-mollis et dura	106	79	185
Catar. capsulo-lenticularis	1	1	2
Catar. polaris anterior (incl. pyramidalis)	—	5	5
Catar. polaris posterior	—	2	2
Catar. accreta	5	4	9
Catar. secundaria	3	6	9
Catar. congenita	1	1	2
Summa . .	129	117	246
VIII. Glaskörper.			
Mouches volantes ohne Befund	22	11	33
Glaskörpermembranen	17	6	23
Anm. Davon 11 + 4 = 15 mit Sclerotico-chorioiditis posterior.			
Blutergüsse in den Glaskörper	3	—	3
Anm. 1mal im Gefolge von Diabetes.			
Summa . .	42	17	59
IX. Augapfel.			
Contusio bulbi	—	2	2
Vulnus perforans bulbi	—	6	6
Anm. Dabei 3mal Eindringen eines Fremdkörpers in den Augapfel.			
Hydrophthalmus	1	2	3
Hämophthalmus	—	1	1
Atrophia bulbi	3	23	26
Anophthalmus	2	13	15
Anm. 14mal in Folge von Operationen und 1mal in Folge einer Verletzung.			
Microphthalmus cong.	1	—	1
Summa . .	7	47	54

	Privat-Anstalt	Armen-Klinik	Summa.
X. Refractionsanomalien.			
Myopia	533	214	747
Anm. Davon 220 + 83 303 mit Scleroticochorioiditis post. und zwar 20 + 10 — 30mal in progressiver Form.			
Hypermetropia.	331	300	631
Astigmatismus regularis pathologicus	72	3	75
Anisometropia	175	14	189
Summa . .	1111	531	1642
XI. Accommodationsanomalien.			
a) Von Seiten der Linse:			
Presbyopia	384	257	641
Anm. Gleichzeitiger Refractionszustand: 202 + 117 = 319mal Emmetropia (incl. Hypermetropia latens), 30 + 7 — 37 mal Myopia. 134 + 133 = 267mal Hyperm. man., 7 + 0 7mal Astigm. regul. patholog. u. 11 + 0 = 11mal Anisometropia.			
Aphakia	6	30	5 ; 36
Anm. 34mal in Folge von Operation und 2mal in Folge von Verletzung.			
b) Von Seiten des Ciliarmuskels:			
Paresis musc. ciliaris	6	11	17
Anm. 13mal doppelseitig in Folge von Diphtheritis u. 4mal einseitig (1mal ohne und 3mal mit Mydriasis).			
Spasmus musc. ciliaris	2	—	2
Summa . .	398	298	696
XII. Aeussere Augen-Muskeln und Nerven.			
Strabismus concomitans convergens.	49	52	101
Strabismus divergens	17	5	22
Anm. 1mal paralyticus.			
Paresis nervi abducentis.	6	4	10
Paresis n. trochlearis	2	3	5
Paresis n. oculomotorii	5	4	9
Insufficientia musc. rect. internorum	52	6	58
Anm. Gleichzeitiger Refractionszustand: 9mal Emmetropia (incl. Hypermetropia latens), 45mal Myopia, 2mal Hypermetropia manif., 1mal Astigm. regul. pathol. und 1mal Anisometropia.			
Insufficientia musc. rect. externorum	2	—	2
Anm. 1mal bei Emmetropia und 1mal bei Hypermetropia manifesta.			
Spasmus musc. rect. int.	1	—	1
Anm. Bei gleichseitiger Migräne.			
Paresis musc. levatoris palp. sup. s. Ptosis	—	2	2
Anm. 1mal einseitig und 1mal doppelseitig, beide Male congenital.			
Transport . .	134	76	210

	Privat-Anstalt	Armen-Klinik	Summa.
Transport . .	134	76	210
Paresis musc. orbicularis palpebrar. s. Lagophthalmus paralyticus	1	4	5
Anm. 1mal congenital (einseitig).			
Spasmus musc. orbicularis palpebrar. s. Blepharospasmus	19	8	27
Paresis rami I n. trigemini	1	—	1
Paresis n. sympathici	--	1	1
Anm. In Folge eines Stiches in den Hals.			
Nystagmus	· 2	8	10
Neuralgia supraorbitalis	2	3	5
Herpes zoster ophthalmicus	—	1	1
Summa . .	159	101	260

XIII. Thränenorgane.

Streptothrix Försteri im unteren Thränenröhrchen	1	—	1
Dacryocystitis chronica	21	58	79
Dacryocystitis acuta phlegmonosa	3	3	6
Dacryocystitis acuta diphtheritica	1	—	1
Anm. Von der Nase aufsteigend und schliesslich den gesammten Conjunctivalsack überziehend (einseitig).			
Fistula sacci lacrymalis	2	1	3
Obliteratio sacci lacrymalis	1	—	1
Anm. In Folge von Operation.			
Stenosis duct. nasolacrymalis	54	59	113
Summa . .	83	121	204

XIV. Augenhöhle.

Periostitis orbitae	2	1	3
Caries orbitae	—	2	2
Exophthalmus	3	1	4
Anm. 3mal in Folge von M. Basedowii (1mal doppelseitig und 2mal einseitig) und 1mal doppelseitig in Folge acuter Meningitis basilaris.			
Enophthalmus	--	1	1
Anm. Einseitig in Folge von Verletzung.			
Osteoma orbitae	—	1	1
Summa . .	5	6	'11

Uebersicht
der vom 1. April 1888 bis 1. April 1889 vorgenommenen Operationen.

	Ganzer Erfolg	Halber Erfolg	Kein Erfolg	Summa
Staaroperationen:				
Extraction mittelst flachen Lappenschnittes . . .	22	—	3	25
Einfache Discision	6	—	—	6
Punction der vorderen Kapsel als Mittel künst-				
licher Staarreifung	5	—	—	5	41
Anm. Stets nach vorausgeschickter Iridectomia.				
Discision eines Nachstaares	5	—	—	5
Iridectomia:				
a) als künstliche Pupillenbildung	6	—	—	6
b) als Heilmittel bei Entzündung	6	—	—	6	29
c) als Vorbereitung zur Staaroperation . . .	17	—	—	17
Abtragung eines Prolapsus iridis	9	—	—	9
Abtragung eines Prolapsus chorioideae	1	—	—	1
Keratotomia bei Ulcus corneae serpens	2	—	—	2
Tätowirung der Hornhaut	1	—	—	1
Abtragung einer Hornhautgeschwulst	1	—	—	1
Schieloperationen:				
mittelst Rücklagerung	13	—	—	13
mittelst Vernähung	1	—	—	1
Enucleatio bulbi	5	—	—	5
Symblepharonoperation	2	—	—	2
Entropiumoperation	2	—	—	2
Abtragung des Cilienbodens	1	—	—	1
Ausschälung von Balggeschwülsten in der Umgebung				
des Auges	2	—	—	2
Entfernung von Lidgeschwülsten	21	—	—	21
Anm. Darunter 1 Carcinom.				
Verschiedene kleine Operationen, soweit sie sich				
überhaupt aufgezeichnet finden (Entfernung frem-				
der Körper aus der Hornhaut 318mal, Spaltung				
und Entleerung von Chalazien 51mal, Spaltung				
der Thränenröhrchen 28mal, Spaltung einer Step-				
tothrixcyste 1mal und Entfernung subcutan ge-				
wachsener Cilien 2mal)	400	—	—	400
Summa . .	528	—	3	531
		531		

13. Augenheilanstalt in Sachsenhausen

(Oppenheimerstrasse 29).

Bericht

über das elfte Geschäftsjahr vom 1. Mai 1888 bis 30. April 1889

von

Dr. med. AUGUST CARL.

Auch im vergangenen Geschäftsjahr hat die Zahl der ambulanten Patienten einen erheblichen Zuwachs erfahren. Es wurden in die Journale **1919** neue Patienten eingetragen. Die folgende kleine Tabelle gibt eine Uebersicht über die seit Eröffnung der Poliklinik während der einzelnen Jahre aufgetretene Frequenz.

Im I. Jahre	820
II. »	790
III. »	770
IV. »	883
V. »	857
VI. »	1050
VII. »	1091
VIII. »	1094
IX. »	1296
X. »	1618
XI. »	1919
Summa	12188

14. Dr. Bockenheimer's chirurgische Klinik.

Auszug aus dem Berichte

von

Sanitätsrath Dr. med. BOCKENHEIMER.

Allgemeine Uebersicht nebst einigen Bemerkungen zur Influenza.

Im Jahre 1889 wurde die chirurgische Klinik von 4817 Kranken besucht; hiervon kommen auf die ambulatorische Abtheilung 3695 und auf die stationäre Klinik 1122 Patienten.

Es hat somit auch in diesem Jahre wieder eine Zunahme der Frequenz sowohl in dem Ambulatorium als auch auf der stationären Abtheilung stattgefunden. Auf letzterer hatte das Auftreten der Influenza am Ende des Jahres einen erheblichen Einfluss, da die Erkrankungen in kurzer Zeit fast gleichzeitig auftraten und dadurch eine starke Zunahme des ohnehin schon hohen Krankenstandes bewirkten. Der erste Fall kam am 11. December zur Beobachtung und es folgten nun die übrigen in rascher Aufeinanderfolge; bis zum Schlusse des Jahres 1889 betrug die Zahl der Influenzakranken in der stationären Abtheilung 37, während gleichzeitig im Ambulatorium 25 zur Behandlung kamen. In dem Monate Januar 1890 kamen noch 24 in die stationäre Klinik, 15 ins Ambulatorium. Im Ganzen also 101 Fälle. In meiner Privatpraxis habe ich gleichzeitig an 200 Fälle behandelt, so dass ca. 300 Erkrankungen beobachtet werden konnten. Fanden sich unter den Erkrankten eine grosse Anzahl, welche als mehr oder weniger leicht erkrankt bezeichnet werden konnten, so traten doch auch bei vielen schwere Complicationen auf. Der Beginn der Erkrankung war wohl ein ziemlich gleichmässiger, aber doch verschieden in der Intensität. Meist ohne vorhergehende Prodromalerscheinungen trat die Erkrankung plötzlich mit initialem Schüttelfrost und Fieber mit einer Temperatursteigerung oft bis zu 40^b C ein. Die Kranken klagten über starke Eingenommenheit des Kopfes mit einem ausgesprochenen Stirnschmerz, grosse Mattigkeit und Abgeschlagenheit, Schmerzhaftigkeit in den Gelenken und bei den meisten intensiver Schmerz in der Lumbal- und Sacralgegend. Dabei bestanden die charakteristischen catarrhalischen Erscheinungen der Respirationsorgane mit Schwellung der Nasenschleimhaut, häufig starkes Nasenbluten, lästiger quälender Husten, Athembeschwerden, Schlaflosigkeit. Das plötzliche und gleichzeitige Befallenwerden des grössten Theiles der Bevölkerung — ich glaube, dass die Annahme, ein Drittel der Bevölkerung sei von der Erkrankung befallen worden, wohl berechtigt ist — die charakteristischen Fiebersymptome mit dem Ergriffensein des Respirationstractus deuten wohl zu deutlich darauf hin, dass es sich um eine Infectionserkrankung handelte, die durch einen lebenden, in der Atmosphäre weitverbreiteten Mikroorganismus hervorgerufen wurde, welcher durch die Luftwege in das Innere des Organismus gelangt und für welchen gerade der menschliche Organismus besonders empfänglich sein muss.

Hatten wir schon angedeutet, dass die Mehrzahl der Erkrankungen einen gutartigen und auch raschen Verlauf nahm, so kamen doch auch schwere Complicationen zur Beobachtung. In erster Linie gehören hierzu wohl die Erkrankungen von Seiten des Ohres. Schon in leichteren Fällen konnten wir von der Nase oder dem Pharynx auf die Tube und das Mittelohr fortgeleitete einfache Catarrhe constatieren, in welchen es nur zu einfacher Schwellung der Schleimhaut mit den gewöhnlichen Symptomen des Cartarrhs des Mittelohrs kam und die mit Nachlass der eigentlichen Erkrankung wieder vorübergingen. Anders verliefen die Fälle, in denen es zu einer infectiösen Erkrankung des Mittelohrs kam. Meist nach Ablauf der ersten Wochen oder im Laufe der zweiten, wo ein Nachlass der Erscheinungen der Influenzaerkrankung bereits eingetreten war, entwickelte sich unter Fiebererscheinungen und Temperatur von 39,5—40° C mit heftigen Kopfschmerzen, lancinirenden Ohrenschmerzen, Aufgehobensein der Gehörfunction, ein profuser eitriger Catarrh des Mittelohrs. Die Secretion war in allen Fällen eine so bedeutende, dass die Perforation des Trommelfells rasch, meist schon am zweiten oder dritten Tage eintrat. Es liessen hiermit zwar die Schmerzen bedeutend nach, doch nahm die Erkrankung bis zur Heilung noch Wochen in Anspruch. Sobald die Perforation erfolgt war, wurde das Pollitzersche Verfahren in ausgiebigem Maasse und mit bestem Erfolge in Anwendung gezogen, dabei wurden Injectionen von Bor- und schwacher Sublimatlösung gemacht. Eine Incision des Trommelfells vorzunehmen, wie ich dies mehrfach bei Secretstauung ausgeführt, hielt ich hier nicht für angezeigt, weil eben die Perforation von selbst ziemlich rasch eintrat. Gegen die heftigen lancirenden Ohrenschmerzen haben uns die feuchtwarmen Fomentationen stets

einige Linderung gebracht. In einem Falle, welcher sich gegenwärtig
noch in Behandlung befindet, schritt der eitrige infectiöse Process auf
den Knochen über. Bei der Aufnahme war bei starkem eitrigem
Ausflusse ans dem Ohre mit Perforation des Trommelfells die ganze
linke Ohrengegend stark angeschwollen, Fluctuation daselbst nachweisbar. Nach Eröffnung und Resection der vorderen Lamelle gelangten wir auf eine grosse, die ganze pars mastoidea einnehmende mit
frischem und eingedicktem Eiter ausgefüllte Höhle. Dieselbe wurde
ausgelöffelt, desinficirt und ausgiebig drainirt. Die Fiebererscheinungen,
die Schmerzhaftigkeit und Eingenommenheit des Kopfes liessen darauf
sofort nach und es steht zu erwarten, dass nunmehr in kurzer Zeit
vollständige Heilung eintreten wird.

Von weiteren wichtigeren Complicationen müssen auch die
stärkeren Affectionen von Seiten der Bronchien Erwähnung finden:
Bronchiolitis mit Infiltration der angrenzenden Lobuli — Bronchopneumonie —, Pleuropneumonie, croupöse Pneumonie und Pleuritis
kamen in mehreren Fällen als Complicationen der Influenza zur
Behandlung. Bei der croupösen Pneumonie fiel es auf, dass mehrmals
gerade nur der obere Lappen afficirt wurde, während die unteren
Lappen verschont blieben.

Sodann haben wir in mehreren Fällen beiderseitige Parotitis
beobachtet und in einem Falle trat nach Ablauf der eigentlichen
Influenzaerkrankung die Eruption eines Herpes Zoster auf.

Von Nachkrankheiten müssen wir sodann die Neuralgien bes.
im Gebiete des N. supraorbitalis und N. occipitalis hervorheben, sowie
rheumatoide Schmerzen in den Gelenken, in der Sacralgegend und
in den unteren Extremitäten; an letzteren Affectionen hatten viele
Patienten noch lange nach Ablauf der eigentlichen Erkrankung zu
leiden, bei vielen blieb ausserdem noch längere Zeit eine auffallende
Schwäche und die Neigung zu Ermüdung zurück. Höchst ungünstig
hat auch die Influenza auf solche Personen gewirkt, die mit Tuberculose der Lunge behaftet waren; viele namentlich ältere Leute, bei
welchen, wie bekannt, die Tuberculose stets einen langsamen chronischen Verlauf nimmt, so dass solche Patienten oft ein ziemlich
hohes Alter erreichen, haben unter dem Einflusse der Influenzaerkrankung ein frühes Ende gefunden.

Die Zahl der Verpflegungstage betrug 33 267. Hiervon entfallen
auf die männliche Abtheilung 25 770, auf die weibliche 7497. Im
Durchschnitt auf einen Patienten 29·6 Tage. Es wurden im Ganzen
660 theils grössere, theils kleinere Operationen ausgeführt.

Nach den einzelnen Krankheitsgruppen sowie nach dem Alter und Geschlecht vertheilen sich die 4817 Krankheitsfälle wie folgt:

	Erwachsene.		Kinder.		Zusammen.		Total
	M.	W.	M.	W.	.M.	W.	
1. Krankheiten der Augen . . .	48	13	12	8	60	21	81
2. Krankheiten der Ohren . . .	59	35	14	9	73	44	117
3. Hautkrankheiten	232	51	35	39	267	90	357
4. Sexuelle Erkrankungen. . . .	652	16	16	2	668	18	686
5. Neurosen	77	28	4	4	81	32	113
6. Hernien	57	5	18	2	75	7	82 ·
7. Wunden,Geschwüre,Geschwülste, Fremdkörper, Defecte etc.. .	580	181	65	54	645	235	880
8. Krankheiten der Knochen, Ge- lenke, Muskeln und Sehnen .	431	178	91	56	522	234	756
9. Gynaekologische Fälle	—	221	—	8	—	229	229
10. Interne Erkrankungen	890	334	145	132	1035	466	1501
11. Psychosen	3	2	—	—	3	2	5
12. Attestausstellungen	7	1	2	—	9	1	10
Zusammen	3036	1065	402	314	3438	1379	4817

Stationäre Klinik.

I. Bestand und Zugang.	Zu- sammen		Total	Geheilt		Total	Gebessert		Total	Gestorben		Total	Noch in Be- handlung		Total
	M.	W.		M.	W		M.	W.		M.	W.		M.	W.	
Bestand am 1.Jan.1889	71	15	86	52	10	62	12	2	14	5	2	7	2	1	3
Januar	85	22	107	70	15	85	5	4	9	9	3	12	1	—	1
Februar	76	22	98	68	13	81	2	3	5	6	6	12	—		
März	65	16	81	50	12	62	10	4	14	5	—	5	—	—	
April	71	24	95	62	16	78	3	4	7	6	4	10	—	—	
Mai	78	23	101	68	18	86	3	1	4	7	4	11	—	—	
Juni	51	22	73	45	16	61	4	2	6	2	4	6	—	—	
Juli	69	24	93	53	15	68	9	6	15	3	2	5	4	1	5
August	71	18	89	58	11	69	7	5	12	5	1	6	1	1	2
September . . .	58	12	70	48	6	54	6	3	9	4	3	7			
October	52	17	69	38	12	50	6	—	6	1	3	4	7	2	9
November . . .	47	11	58	31	6	37	1	1	2	3	—	3	12	4	16
December . . .	93	9	102	40	2	42	2	—	2	1	—	1	50	7	57
Zusammen . .	887	235	1122	633	152	835	70	35	105	57	32	89	77	15	93

1122

Zusammenstellung der im Jahre 1889 vollzogenen
Operationen.

	Erwachsene.		Kinder.		Zus.		Total.
	M.	W.	M.	W.	M.	W.	
Discision einer Cataracta congenita . .	—	—	1	—	1	–	1
Entfernung von Fremdkörpern aus der Cornea u. d. Conjunktivalsack .	4	—	—	—	4	—	4
Extraction der Linse bei Luxatio lentis mit Cataract	1	—	—	—	1	—.	1
Entfernung von Cerumenpfröpfen . .	17	8	3	1	20	9	29
Entfernung von Fremdkörpern im Ohr	1	—	1	—	2	—	2
Abtragung einer Verruca	1	1	—	—	1	1	2
Auslöffelung tuberculöser Hautgeschwüre	1	—	—	—	1	—	1
Abtragung spitzer Condylome	5	1	—	—	5	1	6
Abtragung einer Caruncula urethrae . .	—	1	—	—	—	1	1
Boutonnière	1	—	—	—	1	—	1
Eröffnung von Bubonen	22	1	—	—	22	1	23
Exstirpation eines Sarkoms des accidentiellen 3. Hodens	1	—	—	—	1	—	1
Exstirpatio testis	3	—	—	—	3	—	3
Katheterismus bei Strictur der Urethra	7	—	—	—	7	—	7
Medianschnitt bei Hypertrophie d. Prostata	1	—	—	—	1	—	1
Phimosisoperationen	—	8	—	62	—	62	
Reposition der Paraphimosis	54/6	—	1	—	10	—	10
Abtragung der Narbe mit Resection der Knochen bei Neuralgie am Amputationsstumpf des Vorderarms .	1	—	—	—	1	—	1
Exstirpation von Neuromen des N. medianus im Amputationsstumpf . . .	1	—	—	—	1	—	1
Herniotomien	4	—	—	—	4	—	4
Taxis einer Hernia inguinalis incarcerata	1	1	—	—	1	1	2
Punktion der Hydrocele	4	—	2	—	6	—	6
Radikaloperation der Hydrocele . . .	2	—	—	—	2	—	2
Abtragung eines Clavus der Fusszehen	1	—	—	—	1	—	1
Abtragung einer gangraenösen Portion mit Hautlappenbildung bei Conquassatio antibrachii	—	—	—	1	—	1	1
Abtragung v. Haemorrhoidalgeschwülst.	2	—	—	—	2	—	2
Ablatio pedis nach Chopart	1	—	—	—	1	—	1
Amputation des Fingers	2	2	—	—	2	2	4
Amputation des Oberschenkels . . .	4	—	—	—	4	—	4
Anlegen eines künstlichen Afters' . .	—	1	—	—	—	1	1
Entfernung von Fremdkörpern, Nadeln, Splittern aus Hand, Fuss etc. . . .	4	8	—	—	4	8	12
Einlegung einer Canüle bei Durchschneidung des Larynx	—	1	—	—	1	1	
Transport . . .	115	24	16	2	171	26	197

	Erwachsene.		Kinder.		Zus.		Total.
	M.	W.	M.	W.	M.	W.	
Transport . . .	115	24	16	2	171	26	197
Eröffnung von Abscessen, theilweise mit Auslöffelungen	92	31	14	11	106	42	148
Eröffn. u. Drainage v. Congestionsabscess.	6	—	1	1	7	1	8
Eröffnung des Cavum mastoideum . .	—	—	1	1	1	1	2
Eröffnung von Panaritien	18	13	1	1	19	14	33
Exstirpation eines Lymphangioms . .	1	—	—	—	1	—	1
Exstirpation von Balggeschwülsten . .	9	3	2	1	11	4	15
Exstirpation eines Carcinoma ani . .	2	—	—	—	2	—	2
Exstirpation eines Carcinoms d. Achseldrüs.	—	1	—	—	—	1	1
Exstirpation eines Carcinoms der Nase u. des Oberkiefers mit Rhinoplastik	2	—	—	—	2	—	2
Exstirpation von Cysten	2	1	—	—	2	1	3
Exstirpation eines Epithelioms mit Paquelin-Kauterisation	2	—	—	—	2	—	2
Exstirpation einer Epulis	—	1	—	—	—	1	1
Exstirpat. d. Glandula thyreoidea b. Struma	3	1	—	—	3	1	4
Exstirpation der Halsdrüsen	2	—	—	—	2	—	2
Exstirpation von Lipomen	2	2	—	—	2	2	4
Exstirpation eines Lymphoms der Halsdrüs.	4	2	1	—	5	2	4
Exstirpation von Nasen-Rachenpolypen	2	2	—	1	2	3	5
Exstirpation einer Ranula	—	1	—	—	—	1	1
Extraction der Kugel bei Schussverletzungen	1	1	—	—	1	1	2
Extraction eines Unguis incarnatus . .	11	2	1	1	12	3	15
Kauterisation	7	7	2	1	9	8	17
Kreuzförmige Incision bei Carbunkel .	9	—	—	—	9	—	9
Nahtanlegung bei Wunden	15	—	2	—	17	—	17
Hasenschartenoperation	—	—	4	—	4	—	4
Reposition eines Prolapsus ani . . .	—	—	1	—	1	—	1
Spaltung einer Mastdarmfistel . . .	3	—	—	—	3	—	3
Anlegung von Extensionsverbänden, Watte- und Schienenverbänden bei Fractura femoris, antibrachii, humeri, costarum, fibulae etc. . .	21	—	3	2	24	2	26
Anlegung der Glisson'schen Schlinge bei Spondylitis der Halswirbel . . .	1	1	—	1	1	2	3
Auslöffelung verschiedener Knochen .	6	4	3	1	9	5	14
Exstirpation einer Exostose am Stirnbein durch Trepanation	1	—	—	—	1	—	1
Eröffnung und Auslöffelung einer fungösen Sehnenscheidenentzündung . . .	1	1	—	—	1	1	2
Extraction einer Zahnwurzel	—	1	—	1	—	2	2
Keilexcision der Fusswurzelknochen bei Pes varus	—	—	1	—	1	—	1
Transport . . .	377	98	52	24	429	122	551

	Erwachsene.		Kinder.		Zus.		Total.
	M.	W.	M.	W.	M.	W.	
Transport . . .	377	98	52	24	429	122	551
Nekrotomie der Ulna	—	—	—	1	—	1	1
Punktion bei Bursitis olecrani . . .	1	—	—	—	1	—	1
Punktion bei Bursitis praepatellaris .	—	1	—	—	—	1	1
Punktion von Sehnenganglien . . .	3	1	—	—	3	1	4
Reposition bei Luxatio humeri . . .	4	—	2	—	6	—	6
Resection der Maxilla superior . . .	—	1	—	—	—	1	1
Resection des Metacarpus	1	1	—	—	1	1	2
Resection des Metatarsus	1	—	—	—	1	—	1
Resection des Radius	2	—	—	—	2	—	2
Resection der Ulna	—	—	1	—	1	—	1
Resection der Phalangen . . . . : .	3	4	1	—	4	4	8
Resection der Rippen	—	—	—	1	—	1	1
Resection im Schultergelenk	2	—	1	—	3	—	3
Resection im Ellenbogengelenk . . .	2	—	3	1	5	1	6
Resection im Handgelenk	1	—	1	—	2	—	2
Resection im Hüftgelenk	—	—	—	1	—	1	1
Resection im Kniegelenk	3	1	2	—	5	1	6
Resection im Fussgelenk	2	—	—	1	2	1	3
Sequestrotomie	1	1	—	1	1	2	3
Tenotomie des Sternocleidomastoideus	—	1	—	—	—	1	1
Tenotomie der T. Achillis, fascia plantaris bei Pes equinus, Pes varus .	—	—	4	1	4	1	5
Trepanation des Schädels	1	—	1	—	2	—	2
Amputatio mammae	—	2	—	—	—	2	2
Abtragung von Uteruspolypen	—	3	—	—	—	3	3
Colporhaphia posterior mit Perineoplastik	—	7	—	—	—	7	7
Dilatation des os et cervix uteri nach Sims.	—	2	—	—	—	2	2
Exstirpatio uteri per vaginam . . .	—	1	—	—	—	1	1
Incision bei Atresia hymenalis . . .	—	1	—	—	—	1	1
Punktion bei Carcinoma ovarii . . .	—	1	—	—	—	1	1
Ovariotomie	—	3	—	—	—	3	3
Reposition des retrovertirten Uterus bei Gravidität	—	1	—	—	—	1	1
Tamponade bei Endometritis	—	1	—	—	—	1	1
Anlegung einer Darmnaht	1	—	—	—	1	—	1
Aspiration nach Potain bei pleuritischem Exsudat	2	1	—	—	2	1	3
Punktion eines chronischen Peritonealexsudates	1	—	—	1	1	1	2
Lavatio ventriculi	—	1	—	—	—	1	1
Resection der Rippen mit Thoraxeröffnung (Empyemoperation) . . .	1	—	1	—	2	—	2
Tracheotomie	—	2	9	1	9	3	12
Zusammen . . .	410	137	79	34	489	171	660

Zusammenstellung der Todesfälle.

Weitaus der grösste Theil der 89 Todesfälle kommt auf Rechnung der Tuberkulose — primäre Erkrankungen der Lunge an Tuberkulose oder secundäre nach und bei Erkrankung der Knochen, der Drüsen und in einem Falle bei fungöser Schultergelenksentzündung. — Die Zahl derselben beläuft sich auf 37, von denen 28 auf das männliche und 9 auf das weibliche Geschlecht, 8 auf das Kindesalter und 29 auf Erwachsene entfallen.

Von 30 an Diphtheritis erkrankten Kindern starben 8, au croupöser Laryngitis 2 und ebenso 2 an dem sog. Maserncroup. In sechs dieser Fälle war wegen Tracheostenose die Tracheotomie nothwendig geworden.

Unter den übrigen Todesfällen findet sich eine Anzahl, in welchen die Patienten entschieden zu spät zur Behandlung gelangten oder bei denen die Schwere der Verletzungen nur wenig Aussicht auf Erfolg durch die vorzunehmenden Operationen gewähren konnte: so ein Mann, bei welchem die Herniotomie mit Abtragung der bereits gangränösen Darmschlinge vorgenommen wurde, ein anderer, welcher von der Lokalbahn überfahren wurde und welcher mit einer grossen Lappenwunde am Kniegelenk und mit Eröffnung desselben sowie mit bereits eingetretener Gaugrän des Unter- und Oberschenkels zur Aufnahme kam. Derselbe starb am vierten Tage nach Vornahme der Amputatio femoris an der durch die Gangrän hervorgerufenen allgemeinen Sepsis. In einem anderen Falle hatte der Mediauschnitt dem an Stricturen der Urethra mit periurethralen Abcessen und purulenter Cystitis Leidenden wohl bedeutende Erleichterung geschafft, doch konnte die Operation keinen dauernden Erfolg erzielen, da eine Degeneration der Niere eingetreten und auch Endocarditis sich entwickelt hatte. Eine Frau mit Carcinom der Flexura signioidea erlag wohl diesem Leiden, doch wurden durch Anlegung eines .künstlichen Afters die bestehenden Beschwerden gemindert und verbrachte Patientin fast noch 2 Monate in erträglicherer Lage. Ein Kind, bei welchem ein Retropharyngealabscess eröffnet wurde, starb durch hinzutretende Bronchopneumonie. In zwei Fällen von Carcinoma uteri war die Erkrankung bereits soweit vorgeschritten, dass eine Totalexstirpation nicht mehr in Betracht gezogen werden konnte. Zur Sistirung der Blutungen und des penetranten Ausflusses mussten wir uns darauf beschränken, Auslöffungen mit .nachfolgender Paquelincauterisationen vorzunehmen. —

15. Dr. S. Herxheimer's Poliklinik für Hautkranke.

Bericht

von

Dr. S. und Dr. K. HERXHEIMER.

Die Gesammtzahl der im Jahre 1889 neu zugegangenen Kranken betrug 860. Von diesen litt ein Mann an Hypochondria sexualis; 2 Männer, die an Scabies zu leiden glaubten, boten keine krankhaften Erscheinungen dar. Von den übrigen waren:

A. Hautkranke:

Namen der Krankheiten:	M.	W.	Namen der Krankheiten:	M.	W.
Seborrhoea	2	3	Ichthyosis	1	1
Erythema	2	2	Onychia	—	2
Asphyxia localis	—	1	Sclerodermia	2	1
Hyperidrosis	1	2	Elephantiasis	—	1
Urticaria	7	4	Vitiligo	2	1
Dermatitis	6	1	Xeroderma pigmentosum	1	—
Combustio	2	4	Alopecia areata	11	1
Perniones	3	4	Molluscum fibrosum	—	1
Erysipelas habituale	—·	1	Trichorrhexis nodosa	1	—
Herpes labialis	1	1	Atrophia unguis	—	1
Herpes progenitalis	2	—	Lupus erythematosus	2	3
Herpes Zoster	5	1	Lupus vulgaris	5	11
Psoriasis	12	13	Scrofuloderma	1	1
Lichen planus	1	2	Atheroma	2	1
Eczema	155	114	Varices	—	1
Excoriationes	8	22	Telangiectasia	1	1
Acne vulgaris	25	14	Naevus vasculosus	—	1
Acne rosacea	5	9	„ spilus	—	1
Acne frontalis	1	—	„ verrucosus	—	2
Sycosis simplex	20	4	Ulcera	6	18
Purpura	4	—	Abscessus	6	8
Tyloma	1	—	Glandulae intumidae	6	3
Verrucae	4	3	Furunculi	15	1

Namen der Krankheiten:	M.	W.	Namen der Krankheiten:	M.	W.
Pruritus	4	4	Impetigo contagiosa	7	9
Morpiones	2	—	Stomatitis aphthosa	1	—
Scabies	50	20	Unguis incarnatus	—	1
Herpes tonsurans	42	11	Vulnera	6	5
Sycosis parasitaria	10	—	Oedema stabile	—	1
Pityriasis versicolor	5	3			

B. Venerische und Syphilitische.

Namen der Krankheiten:	M.	W.	Namen der Krankheiten:	M.	W.
Balanoposthitis	3	—	Blenn. ur. ac. cum paraphim.	1	—
Vulvitis	—	1	Blenn. ur. ac. cum acum.	1	—
Acuminatae	—	1	Blenn. ur. ac. cum cystid.	1	—
Phimosis	1	—	Blenn. ur. chron. s. compl.	14	—
Strictura urethrae	1	—	Blenn. ur. chron. c. acum.	2	—
Epididymitis	1	—	Blenn. ur. chron. c. epidid.	3	—
Spermatorrhoea	1	—	Ulcus molle	1	1
Blennorhoea urethr. acut.			Ulcus induratum	2	—
sine compl.	6	2	Bubo	3	1
Blenn. ur. ac. cum balanit.	1	—	Syphilis	34	21

Erythema. 1. 19jähriger Mann mit Erythema papul. Sitz auf
beiden Hand- und Fussrücken, Vorderarmen, Unterschenkeln. Leichtes
Brennen. Patient hatte vor einem Jahre an derselben Affection gelitten. Nachdem er 5 Tage lang JK., 3,0 täglich, genommen,
traten erbsengrosse Blutungen in die Unterschenkelhaut auf.

2. 14jähriger Mann. Erythema papulatum univers. Frei nur
beh. Kopf, Gesicht, Fusssohlen. Drüsen überall stark geschwollen,
nicht schmerzhaft. Beginn vor 14 Tagen ohne alle Beschwerden.
Geheilt in 3 Wochen.

3. 9jähriges Mädchen. Ausbruch vor 5 Tagen unter heftigem
Jucken. Befallen sind Gesicht, Handrücken, Unterarme. In der
Mitte der Papeln Krüstchen. Dauer 14 Tage.

4. 3½monatliches Mädchen. Bestand 14 Tage. Papulöse Form
auf beiden Wangen, Brust, Bauch, wenig an den Extremitäten.

Asphyxia localis. 18jährige Näherin. Bestand seit ¾ Jahren.
Im Sommer gebessert. An den Fingerkuppen 2. und 3. l. je eine
Narbe, wo früher spontan entstandene Geschwüre sassen. Chlorose.

Die beiden genannten Finger in den obersten Gliedern blau, nicht kalt. In den Anfällen, die einige Stunden dauern, werden sämmtliche Finger bis zur Mitte blau und kalt oder schneeweiss, kalt und schmerzhaft. Herz und Gefässe normal. Im 10. Lebensjahre Scharlach und Nephritis.

Herpes Zoster. 1. 17jähriger Mann mit Z. dorso-abdomin. sin. Leichte Schmerzen und Jucken. Geheilt in 14 Tagen.

2. 31jähriger Mann. Z. dorso-abdominalis dex. Drüsen in der r. Leistengegend schmerzend, die Gegend geröthet und geschwollen. Ständiges Jucken.

3. 42jähriger Mann. Sitz zwischen 10. und 12. Rippe, r. Beginn mit Fieber, das 4 Tage lang andauerte. Brennen, besonders bei Berührung.

4. 36jähriger Mann. Z. occipito-collar. Seit einigen Tagen bestehend. Leichtes Brennen und Kopfschmerz.

5. 36jähriger Mann. Z. collo-facial. sin. Ohne alle Beschwerden. Geheilt in 14 Tagen.

6. 31jähriges W. Z. antibrach. sin. mit starken dem Ausbruch vorhergehenden Schmerzen. Gravida im 9. Monat.

Lichen planus. 1. 44jähriger Mann. Erkrankte vor 6 Wochen. Kein Jucken. Universell, frei nur Kopf, Gesicht, Hände, Füsse. Eine Drüse r. am Hals, mehrere in den Leisten angeschwollen. Behandelt mit Arsenpillen und Chrysarobin. Nach 6 Wochen nahezu geheilt.

2. 63jährige W. Beginn vor 5 Monaten an den Unterschenkeln. Seit 14 Tagen breitet sich der Ausschlag unter heftigem Jucken und Schlafstörung aus. Zahlreiche Knötchen auf Brust, Bauch, Kreuzbein, Ellbeugen, Ober- und Unterschenkeln. Keine Drüsenschwellung. Chrysarob. Geheilt in nicht ganz 4 Monaten.

3. 25jährige W. Eine Schwester der Kranken wurde vor mehreren Jahren in unserer Poliklinik an Psoriasis behandelt. Bestand 6 Monate. Sitz auf der Schleimhaut beider Wangen und dem Zungenrücken. Silberweisse Knötchen in Strickwerkform, r. ausgedehnter als l.; auf der Zunge weissliche Plaques, von luetischen nicht zu unterscheiden. Keine Drüsenschwellung. Anamnese und Untersuchung ergeben keinerlei Anhaltspunkte für Syphilis. Pityr. versicolor am Stamm. Behandlung mit Arsenpillen. Heilung nach 4 Monaten. Vorgestellt im ärztlichen Verein durch Dr. Karl Herxheimer vor und nach der Heilung.

Eczema.

Alter.	M.	W.	Total.
bis zum 6. Monat	9	2	11
vom 6.—12. Monat	7	6	13
» 1.—2. Jahre	4	3	7
» 2.—3. »	7	3	10
» 3.—4. »	4	2	6
» 4.—5. »	2	4	6
Total:	33	20	53
vom 5.—10. Jahre	15	10	25
» 10.—20. »	21	26	47
» 20.—30. »	35	27	62
» 30.—40. »	30	11	41
» 40.—50. »	14	8	22
» 50.—60. »	4	6	10
» 60.—70. »	2	3	5
» 70.—80. »	1	2	3
Unbekannt	—	1	1
Total:	155	114	269

Lupus erythematosus. 1. 28 jähriger Landwirth. Krank
seit 2 Jahren. Eine Anzahl eingezogener Narben an der r. Ohrmuschel. Zahlreiche, erbsen- bis markstückgrosse Scheiben im ganzen
Gesicht zertreut, die grössten auf der Nase und l. Wange. Die durch
Paquelin und Schablöfel in 14 Tagen erzielte Heilung konnte noch
nach mehreren Monaten constatirt werden.

2. 38 jähriger Schmied. Früher stets gesund. Weder bestehen in
der Familie des Patienten Lungenkraukheiten, noch leidet er selbst
an einer solchen. Beginn der Erkrankung vor 4 J. auf der l. Wange,
seit 2 Jahren zeigt sie sich auf der Stirne r. — Jetzt auf der l.
Wange, nahe dem Nasenflügel, eine 50 pfennigstückgrosse Scheibe,
in der Mitte eine Kruste tragend. Die andere erkrankte Stelle in
den Augenbrauen der r. Seite, thalergross, oval, mit narbig einge-
zogenem Centrum, während der Rand leicht erhaben ist. Patient
arbeitet am Feuer. Zweimalige Auskratzungen brachten Heilung nach
einem Monat. Nach 5 Monaten Recidiv in der r. Braue, das schwand,
als Patient die Arbeit am Feuer einstellte.

3. 49 jährige Taglöhnersfrau. Anamnese ergibt nichts von
Tuberculose bei der Patientin, noch bei ihrer Familie. An der Beugeseite des l. Unterarms eine kinderhandgrosse Narbe. Seit 3 Wochen

besteht die jetzige Affection: Disseminirte, braunrothe, Schüppchen tragende Scheiben auf beiden Handrücken und der Beugeseite beider Vorderarme. Dieselben sind fast alle im Centrum narbig eingezogen. Ebensolche Stellen auf der Nase und vereinzelt auf der r. Wange. Beide Wangen mit vielen Gefässen durchzogen, stark geröthet.

4. 23jährige Büglerin. Mehrere Geschwister an Lungenkrankheiten gestorben. Der Ausschlag besteht seit mehreren Jahren. Verschieden grosse Scheiben auf den Wangen, der Nase und der r. Ohrmuschel. Auf der l. Wange 3 je 20pfennigstückgrosse, leicht erhabene, stark geröthete Scheiben, die untere Hälfte der Nase diffus erkrankt, von bläulich-rother Farbe. Auf der r. Wange ovale Stellen von Markstückgrösse und darüber, 4 an der Zahl. Die r. Ohrmuschel an verschiedenen Stellen erkrankt. Auf dem beh. Kopf über dem Scheitelbein eine 20pfennigstückgrosse, blaurothe, haarlose Stelle flachnarbig eingezogen.

5. 34jährige Frau. Anamnese negativ. Bestand 2¼ Jahr. Befallen sind beide Wangen, l. bis zum Lidrand, die Innenfläche beider Ohrmuscheln, die unbehaarte Gegend hinter den Ohren, Nase; Oberlippenroth, mehrere Stellen auf dem beh. Kopf, die von Haaren entblösst sind.

Sclerodermia. 1. 25jähriges Dienstmädchen. 2 Geschwister an Tuberculose gestorben. Mit dem 18. Lebensjahre schwand die Periode, die im 14. begonnen hatte. Seit einiger Zeit chlorotisch. Seit 3—4 Monaten Schmerz beim Gehen. Die krankhaften Veränderungen beginnen 2—3 fingerbreit hinter den Zehen auf dem r. Fussrücken, lassen Sohle und Ferse frei und erstrecken sich bis zur Mitte des Unterschenkels, der ringsum befallen ist. Die Haut im Bereich derselben theils normal, theils ziegelroth gefärbt, mit vielen Gefässen durchzogen, fest auf der Unterlage angeheftet, über den Knöcheln nicht im geringsten abhebbar. Massage, Bäder, Natr. salicyl. Noch in Behandlung.

2. 59jähriger Mann. Seit 14 Tagen Hände und Füsse geschwollen, Schmerz an der r. Tibia, unten. Jetzt kein Oedem. Beiderseits sind die Rücken der Füsse, Knöchel, sowie unteres Ende der Unterschenkel erkrankt. Haut kühl, nicht verschieblich.

3. 45jähriger Mann. Beginn der Erkrankung vor mehreren Monaten. Starkes Schwitzen an der afficirten Haut der r. Seite während die entsprechende Stelle l. nicht schwitzt. Befallen die 2 unteren Drittel des r. Unterschenkels, Knöchel und Fussrücken

bis zu den Zehen. Haut sehr derb, an den Knöcheln nicht abhebbar, keine auffallenden Sensibilitätsstörungen. Patient selbst leitet seine Erkrankung von Uebertreten des Fusses her. Nach 3 wöchentlicher Massage geringe Besserung.

Xeroderma pigmentosum. 21jähriger Mann. Die Krankheit besteht seit etwa dem 2. Lebensjahre. Eine Schwester des Patienten leidet, wie festgestellt werden konnte, an demselben Uebel. Im Gesicht und auf der Rückenfläche der Hände sommersprossenartige braune und schwarze Flecke, die letzteren zum Theil zu erhabenen und warzenartigen Gebilden herangewachsen. Zwischen den Flecken vielfach Telangiectasien. Narben theils spontan entstanden, theils von exstirpirten Geschwülsten herrührend auf der Nase und r. Wange. Verschiedene hier und da geschwürige erbsengrosse und etwas grössere Geschwülste im Gesicht zerstreut, eine am l. u. Augenlid. Die microsc. Untersuchung erwies dieselbe als Cancroid. Die Pigmentirung ist im Gesicht stärker als auf den Handrücken, ebenso die Telangiectasien. Auf den Händen keineNarben und Geschwülste.

Alopecia areata. 1. 38jähriger Mann. Weder Verletzung noch nervöse Erscheinungen. Eine markstückgrosse Stelle im Kinnbart r. Geheilt nach 1½ Monaten. Behandlung mit lokalen Reizmitteln.

2. 15jähriger Mann. Eine kahle Scheibe am Hinterhaupt r. von der Mittellinie. Keine Beschwerden. Keine Verletzung.

3. 23jähriger Mann. Auf dem ¦Hinterhaupt l. kleine kreisförmige haarlose Stelle, seit 2 Monaten. Kein Trauma, keine nervösen Störungen. Geheilt nach weiteren 3 Monaten nach Gebrauch lokaler Reizmittel.

4. 34jähriger Mann. Bestand ½ Jahr. Beginn r. vom Kinn, allmählich der ganze Vollbart ausgefallen bis 2 fingerbreit unterhalb der Ohrläppchen. Eine markstückgrosse Stelle seit 4 Wochen im Schnurrbart. Keine Verletzung. Seit 2—3 Jahren Kopfschmerz, sonst ganz gesund.

5. 16jähriger Mann. Bestand 8 Jahre, Beginn am Hinterkopf. 5 auf dem behaarten Kopf unregelmässig zerstreute Stellen, meist von dreieckiger Gestalt. Sensibilität normal, öfter stechende Schmerzen an den kranken Theilen, tagsüber Hinterhauptschmerz. Kein Trauma.

6. 42jähriger Mann. Beginn vor ½ Jahre in der r. Seite des Bartes. Dortselbst dreieckige kahle Stellen. Später ein kleiner kahler kreisförmiger Fleck l. im Barte und ein solcher über dem l. Scheitelbein. Kein Trauma, kein Kopfschmerz, Sensibilität normal.

7. 13jähriger Mann. Bestand ¹/₂ Jahr. Der Vater und ein Bruder des Patienten standen bei uns wegen derselben Krankheit in Behandlung; diese beiden geheilt. 2 symmetrische kahle Scheiben auf den Schläfen, ein grosses kahles Dreieck am Hinterhaupt bis zum Nacken und zwar in der Mittellinie. Schmerzpunkte im Bereich der beiderseitigen Occipitales majores. Keine Verletzung. Zwei Monate später eine neue Stelle von 10pfennigstückgrösse auf dem Scheitel an der Grenze des Hinterhauptbeines in der Mittellinie. Die alten Flecke fast ganz bewachsen. Nach einem weiteren Monat eine neue markstückgrosse Scheibe über dem l. Ohre. Patient war bei Schluss des Jahres noch in Behandlung,

8. 32jähriger Mann. Bestand 14 Tage. Thalergrosse haarlose Stelle l. vom Scheitel. Gesund.

9. 16jähriges Mädchen. Eine markstückgrosse Scheibe neben dem Scheitel seit 14 Tagen. Pityriasis capitis.

10. 8jähriges Mädchen. Der ganze Kopf kahl, nur stellenweise mit vereinzelten Reihen von weissen Härchen besetzt. Keine Kopfschmerzen. Kopfhaut schwitzt stark. Seit ³/₄ Jahren bestehend.

11. 46jähriger Mann. Früher diffuser Ausfall der Kopfhaare, seit 4 Wochen 3 Scheiben an verschiedenen Stellen über dem Scheitel und Hinterhaupt. Je eine Stelle im Schnurr- und Vollbart. Kopfhaut schmerzhaft. Kein Trauma, keine Sensibilitätsstörungen.

12. 9jähriges Mädchen. Beginn vor einem Jahre in der Scheitelgegend; fast ebenso lange bestehen Kopfschmerzen, die sich nach einem halben Jahre stark steigerten, um in der letzten seltner und schwächer zu werden. Keine Verletzung. Normale Haare in einzelnen Büscheln fast nur an der Grenze des Kopfhaares, vereinzelte Lanugohärchen auf dem Kopf zerstreut.

Herpes tonsurans. Von den 53 Fällen waren 25 (+ 10 Fälle von Sycos. parasitar.) durch Rasiren verursacht. Einer dieser 25 übertrug die Krankheit auf 3, ein anderer auf 1 Geschwister; ein dritter auf seine Frau und ein vierter auf seine Braut. Letztere spielte häufig mit einem Kinde, das im Gesicht daran erkrankte.

Syphilis. An maculösen Frühformen litten 7 M. und 2 W., an papulösen 8 M., 4 W. Mit Spätformen der Haut wurden beobachtet 8 M. und 8 W., der Zunge 2 M. und 1 W., der Nase 2 M. und 2 W., der Unterschenkel 2 M. und 2 W., 1 Mann war an Gehirnlues erkrankt. Bei 4 M. und 2 W. war die Krankheit hereditär. Folgende Fälle verdienen eine kurze Beschreibung.

31 jährige Fabrikarbeiterin, verh., Anamnestisch ist hervorzuheben, dass Patientin vor 8 Jahren als Mädchen weissen Belag am weichen Gaumen, Schluckbeschwerden, Kopf- und Gliederschmerzen hatte. Behandlung damals mit JK. im Spital. — Im vergangenen Jahre augenleidend. — Befund: Die r. Seite der Unterlippe zeigt eine Hervorragung von 50-pfennigstückgrösse, derb, mit weisslichem Ueberzug. Kleine unregelmässige Wulstungen mit weisslicher Schleimhaut an beiden Zungenrändern. Eine grössere Anschwellung in der Mitte des l. Zungenrandes, derb, mit weisslicher Decke. Haut, Drüsen, Knochen frei. Geheilt nach 9 Inject. von Hg. salicyl. 1 : 10 und 120,0 JK.

2. 26 jähriges Dienstmädchen. Aus der Vorgeschichte ist nichts festzustellen, als dass die jetzige Affection seit 6 Jahren besteht. Die Nase ist an ihrer Wurzel sattelförmig eingezogen, so stark, dass der Rest des Nasenbeins mit der Stirne einen r. Winkel bildet. Der Rest des Nasenbeins und die Gaumenbeine nekrotisch. Oefters Abgang von Blut und Eiter. In der Mittellinie des harten Gaumens mehrere Centimeter von einander entfernt 2 je halblinsengrosse Perforationen mit narbiger derber Umgebung. Zähne und Augen normal. Mollin hg. 3,0 tgl.

3. 45 jähriger verh. Arbeiter. Infection vor 12 Jahren mit »hartem« Schanker. Jetzige Erkrankung seit 6 Jahren. Anschwellungen mit weisslich verfärbtem Schleimhautüberzug an den Zungenrändern. Dieselben sind durch mehrere Centimeter gesunder Haut von einander getrennt, linsengross, an beiden Zungenrändern, von Rhagaden durchfurcht. Ein ähnliches Infiltrat an der Zungenspitze. Schmerzen spontan und beim Sprechen. Injectionen von Hg. salicyl., local Bals. peruv.

4. 25 jährige verh. Wirthsfrau. Mitte September 1888 zum ersten Mal entbunden. 6 Wochen darnach wieder Cohabitat. Mitte Dezember sehr heftiger Kopfschmerz bei Tag und Nacht, Knieschmerz, Grindchen auf dem Kopf, Haarausfall. Befund am 8. April 1889:

Lymphadenitis universal., kleinpapulöses Exanthem, in halben Scheiben oder Kreisabschnitten geordnet, auf Gesicht und Armen. Plaques an den Genitalien. Behandlung Mollin hg. 2,0 tgl., 12. Juni 1889: Seit einigen Tagen Bursitis praepatellaris bilat. Haut

und Drüsenerkrankung nach 35 Einreibungen geschwunden. 28. Juni:
Von der Bursitis beiderseitig nichts mehr wahrzunehmen.

5. 51 jährige Wittwe. Vor 11 Jahren Geschwüre auf der Kopfhaut und seitdem Nachtkopfschmerz. Seit 4 Jahren Ausschlag auf
dem Arm und rheumatische Schmerzen in den unteren Extremitäten.
Gumma mucos. palpebr. inferior. sin. Einige Knoten und Narben
auf der Stirn. Gruppirte Gummata an der Aussenseite des l. Arms,
Narben dazwischen. JK. Heilung. ·

6. 4 wöchentliches Mädchen. Seit einigen Tagen Ausschlag.
Papul. Exanthem im Gesicht, auf Handtellern, Fusssohlen, Rhagaden
an den Mundwinkeln. Knochen frei. Schlecht genährt. Mollin hg.
— Nach 8 Tagen gestorben; das Ergebniss der Section negativ.
Die Eltern dieses Kindes:

7. 23 jährige Kellnersfrau. Seit 4 Wochen Beulen an den Genitalien bemerkt. Befund: Papul. madid. ad. genital. et anum, Exanthema
maculos. corpor., Leukoderma colli. Nach 2 Monaten, während der
Behandlung, Papeln an den Mundwinkeln. Einspritzungen mit Hg.
salicyl., deren sie bis Schluss des Jahres 7 erhielt. Ausserdem JK. 60,0.

8. 25 jähriger Kellner. Seit 3 Monaten Geschwür am Glied und
Ausschlag. Befund: Derber Primaeraffect im Sulcus glandis,
50-pfennigstückgrosse. Universelles maculös. Exanthem, Papeln am
After, Zungengaumenbögen mit Plaques bedeckt.

Bis Ende des Jahres 7 Einspritzungen von Hg. salicyl., JK. und
40,0 JK.

16. Zahnklinik für Unbemittelte.

Bericht

von

Dr. J. de BARY.

Eine ausführliche Schilderung der Anstalt, welche — im April 1888 in's Leben getreten, — durch das stete Wachsen ihrer Thätigkeit den Beweis liefert, dass sie trotz mannigfacher Anfeindung einem dringenden Bedürfnisse Abhilfe geschaffen hat, bleibt für das Jahr 1891 vorbehalten, zu welchem Zeitpunkte sie nach mehrfachen Provisorien in ein eigenes Haus übergesiedelt sein wird.

Die Zahl der im zweiten Jahre des Bestehens Hülfesuchenden betrug 3425 (gegen 1128 des ersten Betriebsjahres).

Von denselben standen im Alter:

	von	1	bis	10	Jahren	397
	»	10	»	20	»	1299
	»	20	»	30	»	898
	»	30	»	40	»	433
	»	40	»	50	»	271
	»	50	»	60	»	102
	»	60	»	70	»	21
	»	70	»	80	»	4

Zähne wurden gezogen **3216** und zwar

    1211 Wurzeln
     638 Milchzähne
       2 Ueberzählige sog. Stiftzähne
     981 grosse Backenzähne
     295 kleine Backenzähne
      66 Schneidezähne
      23 Eckzähne
      18 künstliche Gebisse wurden angefertigt (bestehend aus 26 Piècen mit 227 Zähnen).

Plombirt wurden 345 Zähne, 1 Obturator und 3 Regulirplatten wurden geliefert.

Mittels Narcose wurden 14 Zähne resp. Wurzeln gezogen.

Statistischer Bericht über das Dr. Senckenbergische pathologisch-anatomische Institut

von

CARL WEIGERT.

Im Jahre 1889 wurden von Seiten des Dr. Senckenbergischen pathologisch-anatomischen Institutes 329 Sectionen ausgeführt. Dieselben fanden statt: im Bürgerspital, im Heilig-Geistspital, im Städtischen Krankenhaus, im Versorgungshaus, im Christs'chen Kinderspital, im Clementinen-Kinderspital, in den Privatkliniken Mittelweg 18 und Gausstrasse 16, sowie in Privathäusern.

Die interessanteren Sectionsergebnisse wurden im ärztlichen Verein mitgetheilt, und die entsprechenden Präparate demonstrirt. Betreffs dieser sei auf den von Seiten des Secretärs erstatteten Bericht über die Thätigkeit des ärztlichen Vereins hingewiesen.

Auf Ansuchen von hiesigen und auswärtigen Aerzten sind 281 Objecte mikroskopisch untersucht worden.

An den Arbeiten im Institute betheiligten sich 8 hiesige und 32 auswärtige Herren. Unter letzteren waren 14 Deutsche, 12 Amerikaner, 2 Engländer, 2 Italiener, 1 Norweger, 1 Franzose.

In dem Winterhalbjahr wurden demonstrative Curse der pathologischen Anatomie verbunden mit allgemein pathologischen Vorträgen von dem Director des Instituts gehalten.

Fünfter Theil.

Jahresbericht über die Thätigkeit des Aerztlichen Vereins zu Frankfurt a. M. im Jahre 1889.

Von

Dr. med. ERNST WOHLFARTH.

Auch in diesem Jahre, dem vierundzwanzigsten seit Bestehen des Vereins, wurde eine lebhafte Thätigkeit auf den verschiedenen Gebieten ärztlichen Wissens und ärztlicher Bestrebungen entfaltet. Den Vorstand bildeten Dr. Cohn als erster, Dr. Oscar Wolf als zweiter Vorsitzender, Dr. Wohlfarth als erster, Dr. Klingelhöffer als zweiter Schriftführer. Im Ausschuss waren Dr. Moritz Schmidt, Dr. Louis Rehn und Dr. Laquer.

Die Mitgliederzahl betrug am Schlusse des Jahres 194, nämlich 136 ordentliche und 58 ausserordentliche Mitglieder. Gestorben sind die ordentlichen Mitglieder DDr. Heinrich Schmidt, Roberth, Wilbrand, Wittner, Adolph Schmidt, Lorey und das ausserordentliche Mitglied Dr. Lehmaier. Dem Begräbnisse, bezw. der für die dahingeschiedenen Collegen veranstalteten Todtenfeier wohnten jedesmal viele Mitglieder bei, der erste Vorsitzende legte im Namen des Vereins einen Kranz nieder und verlieh der Trauer um den Entschlafenen beredten Ausdruck, auch widmete er zu Anfang der Sitzung dem Verstorbenen einen warm empfundenen Nachruf. Ausgetreten sind die ordentlichen Mitglieder DDr. Fresenius wegen länger dauernder Krankheit, Walther wegen Uebersiedelns nach Leipzig und Meier Wolff, ferner die ausserordentlichen Mitglieder DDr. Hahn und Weil wegen Wegzugs. Eingetreten sind als ordentliche Mitglieder DDr. Demmer, Friedländer, Nebel, Nönchen, Seuffert, Nissel, Walter, Krauss, Jourdan, Grandhomme, als ausserordentliche Mitglieder DDr. Gottfried, Alzheimer, Bauer, Trowitsch, Leopold von hier, Credner in Nauheim, Hitzel in Homburg, Henke in Höchst und Roser in Hanau.

Im Laufe des Jahres fanden 22 Sitzungen statt, alle unter reger Betheiligung. Ferien waren im Juli. Es wurden gewählt: in den Ausschuss für den Aerztetag an Stelle des verstorbenen Collegen Dr. Wiesner, Dr. Schölles, zum Revisor der Bibliothek Dr. Körner, zum Vertreter für den XVII. Aerztetag Dr. Cnyrim und als dessen Stellvertreter Dr. Marcus, zum Abgesandten für die in Heidelberg stattfindende Versammlung des vorbereitenden Ausschusses des internationalen medicinischen Congresses in Berlin Prof. Dr. Weigert, in den Ausschuss zur Vergebung des Stiebel-Preises DDr. Rennert und Ebenau, in den Ausschuss der im Jahr 1891 in Frankfurt a. M. stattfindenden elektrotechnischen Ausstellung DDr. Edinger und Laquer. Für den städtischen Gesundheitsrath wurden die DDr. Marcus und Prof. Weigert dem Magistrat wiederum als Mitglieder vorgeschlagen. In der letzten Sitzung des Jahres wurden pro 1890 gewählt in den Vorstand Dr. Fridberg als zweiter Vorsitzender, Dr. Stahl als zweiter Schriftführer und in den Ausschuss DDr. Neumüller, Glöckler und Lachmann. Endlich wurde zum Archivar Dr. Altschul wiederernannt.

Am 13. Juni beglückwünschte der Vorstand den Mitbegründer unseres Vereins Herrn Dr. Hoffmann zum 80. Geburtstag, wofür der Gefeierte seinen Dank aussprach und durch ein Schreiben an den Verein seiner Freude und Anhänglichkeit Ausdruck gab.

An Herrn Dr. August Hess in London wurde zur Feier seines 50jährigen Doctorjubiläums ein Glückwunschtelegramm abgesandt.

Am 10. August beging der Verein unter zahlreicher Betheiligung seiner Mitglieder das 50jährige Doctorjubiläum der Herren DDr. Stricker und Flesch 1. durch eine akademische Feier im Hörsaal des physikalischen Instituts, bei welcher der erste Vorsitzende die Festrede hielt, und durch ein Essen auf dem Frankfurter Forsthaus.

Das Stiftungsfest des Vereins wurde am 3. November im Hôtel Schwan abgehalten.

Der städtische Zuschuss wurde in der bisherigen Höhe gewährt.

An die meisten der unten aufgezählten Vorträge, Berichte, Krankenvorstellungen, Präparate u. s. w. schlossen sich Besprechungen an, in denen einzelne Mitglieder eigne Erfahrungen vorbrachten oder aus Arbeiten Anderer berichteten. Von allgemeineren Angelegenheiten kamen folgende zur eingehenden Besprechung: 1) Die den Arzt angehenden Abschnitte im Entwurf eines neuen bürgerlichen Gesetzbuches. Herr Dr. Marcus hatte sich mit denselben auf Wunsch

der Versammlung unter Zuziehung von Rechtsgelehrten und Irren-
ärzten beschäftigt und berichtete darüber in zwei Sitzungen. (S. d.
Med. Wochenschrift 1889, Nr. 11 und 14). Für die rasche Erledigung der schwierigen Arbeit, sowie für die klare Darstellung sprach
der Vorsitzende den Dank des Vereins aus. 2) Die muthmassliche
Tagesordnung des XVII. Aerztetages. Im Auftrag des Ausschusses
für den Aerztetag theilte Dr. Cnyrim in der Sitzung am 3. Juni
die einstimmig angenommenen Vorschläge mit, wie der Verein seinen
Vertreter anweisen möge, sich den einzelnen Punkten gegenüber zu
verhalten. Folgende Beschlüsse wurden gefasst: in Bezug auf die
Stellung des Arztes als sachverständiger Zeuge vor Gericht den von
Samelson aufgestellten Thesen (s. Aerztl. Ver.-Bl. XVIII, 205) im
Allgemeinen beizustimmen; in Bezug auf die Verjährungsfrist in
dem Entwurf eines bürgerlichen Gesetzbuches für eine vierjährige
einzutreten; in Bezug auf den Erlass einer deutschen Aerzteordnung
sich an keiner etwa beabsichtigten Demonstration zu betheiligen; in
Bezug auf das gegenseitige Verhalten der Aerzte (s. ibidem) gegen
sämmtliche Paragraphen zu stimmen; in Bezug auf das ärztliche
Prüfungswesen (s. Dressler, Aerztl. Ver.-Bl. XVIII, 203) gegen die
obligate Verlängerung des medicinischen Studiums und für die Aufnahme der Psychiatrie und gerichtlichen Medicin als obligate Prü-
fungsgegenstände zu stimmen und die Sätze über das Bestehen und
den Ort des Examens abzulehnen; in Bezug auf den Zusatzantrag
(s. Brauser, Aerztl. Ver.-Bl. XVIII, 205) endlich sich zustimmend
zu verhalten. In der Sitzung vom 19. August berichtete Dr. Cnyrim
über den Verlauf des Aerztetages in Braunschweig. Unseren Be-
schlüssen entsprechend hatte Dr. Cnyrim den Verein vertreten, nur
bezüglich eines Punktes war er durch persönliche Besprechung und
durch den Verlauf der Verhandlungen anderer Meinung geworden,
nämlich bezüglich der Verlängerung des medicinischen Studiums.
Dr. Cnyrim hatte für dieselbe gestimmt, um so mehr, da der betreffende Vereinsbeschluss nur mit geringer Stimmenmehrheit und
ohne vorhergehenden Meinungsaustausch gefasst worden war. Auch
Dr. Cnyrim sprach der Vorsitzende für die mühevolle und vortreffliche Vertretung den Dank des Vereins aus. 3) Die Einweisung
von Geisteskranken in die Irrenanstalt im Anschluss an einen Vortrag des Dr. Sioli. 4) Veränderungen in dem von dem Verein
herausgegebenen Jahresbericht im Anschluss an ein Schreiben der
Kreisphysici DDr. Wilbrand und Klingelhöffer. 5) Das Zeugniss
des Hausarztes und das Gutachten des Stadtarztes, angeregt durch

Dr. Cohn. 6) Eine unrichtige Darstellung, welche ein Schreiben des Herrn Sonnemann und die Verhandlung über dasselbe in unserem Verein in der Berliner Post vom 10. December 1889 erfahren hatte. 7) Die Beistellung der Leichen in den Leichenhäusern im Anschluss an ein Schreiben der Friedhofs-Commission. 8) Aenderungen in der senckenbergischen Bibliothek im Anschluss an ein Schreiben des Herrn Dr. Julius Ziegler.

Vorträge.

Dr. Altschul, über die Hypnose in der Klinik des Prof. Forel. — Der Vortragende beschreibt eine grosse Anzahl meist vollkommen gelungener Versuche, die er in Zürich gesehen hat, theilt Forels Ansichten über den Werth des Hypnotismus mit und spricht seine eigne Ueberzeugung dahin aus, dass bei letzterem an Schwindel oder Betrug nicht zu denken sei.

Dr. Edinger, über den Verlauf der sensibeln Fasern. — Bisher war bekannt, dass die hinteren Wurzelfasern nach ihrem Eintritt in das Mark sich in zwei Theile spalten: 1. in einen medialen, welcher sich direct in den Hintersträngen aufwärts zur Oblongata wendet und dort in der gekreuzten Schleife hirnwärts zieht; ehe er sich zur gekreuzten Seite wendet, passirt er in der Oblongata die Kerne der Hinterstränge; 2. in einen lateralen. Dieser bisher nur bis in die Spitze des Hinterhorns verfolgt, löst sich nach den Untersuchungen des Vortragenden in der grauen Substanz des Hinterhornes auf, worauf aus letzterer eine neue Bahn entspringt, die sich für jeden Nerven besonders bald nach seinem Eintritt kreuzt. Die gekreuzten Fasern ziehen dann im Seiten- und Vorderstrange hirnwärts und gesellen sich oben denjenigen Schleifenbahnen zu, welche vorhin als aus den Hintersträngen stammend erwähnt worden sind. Es liegt also in dem verlängerten Marke die ganze aus den Hintersträngen stammende Fasermasse, soweit nicht kleine Theile in das Cerebellum gelangt sind, in der gekreuzten Schleife. Hiernach ergibt sich eine überraschende Uebereinstimmung im centralen Verlaufe der motorischen und der sensorischen Bahnen. Eine jede besitzt einen schon im Marke sich kreuzenden und einen erst in der Oblongata auf die andere Seite sich wendenden Antheil. Vom verlängerten Marke ab liegen dann beide Antheile vereint. Ein wichtiger und möglicherweise ganz principieller Unterschied zwischen beiden Faserarten besteht aber darin, dass die sensorischen Fasern alle vor ihrer Kreuzung durch einen kleinzelligen Kern hindurch gehen, dieser wird im Rückenmarke durch das Hinterhorn, in der Oblongata durch die Kerne der Hinterstränge dargestellt.

Prof. Flesch, über die Gehirne von Verbrechern.

Dr. Friedländer, über die Suggestionstherapie in Nancy (s. Berl. Klin. Wochenschr. 1889. 19).

Dr. Günzburg, über einen Ersatz der diagnostischen Magenausheberung (s. Deutsche Med. Wochenschr. 1889. 41).

Dr. Carl Herxheimer, über eigenthümliche Fasern in der Epidermis und im Epithel gewisser Schleimhäute (s. Archiv für Dermat. u. Syph. 1889).

Dr. Kirchheim, über die Auskultation der Flüsterstimme. — Vortragender empfiehlt dieselbe auf Grund eingehender Prüfung als werthvolle Unterstützung anderer Untersuchungsmethoden, da die Flüsterstimme stets bei infiltrirter, niemals bei normaler Lunge zu hören ist.

Dr. Körner, über einen Fall von diabetischer primärer Ostitis des Warzenfortsatzes nebst Bemerkungen über den Einfluss grösserer Operationen auf den Verlauf des Diabetes (s. Archiv für Ohrenheilkunde 1889).

Dr. Laquer, über traumatische Neurosen. — Unter Zugrundelegung der eben erschienenen Arbeiten von Oppenheim und Strümpell spricht der Vortragende über die neuerdings mit diesem Namen bezeichneten Krankheitsformen, welche durch die seelische Erschütterung bei Gelegenheit des (in Sonderheit Betriebs-) Unfalles hervorgerufen und erhalten werden. Nach ausführlicher Beschreibung des Verlaufes, der subjectiven und objectiven Erscheinungen, der Diagnose mit vorwiegender Berücksichtigung der Differentialdiagnose empfiehlt er, die Behandlung betreffend, hauptsächlich schnelle Erledigung des Rechtsstreites, Vermeidung verantwortungsvoller Thätigkeit und frühe Entfernung fester Verbände.

Dr. Lorey, über die Behandlung der Diphtheritis mittelst Zuckerstaubeinblasung. (S. Verhandl. der päd. Section der Naturf.-Vers. 1888.)

Dr. Perlia, über die Beziehungen des Lichtsinns zum Central-Nervensystem. — Der wichtige und belebende Einfluss des Lichtsinns auf die Functionen des Central-Nervensystems lässt sich nachweisen in seiner Reflexwirkung:

I. Auf die motorischen Nerven, so der inneren und äusseren Augenmuskeln, des Facialis (im prämonitorischen Stadium der progressiven Paralyse verfällt die mimische Muskulatur heim Lidschluss), der Centren der Athmung, des Stimmorgans u. s. w. Dahin gehören die schlaffen Impulse der Blinden. Unter den Farben wirkt roth am intensivsten ein (Stier, Fasan, Truthahn), daher auch der Ausdruck lebende Farbe.

II. Auf die sensibeln Nerven, so des Gehörs (Urbantekitsch), des Geschmackes, Geruches, des Trigeminus etc.

III. Auf die Vegetation des Körpers, so a) Steigerung der CO_2-Ausscheidung und O-Aufnahme im Lichte (v. Platen — Fubini — Chassanowitz), b) Ansatz der Markscheiden um die marklosen Optikusfasern bei Neugeborenen durch Licht, c) Verlust der Schuppenfarbe bei manchen Fischen und Entartung des Sehnerven bei den Wirbelthieren nach Blendung.

IV. Auf die Hirnrinde. Daher häufig geistige Verwirrung der Potatoren in der Dunkelheit, Blödsinn bei geblendeten Tauben (v. Gudden), subjektives Gefühl der Erleichterung des Denkens im Lichte.

Die Anatomie des N. Opticus ist complicirt. Hinweis auf die Resultate von Meynert, Stilling, Tartuferi, Monakow. Beim Vogel fand der Vortragende neues Opticuscentrum neben dem Nucl. Trochlearis, beim Frosche schien ihm ein Zusammenhang in den Ursprungsgebieten des N. Opticus und der Schleife im Lobus opticus zu bestehen.

Dr. Pinner, über Gastrostomie. — Im Anschluss an einen von ihm mit günstigem Erfolg operirten Fall (narbiger Verschluss der Speiseröhre oberhalb der Cardia nach Säurevergiftung) spricht der Vortragende über Entstehungsweise, Sitz und Beschaffenheit der Oesophagusstrikturen, Zweck und Operationsmethode der Gastrostomie, Möglichkeit und Erfolg des Bougirens.

Dr. Rennert, über die Behandlung der Diphtheritis mit saurer Sublimatlösung (s. Berl. Kl. W. 1889. 34).

Dr. Sioli, über die Entwicklung der Fürsorge für die Geisteskranken der Stadt Frankfurt a. M. — Bereits in dem 1775—85 erbauten Kastenhospital befanden sich Stuben für Unruhige und grössere Räume für Ruhige, Aerzte leiteten eine menschenfreundliche Behandlung, Einsperrung blieb möglichst vermieden. Die neue durch prächtige Lage, architektonische Schönheit und zweckmässige Gliederung ausgezeichnete Anstalt wurde 1862 bezogen. Die Zahl der von der Stadt verpflegten Geisteskranken im Verhältniss zu der Einwohnerschaft betrug 1862 $\frac{1}{800}$, 1875 $\frac{1}{640}$, 1880 $\frac{1}{730}$, 1888 $\frac{1}{800}$. Um 1880 war die Anstalt überfüllt, so dass ein Rückgang in den Auf-

nahmen und Heilungen sowie eiue Zunahme in den Todesfällen eintrat, bis regelmässige Abschiebungen in entfernte Privatanstalten
stattfanden. Zweck der Anstalt ist frische Fälle, Paralytiker und
Unruhige zu berücksichtigen. Bei Dringlichkeit genügt ein ärztliches
Zeugniss zur · vorläufigen Aufnahme. Die Behandlung ist völlig
zwanglos und sorgt für Herbeiführung von vollkommener Ruhe
durch Bettlage, Aufsicht und Pflege. Durch Beseitigung der Tob-
zellen soll Platz für Wachsäle und ˙Krankensäle geschaffen werden.
Chronische ˙und. Unheilbare werden zweckmässig in Irrencolonieen
mit Gewährung reichlicher Freiheit und Beschäftigung in der Landwirthschaft verpflegt und die Unschädlichen unter denselben sollten
durch Bemühung. erst zu begründender Hülfsvereine in Familien
untergebracht ˙werden.

Dr. Sippel, über ventrale und vaginale Uterusexstirpation. —
Nach einer kurzen Darstellung der Entwicklungsgeschichte beider
Verfahren spricht der Vortragende über den weit gefährlicheren
ventralen Eingriff und schildert denselben auf Grund eines reak-
tionslos verlaufenen Falles. Letzterer bot aussergewöhnliche Schwierigkeiten, indem Netz und Darm mit Uterus und linkem Ligament
ausgedehnt verwachsen waren und alte Adhaesionen im Douglas
sowie starke Schrumpfung der Ligamente das Hervorziehen des
Uterus hinderten, so dass Abbindung und Abtrennung der Ligamente in situ im kleinen Becken vorgenommen werden mussten.

Dr. Vohsen, über die Nebenhöhlen der Nase und ihre Erkrankungen. — Der Vortragende bespricht zunächst die Anatomie der
pneumatischen Räume des Schädels, soweit sie von practischer Bedeutung
ist. Besondere Berücksichtigung finden die sichtbare Configuration
der Nebenhöhlen und die Rückschlüsse, die sie auf die·fraglichen
Gebilde zulassen. Nach kurzer Besprechung der entwicklungs-
geschichtlichen, vielfach strittigen Thatsachen, folgt eine Darstellung der physiologischen Hypothesen. Eine kritische
Sichtung lässt nur wenig davon gelten: Geringe Verminderung des
Gewichts der Kopfknochen, resonatorische Function, raschere Erwärmung der inspirirten Luft. Die Weite der Nasenhöhle wird von
der Entwicklung der Nebenhöhlen wesentlich beeinflusst, daher ihre
grosse Bedeutung für normale Respiration, Stimme und Sprache.
Der Reihe nach werden Aetiologie, Symptome und· Therapie der
Erkrankungen der Highmorshöhle, der Siebbeinzellen, der
Stirnhöhle und der Keilbeinhöhle besprochen. Die Er-
krankungen dieser Organe bleiben oft jahrelang undiagnosticirt

Für den practischen Arzt ist ein Symptom von besonderer
Wichtigkeit; wenn er nicht mit der Rhinoskopie gut vertraut ist,
sollte ihn ein einseitiger Ausfluss aus der Nase, der immer eine
Herd- oder Nebenhöhlenerkrankung zur Ursache hat, stets zum
Specialcollegen führen. Die in Betracht kommenden Erkrankungen anderer Organe, als deren Complicationen die Nebenhöhlen-
erkrankungen auftreten: Syphilis, Tuberculose, Rotz- und Gesichts-
erysipel, werden besprochen und über letzteres eine Reihe eigener
Erfahrungen mitgetheilt. »Das wesentlichste Hülfsmittel für die
Diagnose ist die Rhinoskopie und ihre häufige Ausübung wird zur
Verhütung schwererer Complikationen, wie sie besprochen wurden,
viel beitragen können. Die hohe Wichtigkeit der obersten Luftwege lässt es kaum begreifen, dass die Kenntniss ihrer Erkrankungen
noch eine so mangelhafte ist, und es ist nur zu hoffen, dass die
grössere Aufmerksamkeit, die Aerzte und pathalogische Anatomen
denselben widmen, die vielen Lücken unseres Wissens und Könnens
bald ausfüllen werden«.

Dr. Vohsen, über die elektrische Beleuchtung und Durchleuchtung der Körperhöhlen. (S. Berl. Kl. W. 1890. 12).

Dr. Ludwig Wolff, über Pharyngitis chronica. — Der Vortragende bespricht Häufigkeit, Gefährlichkeit, Entstehungsursache,
subjective und objective Erscheinungen, Diagnose, Prognose und Behandlung der Pharyngitis chronica hypertrophicans und atrophicans,
zeigt die geeigneten Instrumente und stellt einen Kranken vor.

Berichte.

Dr. Cnyrim, über die muthmassliche Tagesordnung des XVII.
Aerztetages (s. oben).

Dr. Cnyrim, über den Verlauf des XVII. Aerztetages (s. oben).

Dr. Lorey, über den Verlauf der Versammlung mittelrheinischer Aerzte in Mannheim.

Dr. Marcus, über die den Arzt betreffenden Paragraphen
im Entwurf des neuen Gesetzbuches (s. oben).

Dr. Marcus, über Bd. IV der Arbeiten aus dem Kaiserl. Gesundheitsamt (s. Aerztl. Vereinsblatt 1889, Februar-Nr.)

Dr. Marcus, über Bd. V der Arbeiten aus dem Kaiserl. Gesundheitsamt (s. Aerztl. Vereinsblatt 1889, November-Nr.)

Kurze Mittheilungen.

Dr. Cnyrim, Beschluss des Geschäftsausschusses des deutschen
Aerztevereinsbundes an die Vereine die Aufforderung zu richten, die

den Arzt betreffenden Paragraphen in dem Entwurf eines allgemeinen bürgerlichen Gesetzbuches für das deutsche Reich einer Durchsicht zu unterziehen und bezügliche Anträge bis spätestens 4 Wochen vor dem Aerztetag an den Ausschuss gelangen zu lassen.

Dr. Cnyrim, Maul- und Klauenseuche in der Frankfurter Milchkuranstalt.

Dr. Demmer, elektrolytische Behandlung der Gebärmutterfibrome im Hospital zum heiligen Geist.

Prof. Flesch, Leichenhäuser und Desinfectionsanstalt der Stadt Frankfurt a. M.

Dr. Körner, Oxybuttersäure und Coma diabeticum.

Dr. Spiess, hygienische Maassregeln bei Scharlach und Diphtheritis, aufgestellt vom städtischen Gesundheitsrath.

Krankengeschichten.

Dr. Altschul, acute Osteomyelitis bei einem 8 Monate alten Kinde, die sich vielleicht in Folge geringer Verletzung zunächst an der dritten Basalphalanx des rechten Fusses entwickelte und zu schneller Ausstossung derselben durch die Incisionswunde führte, alsbald auch den linken Oberschenkel befiel und in wenigen Tagen tödtlich verlief. Im Knochenmark fand sich etwa ein Dutzend erbsengrosser Herde.

Dr. Cnyrim, Tabes dorsualis mit schwerer Hysterie, bei welcher durch Hypnose und Suggestion die Diagnose gesichert und eine vorübergehende wesentliche Besserung erzielt worden war. Section.

Dr. Günzburg, Hysterica mit linksseitigem Kropf und Schmerzen im linken Arm. Im Laufe von 3 Monaten Zunahme der Schmerzen, Schwellung des Armes um 3 cm, Auftreten von Athemnoth. Exstirpation des Kropfes durch Dr. L. Rehn, welcher die Schwierigkeit der Operation schildert und die Geschwulst vorzeigt, die je einen Fortsatz unter die Clavicula, unter das Sternum und unter den Plexus brachialis hat.

Dr. Harbordt (s. oben Bericht des Hospital z. h. Geist), Laparotomie wegen Darmstenose und Peritonitis.

Schussverletzung des Magens und Colon transversum.
Schussverletzung der Leber.

Dr. Louis Rehn, 2 Retropharyngealabscesse, von aussen geöffnet. Heilung. Beschreibung der Operation nach Burkhard. Vortheile derselben.

Prolapsus ani bei einem ⁵/₄ Jahre alten Kinde mit günstigem Erfolg operirt nach Mikulicz. Beschreibung des Verfahrens.

Dr. Oscar Wolf, Ausmeisselung einer Revolverkugel aus dem Felsenbein eines 17 Jahre alten Mädchens. Die Kugel war vor dem Tragus eingedrungen und ihr Kanal konnte schräg durch den zerfetzten und geschwollenen äusseren Gehörgang in die hintere Wand desselben verfolgt werden. Mit der Sonde war jedoch die Kugel nicht nachzuweisen. Es bestand am 13. Tag geringe Eiterung und mässige Facialislähmung, dagegen fehlten Schwindel und Sausen, auch war das Gehör ziemlich erhalten. Der Sitz der Kugel musste deshalb in der Gegend des Facialkanales angenommen werden. Nach Ablösung der Ohrmuschel wurde die hintere Wand des knöchernen Gehörganges abgemeisselt, doch füllte sich der Meisselkanal stets mit Blut, so dass die Kugel nicht gesehen werden konnte und die Operation für 48 Stunden unterbrochen werden musste. Darauf wurde der Verband abgenommen und nun erkannte man mittelst des Spiegels und der Nelaton'schen Sonde in der Tiefe des Kanales die Kugel und nach weiterem Meisseln konnte dieselbe vermittelst einer eigens dazu construirten Kugelzange entfernt werden. Im Grunde des Meisselkanals wurde die bläuliche Wand des Sinus sichtbar. Die Kranke blieb fieberfrei, die Ernährung der Ohrmuschel hatte etwas gelitten, das Gehör dagegen wurde wieder vollkommen normal. Durch die Operation wurde eine Sinusphlebitis verhütet, denn die Kugel hatte gerade auf der Sinuswand aufgesessen.

Krankenvorstellungen.

Dr. Carl, doppelseitiges chronisches Glaukom bei einem 13 Jahre alten Mädchen. Iridectomie vor 4 Monaten. Stillstand in dem Verfall der Sehschärfe und dauernde Beseitigung der Nebel und des Farbensehens.

Dr. Cnyrim, Dextrocardie ohne weitere Transpositio viscerum.

Prof. Flesch, Missbildungen der primären Kiemenspalten bei einem 5 Wochen alten Kinde. Das Ohr der einen Seite besteht aus zwei übereinander liegenden, durch eine Brücke verbundenen Muscheln und einer blind endenden Oeffnung unterhalb des Tragus. Auf der anderen Seite befinden sich am Hals zwei Kiemenlappen. Später wurde das Kind nach gelungener kosmetischer Operation nochmals vorgestellt.

Dr. **Harbordt, Resection des Ellenbogengelenkes.**
Geheilt.

Oberschenkelbruch, der mit der **Harbordtschen** Schiene am dritten Tag nach dem Unfall das Bett verlassen konnte.

Zerschmetterung der Kniescheibe, durch operatives Vorgehen geheilt. (S. o. Ber. d. Hosp. z. h. G.)

Geheilte osteoplatische Operation nach Mikulicz. (S. o. Ber. d. Hosp. z. h. G.)

Dr. **Carl Herxheimer, Lichen acuminatus universalis.**

Xeroderma pigmentosum (Kaposy) bei einem 21 Jahre alten Manne, der gleich seiner Schwester seit dem zweiten Lebensjahr von dieser seltenen Krankheit befallen ist.

Lichen ruber planus, seit 6 Monaten auf die Mundschleimhaut beschränkt geblieben.

Dr. **Krüger, Gumma des unteren Lidknorpels.**

69 Jahre alter Mann, dem vor 9 Tagen eine wahrscheinlich sarkomatöse Geschwulst am unteren Lid entfernt worden war, die sich innerhalb 4 Wochen entwickelt hatte. Eine angeblich seit 10 Jahren bestehende diffuse über die Caruncula lacrimalis nach dem oberen Lid desselben Auges ziehende schwarze Verfärbung erregt den Verdacht, dass es sich um ein Melanom handle, welches die subperiostale Ausräumung der ganzen Augenhöhle demnächst erfordern möge.

Dr. **Laquer, Hypertrophia musculorum vera.**

Dr. **Pinner, geheilte Hauttransplantationen nach Thiersch** 1) bei einem Unterschenkelgeschwür, welches bereits ohne dauernden Erfolg nach Reverdin behandelt worden war, und 2) bei ausgedehnter Verbrennung, welche sich bis auf eine handtellergrosse Stelle von den stehengebliebenen Epithelinseln aus überhäutet hatte.

Dr. **Louis Rehn, Hauttransplantation** in eine eiternde Höhle der Tibia. Heilung.

Retropharyngealabscess von aussen geöffnet.

Angeborenes Lymphangiom der ganzen rechten Unterextremität bei einem 5/4 Jahre alten Kinde.

Torsionsfraktur des rechten Oberschenkels bei einem 9 Jahre alten Mädchen wegen schlechter Verheilung wieder aufgemeisselt und in richtiger Stellung angenagelt. Vollkommen brauchbar gewordene Gliedmaasse.

Dr. **Rosengart, Rumination.**

Dr. Rosenmeyer, Glaucoma simplex bei einem hochgradig
myopischen Knaben; das eine Auge ist erblindet, das andere hat
auf die Macula beschränkte normale Sehschärfe.

Isolirte traumatische Lähmung des Musc. obliquus
inferior. Doppelbilder beim Blick nach rechts.

Dr. Roser, juvenile Form der progressiven Muskelatrophie mit geringer Hypertrophie der Wadenmuskulatur.

Cavernöses venöses Angiom aus einem Naevus enstanden
und sich über Hals, Unterkiefer, Zunge und Gaumen erstreckend.

Zwei geheilte Kehlkopfexstirpationen (s. Verh. d. Congr.
f. innere Med. 1889).

Dr. Schütz, Alopecia nach Verletzung. Die mit dem
galvanischen Strom behandelten Stellen waren bereits geheilt als die
mit Medicamenten in Angriff genommenen noch bestanden. Letztere
heilten ebenfalls nach Anwendung des Stromes.

Lupus der Nase und Wangen verbunden mit Hautabscessen,
geheilt durch Auskratzen, Ausbrennen, Nachätzen mit Pyrogallussäure
und Chlorzink unter Anwendung von Cocain und Aetherspray. Darauf
durch forcirte Athmung und Ernährung bedeutende Vermehrung des
Brustumfanges und Körpergewichtes. Der ausgedehnte Lupus des
Zahnfleisches war theilweise wiedergekehrt. Auch hatte die Kranke,
obwohl zweimal geimpft, echte Kuhpocken beim Melken erworben.

Dr. Scriba, konservativer Kaiserschnitt bei hochgradig
verengtem osteomalacischem Becken. Glücklicher Ausgang für Mutter
und Kind (s. Centralblatt für Gynäkologie).

Dr. Seligmann, doppelseitige Kiemenfistel vorn oben
am Tragus.

Dr. Sioli, Rindenblindheit und Seelentastblindheit.
Die vorgestellte Frau, welche normale Pupillenreaction und keine
Erkrankung eines Gehirnnerven oder der Gehirnbasis, wohl aber auf
das Grosshirn zu beziehende psychische Erscheinungen und herab-
gesetzte Hautempfindung zeigt, ist unfähig alltägliche Gegenstände
durch Besehen oder Betasten zu erkennen. Sie nennt dieselben
jedoch richtig, wenn man ihr sagt, wozu sie gebraucht werden,
wenn man damit ein ihnen eigenthümliches Geräusch hervorbringt,
oder wenn sie dieselben riechen oder schmecken kann. Nach An-
führung der Versuche von Munk und der beim Menschen gemachten
Erfahrungen bezieht der Vortragende die geschilderten Erscheinungen
auf eine Rindenerweichung beider Hinterhauptslappen mit theilweisem
Uebergreifen auf die Scheitellappen.

Dr. Steffan, ein vor 15 Jahren wegen Gliom der Netzhaut operirter junger Mann, der bis jetzt von Recidiv frei geblieben
ist; ein Beweis, dass selbst die bösartigsten Geschwülste Anfangs ein
örtliches Uebel sind und entfernt werden müssen.

Dr. Vohsen, Tumor des Siebbeins (s. Verhdlgn. der
laryng. Section der Naturf. Vers. 1889).

Präparate.

Dr. de Bary, Kehlkopfscarcinom eines 76 Jahre alten Mannes,
vor zwei Jahren im linken Stimmbande beginnend. Entwicklung
nach aussen, daher kein Husten, keine Athembeschwerden. Tod
durch Marasmus.

Dr. Edinger, Schnitte durch Herderkrankung des Thalamus
opticus und der Capsula interna. Der kleine Herd im hinteren Theil
des linken Thal. opt. war bereits während des Lebens aus folgenden
Erscheinungen erkannt worden: apoplectischer Insult, rechterseits
mässige sich allmählich zurückbildende Parese, sofort eingetretene
Hyperaesthesie für alle Empfindungsqualitäten mit sich steigernden
furchtbaren Schmerzen, leichte fortlaufende athetotische Bewegungen
in der Hand und zuweilen im Bein. Schnitte durch Gehirn und
Rückenmark zeigen, dass von dem Herde, welcher auch etwas in
den hintersten Theil der Caps. int. übergegriffen hat, eine secundäre
Degeneration bis in das Rückenmark hinab zu verfolgen ist. Das
degenerirte Feld liegt in der Brücke und der Oblongata im Bereich
der Schleife, in dem Rückenmarke in den Vorderseitenstrangresten,
gerade da, wo die Gefühlsbahn zu suchen ist. Die Entartung im
Rückenmarke ist doppelseitig, was zunächst noch unerklärt bleibt.

Prof. Flesch, Herz eines Neugeborenen mit weit offenem
Foramen ovale in Folge Fehlens der hinteren Anlage der Vorhof-
scheidewand.

Gangrän der Scheide eines Kindes mit Blutungen in die hintere
Blasenwand. Ursache unbekannt.

Hochgradige Atheromatose der Bauchaorta.

Menschliches 5 Wochen altes Ei mit Amnion und Nabelbläschen.

Zwei uniloculäre Dermoide von einer 56 Jahre alten Frau, die
früher mehrmals geboren hatte.

Knorpel aus einem Kiemenanhang.

Dr. Gottschalk, complicirtes Dermoid. Kurze Zeit vor der
Laparotomie hatte die 26 Jahre alte Frau ein lebendes Kind geboren.

Dr. Krüger, Auge mit vollkommener Netzhautablösung und elfenbeinhartem der Lederhaut von innen fest ansitzendem Knochenstück. Der Bulbus musste jetzt wegen cyclitischer Reizung entfernt werden, nachdem er vor 19 Jahren eine Verletzung durch eine Armbrustkugel erlitten hatte.

Dr. Pinner, Darmgangrän durch Verstopfung der Art. mes. inf. Die Erscheinungen während des Lebens bestanden in Erbrechen Durchfall und Collaps.

Dr. Louis Rehn, künstlicher After, vor zwei Monaten wegen unoperirbaren Rectumcarcinoms in der Weise angelegt, dass das obere Darmstück das untere klappenartig verschloss, um den Kotheintritt in letzteres zu verhüten.

Oesophagusstrictur nach Salzsäurevergiftung. Tod 14 Tage nach der Oesophagotomie.

Pyloruscarcinom, Tod am zweiten Tag nach der Operation durch Lösung einer Naht.

Darm mit 3 Stenosen, eine derselben durch Operation beseitigt.

Querfractur des Condylus externus femuris (s. Verb. d. Chir. Congr. 1889).

Cystosarkom, von der Fascie ausgehend, welches innerhalb 4 Jahren eine solche Grösse erlangt hatte, dass es von der Spin. ant. sup. nach dem Kreuzbein und der Mitte des Oberschenkels reichte. Exstirpation. Glatte Heilung.

Dr. Roser, Kehlkopfscarcinom, Tracheotomie wegen Erstickungsgefahr 10 Monate vor dem Tod.

Umschriebener Kehlkopfskrebs durch halbseitige Exstirpation vor 9 Tagen entfernt. Günstiger Verlauf.

Uterus mit 3 gestielten subserösen Fibromen.

Lymphdrüse mit carcinomatös thrombosirten Venen.

Exstirpirtes Carcinomrecidiv. Ein Theil der Ven. jugul. und des Nerv. vagus war mit enfernt worden. Keine Erscheinungen von Seiten des Vagus, da dieser schon lange zusammengedrückt war.

Dr. Schütz, Gonokokken nach neuer Art gefärbt (s. Münch. Med. Wochenschr. 1889. 14).

Tuberkelbacillen aus dem Harn bei Tuberculose der Harnorgane.

Dr. Sioli, Schädeldach und Gehirn nach Verletzung durch eine Revolverkugel.

Dr. Sippel, zwei durch Laparotomie entfernte völlig getrennte Dermoide der rechten Seite, vermuthlich zu erklären aus Theilung der embyonalen Anlage des rechten Ovariums. Die grössere, obere

Geschwulst war in Folge von 6 Monate zuvor plötzlich aufgetretener durch die Torsion ihres Stieles verursachter Peritonitis fest verwachsen und wurde nur durch die Verwachsungen ernährt.

Dr. Stahl, Uterus mit Fibromen und pyämischen Thromben. (s. Beitr. z. Geburtsh. und Gynäk).

Prof. Weigert, Herz eines 40 Jahre alten Mannes mit angeborener Oeffnung im Septum ventriculorum und einer an ihrem Sinus in Folge des aus dem linken Ventrikel rückströmenden Blutes verdickten Pulmonalklappe. Dabei ist die linke, theilweise. kroupös entzündete Lunge reichlicher gelappt und der mittlere Lappen der rechten Lunge auffallend gross.

Gangränöse Veränderungen an den Follikeln der Zunge und des Rachens nach Scharlach.

Verjauchtes, in die Scheide geborenes Uterusmyom.

Leberechinokokkus.

Lebersyphilis.

Lymphosarkom der Bronchialdrüsen, stellenweise verkäst, mit Durchbruch sowohl in die Ven. azygos wie in die Trachea und mit über die Lunge zerstreuten Metastasen.

Subacute haemorrhagische Nephritis ohne Herzvergrösserung. Von einem kleinen Eiterherd zwischen den verwachsenen Pleurablättern aus hatte sich eine tödtliche Peritonitis entwickelt. Die Pleuritis selbst war Folge einer Lymphangoitis pulmonalis.

Umschriebenes sackförmiges Aneurysma des Aortenbogens.

Magenkrebs mit Drüsentuberculose.

Sekundäre Krebsknoten in den Knochen und der 4700 Gr. schweren Leber, herrührend von einem primären Carcinom des Ductus cysticus.

Krebs des Körpers und oberen Halstheils der Gebärmutter mit Verschluss des Cervikalcanals, doppelseitiger Hydronephrose durch Druck der Krebsknoten auf die Ureteren und tödtlicher Peritonitis.

Carcinom der Halsdrüsen als Recidiv nach operirtem Zungenkankroid mit sekundären Lungenkrebsen in Folge Einbruchs des Krebses in die Vena anonyma.

Carcinom der Leber, entstanden aus einem auf dieselbe übergreifenden in seinen Rändern krebsig entarteten runden Magengeschwür und sekundäre Lungenkrebse in Folge Einbruchs des Krebses in die Ven. hepatica.

Pyloruscarcinom.

Eitrige Prostatitis bei Prostatahypertrophie.

Kolossales Aortenaneurysma.

Traktionsdivertikel des Oesophagus.

Carcinom der Gallenblase mit Durchbruch der entarteten Drüsen in den Ductus hepaticus und in die Vena portarum, in Folge dessen sich Ikterus und Leberkrebse entwickelt hatten.

Trübung und Verdickung des Endocardiums aus unbekannter Ursache.

Missbildung, bestehend in lordotischer Abknickung der Lenden-wirbelsäule mit Bauch-, Blasen- und Mastdarmspalte.

Vollkommene Perforation des Brustbeins durch Caries, vermuthlich tuberculöser Natur.

Vergrösserte cystisch degenerirte Nieren und Aplasie der Neben-nieren eines Neugeborenen.

Unterbundene Arteria carotis communis. Zufälliger Befund.

Hand eines Neugeborenen mit vollständigem Mangel des Mittel-fingers.

Doppelseitige Embolie der Arteria carotis cerebralis. (Kranken-geschichte durch Dr. Altschul, plötzliche Bewusstlosigkeit, Zuckungen im ganzen Körper mit Ausnahme der Hände, Trismus, Fehlen der Reflexe, Weite und Starre der Pupillen).

Hufeisennieren.

Doppelseitige Nierensteine.

Herz mit geringer Entzündung an der Pulmonalis und starker zur Stenose führender an der Tricuspidalis.

Tumor (theilweise Fibrom, theilweise grosszelliges Rundzellen-sarkom) von der Fascie ausgehend und zwischen den Blättern des Lig. latum gegen den Uterus vordrängend.

Hochgradige dysenterische Darmgeschwüre mit nach der Lunge durchgebrochenem, den Unterlappen vollständig zerstörendem Leber-abscess.

Secundäre Lungenkrebse in Folge Durchbruchs der bei Magen-carcinom krebsig entarteten supraclavicularen Lymphdrüsen in die Vene.

Uterustuberculose.

Uteruskrebs auf das Beckenzellgewebe übergreifend und die Vena femural. thrombosirend. Dem bereits sehr alten Thrombus entsprach ein plattgedrückter, organisirter, theilweise verkalkter, grösstentheils resorbirter Embolus in den Lungenarterien.

Einen grösseren und mehrere kleinere Tuberkel in dem Gehirn eines Kindes.

Syphilitischer Hoden, Hernie in der Linea alba oberhalb des Nabels und beide Oberschenkel von einem Tabetischen. Der rechte

Oberschenkel lässt einen geheilten Halsbruch erkennen, der linke ist im oberen Ende abgeschliffen, so dass zwischen elfenbeinharten Stellen das Mark blosliegt; auch findet sich links ein abgesprengtes Stück mit hochgradiger Callusbildung.

Leberruptur.

Angeborene Pulmonalstenose ohne Oeffnung im septum ventriculorum von einem 2 Jahre alten Kinde.

Sehr grosses Aortenaneurysma mit Gerinnseln.

Krebs des Ductus thoracicus, ausgegangen von den Drüsen des kleinen Netzes bei Magencarcinom.

Uterusmyom mit grosser Lymphcyste. (Krankengeschichte durch Dr. Sippel, 50 Jahre alte Frau, Blutungen, Schmerzen und hohe Temperatur erst seit kurzer Zeit. Laparotomie. Heilung.)

Thrombose der vena portarum mit hämorrhagischer Gangrän des Dünndarms und mit Milzschwellung.

Doppeltes Aneurysma der Art. fossae Sylvii.

Geborstene Tubenschwangerschaft.

Perforirtes Duodenalgeschwür mit tödtlicher Peritonitis.

Obsoleter Leberechinokokkus.

Thrombose der vena cava inferior, die an einer Stelle gangränös metastatische Lungengangrän verursacht hatte.

Alte Perforation des Wurmfortsatzes mit in die Gallenblase durchgebrochenem Leberabscess.

Lymphcysten am Rande der Milz.

Pachymeningitis hämorrhagica.

Instrumente und Apparate.

Dr. Altschul, Apparat zur Verhütung des Bettpissens bei männlichen Kranken.

Prof. Flesch, Thermometer ohne Metall- und Gummihülse, leicht zu desinficiren.

Dr. Hirschberg, Pessar aus Celluloid.

Prof. Weigert, Mikroskopirlampe von Kochs.

Abbildungen und Tabellen.

Dr. Lorey, Tabellen über Wägungen und Messungen von Kindern im ersten Lebensjahre.

Dr. Heinrich Rehn, Barlows Abbildungen der acuten Rachitis. Eingehende Besprechung dieser Krankheit auf Grund von sieben eigenen Beobachtungen.

Dr. Schütz, Abbildungen von Lupus erythematosus (s. Archiv f. Dermat. u. Syph. 1890).

Eingänge für die Bibliothek.

Geschenkt:

Rebecca Halperin, abnorme Krümmung der Wirbelsäule bei congenitaler Spaltung der Leibeswand (Prof. Flesch).

* Kühner, das Buch der Mutter.

Page, Injuries of the Spine and Spinal Cord (Kühner).

Correspondenzblatt für die Aerzte der Provinz Hessen-Nassau.

Ross, the Diseases of the Nervous-System (Kühner).

* Schütz, 6 Fälle von Alopecia neurotica.

Index medicus, Jahrgang 88 (Spiess).

* Schütz, Beitrag zum Nachweise der Gonokokken.

* Perlia, neues Opticuscentrum beim Huhn.

* Edinger, 12 Vorlesungen über den Bau der nervösen Centralorgane.

* Lorey, Behandlung der Diphtherie.

* Oppenheimer, über die praktische Bedeutung der Blutuntersuchung.

* Roser, Beitrag zur Lehre vom Klumpfusse und vom Plattfusse.

* Roser, Beitrag zur Biologie niederster Organismen.

* Roser, Entzündung und Heilung.

* C. Herxheimer, über eigenthümliche Fasern in der Epidermis.

54ste Nachricht vom Fortgang und Anwachsen der Dr. Senckenbergischen Stiftung.

Jahresbericht des Physikalischen Vereins.

* Nebel, Bewegungskuren mittelst schwedischer Heilgymnastik und Massage.

Marienbad, statistischer Bericht.

Jahresbericht des Kaufmännischen Vereins zu Frankfurt a. M.

Städtische Armenverwaltung zu Frankfurt a. M.

---

* Geschenke der Verfasser.

Getauscht:

Berlin, Verb. der berl. medic. Ges.
Bonn, Sitzungsber. der niederrhein. Ges.
Breslau, 66ster Jahresber. der schles. Ges. für vaterl. Cultur.
Brüssel, bulletin et memoires couronnés de l'Académie royale de
 Médecine de Belgique.
Dresden, 19ter Jahresbericht des Landesmedicinal-Collegiums über
 das Medicinalwesen in Sachsen.
Dresden, Jahresbericht der Ges. für Natur und Heilkunde.
Erlangen, Sitzungsber. d. physik. med. Societät in Erlangen.
Freiburg, Naturforschende Ges.
Giessen, 26ster Jahresber. der oberhess. Ges. f. Natur- u. Heilk.
Graz, Mitth. d. Ver. d. Aerzte in Steiermark.
Heidelberg, Verb. d. naturhist. Ver.
Karlsruhe, Statistische Mitth. ü. d. Grossh. Baden.
München, Annalen der städt. Krankenhäuser.
München, Generalber. ü d. Sanitätsverw. d. Königreich Bayern.
München, Sitzungsber. d. Ges. f. Morphol. u. Physiol.
Prag, Jahresber. d. Leseballe d. deutschen Studenten.
Prag, Jahresber. d. Stadtphysicats.
Stuttgart, Württemb. Jahrbücher f. Statistik u. Landeskunde.
Stuttgart, Statistischer Jahresbericht.
Wien, Annalen d. k. k. Naturhist. Hofmuseums.
Wien, Aerztl. Ber. d. allg. Krankenhauses.

Angeschafft:

17 & 18 annual report of the local Government Board and supple-
 ment in continuation of the report of the medical officer.
Medico-chirurgical Transactions.
Arbeiten aus d. kais. Gesundheitsamte.
Klinisches Jahrbuch 1. Bd.
Krankenhauslexikon für Preussen.
König, Chemie der menschl. Nahrungs- u. Genussmittel.
Gurlt u. Hirsch, Biographisches Lexikon.

Ordentliche Mitglieder des Aerztlichen Vereins im Jahre 1889.

(Verein gegründet im Jahre 1845.)

No.	Namen	Promovirt	In Folge Staats-examen recipirt	In Frankfurt als Arzt niedergel.	Mitglied des Aerztl. Vereins
1	Dr. Hoffmann, Heinrich, Geh. San.-Rath .	1833	1834	1834	**1845**
2	» Flesch, Johann Gustav Adolf	1839	1841	1841	1846
3	» Stricker, Wilhelm	1839	1841	1844	1847
4	» Passavant, Gustav, Sanitätsrath . . .	1840	1841	1842	1847
5	» Stiebel, Fritz	1847	1847	1847	1853
6	» Schmidt, Jean, Sanitätsrath	1853	1855	1855	1855
7	» Neubürger, Theodor	1853	1854	1854	1855
8	» Schölles, Johannes	1854	1855	1855	1855
9	» Ohlenschlager, Fritz.	1855	1857	1858	1858
10	» Cnyrim, Victor.	1855	1857	1857	1858
11	» Stern, Bernhard	1856	1857	1857	1858
12	» Spiess, Alexander, Sanitätsrath, Stadtarzt	1856	1857	1859	1859
13	» Marx, August	1857	1858	1858	1859
14	» Neumüller, Hermann	1859	1860	1860	1860
15	» Steffan, Philipp	1860	1861	1861	1861
16	» Deichler, Johann Christian	1860	1861	1861	1862
17	» Hirsch, Marcus	1861	1862	1862	1862
18	» Schmidt, Moritz, Sanitätsrath	1860	1861	1862	1862
19	» Bardorff, Carl.	1861	1863	1863	1863
20	» Schott, Eugen	1860	1864	1864	1864
21	» Marcus, Emanuel.	1860	1860	1864	1864
22	» Bockenheimer, Jac. Herm., Sanitätsrath	1861	1863	1863	1864
23	» Altschul, Gabriel Gustav.	1862	1862	1864	1864
24	» Lotz, August Hans	1862	1860	1864	1864
25	» de Bary, Jacob.	1864	1865	1865	1865
26	» Wirsing, Paul.	1863	1865	1865	1865
27	» Kirchheim, Simon	1864	1865	1865	1865
28	» Glöckler, Alexander	1864	1865	1866	1866
29	» Mappes, Georg.	1866	1867	1867	1867
30	» Vömel, Heinrich	1866	1867	1867	1868
31	» Loretz, Wilhelm Emil	1866	1867	1868	1869
32	» Krüger, Gustav	1864	1865	1869	1869
33	» Wolf, Oscar	1866	1867	1870	1870
34	» Fridberg, Robert	1867	1867	1870	1870
35	» Cohn, Emanuel.	1866	1867	1867	1870
36	» Fritsch, Philipp	1866	1870	1871	1871
37	» Harbordt, Adolf.	1867	1868	1869	1871
38	» Levy, Jacob	1853	1854	1871	1871
39	» Blumenthal, Ernst	1869	1869	1872	1872
40	» Rehn, Heinrich	1856	1857	1872	1872

No.	Namen	Promovirt	In Folge Staats- examen recipirt	In Frank- furt als Arzt niedergel.	Mitglied des Aerztl. Vereins
41	Dr. Hirschberg, Max	1866	1867	1873	1873
42	» Stein, Siegm. Theod., Württemb. Hofrath	1863	1865	1865	1873
43	» Jung-Marchand, August	1870	1872	1872	1873
44	» von Pander, Eduard, Russ. Hofrath . .	1861	1854	1866	1873
45	» Herxheimer, Salomon	1865	1866	1874	1874
46	» Wenz, Emil	1857	1858	1858	1874
47	» Klingelhöffer, August, Sanitätsrath, Kreisphysikus	1870	1870	1874	1875
48	» Roth, Heinrich	1873	1874	1876	1876
49	» Rosenbaum, Elieser	1874	1876	1876	1876
50	» Jaffé, Theodor	1873	1874	1876	1876
51	» Bresgen, Max	1872	1873	1877	1877
52	» Sommerlat, Ludwig	1876	1874	1876	1877
53	» Hesse, Georg	1876	1875	1877	1877
54	» Gross, Albert	1860	1860	1877	1877
55	» Stahl, Carl	1870	1872	1877	1878
56	» Lange, Oscar	1875	1875	1878	1878
57	» Carl, August	1874	1875	1878	1878
58	» Libbertz, Arnold	1867	1867	1878	1878
59	» Küppers, Marcus	1873	1874	1874	1878
60	» Sippel, Albert	1875	1875	1878	1878
61	» Buchka, Adolf	1876	1876	1879	1879
62	» Kaufmann, Carl	1874	1875	1879	1879
63	» Bitsch, Wilhelm	1878	1878	1880	1881
64	» Zimmern, Siegmund	1865	1866	1881	1881
65	» Rennert, Otto	1878	1878	1880	1881
66	» Lachmann, Bernhard	1876	1877	1881	1881
67	» Schwenck, Friedrich	1854	1855	1855	1882
68	» Fester, Otto	1877	1877	1880	1882
69	» Rehn, Louis	1875	1874	1882	1882
70	» Auerbach, Leopold	1880	1880	1881	1882
71	» Löb, Michael	1866	1866	1882	1882
72	» Edinger, Ludwig	1876	1877	1883	1883
73	» Brüll, Max	1880	1880	1883	1883
74	» Laquer, Leopold	1879	1880	1883	1883
75	» Eiser, Otto Heinrich	1855	1856	1857	1883
76	» Nohstadt, Rudolf	1879	1879	1879	1883
77	» Eulenstein, Heinrich	1882	1883	1883	1883
78	» Pinner, Oscar	1875	1875	1883	1883
79	» Elle, Johannes	1882	1882	1883	1884
80	» Bärwindt, Franz	1883	1880	1880	1884
81	» Fürst, Bernhard	1883	1883	1884	1884
82	» Eulau, Siegmund	1883	1882	1884	1884

No.	Namen	Promovirt	In Folge Staats- examen recipirt	In Frank- furt als Arzt niedergel.	Mitglied des Aerztl. Vereins
83	Dr. Seligmann, Heinrich	1881	1882	1884	1884
84	» Guttenplan, Julius	1883	1883	1884	1884
85	» Kühner, August	1859	1860	1884	1885
86	» Hesadörfer, Julius	1883	1883	1884	1885
87	» Oberföll, August	1882	1882	—	1885
88	» Wohlfarth, Ernst	1876	1876	1876	1885
89	» Weigert, Carl, Professor	1866	1867	1885	1885
90	» Gebhardt, Johann Friedrich	1873	1874	1883	1885
91	» Bernhard, Joseph Heinrich	1884	1881	1885	1885
92	» Körner, Otto	1882	1883	1885	1885
93	» Vohsen, Carl . . . . • .	1882	1883	1885	1885
94	» Schütz, Joseph	1882	1883	1885	1885
95	» Mayer, Karl	1883	1882	1885	1885
96	» Oehler, Rudolf ·	1884	1883	1885	1885
97	» Ebenau, Friedrich	1875	1875	1885	1885
98	» Gottschalk, Joseph	1883	1882	1886	1886
99	» Schott, Theodor	1877	1877	1886	1886
100	» Schmidt, Julius	1881	1881	1886	1886
101	» Perlia, Richard	1882	1882	1886	1886
102	» Günzburg, Alfred	1885	1885	1886	1886
103	» Levi, Gustav	1886	1886	1886	1886
104	» Rosenmeyer, Ludwig	1881	1881	1886	1886
105	» Löwenthal, Leo	1885	1886	1886	1886
106	» Wallach, Emil	1879	1878	1886	1886
107	» Asch, Ernst	1884	1886	1887	1887
108	» Oppenheimer, Oscar	1884	1883	1887	1887
109	» Scriba, Eugen	1884	1884	1887	1887
110	» Herxheimer, Karl	1884	1885	1887	1887
111	» Hübner, Emil	1886	1885	1887	1887
112	» Schlesinger, Hermann	1879	1879	1887	1887
113	» Rödiger, Ernst . . . . :	1885	1884	1887	1887
114	» Krebs, Friedrich	1886	1886	1887	1888
115	» Kuthe, R. Th. L., Oberstabsarzt a. D. .	1858	1860	1882	1888
116	» Mayer, Heinrich	1886	1887	1888	1888
117	» Flesch, Max, Professor	1872	1873	1888	1888
118	» Kirberger, Emil	1885	1885	1888	1888
119	» Cassian, Carl	1884	1884	1888	1888
120	» Rosengart, Josef	1887	1884	1888	1888
121	» Wolff, Ludwig	1885	1885	1888	1888
122	» Landmann, Gustav	1885	1885	1886	1888
123	» Neubürger, Otto.	1887	1888	1888	1888
124	» Sioli, Emil Franz	1875	1876	1888	1888
125	» Kahn, Ernst	1888	1885	1888	1888

No.	Namen	Promovirt	In Folge Staats-examen recipirt	In Frank-furt als Arzt niedergel.	Mitglied des Aerztl. Vereins
126	Dr. Müller, Heinrich	1873	1873	1884	1888
127	» Demmer, Theodor	1883	1883	1889	1889
128	» Friedlaender, Julius	1884	1884	1889	1889
129	» Nebel, Hermann	1877	1878	1889	1889
130	» Noenchen, Herm. Christian	1878	1878	1889	1889
131	» Seuffert, Theodor	1881	1881	1889	1889
132	» Nissel, Franz Alexander	1885	1884	1889	1889
133	» Walter, Leopold	1879	1879	1889	1889
134	» Krauss, Gustav	1887	1887	1889	1889
135	» Jourdan, Adolf	1888	1888	1889	1889
136	» Grandhomme, Wilh., Kreisphysikus .	1860	1860	1889	1889

Angaben der neu eingetretenen ordentlichen Mitglieder über ihren Lebenslauf.

Dr. Theodor Demmer,

Sohn des Herrn Dr. jur. Demmer, geb. am 2. Juli 1857 in Frankfurt a. M., besuchte bis Ostern 1878 das städtische Gymnasium, nach dessen Absolvirung er die Universität Heidelberg bezog. Im Wintersemester 1879—1880 erledigte er das Physicum in Marburg; im Wintersemester 1882—1883 das Staatsexamen und das Doctorexamen in Freiburg i/B.

Am 1. October 1883 trat er als Assistent der chirurgischen Abtheilung des Hospitals zum heiligen Geist ein und bekleidete diese Stelle bis zum 1. September 1885, an welchem Datum er die Stelle zunächst des II., nach einem halben Jahre die des I. Assistenten der Grossherzoglich badischen Frauenklinik zu Heidelberg übernahm. Als I. Assistent hatte er neben den übrigen Befugnissen die eines Hebammenlehrers zu erfüllen. Gelegentlich eines längeren Urlaubs besuchte er die chirurgischen und gynäologischen Kliniken Berlins und Londons.

Im Januar 1888 gab er die Assistentenstelle in Heidelberg auf, arbeitete noch einige Zeit bei Geh. Rath Arnold und Erb und liess sich im Mai 1888 hier als Arzt nieder.

Seit dem September 1888 bekleidet er die neu creïrte Stelle eines externen Assistenzarztes der chirurgischen Abtheilung des Hospitals zum heiligen Geist.

Dr. Julius Friedländer,

geb. den 19. März 1861 zu Breslau, evang. Confession, im Militärverhältniss Assistenzarzt I. Classe der Reserve, besuchte Gymnasium und Universität zu Breslau, absolvirte daselbst im Winter 1883—1884 die medicinische Staatsprüfung und promovirte danach auf Grund einer gedruckten Dissertation »Ueber Hyperhidrosis unilateralis« in Leipzig. Nach Ableistung seiner militärischen Dienstpflicht war er durch 4 Jahre Assistent an Dr. Erlenmeyer's Anstalt für Nerven- und Gemüthskranke zu Bendorf a/Rh. und an Dr. Lehr's Curanstalt Nerothal in Wiesbaden und ist nunmehr seit einem Jahre als Arzt (spec. Nervenkrankheiten) in Frankfurt a/M. thätig.

Dr. Hermann Nebel,

geb. den 24. Juli 1853, Sohn des Stadtbaumeisters Nebel in Coblenz a/Rh., begann seine Studien im Herbst 1873 in Marburg, diente während des 2. Semesters mit der Waffe in Giessen. 3. und 4. Semester in Bonn (tentamen physicum); 5. und 6. Semester in München; 7. und 8. Semester in Bonn (Dr.-Examen). Approbation im März 1878. 1. April bis 1. October 1878 Diensthalbjahr im Garnisonlazareth in München auf der chirurgischen Abtheilung des Generalarztes von Lotzbeck, 15. October 1878 bis 1. März 1879 Interner am Entbindungs-Institut in Dresden, unter Professor Winckel, 6wöchentliche Dienstleistung zum Assistenzarzt in Coblenz. 1. Juni bis 1. September 1879 Volontär an Hofrath Dr. A. Pagenstecher's Augenklinik in Wiesbaden. 1. September 1879 bis 1. Januar 1880 Coursebesuch in Wien. Januar 1880 Niederlassung zuerst in Eppingen, dann in Tryberg i/Baden. Juli bis December 1880 Reise als Schiffsarzt nach Indien. Januar 1881 bis April 1882 Assistent am Diakonissen-Hospital in Dresden. 1882—1883 Assistent der Privat-Anstalt für Nerven- und Gemüthskranke von Dr. Kahlbaum in Görlitz. 1883—1885 Assistent der chirurgischen Abtheilung des Stadtkrankenhauses in Hamburg unter Dr. Schede. Winter 1885—1886 in Stockholm. 1886—1888 Director des Hamburger medico-mechanischen

Instituts. Winter 1888—1889 mehrmonatlicher Aufenthalt in Stockholm bei Dr. G. Zander. Februar 1889 Niederlassung in Frankfurt, Gründung des dortigen medico-mechanischen Instituts für Orthopädie, Heilgymnastik und Massage.

Dr. Hermann Christian Nönchen,

Sohn des Baurath C. Nönchen und dessen Frau Elna, geb. Hansen. Geboren zu Marne, Kreis Süder-Dithmarschen am 13. September 1852. Gymnasium zu Altona absolvirt im Herbst 1873.

Besuchte Universitäten Tübingen, Leipzig (Physicum) und Bonn (Doctor- und Staatsexamen 1878 Coassistent, bei den Professoren Veit und Kübel), Militärpflicht in Altona 1874 und Kiel 1879 genügt.

Vom August 1879 bis 1. Januar 1882 Assistenzarzt am Altonaer städtischen Krankenhaus, darauf practischer Arzt und Leiter des Altonaer Kinderhospitales, welches 70 Betten und einen Saal für Heilgymnastik hatte, zu Altona bis zum 24. December 1888.

Zwecks weiterer Ausbildung in der Orthopädie, Heilgymnastik und Massage mehrmals in Schweden (zuletzt Januar und Februar 1890) Berlin und Wien. Seit April 1890 Arzt für Orthopädie, Heilgymnastik und Massage in Frankfurt a/M.

Dr. Theodor Seuffert

ward am 17. December 1857 als Sohn des bayr. Bezirksarztes Dr. Seuffert zu Baunach (Unterfranken) geboren, besuchte das Gymnasium in Würzburg und trat im Jahre 1877 an die dortige Universität über. Nach erlangter Approbation und Promotion im Sommer 1881 hielt er sich über zwei Jahre lang in der Dr. Erlenmeyer'schen Nervenheilanstalt als Assistent auf, kehrte mit Beginn des Sommersemesters 1884 nach Würzburg zurück als Assistenzarzt der medicinischen Klinik, woselbst er fünf Jahre verblieb.

Seit Mai 1889 practischer Arzt in Frankfurt.

Dr. Franz Alexander Nissel

wurde am 9. September 1860 zu Frankenthal in der Rheinpfalz als der Sohn eines kgl. Studienlehrers geboren. In Folge der Versetzung seines Vaters an das Gymnasium zu Freising in Oberbayern kam er

bereits 1862 nach Oberbayern. In Freising besuchte er die Volksschule sowie das Gymnasium, das er 1880 absolvirte. November 1880
bezog er die Universität München als Student der Medicin und wurde
am 24. December 1884 als Arzt approbirt. Seiner Militärpflicht genügte er im Halbjahr April bis October 1881. Die zweite Hälfte
seines Einjährigen-Dienstes wurde ihm erlassen, indem er als feld-
dienstuntauglich, jedoch garnisonsdiensttauglich erklärt wurde.

Am 31. Januar 1885 wurde er auf Grund einer von der
Münchener Universität preisgekrönten Arbeit: »Die pathologischen
Veränderungen der Nervenzellen der Grosshirnrinde« zum Doctor der
Medicin promovirt.

Am 1. Januar 1885 wurde er zum Assistenzarzt extra statum
an der Kreisirrenaustalt München ernannt und am 1. Februar 1885
zum unmittelbaren dienstthuenden Arzte bei Sr. Majestät dem Könige
Otto von Bayern, damals kgl. Hoheit. Diesen Dienst versah er
mehr als 2 Jahre. Im März 1887 wurde er zum 2. Assistenzarzte
an der Kreisirrenanstalt zu München befördert.

Im März 1888 verliess er wegen schwerer Erkrankung die
Münchener Anstalt und begab sich zur Erholung nach der Rheinpfalz. Am 18. October 1888 wurde er zum Assistenzarzte an der
grossherzoglich sächsischen Irren-Heil- und Pflege-Anstalt zu Blanken-
hain bei Weimar ernannt, woselbst er bis 18. März 1889 verblieb,
um die II. Arztstelle an der Irrenanstalt zu Frankfurt a. M. zu
übernehmen.

Seine wissenschaftlichen Arbeiten bewegen sich auf gehirn-
anatomischem Gebiete.

Dr. Leopold Walter,

geboren am 31. Januar 1853 zu Reckendorf in Bayern — absolvirte
ich zu Bamberg (Bayern) das Gymnasium, besuchte vom Jahre 1873
—1878 mit Unterbrechung von 3 Semestern die Universität Würzburg. Erwähnte 3 Semester studirte ich in Erlangen, Leipzig und
Halle. Nach Würzburg zurückgekehrt, machte ich im Jahre 1878
—1879 das Staatsexamen eben dort, diente hierauf als Einjähriger
in München, woselbst ich während meiner Thätigkeit im Garnisons-
lazareth Oberwiesenfeld als Dr. med. promovirte. Hierauf ging ich
zu meiner weiteren Ausbildung, namentlich in den Specialfächern,
nach Wien, woselbst ich ein Jahr lang bei Professor Störk & Schnitzler,
sowie Politzer und Urbantschitz thätig war. Vom Jahre 1880—1887

war ich in Nürnberg als practischer Arzt und Specialarzt thätig. Das Jahr 1888—1889 führte mich nach Berlin, woselbst ich in den Kliniken des Professor Fränkel und Lucae arbeitete resp. practisch thätig war, liess mich hierauf im Juni 1889 zu Frankfurt a/M. als Specialarzt für Hals- und Ohrenkrankheiten nieder. Zur Zeit gehöre ich dem bayerischen Militärverbande als Assistenzarzt I. Classe an. Im Jahre 1886 verheirathete ich mich mit Frl. Helene Nordschild von Frankfurt a/M.

Dr. Gustav Krauss.

Ich wurde als der Sohn des practischen Arztes Dr. med. Gustav Krauss am 30. December 1846 in Düsseldorf geboren. Meine Eltern siedelten 1860 nach Darmstadt über, wo ich im September 1864 das Maturitätsexamen absolvirte und mich der Landwirthschaft widmete. Von da bis Frühjahr 1866 zur Lehre auf Gutswirthschaften bei Bonn und Cöln. 1866—1867 Studium in Poppelsdorf. 1867—1868 Verwalter des Gutes Wadenbrunn bei Schweinfurt. 1868—1869 Studium in Gembloux (Belgien). Frühjahr 1870 landwirthschaftliche Studienreise in Belgien und Departement du Nord und Pas-de-Calais. Juli 1870 ausgewiesen aus Valenciennes. 1870—1871 Studium der landwirthschaftlichen Gewerbe im Braunschweig'schen. 1871 Sommer landwirthschaftlicher Verwalter in Belgien. 1871 Herbst zum landwirthschaftlichen Director der Zuckerfabrik Diekirch in Luxemburg ernannt.

Kurz vor Uebernahme dieser Stellung Ausbruch einer Hämoptoe. Spitzencatarrh constatirt.

Aufenthalt in Montreux, 2 Winter in Madeira, 3 in Ajaccio, 1 in Batavia und 2 in Rom.

Schriftstellerische Thätigkeit seit 1871. Herausgeber der »Nordfranzösischen Landwirthschaft«. Wiegand, Hempel & Parcy, Berlin 1873. Mitarbeiter div. landwirthschaftlicher Zeitschriften z. B. Fühling'sche, landwirthschaftliches Journal in Göttingen etc.

1882 Frühjahr Uebergang zur Medicin. Vorklinische Semester in Heidelberg. 1884 Physicum. Klinische Semester in Heidelberg mit Ausnahme zweier Semester, wovon ein Sommersemester in Berlin und eines in Kiel. 1887 Juli. Beendigung des Staatsexamens. 1. August Promotion.

Da mein Vater im October 1887 starb, musste ich dessen orthopädische Praxis in Darmstadt, mit welcher ich mich schon vorher

beschäftigt hatte (Doctordissertation über Klumpfussbehandlung
meines Vaters. Deutsche Zeitschrift für Chirurgie Bd. XXVII) übernehmen. September 1887 hatte ich die Heidelberger Klumpfussfälle
studirt und veröffentlichte später eine diesbezügliche Arbeit in:
Deutsche Zeitschrift für Chirurgie Bd. XXVIII. Bis 1. August
1889 Praxis in Darmstadt. Winter 1888—1889 an je 3 Tagen der
Woche in Frankfurt practicirend. Seit 1. August 1889 Praxis nach
Frankfurt verlegt.

Dr. Adolph Jourdan.

Geboren bin ich zu Mainz am 23. November 1862. Mit dem
11. Jahre trat ich in das dortige Gymnasium ein und bestand das
Abiturientenexamen im Jahre 1883. Im Sommer dieses Jahres bezog ich die Universität Erlangen, in den folgenden Jahren war ich
in Berlin und Strassburg i/Els. Auf letzterer Universität bestand
ich im Wintersemester 1887—1888 das Staatsexamen und promovirte
dorten. Darauf war ich noch als Assistenzarzt in Mainz und Nassau
hatte verschiedene Vertretungen in Eltville und Mainz zu versehen,
und am 18. October 1889 liess ich mich hier als practischer Arzt
nieder.

Dr. Wilhelm Grandhomme,

geb. zu Usingen am 16. September 1834, besuchte von 1848—1854
die Gymnasien zu Weilburg und Hadamar und studirte dann von
1854—1859 Medicin in Göttingen, Würzburg, Prag und Giessen.
1860 machte er sein Staats- und 1864 sein Physicatsexamen. Practicirte zuerst in Kirberg und war dann Medicinalaccessist in Hacheu-
burg, Strassebersbach und Hofheim. 1866 machte er als nassauischer
Bataillonsarzt den Feldzug mit, wurde 1868 Kreiswundarzt des Landkreises Wiesbaden, war 1870—1871 Arzt am Reservelazareth zu
Bad Weilbach, erhielt nach Beendigung des Feldzugs den Kronenorden IV. Classe, zog 1886 von Hofheim a/T. nach Soden i/T., wurde
1887 Physicus des neugebildeten Kreises Höchst a/M., zog in demselben Jahre von Soden nach Höchst und wurde Ende 1889 nach
Frankfurt a/M. als Kreis-Physicus versetzt.

Nekrologe.

Dr. Adolf Schmidt.

Ein langes, reiches, arbeitsvolles Menschenleben wurde an dem eisigen Morgen des 11. December in dem ehrwürdigen Nestor unseres Vereins zu Grabe getragen. In dem Anfange des Jahrhunderts wurzelnd hat es die politische Entwicklung des Vaterlandes von den Tagen von Jena bis zu seiner heutigen, weltgebietenden Machtfülle, den Aufschwung der Heilkunde aus den Banden einer phantasiereichen Naturphilosophie zu der Höhe der Naturwissenschaft umfasst.

Johannes Adolf Schmidt wurde am 6. December 1806 in Frankfurt a. M. geboren. Der Vater, Inhaber eines grösseren Kaufhauses, »den Interessen der höheren Kaufmannswelt lebend, edelsinnig und wohltbätig«. »Als er einen während des Napoleonischen Feldzuges in seinem Hause einquartierten höheren russischen Officier seinen Bedienten mit der Knute misshandeln sah, führte er dessen rasche Entfernung herbei. Das kaufmännische Patriciat hatte nämlich einen Einfluss, vor dem selbst die höchsten Officiere sich zu fürchten Grund genug hatten. Die Monarchen behandelten sie fast wie ihres Gleichen.« (Eilers, Meine Wanderung durch's Leben, Bd. I, S. 236.) Die Mutter war eine hervorragende Erscheinung ihrer Zeit. »Sie gehört zu den seltensten, ausgezeichnetsten Frauen. Das ganze Geschlecht spiegelt sich in seiner Zartheit und wahren Weiblichkeit in ihr. Auch die edle Prinzessin Wilhelm von Preussen schätzte sie wie eine Freundin und besuchte sie von Homburg aus auf ihrem schönen Landsitz in Bonames.« (Eilers, Bd. I, S. 138.)

Als nach der Schlacht von Hanau eine grosse Anzahl kranker Franzosen im grössten Elend vor den Thoren Frankfurts sich angesammelt hatten, half sie mit Lebens- und Erquickungsmitteln. In der Stadt selbst gerieth ein grosses Lazareth mit mehreren Hunderten von Typhuskranken in Brand. Die Kranken mussten gerettet und konnten — trotz der Ansteckungsgefahren — nicht anders als in Bürgerhäusern untergebracht werden. Wiederum war sie es, die den Frankfurter Frauen mit der »sittlichen Macht des Gemüthes und der unbegrenzten Thatkraft der edlen weiblichen Seele« voranging.

Im Hause selbst verkehrten die bedeutendsten Träger der politischen und wissenschaftlichen Zeitgeschichte, der Minister v. Stein, der Historiker Schlosser, der Geograph Ritter. 1813 trat Gerd. Eilers als Hauslehrer ein, der später im Ministerium Eichhorn einen tiefen Einfluss auf das Unterrichtswesen Preussens ausübte. Die Mutter übergab ihm »ihre beiden zarten Knaben«: »Es waren recht derbe Bengel von Jungen, sie strotzten vor Gesundheit«, schildert sie Eilers (Bd. I S. 378). Dieser geistig hervorragende Erzieher erwies sich von so günstigem Einfluss auf die Entwicklung seiner Zöglinge, dass ihm diese bei seiner Berufung an höhere Lehranstalten 1817, nach Bremen, sowie 1819 nach Creuznach folgten. Auf Wanderungen durch Moore und Haiden, über Berge und Thäler schärfte sich das lebensfreudige Auge an der Betrachtung der Natur. Als 1826 der Studiosus Schmidt die Universität Königsberg bezog, widmete ihm Eilers im Rückblicke auf die kraftvolle, jugendfrische Ausbildung seines bisherigen Zöglings die Worte: »Ich habe die ungetrübtesten und vollkommensten Freuden eines Pädagogen genossen, ich glaube nicht, dass es einem Menschen auf dieser Welt vergönnt ist, höhere und edlere Freuden zu geniessen, als eben diese«. (Bd. I, S. 386.)

Nach dem fernen Königsberg hatte ihn die Empfehlung S. Th. von Sömmerring's an den befreundeten Anatomen Rathke geführt. Lange litt es ihn nicht in dem halcyonischen Norden. 1827 wanderte er nach dem sonnigen Heidelberg. Mächtig zogen ihn Tiedemann und Gmelin an. In die von frischem Jugendmuth durchglühten Studien warfen die politischen Umtriebe jener traurigen Tage ihre dunklen Schatten. Bei dem Auszug der Studenten nach Frankenthal war er mitgezogen und mit seinem Freunde Varrentrapp nach Frankfurt gewandert. Mit heller mächtiger Stimme hatte er in den Strassen Heidelbergs »Burschen heraus« gerufen. Das genügte, um ihn von jeglichem Universitätsbesuch zu relegiren. Mit guten Empfehlungen ausgerüstet, erlangte er eine Audienz bei dem überall Demagogen witternden, damals auf dem Höhepunkt seiner Macht stehenden Minister von Kamptz. »Was würden Sie thun,« fragte der Gewaltige, »wenn Sie noch einmal in gleicher Lage wären?« »Ich würde ebenso handeln.« Der Minister, von so viel Offenheit überrascht, gestattete den Besuch der Universität Halle. Hier wurden in der Chirurgie Wutzer, Blasius und Ozondi, in der inneren Medicin Krukenberg seine Lehrer. Dieser, der begeisterte und begeisternde Kampfgenosse des Lützow-schen Corps, übte einen nachhaltigen Einfluss auf ihn bis in sein hohes

Alter. Krukenberg hat die poliklinische Methode, die Einführung
in die elenden Wohnungen der Armen mit der Nothwendigkeit
eigenen schnellen Eingreifens durch die dürftigsten Hülfsmittel erst
geschaffen und sie für die Ausbildung der Aerzte mit Gründlichkeit
im idealen Sinne verwerthet. Am 3. April 1830 fand die Promotion
in Halle mit einer Dissertation: de fungo medullari statt. Unter
den Thesen trägt besonders eine den Stempel der damaligen Zeitan-
schauungen: Anima in vapore ventriculorum cerebri sedem suam
habet. Welch ein Fortschritt von dieser luftigen Anschauung der
naturphilosophischen Schule zu den späteren anatomischen Forschungen! Die gesammte Entwicklung der medicinischen Wissenschaft
dieses Jahrhunderts spiegelt sich in ihm ab. Nach einem Aufenthalte
in Würzburg durchreiste der junge Doctor ein Jahr lang Frankreich
und England. 1831 wurde er in die Zahl der Frankfurter Aerzte
aufgenommen. Mit leuchtendem Eifer widmete er sich der Armen-
praxis, hoch zu Ross, in Wind und Wetter die armen Kranken der
umliegenden Ortschaften aufsuchend und durch sorgsame, unermüdete
Thätigkeit, durch Schlichtheit und Gradheit seines Wesens das
Vertrauen der Gemeinden in seltenem Maasse gewinnend und Jahrzehnte lang befestigend. Gleichzeitig widmete er rege, wissenschaftliche Thätigkeit der Senckenbergischen Naturforschenden Gesellschaft.
Am 18. Januar 1832 wurde er zum wirklichen Mitglied derselben
und zum Sectionär der Mollusken ernannt, welche Stellung er bis
1854 innehielt. Eine Frucht derselben ist sein Aufsatz: Beitrag
zur Kenntniss der Gregarinen und deren Entwicklung (Abhand-
lungen, herausgegeben von der Senckenb. Naturf. Ges. Bd. I
1854—55). Zwei Jahre lang mit dem Studium der Regenwürmer
beschäftigt, »mit mikroskopischer Untersuchung der Generations-
organe von wenigstens 800 derselben«, war er zu einem Abschlusse
seiner Beobachtungen der in jenem Organe häufigen Gregarinen
gelangt. Es charakterisirt den Forscher, dem das Streben nach
Wahrheit und Erkenntniss höher galt, als der Stolz eigener
Errungenschaft, wenn er gegen das Ende der Abhandlung sagt:
»Da meiner Erfahrung nach Hypothesen viel mehr, um wider-
legt zu werden, zur Nachuntersuchung reizen, als die Darstellung der Thatsache allein, so will ich sie lieber aufstellen,
da wegen dieses Grundes eine falsche Erklärung auch ein Schritt
zur Wahrheit wird«. Ein Bekenntniss dem des alten Weisen
gleich: Primus sapientiae gradus est falsa cognoscere, secundus recta
intelligere.

Eine seltene Mischung von energischer praktischer Bethätigung
und stillem Gelehrtenthum trieb rastlos zu einer grösseren Ent-
faltung, zur Schaffung grösserer Wirkungskreise. Seine Hülfe bei
den Armen der Umgegend hatte ihn das Unzulängliche derselben
bei der Abwesenheit sanitärer Erfordernisse und einer sachgemässen
Pflege gelehrt. Diese Erkenntniss führte ihn mit fünf gleichgesinnten
Collegen am 5. März 1834 zur Gründung der Armenklinik, »zu
dem Zwecke, den Bewohnern der benachbarten Ortschaften, sowie
solchen hier ansässigen Familien, die an den Spitälern keinen Anspruch hatten, Hülfe zu gewähren, ohne Unterschied von Alter,
Geschlecht, Religion und Stand«. Bis zum Jahre 1853 blieb er in
dieser Klinik thätig. In der Stadt selbst zählte Adolf Schmidt zu
den gesuchtesten Aerzten. Die Gradheit seines Wesens, die Sicherheit seines Wissens, die Lauterkeit seines Charakters, die oft sich
hinter Barschheit versteckende Gemüthsweichheit hatten ihn in allen
Kreisen heimisch gemacht. Er gehörte der entschwundenen Zeit-
periode an, in welcher der Arzt noch Freund und Berather war.
Und welch wohlmeinender, weiser, gewissenhafter Berather! Den
Armen der umliegenden Ortschaften, sowie der Stadt blieb er bis
in sein hohes Alter treu, sie sind ihm seine liebsten Patienten
gewesen. Mit der praktischen Wirksamkeit ging Hand in Hand
das Streben wissenschaftlicher Förderung, es führte ihn mit anderen
Collegen gemeinsam am 3. November 1845 zur Gründung des
ärztlichen und 1855 allein und durch eigenstes Entschliessen zu der
des mikroskopischen Vereins. Seine in der Senckenbergischen Naturforschenden Gesellschaft begonnenen zoologischen, speciell helmin-
thologischen Studien mit mikroskopischen Streifzügen in das Gebiet
der Botanik hatten ihn der pathologischen Anatomie nahe geführt,
mit deren erstaunlich schneller und fruchtbarer Entwicklung eine
neue Zeit der medicinischen Wissenschaft angebrochen war. Die
Baunerträger jener Aera, Johannes Müller, Rokitansky, Skoda, sie
waren seine Zeitgenossen. Gleich ihnen — wenn auch nicht an
Erfolgen, so doch im Erkennen der Bedeutsamkeit der eingeschlagenen
Richtung, sowie an der Freudigkeit des bescheidenen, eigenen
Forschens — wandte er sich der durch die verbesserte Construction
der Mikroskope erschlossenen normalen und pathologischen Histologie
zu. Bewundernswerth ist der eiserne Fleiss, mit der er Tausende
von mikroskopischen Präparaten in grösster Sorgfalt anfertigte, —
von denen eine Sammlung aus dem Nachlasse nach dem anatomischen Institut in Giessen gewandert ist — und rührend die Freude,

die er gleich den allerersten mikroskopischen Beobachtern, wie
Lieuwenhoek, im Anschauen des ungeahnten Neuen empfand. Aber
er war nicht der Mann des selbstgefälligen Betrachtens, sondern der
lebensfrischen Verwirklichung. So gründete er den mikroskopischen
Verein als Sammelpunkt für Aerzte und Naturforscher, mit einem
mehr allgemeinen, beide umfassenden Charakter, um beider Studien
von dem mikroskopischen Theile zu entlasten. Fünfundzwanzig
Jahre lang hat er diese Vereinigung nicht allein geleitet, sondern
auch durch die hervorragendste Mitarbeit gefördert. Mit Recht wurde
er daher bei der 25jährigen Jubelfeier des Vereins am 29. Februar 1880
als dessen treibende Kraft gefeiert. Er selbst widmete zu seinem
50jährigen Doctorjubiläum seine Arbeit: Cystoma ovarii proliferum
papillare, die auf der Höhe der Forschung der heutigen Zeit stehend
von der eigenartigen, weil autodidactischen Entwicklung des Verfassers,
sowie von seinem ein halbes Jahrhundert umfassenden emsigen Fleisse
Kunde giebt. Ausser einer kleineren Arbeit: Ueber das Aufbewahren
mikroskopischer Präparate (Archiv f. wissensch. Heilkunde III 2) ist
sein Antheil an der Erforschung der Taenia mediocanellata (saginata)
als Frucht seiner mikroskopischen Bemühungen hervorzuheben.
Nachdem Küchenmeister diese Taenien-Art entdeckt hatte, konnte
Ad. Schmidt die Angaben durch Untersuchung von 11 Exemplaren
bestätigen und dahin erweitern, dass constant die reiche Verzwei-
gung des Uterus mit der Dicke und Grösse der Glieder combinirt
gefunden würde. Er machte sich anheischig, aus diesem Befund die
T. mediocanellata auf den ersten Blick als solche zu erkennen.
Leukart (Die menschlichen Parasiten. Bd. I, S. 289) schloss sich im
Ganzen der Schmidt'schen Anschauung an. Wichtiger noch waren
Schmidt's Untersuchungen in Bezug auf die Entdeckung des Finnen-
zustandes dieses Wurmes bei dem Rind. Er war der Erste, welcher
die Vermuthung aussprach — auch zu Leukart — (Bd. I, S. 293),
dass das Rind der Träger der Finnen sei, indem er lange vor
andern Beobachtern die Thatsache feststellte, dass bei Gelegenheit
des Genusses eines Fleischsalats aus rohem Rindfleische nach einigen
Monaten die T. mediocanellata von ihm bei einer derjenigen Personen, welche von jenem Salate gegessen hatten, nachgewiesen
wurde (Leukart, sowie Stein: Die parasitären Krankheiten des
Menschen Bd. I, S. 10).

Beweiskraft erlangte jene Vermuthung, als Leukart auf Ersuchen
Schmidt's von diesem übersandte reife Gliederstrecken von T. mediocanellata bei einem Kalbe verfütterte und Cysticercen-Bildungen bei

der Section vorfand. (Leukart Bd. I, S. 294.) Auf diese Thatsachen
gestützt, wird Schmidt's Antheil an der Lösung der Taenia mediocanellata Frage in der Wissenschaft dauernd bestehen.

All die Liebe und Verehrung, die der Mann der Praxis und
der Wissenschaft sich in einem reichbegnadeten, arbeitsvollen Leben
errungen, kam voll zum Ausdruck, als es ihm am 3. April 1880
vergönnt war sein 50jähriges Doctorjubiläum zu begehen.   Der
ärztliche Verein in Verbindung mit den andern gelehrten Gesell-
schaften, die dem Jubilar wissenschaftliche Anregung und hervorragende Mitwirkung verdankten, brachte ihm in akademischer Feier
seine Huldigung dar.   Bescheiden und fast scheu, mit kurzen, aber
humorvollen Worten lehnte der Gefeierte den warmen Ausdruck der
Anerkennung ab.   Unvergessen bleibt den zahlreichen Theilnehmern
des am Abend folgenden Festmahls der Trinkspruch des damals in
sein Amt eingetretenen Oberbürgermeisters Dr. Miquel auf das
Blühen der Naturwissenschaften, die solche jugendfrische, geistes-
starke Greise, wie den Jubilar, allein hervorzubringen vermögen.
Unter dem Jubelruf seiner auf ihn stolz blickenden Berufsgenossen,
den Zeichen der Anerkennung der gelehrten Körperschaften, dem
Ausdruck des Dankes und der Verehrung der weitesten Kreise, so
schied Adolf Schmidt aus seiner öffentlichen Wirksamkeit.   Dann
nahte ihm die Bürde des Alters. Aber sein Heim blieb von der Liebe
seiner treuen Lebensgefährtin, geb. Heyder, und der Verehrung
seiner Kinder erhellt. Am 8. December endete ein sanfter Tod das
thatenreiche Leben.   Ein edler Mann, ein selbstloser, aufopferungs-
voller Arzt, ein unermüdlicher Forscher, — so wird sein Bild fortleben.   Menschliche Einrichtungen können nur in dem Geiste
fortbestehen, in dem sie gegründet worden sind. So kann auch
der ärztliche Verein nur so lange blühen, als .der Geist seiner
Stifter, das Streben nach treuer Collegialität und strenger Wissen-
schaftlichkeit, so lange, als das Vorbild Adolf Schmidt's in ihm
leuchten wird.   Dr. E. Cohn.

Dr. Heinrich Schmidt †.

Mit Heinrich Schmidt ist eine an Geist und Gemüth reich veranlagte Individualität leider zu früh von hinnen geschieden. Dem
Spruche getreu: »Wem viel gegeben ist, von dem wird man viel
fordern«, hat der Heimgegangene viel, sehr viel, ja zu viel gearbeitet, und zwar nicht zu seinem Vortheile, nein um Anderer willen!
H. Schmidt's reiche Arbeitskraft war für jeden schönen, edlen, hu-
manitären Zweck zu haben, gleichgültig ob er die ärztliche Thätigkeit oder die Wissenschaft oder das Gemeindewohl betraf. Nur eine
mindestens gleichbegabte Persönlichkeit ist im Stande für einen
Mann von solch' umfassender Thätigkeit einen wahrhaft würdigen
Nekrolog zu schreiben. Ich fühle mich nicht auf solcher Höhe
stehend. Gleichwohl gebietet die Pflicht gegen den verstorbenen
Freund, der an mich ergangenen Aufforderung nach Kräften Folge
zu leisten. Möge der gute Wille die Mängel der Arbeit entschuldigen!

Heinrich Schmidt wurde am 22. October 1837 als der Sohn
des Kunstgärtners J. G. Schmidt zu Frankfurt a. M. geboren. Die
Verhältnisse der Familie waren einfach kleinbürgerliche, dazumal
nichts weniger als glänzende; dazu kam ein reicher Kindersegen,
galt es doch acht Kinder, von denen freilich zwei schon frühzeitig
starben, grosszuziehen. Dem ursprünglichen Wunsche der Eltern
gemäss sollte Heinrich ein ehrsamer Gärtner werden. Demnach besuchte er vom Jahre 1844—1848 die hiesige Mittelschule zu St.
Katharinen. Allein schon frühzeitig erwachte in ihm das Bewusstsein, das Zeug zu einem höheren Ziele in sich zu haben, und so
setzte er es denn endlich durch, im Herbste 1848 in die Septina
des Gymnasiums überzutreten, wobei es allerdings noch sehr des
Zuredens guter Freunde der Familie bedurfte, damit sich der Vater
zu dem höheren Schulgelde des Gymnasiums entschloss. Heinrich
Schmidt's ideales Streben nach dem Höchsten und Edelsten hatte
sich trotz aller entgegengesetzten Hindernisse hiermit siegreich Bahn
gebrochen und liess sich auch in aller Zukunft bis zu seinem allzu-
frühen Lebensende nicht mehr in seinem geraden Laufe beirren. Als
charakteristisch für unseren verstorbenen Freund muss ich hier die
nachfolgende Thatsache anführen. In Folge tüchtiger Kenntnisse
im Griechischen und Lateinischen wurde H. Schmidt von unserem
vortrefflichen damaligen Gymnasialdirector Dr. Classen zu Privat-
stunden jüngerer Schüler empfohlen. Das lieferte ganz anständige

Summen, die ihre Verwendung für das fanden, was die knappen Verhältnisse des Hauses versagen mussten: Musikstunden und Gründung einer vortrefflichen Bibliothek schön geistiger Literatur des In- und Auslandes. Wohl selten hat ein College neben einer vorzüglichen Sammlung medicinischer Werke einen gleichvollkommenen Schatz an Büchern literarischen Inhaltes zusammengetragen. Die Mittel zur ersten Grundlage des letzteren haben eben jene Nachhülfestunden geliefert!

Im Frühjahr 1857 verliess H. Schmidt mit dem Zeugniss der Reife als einer der besten Schüler das Gymnasium und wandte sich dem Studium der Naturwissenschaften und in specie der Medicin zu. Massgebend für diese Wahl waren zwei Umstände. Zunächst war H. Schmidt sozusagen in Gottes freier Natur aufgewachsen, denn sein Elternhaus lag nach damaligen Begriffen weit vor der Stadt an der noch unbebauten ausgedehnten Bornheimer Haide, umgeben von einem grossen Garten; dazu wies das Geschäft der Eltern stets auf den Verkehr mit der Natur hin. In zweiter Linie machte sich aber noch der Einfluss des verstorbenen Professor Dr. Lucae, damaligen Lehrers der Anatomie und Zoologie am hiesigen Senckenbergianum, mit seiner lebendigen, die Jugend für die Naturwissenschaften begeisternden Lehrweise besonders geltend. Da unterdessen die Verhältnisse der Familie in Folge Aufschwung des Geschäftes bessere geworden waren, dazu das Presbyterium der deutsch-reformirten Gemeinde ein Stipendium von 500 fl. jährlich und zwar auf die Dauer von 6 Jahren bewilligte, lag der Weg zur Hochschule frei: die Universität Marburg war das nächste Ziel des angehenden Studenten (Frühjahr 1857 bis ebendahin 1859). Die Freiheit und Ungebundenheit des akademischen Lebens wirkten zunächst berauschend auf das bis jetzt sehr zahme Gemüth des neugebackenen civis academicus. H. Schmidt wurde flotter Corps-Student und genoss in vollen Zügen die Freuden des Studentenlebens. Daneben oblag H. Schmidt in Marburg dem Studium der Anatomie (Fick), Botanik (Wiegandt), Chemie (Kolbe), Physik (Gerling), Zoologie (Herold), Pharmakognosie (Wiegandt), allgemeinen und speciellen Pathologie und Therapie (Heusinger), allgemeinen und speciellen Chirurgie, einschliesslich Instrumenten- und Verbandlehre, sowie chirurgische Klinik (Roser). Zur richtigen Zeit entsagte H. Schmidt dem allzu ausgelassenen Marburger Studentenleben und siedelte im Frühjahr 1859 nach Erlangen über, von nun an seine ganze Zeit und Kraft einzig und allein dem emsigsten Studium widmend (Frühjahr 1859 bis ebendahin 1861). Die Erlanger Studien betrafen topographische

Anatomie (Herz), Physiologie (Gerlach), Chemie (Gorup), specielle
Pathologie und Therapie (W. Müller und Kussmaul), Chirurgie (Thiersch),
pathologische Anatomie (W. Müller), Geburtshülfe (Rosshirt), Arznei-
mittellehre (W. Müller), dazu kam ein praktischer Cours über Ge-
werbelehre (W. Müller) und ein solcher im chemischen Laboratorium
(Gorup). Am 25. Februar 1861 absolvirte H. Schmidt mit der
ersten Note sein Doctorexamen; seine der medicinischen Facultät
zu Erlangen vorgelegte, mit grossem Fleisse ausgearbeitete Inaugural-
dissertation handelte: Ueber Knochenneubildung im Inneren des Auges.
Zur Erwerbung grösserer praktischer Kenntnisse wandte sich H. Schmidt
sodann (Frühjahr 1861 bis ebendahin 1862) nach Wien; hier
studirte er Hautkrankheiten bei Hebra und besuchte die Kliniken
von Oppolzer, Schuh und Braun, sowie die Vorlesungen über die
topographische Anatomie bei Hyrtl. Im Frühjahr 1862 kehrte er
zum Staatsexamen nach Frankfurt zurück, um nach Absolvirung
desselben und Aufnahme unter die Zahl der praktischen Aerzte
Frankfurts (September 1862) im Herbst desselben Jahres von Neuem
Wien wieder aufzusuchen, wo ihn praktische Course ausgezeichneter
Professoren (Politzer: Ohrenheilkunde, von Jäger jun. und Arlt:
Augenheilkunde) unwiderstehlich anzogen.

Im Jahre 1863 begann H. Schmidt seine segensreiche Laufbahn
als praktischer Arzt in seiner Vaterstadt zu Frankfurt a. M. und
zwar zunächst als Assistenzarzt am Bürger-Hospitale (1. November
1863 bis 20. Januar 1865), an welchem damals als leitende Aerzte
Dr. med. Joh. Balthasar Lorey an der inneren Abtheilung und Dr.
Gustav Passavant an der chirurgischen Abtheilung fungirten. Nach
nochmaligem kurzen Aufenthalte im Auslande (Januar bis October
1865: Reise nach Russland als ärztlicher Berather einer angesehenen
russischen Adelsfamilie) liess sich H. Schmidt dauernd in seiner
Vaterstadt als praktischer Arzt nieder. Das erste Krankenmaterial
lieferte ihm seine pflichtmässige Stellung als Armenarzt der reformirten Gemeinde, in welcher er auch bis an sein Lebensende geblieben
ist; denn so oft ein Nachfolger in die Stelle einzurücken hatte und
somit für H. Schmidt eine Arbeitsentlastung in Aussicht stand, trat
ein Hinderniss dazwischen, und H. Schmidt, immer in uneigennützigster
Weise bereit, seine Kräfte zur Verfügung zu stellen, wo man seiner
bedurfte, wurde wieder von Neuem zu der Stellung herangezogen.
Von allen Gebieten der praktischen Medicin zog H. Schmidt am
meisten die Chirurgie an, ihr wandte er alsbald sein ganzes Streben
zu. Das Material zu selbständiger operativer Thätigkeit lieferte

ihm zunächst die Armenklinik, der er im Jahre 1866 beitrat. Mit
1. August 1867 gehörte H. Schmidt dem Vorstande .der Armenklinik
an und blieb es bis zu seinem Tode. Hier war es, wo H. Schmidt
einen reichen Schatz chirurgischer Erfahrungen sammelte und die
Grundlage zu seinem späteren Ruf als Chirurg legte. In dankbarer
Anerkennung dieser Thatsache hat er die Bestrebungen der Armenklinik stets warm befördert, ist ihr stets mit Rath und That zu
Handen gegangen und hat ihr nie auch dann seine Hilfe versagt,
als die zunehmende Privatpraxis eine ständige Mitwirkung an den
Arbeiten der Klinik nicht mehr erlaubte. In der Geschichte der
nun seit 55 Jahren wirkenden Armenklinik wird der Name Heinrich
Schmidt stets als der eines der thätigsten und eifrigsten daselbst
wirksam gewesenen Aerzte genannt werden. War die Armenklinik
der Ort, wo H. Schmidt seine Erfahrungen in der »Friedens-Chirurgie«
sammelte, so boten ihm die Kriegsjahre 1866 und 1870/71 hinreichende
Gelegenheit, auch in der »Kriegs-Chirurgie« reiche Studien zu machen.
Vom Juli 1866 ab nahm H. Schmidt die Stellung eines Assistenz-
Arztes am Hülfslazarethe No. 4 im damaligen Waisenhause ein, wo
der verstorbene College und bekannte Chirurg Funck sein Vorge-
setzter war; im Jahre 1870/71 sehen wir ihn im Barackenlazarethe
auf der Pfingstweide selbständig thätig. Wie sehr er bemüht war,
aus dieser nur vorübergehenden, gleichsam militärärztlichen Thätigkeit für seine · weitere Ausbildung als Chirurg Nutzen zu ziehen,
ersehen wir aus dem Artikel »Kriegschirurgisches« im Jahresberichte
über die Verwaltung des Medicinalwesens der Stadt Frankfurt a. M.
XIV. Jahrgang 1870, S. 288. Wie Anerkennenswerthes er aber
auch in dieser Thätigkeit an den Kriegslazarethen geleistet hat,
können wir daraus erschliessen, dass ihm eine hohe königl. Staatsregierung im Jahre 1867 den Kronenorden IV. Classe, im Jahre 1872
die Kriegsdenkmünze und den Kronenorden IV. Classe mit dem rothen
Kreuze auf weissem Felde am Erinnerungsbande verlieh. Von Jahr
zu Jahr vergrösserte sich der Ruf unseres Collegen Schmidt, die
Zahl seiner Patienten wuchs, er wurde immer mehr als consultirender
Arzt zu chirurgischen Fällen hinzugezogen, so nahm er auch vom
Jahre 1870, d. h. dem Gründungsjahre der betr. Stiftung, an die
Stelle eines consultirenden und stellvertretenden Arztes am Georgine
Sara von Rothschild'schen Hospitale ein. Nur eines fehlte noch,
um ihm eine vollbefriedigende Lebensstellung zu gewähren: die
Stelle eines Chefarztes an der chirurgischen Abtheilung eines unserer
grossen Hospitäler. Der Versuch, im Jahre 1872 in die freige-

wordene Stellung des Chirurgen am Geistspitale hineinzukommen, schlug fehl. Indess war sein Sinn auch mehr auf die gleiche Stellung am Bürgerspitale gerichtet: hier hatte er nahezu 2 Jahre als Assistent gewirkt, er war mit allen Verhältnissen des Hauses vertraut, dazu zog ihn der altehrwürdige Name Senckenberg's an, bildete ja das Bürgerhospital den einen Theil von dessen Stiftung, während der andere wissenschaftliche Theil derselben, das medicinische Institut, sowie die Schwesteranstalt, die Senckenberg'sche Naturforschende Gesellschaft mit dem Senckenberg'schen Museum, auf dem gleichen umfangreichen Territorium ihr Heimathrecht übten und wirkten. Auch dieses heiss erhoffte und erstrebte Ziel hat H. Schmidt erreicht. Mit dem 1. Januar 1886 trat der Hospitalwundarzt Sanitätsrath Dr. Philipp Gustav Passavant nach 35jähriger erfolgreicher Thätigkeit in den wohlverdienten Ruhestand, und in der Administrationssitzung vom 12. November 1885 wurde H. Schmidt einstimmig zu dessen Nachfolger mit Amtsantritt am 1. Januar 1886 ernannt. H. Schmidt war am Ziele seiner Wünsche angelangt, der schlichte, kleinbürgerliche Gärtnerssohn hatte sich, Dank seinem eisernen Fleisse und vollen Ausnutzung der ihm in das Leben mitgegebenen hohen geistigen Fähigkeiten, zu einer dominirenden Stellung in der von ihm gewählten Lebenscarriere hinaufgearbeitet, ein reiches Arbeitsfeld und eine lohnende Praxis lag vor ihm. Vor allem war es ihm nun darum zu thun, die neue Stellung seiner Wirksamkeit im Bürgerspitale dem derzeitigen Standpunkte der Chirurgie entsprechend einzurichten. Wie sehr er bemüht war, in seinem Specialfache auf der Höhe zu bleiben, beweist die Thatsache, dass er im Herbste 1877 auf einige Wochen nach Wien ging und sich besonders unter Billroth's Leitung genau über die Fortschritte seiner Wissenschaft informirte. Die glänzenden Erfolge der seit 1867 durch Lister eingeführten antiseptischen Wundbehandlung liessen ihn nicht ruhen; H. Schmidt war Antiseptiker strengster Observanz; auch hier genügte ihm in seinem idealen Streben das Gute und auch das Bessere nicht. H. Schmidt ruhte nicht, bis er das Allerbeste erreicht hatte. Dank der entgegenkommenden Liberalität der Dr. Senckenberg'schen Stiftungsadministration erhielt die chirurgische Abtheilung im Bürgerhospitale die bestmöglichste Einrichtung, der alte Operationssaal wurde zeitgemäss renovirt und daneben ein mustergiltiger geräumiger neuer Operationssaal durch einen mit Oberlicht versehenen neuen Vorbau im Parterrestock des Hospitales nach Norden zu eingerichtet, dazu wurde eine Reihe neuer Zimmer,

besonders für Privatkranke geschaffen, auch nicht versäumt, dem
Hospitale einen gut functionirenden Budenberg'schen Desinfections-
Apparat zuzufügen. Alles dies geschah unter Aufwand grosser
Kosten ganz nach den Wünschen und unter steter Mitwirkung
H. Schmidt's. So verflossen die ersten Monate seiner Wirksamkeit
im Bürgerhospitale in eifrig vorwärtsstrebender Thätigkeit.

Habe ich bisher nur die praktisch-ärztliche Laufbahn H. Schmidt's
verfolgt, so liegt mir nun die Pflicht ob, auch seiner noch übrigen
nebenhergehenden Leistungen gerecht zu werden. Heinrich Schmidt
hatte ein besonderes Lehrtalent, er verstand es besonders gut, den
jeweilig vorliegenden Lehrstoff dem Schüler klar auseinanderzusetzen,
mundgerecht zu machen, wie man zu sagen pflegt, und gründlich
einzuprägen; dabei kam ihm die freie Beherrschung des Wortes sehr
zu statten. So hielt er in den Sommersemestern 1866, 1868, 1869
und 1871 am Senckenbergianum Vorlesungen über niedere Chirurgie
und bemühte sich so, einen Stamm brauchbarer Assistenzchirurgen
heranzubilden. Eine ganz besonders segensreiche Thätigkeit entwickelte jedoch H. Schmidt in seiner fast 20jährigen Stellung als
Lehrer des theoretischen Unterrichtes der Schwestern vom rothen
Kreuze (Verein zur Pflege verwundeter und erkrankter Krieger); der
von ihm entworfene, schriftlich hinterlassene Unterrichtsplan ist
mustergiltig und wird auch für alle Zukunft bei der betreffenden
Unterweisung massgebend bleiben, und zwar nicht nur in seiner
Vaterstadt, sondern weit über deren Grenzen hinaus, in ganz Deutschland, hatte er doch sein Programm für die Ausbildung der Pflegerinnen
in begeisternden Worten auf der Vereinsconferenz in Bremen auseinander gesetzt und ihm allgemeine Anerkennung verschafft. Im
Winter 1879/80 hielt H. Schmidt im vaterländischen Frauenverein
Vorträge über die Elemente der Krankenpflege. Als es in den
letzten Jahren für gut befunden wurde, unserer Feuerwehr für die
erste Hülfe bei Unglücksfällen praktische Anweisungen zu geben,
war H. Schmidt selbstverständlich wieder der immer bereite Helfer. —
Nächst seiner Wirksamkeit als Lehrer ist H. Schmidt's Thätigkeit
bei verschiedenen wissenschaftlichen Vereinen hervorzuheben. Im
Jahre 1863 trat er dem ärztlichen Vereine als fleissiges, stets arbeits-
bereites Mitglied bei; in den Jahren 1869 und 1870 versah er die
Stelle des zweiten resp. ersten Schriftführers, in den Jahren 1878
und 1879 nahm er die Stelle des zweiten, resp. ersten Vorsitzenden
ein, zu verschiedenen Malen sass er im Ausschuss des ärztlichen
Vereines, war lange Jahre dessen Archivar, und als im Jahre 1878

der ärztliche Rechtsschutzverein gegründet wurde, wurde er in dessen
Vorstand gewählt und war bis zu seinem Ende Vorsitzender auch
dieses Vereines. Ganz aussergewöhnliche Verdienste hat sich aber
H. Schmidt um die Senckenberg'sche Naturforschende Gesellschaft
erworben, der er im Jahre 1868 als arbeitendes Mitglied beitrat.
Bereits in den Jahren 1870/71 sehen wir ihn als zweiten Schriftführer in die Direction gewählt, dann aber 6 Jahre lang (1875 und
1876, 1879 und 1880, 1883 und 1884) als erster Director die Ge-
sammtleitung der Gesellschaft führen. H. Schmidt zeigte sich hier
von einer neuen brauchbaren Seite als tüchtiger Verwaltungsbeamter;
kam doch unter seiner Direction der Vertrag mit der Wohlthäterin
der Gesellschaft, der Frau Gräfin Bose, zu Stande (1880). Dreimal
sandte ihn die Gesellschaft in die Commission, betreffend den Stiebel-
Preis (1874, 1878 nud 1882); 1878 glückte es ihm, denselben für
einen Chirurgen zu erobern, nämlich Professor Volkmann in Halle,
für die in den Beiträgen zur Chirurgie, Leipzig 1875, sowie in der
deutschen medicinischen Wochenschrift 1877 No. 33 veröffentlichten
Arbeiten über die operative und orthopädische Behandlung der
Krankheiten der Gelenke, insbesondere des kindlichen Alters. Abgesehen von geschäftlichen Mittheilungen ist H. Schmidt während
seiner Thätigkeit bei besagter Gesellschaft dreimal mit einer grösseren
Rede hervorgetreten; am 11. Juni 1876 trug er bei Gelegenheit der
Jahresfeier den Nekrolog Gustav Adolf Spiess' vor, bei der Jahresfeier am 26. Mai 1878 sprach er »Ueber die Bedeutung des natur-
geschichtlichen Unterrichtes« und bei der gleichen Feier am 31. Mai
1885 hielt er die Gedächtnissrede auf Dr. E. Rüppel. Das »ar-
beitende Mitglied« H. Schmidt hat in Wahrheit sein redlich Theil
für die Senckenberg'sche Naturforschende Gesellschaft gearbeitet;
sein Name wird in der Geschichte dieser Gesellschaft als der besten
einer obenan stehen! Möge es dieser Gesellschaft nie an gleich
arbeitsfreudigen, opferwilligen Mitgliedern von gleich fruchtbringender
Thätigkeit fehlen! — Des Weiteren sehen wir H. Schmidt in verschiedenen Gemeindeämtern thätig; in den Jahren 1876/81 sass er
im Pflegamt des allgemeinen Almosenkastens und erfreute sich daselbst einer verdienstlichen Wirksamkeit, im Jahre 1883 wurde er
zum Mitgliede der Friedhofscommission ernannt und nahm regen
Antheil an der Neuordnung unseres Friedhofwesens. H. Schmidt
hat in diesen beiden Stellungen seiner Vaterstadt sehr erspriessliche
Dienste geleistet. — Schliesslich kann ich hier nicht unerwähnt
lassen, dass H. Schmidt ein eifriges Mitglied der Loge Sokrates war

und in seiner Stellung als Sprecher der Loge bei den mannigfachsten
Gelegenheiten, sei es ernster, sei es freudiger Art, das Wort zu führen
hatte. Gehört diese Thätigkeit auch nicht in das Bereich des Arztes,
so beweist es doch, wie vielseitige Fähigkeiten H. Schmidt besass
und wie freigebig er in der Ausnutzung derselben zu Werke ging,
nach allen Seiten die Früchte seiner reichen Begabung ausstreuend
und Anderen in der uneigennützigsten Weise zu Gute kommen lassend.

In segensreicher Wirksamkeit immer vorwärts strebend, immer
weiter arbeitend, von Stufe zu Stufe höher glimmend, hatte H. Schmidt
mit dem Jahre 1886 den Höhepunkt seiner Wünsche erreicht. Da
griff das unerbittliche Schicksal mit rauher Hand in das bis dahin
glücklich verlaufene Leben H. Schmidt's ein und vergönnte ihm
nicht, das zu ernten, was er gesät und in mühevoller Arbeit gehegt
und gepflegt hatte. H. Schmidt ist einem wahrhaft tragischen Ge-
schicke zum Opfer gefallen. Seit 8. September 1869 mit Jeanny
Kacerowsky aus Prag verheirathet, lebte H. Schmidt in glücklichster
Ehe, der zwei Kinder, beides Knaben, entsprossen. Im Winter
1885/86 erkrankte zunächst der älteste Sohn Fritz an Lungenentzündung, und als dieser sich vom Krankenlager erhob, erkrankte
der jüngste Sohn Rudolf auf's Schwerste an einer acut infectiösen
Osteomyelitis der linken Tibia, die erst nach wiederholten operativen
Eingriffen und Monate langer sorgfältigster Pflege zur Heilung gelangte. Es war ein harter Winter für H. Schmidt, der Tags über
in anstrengender Praxis beschäftigt war und, wenn er müde und
abgemattet nach Hause kam, hier stets neue Sorgen um das geliebte Kind vorfand. Am 1. April 1886, also wenige Monate nach
Antritt seiner Stellung am Bürgerhospitale, erkrankte H. Schmidt,
der bis dahin, - abgesehen von einem auf der Praxis erworbenen
Scharlach (Sommer 1870) und einem ohne Nachtheil überstandenen
Rheumatismus (Sommer 1881), steter Gesundheit sich erfreut hatte,
selbst in Form eines Schlaganfalles mit linksseitiger Facialislähmung.
Von diesem Anfalle erholte sich H. Schmidt wieder soweit, dass er
im August seine Praxis wieder aufnahm, im ärztlichen Verein wieder
wissenschaftlich thätig sein konnte, sogar im October öffentlich am
Grabe des verstorbenen Collegen Getz eine tiefempfundene vortreffliche Rede hielt. Allein es dauerte nicht lange, da traten neue
krankhafte Erscheinungen auf; im Juni 1887 zeigten sich die ersten
Apoplexien in der Netzhaut des rechten Auges. Trotz alledem liess
es sich H. Schmidt nicht nehmen, mitten im Winter (28. December
1887) bei eisiger Kälte an das Grab des Grafen Bose nach Lichten-

thal zu eilen, um hier den Dank der Senckenberg'schen Naturforschenden Gesellschaft zum warmen Ausdruck zu bringen. Gleich
nach Neujahr (2. Januar 1888) erfolgte ein weiterer Anfall, der
eine langanhaltende grosse Schwäche hinterliess, so dass der Versuch,
im März die Praxis wieder aufzunehmen, nach wenigen Wochen
aufgegeben werden musste. Im November 1888 liessen sich die ersten
Apoplexien in der Netzhaut auch des linken Auges nachweisen, es
musste somit auch das Lesen unterlassen werden, was H. Schmidt
um so schmerzlicher empfand, als er bis zum Ende seiner Krankheit im ungetrübten Genusse seiner geistigen Fähigkeiten blieb, und
Lesen einer anregenden Lectüre ihm bis dahin einigen Trost in
seiner langen, mit Geduld getragenen Leidensgeschichte gewährt
hatte. In der Nacht vom 17. auf den 18. Januar 1889 erfolgte der
letzte, tiefe Bewusstlosigkeit hervorrufende Schlaganfall, dem er
trotz aufopfernder Pflege der Seinen, sowie der ihm treu anhängenden
Schwestern vom rothen Kreuze am 21. Januar, Nachts 11 Uhr, erlag. Die von Professor Dr. Weigert geleitete Section ergab Atherom,
der an der Gehirnbasis sich ausbreitenden Arterien und als deren Folge
die Reste von wenigstens zwei alten apoplectischen Herden, sowie die
neue letzte grosse Blutung im Marklager der rechten Hemisphäre mit
Durchbruch in die Ventrikel; auch die Coronar-Arterien des Herzens
waren atheromatös entartet; in der Milz ein alter Infarkt.

Der Morgen des 24. Januar 1889 sah einem unabsehbaren
Leichenzug zum Friedhof ziehen: voran die Schwestern vom rothen
Kreuze, soweit deren vom Dienste abkömmlich waren, sammt der
Oberin. Dem blumenüberschütteten Sarge folgten nächst der Familie
die gesammte Zahl der Collegen und eine ungezählte Schaar Leid-
tragender aus allen Ständen der Gesellschaft. Am Grabe sprachen
nächst dem Geistlichen der reformirten Gemeinde die Vertreter des
ärztlichen Vereines, der Dr. Senckenberg'schen Stiftungsadministration,
der Senckenberg'schen Naturforschenden Gesellschaft, der Armenklinik und der Loge Sokrates. Sie alle legten Zeugniss ab von den
aussergewöhnlichen Leistungen des Verstorbenen sowohl im Bereiche
der ärztlichen Kunst und auf dem Gebiete der Naturwissenschaften
überhaupt, als im Gemeindeleben und in der Loge, d. h. der Vereinigung der Männer, denen die Humanität als höchstes Ideal
menschlichen Strebens vorschwebt. Eine mit Humor gepaarte Liebens-
würdigkeit hatte ihn zu aller Welt Freund gemacht, Feinde hat er
wahrlich keine hinterlassen. Wohl verdient ist der eherne Lorbeer-
kranz, mit dem sein von einem dankbaren Patienten gewidmeter

einfachschöner Grabstein geschmückt ist. Wo H. Schmidt im Leben
thätig war, hat er dauernde Spuren seiner Wirksamkeit hinterlassen
und dadurch seinem Namen weit über seinen Tod hinaus ein ewiges
Gedächtniss gesichert; denn

> Todt ist nicht, wer im Gedächtniss
> Ewig neu Dir aufersteht
> Wie ein heiliges Vermächtniss
> Das nur mit Dir selbst vergeht.

Friede seiner Asche! Ehre seinem Angedenken!

Ph. Steffan.

Dr. Ernst Roberth.

Am 5. Mai 1889 verschied nach schweren, jahrelangen Stein-
Leiden unser College Roberth, am 7. Mai erwies ihm unser Aerztlicher
Verein die letzte Ehre.

Ernst Roberth war am 13. September 1821 in Frankfurt a. M.
geboren. Aus einer begonnenen Schilderung seines Lebens, die er
hinterlassen hat, entnehmen wir über seine Familie Folgendes:
»Aus meiner frühesten Kindheit«, so erzählt er, »erinnere ich mich
noch, dass der Grossvater ein guter Zeichner war; er erzählte uns
Fabeln und Märchen und hatte dabei stets einen grossen Bogen
Papier vor sich liegen worauf er mit einem ziemlich dicken Bleistift
von viereckiger Form die Hauptpunkte seiner Erzählung illustrirte.
Der alte Herr hatte überhaupt einen gewissen Sinn für Kunst und
Kunstsachen, er hatte allerhand Antiquitäten, besonders schöne
Höchster und Fuldaer Porzellan-Figuren und Gruppen. Auch pflegte
er bis an sein Ende die Oelmalerei und zwar auf ganz verschiedene
Weise. Die eine Art bestand darin, dass er alte Bilder oder solche,
die ihm gefielen, copirte, die zweite, weniger löbliche, darin, dass er
alte Gemälde, die man damals für Spottpreise erhalten haben soll,
durch Retouchiren nach seiner Ansicht verbesserte.«

»Mein Vater«, so schreibt E. Roberth weiter, »dem ich in
meinem Leben nicht genug danken kann für die Erziehung, die
er mir angedeihen liess, hatte schon mit 14 Jahren als Waise in den
Kampf ums Dasein eintreten müssen und seine Schulbildung musste
nothgedrungen darunter leiden. Desto mehr verdient es Anerkennung,
dass er kein Opfer für die Ausbildung seiner Kinder scheute. So lässt
es sich auch erklären, dass ich schon mit 5½ Jahren in die Musterschule wandern musste. Ich war bei meinem Eintritte der Jüngste und
Schwächlichste meiner Klasse, ich wurde darum von den Stärkeren und

Aelteren immer geneckt und gehänselt. Da ich aber durchaus nicht furchtsam war, so sprang ich eines Tages auf einen der mir an Alter und Grösse überlegenen, feigen Quälgeister und richtete ihn so zu, dass er genug hatte. Damals stand auch das Prügelregiment noch in voller Blüthe und es wurde den jungen Herren von dem Lehrer manchmal ein kleiner Denkzettel verabfolgt. Obwohl ich für dieses System keine Lanze brechen will, so muss ich doch offen bekennen, dass bei dem Magister am meisten gelernt wurde, wo das spanische Rohr am unermüdlichsten geschwungen wurde. Anders war es im Gymnasium, das ich in meinem 13. Jahre mit der Musterschule vertauschte. Hier durfte in den oberen Klassen nicht mehr geprügelt werden, was aber in Bezug auf die Moral der Schüler kein günstigeres Resultat lieferte. Da ich, noch während ich die Musterschule besuchte, durch Privatunterricht schon ziemliche Fortschritte in den alten Sprachen gemacht hatte, kam ich sogleich nach Quarta und nach einem halben Jahre nach Tertia. Von da ab absolvirte ich mit Ausnahme der Prima jede Klasse vor Ablauf der gesetzlichen $1\frac{1}{2}$ Jahre, und so oft eine Preisvertheilung stattfand, erhielt ich den ersten Preis.«

Leider sind über den weiteren äusseren Lebensgang Roberth's eigene Aufzeichnungen nicht vorhanden. Bei dem Versuche, sich durch Schreiben über seine Qualen hinwegzutäuschen, legte er mitten in der Arbeit die Feder nieder und sprach in herzzerreissender Weise vor sich hin: »Auch das geht nicht mehr, todt bei lebendigem Leibe!« Ich entnehme daher anderen, allerdings lückenhaften Mittheilungen das Folgende:

Im 18. Jahre ging Roberth auf die Universität und zwar zunächst nach Heidelberg, wo er besonders fleissig die Vorlesungen von Tiedemann, Gmelin, Bischoff, Puchelt, Chelius besuchte, dabei aber ein flotter Bursche des Corps »Nassovia« war. Dann begab er sich nach Würzburg, um Scherer, v. Marcus, Textor, d'Outrepont zu hören und im Jahr 1843 zu promoviren, von hier aus nach Berlin, wo damals Schönlein die jungen Mediciner anzog. Im Jahre 1844 absolvirte er das Staatsexamen der freien Stadt Frankfurt a. M., er liess sich nun als praktischer Arzt hier nieder und begründete bald mit den DDr. Flesch, Friedleben, Schröder, Hess ein ärztliches Kränzchen, das im Jahre 1847 sich dem Aerztlichen Verein anschloss. Oft genug hat er mir u. A. geschildert, mit welchen Schwierigkeiten er lange zu kämpfen hatte, aber dennoch gelang es ihm, mit der Zeit eine ausgedehnte Praxis zu erlangen. Am meisten interessirte er sich für Geburtshülfe, und um sich hierin recht viel Uebung zu verschaffen, unterhielt er 8 Jahre lang eine

Privat - Entbindungsanstalt in einem Gartenhause an der Hanauer
Landstrasse.

Als der deutsch-französische Krieg 1870/71 uns eine Menge
Verwundeter und Kranker brachte, war Roberth, geleitet durch Hu-
manität und warmen Patriotismus, einer der ersten Aerzte, die ein
Reserve-Lazareth (im Vacconius'schen Garten) übernahmen. Lange
Jahre fungirte er auch uneigennützig als Hausarzt der Barmherzigen
Schwestern und Ende der siebziger Jahre ward er Bahnarzt der
Main-Weser-Bahn. Bei alle diesen Beschäftigungen trieb er noch
eifrige Sprachstudien, in jüngeren Jahren besonders Spanisch, in
welcher Sprache er auch für mehrere spanische Blätter schrieb, in
den letzten Jahren Latein; das Englische und Französische beherrschte
er wie seine Muttersprache. Auch der Geschichte sowie der Physik,
besonders der Lehre von der Electricität, widmete er fortwährend
und bis an sein Lebensende viel Zeit und Interesse. Sein Lieblings-
studium aber war die bildende Kunst, für die ihm schon sein Grossvater einige Liebhaberei beigebracht hatte. Er pflegte den Sinn für
das Ideale und Schöne mit innigem Verständniss und sein Urtheil
galt allgemein als competent und zuverlässig.

Was v. Ziemssen so schön in seiner Arbeit: Der Arzt und die
Aufgaben des ärztlichen Berufes« ausgesprochen, war auch der leitende
Gedanke Roberths: »»Kein Beruf bedarf der höheren geistigen Ge-
nüsse in dem Masse, wie gerade der des Arztes, der vom Morgen
bis zum Abend in ununterbrochener Reihenfolge Krankheit und Tod,
Kummer und Sorge an sich vorübergehen sieht. Und welche Beschäftigung wäre erfrischender, welche Eindrücke wären geeigneter,
das trübe Bild der ärztlichen Tagesarbeit zu verwischen, als die
Beschäftigung mit der Kunst?«»

So besass Roberth eine allgemeine Bildung, wie sie heutzutage
nur wenigen Aerzten eigen ist. Sie führte ihn in alle Kreise. Bei
seiner Begabung, seinen Kenntnissen und seinem Unterhaltungstalent
war er überall gern gesehen, es fehlte ihm nicht an Freunden und
Jeder begrüsste ihn freudig als Gesellschafter. Geistreich, wie er war,
sprudelnd von Humor, Witz und Laune, manchmal auch von Sarkasmus,
heiteren Gemüths und fröhlich mit den Fröhlichen, verstand er
es, die Gesellschaft, in der er sich bewegte, angenehm zu unterhalten
und zu fesseln. Aber nicht blos im Genusse des Lebens fand er
sich mit seinen Bekannten zusammen, auch im Leid konnte man auf
ihn zählen. Er war ein treuer, wohlmeinender, offener Freund, mit
Rath und That, mit Trost und Hülfe suchte er Jedem in seiner

Bedrängniss beizustehen, nur allzuoft und allzuviel seine eigne Person
vergessend. Er rechnete nicht auf Gegenleistung und kein noch so
schnöder Undank, von dem er nicht verschont blieb, hielt ihn von
Freundschaftsdiensten ab. Die Armen und Bedrängten gar hatten an
ihm, dem Gemüthsmenschen durch und durch, einen seltenen Wohlthäter. Seinen Clienten war er nicht blos ein umsichtiger, verständ-
nissvoller Arzt, sondern auch ein allezeit hülfsbereiter, selbstloser,
aufopfernder Berather, ohne Falsch und Tadel.

Ein Mann mit dieser Herzensgüte hing natürlich auch mit aller
Innigkeit an seinem einzigen Kinde, das seiner nur allzufrüh durch den
Tod gelösten Ehe entsprossen war. Das Verhältniss zwischen Vater
und Tochter war geradezu rührend und die treue Pflege, die ihm
von letzterer bei seinem langjährigen, quälenden Leiden ward, be-
trachtete er, wie er sich seinen Freunden gegenüber oft aussprach,
als den einzigen Lichtpunkt der letzten Jahre seines Lebens.

Treu und innig war Roberth auch seiner Vaterstadt zugethan.
Die Annexion von 1866 schmerzte ihn tief, aber bald erkannte er,
dass sein politisches Urtheil sich nach der Lage des Gesammt-
Vaterlandes richten müsse und so wurde er, unbeschadet seiner unbegrenzten Liebe für Frankfurt, ein glühender Verehrer des deutschen
Kaisers und des Fürsten Bismarck. Seine historischen Studien hatten
ihn dahin geführt, die Einigung des deutschen Reiches als die grösste
That in der Weltgeschichte anzusehen, für die jeder Deutsche
dankbar sein müsse.

Und nun noch ein Wort über die Stellung Roberth's zu seinen
Berufsgenossen. Es war sein eifrigstes Bemühen, mit ihnen in
Frieden zu leben und selbst gegenüber den jüngsten bescheiden auf-
zutreten; gegen alle war er brav, freundlich und rücksichtsvoll. Er
übte seinen Beruf mit vollkommener Hingabe, aber das Jagen nach
Praxis, das Treiben einzelner Aerzte, das Herabdrücken des Berufes
zu einem Handwerk waren ihm in tiefster Seele zuwider und konnten
ihm zuweilen die ärztliche Thätigkeit gründlich verleiden.

Er konnte zornig auffahren und seiner Erbitterung in scharfen
Worten Ausdruck geben, wenn er Hinterlist, Dünkel und Habgier
bei Anderen merkte, und seine hinterlassenen Aufzeichnungen enthalten hierüber sehr drastische Bemerkungen.

Aerzte von solcher Anspruchslosigkeit, noblen Gesinnung und
Biederkeit, wie Roberth war, gibt es nicht in allzugrosser Menge
und wir haben daher allen Grund, dem Hingeschiedenen ein ehrendes
Andenken zu bewahren. Dr. E. Marcus.

Dr. med. Adolph Wittner.

Adolph Wittner, geboren am 19. October 1846 in Jassy (Rumänien), lebte von seinem sechsten Jahre an in Leipzig, wo er Schule und Hochschule besuchte, den Doctortitel und die Approbation als praktischer Arzt erwarb. Auf den Universitäten zu Paris und Wien bildete er sich weiter aus. Am 8. April 1870 kam er nach Frankfurt a. M., um die ihm von dem Hospital zum heiligen Geist übertragene Stelle eines Assistenzarztes der inneren Abtheilung zwei Jahre lang zu versehen und sich dann dauernd als praktischer Arzt hier niederzulassen. Im Januar 1873 wurde er von dem genannten Hospital zum Armenarzt gewählt. 1875 befiel ihn ein schweres Lungenleiden, welches in Davos zum vorläufigen Stillstand gebracht wurde. 1882 zwang ihn ein hartnäckiger Gelenk- und Muskelrheumatismus zur Niederlegung der Armenarztstelle. Am 3. November starb er nach kurzem Krankenlager an einer Verschlimmerung seines Lungenleidens.

Fremd hierher gekommen und anhaltend kränklich, wurde Wittner dennoch rasch bekannt und beliebt. Gewissenhaft, mitfühlend, anhänglich, wohlthätig und aufopfernd, fand er Vertrauen und Freundschaft bei Armen und Reichen. Um sich gegenüber den wachsenden Anstrengungen des Berufes leistungsfähig und arbeitsfroh zu erhalten, mied er grösseren geselligen Verkehr und verwandte seine Mussestunden, soweit sie nicht durch die Pflege allgemeinbildender oder menschenfreundlicher Bestrebungen in Anspruch genommen waren, ausschliesslich dazu, den Fortschritten der medicinischen Wissenschaften zu folgen. Wie er stets seine eignen Gedanken und Handlungen ängstlich auf Werth und Uneigennützigkeit prüfte, verlangte er ein Gleiches auch von Anderen und, da er jederzeit seine Meinung frei heraussagte, zeigte er sich bisweilen ebenso argwöhnisch und schroff, wie er meistens vertrauend und anerkennend war. Im Verkehr mit seinen Berufsgenossen hielt ihn Gefühl für Anstand und Billigkeit auf dem richtigen Weg.

So hat Wittner seinem kurzen Leben und Wirken ein ehrenvolles Andenken geschaffen bei Allen, die ihn kannten und verstanden.

Dr. Ernst Wohlfarth.

Dr. Carl Lorey.

Als der letzte, in der langen Reihe von Collegen, welche im Jahre 1889 der Tod dahinraffte, starb Dr. med. Carl Lorey. Derselbe wurde als der Sohn eines angesehenen hiesigen Arztes am 22. October 1840 geboren. Er besuchte vom Herbst 1846 bis Ostern 1853 die Musterschule. Ostern 1853 trat er in das hiesige Gymnasium ein und wurde Ostern 1860 mit dem Zeugniss der Reife entlassen.

Am 19. April 1860 wurde Lorey auf der Universität Göttingen als studiosus medicin. inscribirt und verweilte dort bis zu seiner Promotion am 19. December 1863. Seine Doctordissertation handelt »de Gubernaculo et de Cryptorchismo«; während er sich für das Staatsexamen vorbereitete, brach der dänische Krieg aus, und Lorey eilte sofort nach dem Kriegsschauplatze und war dort vom 10. März bis 5. Mai 1864 in den Lazarethen in der Domschule zu Schleswig und auf Schloss Gottorp thätig.

Nach Frankfurt zurückgekehrt, bestand er am 17. Juni 1864 das Staatsexamen, wurde am 20. Juni als Bürger anfgenommen und auf die Medicinalordnung verpflichtet. Zu seiner weiteren Ausbildung besuchte er noch eine Anzahl deutscher Universitäten und nahm zu Tübingen, Berlin, Prag und Wien längeren Aufenthalt, bis er im September 1865 nach Frankfurt zurückkehrte und am 1. Juni 1866 im Bürgerhospitale als Assistenzarzt eintrat, in welcher Stellung er bis 1. Juni 1868 verblieb um sich dann als praktischer Arzt hier niederzulassen. Im Jahre 1868 wurde er zum Arzte des Dr. Christ'schen Kinderhospitals ernannt. Am 24. August 1869 verheirathete er sich mit Frl. Röder. Dieser Ehe sind vier Kinder entsprossen. Sein Familienleben gestaltete sich sehr glücklich, da die Gattin seinem Streben ein grosses Verständniss entgegenbrachte und mit Stolz blickte er auf den heranwachsenden Sohn, welchem er bald bei dem Studium der Medicin ein guter Berather zu sein hoffte.

In dem Kriegsjahre 1870 war Lorey von Anfang an bei der Truppenverpflegung am Bahnhofe thätig und betheiligte sich auch an einer Expedition nach Forbach. Am 4. September übernahm er eine Kranken-Abtheilung in dem Barackenlazarethe auf der Pfingstweide, wo er bis zum Mai 1871 verblieb.

Lorey war ein Mann von grosser Pflichttreue und von rast-
losem Arbeitstrieb beseelt. In der Privatpraxis ein gesuchter Arzt,
war er besonders in den Wohnungen der Armen ein häufig und
gerne gesehener Berather.

Der ärztliche Verein verliert in ihm eines seiner thätigsten
Mitglieder und nur wenige haben so häufig wie er durch Mittheilungen seiner Beobachtungen aus Hospitalthätigkeit und Praxis be-
lebend auf das Vereinsleben gewirkt. Noch in der letzten Sitzung
des ärztlichen Vereines, welche er besuchte, machte er Mittheilungen
über seine Arbeit: »Gewichte und Maasse normaler Kinder.«

An dem unter seiner Leitung stehenden Kinderhospitale nahm
rasch die Zahl der Hülfesuchenden zu. Insbesondere mehrte sich die
Zahl der an acuten schweren Leiden Erkrankten, weshalb bald die
Anstellung eines zweiten Arztes erforderlich wurde.

Lorey widmete sich jetzt hauptsächlich der Pflege des Ambu-
latoriums, welches er im Kinderhospitale eingerichtet hatte in der
Absicht, kranken Kindern, welche nicht der Hospitalpflege bedürfen,
ärztlichen Rath und Arznei zu Theil werden zu lassen.

Der rasch sich mehrende Andrang der für ihre kranken Kinder
Hülfe Suchenden bewies, wie nothwendig diese Einrichtung war, und
welches Vertrauen Lorey in der Stadt genoss. Einen grossen Theil
seiner Zeit widmete der eifrige Mann dieser Thätigkeit und bei aller
Arbeit fand er doch noch Gelegenheit, seine Erfahrungen zu sammeln
und wissenschaftlich zu verwerthen. Seine letzte Arbeit: »Maasse
und Gewichte normaler Kinder«, zu welcher er bereits ein grosses
Material gesammelt hatte, liegt leider unvollendet da.

Im November 1889 erkrankte der bis dahin anscheinend gesunde
Mann an einer acuten Bronchitis und Laryngitis. Der behandelnde
Arzt constatirte eine ausserordentlich schwache und unregelmässige
Herzthätigkeit, welche bei fehlender Klappenerkrankung auf eine
Entartung des Herzmuskels schliessen liess, auffallend war auch da-
mals schon die bedeutende Athemnoth, welche den Catarrh begleitete.

Lorey hütete damals einige Tage das Zimmer, doch schon bald
duldete es den thätigen Mann nicht mehr zu Hause und nahm er
wieder seine Praxis auf, anscheinend im besten Wohlbefinden. Doch
traten bald kleine Rückfälle ein, welche ihn bedenklich machten,
trotzdem versah er seine Praxis bis zum Abend des 26. December.
In der Nacht vom 26. zum 27. December trat der erste Anfall
schwerer Athemnoth auf, welche den Kranken nicht mehr verliess,

bis er am Morgen des 29. December an langsam entwickeltem Lungenödem starb.

Die Section ergab: Oedem der Beine. Linke Lunge in der ganzen Ausdehnung durch alte Verwachsungen an die Brustwand angelöthet. Oedem beider Lungen. Herz gross, Klappen normal. Atherom der Kranzarterie, im Herzfleisch des linken Herzens zahlreiche myocarditische Heerde. In der Aorta ascendens kleine atherom. entartete Stellen.

Ich lasse hier ein Verzeichniss der Arbeiten des Verstorbenen folgen:

Im Jahrbuche für Kinderheilkunde wurde veröffentlicht:

1. Die käsige Bronchial- und Mesenterialdrüsenentartung im Kindesalter und ihre Beziehung zur hereditären Tuberculose. (B. VI.)
2. Gewichtsbestimmungen der Organe des kindlichen Körpers. (B. XII.)
3. Ordinationsanstalten für Kinder und ihre Beziehung zur öffentlichen Gesundheitspflege. (B. XIX.)
4. Beobachtungen über Rachitis aus dem Ambulatorium des Dr. Christ's Kinderspitales. (B. XXII.)
5. Ueber die Behandlung der Dyspepsie des ersten Kindesalters aus dem Ambulatorium des Dr. Christ's Kinderspitales und der Privat-Praxis. (B. XXVI.)
6. Ueber Gewichte und Maasse normal entwickelter Kinder in den ersten Lebensjahren. (B. XXVII.)
7. Ueber die Behandlung der Diphteritis durch Einblasungen mit Zuckerstaub.

Eine grössere Arbeit über Gewichte und Maasse normal entwickelter Kinder liegt unvollendet da. Ausserdem hat er verschiedene kleinere Beiträge für das österreichische Jahrbuch für Kinderheilkunde geliefert.

Dr. Glöckler.

Dr. Leopold Wilbrand.

Joseph Leopold Wilbrand, geb. am 16. Dec. 1843 zu Giessen, entstammte einer Giessener Professoren-Familie, von welcher der Grossvater bereits Professor der Anatomie daselbst und der noch jetzt lebende Vater Ordinarius der Gerichtlichen Medicin und Staatsarzneikunde gewesen ist. Seinen ersten Unterricht empfing er in dem Dr. Steinmetz'schen Knabeninstitut, um alsdann in das Gymnasium seiner Vaterstadt überzutreten. Nach bestandener Maturitätsprüfung wurde er hierauf am 6. Nov. 1861 an der Universität Giessen als stud. med. immatriculirt. 1863 bestand er die naturwissenschaftliche Vorprüfung, 1864 mit Auszeichnung das Anatomicum und von Januar bis Juni 1866 ebenso »multa cum laude« die medicinische Schlussprüfung. Seine Lehrer waren die zum Theil noch lebenden Professoren Buff, Will, Leuckart, Eckhardt, Seitz, Wernher, Julius Wilbrand, v. Ritgen, Phöbus, denen er stets ein eifriger Schüler gewesen ist. In seine Studienzeit fällt das Wiedererwachen des deutschnationalen Geistes in immer breiteren Schichten des deutschen Volkes und er fand bei einem Theil der akademischen Jugend in Fortsetzung alter Traditionen schon damals eine eifrige Pflege. Wilbrand's weitaus ideal angelegter Sinn wurde von dieser Bewegung mächtig ergriffen und es gereichte ihm stets zur besonderen Freude, gerade dieses Frühlingswehen einer neuen Zeit nach langer Winternacht inmitten einer ausserordentlich theilnahmlosen Umgebung so früh und warm mit empfunden zu haben. An der heiter geselligen Seite des deutschen Studentenlebens nahm er, wie zu erwarten war, einen vollen Antheil und gern pflegte er von der flotten Burschenzeit zu erzählen, die er im Kreise gleichgesinnter Commilitonen auf der Alma Ludoviciana verlebt.

Da der Krieg des Jahres 1866 ausbrach, wurde ihm das schriftliche Examen, sowie die Doctordissertation erlassen, eine eingehende mündliche Prüfung war ausreichend. Mit dem Doctorgrad versehen trat er sofort, da an Militärärzten grosser Mangel war, bei der Grossherzogl. Hess. Division ein, in deren Reihen er den Feldzug des Jahres mitmachte. Der kurze, wenn gleich recht anstrengende Kriegszug hatte Wilbrand keine besondere Gelegenheit zu praktisch-ärztlicher Leistung geboten, immerhin war er für ihn eine gute Schule praktischer Welt- und Menschenerkenntniss; um so lebhafter ergriff er die Gelegenheit, bei einem alten Giessener, Herrn Prof. Mosler zu Greifswald, als klinischer Assistent der inneren Medicin einzutreten und nach Jahresfrist als Assistent von Roser in Marburg sich der praktischen Chirurgie zuzuwenden.

Erst nach 2jährigem Verweilen hielt er seine berufliche Ausbildung für vollendet, und da er gleichzeitig seine durch innere und
äussere Vorzüge gleichausgezeichnete und ihm geistig vollkommen
ebenbürtige Braut, Marie Rihyner, heim führen wollte, so liess er
sich 1869 zu Biedenkopf als praktischer Arzt nieder. Hier im
Stillleben des Landstädtchens, im ersten Jahre seiner Ehe fand ihn
der Ausbruch des 1870er Krieges, und, wie zu erwarten, duldete es
ihn nicht zu Hause; er wollte nicht aus der Ferne zusehen, wenn
das deutsche Schwert aus der Scheide fährt und um deutsche Ehre
der Würfel rollt. Wie viele Gleichgesinnte verliess er kurz ent-
schlossen Gattin und Haus und trat wiederum bei der Hess. Division
als Feldstabsarzt des Sanitätsdetachements ein, bei dem er während
der ganzen Dauer des Feldzuges verblieb.

Unter den vielen Tausend Streitern, die nach den ersten Siegen
begeisterungsvoll in Frankreich einmarschirten, konnte keiner
glühender für die Sache seines Vaterlandes fühlen, als Wilbrand und
diejenigen, welche in dieser grossen Zeit, wie der Schreiber dieses
in seiner Nähe weilten, werden sich nicht ohne Rührung an ihn
erinnern. Aber er war nicht blos der Mann begeisterter Aussprache,
sondern in noch viel höherem Sinne der Mann der That, wozu ihn
nicht wenig seine frühere Feldzugserfahrung befähigte. Die Formation,
der er angehörte, war bestimmt unmittelbar hinter der Schlachtlinie
den Verwundeten die erste Hülfe zu leisten, die Verbandplätze zu
errichten und die nothwendigsten Operationen und Verbände auszu-
führen; hier bot sich ihm reichliche Gelegenheit, sein zielbewusstes,
energisches Handeln und sein organisatorisches Talent zur Geltung
zu bringen. Als kurz nach dem Riesenkampfe des 18. August, der
an die Leistungsfähigkeit der Aerzte so hohe Anforderungen gestellt
hatte, es galt, den fast zwischen den beiderseitigen Vorposten verlassen
zurückgebliebenen verwundeten Franzosen zu Hülfe zu eilen, wurde
Wilbrand als selbständiger Führer einer Abtheilung seines Truppentheils
dorthin geschickt. Innerhalb 8 Tagen hatte er eine der traurigsten
Jammerstätten dieser Tage, nämlich Montigny la Grange, geräumt und
Hülfe gebracht, wo solche noch zu bringen war. Für diese Leistung,
sowie für seine späteren an der Loire, wo er ebenfalls als selbständiger
Führer seiner ärztlichen Colonne an exponirtem Posten stand, wurde
ihm das eiserne Kreuz zu Theil. Erst Mitte 1871 kehrte er aus dem
Feldzug zurück, um in Biedenkopf seine Praxis wieder aufzunehmen.

Es folgte für ihn die Zeit schwerer Prüfungen, seine beiden
einzigen Kinder starben im zarten Alter, und hinterliess dieser Ver-

lust in seinem Gemüthsleben eine Lücke, die in der Folge nie ver-
heilte. Im Februar 1873 siedelte er nach Grenzhausen über, nachdem er noch kurz vorher in regem Streben die preussische Physicats-
prüfung mit Auszeichnung bestanden hatte. Aus dieser Zeit rührt .
eine kleine Monographie her: Die Gewerbekrankheit der Kannen-
bäcker des Westerwaldes.

Im October 1874 wurde er nach Crailsheim's Rücktritt vom
Physicat zum Kreiswundarzt nach Frankfurt a. M. berufen, womit
wir in den letzten Abschnitt eines so inhaltreichen Lebens eingetreten sind. Es begann für ihn eine neue vielseitige Thätigkeit zunächst amtlicher Natur im engen Verein mit dem von ihm hoch-
verehrten letzten Physicus primarius, Sanitätsrath Kloss. Neben
einer stets steigenden Beschäftigung an den Gerichten als Gutachter,
deren ganz besonderes Vertrauen er sich zu erwerben wusste, fanden
die zahlreichen Fragen der öffentlichen Gesundheitspflege, wie sie
im Laufe der Jahre in grosser Zahl amtlich an ihn herantraten,
eine stets sachgemässe und rasche Erledigung. Gerade er war ge-
eignet, wie kein anderer den Uebergang des alten Sanitätsamts der
ehemalig freien Stadt Frankfurt, wie er durch die Annexion bedingt
war, in den zwar dem Anscheine nach beschränkteren aber bei dem
Wachsthum der Stadt sich stets vielseitiger gestaltenden Rahmen
des preussischen Physicats zu fördern und zu vollenden. Daneben
bekleidete er die Stelle eines Gefängnissarztes, eines Arztes mehrerer
hiesigen Bahnverwaltungen, sowie eines solchen der Kaiserlichen
Post. Dabei betrieb er Privatpraxis und wusste sich bis 1884, wo
er als Kloss' Nachfolger zum Kreisphysicus aufrückte, ein keineswegs
ganz unbedeutendes Clientel zu sichern, das ihm treu ergeben war.
In all seinem beruflichen Leben auf hoher Stufe fachlicher Ausbildung stehend, zeichnete ihn ein ausserordentlich rasches Auffassungs-
vermögen, grosse Denkschärfe und eine oft frappirende Schnelligkeit
des Urtheils aus, das er, unterstützt durch ein sehr glückliches Gedächtniss, sofort in allen Einzelheiten zu begründen wusste. Bei der
Ueberfülle seiner praktischen Erfahrungen hatte er sich einen ungemein
scharfen praktischen Blick angeeignet, der ihn nur selten im Stiche liess.
Wohlerfahren in der freien Rede zumal im Gerichtssaal machte er
auf die Zuhörer durch die Klarheit und Vielseitigkeit seines Ge-
dankengangs stets einen packenden Eindruck und wusste sich einen
vollen legitimen Einfluss stets zu sichern. Seine schriftlichen Gutachten stachen durch Klarheit und Uebersichtlichkeit hervor und in
weiser Selbstbeschränkung wusste er mit Schärfe stets das Wichtige

zur Sache Nothwendige hervorzuheben und unwichtige Nebendinge
bei Seite zu lassen. Eine Reihe der wichtigsten Criminalfälle
fanden in ihm einen sachgemässen und nur sehr selten mit Erfolg
angefochtenen Beurtheiler. Mit besonderer Vorliebe beschäftigte er
sich mit der so schwierigen Untersuchung zweifelhafter Geisteszu-
stände und wusste fast stets die durch die Thatsachen gesteckte
Grenze mit Glück inne zu halten.

Auch in einer Reihe von Vereinen, in denen er grossentheils
wissenschaftlich belehrende Vorträge hielt, war er ein beliebter,
gerngehörter Redner. Aber die Vielseitigkeit seines Wesens gestattete
ihm nicht, sich allein auf das Berufsgebiet zu beschränken. Schon
in der Jugend ein eifriger Chorsänger im akademischen Verein
wurde er sehr bald Vorsitzender des hiesigen Rühl'schen Gesang-
vereins, der vor ca. 10 Jahren gleichzeitig unter Kniese's ausgezeichneter technischer Leitung zu hoher Blüthe gelangte. Er begründete den hiesigen Verein für Feuerbestattung und entwickelte
als erster Präsident für dessen Zwecke eine umfassende agitatorische,
nicht überall gerngesehene Thätigkeit. War er von der Richtigkeit
einer Sache überzeugt, so liebte er freudig vor der Oeffentlichkeit
Farbe zu bekennen, er war nicht der Mann, dem Vorurtheil aus dem
Wege zu gehen, sondern er nahm gern mit ihm den Kampf auf und
that ihm Abbruch, wo er konnte. Dass bei einer so energischen
Natur auch manche Härte und Schroffheit unterlief, ist billig zu
entschuldigen; nur wer im Leben kämpft, hat Erfolge, und beim
Kampf setzt es Beulen und Wunden, nicht blos auf einer Seite.

Mit einem feinen Kunstsinn begabt, verband er mit einem über
den Dilletantismus hinausgehenden Verständniss für die Malerei nicht
unbedeutende technische Fertigkeit im Aquarelliren. Ein künst-
lerisch nach Originalskizzen ausgeführtes Kriegstagebuch und zahlreiche Aquarellstudien, zu denen er den Gegenstand auf seinen jährlichen Sommerreisen im Hochgebirg und am Meeresstrand sammelte,
sind volle Beweise, was er auch auf diesem Gebiet leisten konnte.
Dass Wilbrand bei alledem noch Zeit für eine grössere, durchaus
auf archivarischen Studien beruhende historische Arbeit fand, muss
billig Verwunderung erregen. Unterstützt von seinem Freunde, dem
städtischen Archivar, Herrn Dr. Grotefend, brachte er in verhältnissmässig kurzer Zeit das seinem Vater zu dessen 50jährigem Doctorjubiläum gewidmete Werk zu Stande: Die Kriegslazarethe von 1792
bis 1815 und der Kriegstyphus zu Frankfurt a. M. In demselben
findet sich neben einem gehaltvollen fachwissenschaftlichen Inhalt

eine reiche Fülle culturhistorischer und localgeschichtlicher Notizen, die, zum Theil noch niemals veröffentlicht, durch Wilbrand's Arbeit zum erstenmal ans Licht gefördert wurden.

Aber es würde das Bild des Verstorbenen unvollkommen zeichnen heissen, wollte man nur bei seiner ärztlichen Thätigkeit, bei dem seither geschilderten Wirken verweilen, Wilbrand war auch eminent ein Mann einer gemüthlich heiteren Geselligkeit. Gewohnt rasch und viel zu arbeiten, gönnte er sich gerne im Freundeskreis bei vollem Becher eine Erholung, und nicht leicht mochte man einen liebenswürdigeren, anregenderen Gesellschafter finden, der überall mit offenen Armen aufgenommen war. Gerade im Freundeskreis, wenn er seine kernigen, philosophisch angehauchten Aussprüche zum Besten gab, zeigte er zuweilen eine Fülle des Gemüths, wie es nur eine gross angelegte, deutsche Natur fähig ist.

Jahrelang von vorzüglicher Gesundheit und in körperlicher Kraft strotzend, konnten doch so viele Jahre aufreibender Thätigkeit nicht spurlos an ihm vorübergehen, dennoch hätte Niemand erwartet, dass nach unmerklichen Anfängen seine eiserne Natur so rasch einer tückischen Krankheit erliegen würde. Ganz unerwartet betraf ihn auf einer Erholungsreise zu Westerland auf Sylt im August 1888 ein heftiger Blutsturz, der sich in den nächsten Monaten zu Braunfels mehrfach wiederholte. Eine Reise nach Nervi an der ligurischen Küste in den Wintermonaten brachte die erhoffte Besserung nicht, und kränker, als er gegangen, kehrte er im Februar 1889 nach Hause zurück. Erneute Anfälle von Bluthusten, ein stets häufiger wiederkehrendes Fieber zehrten seine Kräfte auf, noch einmal suchte er Heilung in Falkenstein im Taunus von seiner Brustkrankheit, die er nur zu klar erkannte und deren Eventualitäten er mit stoischer Ruhe erwog, da machte am 18. Juni 1889 seinem reichen Leben ein letzter Blutsturz ein Ende. Seinem Wunsche gemäss wurde seine Leiche nach einer ergreifenden Leichenfeier in seiner Frankfurter Wohnung, zu Gotha mit Feuer bestattet. Noch wenige Monate vor seinem Tod war ihm durch Seine Majestät als Anerkennung für seine Verdienste der Titel eines Sanitätsraths verliehen worden.

Sein Andenken in unserer Stadt Frankfurt a. M., die ihm zur zweiten Heimath geworden, an die ihn 15 Jahre einer an Erfolgen reichen Thätigkeit knüpfen, wird unvergessen sein.

Dr. Klingelhöffer.

Dr. John Lehmaier.

Im vorigen Jahre verlor der Verein durch Tod das (ausserordentliche) Mitglied John Lehmaier.

Er war geboren am 22. September 1815 in Baierdorf, besuchte das Gymnasium in Erlangen und studirte Medicin in München, woselbst er im Jahre 1838 promovirt wurde. Nach beendetem Studium wanderte er nach Amerika aus und practicirte 6 Jahre lang in Süd-Carolina. Die Thätigkeit gewährte ihm indess keine Befriedigung, er konnte es, da er es stets ernst meinte mit seinem Berufe, nicht verwinden, dass nicht Wissen und Wahrheit, sondern Routine und Charlatanerie in dortiger Gegend allein sich Geltung zu verschaffen wussten.

So erschien es ihm fast wie eine Erlösung, als ihm sein älterer Bruder den Vorschlag machte, sich dem Kaufmannsstande zu widmen. Lag er auch dem neuen Berufe mit dem ihm innewohnenden Pflichtgefühl ob, so gehörte sein Denken und Fühlen doch stets der Medicin und als er fast an der Grenze des Greisenalters in seine Heimath zurückkehrte, da trieb es ihn wieder mächtig hin zu der geliebten Wissenschaft.

Mit grossem Eifer suchte er sich die Kenntniss der ungeahnten Fortschritte anzueignen, die dieselbe in den letzten 25 Jahren gemacht hatte. Mit Interesse nahm er an den wissenschaftlichen Sitzungen des ärztlichen Vereins ebenso wie an den Fragen der Standes-Interessen Theil. Ein Jahr vor dem Hinscheiden hatte der Unterzeichnete die Freude, dem Jubilar das ihm von der medicinischen Facultät in München gern erneute 50jährige Doctor-Diplom zu überreichen und in Gemeinschaft mit den andern Vorstandsmitgliedern des ärztlichen Vereins die Glückwünsche desselben darzubringen.

Dieser Tag warf noch einen glänzenden Lichtstrahl in den Schatten, den eine schleichende Krankheit auf den stets freundlichen und liebenswürdigen Collegen geworfen hatte. Es hätte dem schlichten Manne eine grössere Freude nicht bereitet werden können. Kurze Zeit nach diesem freudigen Ereigniss traf unseren Lehmaier der härteste Schicksalsschlag. Seine treue Lebensgefährtin wurde plötzlich von seiner Seite gerissen.

Von da ab schwanden zusehends die körperlichen und geistigen Kräfte des ehedem so elastischen Mannes und am 6. Juni 1889 erlag er einer schon seit längerer Zeit durch Schlaflosigkeit sich kundgebenden Hirnerkrankung. Dr Hirschberg.

JAHRESBERICHT

UEBER DIE

VERWALTUNG DES MEDICINALWESENS

DIE

KRANKEN-ANSTALTEN

UND DIE

OEFFENTLICHEN GESUNDHEITSVERHAELTNISSE

DER

STADT FRANKFURT A. M.

—.

HERAUSGEGEBEN

VON DEM

AERZTLICHEN VEREIN.

XXXIV. JAHRGANG 1890.

FRANKFURT A. M.

J. D. SAUERLAENDER'S VERLAG.

1891.

INHALT.

Fünfter Theil.

Erster Theil.

Die meteorologischen Verhältnisse Frankfurts

im Jahre 1890

dargestellt von

Stadtarzt Dr. ALEXANDER SPIESS.

Der **Luftdruck** des Jahres 1890 betrug im Mittel 752·6 mm, blieb somit 0·6 mm unter dem Durchschnitt der 40 Jahre 1851—1890, der 753·2 mm beträgt. Für die einzelnen Monate ergeben sich folgende Zahlen:

Monate.	Mittel aller tägl. Beobachtungen, 6 Uhr, 2 Uhr, 10 Uhr.	Höchster Stand.	Niedrigster Stand.
Januar	754·5 mm	770·7 (7)	726·3 (23)
Februar	758·4 »	765·7 (23)	748·9 (15)
März	750·2 »	763·6 (12)	731·4 (19)
April	747·6 »	760·5 (21)	733·5 (17)
Mai	748·1 »	757·2 (16)	731·9 (12)
Juni	753·5 »	760·3 (15. 16)	741·0 (30)
Juli	751·5 »	757·5 (21)	741·1 (1)
August	751·0 »	757·5 (4)	742·5 (24)
September. . . .	758·0 »	764·9 (26)	750·9 (21)
October	754·6 »	765·4 (22)	736·4 (26)
November. . . .	750·1 »	765·4 (19)	728·7 (24)
December	754·0 »	762·1 (31)	739·8 (3)
Jahresdurchschn.	752·6 mm	—	—

Ein Vergleich mit dem Durchschnitt der 40 Jahre 1851—1890 ergibt:

	Jahr.	Winter.*)	Frühling.	Sommer.	Herbst.
40jähriger Durchschnitt .	753·2	754·6	751·7	753·2	753·4
1890	752·6	757·3	748·6	752·0	751·2
Differenz . . . . . {+		2·7			0·8
{−	0·6		3·1	1·2	

	Januar.	Februar.	März.	April.	Mai.	Juni.	Juli.	August.	September.	October.	November.	December.
40jähriger Durchschnitt.	755·1	754·4	751·7	751·5	751·8	753·3	753·2	753·1	754·1	753·2	752·9	751·2
1890	754·5	758·4	750·2	747·6	748·1	753·5	751·5	751·0	758·0	754·6	750·1	751·0
Differ. {+		4·0				0·2			3·9	1·4		
{−	0·6		1·5	3·9	3·7		1·7	2·1			2·8	0·2

Das Jahresmittel des Luftdrucks war, wie die vorstehende Tabelle zeigt, etwas über ¹/₂ mm niedriger als der Durchschnitt der letzten 40 Jahre. In den einzelnen Jahreszeiten war der Barometerstand aber ein sehr verschiedener, im Winter wesentlich höher als im Durchschnitt, blieb er im Frühjahr ungefähr ebensoviel unter demselben. Auch im Sommer war er ein tiefer und erst der Herbst hatte im Mittel einen erhöhten Barometerstand. — Den höchsten monatlichen Barometerstand hatte der Februar, absolut wie relativ, indem er mit 758·4 mm seinen Durchschnitt um 4·0 mm übertraf. Ganz ähnlich gestalteten sich die Verhältnisse im September, in welchem der mittlere Barometerstand mit 758·0 mm seinen Durchschnitt um 3·9 mm übertraf. In geringerem Maasse übertraf auch der Barometerstand des October seinen Durchschnitt. In den Monaten Juni und December wich derselbe nur unbedeutend von dem 40jährigen Durchschnitt ab. In den übrigen Monaten blieb er unter dem Durchschnitt, zeitweise sehr bedeutend, so namentlich in den Monaten April und Mai, die zwar in der Regel den tiefsten monatlichen Barometerstand haben, in diesem Jahr

---

*) Winter bedeutet hier, wie in allen ähnlichen Tabellen: December 1889, Januar und Februar 1890. Es entsprechen deshalb die Zahlen der einzelnen Jahreszeiten meist nicht denen des ganzen Jahres. December 1889 betrug der mittlere Barometerstand: 758·1 mm.

aber auch diesen lauge nicht erreichten und mit 3·9 mm, resp. 3·7 mm unter dem Durchschnitt blieben. Auch im August und October blieb das Barometer ziemlich bedeutend unter dem Durchschnitt der letzten 40 Jahre und ähnlich war es in den Monaten März und Juli.

Die **Barometerschwankungen** waren am bedeutendsten im Januar: 44·4 mm, am geringsten im September: 14·0 mm.

Der **höchste Barometerstand** des Jahres betrug 770·7 mm am 7. Januar, der **niedrigste Barometerstand** war 726·3 mm am 23. Januar. Die gesammten Schwankungen des Jahres 1890 betrugen somit 44·4 mm.

Einen Vergleich des mittleren Barometerstandes des Jahres 1890 mit den 25 vorhergehenden Jahren gibt folgende Zusammenstellung:

Jahre.	Jahres-Mittel.	Höchster Stand.	Niedrigster Stand.
1865	753·4	769·7 ($^8/_{12}$)	728·0 ($^{11}/_1$)
1866	751·4	769·2 ($^{25}/_1$)	728·2 ($^9/_1$)
1867	752·5	770·7 ($^2/_3$)	728·5 ($^6/_2$)
1868	753·3	767·9 ($^{10}/_2$)	728·7 ($^8/_3$)
1869	753·0	769·7 ($^{19}/_1$)	728·4 ($^2/_3$)
1870	753·9	769·8 ($^1/_{10}$)	730·5 ($^9/_{10}$)
1871	754·4	770·0 ($^1/_3$)	735·9 ($^3/_{10}$)
1872	751·6	765·8 ($^8/_{11}$)	730·7 ($^{10}/_{12}$)
1873	754·5	774·0 ($^{19}/_2$)	724·8 ($^{20}/_1$)
1874	755·6	772·2 ($^{11}/_2$)	729·5 ($^9/_{12}$)
1875	755·4	773·3 ($^{31}/_1$)	728·7 ($^{11}/_{11}$)
1876	752·7	773·4 ($^{24}/_1$)	728·7 ($^{12}/_3$)
1877	753·0	770·4 ($^{22}/_1$)	731·9 ($^{25}/_{11}$)
1878	752·6	770·5 ($^{13}/_1$)	728·3 ($^{29}/_3$)
1879	752·6	777·3 ($^{23}/_{12}$)	727·8 ($^{17}/_2$)
1880	754·2	772·0 ($^7/_1$)	730·6 ($^{19}/_{11}$)
1881	752·5	770·1 ($^6/_1$)	729·7 ($^{11}/_2$)
1882	752·7	776·7 ($^{16}/_1$)	730·7 ($^{26}/_3$)
1883	752·8	771·1 ($^{23}/_2$)	732·7 ($^{26}/_3$)
1884	753·4	769·7 ($^{19}/_1$)	723·8 ($^{20}/_{12}$)
1885	751·9	766·8 ($^{16}/_{12}$)	730·4 ($^6/_{12}$)
1886	751·7	772·8 ($^8/_2$)	724·0 ($^8/_{12}$)
1887	753·3	770·7 ($^{27}/_2$)	731·4 ($^6/_1$)
1888	752·5	769·2 ($^{13}/_1$)	730·0 ($^{29}/_3$)
1889	752·3	771·2 ($^{20}/_{11}$)	730·2 ($^9/_2$)
1890	752·6	770·7 ($^7/_1$)	726·3 ($_{23}/_1$)
40jähriger Durchschnitt	753·2	—	—

Die mittlere **Temperatur** des Jahres 1890 betrng $+$ 8·9° C., blieb somit hinter dem Durchschnitt der 40 Jahre 1851—1890, der 9·7° C. beträgt, um fast 1° zurück. Für die einzelnen Monate gibt die folgende Tabelle das Nähere:

Monate.	Mittel aller tägl. Beobachtungen, 6 Uhr, 2 Uhr, 10 Uhr.	Höchster Stand.	Niedrigster Stand.
Januar	$+$ 3·4° C.	$+$ 12·0 (23)	— 5·7 (2)
Februar . . .	— 0·3° C.	$+$ 5·8 (15. 16)	— 6·6 (5)
März	$+$ 5·7° C.	$+$ 22·5 (29)	— 10·0 (1)
April	$+$ 8·2° C.	$+$ 21·5 (15)	— 0·8 (13)
Mai	$+$ 15·4° C.	$+$ 28·7 (12)	$+$ 7·3 (16)
Juni	$+$ 15·7° C.	$+$ 29·3 (26)	$+$ 4·9 (2)
Juli	$+$ 16·4° C.	$+$ 31·4 (15)	$+$ 9·5 (13)
August	$+$ 17·7° C.	$+$ 31·3 (1)	$+$ 6·7 (31)
September . . .	$+$ 14·6° C.	$+$ 23·4 (21)	$+$ 5·4 (3)
October . . .	$+$ 8·3° C.	$+$ 22·5 (1)	— 1·6 (29)
November . . .	$+$ 4·6° C.	$+$ 13·5 (24)	— 12·2 (28)
December . . .	— 3·2° C.	$+$ 4·2 (20)	— 15·2 (30)
Jahresdurchschnitt	$+$ 8·9° C.	—	—

Ein Vergleich mit dem Durchschnitt der 40 Jahre 1851—1890 ergibt:

	Jahr.	Winter.*)	Frühling.	Sommer.	Herbst.
40jähriger ·Durchschnitt .	$+$ 9·7	$+$ 1·0	$+$ 9·5	$+$ 18·6	$+$ 9·7
1890	$+$ 8·9	$+$ 0·8	$+$ 9·8	$+$ 16·6	$+$ 9·2
Differenz . . . . . $\{^+_-$	0·8	0·2	0·3	2·0	0·5

	Januar.	Februar.	März.	April.	Mai.	Juni.	Juli.	August.	September.	October.	November.	December.
40jähr. Durch-schnitt.	$+$0·5	$+$1·9	$+$4·7	$+$9·7	$+$14·0	$+$17·8	$+$19·4	$+$18·6	$+$15·0	$+$9·6	$+$4·3	$+$0·9
1890	$+$3·4	—0·3	$+$5·7	$+$8·2	$+$15·4	$+$15·7	$+$16·4	$+$17·7	$+$14·6	$+$8·3	$+$4·6	—3·2
Diff. $\{^+_-$	2·9 2·2		1·0 1·5		1·4	2·1	3·0	0·9	0·4	1·3	0·3	4·1

*) December 1889 betrug die mittlere Temperatur — 0·7° C.

Die **Temperatur** betrug im Mittel des Jahres 8·9⁰ C., genau
so viel wie im Vorjahr, blieb dadurch aber ziemlich bedeutend
unter dem Durchschnitt der letzten 40 Jahre 1851—1890, der 9·7⁰ C.
beträgt. Es gehört somit das Jahr 1890 zu den kälteren Jahren,
indem in den letzten 40 Jahren nur in 6 Jahren die mittlere
Temperatur eine noch geringere, in zwei Jahren die gleiche, dagegen
in 31 Jahren eine höhere war. Das kälteste Jahr seit 1851 war das
Jahr 1871 mit einer mittleren Temperatur von 8·2⁰ C., das wärmste
das Jahr 1868 mit einer Jahrestemperatur von 11·3⁰ C.

Von den einzelnen Jahreszeiten hatte nur das Frühjahr eine
das Mittel etwas übersteigende Temperatur, im Winter und Herbst
blieb sie mässig, im Sommer bedeutend unter dem 40 jährigen Durchschnitt. — Von den einzelnen Monaten war es der Januar, dessen
mittlere Temperatur am meisten den Durchschnitt übertraf, in
geringerem Grade thaten es auch März und Mai, während die
Mitteltemperatur der anderen Monate unter dem Durchschnitt blieb,
am meisten in dem kühlen Juli und dem sehr kalten December.

Das Jahr fing mit mässigem Frost an, der mit Ende der ersten
Woche aufhörte, so dass den ganzen übrigen Monat Januar mildes
Wetter herrschte und nur in den allerletzten Tagen dieses Monats
das Thermometer Nachts wieder etwas unter den Gefrierpunkt ging.
Der Februar erst brachte ziemlich anhaltenden, wenn auch nicht
gerade heftigen Frost, der nur in den letzten Tagen sich etwas
steigerte und noch die erste Märzwoche anhielt. Am 6. März trat
Thauwetter ein und mit ihm war die Winterkälte vorbei. Die
Temperatur nahm von Woche zu Woche zu mit einem nochmaligen
vorübergehenden Sinken bis zum Gefrierpunkt in der ersten April-
hälfte, und namentlich der Mai zeichnete sich aus durch warmes,
heiteres Wetter, bis diesem ein in der Nacht vom 25. zum 26. Mai
niedergegangenes Gewitter ein jähes Ende bereitete. Für Monate
war es nun mit dem warmen Sommerwetter vorbei, Juni wie Juli
und August waren mit geringen Ausnahmen kühl und unfreundlich,
nur durch kurze sehr heisse Perioden unterbrochen. Erst im
September änderte sich der Charakter des Wetters, es trat, namentlich
in der zweiten Monatshälfte, warmes, fast sommerliches Wetter ein,
das bis gegen Mitte October anhielt. Dann war das schöne Herbstwetter vorbei, die Temperatur sank rasch bis zum Ende des Monats.
Der November brachte Anfangs wieder milderes Wetter, bis am
24. nach einem ausserordentlich heftigem Sturm unvermittelt strenge
Kälte eintrat, die nun den ganzen December hindurch währte.

Dr. A. Spiess,

Die **höchste Temperatur** des Jahres brachten die kurzen, ungewöhnlich heissen Perioden in den im Uebrigen so kühlen Monaten Juli und August: die beiden heissesten Tage, mit einer mittleren Temperatur von 23·1° C. waren der 16. Juli und der 18. August; die grösste beobachtete Hitze war 31·4° C. am 15. Juli. — Der **kälteste Tag** des Jahres war der 30. December mit einer Tages-temperatur von — 10·3° C. und einem tiefsten Thermometerstand im Jahr von — 15·2° C. Die ganze Temperaturdifferenz des Jahres betrug somit 46·6° C. (gegen 49·8° und 49·5° in den beiden Vorjahren).

Einen Vergleich der Temperaturverhältnisse des Jahres 1890 mit denjenigen der 25 vorhergegangenen Jahre gibt folgende Tabelle:

Jahre.	Jahres-Mittel.	Höchster Stand.	Niedrigster Stand.
1865	+ 10·3° C.	+ 36·6° ($^{21}/_7$)	— 14·0° ($^{14}/_2$)
1866	+ 10·3° C.	+ 32·5° ($^{14}/_7$)	— 5·8° ($^{22}/_2$)
1867	+ 9·7° C.	+ 32·0° ($^{20}/_8$)	— 15·8° ($^{10}/_{12}$)
1868	+ 11·3° C.	+ 33·8° ($^{23}/_7$)	— 8·8° ($^2/_1$)
1869	+ 9·8° C.	+ 33·4° ($^{24}/_7$)	— 15·0° ($^{23}/_1$)
1870	+ 8·9° C.	+ 35·0° ($^{11}/_7$)	— 18·3° ($^{25}/_{12}$)
1871	+ 8·2° C.	+ 31·0° ($^{13}/_8$)	— 19·5° ($^3/_1$)
1872	+ 10·7° C.	+ 34·1° ($^{28}/_7$)	— 6·3° ($^1/_1$)
1873	+ 10·4° C.	+ 31·9° ($^8/_8$)	— 8·1° ($^2/_2$)
1874	+ 9·8° C.	+ 33·4° ($^9/_1$)	— 13·8° ($^{29}/_{12}$)
1875	+ 9·6° C.	+ 33·8° ($^{18}/_8$)	— 16·0° ($^{10}/_{12}$)
1876	+ 10·1° C.	+ 33·1° ($^{15}/_8$)	— 13·3° ($^{10}/_1$)
1877	+ 10·1° C.	+ 33·6° ($^{12}/_6$)	— 11·0° ($^2/_3$)
1878	+ 10·0° C.	+ 29·9° ($^{23}/_7$)	— 9·8° ($^{12}/_1$)
1879	+ 8·3° C.	+ 32·4° ($^3/_8$)	— 18·8° ($^{10}/_{12}$)
1880	+ 10·2° C.	+ 32·0° ($^{17}/_7$)	— 19·2° ($^{20}/_1$)
1881	+ 9·4° C.	+ 36·2° ($^{20}/_7$)	— 20·0° ($^{16}/_1$)
1882	+ 10·0° C.	+ 30·2° ($^{24}/_6$)	— 7·4° ($^4/_2$)
1883	+ 9·7° C.	+ 32·0° ($^4/_7$)	— 9·5° ($^8/_{12}$)
1884	+ 10·3° C.	+ 34·1° ($^{13}/_7$)	— 8·4° ($^{26}/_{11}$)
1885	+ 9·2° C.	+ 31·0° ($^{26}/_6$)	— 14·8° ($^{12}/_{12}$)
1886	+ 9·8° C.	+ 31·7°($^{22}/_7$, $^{10}/_8$)	— 11·9° ($^{12}/_1$)
1887	+ 8·4° C.	+ 32·8° ($^{30}/_7$)	— 17·6° ($^{29}/_{12}$)
1888	+ 8·5° C.	+ 30·6° ($^1/_6$)	— 19·2° ($^1/_1$)
1889	+ 8·9° C.	+ 32·8° ($^2/_6$)	— 16·7° ($^{13}/_2$)
1890	+ 8·9° C.	+ 31·4° ($^{15}/_7$)	— 15·2° ($^{30}/_{12}$)
40jähriger Durchschnitt	+ 9·7° C.	—	—

Frosttage, d. h. Tage, an denen das Thermometer unter den Gefrierpunkt ging, hatte dieses Jahr 79 (gegen den Durchschnitt von 77), und zwar in den ersten Monaten 42 (gegen 49) und in den letzten Monaten 37 (gegen 28); die meisten Frosttage, 28, hatte der December. — **Eistage**, Tage, an denen das Thermometer auch um Mittag nicht über 0° ging, hatte dieses Jahr 38 (gegen 22 im Durchschnitt), 22 im December und 5 im November, die 11 übrigen in den ersten 3 Monaten — **Sommertage** d. h. Tage, an denen das Thermometer über 25° C. steigt, hatte das Jahr 1890 nur 29 (gegen 42 im Durchschnitt), davon 8 im Mai, 5 im Juni, 7 im Juli und 9 im August.

Was die in den einzelnen Monaten herrschende **Windrichtung** betrifft, so war diese bei den drei täglichen Beobachtungen:

	N	NO	O	SO	S	SW	W	NW	Wind-stille.	Mittlere Wind-stärke.
Januar . .	4	4	7	3	12	42	6	5	10	1·3
Februar .	5	26	37	2	2	1	0	2	9	1·1
März . .	6	9	8	1	10	36	11	2	10	1·2
April . .	7	19	11	0	6	23	11	6	7	1·0
Mai . .	16	18	14	1	5	25	8	3	3	1·2
Juni . .	12	1	7	2	3	36	15	12	2	1·3
Juli . .	9	3	10	2	13	36	15	4	1	1·3
August .	8	10	3	3	7	44	4	0	14	1·1
September	17	6	13	2	6	19	4	3	20	0·9
October .	6	9	1	0	5	48	4	1	19	1·1
November	5	11	0	3	19	22	7	3	20	1·0
December.	5	63	11	0	3	2	0	0	9	1·0
Jahr . .	100	179	122	19	91	334	85	41	124	1·1
In Proc. .	9·1	16·4	11·1	1·7	8·3	30·5	7·8	3·8	11·3	
			38·3			50·4				

Die **Witterung** des Jahres 1890 war, was die heiteren und trüben Tage betrifft, eine ziemlich abnorme. Die Zahl der heiteren Tage betrug 154, 24 mehr als im Durchschnitt der letzten 40 Jahre, der 130 ist, die Zahl der trüben Tage war 211 gegen den Durchschnitt von 235 Tagen. Das Verhältniss der heiteren und trüben Tage nach den einzelnen Jahreszeiten und Monaten ergibt die folgende Tabelle:

Heitere Tage.

	Jahr.	Winter.*)	Frühling.	Sommer.	Herbst.
40jähriger Durchschnitt.	130	20	39	40	31
1890	154	28	46	32	36
Differenz . . . . . {+ / −}	24	8	7	8	5

	Januar.	Februar.	März.	April.	Mai.	Juni.	Juli.	August.	September.	October.	November.	December.
40jähriger Durchschnitt	7	7	11	14	14	12	14	14	14	11	6	6
1889	7	17	13	17	16	12	11	9	19	14	3	16
Differenz {+	0	10	2	3	2	0			5	3		10
−	0					0	3	5			3	

Trübe Tage.

	Jahr.	Winter.*)	Frühling.	Sommer.	Herbst.
40jähriger Durchschnitt .	235	70	53	52	60
1890	211	62	46	60	55
Differenz . . . . . {+				8	
−}	24	8	7		—

	Januar.	Februar.	März.	April.	Mai.	Juni.	Juli.	August.	September.	October.	November.	December.
40jähriger Durchschnitt	21	21	20	16	17	18	17	17	16	20	24	25
1890	21	11	18	13	15	18	20	22	11	17	27	15
Differenz {+	0					0	3	5			3	
−	0	10	2	3	2	0			5	3		10

*) December 1889 war die Zahl der heiteren Tage = 4, der trüben = 27.

·Aus vorstehenden Tabellen ergibt sich, dass die Zahl der
heiteren Tage, die im Ganzen ziemlich bedeutend den Durchschnitt
der letzten 40 Jahre übertraf, dies in allen Jahreszeiten mit Ausnahme des Sommers that, am meisten zu Anfang und zu Ende des
Jahres. Im Februar und im December, welche Monate in der
Regel nur wenige heitere Tage haben, waren diese bedeutend vermehrt, auf ·mehr als das Doppelte. Kein Februar der letzten 40
Jahre und nur ein December jener Periode hatte eine gleich hohe
Zahl heiterer Tage. Aber auch fast in allen übrigen Monaten war
die Zahl der heiteren Tage eine gegen den Durchschnitt erhöhte,
so namentlich im September und October und in den Frühjahrsmonaten. Eine verminderte dagegen war sie nur in den beiden
trüben und regnerischen Sommer-Monaten Juli und August und
dann im November, von welchen die beiden ersten 20 und 22, der
November sogar 27 trübe und nur 3 heitere Tage hatten. In den
Monaten Januar und Juni war die Zahl der heiteren und trüben
Tage die dem Durchschnitt entsprechende.

Die Zahl der **Regen- und Schneetage** betrug im Jahre 1890
178, gegenüber dem Durchschnitt von 162, wie des Näheren die
folgende Tabelle zeigt:

Zahl der Regen- und Schneetage.

	Jahr.	Winter. *)	Frühling.	Sommer.	Herbst.
40jähriger Durchschnitt .	162	40	40	42	40
1890	182	34	42	64	46
Differenz . . . . . {+ {−	20	6	2	22	6

	Januar.	Februar.	März.	April.	Mai.	Juni.	Juli.	August.	September.	October.	November.	December.
40jähriger Durchschnitt	13	12	14	12	14	14	15	13	12	13	15	15
1890	17	6	16	14	12	19	22	23	6	17	23	7
Differenz {+ {−	4	6	2	2	2	5	7	10	6	4	8	8

*) December 1889 war die Zahl der Regen- und Schneetage 11.

Nach dem Durchschnitt der 40 Jahre 1851—1890 kommen
auf ein Jahr 162 Tage mit Niederschlägen, d. h. 135 reine Regentage und 27 Tage, an denen es schneit, event. regnet und schneit.
Im Jahre 1890 war diese Zahl eine mässig erhöhte, statt 162 hatte
das Jahr 182 Tage mit Niederschlägen und zwar kommen von
diesen 182 Regen- und Schneetagen 161 auf Tage, an denen es
regnete, 8 auf Tage, an denen es regnete und schneite, und 13 auf
Tage, an denen es nur schneite. Nach dem Durchschnitt schneit
es in Frankfurt an 27 Tagen, in diesem Jahre schneite es nur an
21 Tagen, von denen 13 den ersten 4 Monaten des Jahres angehörten (der letzte, allerdings sehr unbedeutende Schnee fiel am
12. April), 8 den letzten beider Monaten des Jahres. — Die
wenigsten Tage mit Niederschlägen und nur halb soviel als nach
dem Durchschnitt hatten September und Februar, nämlich 6, die
meisten, 23, hatten August und November, während der Juli
22 hatte.

Die **Regenmenge** des Jahres 1890 betrug 597·9 mm. Einen
Vergleich der Regenmenge in den einzelnen Monaten mit den trüben
Tagen und den Regentagen (ev. den Regen- und Schneetagen) gibt
die folgende Tabelle:

	Trübe Tage.	Regen- und Schneetage.	Regenmenge.
Januar	24	17	88·5 mm
Februar	11	6	1·4 »
März	18	16	20·6 »
April	13	14	45·1 »
Mai	15	12	67·0 »
Juni	18	19	51·4 »
Juli	20	22	106·4 »
August	22	23	92·7 »
September	11	6	0·7 »
October	17	17	66·7 »
November	27	22	30·1 »
December	15	7	1·1 »
Summa	211	182	571·7 mm
40jähr. Durchschnitt .	235	162	627·2 »
Differenz 1890 . . .	— 24	+ 20	— 55·5 mm

Die vorstehende Tabelle zeigt, dass zwischen der Regenmenge, den Regentagen und den trüben Tagen im Jahre 1890, wie in der Regel, bedeutende Unterschiede bestehen: die Zahl der trüben Tage war eine wesentlich verringerte, die Zahl der Regentage eine vermehrte, die Menge der Niederschläge dagegen wieder eine bedeutend verminderte.

Das Nähere, betr. der einzelnen Monate, gibt die folgende Tabelle:

Regenmenge in Millimeter.

	Jahr.	Winter.*)	Frühling.	Sommer.	Herbst.
40jähriger Durchschnitt	627·2	128·4	129·7	214·4	151·7
1890	571·7	145·1	132·7	250·5	97·5
Differenz . . . { +		16·7	3·0	36·1	
{ −	55·5				57·2

	Januar.	Februar.	März.	April.	Mai.	Juni.
40jähriger Durchschnitt	44·4	32·8	40·7	35·0	54·0	71·8
1890	88·5	1·4	20·6	45·1	67·0	51·4
Differenz . . . { +	44·1			10·1	13·0	
{ −		31·4	20·1			20·4

	Juli.	August.	Septbr.	October.	Novbr.	Decbr.
40jähriger Durchschnitt	80·0	62·6	44·7	56·9	53·1	51·2
1890	106·4	92·7	0·7	66·7	30·1	1·1
Differenz . . . { +	26·4	30·1		9·8		
{ −			44·0		23·0	50·1

Die Menge der Niederschläge des Jahres 1890 betrug 571·7 mm, blieb somit 55·5 mm unter dem Durchschnitt der letzten 40 Jahre. Den meisten Regen lieferten, wie in der Regel die Sommermonate Juli und August, aber sie übertrafen dieses Jahr ihren Durchschnitt

*) December 1889 betrug die Menge der Niederschläge — 55·2 mm.

noch um ein beträchtliches. Auch in den Monaten April und Mai
war die Regenmenge eine vermehrte, ganz besonders aber war dies
der Fall im Januar, der gerade das Doppelte der ihm nach dem
Durchschnitt zukommende Menge Niederschläge hatte.

Wenn trotz dieser bedeutend vermehrten Regenmenge in
einzelnen Monaten die Gesammtmenge des Jahres beträchtlich unter
dem Durchschnitt blieb, so hat dies seinen Grund darin, dass in
den Monaten Februar, September und December so gut wie gar
kein Niederschlag fiel, 1·4 mm, 0·7 mm und 1·1 mm, und auch
in den Monaten März, Juni und November die Regenmenge eine
verminderte war. Monatliche Regenmenge von nur 1 oder weniger
mm, wie sie in jenen 3 Monaten gefallen waren, gehört in Frankfurt
zu den grössten Seltenheiten, nur in 1 weiteren der 480 Monate
seit 1851 sind eine gleich geringe Menge beobachtet worden, es
war dies der September 1865, der ebenfalls nur 0·7 mm Regen
hatte. Die nächst geringe Regenmenge eines Monats betrug 2·4 mm
im April 1865.

Gewitter hatte das Jahr 1890 an 16 Tagen, statt des Durchschnitts von 21 Tagen, die meisten im Mai (5) und im August (6).
Das erste Gewitter brachte der 23. April, das letzte der 27. August,
ein starkes Gewitter mit sehr heftigem Sturm. Ausserdem wurden
an 10 Tagen entfernte Gewitter, an 8 Tagen Wetterleuchten
beobachtet.

Hagel brachten nur 2 Tage, beide in mässigem Grade, der
23. Januar und der 25. Juli. **Reif** wurde an 50 Tagen beobachtet
(30 in den 4 ersten und 20 in den 3 letzten Monaten des Jahres)
und **Nebel** an 26 Tagen, die sich auf alle Monate des Jahres, mit
. Ausnahme der beiden Monate Mai und Juni vertheilten.

Schnee fiel, wie oben erwähnt an 21 Tagen, von denen 13
den ersten 4 Monaten und 8 den Monaten November und December
angehörten. Die Schneemenge war aber stets eine sehr geringe.
Zu Anfang des Jahres lag nur an 2 Tagen, am 5. und 6. März
eine Schneedecke, die am Morgen des 6. eine Höhe von 6 cm hatte,
bis zum nächsten Tag aber bereits wieder verschwunden war. Und
ähnlich war es gegen den Schluss des Jahres, hier zeigten die 3
Tage, 30. November, 1. und 2. December, eine Schneedecke, die
aber nicht über 2 cm Höhe hatte. Der übrige so sehr kalte
December war ganz ohne Schnee.

Zweiter Theil.

Bevölkerungs-Statistik für Frankfurt am Main
im Jahre 1890

von

Stadtarzt Dr. ALEXANDER SPIESS.

Uebersicht des Standes und der Bewegung der Bevölkerung der Stadt Frankfurt im Jahre 1890.

A. Stand der Bevölkerung.

Ueber den Stand der Bevölkerung im Jahre 1890 gibt einen zuverlässigen Anhaltspunkt die am 1. December 1890 stattgehabte Volkszählung. Sie ergab eine **ortsanwesende Bevölkerung** (einschliesslich 1716 Mann activen casernirten Militärs) von 180 020 und zwar 85 427 männlichen und 94 593 weiblichen Geschlechtes.

Am 1. December 1885 hatte die entsprechende Zahl 154 441 betragen (72 759 männlichen und 81 682 weiblichen Geschlechts), die Zunahme betrug mithin 25 579 Personen = 16·6% der Bevölkerung von 1885. In den zwischen diesen beiden Zählungen liegenden Jahren wurde die Zunahme der Bevölkerung alljährlich durch den Ueberschuss der Geburten über die Todesfälle und der Zuziehenden über die Abziehenden berechnet, letztere auf Grund der polizeilichen Meldelisten. Die so berechnete Bevölkerungszunahme stimmte ziemlich genau mit der durch die Zählung festgestellten, wenn man in Rechnung zieht, dass die polizeilichen Abmeldungen nicht mit derselben Pünktlichkeit erfolgen wie die Anmeldungen. Fügt man in der letzten Zählungsperiode den Abmeldungen 3% als unterlassen hinzu, was der Wirklichkeit wohl entsprechen dürfte, so kommt für 1890 genau die Ziffer heraus, wie sie die letzte Zählung ergeben hat. Immerhin darf man aus den polizeilichen Meldelisten einen Schluss auf die in den verschiedenen Jahren sehr verschiedene Zunahme der Bevölkerung ziehen und auf Grund dieser ist die folgende Tabelle aufgestellt:

Muthmaassliche Bevölkerung Frankfurts in den einzelnen Jahren von 1851 bis 1890.

1. Decbr.	Männlich.	Weiblich.	In Procenten		Zu- sammen.	Zu- oder Abnahme	
			männl.	weibl.		Menschen.	jährlich %
1851					66 396		
1852	35 721*)	31 611	53·1	46·9	67 332	+ 936	+ 1·4
1853					67 834	+ 502	
1854					68 341	+ 507	+ 0·7
1855	36 857	31 994	53·5	46·5	68 851	+ 510	
1856					70 136	+ 1 285	
1857					71 447	+ 1 311	+ 1·9
1858	39 288	33 495	54·0	46·0	72 783	+ 1 336	
1859					73 818	+ 1 035	
1860					74 867	+ 1 049	+ 1·4
1861	40 671	35 259	53·6	46·4	75 930	+ 1 063	
1862					78 007	+ 2 077	
1863					80 140	+ 2 133	+ 2·8
1864	44 600	37 734	54·2	45·8	82 334	+ 2 194	
1865					84 334?	+ (2 000)?	+ 2·4?
1866					85 334?	+(1 000)?	+ 1·2?
1867	38 625	39 652	49·3	50·7	78 277	— (7 057)?	— 8·3?
1868					81 288	+ 3 011	
1869					84 417	+ 3 129	+ 4·1
1870					87 666	+ 3 249	
1871	44 456	46 584	48·8	51·2	91 040	+ 3 374	
1872					95 439	+ 4 399	+ 4·8
1873					97 585	+ 2 146	+ 2·2
1874					100 643	+ 3 053	+ 3·1
1875	50 873	52 263	49·3	50·7	103 136	+ 3 605	+ 2·4
1876					106 741	+ 3 605	+ 3·5
1877					124 161	+17 420	+16·4†)
1878					127 255	+ 3 094	+ 2·5
1879					131 192	+ 3 937	+ 3·1
1880	64 594	72 237	47·2	52·8	136 831	+ 5 639	+ 4·3
1881					139 833	+ 3 002	+ 2·2
1882					142 215	+ 2 382	+ 1·7
1883					148 458	+ 6 243	+ 4·4
1884					152 621	+ 4 163	+ 2·8
1885	72 759	81 682	47·1	52·9	154 441	+ 1 820	+ 1·2
1886					155 667	+ 1 226	+ 0·8
1887					157 241	+ 1 574	+ 1·0
1888					165 207	+ 7 966	+ 5·1
1889					174 514	+ 9 307	+ 5·6
1890	85 427	94 593	47·5	52·5	180 020	+ 5 506	+ 3·2

*) Die fettgedruckten Zahlen sind die durch die Zählungen genau festgestellten, die dazwischen stehenden die nach der Berechnung wahrscheinlichen.

†) Einverleiben der Aussengemeinde Bornheim in die Stadtgemeinde.

Aus vorstehender Tabelle ist ersichtlich, dass die Zunahme der Bevölkerung in der letzten Zählungsperiode wieder etwas zugenommen hat gegenüber der vorhergegangenen Periode, wenn sie auch nicht so bedeutend war, wie in den Jahren 1875 bis 1880. Es betrug nämlich von 1875 bis 1880 die Zunahme 20·9% oder per Jahr 4·2%, von 1880 bis 1885 nur 12·9% oder per Jahr 2·6%, von 1885 bis 1890 aber stieg sie wieder auf 16·6% oder durchschnittlich per Jahr auf 3·3%. In den einzelnen Jahren der letzten Zählungsperiode was sie, soweit sich aus dem jährlichen Ueberschuss der Geburten und der Zuziehenden entnehmen lässt, eine sehr ungleiche und schwankte zwischen 0·8% im Jahr 1886 und 5·6% im Jahr 1889.

Die Resultate der letzten Volkszählung sind bis jetzt erst in Bezug auf die Vertheilung der Bevölkerung nach den Stadttheilen und nach dem Geschlecht ermittelt.

Es betrug die Bevölkerung in den einzelnen Stadttheilen:

Stadttheile.	Männl.	Weibl.	Zu-sammen	Männl.	Weibl.	Zusammen	
						1890	1885
Altstadt	31 478	31 395	27 429	36·8%	33·2%	15·2%	17·3%
Neustadt			35 444			19·7%	22·7%
Aussenstadt . . .	30 371	39 039	69 410	35·6%	41·3%	38·6%	33·7%
Bornheim	11 526	11 618	23 144	13·5%	12·3%	12·8%	12·5%
Sachsenhausen . .	5 915	6 115	12 630	6·9%	6·4%	6·7%	7·2%
Sachsnh.Gemarkung	6 137	6 426	12 563	7·2%	6·8%	7·0%	6·6%
	85 427	94 593	180 020	100·0%	100·0%	100·0%	100·0%

Es beträgt somit die Zunahme seit 1885:

Stadttheile.	Männl.	Weibl.	Zu-sammen	Männl.	Weibl.	Zu-sammen
Altstadt	884	290	703	2·9%	0·9%	2·6%
Neustadt			471			1·3%
Aussenstadt	8 204	9 162	17 366	37·0%	30·7%	33·4%
Bornheim	2 087	1 773	3 860	22·1%	18·0%	20·0%
Sachsenhausen	429	453	882	7·8%	8·0%	7·9%
Sachsenh. Gemarkung . .	1 064	1 233	2 297	21·0%	23·7%	22·4%
	12 668	12 911	25 579	17·4%	15·8%	16·6%

Die vorstehende Tabelle zeigt, dass, wie selbstverständlich ist, die Zunahme wesentlich in den äusseren Stadttheilen statt hatte. Die bedeutendste Zunahme zeigt die Aussenstadt Frankfurter Seits, eine Steigerung um mehr als 17 000 Personen = 33·4% der Bevölkerung dieses Stadttheils im Jahr 1885. Ihr am nächsten, aber doch wesentlich hinter ihr zurückbleibend, kommt die Sachsenhäuser Aussenstadt, die eine Zunahme um 22·4% erfahren hat und dann Bornheim mit einer Bevölkerungssteigerung von 20·0%. Aber auch die inneren Stadttheile zeigen wieder eine Bevölkerungszunahme, am meisten das innere Sachsenhausen, in welchem in den letzten 5 Jahren eine Vermehrung der Häuser so gut wie nicht stattgefunden hat; trotzdem hat hier die Bevölkerung um 7·9% zugenommen. Wesentlich geringer war die Zunahme in der Frankfurter Innenstadt: in der eigentlichen Altstadt betrug sie 2·6%, und da auch hier eine Vermehrung der Häuser nicht stattgefunden hat, ist mithin die Dichtigkeit der Bevölkerung um so viel gewachsen. Die geringste Zunahme zeigt die sog. Neustadt, nur 1·3%.

Was das **Geschlecht** betrifft, so ergibt hierfür die diesjährige Zählung nicht genau dasselbe Resultat, wie die beiden vorletzten Zählungen, die hierin fast ganz gleich waren: nachdem bis 1865 die männliche Bevölkerung überwogen hatte, ist von da an das Umgekehrte der Fall, und zwar nahm das Ueberwiegen des weiblichen Geschlechtes bei jeder Zählung zu, bis im Jahre 1880 auf 1000 Männer in der Civilbevölkerung 1150 Weiber, 1885 auf 1000 Männer 1148 Weiber kamen. Bei der letzten Zählung kommen bei Ausschluss des Militärs (1716 M. und 83 W.) auf 83 711 Männer 94 510 Weiber, oder auf 1000 Männer 1129 Weiber, mithin wieder eine geringe Abnahme des Ueberwiegens der weiblichen Bevölkerung gegenüber den beiden vorletzten Zählungen. Von 1880 bis 1885 hatte die männliche Civilbevölkerung um 12·9%, die weibliche um 13·1% zugenommen, in der Zeit von 1885 bis 1890 ist die männliche Civilbevölkerung um 17·7%, die weibliche nur um 15·8% gestiegen.

In Betreff des **Alters** der ortsanwesenden Bevölkerung sind die Resultate der letzten Zählung noch nicht festgestellt.

B. Bewegung der Bevölkerung.

Die Bewegung der Bevölkerung im Jahre 1890 soweit sie durch **Geburten** und **Sterbefälle** bedingt war, ergeben des Näheren die folgenden beiden Tabellen, die den Veröffentlichungen des städtischen Statistischen Amtes entnommen sind:

Lebend- und Todtgeborene nach Geschlecht und Legitimität.

a) Nach Monaten.

Monate	Ehelich Geborene — Lebend-geborene M	W	Zus.	Todt-geborene M	W	Zus.	Zusammen M	W	Zus.	Unehelich Geborene — Lebend-geborene M	W	Zus.	Todt-gebor. M	W	Zs.	Zusammen M	W	Zs.	Lebend-geborene M	W	Zus.	Todt-geborene M	W	Zus.	Zusammen M	W	Zus.
Januar	178	150	328	7	7	14	185	157	342	24	29	53	2	—	2	29	31	55	202	179	381	7	9	16	209	188	397
Februar	148	156	304	2	3	5	150	159	309	21	15	36	1	—	1	21	15	36	169	171	340	2	3	5	171	174	345
März	206	181	387	3	1	4	209	182	391	24	17	41	1	—	1	25	17	42	230	198	428	4	1	5	234	199	433
April	171	183	354	9	4	13	180	187	367	25	33	58	1	2	3	26	35	61	196	216	412	10	6	16	206	222	428
Mai	213	181	394	8	3	11	221	184	405	20	23	43	—	1	1	20	24	44	236	201	437	8	4	12	244	205	449
Juni	165	173	338	7	8	15	172	181	353	24	16	40	2	—	2	24	18	42	189	189	378	7	10	17	196	199	395
Juli	169	187	356	6	4	10	175	191	366	22	20	42	—	2	2	22	22	44	191	207	398	6	7	12	197	213	410
August	142	163	305	5	5	10	147	168	315	18	25	43	2	—	2	20	25	45	160	188	348	7	5	11	167	193	360
September	147	152	299	5	3	8	152	155	307	12	13	25	1	—	1	13	13	26	159	165	324	6	3	11	165	168	333
October	142	157	299	8	3	11	150	160	310	15	21	36	—	—	—	15	21	36	157	178	335	8	3	11	165	181	346
November	169	189	358	4	3	7	173	192	365	23	25	48	—	—	—	23	25	48	192	214	406	4	3	7	196	217	413
December	174	198	372	3	8	11	177	206	383	27	17	44	3	2	5	30	19	49	201	215	416	6	10	16	207	225	432
Zusammen	2024	2070	4094	67	52	119	2091	2122	4213	258	251	509	8	11	19	266	262	528	2282	2321	4603	75	63	138	2357	2384	4741

b) Nach Stadttheilen.

	Lebend-geborene M	W	Zus.	Todt-geborene M	W	Zus.	Zusammen M	W	Zus.	Lebend-geborene M	W	Zus.	Todt-gebor. M	W	Zs.	Zusammen M	W	Zs.	Lebend-geborene M	W	Zus.	Todt-geborene M	W	Zus.	Zusammen M	W	Zus.
Altstadt	334	345	679	14	9	23	348	354	702	61	60	121	4	4	8	65	64	129	395	405	800	18	13	31	413	418	831
Neustadt	302	346	648	13	5	18	315	351	666	122	114	236	2	3	5	124	117	241	424	460	884	15	8	23	439	468	907
Frankf. Gemarkung	718	709	1427	23	20	43	741	729	1470	24	25	49	3	1	4	25	28	53	742	734	1476	24	23	47	766	757	1523
Bornheim	378	340	718	8	9	17	386	349	735	31	34	65	1	—	1	31	35	66	409	374	783	8	10	18	417	384	801
Sachsenhausen	162	174	336	6	6	12	168	180	348	14	9	23	1	—	1	15	9	24	176	183	359	7	6	13	183	189	372
» Gemark.	130	156	286	3	3	6	133	159	292	6	9	15	—	—	—	6	9	15	136	165	301	3	3	6	139	168	307
Stadtbezirk	2024	2070	4094	67	52	119	2091	2122	4213	258	251	509	8	11	19	266	262	528	2282	2321	4603	75	63	138	2357	2384	4741

Verstorbene, ausschliesslich der Todtgeborenen,
nach Geschlecht, erreichtem Lebensalter und Familienstand.

Monate	0—1		1—5		5—10		10—15		15—20		20—30		30—40		40—50		50—60		60—70		70—80		80—90		über 90		Gesammtzahl		
	m.	w.	m.	w.	m.	w.	m.	w.	m.	w.	m.	w.	m.	w.	m.	w.	m.	w.	m.	w.	m.	w.	m.	w.	m.	w.	m.	w.	Zus.
Januar	34	34	28	22	3	5	8	8	6	5	9	5	15	13	28	21	38	21	18	21	16	24	6	9	—	—	199	205	404
Februar	38	18	19	14	7	5	5	3	8	1	15	9	21	7	12	11	15	11	13	13	13	11	7	4	—	—	171	105	276
März	41	19	26	18	8	9	8	2	8	5	10	14	21	12	21	10	18	15	18	15	15	13	2	10	—	—	177	130	307
April	44	25	27	28	8	9	3	4	5	6	14	15	16	16	16	10	18	16	12	13	8	13	4	11	—	—	168	142	310
Mai	35	31	26	28	8	11	2	4	3	6	6	15	13	7	7	16	16	16	11	8	18	12	4	7	—	—	162	149	311
Juni	29	29	19	19	4	4	4	2	2	8	2	7	7	11	16	10	17	10	16	6	4	5	2	2	—	—	141	110	251
Juli	46	30	18	18	5	5	2	1	7	2	7	8	11	6	10	10	4	9	9	16	5	8	4	5	—	—	160	114	274
August	49	49	14	10	3	4	1	3	4	2	9	14	6	15	15	9	4	4	7	6	7	13	4	8	—	1	120	124	244
September	28	30	10	16	3	4	1	1	3	5	9	6	11	13	20	13	14	12	10	6	10	11	2	3	—	—	115	130	245
October	25	22	23	11	3	3	3	1	1	4	9	6	10	10	10	9	9	12	9	11	10	10	2	2	—	—	120	100	220
November	21	15	16	16	6	3	1	—	5	5	5	6	8	6	9	6	13	13	11	5	4	12	2	5	—	—	99	91	190
December	31	18	26	16	11	12	3	4	8	4	6	12	14	14	17	13	8	8	11	13	9	15	1	5	1	1	137	136	273
Gesammtzahl	321	320	251	222	65	74	28	35	48	43	134	111	162	120	190	132	172	130	150	187	106	151	41	60	1	2	1769	1536	3305
	741		473		139		63		91		245		282		322		302		287		257		101		2				3305
Davon waren:																													
ledig	321	320	251	222	65	74	28	35	48	43	109	57	59	29	30	22	21	27	16	17	11	31	4	5	—	—	1063	882	1945
verheirathet	—	—	—	—	—	—	—	—	—	—	25	52	98	84	142	89	134	59	93	45	47	14	12	—	—	—	551	344	895
verw. oder gesch.	—	—	—	—	—	—	—	—	—	—	—	2	5	7	18	21	17	44	41	74	48	106	25	55	1	1	155	310	465
Von je 100 Verstorbenen entfallen auf die einzelnen Altersgruppen	22,4		14,3		4,3		2,7		2,8		7,4		8,3		9,7		9,1		8,3		7,8		3,1		—				

Das Verhältniss der Eheschliessungen, Geburten und Todesfälle zu der Bevölkerungszahl im Jahre 1890 und zum Vergleich damit die entsprechenden Zahlen in den 20 vorhergegangenen Jahren zeigt die folgende Tabelle:

Eheschliessungen, Geburten und Todesfälle 1870—1890.

Jahr.	Gesammt-bevölkerung im Jahres-mittel.	Eheschliessungen		Geburten		Todesfälle	
		Zahl.	auf 1000 Lebende.	incl. Todt-gebor.	auf 1000 Lebende.	excl. Todt-gebor.	auf 1000 Lebende.
1870	86 520	670	7·7	2659	30·7	1864	21·5
1871	89 710	748	8·3	2507	28·0	2195	24·5
1872	93 606	951	10·2	2894	30·9	1856	19·8
1873	96 690	1090	11·3	2769	28·6	2008	20·8
1874	99 370	1230	12·4	3008	30·3	2062	20·8
1875	102 100	1358	13·3	3226	31·6	2066	20·2
1876	105 210	1365	13·0	3445	32·7	2150	20·4
1877	121 370	1359	·11·2	4339	35·8	2392	19·7
1878	126 080	1179	9·4	4324	34·3	2615	20·7
1879	129 610	1203	9·3	4416	34·1	2715	21·0
1880	134 430	1224	9·1	4423	32·9	2755	20·5
1881	138 760	1234	8·9	4424	31·9	2653	19·1
1882	141 350	1308	9·3	4313	30·5	2851	20·2
1883	145 400	1322	9·1	4269	29·4	2803	19·3
1884	150 260	1340	8·9	4280	28·5	2994	19·9
1885	153 000	1447	9·8	4290	28·0	3033	19·8
1886	156 000	1486	9·5	4347	27·9	3050	19·6
1887	159 000	1609	10·1	4432	27·9	3134	19·7
1888	164 000	1604	9·8	4620	28·2	3053	18·6
1889	171 000	1796	10·5	4814	28·2	3397	19·9
1890	177 700	1868	10·5	4741	26·7	3305	18·6
Durch-schnitt 1851—90	—	—	8·6	—	27·2	—	19·3

Die vorstehende Tabelle zeigt zunächst, dass die **Eheschliessungen**, die nach der bedeutenden Steigerung der Jahre 1872—1877 einen beträchtlichen Rückgang erfahren hatten, seit einigen Jahren wieder in geringer Zunahme begriffen sind und im Jahr 1890, genau wie im Vorjahr, 10·5 per Mille betragen haben.

In Betreff der **Geburten** zeigt die Tabelle ebenfalls eine stete
Zunahme bis in die zweite Hälfte der 70er Jahre — sehr erklärlicher
Weise fällt das Maximum der Geburten etwas später als das der
Eheschliessungen — und seitdem eine regelmässige Abnahme, die
die Geburtsziffer von 35·8 per Mille im Jahr 1877 wieder auf ca.
28 per Mille in den letzten 5 Jahren heruntergebracht hat. Im
Jahre 1890 ist diese sogar auf 26·7 per Mille gesunken, die
niedrigste Geburtsziffer seit dem Ende der 60er Jahre.

Einen Vergleich der Geburten des Jahres 1890 mit den Geburten
der vorhergegangenen 20 Jahre ergibt die folgende Tabelle:

Geburten in den Jahren 1870—1890.

Jahr.	Zahl.	Männl.	Weibl.	Lebend-geborene.	Todt-geb.	Ehelich.	Unehe-lich.
1870	2659	1371	1288	2567	92	2279	380
1871	2507	1300	1207	2418	89	2148	359
1872	2894	1533	1361	2795	99	2521	373
1873	2769	1455	1314	2675	94	2425	344
1874	3008	1484	1524	2905	103	2629	379
1875	3226	1601	1625	3118	108	2866	360
1876	3445	1800	1645	3313	132	3041	404
1877	4339	2206	2133	4185	154	3942	397
1878	4324	2159	2165	4173	151	3851	473
1879	4416	2286	2130	4250	166	3979	437
1880	4423	2278	2145	4264	159	3979	444
1881	4424	2247	2177	4270	154	3927	497
1882	4313	2170	2143	4156	157	3850	463
1883	4269	2241	2028	4101	168	3818	451
1884	4280	2188	2092	4129	151	3846	434
1885	4290	2230	2060	4140	150	3820	470
1886	4347	2200	2147	4182	165	3879	468
1887	4432	2257	2175	4263	169	3943	489
1888	4620	2377	2243	4481	139	4136	484
1889	4814	2475	2339	4665	149	4274	540
1890	4741	2357	2384	4603	138	4213	528
20jähriger Durchschnitt °/₀₀	—	511·3	488·7	963·0	37·0	870·3	129·7
1890 °/₀₀	—	497·2	502·8	970·9	29·1	888·6	111·4
		1000·0		1000·0		1000·0	

Nach den Geschlechtern getrennt kommen auf die 4741 Geburten dieses Jahr 2357 männliche und 2384 weibliche oder 497·2°/oo männliche und 502·8°/oo weibliche, mithin übertraf entgegen der Regel die Zahl der weiblichen Geburten die der männlichen. Nach dem Durchschnitt der 40 Jahre 1851—1890 kommen nämlich auf 511·3 männliche 488·7 weibliche Geburten, mithin auf 100 weibliche 104·6 männliche; dieses Jahr kamen auf 100 weibliche nur 98·9 männliche Geburten. Das stärkste Ueberwiegen der männlichen Geburten in den letzten 40 Jahren kam 1861 vor, in welchem Jahre auf 100 weibliche 117·7 männliche Geburten kamen, während das umgekehrte Verhältniss am stärksten im Jahre 1857 ausgeprägt war, in welchem auf 100 weibliche nur 92·7 männliche Geburten kamen; nur in 8 der letzten 40 Jahre haben die weiblichen Geburten überwogen.

Die Zahl der Todtgeborenen betrug dieses Jahr 138 oder 29·1°/oo aller Geburten, was wesentlich unter dem Durchschnitt der letzten 40 Jahre ist. Mit der Zunahme der Zahl der Eheschliessungen und damit der ehelichen Geburten hatte die Zahl der Todtgeborenen stetig abgenommen: im ersten Decennium 1851—1860 betrug ihre Zahl 43·4°/oo, im zweiten Decennium 1861—1870 39·7°/oo, im Decennium 1871—1880 35·5°/oo und im letzten Decennium 1881—1890 nur 34·6°/oo. Demgegenüber stellt sich das Jahr 1890 mit 29·1°/oo noch wesentlich günstiger.

Die Zahl der unehelichen Geburten hatte in den 60er und 70er Jahren ständig abgenommen, in den 80er Jahren aber ist sie, entsprechend der Abnahme der Eheschliessungen wieder gestiegen. Die geringe Zunahme der Eheschliessungen in den letzten Jahren macht sich zunächst bei dem Verhältniss der ehelichen Geburten zu den unehelichen noch nicht bemerkbar. Im Jahr 1890 kamen auf 888·6 eheliche 111·4 uneheliche Geburten. Es stellt sich das Verhältniss der ehelichen Geburten zu den unehelichen in den letzten 40 Jahren, wie folgt:

	eheliche	uneheliche
1851—55	837·7 °/oo	162·3 °/oo
1856—60	818·0 »	182·0 »
1861—65	799·7 »	200·3 »
1866—70	836·1 »	163·9 »
1871—75	874·0 »	126·0 »
1876—80	897·1 »	102·9 »
1881—85	892·7 »	107·3 »
1886—90	890·7 »	109.3 »

Was die Vertheilung der Geburten auf die einzelnen **Stadttheile** betrifft, sowie deren Verhältniss zur Einwohnerzahl, so
ergibt sich dies aus der folgenden Aufstellung:

Altstadt	mit ca.	27 076 Einw.	831 Geburten	=	30·7 %o
Neustadt	» »	34 988 »	907 »	=	25·9 »
Aussenstadt	» »	68 515 »	1523 . »	=	22·2 »
Bornheim	» »	22 845 »	801 »	=	35·1 »
Sachsenhausen	» »	11 875 »	372 »	=	31·3 »
Sachsenh. Aussenst.	» »	12 401 »	307 »	=	24·8 »

177 700 Einw. 4741 Geburten = 26·7 %o

Die Zahl der Geburten war, wie immer, relativ am geringsten
in der Aussenstadt Frankfurter Seits, in welcher noch immer vorwiegend die wohlhabenderen Classen mit zahlreichen Dienstboten
wohnen; sie betrug 22·2 per Mille. Ihr am nächsten kommt die
Sachsenhäuser Aussenstadt mit 24·8 per Mille und dann die Neustadt mit 25·9 per Mille Geburten. Dann folgt die Altstadt mit
30·7 per Mille und die Sachsenhäuser Innenstadt mit 31·3 per Mille;
am höchsten aber war, wie stets, die Geburtsziffer in Bornheim,
35·1 per Mille.

Die Zahl der **Todesfälle** hat im Jahre 1890 (ausschliesslich
138 Todtgeburten) 3305 = 18·6 %o der Bevölkerung betragen, eine
Verhältnisszahl, die noch etwas niedriger ist als die Durchschnitts-
zahl der 40 Jahre 1851—1890, die 19·3 %o beträgt und somit der
geringen Sterblichkeitsziffer, die Frankfurt stets auszeichnet, ganz
entsprach.

Was das **Geschlecht** der Todesfälle des Jahres 1890 betrifft,
so kommen, bei Ausschluss von 138 Todtgeburten, auf 1769 Todesfälle beim männlichen Geschlecht nur 1536 Todesfälle beim weiblichen Geschlechte, also auf 1000 männliche 868 weibliche. Es
stellt sich hierdurch das Sterblichkeitsverhältniss für das weibliche
Geschlecht noch etwas günstiger, wie es in den letzten Jahren
hier beobachtet worden ist. Es waren nämlich im Durchschnitt der
letzten 10 Jahre auf je 1000 Todesfälle bei Männern 879 Todesfälle bei Weibern gekommen, im Jahr 1890 aber 868. Da nun
aber nach der letzten Volkszählung in Frankfurt bei der Gesammtbevölkerung (incl. Militär) auf 1000 Männer 1107 Weiber kommen,
so stellt sich das Sterblichkeitsverhältniss der beiden Geschlechter
zu einander so, dass im Jahre 1890 auf

1000 Lebende überhaupt 18·6 Todesfälle
1000 » Männer 21·1 »
1000 » Frauen 16·3 »

kommen. Es verhielt sich somit die Sterblichkeit des weiblichen Geschlechtes zu der des männlichen Geschlechtes wie 100 zu 129 (im Vorjahr wie 100 zu 122), d. h. die Sterblichkeit beim männlichen Geschlecht war um mehr als ein Viertel grösser, als die des weiblichen Geschlechts, ein Verhältniss, das all die letzten Jahre hier ziemlich das gleiche war.

Was das Alter betrifft, in welchem die Todesfälle vorgekommen sind, so gibt hierüber die folgende Zusammenstellung genauere Auskunft.

Es kamen nämlich in der Altersclasse von

0— 1 Jahr auf ca.*)	3 995	Lebende	741	Todesfälle	=	185·3	‰	
1— 5 »	» »	13 450	»	473	»	=	35·2	»
5—15 »	» »	30 920	»:	202	»	=	6·5	»
15—20 »	» »	18 890	»	91	»	=	4·8	»
20—30 »	» »	39 770	»	245	»	=	6·2	»
30—40 »	» »	30 120	»	282	»	=	9·4	»
40—60 »	» »	31 140	»	624	»	=	20·0	»
60—80 »	» »	8 900	»	544	»	=	61·1	»
über 80 »	» »	515	»	103	»	=	199·9	»

Zusammen auf 177 700 Lebende 3305 Todesfälle = 18·6‰

Die vorstehende Tabelle zeigt wie stets den sehr bedeutenden Unterschied der Sterblichkeit in den verschiedenen Altersclassen, der von 4·8 ‰ bis 199·9 ‰ schwankt. Nach der Regel kommen die meisten Todesfälle bei den über 80 Jahre Alten vor, direct danach aber, und meist in kaum geringerem Maasse, die Todesfälle bei Kindern im ersten Lebensjahr. So war es auch dieses Jahr, die Todesfälle der Kinder im ersten Lebensjahr nahmen die zweite Stelle ein, indem fast ein Fünftel, nämlich 185·3 ‰ aller im ersten Lebensjahr stehenden Kinder noch vor Ablauf dieses Jahres wieder gestorben sind. Im Vorjahr, mit seinem warmen Sommer war die Kindersterblichkeit eine wesentlich höhere gewesen, indem in ihm 224·0 ‰ der im ersten Lebensjahr Stehenden gestorben sind. Die diesjährige geringere Zahl von 185·3 ‰, die wesentlich Folge des

---

*) Die Zahlen der Volkszählung von 1890 sind für die einzelnen Altersclassen noch nicht festgestellt, es müssen deshalb hier noch die Verhältnisse der vorletzten Zählung zu Grunde gelegt werden.

kühlen Sommers war, blieb beträchtlich hinter dem Mittel. Es kommen nämlich nach dem 40jährigen Durchschnitt der Jahre 1851—1890 auf 1000 Lebende im ersten Jahr 206·4 Todesfälle unter 1 Jahr. Im Vergleich zu den lebend Geborenen stellt sich das Jahr 1890 für die Todesfälle im ersten Lebensjahr wie folgt: Nach dem 40jährigen Durchschnitt kommen auf 1000 lebend Geborene 177·2 Todesfälle im ersten Lebensjahr, im Jahr 1890 betrug diese Zahl 161·0%, mithin ebenfalls etwas weniger.

Was nun die Vertheilung der Todesfälle des Jahres 1890 auf die einzelnen Stadttheile betrifft, in denen die Verstorbenen erkrankt waren, so kamen auf die

Altstadt	mit ca.	27 076	Einw.	694	Todesfälle =	25·6%
Neustadt	» »	34 988	»	608	» =	17·4 »
Aussenstadt	» ».	68 515	»	918	» =	13·4 »
Bornheim	» »	22 845	»	486	» =	21·3 »
Sachsenhausen	» »	11 875	»	246	» =	20·7 »
Sachsenh.Aussenst. »	»	12 401	»	204	» =	16·5 »
		177 700	Einw.	3156	Todesfälle =	17·8%
Ausserhalb erkrankt waren				149	»	
				3305	Todesfälle =	18·6%

Die vorstehende Zusammenstellung zeigt, dass auch in diesem Jahre wieder, wie stets, die weitaus günstigsten Sterblichkeitsverhältnisse in der am wenigsten dicht bevölkerten, fast ausschliesslich von Wohlhabenden bewohnten Frankfurter Aussenstadt waren. Ihr schliesst sich dann zunächst die Sachsenhäuser Aussenstadt und dann in dritter Linie die Frankfurter Neustadt an. Es folgt dann Bornheim, während das innere Sachsenhausen und die Frankfurter Altstadt die grösste Sterblichkeit hatten.

Einen Vergleich der Sterblichkeitsziffer mit der Geburtsziffer in den einzelnen Stadttheilen ergibt die folgende Zusammenstellung.

Es betrug 1890 die

Geburtsziffer:		Sterblichkeitsziffer:	
Frankfurter Aussenstadt	22·2%	Frankfurter Aussenstadt	13·4%
Sachsenhäuser »	24·8 »	Sachsenhäuser »	16·5 »
Frankfurter Neustadt	25·9 »	Frankfurter Neustadt	17·4 »
» Altstadt	30·7 »	Inneres Sachsenhausen	20·7 »
Inneres Sachsenhausen	31·3 »	Bornheim	21·3 »
Bornheim	35·1 »	Frankfurter Altstadt	25·6 »

II. Die Gesundheits- und Sterblichkeits-Verhältnisse in Frankfurt im Jahre 1890.

Die Gesundheits-Verhältnisse Frankfurts waren im Jahre 1890 im Ganzen sehr günstige, nachdem die zu Anfang des Jahres herrschende Influenza-Epidemie mit ihren Folgen vorüber war. Die Sterblichkeit war (s. oben pag. 22) trotz zahlreicher Todesfälle durch Influenza etwas geringer als im Durchschnitt, sie betrug 18·6 per Mille, während die Durchschnitts-Sterblichkeitsziffer Frankfurts, aus den 40 Jahren 1851—1890 berechnet, 19·3 per Mille beträgt.

Im Januar allerdings war der Gesundheitszustand in Frankfurt der denkbar ungünstigste, die überall verbreitete Influenza hatte auch hier einen sehr grossen Theil der Bevölkerung ergriffen und wenn auch ihr epidemisches Auftreten Mitte Februar als erloschen angesehen werden konnte, doch bis in das Frühjahr hinein in ihren Nachwirkungen sich geltend gemacht. Von den übrigen Infectionskrankheiten war nur Diphtherie noch in gleicher Weise wie in den Vorjahren verbreitet, ja zu Ende des Jahres nahm sie sogar eine bisher nie dagewesene Ausdehnung an. Auch Keuchhusten und Scharlach waren etwas verbreiteter als im Vorjahr, während Typhus wie all die letzte Zeit sehr selten war und andere Infectionskrankheiten gänzlich fehlten.

Wenn trotzdem der allgemeine Gesundheitszustand des Jahres 1890 ein günstiger war, so hat dies wesentlich seinen Grund darin, dass in Folge des frühen und schönen Frühlingswetters die im Winter vorherrschenden Krankheiten der Respirationsorgane, früher als sonst zurückgingen und umgekehrt die Krankheiten der Verdauungsorgane, die in einem heissen oder auch nur normalen Sommer so verbreitet sind und so ungünstig auf den Gesundheitszustand namentlich der kleinsten Kinder einwirken, dieses Jahr in Folge der sehr kühlen Witterung der eigentlichen Sommermonate wesentlich weniger verbreitet waren, da auch die einzelnen schroff auftretenden heissen Perioden im Juli und August stets von zu kurzer Dauer waren, um einen nachtheiligen Einfluss zu üben.

In Folgendem werden nun des Näheren die einzelnen Krankheiten und ihr Antheil an der Gesammtsterblichkeit des Jahres 1890 besprochen werden.

Die Zahl der in den einzelnen Monaten des Jahres 1890 an den
wichtigsten Krankheiten Verstorbenen erhellt aus folgender Tabelle:

Todesursache:	Januar	Februar	März	April	Mai	Juni	Juli	August	September	October	November	December	Summa
Angeborne Lebensschwäche	7	8	10	13	7	7	5	4	7	8	8	6	90
Altersschwäche	10	10	10	15	14	9	5	10	10	9	6	12	120
Selbstmord . . .	1	5	5	9	7	5	7	3	5	9	6	2	65
Mord, Todtschlag . .	1	2	1	–	1	1	1	1	1			1	11
Unglücksfall	5	7	5	7	2	7	6	3	8	2	2	3	
Zymotische Krank-													
heiten.													
Variola	—				—		—				1	—	
Morbilli										—	1	—	
Scarlatina	7	3	6	4	3	3	5	1	—	1	3	7	44
Diphtheria . . .	24	17	30	29	35	17	13	16	12	21	16	49	271
Pertussis	5	5	2	4	7	12	8	9	7	2	2	1	66
Typhus	1	1	2			1	3		1	2	2	1	14
Dysenteria . . .	—											—	
Influenza	43	7	—									—	50
Hydrophobia . . .													
Febris puerperalis . .	1	–					1	1	1	1	–	1	
Erysipelas . . .		1	2		2			1	1	—		2	
Meningitis cerebro-spinalis				2	1	1	1				—		
Rheumatismus acutus . .	1	1	1	1		1	2	—			1		
Andere vorherr-													
schende Krankheiten.													
Meningitis tuberculosa . .	6	7	11	6	6	6	7	4	4	6	4	9	
Apoplexia cerebri sanguin.	14	14	8	16	16	9	15	7	5	9	6	6	125
Eclampsia parturientium				—									
Bronchitis	26	14	12	11	10	6	3	2	10	4	2	7	107
Pneumonia	48	22	23	29	25	17	14	7	13	7	20	21	246
Phthisis pulmonum . .	74	51	62	62	56	44	51	35	48	43	39	58	613
Laryngismus stridulus .	7	5	5	3	8	1	4	—	2	1	2	8	40
Croup	1	1		1	1	1	—		1				
Catarrhus gastro-intest. etc.	12	7	8	8	17	21	35	60	25	16	3	8	
Atrophia	5	9	5	8	5	5	12	20	8	10	7	6	100
Sonstige Krankheiten.	107	79	99	82	88	77	76	60	79	69	61	69	940
Todesfälle zusammen . .	494	276	397	310	311	254	274	244	245	220	190	273	3339
Darunter an Krankheiten d.													
Gehirns u. Rückenmarks	41	35	40	41	36	26	37	28	15	24	22	29	384
Herz und Gefässe . . .	28	18	28	16	23	14	16	9	22	17	11	20	222
Respirationsorgane . .	170	98	105	114	104	72	76	46	81	59	67	94	1086
Unterleibsorgane . . .	36	30	29	24	41	18	67	91	49	41	25	25	506

Einen Vergleich mit den 10 vorhergehenden Jahren und mit dem
40jährigen Durchschnitt der Jahre 1851—1890 gibt folgende Tabelle:

Todesursache:	1880	1881	1882	1883	1884	1885	1886	1887	1888	1889	1890	Auf 100 000 Einw. starben Im 40jähr. Durchschnitt 1851—90	1890	Differenz
Angeborne Lebensschwäche	118	95	99	80	107	105	93	107	95	99	90	64·8	50·6	—
Altersschwäche	98	109	117	153	103	108	123	128	132	132	120	79·0	675	—
Selbstmord	43	51	45	52	46	53	57	62	67	63	64	35·5	360	+
Mord, Todtschlag	2	2	3	6	4	4	1	11	9	13	10	3·0	56	+
Unglücksfall	36	40	30	35	46	53	42	38	48	40	57	29·3	321	+
Zymotische Krankheiten.														
Variola	—	—	9	1	—	—	—			—	—	5·2	—	
Morbilli	7	7	18	2	39	39	6	74	4	117	1	19·7	0·6	—
Scarlatina	33	31	95	30	25	17	11	34	32	23	43	24·1	24·2	+
Diphtheria	23	38	40	35	72	76	110	212	157	221	279	41·3	157·0	+
Pertussis	56	68	58	28	59	53	56	20	62	18	62	29·2	34·9	+
Typhus	27	16	22	13	18	20	18	10	14	15	14	39·8	7·9	—
Dysenteria	1	—	1	—								2·8	—	
Influenza	—									10	50	—	28·1	+
Hydrophobia	—	1	—			1	—				—	0·2	—	
Febris puerperalis	8	8	8	13	10	2	9	4	9	2	6	8·7	3·4	—
Erysipelas	15	10	14	9	12	21	13	11	15	16	9	9·0	5·1	—
Meningitis cerebro-spinalis	15	2	3	3	2	7	6	2	4	5	5	3·1	2·8	—
Rheumatismus acutus	4	4	9	6	7	8	11	9	5	4	8	5·9	4·5	—
Andere vorherrschende Krankheiten.														
Meningitis tuberculosa	55	67	75	63	61	67	62	70	56	62	73	41·8	41·1	—
Apoplexia cerebri sanguin.	95	115	110	149	125	116	112	138	118	109	125	80·3	70·3	—
Eclampsia parturientium	1	1	2	—	1	3	2	—		1	—	0·9	—	
Bronchitis	94	107	98	85	111	90	100	109	135	116	107	59·7	60·2	+
Pneumonia	194	160	177	185	197	196	197	189	242	255	246	133·5	138·4	+
Phthisis pulmonum	522	511	556	566	582	644	600	576	558	611	618	371·9	347·8	—
Laryngismus stridulus	30	24	30	35	41	43	60	49	55	47	46	16·8	25·9	+
Croup	10	8	13	6	11	10	13	18	6	8	6	10·8	3·4	—
Catarrhus gastro-intest. etc.	247	235	226	252	242	225	282	227	201	301	220	131·3	123·8	—
Atrophia	120	108	121	105	117	92	115	102	98	130	100	74·4	56·3	—
Sonstige Krankheiten	870	840	881	883	956	1008	950	950	931	978	946	—	—	
Todesfälle zusammen	2755	2653	2851	2803	2994	3033	3050	3134	3053	3397	3305	1934·3	1859·9	—
Darunter an Krankheiten d.														
Gehirn u. Rückenmarks	412	425	415	435	433	440	427	437	361	378	384	272·0	216·1	—
Herz und Gefässe	155	144	162	180	182	189	179	211	211	230	222	106·5	124·9	+
Respirationsorgane	906	847	920	914	968	1038	1041	1009	1013	1083	1086	650·1	620·7	—
Unterleibsorgane	552	467	495	500	527	503	580	491	474	615	506	312·9	284·7	—

Aus vorstehender Tabelle ergibt sich, dass auch im Jahre 1890 wie schon in den Vorjahren, unter den zymotischen Krankheiten Diphtherie weitaus die meisten Todesfälle bedingte, mehr als in einem der früheren Jahre, und ihren Durchschnitt um das Vierfache übertroffen hat. Keuchhusten bedingte etwas mehr Todesfälle als im Durchschnitt der letzten 40 Jahre, Scharlach entsprach diesem fast ganz genau, und Typhus war, wie alle die letzten Jahre sehr selten. Masern fehlten ganz, Influenza dagegen forderte zahlreiche Opfer.

Unter den andern Krankheiten waren es Pneumonie und Bronchitis, die ihren Durchschnitt etwas übertrafen und in noch höherem Grade that dies Laryngismus stridulus. Die Intestinalerkrankungen waren, namentlich in Folge des kühlen Sommers seltner als in der Regel. Das Nähere wird bei den einzelnen Krankheiten zur Erörterung kommen.

An **angeborener Lebensschwäche** (innerhalb der ersten Woche) sind 90 Kinder gestorben (50 Knaben und 40 Mädchen), 9 weniger als im Vorjahr. Nach dem Alter geordnet waren

39 am 1. Tag gestorben
18 » 2. » »
11 » 3. » »
6 » 4. » »
8 » 5. » »
4 » 6. » »
4 » 7. » »
————
90

Es kommt somit über ein Drittel aller dieser Todesfälle auf den ersten Tag, ein weiteres Drittel auf den zweiten und dritten Tag zusammen und das letzte Drittel auf den vierten bis siebten Tag. Von allen im Jahre 1890 lebend Geborenen sind 0'3% am ersten Tag, 2'0% innerhalb der ersten Woche wieder gestorben.

Einschliesslich dieser 90 in der ersten Lebenswoche wieder Verstorbenen betrug die Zahl der **im ersten Lebensjahr Verstorbenen** 741 (421 Knaben und 320 Mädchen). Es sind dies 22'5 % aller Todesfälle, 18'5 % aller im ersten Jahr stehenden Lebenden und 16·1 % aller im Jahre 1890 lebend Geborenen. — Wie sich diese 741 Todesfälle im ersten Jahr nach den hauptsächlichsten Krankheiten, dem Alter der Kinder und den einzelnen Monaten, in welchen die Todesfälle erfolgt sind, vertheilen, zeigen die nachstehenden Tabellen:

Todesfälle im ersten Lebensjahre.

Krankheiten.	0—1	1—2	2—3	3—4	4—5	5—6	6—7	7—8	8—9	9—10	10—11	11—12	Summa
Lebensschwäche (in 1. Woche)	90	—	—	—	—	—	—	—	—	—	—	—	90
Morbilli	—								—	—			—
Scarlatina	1	—	—	—	—	—	1			—		1	3
Diphtheria	—	—	1	1	2	1	2	—	3	—	3	4	17
Tussis convulsiva	—	4	3	4	1	3	1	1	2	3	5	—	27
Meningitis tuberculosa			1	—	1	4	2	3	3	1	2	1	17
Convulsiones	9	2	4	5	7	5	1	1	3	2	1	3	43
Bronchitis	1	4	2	2	3	2	4	5	—	1	5	3	32
Pneumonia	3	6	7	5	5	4	6	4	9	4	9	4	66
Laryngismus stridulus	—	1	2	6	5	5	3	5	6	2	1	1	37
Angina membranacea	—	—	—	—	—	—	1	—	1			1	3
Catarrhus intestinalis	25	46	29	20	13	12	12	6	5	3	4	1	176
Cholera	3	6	3	3	4	1	1	1	—	2	2		27
Atrophia	35	15	17	5	6	6	3	2	—	3	1	1	94
Syphilis congenita	3		4	3	2	1	1	—	—	1		—	15
Andere Krankheiten	17	8	6	3	8	5	6	11	9	8	8	5	94
	187	92	79	57	56	46	44	40	41	31	40	28	741

Krankheiten.	Jan.	Febr.	März	April	Mai	Juni	Juli	Aug.	Sept.	Oct.	Nov.	Dec.	Summa
Lebensschwäche (in 1. Woche)	7	8	10	13	7	7	5	4	7	8	8	6	90
Morbilli	—	—	—	—	—	—	—	—	—	—	—	—	—
Scarlatina	1	—	1		—		—	—	—	—		1	3
Diphtheria	1	1	4	—	3	2		2	—	—	1	3	17
Tussis convulsiva	3	2	1	2	1	5	4	4	3	—	2		27
Meningitis tuberculosa	1	—	3	1	3	1	—	1	—	1	1	5	17
Convulsiones	6	4	7	5	4	2	3	3	3	2	1	3	43
Bronchitis	7	4	6	2	4	3	1	1	2	1		1	32
Pneumonia	9	7	6	11	8	4	5		2	1	8	5	66
Laryngismus stridulus	5	4	4	3	7	—	3	—	2	1	1	7	37
Angina membranacea	—	—	—	1	1	—		1	—	—			3
Catarrhus intestinalis	12	7	7	8	13	15	31	43	19	13	2	6	176
Cholera	—	—	—	2	5	3	13	2	1	1	—		27
Atrophia	5	9	4	8	4	5	12	19	8	10	5	5	94
Syphilis congenita	2	2	1	2	—	1	1	2	2	2	—		15
Andere Krankheiten	9	8	7	13	9	7	8	6	7	7	6	7	94
	68	56	60	69	66	58	76	98	58	47	36	49	741

Ueber das Verhältniss der Kindersterblichkeit zur Gesammtsterblichkeit im abgelaufenen Jahr, sowie über deren Verhalten im
Vergleich zu früheren Jahren, ist bereits oben (pag. 23) eingehender
berichtet.

Was das Alter betrifft, in welchem die im ersten Lebensjahr
verstorbenen Kinder standen, so kommt, wie immer, weitaus der
grösste Theil auf die im ersten Monat wieder Verstorbenen. Ausser
den 90 in der ersten Woche an angeborener Lebensschwäche Verstorbenen sind in den folgenden 3½ Wochen noch weitere 97 Kinder
gestorben, so dass vor Ablauf des ersten Monats 187 = 4·1 %
aller lebend Geborenen wieder gestorben sind und über ¼ (25·2 %)
aller im ersten Lebensjahr Verstorbenen, beides Verhältnisse, wie sie
ganz ähnlich alle die letzten Jahre gewesen sind. Im zweiten Monat,
in welchem alle in den ersten Lebenstagen an angeborener Lebensschwäche wieder Verstorbenen in Wegfall kommen, ist die Sterblichkeit selbstverständlich schon eine wesentlich geringere, sie betrug
92 und so nahm in den weiteren Monaten die Sterblichkeit bis
zum Ende des ersten Jahres mehr und mehr ab, so dass auf den
zwölften Monat nur etwa ⅐ der Todesfälle des ersten Monats entfallen. Es kamen

auf die ersten   drei Lebensmonate 358 Todesfälle = 48·3 %
  »   » zweiten   »   »   159.   »   = 21·5 »
  »   » dritten   »   »   125   »   = 16·9 »
  »   » vierten   »   »   99   »   = 13·3 »
aller im ersten Lebensjahr Gestorbenen.

In Bezug auf die Monate, in denen die Todesfälle vorkamen,
stimmt das Jahr 1890 genau mit der Regel überein. Es nimmt
nämlich nach dem 40jährigen Durchschnitt die Kindersterblichkeit
den ganzen Winter und Frühling hindurch langsam und gleichmässig
zu, bis sie im Juli ihr Maximum erreicht, um dann rasch auf ihr
Minimum im November zu fallen, von welchem an dann die Steigerung wieder beginnt. In diesem Jahr war es etwas anders. In
Folge der zu Anfang des Jahres herrschenden ungünstigen Gesundheitsverhältnisse war auch die Kindersterblichkeit im Januar eine
erhöhte. Dagegen war sie in Folge des kühlen Sommers in den
ersten Sommermonaten eine ziemlich geringe und erreichte ihr
Maximum erst im August.

Von Krankheiten, denen die Kinder im ersten Lebenjahr
erlegen sind, standen wie immer obenau die Krankheiten der Ver-

danungsorgane, denen von den 741 Kindern 297 = 40·0 %, zum
Opfer gefallen sind; sie sind ausnahmslos an Magen- und Darmcatarrh, Brechruhr und Atrophie gestorben, die wie in der
Regel so auch in diesem Jahre besonders den kleinsten Kindern verderblich waren. Es kamen auf Kinder

in den ersten drei Lebensmonaten 179 Todesfälle = 60·3 %
    » » zweiten »   »   70   »   = 23·5 »
    » » dritten »   »   31   »   = 10·4 »
    » » vierten »   »   17 · »   = 5·8 »

aller an Magen- und Darmcatarrh, Brechruhr und Atrophie verstorbenen Kinder unter 1 Jahr.

In der Regel kommen von den an Verdauungsstörungen gestorbenen Kindern über die Hälfte auf das dritte Quartal, auch so in
diesem Jahr: von den 297 an Verdauungsstörungen gestorbenen
Kindern unter 1 Jahr kommen 150 = 50·5 %, mithin etwas über
die Hälfte auf das Quartal Juli bis September, während das erste
Quartal nur 42 Todesfälle = 14 % hatte.

Die Krankheiten der Respirationsorgane, die jene
eben erwähnte Krankheitsclasse bei der allgemeinen Sterblichkeit
um mehr als das Doppelte übertreffen, bleiben bei der Kindersterblichkeit sehr bedeutend hinter ihr zurück. Die Zahl der ihnen
erlegenen Kinder unter 1 Jahr betrug zusammen 165 = 22·3 %
aller im ersten Lebensjahr verstorbenen Kinder; davon starben 32
an Bronchitis und 66 an Pneumonie, 23 an Lungenschwindsucht und 37 an Laryngismus stridulus (im
Vorjahr 39). —

Nächst den Brustkrankheiten ist als häufigste Todesursache
Convulsionen angegeben mit 43 Todesfällen, an Meningitis
tuberculosa sind 17 Kinder gestorben.

Von den constitutionellen Krankheiten ist nur Lues
congenita zu erwähnen, ihr sind 15 Kinder in den ersten 10
Lebensmonaten erlegen.

Von den zymotischen Krankheiten war es dieses Jahr
Keuchhusten, der bei den Kindern im ersten Lebensjahr die
meisten Opfer forderte, nämlich 27 von 62 überhaupt an Keuchhusten Gestorbenen. An Diphtherie sind 17 Kinder im ersten
Lebensjahr gestorben (von 279 überhaupt daran Gestorbenen), an
Scharlach 3 (von 43), an Erysipelas 2 und 3 Kinder unter
1 Jahr an Influenza.

Die Zahl der an **Altersschwäche** Gestorbenen betrug 120
(46 Männer und 74 Weiber) = 67·5 Todesfälle auf 100 000 Lebende.
Unter ihnen waren 56 zwischen 70 und 80 Jahren und 38 zwischen
80 und 90 Jahren; 14 waren jünger als 70 Jahre, 2 älter als
90 Jahre, die älteste eine 93jährige Wittwe. Ausser diesen 2
an Altersschwäche Gestorbenen ist im Jahr 1890 Niemand über
90 Jahre alt gestorben.

Die Zahl der **Selbstmorde** war im Jahr 1890 wieder eine
sehr hohe und beinahe der des Vorjahres gleich; sie betrug 64
gegen 63 im Vorjahr, entsprechend dem Verhältniss von 36·0 Selbstmorde auf 100 000 Lebende, während dies Verhältniss im Durchschnitt der 40 Jahre 1851 bis 1890 nur 35·5 beträgt. Von den
64 Selbstmördern gehörten 47 dem männlichen und 17 dem weiblichen Geschlecht an, es kam somit ein weiblicher Selbstmörder auf
2·8 männliche, während nach dem Durchschnitt der 40 Jahre 1851
bis 1890 erst auf 4·4 männliche ein weiblicher Selbstmörder kommt.
Die Zahl der weiblichen Selbstmörder war somit im abgelaufenen
Jahr eine ungewöhnlich grosse. — Die meisten Selbstmorde geschahen
dieses Jahr durch Ertränken, indem 17 Männer und 7 Frauen
diese Todesart wählten, durch Erschiessen nahmen sich 14 (13 M.
und 1 W.) und durch Erhängen 19 (15 M. und 4 W.) das Leben;
5 Personen vergifteten sich, ein Mann liess sich überfahren und
eine Frau stürzte sich aus dem Fenster.

Mord wurde in 10 Fällen verübt, darunter 8 Kindsmorde, die
durch Erstickung oder Erdrosselung ausgeführt wurden. Ferner
wurden 2 Männer getödtet: einer wurde erstochen, der andere
wurde aus einer Wirthschaft hinausgeworfen und erlitt dabei einen
tödtlichen Schädelbruch.

Die Zahl der **Unglücksfälle** mit tödtlichem Ausgang betrug
im Jahre 1890 57, entsprechend 32·1 Todesfällen durch Verunglückung auf 100 000 Lebende, während dies Verhältniss im Durchschnitt der 40 Jahre 1851 bis 1890 29·3 beträgt. Die meisten
Unglücksfälle mit tödtlichem Ausgang, 29, waren wie gewöhnlich,
durch Sturz erfolgt, 4 Personen sind ertrunken, je 8 Personen
verloren durch Quetschung und durch Ueberfahren und 7
durch Verbrennen ihr Leben, und ein 13jähriger Knabe er-
hängte sich aus Unvorsichtigkeit beim Spielen, indem er seinem
jüngeren Bruder die Procedur des Erhängens veranschaulichen wollte.

Infections- und Allgemeine Krankheiten..

An **Variola** ist im Jahr 1890, wie schon seit 5 Jahren, kein Erkrankungs- oder Todesfall vorgekommen. Die beiden letzten im städtischen Blatternhaus behandelten Blatternerkrankungsfälle waren im Juli 1885.

Masern sind ausser Blattern die einzige der gewöhnlichen Infectionskrankheiten, die in Frankfurt noch in Form bestimmter Epidemieen auftreten, alle andern kommen in stärkerer oder geringerer Ausdehnung ständig vor. Nachdem die letzte Masernepidemie zu Beginn des Herbstes 1889 erloschen war, fehlten Masern im Jahr 1890 gänzlich und nur 1 Todesfall, bei einem 1 1/2 jährigen Knaben in der Neustadt, ist gemeldet.

Scharlach ist seit der sehr heftigen Scharlachepidemie der Jahre 1861 bis 1863 in Frankfurt nicht mehr erloschen, und hat in den verschiedenen Jahren bald mehr, bald weniger Opfer gefordert; die wenigsten Todesfälle eines Jahres in dieser Zeit waren 4 im Jahre 1872, die meisten, 95, im Jahr 1882. Seit diesem letztgenannten Jahr ist die Zahl der Scharlach-Todesfälle stets eine wesentlich geringere gewesen, und nur das abgelaufene Jahr zeigte wieder eine mässige Zunahme auf 43 Todesfälle = 24·2 Scharlach-Todesfälle per Jahr auf 100 000 Lebende. Von den 43 Scharlach-Todesfällen, von denen 26 auf das erste und 17 auf das zweite Halbjahr entfallen, betrafen 34 Kinder (darunter 3 im ersten Lebensjahr) und 9 Erwachsene; der älteste an Scharlach Gestorbene war ein 45 jähriger Mann.

Diphtherie, die seit ihrem ersten Erscheinen in den 60er Jahren in Frankfurt nie in Form stärkerer Epidemieen aufgetreten war, zeigt seit der Mitte der 80er Jahre aus nicht aufgeklärter Ursache eine beträchtliche Zunahme, die von 76 Todesfällen im Jahr 1885 auf 110 im Jahr 1886 und auf 212 in 1887 stieg. Im Frühjahr des Jahres 1888 trat ein Rückgang ein und die Sommer- und Herbstmonate jenes Jahres forderten wesentlich weniger Opfer als im Vorjahr. Doch schon im December 1888 nahm die Zahl der Diphtherie-Todesfälle wieder die frühere Höhe ein und blieb so mit nur mässigen Schwankungen das ganze Jahr 1889 und 1890 hindurch, ja zu Ende des Jahres 1890 nahm sie eine Ausdehnung an, wie sie bisher in Frankfurt noch nicht dagewesen war. Die Zahl der im Jahr 1890 an Diphtherie Gestorbenen betrug 279 (143 M. und 136 W.) gegen 221 im Vorjahr. Die Zunahme der Diphtherie in den letzten Jahren ergibt sich aus folgender Zusammenstellung: Es kamen auf 100 000 Lebende

$$\begin{aligned} &1865\text{—}1875: \quad 18\cdot1 \quad \text{Diphtherie-Todesfälle} \\ &1875\text{—}1885: \quad 38\cdot8 \qquad » \\ &1885\text{—}1890: \quad 119\cdot1 \qquad » \end{aligned}$$

Das bis jetzt schlimmste Jahr, 1887, hatte 135·4 Diphtherie-Todesfälle auf 100 000 Lebende, das Jahr 1890 hatte deren 157·0.

Diphtherie - Todesfälle kamen zu allen Zeiten des Jahres vor, 152 im ersten, 127 im zweiten Halbjahr, sie zeigten, wie in der Regel, eine geringe Abnahme im Sommer und Herbst und schwanken in den einzelnen Monaten zwischen 13 im Juli und 49 im December.

Was die Vertheilung der Diphtherie-Todesfälle auf die einzelnen Stadttheile betrifft, so kamen, der Ort der Erkrankung als maassgebend genommen, auf die

Altstadt	mit ca.	27 076 Einw.	62 =	229·0	auf 100 000 Einw.	
Neustadt	» »	34 988 »	50 =	142·9 »	» »	
Aussenstadt	» »	68 515 »	63 =	92·0 »	» »	
Bornheim	» »	22 845 »	51 =	223·2 »	» »	
Sachsenhausen	» »	11 875 »	29 =	244·2 »	» »	
Sachsenh. Aussenst.	» »	12 401 »	9 =	72·6 »	» »	

177 700 Einw. 264 = 148·6 auf 100 000 Einw.
Auswärts erkrankt 15

279 = 157·0 auf 100 000 Einw.

Am ungünstigsten stellt sich hiernach das innere Sachsenhausen und die Altstadt, und sehr ähnlich Bornheim, das im Jahr vorher die geringste Diphtherie-Sterblichkeit hatte, in dem aber gerade zu Ende des Jahres 1890 Diphtherie sehr an Ausdehnung zugenommen hat; am günstigsten stellte sich nicht, wie in der Regel, die Neustadt und die Frankfurter Aussenstadt, sondern die Sachsenhäuser Aussenstadt.

Was das Alter der an Diphtherie Verstorbenen betrifft, so waren es, wie in der Regel, fast ausschliesslich Kinder, die der Krankheit erlegen sind: 17 von ihnen standen im ersten Lebensjahr, 242 dagegen waren Kinder zwischen 1 und 10 Jahren und 19 ältere Kinder. Die 2 Erwachsenen, die an Diphtherie gestorben sind, waren 20 und 24 Jahre alt.

Keuchhusten war im Jahr 1889 so selten gewesen, wie seit lange nicht, indem er nur 18 Opfer gefordert hatte, etwa ein Drittel der ihm nach dem Durchschnitt zukommenden Zahl. Im Jahre 1890 war er wieder wesentlich häufiger und bedingte 62 Todesfälle = 34·9 Todesfällen auf 100 000 Lebende, während dies nach dem Durchschnitte der letzten 40 Jahre 29·2 beträgt. Von diesen 62 kamen 36 in den 4 Monaten Mai bis August vor, während zu Anfang oder zu Ende des Jahres Keuchhusten seltener war. Wie stets betrafen die Keuchhusten-Todesfälle fast ausschliesslich Kinder im frühesten Lebensalter: 27 von den 62 Gestorbenen standen im ersten Jahr, 33 waren 1 bis 5 Jahre alt und 2 waren älter, 6 und 7 Jahre.

Typhus war bekanntlich in all den letzten Jahren in Frankfurt viel seltener als früher gewesen. Es kamen nämlich

1851—1860 auf 100 000 Lebende 86·0 Typhustodesfälle
1861—1875 » » » 58·9 »
1876—1880 » » » 20·9 »
1881—1885 » » » 12·2
1886—1890 » » » 8·6 · »

Im Jahr 1890 betrug diese Verhältnisszahl 7·9 und war mit Ausnahme des Jahres 1887, in welchem sie 6·4 betragen hatte, die niedrigste bis jetzt hier vorgekommene. Die Zahl der im Jahr 1890 an Typhus Verstorbenen beträgt 14, genau so viele wie im Vorjahre, von denen 5 auf das erste und 9 auf das zweite Halbjahr kommen. Drei Monate waren ganz ohne Typhus-Todesfall, die meisten, 3, hatte der Juli. Von den 14 Todesfällen, die fast ausschliesslich Personen in den mittleren Jahren betrafen, kamen 2 bei Frauen vor, die auswärts (in Bockenheim) erkrankt und krank hierher gebracht waren. Von den übrigen waren 8 in der Innenstadt und 4 in der Aussenstadt erkrankt. Bornheim und Sachsenhausen hatten keinen tödtlich endenden Typhusfall.

Influenza, die im Herbste 1889 ihre Wanderung über die Erde begann, ergriff Frankfurt in der ersten Hälfte December, erreichte gegen Mitte Januar den Höhepunkt ihrer Verbreitung, nahm dann ab und konnte in der zweiten Hälfte Februar als erloschen angesehen werden. Die Zahl der an Influenza Erkrankten, die viele Tausende betragen hat, lässt sich nicht annähernd angeben und ähnlich verhält es sich auch mit den an Influenza Gestorbenen. Ihre Zahl betrug nach den officiellen Todesscheinen im December 10, im Januar 43 und im

Februar noch 7, mithin während der ganzen Epidemie 60, doch hat zweifellos auch bei zahlreichen anderen Erkrankungen der Influenzakeim Ursache zu einem vielleicht sonst nicht eingetretenen tödtlichen Ausgang gegeben.

An **Dysenterie** kam wie seit 7 Jahren so auch im Jahr 1890 ein Todesfall nicht vor. An **Febris puerperalis** sind 6 Frauen gestorben (gegen 2 im Vorjahr), nur etwa $1/3$ des 40jährigen Durchschnitts. Todesfälle an **Erysipelas** hatte das Jahr 1890 9, die sich auf 6 Monate des Jahres vertheilen: 6 von ihnen betrafen Erwachsene, 3 Kinder unter 1 Jahr. — An **Meningitis cerebrospinalis** sind 5 Todesfälle vorgekommen, alle bei Kindern unter 16 Jahren. — **Rheumatismus acutus** endete in 8 Fällen tödtlich. — Ein Mann starb an **Milzbrand**.

Von Allgemeinkrankheiten endete **Diabetes mellitus** in 16 Fällen tödtlich (gerade soviele wie im Vorjahr), an **Pyaemie** und **Septikhaemie** starben 13, an **Uraemie** 1, an **perniciöser Anaemie** und an **Leukaemie** je 3 Personen. — An **Syphilis congenita** starben 15 Kinder in den 10 ersten Monaten nach der Geburt und 2 Erwachsene starben an Syphilis universalis und Syphilis des Gehirns. — An **Carcinose** der verschiedenen Körpertheile sind im Ganzen 157 Personen gestorben (gegen 170 im Vorjahre), 60 Männer und 97 Weiber = 88·3 Todesfälle an Krebs auf 100 000 Lebende. Die Organe, in denen Carcinome am häufigsten auftraten, waren, wie immer, die Verdauungsorgane, auf welche 86 Todesfälle (46 M. und 40 W.) kommen, und zwar 34 mal Magenkrebs, 18 mal Leberkrebs, 22 mal Darmkrebs (darunter 14 mal Mastdarmkrebs), 9 mal Krebs der Speiseröhre, und 3 mal Krebs des Bauchfelles. Ihnen am nächsten an Häufigkeit kommen die Carcinome der weiblichen Geschlechtsorgane mit 46 Todesfällen, und zwar 32 mal Gebärmutterkrebs, 11 mal Brustkrebs und 3 mal Eierstockskrebs. Die übrigen 25 Fälle betreffen Carcinome verschiedener sonstiger Körpertheile und allgemeine Carcinose.

Localisirte Krankheiten.

Die **Krankheiten des Nervensystems**, die in der zweiten Hälfte der 70er Jahre eine starke Zunahme erfahren hatten, von 265·7 Todesfällen auf 100 000 Lebende im Jahre 1874 bis zu 352·6 im Jahre 1879, zeigen vom Jahr 1880 an einen Rückgang auf 266·8 im Durchschnitt der letzten 10 Jahre, und diesem Rückgang

reiht sich das Jahr 1890 mit 384 Todesfällen = 216·1 auf 100 000
Lebende an, blieb also noch mehr wie in den 10 Jahren vorher
hinter dem Durchschnitt des vorhergegangenen Quinquenniums mit
318·0 Todesfällen auf 100 000 Lebende und auch hinter dem Durchschnitt der 40 Jahre 1851—1890 mit 272·0 Todesfällen auf 100 000
Lebende zurück.

Unter den Krankheiten des Nervensystems forderte, wie in der
Regel, Apoplexia cerebri sanguinea die meisten Opfer; ihr
erlagen 125 (57 Männer und 68 Weiber) = 70·3 auf 100 000
Lebende; es ist dies wesentlich weniger als der Durchchnitt der
40 Jahre 1851—1890 der 80·3 auf 100 000 Lebende beträgt. —
Nach den Jahreszeiten waren die Todesfälle so vertheilt, dass das
erste Halbjahr 77, das zweite nur 48 hatte. Von den 125 an Hirnschlag Verstorbenen standen die Meisten, 38, zwischen 70 und 80
Jahren, 35 waren zwischen 60 und 70, 20 zwischen 50 und 60 und
13 waren über 80 Jahre alt, 19 waren jünger als 50 Jahre.

An Meningitis tuberculosa (Hydrocephalus acutus) sind
68 Kinder gestorben, und 5 Erwachsene, zusammen 73 = 41·1
Todesfälle auf 100 000 Lebende, was ziemlich genau dem Durchschnitt der letzten 40 Jahren von 41·8 entspricht. Von den 73 Todesfällen betrafen 59 Kinder unter 5 Jahren, darunter 17 im ersten
Lebensjahr stehende. — An einfacher Meningitis sind 64 Personen
gestorben. Ferner sind 51 Kinder ohne nähere Angabe an Eclampsiae, Convulsiones gestorben; an Eclampsia parturientium
ist keine Frau gestorben.

An Rückenmarkskrankheiten sind 14 Personen gestorben,
darunter 13 an Tabes dorsualis, 6 an Rückenmarksentzündung und 2
an Tetanus.

An **Krankheiten des Gefässsystems** sind im abgelaufenen
Jahr 222 Personen gestorben (112 Männer und 110 Weiber), gegen
230 im Vorjahr, = 124·9 Todesfälle auf 100 000 Lebende. Die
Krankheiten des Gefässsystems, also speciell die Herzkrankheiten,
haben in den letzten Decennien ständig zugenommen von 63·3 Todesfällen auf 100 000 Lebende im ersten Quinquennium der 50er Jahre
bis auf 128·2 der letzten 5 Jahre.

Von den 222 Todesfällen an Krankheiten des Gefässsystems
waren 85 mal organische Herzfehler, 55 mal ·Herzlähmung, 32 mal
Herz- und Herzbeutelentzündung Ursache des Todes.

An **Krankheiten der Respirationsorgane** starben im Ganzen
1086 Personen (596 Männer und 490 Weiber) gegen 1083 im Vorjahr und entsprechend dem Verhältniss von 620·7 Todesfällen an
Krankheiten der Respirationsorgane auf 100 000 Lebende, während
diese Verhältnisszahl nach dem 40jährigen Durchschnitt 650·1
beträgt.

Weitaus den Haupttheil der Todesfälle dieser Krankheitsclasse
bedingt, wie stets, die Lungenschwindsucht; die Zahl der an
ihr Verstorbenen betrug im Jahre 1890: 618 = 347·8 auf 100 000
Lebende. Die Zunahme der Todesfälle an Phthisis (Lungenschwindsucht und acute Miliartuberculose zusammen), wie sie in den letzten
Jahrzehnten statthatte, hat im letzten Quinquennium wieder eine
Abnahme erfahren, wie sich aus der folgenden Zusammenstellung
ergibt. Es starben an Schwindsucht:

1851—1860 von 100 000 Lebenden 335·0
1861—1870 » » » 364·1
1871—1880 » » » 391·7
1881—1885 » » » 392·3
1886—1890 » » » 365·3

Speciell die vier letzten Jahre zeigen einen kleinen Rückgang
der Schwindsuchtstodesfälle, von 400·9 im Jahr 1886 auf 368·0,
344·9, 358·3 und 357·3 im letzten Jahr.

Die meisten Schwindsuchtstodesfälle kamen im Winter vor,
194 = 30·6%, und im Frühjahr, 163 = 25·7%, während der
Sommer 140 = 22·0% und der Herbst 138 = 21·7% aller
Schwindsuchtstodesfälle hatte. In der Regel kommen die meisten
Schwindsuchtstodesfälle im Frühjahrsquartal vor, die diesjährige
Ausnahme war wesentlich bedingt durch die Influenza, die viele
Schwindsuchtkranke das Frühjahr nicht mehr erleben liess.

Was das Alter betrifft, so waren
Kinder (unter 15 Jahren) 74 = 11·7 (1888 12·3 %)
Erwachsene 516 = 78·9 (» 84·4 %)
Greise (über 60 Jahren) 20 = 9·4 (» 3·3 %)

Die Zahl der Todesfälle an Pneumonie im Jahre 1890 hat
246 betragen gegen 255 im Vorjahr und 242 im Jahre 1888, als
ziemlich gleiche Zahlen. Die Todesfälle entsprachen dem Verhältniss von 138·4 Todesfällen auf 100 000 Lebende, während nach
dem 40jährigen Durchschnitt das Verhältniss 133·5 beträgt. Es kamen
hiervon die meisten Todesfälle, ebenfalls in Folge der Influenza

entgegen der Regel, auf das erste Quartal, nämlich 93, auf das zweite Quartal 71, auf das dritte 34 und auf das letzte Quartal 48 Todesfälle au Lungenentzündung. Nach dem Durchschnitt kommen auf das erste Halbjahr 66·7 %, auf das zweite Halbjahr 33·3 % der Pneumonietodesfälle, 1890 genau das Gleiche: auf das erste Halbjahr 164 = 66·7 %, auf das zweite Halbjahr 82 = 33·3 %.

Bronchitis ist im Jahre 1890 seltener Todesursache gewesen als in den Vorjahren, wenn auch immer noch viel häufiger als in früheren Jahrzehnten. Die bedeutende Zunahme der Todesfälle au Bronchitis in den letzten Decennien, die mit der Zunahme der Kinder überhaupt zusammenfällt, hält trotzdem noch immer an. Es betrugen die Todesfälle an Bronchitis:

1851—1860 auf 100 000 Lebende 34·4
1861—1870 » » » 51·8
1871—1880 » » 63·5
1881—1885 » » 67·4
1886—1890 » » » 69·0

Die Zahl der im Jahre 1890 an Bronchitis Verstorbenen betrug 107, von denen 81 an acuter Bronchitis (gegen 86 im Vorjahre) und 26 an chronischer Bronchitis (im Vorjahre 30) gestorben sind. Unter diesen waren 57 Kinder unter 5 Jahren und 50 ältere Leute.

Croup war in den letzten Jahren wesentlich seltener als in den 50er und auch noch in den 60er Jahren aufgetreten, es kamen

1851—1860 auf 100 000 Lebende 20·5 Crouptodesfälle
1861—1870 » » » 13·8 »
1871—1880 » » 8·8
1881—1890 » » » 6·3 »

Im Jahr 1890 betrug die Zahl der Todesfälle an Croup 6 = 6·1 auf 100 000 Lebende und betrafen sie nur Kinder unter 5 Jahren.

Die Zahl der Todesfälle an Laryngismus stridulus nimmt in den letzten Jahren stetig zu, die Zahl der im Jahr 1890 an Kehlkopfkrampf verstorbenen Kinder, wenn sie auch etwas geringer als in den Vorjahren war, betrug 46 = 25·9 auf 100 000 Lebende, während in dem letzten, ungünstigsten Decennium 1881—1890, deren Zahl 27·5, im Decennium 1871—1880 13·8 und in den 50er und 60er Jahren nur circa 5—6 auf 100 000 Lebende betragen hatte. Die 46 Todesfälle vertheilten sich so über das Jahr, dass das erste Halbjahr 29, das letzte Halbjahr nur 17 Todesfälle an Kehlkopfkrampf hatten. Die Mehrzahl der Verstorbenen war, wie stets unter 1 Jahr alt; ihrer waren 37, die 9 anderen standen im zweiten bis fünften Lebensjahr.

An **Krankheiten der Verdauungsorgane** sind im vergangenen Jahr 506 Personen gestorben (257 Männer und 249 Weiber) = 284·7 auf 100 000 Lebende, gegenüber dem Durchschnitt der 40 Jahre 1851 bis 1890 von 312·9. Nachdem die Zahl der Todesfälle von 181·8 auf 100 000 Lebende zu Anfang der 50er Jahre bis auf mehr als das Doppelte, nämlich auf 384·9 als Durchschnitt der 5 Jahre 1871—1875 gestiegen war, trat in der Mitte der 70er Jahre eine geringere Wendung zum Bessern ein, die trotz der Hinzunahme des kinderreichen Bornheims hinter der Verhältnisszahl der Jahre 1871—1875 von 384·9 ziemlich bedeutend zurückblieb, und die auch in den 80er Jahren anhielt.

Es betrugen die Todesfälle an Krankheiten der Verdauungsorgane:

1851—1860 auf 100 000 Lebende 189·9
1861—1870 » » » 296·3
1871—1880 » » » 375·7
1881—1890 » » » 333·2

Das Jahr 1890 stellt sich noch günstiger als der Durchschnitt der letzten Jahre.

Den Hauptfactor des wechselnden Verhaltens der Classe der Unterleibskrankheiten bilden stets die fast ausschliesslich dem frühesten Kindesalter zukommenden Magen- und Darmcatarrhe und die durch sie bedingte Atrophie. Von den 506 Todesfällen dieser Classe betreffen 316 = 62·5 % Kinder, die den eben erwähnten Krankheiten zum Opfer gefallen sind. Im Ganzen sind an **Magen- und Darmcatarrh** 188 (darunter 186 Kinder und 2 Erwachsene) gestorben, an **Brechruhr** 30 Kinder und 2 Erwachsene und an **Atrophie** 100 Kinder. Die Summe dieser Todesfälle 320 = 180·1 auf 100 000 Lebende ist eine so geringe Zahl, wie sie seit der Mitte der 60er Jahre nicht mehr vorgekommen ist. Die entsprechenden Verhältnisszahlen betrugen

1851—1860 = 89·2 auf 100 000 Lebende
1861—1870 = 194·5 » » »
1871—1880 = 267·9 » »
1881—1890 = 225·9 » » »

Die bedeutend geringere Sterblichkeit des abgelaufenen Jahres an Magen-Darmcatarrh, Brechruhr und Atrophie hat, wie bereits erwähnt, ihren wesentlichen Grund in der kühlen Witterung der Sommermonate. Im Jahre 1889 hatte diese Zahl 431 betragen.

Kaum bei einer Krankheitsclasse findet sich der Unterschied, den Wohlhabenheit und Wohlleben für die Sterblichkeit bedingt, so deutlich ausgesprochen, wie bei den vorerwähnten Krankheiten der Verdauungsorgane. Je ärmer die Bevölkerung eines Stadttheils, oder je grösser der Kinderreichthum, um so grösser die Sterblichkeit an Magen-Darmcatarrh, Brechruhr und Atrophie, wie dies für 1890 die folgende Zusammenstellung wieder zeigt. Es kamen Todesfälle durch obenerwähnte Krankheiten auf die

Altstadt	mit ca.	27 076 Einw.	79 = 291·8 auf 100 000 Einw.			
Neustadt	» »	34 988	»	44 = 125·8	»	» »
Aussenstadt	» »	68 515	»	67 = 97·8	»	» »
Bornheim	» »	22 845	»	73 = 319·5	»	» »
Sachsenhausen	» »	11 875	»	37 = 311·6	»	» »
Sachsh. Gemarkung	» »	12 401	»	18 = 145·1	»	» »

177 700 Einw. 319 = 179·5 auf 100 000 Einw.

Auswärts erkrankt 1

320 = 180·1 auf 100 000 Einw.

Dieses Jahr hatte, wie in der Regel, Bornheim die grösste Sterblichkeit an Krankheiten der Verdauungsorgane, mehr als doppelt so viel als die Frankfurter Aussenstadt; ziemlich nahe kommt ihm das innere Sachsenhausen, dann folgt die Altstadt, hierauf die Sachsenhäuser Aussenstadt und die Neustadt und am günstigsten stellte sich, wie immer, die Frankfurter Aussenstadt. Die Reihenfolge entspricht durchaus der Regel.

Unter den 186 übrigen durch Unterleibsaffectionen veranlassten Todesfällen sind, wie oben erwähnt, 86 durch Krebs der verschiedenen Unterleibsorgane bedingt, 11 durch Magengeschwür, 11 durch Darmeinklemmung oder Darmverschlingung, 43 durch Peritonitis und an Leberkrankheiten sind einschliesslich der 18 an Leberkrebs Verstorbenen 44 Personen gestorben, darunter 2 an Gelbsucht, 2 an Leberentzündung, 16 an Lebercirrhose, 2 an acuter gelber Leberatrophie, 1 an Leberabscess und 3 an Cholelithyasis.

Unter den **Krankheiten der Harnwerkzeuge** nehmen, wie immer, die verschiedenen Formen von Nephritis incl. Morbus Brightii die erste Stelle ein mit 84 Todesfällen, genau so viele wie

im Vorjahr. Von sonstigen Krankheiten der Harnwerkzeuge führten
3 mal Cystitis, 1 mal Blasenkrebs zum Tode.

An **Krankheiten der weiblichen Geschlechts-Organe** sind
(ausschliesslich der bereits erwähnten 6 Fälle von Puerperalfieber)
54 Frauen gestorben, darunter 3 an Uterusblutungen, 2 an
Gebärmutterentzündung, und 3 an Eierstockserkrankungen; die
übrigen 46 an Krebsleiden, 32 an Gebärmutterkrebs, 11 an
Brustkrebs und 3 an Eierstockskrebs.

Von **Krankheiten der Bewegungswerkzeuge** forderte, wie
immer, Caries die meisten Opfer, 16; ausserdem kamen 3 Todesfälle an Osteomyelitis vor und 1 an Arthritis deformans.

An **Hautkrankheiten** starben 5 Personen, 4 an jauchiger Pfleg-
moneu Gangrän und 1 Säugling an Pemphigus.

III. Tabellarische Uebersicht der im Jahre 1890 in Frankfurt vorgekommenen Todesfälle.

(Aus den in Verbindung mit dem Stadtarzte durch das statistische Amt der Stadt bearbeiteten Statistischen Mittheilungen über den Civilstand der Stadt Frankfurt a. M. im Jahre 1890.)

Die folgenden Tabellen bringen die Uebersichten der im Jahr 1890 in Frankfurt vorgekommenen Todesfälle ausschliesslich der Todtgeburten und zwar:

1. nach Todesursachen (Krankheitsclassen) und Geschlecht,
2. nach den Todesursachen und dem erreichten Lebensalter,
3. nach den Todesursachen und den Monaten, in welchen die Todesfälle stattfanden, und
4. nach den Todesursachen und den Stadttheilen, in welchen die Erkrankungen*) erfolgten.

I. Uebersicht nach den Todesursachen (Krankheitsclassen) und dem Geschlecht.

	M.	W.	Zus.
I. Gestorben in der ersten Woche	50	40	90
II. Altersschwäche	46	74	120
III. Gewaltsamer Tod	103	28	131
IV. Infections- und allgemeine Krankheiten .	320	277	597
V. Localisirte Krankheiten :			
Krankheiten des Nervensystems . . .	209	175	384
» » Gefässsystems . . .	112	110	222
der Athmungswerkzeuge .	596	490	1086
» Verdauungswerkzeuge .	257	249	506
» Harnwerkzeuge . .	58	31	89
» weibl. Geschlechtswerkz.	—	54	54
» Bewegungswerkzeuge .	14	7	21
» Haut	4	1	5
	1769	1536	3305

*) In der letzten Tabelle sind, soweit thunlich, die Todesfälle den Stadt- theilen, resp: Oertlichkeiten zugewiesen, in welchen die Erkrankungen er- folgten, weil dadurch allein das sonst störende Verhältniss der grösseren Hospi- täler ausgeschlossen werden kann und weil ferner hierdurch ersichtlich ist, wie gross bei den einzelnen Krankheiten der Antheil ist, den die krank Zu- gereisten an der Sterblichkeit haben.

2. Uebersicht nach den Todesursachen

	0—1 Jahr.		1—5 Jahre.		5—10 Jahre.		10—15 Jahre.		15—20 Jahre.		20—30 Jahre.		30—40 Jahre.		40—50 Jahre.	
	m.	w.	m.	w.	m.	w.	m.	w.	m.	w.	m.	w.	m.	w.	m.	w.
Angeb. Lebensschwäche (1.Woche)	50	40	—	—	—	—	—	—	—	—	—	—	—	—	—	—
Altersschwäche	—	—	—	—	—	—	—	—	—	—	—	—	—	—	—	—
Selbstmord	—	—	—	—	—	—	—	—	6	2	13	5	5	1	11	2
Mord	4	4	—	—	—	—	—	—	—	—	1		1	—	—	—
Unglücksfall	1	—	2	1	3	2	1	—	6	1	12	1	11	—	8	—
Infections- u. allgem. Krkh.																
Influenza	3	—	5	1	—	—	—	—		1	—	2	1	3	6	1
Morbilli	—	—	1		—	—	—	—	—	—	—	—	—	—	—	—
Scarlatina	1	2	12	11	4	3	1	—	2	2		3	—	1	1	
Diphtheria	10	7	93	70	29	49	8	9	1	1	2		—	—	—	—
Pertussis	14	13	20	13	1	1	1	—	—				—	—	—	—
Typhus	—	—	—	—		1	—	2	1	2	1	2	—	—		3
Dysenteria	—	—	—	—	—	—	—	—	—	—	—	—	—	—	—	—
Cholera asiatica	—	—	—	—	—	—	—	—	—	—	—	—	—	—	—	—
Hydrophobia	—	—	—	—	—	—	—	—	—	—	—	—	—	—	—	—
Febris puerperalis	—	—	—	—	—	—	—	—	—	—	—	3		2	—	1
Erysipelas	2	—	—	1	—	—	—	—	—	—		1	—	1	1	—
Meningitis cerebro-spinalis	—	—	—	—		2	1			2	—	—		1	1	
Rheumatismus acutus	—	—		2		1		1			1	1		1	1	
Tuberculosis miliaris acuta	—	—	2	1	1	—		—			3	1	3	1	4	—
Diabetes mellitus	—	—	—	—		—		—			2	—	—	—		1
Sonstige allgemeine Krankheiten	16	10	7	8	—	—	4	—	1	1	4	2	1	5	4	3
Localisirte Krankheiten.																
Meningitis tuberculosa	7	10	20	22	4	2	—	3			1	2	1	—	1	—
Apoplexia cerebri sanguinea	—	—	—	—	—	—	—	—		1	—	2	2	1	7	6
Eclampsia	25	18	1	3	1	—	—	—	—	—	—	—	—	—	—	—
Eclampsia parturientium	—	—	—	—	—	—	—	—	—	—	—	—	—	—	—	—
Sonstige Krankheiten des Gehirns	15	11	14	9	3	—	4	3	2	2	2	3	4	3	8	4
Krankheiten des Rückenmarks	1	—	1		1	—		—		—	—	—	4	1	3	1
Krankh. d. Herzens u. d. Gefässe	8	3	1	1	2	2	1	2	3	1	6	7	14	8	21	17
Bronchitis acuta	16	16	13	12		1	1	—	—	—	—	—	—	—	—	2
Bronchitis chronica	—	—	—	—	—	—	—	—	—	—	—	—	—	—	—	1
Pneumonia	40	26	29	30	3	4	—	2	3	1	6	8	6	5	5	3
Phthisis pulmonum	17	6	13	17	4	5	2	6	17	22	70	52	84	59	70	48
Laryngismus stridulus	24	13	6	3	—	—	—	—	—	—	—	—	—	—	—	—
Angina membranacea	2	1	1	2	—	—	—	—	—	—	—	—	—	—	—	—
Sonstige Lungenkrankheiten	—	4	—	2	1		—	1	1	1	1	—	4	1	3	2
Krankheiten des Rippenfells	1	—	—	1	—	1	—	—	—	—	—	—	1	—	2	1
Catarrhus gastro-intestinalis	99	77	3	6	—	1	—	—	—	—	—	—	—	—	—	1
Cholera nostras	13	14	3	—	—	—	—	—	—	—	—	—	—	—	—	—
Atrophia	50	44	1	5	—	—	—	—	—	—	—	—	—	—	—	—
Sonst. Krnkh. d. Verdauungscanals	—	—	—	1	—	—		1	—	1	1	3	6	4	7	8
Krankheiten des Bauchfells	—	—	—	—	1	—	3	2	—	2		6	1	6	3	5
» der Leber	—	—	—	—	—	—	—	—	—	—	2	—	2	1	5	5
» von Milz und Pankreas	—	—	—	—	—	—	—	—	—	—	—	—	—	—	1	—
» der Harnwerkzeuge	1	—	—	2	2	1	—	3	2	—	5	3	7	3	9	3
» der Geschlechtswerkzeuge	—	—	—	—	—	—	—	—	—	—	—	2	—	13	—	10
» der Bewegungswerkzeuge	—	—	1	—	3	—	2	1	2	—	2	1	1	—	2	4
» der Haut	1	1	—	—	—	—	—	—	—	—	—	—	1	—	1	—
Tod aus unbekannter Ursache																
	421	320	251	222	65	74	28	35	48	43	134	111	162	120	190	132
	741		473		139		63		91		245		282		322	

und dem erreichten Lebensalter.

50—60 Jahre m.	w.	60—70 Jahre m.	w.	70—80 Jahre m.	w.	80—90 Jahre m.	w.	90—100 Jahre m.	w.	Zusammen m.	w.	Im Ganzen	
—	—	—	—	—	—	—	—	—	—	50	40	90	Angeb. Lebensschwäche (1. Woche)
—	1	4	9	20	36	21	27	1	1	46	74	120	Altersschwäche.
5	5	3	1	1	1	—	—	—	—	47	17	64	Selbstmord.
—	—	—	—	—	—	—	—	—	—	6	4	10	Mord.
2	—	2	1	2	1	—	—	—	—	50	7	57	Unglücksfall.
													Infections- u. allgem. Krkh.
6	—	4	3	3	8	1	2	—	—	29	21	50	Influenza.
—	—	—	—	—	—	—	—	—	—	1	—	1	Morbilli.
—	—	—	—	—	—	—	—	—	—	21	22	43	Scarlatina.
—	—	—	—	—	—	—	—	—	—	143	136	279	Diphtheria.
—	—	—	—	—	—	—	—	—	—	35	27	62	Pertussis.
1	—	—	—	1	—	—	—	—	—	5	9	14	Typhus.
—	—	—	—	—	—	—	—	—	—	—	—	—	Dysenteria.
—	—	—	—	—	—	—	—	—	—	—	—	—	Cholera asiatica.
—	—	—	—	—	—	—	—	—	—	—	—	—	Hydrophobia.
—	—	—	—	—	—	—	—	—	—	—	6	6	Febris puerperalis.
—	1	—	—	1	1	—	—	—	—	4	5	9	Erysipelas.
—	—	—	—	—	—	—	—	—	—	3	2	5	Meningitis cerebro-spinalis.
—	—	—	—	—	—	—	—	—	—	5	3	8	Rheumatismus acutus.
1	—	—	—	—	—	—	—	—	—	14	3	17	Tuberculosis miliaris acuta.
3	2	4	2	1	1	—	—	—	—	10	6	16	Diabetes mellitus.
8	4	2	1	8	3	—	—	—	—	50	37	87	Sonstige allgemeine Krankheiten.
													Localisirte Krankheiten.
—	—	—	—	—	—	—	—	—	—	34	39	73	Meningitis tuberculosa.
9	11	18	17	16	22	5	8	—	—	57	68	125	Apoplexia cerebri sanguinea.
—	—	—	—	—	—	—	—	—	—	27	21	48	Eclampsia.
—	—	—	—	—	—	—	—	—	—	—	—	—	Eclampsia parturientium.
8	3	6	3	6	2	—	—	—	—	72	43	115	Sonstige Krankheiten des Gehirns.
4	1	3	—	2	1	—	—	—	—	19	4	23	Krankheiten des Rückenmarks.
15	29	24	19	13	18	1	3	—	—	112	110	222	Krankh. d. Herzens u. d. Gefässe.
—	1	2	4	6	5	1	1	—	—	39	42	81	Bronchitis acuta.
2	1	3	4	4	4	3	4	—	—	12	14	26	Bronchitis chronica.
7	7	17	11	3	19	5	6	—	—	124	122	246	Pneumonia.
47	19	23	21	4	8	1	3	—	—	352	266	618	Phthisis pulmonum.
—	—	—	—	—	—	—	—	—	—	30	16	46	Laryngismus stridulus.
—	—	—	—	—	—	—	—	—	—	3	3	6	Angina membranacea.
6	3	5	5	7	1	2	—	—	—	30	20	50	Sonstige Lungenkrankheiten.
1	—	1	1	—	2	1	—	—	—	6	7	13	Krankheiten des Rippenfells.
—	—	—	1	—	—	—	—	—	—	102	86	188	Catarrhus gastro-intestinalis.
—	—	—	—	1	1	—	—	—	—	17	15	32	Cholera nostras.
—	—	—	—	—	—	—	—	—	—	51	49	100	Atrophia.
17	11	11	11	3	4	1	1	—	—	46	47	93	Sonst. Krnkh. d. Verdauungscanals.
6	4	2	5	—	2	—	—	—	—	16	32	48	Krankheiten des Bauchfells.
9	10	5	3	1	—	—	1	—	—	24	20	44	» der Leber.
—	—	—	—	—	—	—	—	—	—	1	—	1	» von Milz und Pankreas.
13	3	11	9	8	3	—	1	—	—	58	31	89	» der Harnwerkzeuge.
—	14	—	6	—	7	—	2	—	—	—	54	54	» der Geschlechtswerkzeuge.
1	—	—	—	—	1	—	—	—	—	14	7	21	» der Bewegungswerkzeuge.
1	—	—	—	—	—	—	—	—	—	4	1	5	» der Haut.
—	—	—	—	—	—	—	—	—	—	—	—	—	Tod aus unbekannter Ursache.
172	130	150	137	106	151	41	60	1	1	1769	1536	3305	
302		287		257		101		2					

3. Uebersicht nach den Todesursachen und den

	Januar		Febr.		März		April		Mai		Juni		Juli	
	m.	w.	m.	w.	m.	w.	m.	w.	m.	w.	m.	w.	m.	w.
Angeb. Lebensschwäche(1. Woche)	6	1	5	3	5	5	6	7	4	3	2	5	2	3
Altersschwäche	5	5	5	5	2	8	4	11	5	9	5	4	3	2
Selbstmord	1	—	3	2	5	—	6	3	5	2	3	2	6	1
Mord	1	—	2	—	1	—	—	—	1	—	—	1	—	1
Unglücksfall	4	1	6	1	3	2	7	—	1	1	5	2	6	—
Infections- u. allgem. Krkh.														
Influenza	23	20	6	1	—	—	—	—	—	—	—	—	—	—
Morbilli	—	—	—	—	—	—	—	—	—	—	—	—	—	—
Scarlatina	1	6	1	2	4	2	2	2	1	2	—	3	3	2
Diphtheria	10	14	9	8	18	12	17	12	16	19	9	8	7	6
Pertussis	1	2	4	1	—	2	3	1	5	2	5	7	5	3
Typhus	—	1	1	—	1	1	—	—	—	—	—	1	1	2
Dysenteria	—	—	—	—	—	—	—	—	—	—	—	—	—	—
Cholera asiatica	—	—	—	—	—	—	—	—	—	—	—	—	—	—
Hydrophobia	—	—	—	—	—	—	—	—	—	—	—	—	—	—
Febris puerperalis	—	1	—	—	—	—	—	—	—	—	—	—	—	1
Erysipelas	—	—	—	1	—	2	—	—	1	1	—	—	—	—
Meningitis cerebro-spinalis . . .	—	—	—	—	—	—	1	1	1	—	1	—	—	1
Rheumatismus acutus	1	—	1	—	1	—	1	—	—	—	—	1	1	2
Tuberculosis miliaris acuta . . .	1	—	—	1	4	1	1	—	—	—	—	—	3	—
Diabetes mellitus	1	1	1	—	—	1	1	1	—	—	4	1	—	—
Sonstige allgemeine Krankheiten.	4	4	8	4	4	3	8	3	4	1	6	2	3	3
Localisirte Krankheiten.														
Meningitis tuberculosa	4	2	4	3	3	8	3	3	1	5	4	2	1	6
Apoplexia cerebri sanguinea . .	3	11	8	6	2	6	6	10	11	5	2	7	8	7
Eclampsia	2	5	3	1	5	2	3	3	3	1	1	1	8	2
Eclampsia parturientium	—	—	—	—	—	—	—	—	—	—	—	—	—	—
Sonstige Krankheiten des Gehirns	7	3	3	3	10	3	7	4	9	7	5	2	7	—
Krankheiten des Rückenmarks .	3	1	4	—	1	—	2	—	3	1	2	—	2	1
Krankh. des Herzens u. der Gefässe	10	18	9	9	16	12	12	4	9	14	9	5	9	7
Bronchitis acuta	9	12	5	4	6	4	4	5	4	5	3	2	1	2
Bronchitis chronica	1	4	2	3	1	1	1	1	1	—	1	—	—	—
Pneumonia	21	27	13	9	16	7	11	18	12	13	9	8	7	7
Phthisis pulmonum	46	28	32	19	39	23	35	27	33	23	26	18	30	21
Laryngismus stridulus	3	4	4	1	3	2	3	—	3	5	1	—	3	1
Angina membranacea	1	—	—	1	—	—	—	1	1	—	—	1	—	—
Sonstige Lungenkrankheiten . .	11	2	2	2	1	1	4	3	3	1	—	—	2	2
Krankheiten des Rippenfells . .	1	—	1	—	—	1	—	1	—	—	1	2	—	—
Catarrhus gastro-intestinalis . .	5	7	5	2	6	2	7	1	8	6	9	6	22	10
Cholera nostras	—	—	—	—	—	—	—	—	1	2	4	2	1	2
Atrophia	3	2	6	3	3	2	5	3	2	3	2	3	7	5
Sonst. Krnkh. d. Verdauungscanals	2	3	6	3	7	2	2	8	1	5	7	5	8	4
Krankheiten des Bauchfells . . .	2	4	2	2	1	4	—	3	1	2	8	2	3	3
» der Leber	2	6	—	—	—	2	—	—	6	4	4	1	6	1
» von Milz und Pankreas .	—	—	1	—	—	—	—	—	—	—	—	—	—	—
» der Harnwerkzeuge . . .	2	3	8	—	8	4	4	4	3	5	7	—	4	2
» der Geschlechtswerkzeuge .	—	7	—	5	—	5	—	7	—	1	—	4	—	4
» der Bewegungswerkzeuge .	2	—	1	—	—	—	2	—	3	1	—	1	2	—
» der Haut	—	—	—	—	1	—	—	—	—	—	1	1	—	—
Tod aus unbekannter Ursache .	—	—	—	—	—	—	—	—	—	—	—	—	—	—
	199	205	171	105	177	130	168	142	162	149	141	110	160	114
	404		276		307		310		311		251		274	

Monaten, in welchen die Todesfälle stattfanden.

Aug. bt.	w.	Sept. m.	w.	Octbr. m.	w.	Norbr. m.	w.	Decbr. m.	w.	Zusammen m.	w.	Im Ganzen	
2	2	5	2	5	3	4	4	4	2	50	40	90	Angeb.Lebensschwäche(1.Woche).
4	6	7	3	1	8	2	4	3	9	46	74	120	Altersschwäche.
2	1	4	1	7	2	5	1	—	2	47	17	64	Selbstmord.
—	1	—	1	—	—	—	1	1	—	6	4	10	Mord.
3	—	8	—	2	—	2	—	3	—	50	7	57	Unglücksfall.
													Infections- u. allgem.Krkh.
—	—	—	—	—	—	—	—	—	—	29	21	50	Influenza.
—	—	—	—	1	—	—	—	—	—	1	—	1	Morbilli.
—	1	—	—	1	2	1	7	—	—	21	22	43	Scarlatina.
7	9	5	7	10	11	10	6	25	24	143	136	279	Diphtheria.
5	4	3	4	1	1	2	—	1	—	35	27	62	Pertussis.
—	—	—	1	2	—	—	2	—	1	5	9	14	Typhus.
—	—	—	—	—	—	—	—	—	—	—	—	—	Dysenteria.
—	—	—	—	—	—	—	—	—	—	—	—	—	Cholera asiatica.
—	—	—	—	—	—	—	—	—	—	—	—	—	Hydrophobia.
—	1	—	1	—	1	—	—	—	1	—	6	6	Febris puerperalis.
1	—	1	—	—	—	—	—	1	1	4	5	9	Erysipelas.
—	—	—	—	—	—	—	—	1	—	3	2	5	Meningitis cerebro-spinalis.
—	—	—	—	—	—	—	—	1	—	5	3	8	Rheumatismus acutus.
1	—	1	1	—	—	—	—	3	—	14	3	17	Tuberculosis acuta.
—	1	1	1	1	—	1	—	—	—	10	6	16	Diabetes mellitus
3	1	1	4	2	6	4	5	3	1	50	37	87	Sonstige allgemeine Krankheiten.
													Localisirte Krankheiten.
2	2	1	—	5	1	1	3	5	4	31	39	73	Meningitis tuberculosa.
2	5	3	2	6	3	3	3	3	3	57	68	125	Apoplexia cerebri sanguinea.
3	1	1	2	2	—	—	1	1	2	27	21	48	Eclampsia.
—	—	—	—	—	—	—	—	—	—	—	—	—	Eclampsia parturientium.
9	3	1	4	4	3	5	6	5	5	72	43	115	Sonstige Krankheiten des Gehirns.
1	—	1	—	—	—	—	—	—	1	19	4	23	Krankheiten des Rückenmarks.
2	4	8	14	11	6	7	4	7	13	112	110	222	Krankh.des Herzens u. der Gefässe.
3	—	4	2	2	—	—	2	3	—	39	42	81	Bronchitis acuta.
1	—	1	2	1	1	1	1	1	1	12	14	26	Bronchitis chronica.
2	5	7	6	5	2	9	11	12	9	124	122	246	Pneumonia.
17	18	21	27	25	18	23	16	25	28	352	266	618	Phthisis pulmonum.
—	—	2	—	1	—	1	1	6	2	30	16	46	Laryngismus stridulus.
—	—	1	—	—	—	—	—	—	—	3	3	6	Angina membranacea.
1	—	4	2	1	3	—	2	1	2	30	20	50	Sonstige Lungenkrankheiten.
4	—	1	—	—	—	—	2	1	1	6	7	13	Krankheiten des Rippenfells.
21	24	8	15	7	7	1	1	3	5	102	86	188	Catarrhus gastro-intestinalis.
7	8	2	—	1	—	1	1	—	—	17	15	32	Cholera-nostras.
9	11	3	5	4	6	4	3	3	3	51	49	100	Atrophia.
1	3	3	5	6	4	3	7	5	3	46	47	93	Sonst. Krankh.d.Verdauungscanals
—	2	3	4	2	1	1	—	—	3	16	32	48	Krankheiten des Bauchfells
3	2	1	—	3	2	1	—	—	—	24	20	44	» der Leber.
—	—	—	—	—	—	—	—	—	—	1	—	1	» von Milz und Pankreas.
6	2	4	4	6	4	2	2	4	1	58	31	89	» der Harnwerkzeuge.
3	—	1	—	8	—	3	—	—	5	—	54	54	» der Geschlechtswerkzeuge.
1	3	—	—	2	—	1	1	1	—	14	7	21	» der Bewegungswerkzeuge.
—	—	—	—	—	—	1	—	1	—	4	1	5	» der Haut.
													Tod aus unbekannter Ursache.
120	124	115	130	120	100	99	91	137	136	1769	1536	3305	
244		245		220		190		273					

4. Uebersicht nach den Todesursachen und Stadttheilen.

	Rechte Mainseite				Linke Mainseite		Ausserhalb waren erkrankt	Zusammen
	Altstadt	Neustadt	Frankf. Aussenstadt	Bornheim	Inneres Sachsenhausen	Sachsenhäuser Aussenst.		
Angeborene Lebensschwäche	16	28	22	11	6	6	1	
Altersschwäche	27	26	44	15	5	3	—	
Selbstmord	8	13	25	2	3	4	9	
Mord	2	1	3	2	1	1	—	
Unglücksfall	8	9	9	5	2	5	19	
Infections- und allgem. Krankh.								
Influenza	9	4	23	8	3	2	1	
Morbilli	—	1	—	—	—	—	—	
Scarlatina	12	7	11	8	3	2	—	
Diphtheria	62	50	63	51	29	9	15	279
Pertussis	17	9	8	19	6	3	—	62
Typhus	4	4	4	—	—	—	2	14
Dysenteria	—	—	—	—	—	—	—	—
Cholera asiatica	—	—	—	—	—	—	—	—
Hydrophobia	—	—	—	—	—	—	—	—
Febris puerperalis	1	1	1	1	1	—	1	6
Erysipelas	—	2	1	3	3	—	—	9
Meningitis cerebro-spinalis	1	2	2	—	—	—	—	5
Rheumatismus acutus	1	1	3	1	1	1	—	8
Tuberculosis miliaris acuta	4	5	3	3	—	2	—	17
Diabetes mellitus	1	4	8	1	1	—	1	16
Sonstige allgemeine Krankheiten	23	17	20	16	4	2	5	87
Localisirte Krankheiten.								
Meningitis tuberculosa	9	15	15	14	7	8	5	73
Apoplexia cerebri sanguinea	10	25	61	12	7	9	1	125
Eclampsia	13	13	12	5	1	4	—	48
Eclampsia parturientium	—	—	—	—	—	—	—	—
Sonstige Krankheiten des Gehirns	30	21	34	16	7	4	3	115
Krankheiten des Rückenmarks	5	3	3	5	2	3	2	23
» des Herzens u. der Gefässe	35	39	84	26	17	16	5	222
Bronchitis acuta	22	17	20	9	7	6	—	81
Bronchitis chronica	8	3	7	8	—	—	—	26
Pneumonia	54	41	77	33	15	21	5	246
Phthisis pulmonum	144	105	139	94	47	57	32	618
Laryngismus stridulus	17	9	8	8	4	—	—	46
Angina membranacea	—	1	1	3	—	—	1	6
Sonstige Lungenkrankheiten	11	8	16	5	7	2	1	50
Krankheiten des Rippenfells	2	5	5	1	—	—	—	13
Catarrhus gastro-intestinalis	48	17	33	51	25	13	1	188
Cholera nostras	7	4	11	2	7	1	—	32
Atrophia	24	23	23	20	5	5	—	100
Sonstige Krankh. des Verdauungscanals	14	19	33	5	7	2	13	93
Krankheiten des Bauchfells	4	9	21	7	3	2	2	48
» der Leber	5	13	18	3	—	3	2	44
» von Milz und Pankreas	—	—	1	—	—	—	—	1
» der Harnwerkzeuge	16	18	32	6	6	3	8	89
» der Geschlechtswerkzeuge	14	12	12	4	3	2	7	54
» der Bewegungswerkzeuge	4	4	2	2	—	2	7	21
» der Haut	2	—	—	1	1	1	—	5
Tod aus unbekannter Ursache	—	—	—	—	—	—		

Dritter Theil.

Oeffentliche Gesundheitspflege.

1. Das Städtische Sanitätswesen.

von

Stadtarzt Dr. A. SPIESS.

A. Der städtische Gesundheitsrath.

In dem Rechnungsjahre 1890/91 traten in der Zusammensetzung des städtischen Gesundheitsrathes keinerlei Veränderungen ein.

Die wichtigsten Gegenstände, die den städtischen Gesundheitsrath in diesem Jahre beschäftigten, waren die folgenden:

I. Revision der Bauordnung.

In der Sitzung des Gesundheitsraths vom 11. December 1890 theilte der Vorsitzende, Herr Senator Dr. v. Oven einen Protokoll-Auszug Magistrats vom 9. December cr. Nr. 2117 mit, in welchem der Magistrat in Folge Schreibens Königl. Polizei-Präsidiums vom 22. November cr., betreffend die enge Bebauung der Grundstücke in hiesiger Stadt, den städtischen Gesundheitsrath zur Abgabe eines Gutachtens auffordert. Der Gesundheitsrath beschloss zunächst die Frage zur Vorberathung an eine Commission zu überweisen, bestehend aus den Herren Stadtrath Dr. Flesch, Georg Seeger, Dr. Cnyrim, Dr. Marcus, Baurath Behnke, Director Kohn und Stadtarzt Dr. Spiess.

In der Sitzung des Gesundheitsraths vom 9. März 1891 verlas Stadtarzt Dr. Spiess den Commissionsbericht.

An die Verlesung desselben knüpfte sich eine sehr eingehende Discussion, an welcher sich die Herren Adickes, v. Oven, Flesch, Seeger, Mack, Cnyrim, Marcus, Behnke, Lindley und Spiess betheiligten.

D

Die in dem Commissionsbericht bezeichneten Punkte, die bei einer Revision der Bau-Ordnung als im sanitären Interesse verbesserungsbedürftig bezeichnet wurden, betreffen das Verhältniss von Haushöhe zu Strasse und der Höhe von Hinterhäusern zur Hofgrösse; das Verhältniss der Hofgrösse zur Grösse des Grundstückes, der Höhe der Gebäude und der Zahl der Wohnungen; die Bemessung, Anordnung und Benutzung von Lichthöfen; die Verhinderung der Entstehung missständiger Sackgassen auf hinterliegenden Hofgrundstücken; ferner die Erhellung und Lüftung von Wohnräumen, die Neigung der Dächer nach den Höfen zu u. A. m.

Alle diese Punkte wurden im Einzelnen besprochen und theils in der Fassung des Commissionsberichtes, theils mit Abänderungen vom Gesundheitsrath angenommen.

Als neuer allgemeiner Gesichtspunkt wurde ausserdem vom Gesundheitsrath die Ansicht ausgesprochen, dass bei den meisten dieser Bestimmungen eine verschiedene Regelung nothwendig sei, je nachdem es sich um Grundstücke der inneren oder äusseren Stadt handle, für welche letztere auf weniger gedrängtes Wohnen hinzuwirken und event. eine Theilung in verschiedene Zonen oder Gebiete vorzunehmen wäre.

Auch dem dritten Theil des Commissionsberichtes schloss sich der Gesundheitsrath einstimmig an, der ausspricht, dass alle Vorschriften der Bauordnung und deren strengste Durchführung keine Gewähr geben, dass die Bewohnung und Benutzung der Räume auf die Dauer in der Weise stattfinde, wie sie die Bauordnung beabsichtige und wie die sanitären Rücksichten dies verlangten und dass dies nur zu erreichen sei durch eine fortlaufende bau- und gesundheitspolizeiliche Beaufsichtigung der Benutzung der Wohnungen, mindestens sämmtlicher kleinerer Wohnungen.

Der Gesundheitsrath beschloss hierauf den folgenden auf dem Commissionsbericht fussenden Bericht dem Magistrat zu übergeben:

Frankfurt a. M., den 9. März 1891.

An den
Magistrat.

Bericht des städtischen Gesundheitsrathes, betreffend Aenderung der Bauordnung.

In der Sitzung des Städtischen Gesundheitsrathes vom 11. December v. Js. wurde von dem Magistrat mittels Protokoll-Auszugs vom 9. December v. Js. Nr. 2117 dem Gesundheitsrath die Frage vorgelegt, ob es sich empfehle in der von Herrn Professor Flesch in seiner Schrift: »Zur Bekämpfung der ansteckenden Krankheiten in den Städten« als gesundheitlich missständig bezeichneten engen Bebauungsweise der Grundstücke eine Aenderung eintreten zu lassen.

Der Gesundheitsrath hat diese Frage an eine aus den Herren Dr. Marcus (Vorsitzenden), Stadtrath Flesch, Gg. Seeger, Dr. Cnyrim, Baurath Behnke, Director Kohn und Stadtarzt Dr. Spiess bestehende Commission verwiesen, welche, nachdem sie 5 Sitzungen gehalten und eine grössere Anzahl Besichtigungen von Bauten älterer und neuerer Zeit vorgenommen hatte, in der Plenar-Sitzung des Gesundheitsrathes vom 9. März cr. Bericht erstattete. Auf Grund dieses Commissionsberichtes beehrt sich der Gesundheitsrath die von dem Magistrat gestellte Frage wie folgt zu beantworten.

Von der Commission war betont worden, dass es für sie sehr schwierig und wohl auch nicht ihre Sache sei, nachzuforschen, ob der in der Schrift des Herrn Professor Flesch behauptete Zusammenhang zwischen ansteckenden Krankheiten, speciell Diphtherie und Scharlach, und baulichen Missständen bestehe, und dementsprechend hatte die Commission beschlossen, diesen Theil der Frage ganz ausser Berathung zu lassen und sich lediglich auf Prüfung der in der Schrift erwähnten baulichen Missstände als solche zu beschränken und zwar in dreifacher Weise:

1. ob die Missstände, wie sie die Schrift behaupte, bei Neubauten vorhanden seien? und — werde diese Frage bejaht —
2. ob diese Uebelstände ihren Grund in dem Wortlaut der Bauordnung oder ob in deren nicht genügend strenger Handhabung haben? oder
3. ob der Grund in der ungeeigneten Benutzung der Gebäulichkeiten beruhe?

Zur Beantwortung dieser Fragen nahm die Commission zunächst theils gemeinsam, theils die Mitglieder einzeln Besichtigungen solcher Gebäulichkeiten vor, die Herr Professor Flesch als sanitär missständig bezeichnet hatte und über welche, 36 an der Zahl, die Baudeputation eine Aufstellung mit Angabe der Zeit der Ertheilung des Baubescheids angefertigt hatte.

Auf Grund des hierdurch gewonnenen Materials, aber mit ausdrücklicher Betonung, dass die Commission ihre dem Gesundheitsrath dargelegten Ansichten nicht auf diese Häuser allein, sondern auch auf andere in den letzten Jahren erbaute Häusergruppen gegründet habe, einigte sich der Gesundheitsrath über die Erledigung der vorstehend erwähnten drei Punkte wie folgt:

Zu 1. Der Gesundheitsrath kam zu der Ansicht, dass die neue Bauordnung vom Jahr 1884 in vielen Punkten Verbesserungen gegen die frühere Bauordnung gebracht habe, auch in sanitärer Hinsicht und dass die betreffenden Verhältnisse hier mindestens nicht schlechter seien, als in anderen Grossstädten, dass andererseits aber auch nicht zu verkennen sei, dass lange nicht alle Forderungen und Wünsche, die man hygienischerseits zu stellen berechtigt sei, in derselben Berücksichtigung gefunden hätten, wie dies auch aus den, dem Erlass der Bauordnung von 1884 vorhergegangenen Verhandlungen der gemischten Commission ersichtlich sei (cfr. Verhandlungen der Stadtverordneten-Versammlung 1884, S. 22, 79—81).

Der Gesundheitsrath gelangte auf Grund des Commissionsberichtes zu der Ansicht, dass auch in der neuen Bauordnung noch gar manche sanitäre Missstände enthalten seien, die dringend einer Besserung bedürfen.

Zu 2. Nachdem auf Grund der von der Baudeputation gegebenen Erläuterungen zu den 36 von Herrn Professor Flesch namhaft gemachten Häusern (von denen übrigens nur 16 seit der Bauordnung von 1884 entstanden, ·die anderen älteren Datums sind) der Gesundheitsrath die Ueberzeugung gewonnen hatte, dass bei diesen Bauten die Vorschriften der Bauordnung mindestens eingehalten worden, seien, dass die vorhandenen Missstände mithin nicht auf Verstössen gegen die Bauordnung, sondern in den Bestimmungen derselben ihren Grund haben, beschloss der Gesundheitsrath, ohne zunächst auf bestimmte Aenderungsvorschläge einzugehen, doch diejenigen Punkte zu bezeichnen, die er im hygienischen Interesse für verbesserungsbedürftig hält. Es seien dies:

1. eine angemessenere Abstufung mit kleineren Zwischenräumen in dem Verhältniss der Höhe der Häuser zur Strassenbreite bezw. Festsetzung geringerer Haushöhen für Neubauten an noch nicht fertig gestellten Strassen (§ 11 I der Bauordnung von 1884); .

2. eine geringere Höhe selbststündiger Hofgebäude an Höfen von geringerer Breite (§ 11 II); .

3. .die Bestimmungen über die Neigung der Dächer nach den Höfen zu (§ 12);

4. wirksame Verhinderung der Entstehung ·missständiger Sackgassen auf hinterliegenden Hofgrundstücken (§ 31);

5. grössere Bemessung der Hofflächen nach Massgabe der Grundstücks-
· grösse und der Höhe der Gebäude bezw. der Zahl der Wohnungen (§ 32);

6. Aenderungen in Bezug auf Bemessung, Anordnung und Benutzung von Lichthöfen (§ 32);

7. Aenderungen der Bestimmungen betreffend Luftcanäle bei Keller-
räumen (§ 35);

8. Beschränkung der Zulässigkeit geringerer Stockwerkshöhen auf enge Strassen (§ 38 Absatz 2);

9. schärfere und bestimmtere Anforderungen, betreffend Erhellung und Lüftung von Wohnräumen (§ 39).

Dabei stellte aber der Gesundheitsrath den allgemeinen Gesichtspunkt auf, dass bei den meisten dieser Bestimmungen eine verschiedene Regelung nothwendig sei, je nachdem es sich um Grundstücke der inneren oder äusseren Stadttheile handele, für welche letztere mit Entschiedenheit auf weniger zusammengedrängtes Wohnen hinzuwirken, und event. eine Theilung in ver-schiedene Zonen oder Gebiete vorzuschlagen wäre.

Zu 3. Einstimmig sprach der Gesundheitsrath die Ansicht aus, dass alle Vorschriften der Bauordnung und deren strengste Durchführung keine Gewähr geben, dass die Bewohnung und Benutzung der Räume auf die Dauer in der Weise stattfinde, wie sie· die Bauordnung beabsichtige und wie die sani-tären Rücksichten dies verlangten. Dies sei nur zu erreichen durch eine fortlaufende bau-. und gesundheitspolizeiliche Beaufsichtigung der Benutzung der Wohnungen. .

Demgemäss gelangte der städtische Gesundheitsrath zu der Ansicht, dass die Einrichtung einer regelmässigen Revision mindestens sämmtlicher kleinerer Wohnungen durch mit den erforderlichen Befugnissen ausgestattete Organe nothwendig sei.

Der Gesundheitsrath beschloss desbalb, die von dem Magistrat gestellte Frage, wie folgt, zu beantworten:

Der städtische Gesundheitsrath, in Erledigung der Requisition Magistrats vom 9. December 1890 Nr. 2117, betreffend enge Bebauung der Grundstücke, und unter Rückgabe Schreibens Königlichen Polizei-Präsidiums vom 22. November 1890 II 9143 nebst Anlage erklärt

1. die Aenderung einer Anzahl der Bestimmungen der Bauordnung von 1884 und deren Verbesserung in sanitärer Hinsicht und

2. eine regelmässige Revision mindestens sämmtlicher kleinerer Wohnungen durch mit den erforderlichen Befugnissen ausgestattete Organe

für dringend erforderlich.

Der städtische Gesundheitsrath.

II. Koch'sches Heilverfahren.

In der Sitzung des Gesundheitsrathes vom 11. December 1890 theilte der Vorsitzende, Herr Senator Dr. von Oven einen Protokoll-Auszug Magistrats vom 9. December cr. No. 2116 mit, in welchem der Magistrat auf Bericht des Armenamtes vom 7. Dcbr.; die Anwendung des Koch'schen Heilverfahrens betreffend, den städtischen Gesundheitsrath zur schleunigen Prüfung und Begutachtung auffordert.

Das Armenamt hat dem Magistrat Bericht erstattet, über eine Besprechung von Vertretern der hiesigen grösseren Hospitäler, in welcher die Frage erörtert ward, ob und zu welchen Massnahmen das Koch'sche Heilverfahren vermutblich den Krankenanstalten Anlass geben werde. Diese Besprechung führte zu dem Antrag: 1) dass das Armenamt die städtischen Behörden ersuchen möge, die Aufnahme mit dem Koch'schen Heilverfahren zu behandelnder Tuberculöser in die verschiedenen Hospitäler in der Weise zu erleichtern, dass auch nicht in Armenpflege befindliche Kranke durch ihre Aerzte zum Zwecke der Impfung an die Hospitäler gewiesen werden können, mit der Befugniss der Hospitalärzte, die Aufnahme in ungeeignet erscheinenden Fällen zu verweigern — und 2) dass dies nach Ansicht der sämmtlichen Aerzte eine Vermehrung der Bettenzahl in den Hospitälern nöthig machen werde.

Nach langer und sehr eingehender Discussion, an welcher sich fast sämmtliche Anwesenden wiederholt betheiligten und in welcher unter völliger Uebereinstimmung sämmtlicher Mitglieder wesentlich die Gesichtspunkte zur Sprache kamen,

dass wenigstens vorderhand eine Behandlung mit Koch'scher Lymphe ausschliesslich in Hospitälern stattfinden könne;

dass die Fürsorge sich nicht auf diejenigen zu erstrecken habe,
die die Behandlung bezahlen können, sondern wesentlich auf die
grosse Zahl derjenigen, die keine Ansprüche an unentgeltliche Aufnahme in ein Hospital, aber auch nicht die Mittel haben, diese zu
bezahlen;

dass diese vor frühem und langem Siechthum zu bewahren,
wesentlich auch im finanziellen Interesse der städtischen Behörden
liege und deshalb selbst beträchtlichere pecuniäre Opfer Seitens der
Stadt rechtfertige;

dass es sich deshalb empfehle, die Einweisung Nicht-Zahlungs-
fähiger in die Krankenhäuser in jeglicher Beziehung zu erleichtern
und zwar ohne Vermittlung des städtischen Armenamtes;

dass es deshalb auch unbedingt erforderlich sei, mehr Raum
zur Aufnahme ·von zur Impfung geeigneter Tuberculöser in die
Krankenhäuser zu beschaffen;

beschloss der Gesundheitsrath, den Magistrat zu ersuchen, derselbe wolle seine Zustimmung dazu geben,

1) dass die Aufnahme mit dem Koch'schen Heilverfahren zu behandelnder Tuberculöser in die verschiedenen hiesigen Krankenhäuser in der Weise erleichtert werde, dass auch nicht in öffentlicher Armenpflege befindliche Kranke dieser Art durch ihre
   Aerzte zum Zweck der Impfung direct an die Hospitäler gewiesen werden können, mit der Befugniss der Hospitalärzte,
   die Aufnahme in ungeeignet erscheinenden Fällen zurückzuweisen;

2) dass für solche Kranke der vorbezeichneten Art, welche ein
   Recht an unentgeltliche Verpflegung in einem Krankenhaus
   nicht haben, welche aber nicht in der Lage sind, die Kosten
   einer längeren Hospitalverpflegung selbst zu bezahlen, diese
   Bezahlung aus öffentlichen Mitteln geschehe, sei es durch die
   Stadt, sei es durch Stiftungen, Kassen etc.;

3) dass die Baudeputation aufgefordert werde,

   a. die im Armenhaus im Rohbau vollendete Station für Unreine
      schleunigst fertig zu stellen, um auf diese Weise eine Ent-
      lastung der Hospitäler zu erzielen und

   b. die beim städtischen Krankenhaus vorgesehenen und seit
      lange auch schon vorbereiteten Baracken auf dem Grund-
      stück des Blatternhauses schleunigst aufzustellen.

III. Vergrösserung der Dr. Bockenheimer'schen Klinik.

In der Sitzung des Gesundheitsrathes vom 9. Juli 1891 theilte der Vorsitzende, Herr Senator Dr. von Oven einen Protokollauszug des Magistrats vom 24. Juni cr. No. 749 mit, durch welchen der Gesundheitsrath zur Prüfung und Begutachtung aufgefordert wird, betreffend Gesuch des Herrn Sanitätsrath Dr. Bockenheimer um Verkauf von städtischem Gelände zum Zweck der Erweiterung seiner Klinik in der Gutzkowstrasse.

Nachdem der Vorsitzende den Gesundheitsrath aufgefordert hatte, sich darüber zu äussern, ob überhaupt ein Bedürfniss vorliege, die Anstalt durch Vermehrung der Bettenzahl zu vergrössern und ob eine solche Vergrösserung an dieser Stelle ohne sanitäre Bedenken sei, entwickelte sich eine lebhafte Discussion hierüber, an welcher sich die Herren Senator Dr. von Oven, Stadtrath Dr. Flesch, G. Mack, Dr. Marcus, Baurath Behnke, Director Kohn und Stadtarzt Dr. Spiess betheiligten.

Schliesslich gelangte folgender Antrag zu einstimmiger Annahme. Der städtische Gesundheitsrath spricht seine Ansicht dahin aus:

In Erwägung, dass das Bedürfniss, im Innern der Stadt Krankenhäuser zu haben, auch für den Stadtbezirk Sachsenhausen durch das Vorhandensein der Dr. Bockenheimer'schen Klinik in ihrem gegenwärtigen Umfang gedeckt ist;

dass es im sanitären Interesse durchaus bedenklich ist, über das unbedingt nothwendige Maass hinaus eine Vergrösserung der Krankenhäuser im Innern der Stadt zuzulassen;

dass in der Dr. Bockenheimer'schen Klinik nicht nur, wie Anfangs, chirurgische Kranke, sondern nunmehr alle Arten von Kranken, namentlich auch an infectiösen Krankheiten Leidende in grosser Anzahl aufgenommen werden;

dass aber die Vergrösserung der Klinik, welche Herr Dr. Bockenheimer auf dem zu erkaufenden städtischen Areal vorzunehmen im Stande ist, namentlich wenn die bauliche, überaus zusammengedrängte Anordnung der jetzt bestehenden Anstalt von ihm als massgebend für die Erweiterung angesehen wird, eine sehr beträchtliche sein kann;

erachtet es der städtische Gesundheitsrath nicht für rathsam, das Vorhaben des Herrn Dr. Bockenheimer durch Ueberlassung städtischen Areals irgendwie zu erleichtern und ersucht deshalb den Magistrat, den gestellten Antrag abzulehnen.

IV. Bockenheimer Grenzgraben.

In der Sitzung des Gesundheitsrathes vom 9. Juli 1890 theilte der Vorsitzende, Herr Senator Dr. von Oven mit, dass ihm in letzter Zeit wiederholt Klagen betreffend der üblen Ausdünstungen des Bockenheimer Grenzgrabens zugegangen seien, von deren Berechtigung er sich persönlich überzeugt habe. Da der Gesundheitsrath sich früher bereits (siehe Protokolle des städtischen Gesundheitsrathes §§ 118 und 127) mit einem diesbetreffenden Gutachten an den Magistrat gewandt habe und dieser in Folge dessen mit Königlichem Polizei-Präsidium in Verhandlung getreten sei, habe er, ohne den Gesundheitsrath nochmals zu fragen, als Vorsitzender sich direct an Königliches Polizei-Präsidium gewandt, die besagten Missstände geschildert, auf ihre gesundheitsschädigenden Folgen aufmerksam gemacht und ersucht, dass durch Einschreiten der Gesundheitspolizei Abhülfe geschaffen werde.

Herr Senator Dr. von Oven verliest das von ihm an Königliches Polizei-Präsidium gerichtete Schreiben und tritt der Gesundheitsrath diesem bei.

V. Desinfection von Wohnräumen.

In der Sitzung des Gesundheitsrathes vom 11. December 1890 frug Dr. Cnyrim an, ob für die Desinfection der Wohnräume eine genügende Ausbildung der öffentlichen Desinfectoren stattgefunden habe, wie solches in vortrefflicher Weise in Berlin der Fall sei.

Nach einigen erläuternden Bemerkungen des Stadtarztes, dass dies noch nicht der Fall sei, weil die dieser Ausbildung zu Grunde zu legende »Instruction für die städtischen Desinfectoren« zur Zeit noch zur Genehmigung den städtischen Behörden vorliege, beschloss der Gesundheitsrath, den Magistrat zu ersuchen, zum Zweck einer sachverständigen Ausbildung der städtischen Desinfectoren entweder den Stadtarzt zur genauen Kenntnissnahme der Berliner Einrichtungen nach dorten zu entsenden, oder einen geschulten öffentlichen Desinfector aus Berlin zur Unterweisung der hiesigen Desinfectoren nach hier kommen zu lassen, oder Beides zu thun. *)

---

*) Es ist Beides geschehen und sind die hiesigen städtischen Desinfectoren durch einen vom Magistrat von Berlin für einige Wochen hier gesandten dortigen städtischen Desinfector genau instruirt worden.

B. Stadtarzt.

Die Thätigkeit des Stadtarztes bewegte sich auch im Rechnungsjahr 1890/91 in den Grenzen, die sich während des nunmehr
achtjährigen Bestehens dieser Stelle für dieselbe herausgebildet
haben und über welche in früheren Jahrgängen eingehender berichtet ist.

Ein Haupttheil der Thätigkeit des Stadtarztes bilden die mannig-
fachen **ärztlichen Untersuchungen,** die er im Auftrag der verschiedenen Amtsstellen vorgenommen hat, zum Zweck von Gutachten
in Betreff von Anstellung und Pensionirung von städtischen Beamten,
von Ausstellung von Gesundheits- oder Krankheitszeugnissen über
städtische Angestellte, Cassenmitglieder oder Alumnen, von Schuldispensen für Schüler etc. Ihre Zahl betrug im Rechnungsjahr
1890/91 488.

Im **Armenwesen** bewegte sich die Thätigkeit des Stadtarztes
wesentlich in der fortlaufenden Betheiligung an den zahlreichen
sanitären Fragen bei der Armenverwaltung, die sich auf Gutachten
über Gesundheitsverhältnisse und Erwerbsfähigkeit von Alumnen,
hier Aufnahme in die verschiedenen Anstalten, ihre Transportfähig-
keit, ferner auf die Unterbringung von städtischen Pflegekindern in
der Kinderberberge oder in ländlichen Pflegestellen, auf die Untersuchung von Wohnungen der Alumnen auf ihre Bewohnbarkeit vom
sanitären Standpunkt u. dgl. bezog.

Mit den Armenärzten hielt der Stadtarzt regelmässige Besprechungen, in welchen die laufenden Angelegenheiten zur Verhandlung kamen. Namentlich war es die Desinfectionsfrage, die wiederholt
zur Sprache kam und die vom Stadtarzte in verschiedenen Rund-
schreiben den Armenärzten zur Pflicht gemacht wurde und zwar sowohl
in Beziehung auf Desinfection aller Arten Mobilien als auch auf
Desinfection der Wohnungen und die Unterbringung von Alumnen
während der Zeit der Desinfection ihrer Wohnungen. Gegen Ende
des Geschäftsjahres beantragte der Stadtarzt eine andere Eintheilung
der Armenarztbezirke, die von den Behörden angenommen wurde.

Im **Krankenwesen** waren es einerseits bauliche Veränderungen
im städtischen Krankenhaus, die die Mitwirkung des Stadt-

arztes erforderten, so in Bezug auf das projectirte Verwaltungsgebäude, auf die beabsichtigte Errichtung zweier weiterer Baracken
etc., andererseits die den Raum des Krankenhauses weit übersteigenden
Aufnahmegesuche in Folge des Koch'schen Heilverfahrens und später
in Folge des harten anhaltenden Winters, die die äusserste Ausnutzung jedes eben verfügbaren Raumes im Kranken- wie im
Armenhaus erheischten und die vorübergehende Anstellung eines
dritten und vierten Assistenzarztes nothwendig machten.

Für das Armenhaus, in welchem neben der bisherigen
Krankenstation eine Station für Unreine errichtet worden ist, entwarf der Stadtarzt ein verändertes Regulativ für die Benutzung
dieser beiden Stationen.

Für das auf dem Areal des Armenhauses herzustellende neue
Siechenhaus betheiligt sich der Stadtarzt bei der Aufstellung des
Programms auf Grund einer von ihm angestellten Enquête in den
hiesigen Krankenhäusern, sowie auch bei dem Entwurf von Planskizzen für dasselbe.

In Betreff der Stiftungsspitäler, für welche dem Stadtarzt
nur die fortlaufende Controle des Verbleibens der auf städtische
Kosten in denselben Behandelten zusteht, hatte ausserdem der Stadtarzt Gutachten abzugeben über die Evacuirung aus der hiesigen
Irrenanstalt und die Beaufsichtigung der auswärts untergebrachten
geisteskranken Alumnen, über die in der Irrenanstalt geplante Errichtung einer Beobachtungsstation, über die beabsichtigte Verlegung
der Krankenstation im Versorgungshaus, die Anschaffung neuer Betten
im Heilig-Geist-Hospital u. A.

In hervorragender Weise nahm das Desinfectionswesen
im abgelaufenen Jahre die Mitwirkung des Stadtarztes in Anspruch.
Derselbe nahm von den betr. Einrichtungen in Berlin Kenntniss,
und beantragte in Folge Rücksprache mit dem dortigen Director
des gesammten städtischen Desinfectionswesens die Hierhersendung
eines Berliner Desinfectors zu einer mehrwöchentlichen Schulung
der hiesigen Wohnungsdesinfectoren, ein Antrag, dem die städtischen
Behörden zustimmten. Auch entwarf der Stadtarzt eine neue
Desinfectionsordnung für Wohnungen und Mobilien.

Im Schulwesen sind besondere Vorkommnisse kaum zu verzeichnen, da neue Schulbauten im abgelaufenen Jahre nicht zur
Vorlage kamen und epidemisch auftretende Kinderkrankheiten in
den Schulen fast gänzlich fehlten. Der allmähliche Umtausch alter,

unzweckmässiger Subsellien in solche neuerer Construction nahm in einigen Schulen unter Mitwirkung des Stadtarztes ihren Fortgang, sanitäre Missstände geringerer Art, wenn sich solche in den Schulen fanden, konnten auf Anregung des Stadtarztes meist leicht beseitigt werden. Wie bei den alljährigen Untersuchungen der in die Hülfsschule aufzunehmenden geistesschwachen Kindern, betheiligte sich der Stadtarzt im abgelaufenen Jahr erstmalig auch an der Auswahl der Kinder für die neu errichteten Curse für Stotternde.

Ein wichtiger Schritt in der Organisation der Schulhygiene geschah ferner durch die unter Mitwirkung des Königl. Kreisphysicus und des Stadtarztes vereinbarte Regelung des Verhaltens beim Auftreten ansteckender Krankheiten in der Wohnung eines Lehrers, wodurch manche in Folge minist. Verordnung vom Juli 1884 aufgetretene Unklarheiten und Missstände für die Zukunft beseitigt werden.

Um den stets zahlreich eingehenden Anfragen von auswärts zu entsprechen, hat der Stadtarzt eine kurze Schilderung des Entstehens und der Entwicklung der hiesigen Turnspiele verfasst und vervielfältigen lassen, wie er solches früher schon in Betreff der hiesigen Schulbäder gethan hat.

Von sonstigen Gegenständen, über welche, der Stadtarzt auf Verlangen des Oberbürgermeisters oder der verschiedenen Amtsstellen Gutachten abgegeben hat, oder bei welchen er in anderer Weise thätig war, seien noch erwähnt: Die Theilnahme an den commissarischen Berathungen, betr. der sanitären Missstände des stark verunreinigten Bockenheimer Grenzgrabens; — die erneute Untersuchung des Sehvermögens der Trichinenschauer; — Gutachten über das Verbleiben der Abwässer einer Bleiweissfabrik an der Grenze der Frankfurter Gemarkung u. A.

Zahlreich, wie immer, war die Zahl der von auswärts an den Magistrat gerichteten Anfragen, die dem Stadtarzt zum Entwurf eines Antwortschreibens oder zu directer Erledigung überwiesen wurden; sie bezogen sich im abgelaufenen Jahr auf hiesige Schuleinrichtungen, besonders die Schulbrausebäder und Schulspiele, auf Hospitaleinrichtungen und Hospitalverpflegung, auf Desinfection der Wohnungen, auf die hierorts bestehenden Krippen, die Volksküchen für Kinder, die Grundwasserleitung u. dgl.

C. Die städtischen Armenärzte.

In der Eintheilung der Armendistricte erfolgte im Jahre 1890/91 eine Aenderung, indem die 3 Bornheimer Districte, der 14, 15 und 16 wegen starker Ausdehnung dieses Stadttheils in 4 Armendistricte getheilt wurden, deren Zahl nunmehr 17 beträgt.

Die Zahl der im Laufe des Rechnungsjahres 1890/91 auf städtische Kosten durch die Armenärzte behandelten oder ihnen zur Behandlung überwiesenen Personen betrug 2653 (882 M. und 1771 W.) gegen 2893 (945 M. und 1948 W.) im Vorjahr, mithin eine ziemlich bedeutende Abnahme um 240 Kranke.

Die Zahl der den Armenärzten zur Behandlung überwiesenen Kranken hatte betragen:

1883/84 : 3790   1887/88 : 3325
1884/85 : 3896   1888/89 : 2838
1885/86 : 3404   1889/90 : 2893
1886/87 : 3341   1890/91 : 2653

Das Jahr 1890/91 hatte somit, trotz des langen, harten Winters die bis jetzt geringste Zahl Kranker.

Von den 2653 Behandelten waren:

81 = 3·1 % Kinder im ersten Lebensjahre,
598 = 22·5 % Kinder von 1—15 Jahren,
1558 = 58·7 % Erwachsene von 15—60 Jahren,
416 = 15·7 % über 60 Jahre alte.

Von den 2653 Behandelten wurden

1254 = 47·3 % geheilt entlassen,
273 = 10·3 % ungeheilt entlassen,
89 = 3·3 % sind verzogen,
459 = 17·3 % wurden in ein Hospital eingewiesen,
86 = 3·2 % sind gestorben,
260 = 9·8 % kamen nicht zu eigentlicher Behandlung,
232 = 8·8 % verblieben am 1. April 1891 in Behandlung.

Das Genauere in Betreff der Art und des Ausgangs der Erkrankungen ergeben die folgenden Tabellen:

Uebersicht der Kranken nach den Districten, nach Geschlecht, Alter, Zugang und Ausgang.

Armen-district.	Armenarzt.	Zsm.	Geschlecht		Alter							Zugang			Ausgang						
			M.	W.	0—1	1—5	5—15	15—20	20—40	40—60	üb. 60	von 1889/90	neu	a. and. Distr.	geh.	un-geh.	ver-sogen.	in ein Hosp.	gest.	nicht beh.	ver-bleib.
I.	Dr. Bardorff	302	111	191	11	17	52	20	55	91	56	22	280	—	165	31	8	51	8	30	9
II.	» Kühner	172	62	110	4	14	19	10	40	63	22	2	170	—	75	25	1	24	5	41	1
III.	» Kühner	125	43	82	1	4	8	4	24	62	22	1	124	—	26	13	3	26	5	51	1
IV.	» Fester	210	61	149	4	16	13	5	40	95	37	14	196	—	94	10	14	41	5	19	27
V.	» Zimmern	318	111	207	8	14	19	7	92	127	51	34	282	2	142	17	11	67	11	40	30
VI.	» Fester	76	19	57	2	2	5	3	18	36	10	13	63	—	29	10	6	10	4	6	11
VII.	» Zimmern	160	47	113	4	6	11	6	33	72	28	28	136	1	85	9	7	30	7	7	15
VIII.	» Zimmern	12	—	12	—	—	3	—	5	2	2	3	9	—	3	2	4	2	—	—	1
IX.	» Oehler	28	7	21	—	2	3	1	5	15	2	3	25	—	13	2	2	4	2	4	5
X.	» Oehler	65	16	49	2	4	6	1	15	24	18	9	56	—	26	1	3	13	1	4	17
XI.	» Oehler	55	13	42	2	3	3	—	5	23	19	5	50	—	26	3	3	5	2	2	14
XII.	» Klingelhöffer	187	58	129	9	18	27	11	38	50	34	12	175	—	96	16	8	36	2	15	14
XIII.	» Neumüller	198	69	124	8	31	20	8	31	65	30	15	178	—	65	15	2	48	10	36	17
XIV.	» Keller	200	72	128	9	26	65	10	28	45	17	19	181	—	115	41	4	24	4	2	10
XV.	» Keller	222	99	123	11	48	66	9	36	37	20	13	209	—	131	26	—	35	14	4	12
XVI.	» Kömpel	165	54	111	2	15	40	1	30	52	25	6	159	—	90	32	7	18	2	2	14
XVII.	» Kömpel	163	40	123	4	7	16	1	30	77	28	4	159	—	73	20	6	25	4	1	34
		2653	882	1771	81	222	376	97	525	936	416	198	2452	3	1254	273	89	459	86	260	232
		2653	2653		2653							2653			2653						

Uebersicht der Kranken nach den Krankheiten.

Krankheiten.	Zsm.	Geschlecht.		Alter						
		M.	W.	0—1	1—5	5—15	15—20	20—40	40—60	über 60
Altersschwäche.	41	11	30	—	—	—	—	—	—	41
Infectionskrankheiten.										
Influenza	20	6	14	1	—	—	1	5	10	3
Scarlatina	22	7	15	—	4	17	1	—	—	—
Diphtheria	82	40	42	—	20	56	3	2	1	—
Andere acute Exantheme	3	1	2	—	1	1	—	1	—	—
Pertussis	28	13	15	1	19	8	—	—	—	—
Typhus	21	12	9	1	3	8	3	4	2	—
Febris puerperalis	2	—	2	—	—	—	—	2	—	—
Erysipelas	11	2	9	—	—	3	1	3	1	3
Rheumatismus acutus	23	11	12	—	—	4	3	8	5	3
Allgemeinkrankheiten.										
Scrophulosis	28	16	12	—	9	17	—	1	1	—
Rhachitis	21	14	7	1	15	5	—	—	—	—
Debilitas	19	6	13	—	—	2	1	4	5	7
Anaemia	157	6	151	—	—	24	8	57	64	4
Chlorosis	19	—	19	—	—	8	6	4	1	—
Syphilis	18	6	12	2	1	—	6	5	4	—
Hydrops	3	—	3	—	—	—	—	—	1	2
Alcoholismus	13	13	—	—	—	—	—	3	6	4
Bleivergiftung	5	3	2	—	—	—	—	3	2	—
And. Allgemeinkrankheit.	1	—	1	—	—	—	—	—	1	—
Localisirte Krankheiten.										
Krankheiten des Nervensystems.										
Meningitis	6	1	5	2	1	2	—	—	—	1
Apoplexia cerebri sang.	20	11	9	—	—	—	—	—	11	9
Convulsiones	3	3	—	1	2	—	—	—	—	—
Epilepsia	20	9	11	—	—	2	9	2	5	2
Neuralgia	18	5	13	—	—	—	—	2	13	3
Hysteria	35	2	33	—	—	1	3	11	19	1
Geisteskrankheiten	12	7	5	—	—	1	2	1	6	2
Lähmungen	15	11	4	—	—	—	—	3	9	3
Sonst. Gehirnkrankheiten	13	3	10	—	2	3	—	3	4	1
Rückenmarkskrankheit.	16	9	7	—	—	—	—	4	10	2
Krankheiten des Gefässsystems.										
Krankheiten des Herzens	40	10	30	—	—	—	1	6	22	11
Krankheit. d. Blutgefässe	10	1	9	—	—	—	—	3	6	1
Krankheiten der Lymphgefässe und Drüsen	8	1	7	1	—	2	—	—	5	—
Krkh. d. Athmungsorg.										
Bronchitis, Catarrhus	360	106	254	17	46	47	1	55	103	91
Pneumonia	47	22	25	8	17	8	1	2	6	5
Phthisis pulmonum	246	122	124	1	3	5	8	108	101	20

Geschlecht, Alter, Zugang und Ausgang.

Zugang			Ausgang							Krankheiten.
von 1888/89	neu	a.and. Distr.	geh.	un-geh.	ver-zog.	in Hosp.	gest.	nicht beh.	verbl.	
3	38	—	1	12	--	7	3	8	10	**Altersschwäche.**
										Infectionskrankheiten.
1	19	—	10	—	—	3	—	—	7	Influenza.
2	20	—	12	—	3	7	—	—	—	Scarlatina.
—	82	—	56	1	—	17	3	3	2	Diphtheria.
—	3	..	1	—	—	1	--	1	—	Andere acute Exantheme.
4	24	—	24	—	1	2	1	—	—	Pertussis.
—	21	—	9	—	—	11	--	1	—	Typhus.
—	2	—	—	—	--	2	--	—	--	Febris puerperalis.
—	11	—	8	—	—	3	—	—	—	Erysipelas.
1	22	—	16	1	—	4	—	2	—	Rheumatismus acutus.
										Allgemeinkrankheiten.
2	26	—	13	3	—	2	1	6	3	Scrophulosis.
2	19	—	10	3	—	4	--	3	1	Rhachitis.
3	16	—	10	3	—	1	—	3	2	Debilitas.
26	128	3	112	8	9	4	—	4	20	Anaemia.
1	18	—	12	4	—	1	—	—	2	Chlorosis.
2	16	—	3	2	1	11	—	—	1	Syphilis.
1	2	—	—	—	—	2	—	1	—	Hydrops.
—	13	—	--	5	—	4	—	4	--	Alcoholismus.
--	5	--	1	1	—	2	—	--	1	Bleivergiftung.
—	1	—	—	1	--	—	—	--	--	And. Allgemeinkrankheit.
										Localisirte Krankheiten.
										Krankheiten des Nervensystems.
—	6	—	2	—	—	1	3	--	—	Meningitis.
1	19	—	3	4	--	3	2	8	—	Apoplexia cerebri sang.
--	3	—	1	—	--	1	1	—	—	Convulsiones.
1	19	—	2	8	2	4	—	1	3	Epilepsia.
--	18	—	13	—	1	1	--	1	2	Neuralgia.
5	30	—	10	5	7	6	--	5	2	Hysteria.
—	12	—	1	—	—	5	1	5	--	Geisteskrankheiten.
1	14	—	—	5	1	3	—	6	--	Lähmungen.
--	13	—	7	—	—	3	--	1	2	Sonst. Gehirnkrankheiten.
2	14	—	—	8	--	6	—	1	1	Rückenmarkskrankheit.
										Krankheiten des Gefässsystems.
4	36	—	3	5	3	14	3	6	6	Krankheiten des Herzens.
—	10	—	4	1	—	1	—	2	2	Krankheit.d.Blutgefässe.
—	8	—	5	1	—	--	--	1	1	{ Krankheiten der Lymphgefässe und Drüsen.
										Krkh. d. Athmungsorg.
28	332	—	241	25	9	34	7	7	37	Bronchitis, Catarrhus.
3	44	—	21	1	--	10	11	1	3	Pneumonia.
33	213	—	3	60	16	97	27	19	24	Phthisis pulmonum.

Krankheiten.	Zsm.	Geschlecht.		Alter						
		M.	W.	0—1	1—5	5—15	15—20	20—40	40—60	über 60
Laryngismus stridulus .	3	1	2	3	—	—	—	—	—	—
Laryngitis crouposa . .	5	4	1	—	1	4	—	—	—	—
Angina	63	35	38	—	11	35	5	7	4	1
Asthma	20	10	10	—	—	—	—	1	12	7
Sonstige Krankheiten der Athmungsorgane. .	28	19	9	—	—	—	—	4	21	3
Rippenfellentzündung .	16	6	10	1	—	1	—	5	8	1
Sonstige Krankheiten des Rippenfells	1	1	—	—	—	—	—	1	—	—
Krkh.d.Verdauungsorg.										
Catarrhus gastro-intestin.	120	48	72	29	28	14	5	10	22	12
Atrophia	7	5	2	5	1	1	—	—	—	—
Gastricismus	101	24	77	1	3	7	6	15	50	19
Hernia	27	10	17	—	3	1	—	1	16	6
Helminthiasis	2	—	2	—	—	—	—	1	1	—
Sonstige Krankheiten des Darmtractus. . . .	73	9	64	—	1	3	3	10	43	13
Krankheiten d Bauchfells	15	4	11	—	—	5	1	5	2	2
Krankheiten der Leber .	15	3	12	—	2	1	—	3	2	7
Krankheiten der Harn· u. Geschlechtsorgane.										
Krankheiten der Nieren	21	10	11	—	1	3	1	3	8	5
Krankheiten der Blase .	13	7	6	—	—	2	—	2	6	3
Krankh.d.Geschlechtsorg.	97	—	97	—	1	—	1	48	42	5
Krkh.d.Bewegungsorg.										
Rheumatismus.	221	49	172	—	—	3	2	27	126	63
Entzündl. Affectionen der Knochen und Gelenke	57	20	37	1	5	7	4	10	22	8
Knochenbruch	18	10	8	2	—	2	—	2	9	3
Verrenkung	6	3	3	—	—	1	—	1	2	2
Contusion	15	8	7	—	—	4	1	2	5	3
Sonstige Krankheiten der Bewegungsorgane . .	25	4	21	—	2	4	2	8	8	1
Krankheiten der Haut.										
Entzündl.Hautaffectionen	31	16	15	—	1	4	1	8	10	7
Chron. Hautausschläge .	40	15	25	—	8	13	—	6	9	4
Krätze	10	9	1	—	1	5	—	2	2	—
Abscesse	14	9	5	—	3	3	1	2	5	—
Geschwüre	57	8	49	—	—	1	—	12	37	7
Wunden	22	8	14	—	1	9	1	3	6	2
Krkh.d.Sinnesorgane.										
Krankheiten der Augen.	40	20	20	1	4	10	2	2	14	7
Krankheiten der Ohren.	11	4	7	—	—	3	1	1	4	2
Nicht krank gewesen. .	53	13	40	2	2	5	2	21	17	4
	2653	882	1771	81	222	376	97	525	936	416
	2653	2653				2653				

Zugang			Ausgang							Krankheiten.
von 1889/90	neu.	a.and. Distr.	geh.	un- geb.	ver- zog.	in Hosp.	gest	nicht beh.	verbl.	
—	3	—	2	—	—	—	1	—	—	Laryngismus stridulus.
—	5	—	—	—	—	1	—	—	—	Laryngitis crouposa.
2	61	—	59	1	1	2	—	—	—	Angina.
1	19	—	1	6	1	3	—	3	6	Asthma.
2	26	—	10	—	1	7	1	2	7	{ Sonstige Krankheiten der Athmungsorgane.
1	15	—	7	1	—	6	—	1	1	Rippenfellentzündung.
—	1	—	—	—	—	1	—	—	—	Sonstige Krankheiten des Rippenfells.
										Krkh.d.Verdauungsorg.
2	118	—	100	3	2	5	6	—	4	Catarrhus gastro-intestin.
—	7	—	3	—	—	1	3	—	—	Atrophia.
5	96	—	69	3	3	7	—	8	11	Gastricismus.
—	27	—	8	6	—	—	—	11	2	Hernia.
—	2	—	2	—	—	—	—	—	—	Helminthiasis.
8	65	—	36	8	2	16	3	5	3	{ Sonstige Krankheiten des Darmtractus.
—	15	—	8	1	—	6	—	—	—	Krankheit. d. Bauchfells.
3	12	—	5	1	—	3	3	—	3	Krankheiten der Leber.
										Krankheiten der Harn- u. Geschlechtsorgane.
—	21	—	5	2	1	8	1	—	4	Krankheiten der Nieren.
—	13	—	8	1	1	2	—	1	—	Krankheiten der Blase.
9	88	—	39	16	2	12	1	15	12	Krnkh.d.Geschlechtsorg.
										Krkh.d.Bewegungsorg.
17	204	—	126	22	14	20	—	15	24	Rheumatismus.
3	54	—	13	12	—	16	3	4	9	{ Entzündl. Affectionen der Knochen und Gelenke.
2	16	—	5	1	—	3	—	7	2	Knochenbruch.
—	6	—	1	1	—	1	—	3	—	Verrenkung.
—	15	—	11	1	1	1	—	1	—	Contusion.
3	22	—	4	5	2	5	1	6	2	{ Sonstige Krankheiten der Bewegungsorgane.
										Krankheiten der Haut.
1	30	—	14	—	1	9	—	6	1	Entzündl.Hautaffectionen
2	38	—	26	1	1	11	—	—	1	Chron. Hautausschläge.
—	10	—	3	—	1	6	—	—	—	Krätze.
—	14	—	8	—	—	5	—	—	1	Abscesse.
5	52	—	22	9	1	16	—	4	5	Geschwüre.
2	20	—	13	1	—	5	—	2	1	Wunden.
										Krkh. d. Sinnesorgane.
4	36	—	21	3	—	1	—	14	1	Krankheiten der Augen.
—	11	—	6	1	—	2	—	2	—	Krankheiten d. Ohren.
—	53	—	1	—	1	1	—	50	—	**Nicht krank gewesen.**
198	2452	3	1254	273	89	459	86	260	232	
	2653				2653					

Aus vorstehender Tabelle ist ersichtlich, welche Arten von Krankheiten die Armenärzte beschäftigen. Von den 2559 Kranken (bei Ausschluss der 41 an Altersschwäche Leidenden und der 53 vom Arzt als nicht krank Befundenen) haben gelitten an

Infectionskrankheiten	212 =	8·3 %
Allgemeinkrankheiten	284 =	11·1 »
Krankheiten des Nervensystems . . .	158 =	6·2 »
» » Gefässsystems . . .	58 =	2·3 »
» der Athmungsorgane . .	789 =	30·8 »
» Verdauungsorgane .	360 =	14·1 »
» » Harn- und Geschl.-Org.	131 =	5·1 »
» » Bewegungsorgane . .	342 =	13·3 »
» Haut	174 =	6·8 »
» Sinnesorgane . . .	51 =	2·0 »
	2559 =	100·0 %.

Unter den Infectionskrankheiten nahm in diesem Jahr Diphtherie mit 82 Kranken die erste Stelle ein, dann kamen die acuten Exantheme der Kinder, unter denen Masern dieses Jahr ganz fehlten; an Scharlach wurden 22 Kinder behandelt, ferner kamen 28 Kinder mit Keuchhusten zur Behandlung, 21 Personen mit Typhus, 23 mit acutem Gelenkrheumatismus, 11 mit Erysipel und 2 Frauen mit Puerperalfieber. Auch kamen noch 20 Influenzafälle zur Behandlung.

Unter den Allgemeinkrankheiten nimmt Scrophulose und Rhachitis mit 49 Fällen eine hervorragende Stelle ein, sehr gross ist auch die Zahl der an Blutleere Leidenden, 157, darunter 151 Frauen, während 19 Mädchen und Frauen, an Bleichsucht leidend, zur Behandlung kamen. Von 18 an Syphilis Erkrankten wurden 11 in das städtische Krankenhaus eingewiesen.

Unter den Localerkrankungen kommen natürlich in erster Linie die Krankheiten der Athmungsorgane, und hier, fast die Hälfte aller Krankheiten dieser Classe ausmachend, Catarrhe der Luftwege, an 360 Personen, 13·6 % aller in Behandlung Gekommenen litten, und Lungenschwindsucht, mit 246 = 9·3 % aller Erkrankten. Besonders häufig waren dann noch Magen- und Darmcatarrh und Gastricismus mit 221, Muskelrheumatismus mit 221 vertreten.

Ueber die Zahl der von den Armenärzten in den einzelnen Districten gemachten Besuche und über die dem Armenamt durch den einzelnen Kranken erwachsenen Kosten gibt die gegenüberstehende Tabelle Aufschluss:

Allgemeine Uebersicht der Thätigkeit der Armenärzte im Rechnungsjahr 1890—91.

Armen-District.	Zahl der behandelten Kranken.	Zahl der			Ausgaben für						Ausgaben per Kopf der Behandelten							
		Besuche im Hause des Kranken.	Consultat. im Hause des Arztes.	Besuche u. Consultat. zusammen. 3 C. = 1 B.	Medicamente. M.	Pf.	Bandagen, chirur. Behandlung etc. M.	Pf.	Zusammen. M.	Pf.	für ärztl. Behandlung. M.	Pf.	für Arzneien. M.	Pf.	für Bandagen, chir. Behandlung etc. M.	Pf.	Zusammen. M.	Pf.
I.	302	1544	905	1846	302	99	50	40	353	39	3	31	1	—	—	17	4	48
II.	172	477	244	558	135	45	63	50	198	95	3	37	—	79	—	37	4	53
III.	125	202	33	213	41	13	16	—	57	13	3	37	:	33	—	13	3	83
IV.	210	300	659	520	386	36	51	55	437	91	3	50	1	84	—	25	5	59
V.	318	429	1016	768	982	41	29	35	1011	76	2	04	3	09	—	09	5	22
VI.	76	148	375	273	247	50	17	50	265	—	3	50	3	26	—	23	6	99
VII.	160	220	640	433	620	67	105	85	726	52	2	04	3	88	—	66	6	58
VIII.	12	3	47	19	27	02	—	—	27	02	2	04	2	25	—	—	4	29
IX.	28	85	64	106	51	03	17	25	68	28	6	76	1	90	—	62	9	28
X.	65	148	317	254	109	97	22	35	132	32	6	76	1	69	—	34	8	79
XI.	55	200	144	248	128	71	88	—	216	71	6	76	2	34	—	60	10	70
XII.	187	616	614	821	336	70	26	75	363	45	5	35	1	80	1	14	7	28
XIII.	193	730	672	954	360	81	81	25	442	06	5	18	1	87	—	42	7	47
XIV.	200	1269	932	1579	693	56	62	50	756	06	2	37	3	47	—	31	6	15
XV.	222	1729	1315	2167	911	56	36	35	947	91	2	37	4	11	—	16	6	64
XVI.	165	434	484	595	481	18	31	15	512	33	3	65	2	91	—	19	6	15
XVII.	163	450	526	625	297	72	33	20	330	92	3	05	1	83	—	20	5	08
	2653	8953	8987	11979	6114	77	732	95	6847	72	3	39	2	29	—	28	5	96

Aus vorstehender Tabelle ist ersichtlich, dass im Durchschnitt jeder der 2653 den Armenärzten zur Behandlung Zugewiesenen 5·96 M. Kosten verursacht hat, die sich zusammensetzen aus 3·39 M. Honorar für den Armenarzt, 2·29 M. für Arzneien und 0·28 M. für Bandagen etc. und chirurgische Hülfeleistung. Diese einzelnen Posten gestalteten sich in den verschiedenen Districten sehr verschieden: der Armenarzt erhielt am meisten im IX., X. und XI. District 6·76 M. für jeden Kranken, am wenigsten, 2·04 M., im V., VII. und VIII. District. An Arzneien schwanken die Ausgaben zwischen 4·11 M. für den Kranken im XV. District und 0·33 M. in dem III. District.

Zum Schlusse möge noch ein Vergleich der diesjährigen Verpflegten, der Verpflegungstage und Verpflegungskosten mit den beiden Vorjahren zugefügt werden.

Es betrugen:

	1888/89	1889/90	1890/91
Die Zahl der zugewiesenen Kranken	2 838	2 893	2 653
» » » einzelnen Besuche .	11 615	10 875	8 983
» » » Consultationen . .	12 215	10 769	8 987

Die Ausgaben betrugen:

für die Armenärzte	9 000·00 M.	9 000·00 M.	9 000·00 M.
» Arzneien und Bandagen . .	7 762·78 »	7 127·35 »	6 847·72 »
zusammen per Kopf	5·90 »	5·57 »	5·96 »

Das Jahr 1890/91 zeigt gegen sein Vorjahr eine beträchtliche Abnahme der Zahl der Kranken und zwar um 240 = 8·3%, aber eine Zunahme der Curkosten um 39 Pf. = 7·0% pro Kopf.

2. Bericht über die im Stadtkreis Frankfurt a. M. im Jahre 1890 vollzogenen Impfungen.

Nach den Akten des Kgl. Polizei-Präsidiums zusammengestellt

von

Stadtarzt Dr. A. SPIESS.

1. Impfung.

Die Zahl der im Stadtkreis Frankfurt im Jahre 1890 zur Erstimpfung vorzustellenden Kinder betrug einschliesslich 753 im Laufe des Jahres ungeimpft zugezogener impfpflichtiger Kinder 6081. Von diesen sind im Laufe des Jahres 286 ungeimpft gestorben, 603 ungeimpft nach Auswärts verzogen und 71 waren bereits im Vorjahr mit Erfolg geimpft worden. Es blieben somit für 1890 impfpflichtig: 5121 Kinder.

Von diesen 5121 impfpflichtigen Kindern sind

geimpft	3009 =	58·8%
blieben somit ungeimpft	2112 =	41·2%
	5121	

Von den 3009 geimpften Kindern wurden

mit Erfolg geimpft.	2909 =	96·7%
ohne Erfolg geimpft	100 =	3·3%
	3009	
in öffentlichen Terminen geimpft . . .	2176 =	72·3%
privatim geimpft.	833 =	27·7%
	3009	

und zwar wurden

	in öffentlichen Terminen		privatim	
mit Erfolg geimpft . .	2125 =	97·7%	784 =	94·1%
ohne Erfolg geimpft .	51 =	2·3%	49 =	5·9%
	2176		833	

Von den 2112 ungeimpft gebliebenen Kindern wurden nicht geimpft

auf Grund ärztlichen Zeugnisses	1476 =	69·9%
vorschriftswidrig der Impfung entzogen .	636 =	30·1%
	2112	

Von den 5121 impfpflichtigen Kindern wurden somit der Impfung vorschriftswidrig entzogen: 636 = 12·4%.

Gegen die beiden Vorjahre stellen sich die diesjährigen Ergebnisse wie folgt. Es waren von allen Impfpflichtigen

geimpft	1888	1889	1890
mit Erfolg	58·7% ⎫ 64·9%	67·9% ⎫ 71·4%	56·8% ⎫ 58·8%
ohne Erfolg	6·2% ⎭	3·5% ⎭	2·0% ⎭
nicht geimpft			
auf Grund ärztlichen Zeugnisses	25·6% ⎫ 35·1%	23·0% ⎫ 28·6%	28·8% ⎫ 41·2%
vorschriftswidrig entzogen . .	9·5% ⎭	5·6% ⎭	12·4% ⎭

Hiernach stellt sich das Jahr 1890 darin ungünstiger als die Vorjahre, dass die Zahl der Geimpften, die im Jahr 1888 64·9%, im Jahr 1889 sogar 71·4% aller Impfpflichtigen betragen hatte, im abgelaufenen Jahr auf 58·8% heruntergegangen, und dass die Zahl der der Impfung vorschriftswidrig Entzogenen von 9·5% und 5·6% in den beiden Vorjahren auf 12·4% im Jahre 1890 gestiegen ist.

Als Impflymphe wurde fast ausnahmslos Thierlymphe angewandt: von den 3009 vorgenommenen Impfungen wurden 2973 mit Thierlymphe und nur 36 = 0·1% mit Menschenlymphe ausgeführt, letztere ausschliesslich bei Privatimpfungen.

2. Schulimpfung (Revaccination).

Die Zahl der im Jahre 1890 revaccinationspflichtigen Kinder im Stadtkreis Frankfurt betrug 4156.

Von diesen 4156 revaccinationspflichtigen Kindern sind

revaccinirt . . . . 3535 = 85·1%
blieben somit unrevaccinirt . . . . . _621 = 14·9%_
4156

Von den 3535 revaccinirten Kindern wurden

mit Erfolg revaccinirt . . . . 2523 = 71·4%
ohne Erfolg revaccinirt . . . . _1012 = 28·6%_
3535

in öffentlichen Terminen revaccinirt· . . 3261 = 92·2%
privatim revaccinirt . . . . _274 = 7·8%_
3535

und zwar wurden

	in öffentlichen Terminen	privatim
mit Erfolg revaccinirt .	2338 = 71·7%	185 = 67·5%
ohne Erfolg revaccinirt .	923 = 28·3%	89 = 32·5%
	3261	274

Von den 621 unrevaccinirt gebliebenen Schulkindern wurden nicht revaccinirt

auf Grund ärztlichen Zeugnisses . . . . 149 = 24·0%
wegen Aufhörens des Schulbesuchs· . . . 124 = 20·0%
weil nicht aufzufinden . . . . 6 = 0·9%
vorschriftswidrig der Impfung entzogen . 342 = 55·1%
_____
621

Von den 4156 revaccinationspflichtigen Kindern wurden der Revaccination somit entzogen: 342 = 8·2%.

Gegen die beiden Vorjahre stellten sich die diesjährigen Ergebnisse wie folgt: Es waren von allen Revaccinationspflichtigen

revaccinirt

	1888	1889	1890
mit Erfolg	59·2% } 87·2%	61·2% } 87·2%	60·7% } 85·1%
ohne Erfolg	28·0%	26·0%	24·4%

nicht revaccinirt

auf Grund ärztlicher Zeugnisse . .	2·7% } 12·8%	2·6% } 12·8%	3·6% } 14·9%
wegen Aufhörens d. Schulbesuchs etc.	0·9%	1·1%	3·1%
vorschriftswidrig entzogen. . . .	9·2%	9·1%	8·2%

Die Zahl der überhaupt Revaccinirten zeigte im Jahr 1890 einen kleinen Rückgang gegen die beiden Vorjahre von 87·2% auf 85·1%, während dieser Procentsatz im Jahr 1887 nur 74·6% betragen hatte. Unter ihnen waren im Jahr 1890 24·4% Impfungen ohne Erfolg; in den beiden Vorjahren hatte diese Zahl 28·0% und 26·0% betragen. Auch die Zahl der der Wiederimpfung vorschriftswidrig Entzogenen nimmt von Jahr zu Jahr ab: 1887 hatte sie noch 21·2% aller Revaccinationspflichtigen betragen, in den beiden folgenden Jahren war sie auf 9·2% und 9·1% heruntergegangen und 1890 hat sie nur 8·2% betragen.

Als Impflymphe wurde auch bei den Revaccinationen, fast in allen Fällen Thierlymphe verwandt: von den 3535 vorgenommenen Revaccinationen wurden 3531 mit Thierlymphe und nur 4 = 0·1% mit Menschenlymphe ausgeführt, letztere ausschliesslich bei Privatimpfungen.

Vierter Theil.

Leistungen der Hospitäler.

I. Städtische Hospitäler.

1. Das städtische Krankenhaus.

Bericht

von

Sanitätsrath Dr. KNOBLAUCH und Dr. LOUIS REHN.

Uebersicht der im Jahre 1890/91 behandelten Kranken.

Bestand am 1. April 1890.		Auf- genommen 1890/91.		Summa.		Abgang						Verblieben am 1. April 1891.	
						Geheilt.		Gebessert o. ungeheilt.		Gestorben.			
M.	W.	M.	W.	M.	W.	M.	W.	M.	W.	M.	W.	M.	W.
62	57	1103	724	1165	781	803	502	170	116	116	94	66	69
119		1827		1946		1305		286		210		135	
1946								1946					

A. Medicinische Abtheilung unter Sanitätsrath Dr. Knoblauch.

Uebersicht der im Jahre 1890/91 behandelten Kranken der medicinischen Abtheilung.

Bestand am 1. April 1890.		Auf- genommen 1890/91.		Summa.		Abgang						Verblieben am 1. April 1891.	
						Geheilt.		Gebessert od. ungeheilt.		Gestorben.			
M.	W.	M.	W.	M.	W.	M.	W.	M.	W.	M.	W.	M.	W.
46	42	853	581	899	623	643	415	143	92	66	60	47	56
88		1434		1522		1058		235		126		103	
1522								1522					

Uebersicht der Krankheitsfälle.

Namen der Krankheiten.	Im Alter von Jahren						Entlassen			Verblieben in Behandlung
	0—15	15—30	30—45	45—60	über 60	Summa	Geheilt	Gebessert o. ungeheilt	Gestorben	
I. Infectionskrankheiten.										
Morbilli	1	—	—	—	—	1	1	—	—	—
Scarlatina	21	4	2	—	—	27	22	—	1	4
Diphtheria	69	7	2	1	—	79	42	13	20	4
Pertussis	5	—	—	—	—	5	4	1	—	—
Typhus	5	—	2	—	—	7	5	—	2	—
Dysenteria	—	1	—	—	—	1	1	—	—	—
Febris puerperal	—	2	—	—	—	2	1	—	1	—
Erysipelas	—	—	2	4	2	8	·5	1	1	1
Rheumatismus acut.	—	—	1	—	—	1	1	—	—	1
Influenza	1	1	1	—	—	3	1	—	1	1
II. Allgemeinkrankheiten.										
Septicaemia	—	1	1	—	—	2	—	1	1	—
Anaemia	—	1	—	1	—	2	1	1	—	—
Anaemia perniciosa	—	—	1	—	—	1	—	—	1	—
Chlorosis	—	1	—	—	—	1	—	—	—	1
Scrophulosis	4	1	—	—	—	5	5	—	—	—
Syphilis	3	167	12	—	—	182	144	26	8	9
Carcinosis univ.	—	—	—	—	1	1	—	—	1	—
Gangraena senil.	—	—	—	—	1	1	—	—	1	—
Marasmus	—	—	—	1	—	1	—	1	—	—
Alcoholismus	—	—	4	1	1	6	3	8	—	—
Bleivergiftung und andere.	—	1	1	—	—	2	2	—	—	—
III. Krankheiten des Nervensystems.										
Hyperaemia cerebri	—	—	1	—	—	1	1	—	—	—
Meningitis	—	—	1	—	—	1	—	—	1	—
Meningitis tubercul.	1	1	1	—	—	3	—	—	8	—
Apoplexia cerebri	—	—	—	2	1	3	—	—	2	1
Tumor cerebri	—	—	—	1	—	1	—	—	—	1
Hemiplegia	—	—	3	—	1	4	—	4	—	—
Epilepsia	—	3	—	—	—	3	—	3	—	—
Hysteria	—	2	5	—	—	7	4	3	—	—
Neuralgia	—	1	—	3	—	4	2	2	—	—
Cephalaea	1	—	1	—	—	2	2	—	—	—
Delirium tremens	—	—	1	—	1	2	2	—	—	—
Psychopathia	—	1	3	3	3	10	—	9	—	1
Myelitis	—	—	1	—	1	2	1	1	—	—

Namen der Krankheiten.	Im Alter von Jahren						Entlassen			Verblieben in Behandlung
	0—15	15—30	30—45	45—60	über 60	Summa	Geheilt	Gebessert oder ungeheilt	Gestorben	
Sclerosis med. spin.	—	—	—	1	—	1	—	1	—	—
Sclerosis amyotr. later.	—	—	1	—	—	1	—	—	—	1
Tabes dorsualis	—	—	2	7	—	9	—	8	1	—
Krankheiten d. periph. Nerven	—	—	1	—	—	1	—	—	—	1
IV. Krankheiten d. Gefässsystems.										
Vitium cordis	—	1	8	7	—	16	—	14	2	—
Degenerat. adiposa cordis	—	—	—		1	1	—	1	—	—
Myocarditis	—	—	1	—	1	2	—	—	2	—
Pericarditis	—	—	—	—	1	1	—	—	1	—
Krankheiten der Venen	—	—	1	1	—	2	2	—	—	—
V. Krankheiten der Respirations-organe.										
Angina tonsillar.	1	7	—	1	—	9	9	—	—	—
Catarrhus pulmonum	4	10	8	4	—	26	20	2	—	4
Bronchitis chronica	3	—	3	7	—	13	10	1	—	2
Laryngitis acuta	—	4	—	1	—	5	4	1	—	—
Laryngitis croupos.	2	—	—	—	—	2	—	2	—	—
Pneumonia	3	3	1	—	1	8	5	—	3	—
Tubercul. pulmonum	4	45	76	27	12	164	—	75	60	29
Tuberc. miliar. acut.	1	—	—	—	—	1	—	—	—	1
Emphysema pulmon.	—	—	1	1	—	2	2	—	—	—
Abscessus et Gangraena pulm.	—	—	1	—	—	1	—	—	1	—
Pleuritis	—	5	3	1	—	9	7	1	1	—
VI. Krankheiten der Verdauungs-organe.										
Parulis, Stomatitis, Parotitis.	—	3	—	—	—	3	2	1	—	—
Carcinoma linguae	—	—	—	1	—	1	—	—	1	—
Ulcus ventriculi	—	1	—	1	—	2	1	—	1	—
Carcinoma ventriculi	—	—	2	—	1	3	—	1	2	—
Catarrhus ventriculi	—	4	—	2	1	7	6	1	—	—
Gastritis	—	1	—	—	—	1	1	—	—	—
Gastricismus	—	1	—	—	—	1	1	—	—	—
Catarrhus intestinorum	6	2	3	2	3	16	13	—	1	2
Obstructio	—	1	—	—	—	1	1	—	—	—
Colica	—	1	—	—	—	1	1	—	—	—
Tumores et Carcinom. intest.	—	—	—	2	—	2	—	—	—	2
Peritonitis (tuberculosa)	—	—	1	—	—	1	—	1	—	—
Cirrhosis hepatis	—	—	—	1	—	1	1	—	—	—

Namen der Krankheiten.	Im Alter von Jahren						Entlassen				Verblieben in Behandlung
	0—15	15—30	30—45	45—60	über 60	Summa	Geheilt	Gebessert o. ungeheilt	Gestorben		

	0—15	15—30	30—45	45—60	über 60	Summa	Geheilt	Gebessert o. ungeheilt	Gestorben	Verblieben in Behandlung
VII. Krankheiten der Urogenitalorgane.										
Nephritis	1	3	1	3	1	9	2	1	5	1
Morbus Brightii	—	—	2	1	—	3	—	1	1	1
Cystitis	—	1	—	1	—	2	1	1	—	—
Catarrhus vesicae	—	—	—	1	—	1	—	1	—	—
Hypertr. et Abscess. prostatae	—	1	—	—	—	1	—	1	—	—
Blennorrhoea urethrae . .	—	104	7	—	1	112	83	19	—	10
Epididymitis.	—	35	6	—	—	41	39	—	—	2
Blennorrhoea vaginae	—	27	3	—	—	30	26	2	—	2
Metritis, Peri- et Parametr. .	—	4	—	—	—	4	2	2	—	—
Carcinoma uteri	—	—	2	2	5	9	—	2	4	3
Prolaps. et Retroflex. uteri .	—	—	1	—	—	1	—	1	—	—
Ovariitis	—	4	1	—	—	5	5	—	—	—
Ulcera et mala genit. non spec.	—	51	4	—	—	55	52	3	—	—
Ulcera chancrosa	—	100	14	—	—	114	101	7	—	6
Bubones	—	23	3	—	—	26	19	3	—	4
Menses nimiae	—	—	1	—	—	1	—	—	—	1
VIII. Krankheiten des Bewegungsapparates.										
Rheum. muscul. ac. et chron.	—	16	11	6	2	35	30	5	—	—
IX. Hautkrankheiten.										
Krätze.	25	244	26	17	3	315	315	—	—	—
Acute Dermatonosen	1	1	—	—	—	2	1	1	—	—
Chronische Dermatonosen . .	10	14	4	—	—	28	18	2	1	7
Lupus cutis	1	2	—	—	—	3	—	3	—	—
X. Traumata.										
Strictura ani et urethr. . . .	—	1	—	—	—	1	—	1	—	—
XI. Keine Krankheiten.	7	21	—	—	—	28	28	—	—	—
XII. Sonstiges.	—	1	—	—	—	1	1	—	—	—

B. Chirurgische Abtheilung unter Dr. Louis Rehn.

Uebersicht der im Jahre 1890/91 behandelten Kranken der chirurgischen Abtheilung.

Bestand am 1. April 1890.		Aufgenommen 1890/91.		Summa.		Abgang						Verblieben am 1. April 1891.	
						Geheilt.		Gebessert od. ungeheilt.		Gestorben.			
M.	W.	M.	W.	M.	W.	M.	W.	M.	W.	M.	W.	M.	W.
16	15	250	143	266	158	160	87	37	24	50	34	19	13
31		393		421		217		61		84		32	
421 .								421					

Uebersicht der Krankheitsfälle.

Namen der Krankheiten.	Im Alter von Jahren						Entlassen			Verblieben in Behandlung
	0—15	15—30	30—45	45—60	über 60	Summa	Geheilt	Gebessert oder ungeheilt.	Gestorben	
I. Kopf und Ohr.										
1. Verletzungen.										
Commotio cerebri . . .	1	1	—	—	—	2	2	—	—	—
Quetschwunden der Kopfhaut	—	4	2	—	—	6	5	—	1	—
Schädelbasisfractur . . .	—	1	—	—	—	1	1	—	—	—
Contusio bulbi	—	—	1	—	—	1	1	—	—	—
Contusion der Schläfengegend	—	1	—	—	—	1	1	—	—	—
Perforation d. Trommelfells	—	1	—	—	—	1	1	—	—	—
2. Entzündliche Processe u. ihre Folgen.										
Eczem der Kopfhaut . .	1	—	—	—	—	1	—	1	—	—
Otitis media	1	1	—	—	—	2	—	1	1	—
Tuberculose d. Stirnhöhlen	—	1	—	—	—	1	1	—	—	—
3. Geschwülste.										
Angioma cavernosum am inneren Augenwinkel .	1	—	—	—	—	1	1	—	—	—

Namen der Krankheiten.	Im Alter von Jahren						Entlassen			Verblieben in Behandlung.
	0—15	15—30	30—45	45—60	Ueber 60.	Summa.	Geheilt.	Gebessert od. ungeheilt.	Gestorben.	
II. Gesicht-, Nasen-, Mund- und Rachenhöhle.										
1. Verletzungen.										
Weichtheilwunden . . .	1	1	1	—	—	3	2	—	—	1
2. Entzündliche Processe.										
Zahngeschwür	—	1	1	—	—	2	2	—	—	—
Empyem der Highmorshöhle	—	—	1	—	—	1	1	—	—	—
Necrose des Unterkiefers	1	1	—	—	—	2	1	1	—	—
Ulcus lueticum der Unterlippe	—	—	—	1	—	1	1	—	—	—
Diphtheria septica faucium	1	1	—	—	—	2	—	—	2	—
3. Geschwülste.										
Lupus	—	1	1	—	—	2	1	—	—	1
Carcinom der Unterlippe	—	—	—	1	—	1	1	—	—	—
Osteosarcom des Unterkiefers	1	—	—	1	—	2	2	—	—	—
Ranula	—	—	1	—	—	1	1	—	—	—
Angiom unter der Zunge	—	1	—	—	—	1	—	1	—	—
Hypertrophie d. Tonsillen	1	—	—	—	—	1	1	—	—	—
Nasenrachenpolyp . . .	1	—	—	—	—	1	—	—	—	1
4. Verschiedenes										
Hasenscharte und Wolfsrachen.	3	—	—	—	—	3	1	2	—	—
III. Hals und Nacken.										
1. Entzündliche Processe.										
Phlegmone	1	3	—	1	—	5	5	—	—	—
Tuberculöse Lymphdrüsen	1	8	—	—	1	10	9	—	—	1
Senkungsabscess	1	—	—	—	—	1	—	—	—	1
Syphilitische Hautgeschwüre	—	—	—	1	—	1	1	—	—	—
2. Geschwülste.										
Malignes Lymphom der Halsdrüsen	—	—	—	1	—	1	—	1	—	—
Carcinom der Halsdrüsen	—	—	—	1	—	1	1	—	—	—
3. Verschiedenes.										
Carcinoma oesophagi . .	—	—	—	3	—	3	—	2	1	—
Struma cystica.	—	1	—	—	—	1	1	—	—	—
Struma carcinomatosa .	—	—	—	1	—	1	—	1	—	—

Namen der Krankheiten.	Im Alter von Jahren						Entlassen			Verblieben in Behandlung.
	0—15	15—30	30—45	45—60	Ueber 60.	Summa.	Geheilt.	Gebessert od. ungeheilt.	Gestorben.	
Larynxstenose durch eine Struma	—	2	—	--	—	2	1	—	—	1
Larynxstenose durch Granulationen	—	1	—	—	—	1	—	—	—	1
Larynxstenose durch tuberculöse Drüsen	1	—	—	—	—	1	—	—	1	—
Larynxstenose durch Diphtherie	47	—	—	—	—	47	6	—	40	1
Larynxstenose durch scarlatinöse Diphtherie	2	—	—	—	—	2	—	—	2	—
Kehlkopfkatarrh	—	—	—	1	—	1	1	—	—	—
Suicidium durch Durchschneiden des Kehlkopfs	—	—	1	—	—	1	—	—	1	—
Fremdkörp. in d. Luftröhre	1	—	—	—	—	1	1	—	—	—
Erschwertes Decanulement	2	—	—	—	—	2	2	—	—	—
IV. Wirbelsäule.										
1. Entzündliche Processe.										
Tuberculose der Halswirbelsäule	1	1	—	—	—	2	—	1	—	1
Tuberculose der Rückenwirbelsäule mit Compression des Rückenmarks	.	1	2	—		3	—	2	1	—
Tuberculose der Lendenwirbelsäule	2	2	—	1	—	5	—	1	3	1
2. Verschiedenes.										
Kyphose d. Rückenwirbelsäule	1	—	—	—	—	1	—	1	—	—
Kyphose d. Lendenwirbelsäule	1	—	—	—	—	1	—	1	—	—
V. Thorax.										
1. Verletzungen.										
Contusion der Brust	—	—	—	1	—	1	1	—	—	—
Verbrennung d. Rückens	—	—	—	1	—	1	—	—	—	1
2. Entzündliche Processe.										
Vereiterte Axillardrüsen	—	1	—	—	—	1	—	—	—	1
Carbunkel	—	1	—	—	—	1	1	—	—	—
Caries tubercul. costarum	—	—	1	2	—	3	1	2	—	—
Intrathoracischer Abscess	—	1	—	--	—	1	1	—	—	—

Namen der Krankheiten.	Im Alter von Jahren						Entlassen			Verblieben in Behandlung.
	0—15	15—30	30—45	45—60	über 60	Summa.	Geheilt.	Gebessert o. ungeheilt.	Gestorben.	
Pleuritisches Exsudat . .	—	—	1	—	—	1	1	—	—	—
Empyem	1	1	2	—	—	4	1	1	1	1
Lungentuberculose . . .	1	1	3	—	—	5	—	3	2	—
3. Verschiedenes.										
Carcinoma mammae . .	—	—	1	3	1	5	2	1	2	—
Osteosarcom der Rippen	—	—	—	2	—	2	1	—	1	—
Sarcom der Pleura . . .	—	—	1	—	—	1	—	—	1	—
VI Abdomen u. Rectum.										
1. Entzündliche Processe.										
Chronische Peritonitis **(Perforation des proc. vermiformis)**	1	—	—	—	—	1	—	—	1	—
Coecalfistel	—	1	—	—	—	1	—	—	1	—
Eiterige Peritonitis und Gravidität	—	1	—	—	—	1	—	—	1	—
Intraabdominelle Eiterung	—	1	—	—	—	1	1	—	—	—
Perforatio-Peritonitis . .	—	—	—	1	—	1	—	—	1	—
Bauchfelltuberculose . .	—	—	2	—	—	2	—	1	1	—
Ascites ex causa ignota .	—	—	—	1	—	1	—	1	—	—
Darmstenose	1	—	—	—	—	1	—	—	—	1
Darmverschlingung mit Darmverschluss	—	1	—	—	—	1	1	—	—	—
Darmverschluss durch Gangrän des proc. vermiformis	1	—	—	—	—	1	1	—	—	—
Darmverschluss durch eine eingeklemmte Hernia foramin. Winslowi . .	—	—	—	—	1	1	—	—	1	—
Cirrhosis hepatis	—	—	—	1	—	1	—	—	1	—
Hydrops cystidis felleae .	—	—	1	—	—	1	1	—	—	—
2. Geschwülste										
Extrauterinschwangerschaft	—	—	1	—	—	1	1	—	—	—
Carcinoma pylori . . .	—	—	1	—	1	2	—	—	2	—
Rundzellensarcom d. retroperitonealen Lymphdrüsen	—	—	1	—	—	1	—	—	1	—
3. Verschiedenes.										
Hernia cruralis incarcerata	—	—	—	2	1	3	3	—	—	—

Namen der Krankheiten.	0—15	15—30	30—45	45—60	über 60	Summa.	Geheilt.	Gebessert o. ungeheilt.	Gestorben.	Verblieben in Behandlung.
Hernia umbilicalis . . .	—	—	1	—	—	1	1	—	—	—
Hernia inguin. incarcerata	1	1	—	—	—	2	2	—	—	—
4. Krankheiten des anus u. rectum.										
Prolapsus recti	1	—	—	—	—	1	1	—	—	—
Prolaps d. hypertrophisch. Mastdarmschleimhaut .	—	—	—	—	2	2	2	—	—	—
Atresia ani	1	—	—	—	—	1	1	—	—	—
Carcinoma recti	—	1	—	—	1	2	—	—	2	—
VII. Harnorgane.										
1. Nieren.										
Niereneiterung	—	1	—	—	—	1	1	—	—	—
Wanderniere	—	—	—	1	—	1	1	—	—	—
2. Blase.										
Retentio urinae durch ein- gekeilte Nierensteine .	—	—	—	1	—	1	1	—	—	—
3. Harnröhre.										
Strictur	—	—	2	—	—	2	2	—	—	—
VIII. Männliche Ge- schlechtsorgane.										
1. Entzündungen.										
Tuberculose des Neben- hodens.	—	2	2	—	—	4	1	3	—	—
Abscess am Penis . . .	—	1	—	—	—	1	1	—	—	—
Prostataabscess.	—	1	—	—	—	1	1	—	—	—
Hydrocele	—	1	—	—	—	1	1	—	—	—
2. Geschwülste.										
Variocele	—	—	1	—	—	1	1	—	—	—
Carcinoma penis	—	—	1	—	—	1	1	—	—	—
3. Paraphimose	—	1	—	—	—	1	1	—	—	—
IX. Weibliche Ge- schlechtsorgane.										
1. Geschwülste.										
Uterusmyome	—	—	1	—	—	1	—	—	1	—
Ovarialkystome	—	—	—	1	—	1	—	—	1	—
2. Entzündliche Processe.										
Vaginitis adhaesiva . .	—	—	—	1	—	1	1	—	—	—

Behandlung	Namen der Krankheiten.	Im Alter von Jahren						Entlassen				Verblieben in Behandlung
		0—15	15—30	30—45	45—60	über 60	Summa	Geheilt	Gebessert oder ungeheilt	Gestorben		

		0—15	15—30	30—45	45—60	über 60	Summa	Geheilt	Gebessert oder ungeheilt	Gestorben	Verblieben in Behandlung
X. Becken u. Lumbalgegend.											
1. Verletzungen.											
Contusion der Lumbalgegend.	1	—	—	2	—	3	3	—	—	
Contusion der Glutäen.	—	—	—	1	—	1	1	—	—	
2. Entzündliche Processe .										
Phlegmone der Glutäalgegend	—	1	1	—	—	2	2	—	—	
XI. Obere Extremitäten.										
1. Verletzungen.										
Weichtheilwunden . . .	1	5	3	—	1	10	10	—	—	
Verbrennung II. und III. Grads	1	1	—	—	—	2	2	—	—	
Contusionen	1	—	4	—	—	5	4	1	—	
Distorsion im Interphalangealgelenk	—	—	1	—	—	1	1	—	—	
Luxation des Daumens .	1	—	—	—	—	1	1	—	—	
Luxation des Oberarms .	—	—	1	—	2	3	2	—	—	1
Fractura metacarpi. . .	—	—	1	—	—	1	1	—	—	
Fractura ulnae	—	—	1	—	—	1	1	—	—	
Fractura radii	—	2	—	—	—	2	1	1	—	
Fractura claviculae . . .	—	—	—	1	—	1	1	—	—	
Fractura colli scapulae .	—	—	—	1	—	1	1	—	—	
2. Entzündungen d. Knochen und Gelenke.										
Tuberculose des Handgelenks	1	1	—	1	1	4	3	1	—	
Luetische Entzündung des Handgelenks	—	—	—	1	—	1	1	—	—	
Tuberculose d. Ellenbogengelenks	1	3	3	—	—	7	4	2	—	1
Pyaemische Entzündung des Ellenbogengelenks	—	—	1	—	—	1	—	—	1	
Tuberculose des Schultergelenks	—	—	—	1	—	1	1	—	—	
3. Entzündliche Processe der Weichtheile										
Leichentuberkel an der Hand	—	1	—	—	—	1	—	—	1	

Namen der Krankheiten.	Im Alter von Jahren						Entlassen			Verblieben in Behandlung.
	0—15	15—30	30—45	45—60	über 60	Summa.	Geheilt.	Gebessert o. ungeheilt.	Gestorben.	
Frostgeschwüre	—	1	—	1	—	2	2	—	—	—
Pyaemischer Abscess des Handtellers	1	—	—	—	—	1	—	—	1	—
Phlegmone	1	3	1	1	2	8	7	1	—	—
4. Geschwülste.										
Ganglion am Vorderarm	1	—	—	—	—	1	1	—	—	—
Sarcom d. Schultergegend	—	—	1	—	—	1	1	—	—	—
Amputationsneurome am Humerus	—	—	—	—	1	1	1	—	—	—
XII. Untere Extremitäten.										
1. Verletzungen.										
Wunde Füsse	—	8	7	3	—	18	18	—	—	—
Verbrennung II. und III. Grads	1	—	1	1	—	3	3	—	—	—
Contusionen	—	6	5	1	—	12	10	1	—	1
Distorsion des Fusses mit Knöchelbruch.	—	1	4	2	—	7	6	—	—	1
Fractur des Unterschenkels	—	—	1	1	—	2	1	1	—	—
Fractur des Oberschenkels	2	—	1	1	1	5	4	1	—	—
2. Entzündliche Processe der Knochen und Gelenke.										
Tuberculose des Mittelfusses	—	1	—	1	—	2	—	1	—	1
Tuberculose d. Fussgelenks	—	2	—	2	—	4	2	2	—	—
Periostitis tibiae luetica .	—	—	—	1	—	1	1	—	—	—
Osteomyelitis der Tibia .	2	1	1	1	—	5	4	1	—	—
Hydrops genu	—	—	1	—	—	1	—	1	—	—
Gonitis gonorrhoica . .	—	1	—	—	—	1	—	1	—	—
Tuberculose d. Kniegelenks	1	1	1	—	1	4	2	1	—	1
Pyaemische Entzündung des Kniegelenks. . . .	—	4	—	—	—	4	1	—	3	—
Arthritis deformans des Kniegelenks	—	—	—	1	—	1	—	—	—	1
Tuberculose d. Hüftgelenks	4	3	2	—	—	9	3	5	—	1
Verjauchung des Hüftgelenks.	—	—	—	—	1	1	—	—	1	—
Coxitis luetica	—	—	1	—	—	1	—	1	—	—
Osteomyelitis des Oberschenkels	—	1	1	—	—	2	—	—	—	2

Namen der Krankheiten.	Im Alter von Jahren						Entlassen			Verblieben in Behandlung
	0—15	15—30	30—45	45—60	über 60	Summa	Geheilt	Gebessert o. ungeheilt	Gestorben	
3. Entzündliche Processe der Weichtheile.										
Frostgeschwüre	—	—	—	1	—	1	1	—	—	—
Wunddiphtherie am Fusse	1	—	—	—	—	1	1	—	—	—
Ulcus cruris	1	8	7	2	—	18	17	—	—	1
Ulcera cruris syphilitica	—	—	1	2	—	3	2	1	—	—
Mal perforant du pied .	—	—	—	1	—	1	—	1	—	—
Furunkel	—	2	—	—	—	2	2	—	—	—
Phlegmone	1	2	3	3	1	10	5	—	1	4
Bubones	—	2	1	1	—	4	3	—	—	1
4. Geschwülste.										
Varicen	—	—	1	—	—	1	1	—	—	—
Papillom d. Oberschenkels	—	—	1	—	—	1	1	—	—	—
Lipoma pendulum des Oberschenkels	—	—	—	1	—	1	1	—	—	—
5. Verschiedenes.										
Angeborene Klumpfüsse .	1	—	—	—	—	1	—	1	—	—
Hallux valgus	—	1	—	—	—	1	—	1	—	—
Pedes plani	—	2	1	—	—	3	—	3	—	—
Rhachitische Verkrümmung der Unterschenkel	2	—	—	—	—	2	—	1	—	1
Genu valgum	—	1	—	—	—	1	1	—	—	—
Gangrän des Beins durch Endocarditis	—	—	—	1	1	2	1	—	1	—
Coxalgia	1	—	—	—	—	1	1	—	—	—
Paralytische Luxation des Oberschenkels	—	1	—	—	—	1	1	—	—	—
Acut. Gelenkrheumatismus	—	2	—	—	—	2	1	1	—	—
XIII. Abortus	—	1	—	—	—	1	1	—	—	—
XIV. Frühgeburt . .	1	—	—	—	—	1	—	—	1	—
XV. Melancholia puerperalis	—	—	1	—	—	1	—	1	—	—
XVI. Pflegerinnen ihrer Kinder	—	3	1	—	—	4	4	—	—	—
XVII. Säuglinge in Begleitung ihrer erkrankten Mütter . . .	2	—	—	—	—	2	1	—	—	1
XVIII. Zur Begleitung.	—	—	2	—	1	3	3	—	—	. .
XIX. Zur Beobachtung	—	—	—	1	—	1	—	1	—	—
	112	123	96	70	23	424	247	61	84	32

Uebersicht der Todesfälle.

Krankheit.	Summa.	Bemerkungen.
Quetschwunde am Schädel	1	Delirium tremens. Section: Eiterige Meningitis. Fractur nicht nachzuweisen.
Suicidium	1	Kehlkopf durchschnitten. Patient hatte 10 Stunden im Keller gelegen und kam pulslos an. Section: Bronchien bis in die feinsten Verzweigungen mit aspirirtem Blute gefüllt.
Otitis media	1	Meningitis.
Carcinoma pylori	2	Gastroenterostomie. Exitus im Collaps. Section: Metastasen der Leber.
Carcinoma recti	2	Modificirte Kraske'sche Operation: an Sepsis und im Collaps.
Carcinoma mammae . .	2	1) inoperabel. 2) gleichzeitig Diabetes mellitus und cor adiposum.
Osteosarcoma sterni . . .	1	Ausgedehnte Geschwulst. Nach der Exstirpation Hautemphysem, eiterige Mediastinitis, Pericarditis und Pleuritis.
Carcinoma oesophagi . .	1	Besserung nach Anlegung einer Oesophagusfistel. Tod an Inanition.
Sarcom der Pleura . . .	1	Grosses hämorrhagisches Pleuraexsudat; Metastasen in der Milz.
Ovarialkystom	1	Nach der Exstirpation d. grossen Geschwulst Peritonitis.
Retroperitoneales Lymphdrüsensarcom	1	Inoperabel. Operation musste abgebrochen werden.
Uterusmyome.	1	Exstirpation. Section: Keine Spur einer Peritonitis. Typhöse Geschwüre im Darm.
Tuberculose d. Wirbelsäule	3	
des Peritoneums	1	} Weit vorgeschrittene allgemeine Tuberculose.
der Lungen . .	6	
Diphtherie	44	2 schwerste septische Diphtherie, nicht operirt. 41 Tracheotomieen, 1 Intubation. Sämmtlich schwerste Form der Diphtherie: Theils starke Nasen- und Rachendiphtherie, Wunddiphtherie und phlegmonöse Schwellung des Halses und der Brust mit Mediastinitis, lobuläre Heerde in den Lungen, oder ausgedehnte, sich in die feinsten Verzweigungen erstreckende diphtherische Bronchitis. Einige Fälle mit Nephritis, mit Gaumenlähmung, 1 mit Lungenabscess. Die Kinder kamen zumeist im höchsten Grade der Dyspnoe in das Krankenhaus, schlecht genährt und sehr verwahrlost.
Pyaemie und Septicaemie	8	Multiple pyaemische Gelenkabscesse mit Metastasen in Lunge und Leber.
Cirrhosis hepatis	1	Probelaparotomie.
Perforatio-Peritonitis . .	4	1 Jauchige verbreitete Peritonitis, 1 mit Gravidität verbunden, 1 Kirschkern im proc. vermiformis, 1 grosser retroperitonealer Abscess.
Gangräna pedis	1	Allgemeine Atheromatose.
Hernia foraminis Winslowi	1	Reposition durch Laparotomie. Darmlähmung.
	84	

Operationsstatistik 1890/91.

Operation	Krankheit	Summa	Heilung	Besserung oder Recidiv	Gestorben	Bestand
Multiple Incisionen u. Eröffnung v.Abscessen	1 Phlegmone des Schädeldachs . . . . . 2 Phlegmone des Vorderarms . . . . . . 1 Leichentuberkel an der Hand . . . . . 1 Abscess am Halse . . 1 Abscess i.d.Achselhöhle 1 Abscess unter dem m. pectoralis. . . . 1 Empyem des antrum Highmori . . . . . 3 multiple pyämische Abscesse . . . . . . 1 Prostata-Abscess bei Gonorrhoe . . . . . 1 Phlegmone des Unterschenkels	13	9		1 Miliartuberculose. 3 Pyaemie.	
Naht resp.Anfrischung u. Naht	1 Granulirende Wunde am Unterschenkel. . 1 Granulirender Amputationsstumpf . .	2	2			
Incision und Sequestrotomie	4 Knochenabscesse an der Tibia . . . . . 3 Osteomyelitis d. Oberschenkels . . . . 1 nach Quetschung des Fusses . . . . . . 2 bei Necrosen des Unterkiefers. . . . . . 1 Probeincision wegen Möglichkeit einer Schädelfractur mit Absprengung	11	6			3
Incision und Auskratzen tubercul. Abscesse	2 am Oberschenkel . . 2 Fisteln am Sternum und den Rippen . . 2 Bei Spondylitis der Brustwirbelsäule mit Compression des Rückenmarks			1 1 1 wesentlich gebessert.	1 Meningitis purulenta. 1 Lungen- u. Blasentuberculose.	

Operation	Krankheit	Summa	Heilung	Besserung oder Recidiv	Gestorben	Bestand
	7 Drüsenabscesse am Halse	16	10			1
	1 Probeincision bei Verdacht auf Tuberculose im Trochanter major					
	1 Tuberculose d. Sehnenscheiden des Vorderarms					
	1 Spondylitis der Lendenwirbelsäule . . .					
Incision und Drainage v. Gelenken	1 Septische Kniegelenksentzündung				1 Meningitis-tuberculose.	
	1 Pyämisch. Kniegelenksentzündung . . .	4	1		1 Sepsis universalis.	
	1 Osteomyelitis des Oberschenkels mit Durchbruch in d. Kniegelenk				1 Sepsis universalis.	
	1 Jauchiger Abscess im früher resecirten Kniegelenk				1 Lungen- u. Leberabscesse.	
Exstirpation von Geschwülsten	1 Struma parenchymatosa					1
	1 Struma cystica . .					
	1 Struma retrotrachealis und retrosternalis . .					
	1 Varicocele					
	2 Carcinoma recti . .				2 Sepsis, resp. Collaps.	
	1 Carcinoma labii inferioris					
	1 Papillom des Oberschenkels					
	1 Exostose des Unterkiefers.					
	2 Prolaps der hypertrophischen Mastdarmschleimhaut . .					
	1 Ranula					
	1 Cavernöses Angiom am Auge	24	17			
	1 Ganglion des Vorderarms					

Operation	Krankheit	Summa	Heilung	Besserung oder Recidiv	Gestorben	Bestand
	1 Sarcom des Unter-kiefers					
	1 Osteosarcom des Brust-beins				1 EiterigeMe-diastinitis, Pericarditis u. Pleuritis.	
	1 Osteosarcom der VI. bis IX. Rippe . . .					1
	2 Bubones inguinales .					
	1 Lupus des Gesichts .					
	1 Lipoma pendulum des Oberschenkels . . .					
	1 Carcinom der Hals-drüsen					
	1 Myxofibrosarcom des Nasenrachenraums .			1 sofort Recidiv.		
	1 Lues der Axillar-drüsen					1
Blutige Repo-sition.	1 wegen Luxation des Daumens	1	1			
Osteotomie	1 doppelt bei Rhachitis der Unterschenkel .			1		
	1 dreifach bei Rhachitis der Ober- und Unter-schenkel	2				1
Resection	1 des II. Metacarpal-knochens wegen Tu-berculose					1
	1 desHandgelenks wegen Tuberculose		1 mit Fistel.			
	4 des Ellenbogengelenks wegen Tuberculose .		4 mit Fistel.			
	1 des Schultergelenks wegen Tuberculose .		1 mit Fistel.			
	1 des I. Metatarso-Pha-langealgelenks wegen Tuberculose	12		1 mit Fistel.		
	1 des Fussgelenks wegen Tuberculose		1			
	1 des Kniegelenks wegen Tuberculose			1 später ampu-tatio.		
	2 des Hüftgelenks wegen Tuberculose		1 mit Fistel.			1
Ampu-tationen.	1 antibrachii wegen Tu-berculose		1			

Operation	Krankheit	Summa	Heilung	Besserung oder Recidiv	Gestorben	Bestand
Exarticulationen	1 brachii wegen Tuberculose				.	1
	1 pedis nach Pirogoff wegen Phlegmone .					1
	1 cruris wegen Gangräna senilis	10		1 Psychose.	1 Allgemeine Atheromatose.	
	1 femoris w. Tuberculose					
	1 femoris wegen Gangrän durch Embolie		1			
	1 femoris wegen Gangräna senilis				1 Allgemeine Atheromatose.	
	2 mammae w. Carcinom		1		1 Diabetes mellitus.	
	1 penis wegen Carcinom		1			
	1 des IV. Fingers wegen Tuberculose	2		1 später amputatio.		
	1 des Arms wegen Verjauchung des Ellenbogengelenks				1 Leber- und Lungenabscesse.	
Tonsillotomie	1 wegen Hypertrophie	1	1			
Tracheotomie	44 wegen diphtherischer Larynxstenose . . .		6		. 37	1
	2 wegen diphtherischer Larynxstenose bei Scharlach	51	1 } 9		2	1
	2 wegen Trachealstenose durch eine Struma .					
	1 bei Chloroformvergiftung		1			
	1 bei Tuberculose der Bronchialdrüsen . .				1 Lungentuberculose.	
	1 bei Fremdkörper (Bohne) im Bronchus		1			
Retracheotomie	1 wegen Granulationsbildung in der Trachea	1				1
Herniotomie	3 eingeklemmte Schenkelhernien					
	1 eingeklemmte Leistenhernie	6	6			
	1 eingeklemmte Leistenhernie mit Kryptorchismus					
	1 Nabelhernie					

Operation	Krankheit	Summa	Heilung	Besserung oder Recidiv	Gestorben	Bestand
Laparotomie	2 Enterostomosen bei Carcinoma pylori . .				2 im Collaps.	
	1 Enterostomose bei Coecalfistel				1 grosser retroperitonealr Abscess.	
	1 Hydrops der Gallenblase		1			
	1 Perforatio-Peritonitis				1 Jauchige Peritonitis.	
	1 Darmverschluss durch eine Hernia foraminis Winslowi				1 Darmlähmung.	
	1 Darmverschluss bei Gangrän des proc. vermiformis	}12	1			
	1 Probelaparotomie bei Verdacht auf Hydronephrose				1 Lebercirrhose.	
Laparotomie	1 Ovarialkystom . . .				1 eiterige Peritonitis.	
	1 eiterige Peritonitis bei Gravidität				1 eiterige Peritonitis.	
	1 Sarcom der retroperitoneal. Lymphdrüsen				1 Operation unvollend.	
	1 Uterusmyome . . .				1 gleichzeitig typhöse Darmgeschwüre.	
Nephroraphie	1 bei Ren mobilis . .	1	1			
Nephrotomie	1 Probeincision bei Verdacht auf Tuberculose der Nieren	1	1			
Urethrotomia externa	1 Versuch bei impermeabler Strictur . . .	1		1 später sectio alta.		
Sectio alta	1 bei impermeabler Strictur	1	1 mit Fistel.			
Paraphimosenoperation	1	1	1			
Radicaloperation	1 bei Hydrocele . . .	1	1			
Castratio	1 wegen Tuberculose .	1	1 mit Fistel.			
Incision und Naht	1 bei Atresia ani . . .	1	1			
Anlage einer Fistel	1 bei Carcinoma oesophagi	1		1 mit Fistel.		
Excision der Aponeurose	1 bei Dupuytren'scher Contractur	1	1			

Operation	Krankheit	Summa	Heilung	Besserung oder Recidiv	Gestorben	Bestand
Hasenschartenoperation	8	3	1	2		
Transplantation	8 wegen Verbrennung 6 bei ulcera cruris . .	14	13			1
Incision und Trennung d. spannenden Fascien und der Haut u. Loslösung der Muskelansätze	1 bei Luxatio femoris paralytica	1		1 wesentlich gebessert.		
Empyemoperation	2 bei Tuberculose . . 1 eiteriges Empyem .	3	1	1	1 weit vorgeschrittene Lungentuberculose.	
Incision einer Caverne	1	1			1 weit vorgeschrittene Lungentuberculose.	
Thoracoplastik	1 wegen grosser Empyemfisteln.	1			1 weit vorgeschrittene Lungentuberculose.	

2. Krankenabtheilung des Städtischen Armenhauses.

Bericht

von

Dr. HAPPEL.

Uebersicht der im Jahre 1890/91 behandelten Kranken.

Bestand am 1. April 1890.		Auf- genommen 1890/91.		Summa.		Abgang						Verblieben am 1. April 1891.	
						Geheilt		Gebessert od. ungeheilt.		Gestorben.			
M.	W.	M.	W.	M.	W.	M.	W.	M.	W.	M.	W.	M.	W.
25	17	95	36	120	53	37	4	32	20	13	10	38	19
42		131		173		41		52		23		57	
173						173							

Uebersicht der Krankheitsfälle.

Namen der Krankheiten.	Im Alter von Jahren						Entlassen			Verblieben in Behandlung
	0—15	15—30	30—45	45—60	Ueber 60	Summa	Geheilt	Gebessert oder ungeheilt.	Gestorben	
Marasmus	—	—	—	5	14	19	—	1	3	15
Anaemie	—	1	—	—	—	1	—	1	—	—
Rachencatarrh	—	3	—	—	—	3	3	—	—	—
Varicellen	1	—	—	—	—	1	—	1	—	—
Vitium cordis	—	—	—	4	2	6	—	2	1	3
Bronchialcatarrh	1	—	3	5	2	11	4	4	—	3
Lungenschwindsucht . . .	—	7	3	13	9	32	—	8	9	15
Rippenfellentzündung. . .	—	1	—	—	—	1	—	1	—	—
Nierenentzündung . . .	—	—	—	2	—	2	—	1	1	—
Urinfisteln	—	—	—	1	1	2	—	1	—	1
Magenkrebs	—	—	—	—	2	2	—	—	2	—
Darmkrebs	—	—	—	—	1	1	—	—	1	—
Gebärmutterkrebs	—	—	—	1	—	1	—	—	1	—
Magenerweiterung	—	—	—	—	1	1	—	—	—	1

Namen der Krankheiten.	Im Alter von Jahren						Entlassen			Verblieben in Behandlung.
	0—15	15—30	30—45	45—60	Ueber 60	Summa	Geheilt	Gebessert oder ungeheilt.	Gestorben	
Chronischer Gelenkrheumatismus	—	—	2	2	2	6	2	2	—	2
Acuter Gelenkrheumatismus	-	1	—	—	—	1	—	1	—	—
Geisteskrankheit	—	2	1	1	3	7	—	5	—	2
Hysterie	—	2	2	—	—	4	—	4	—	—
Epilepsie	—	1	—	1	—	2	—	2	—	—
Idiotismus	—	1	—	—	—	1	—	1	—	—
Cretinismus	—	—	—	1	—	1	—	—	—	1
Chorea	—	—	—	1	—	1	—	1	—	—
Apoplexie	—	—	—	3	6	9	—	3	3	3
Tabes dorsalis	—	—	1	4	—	5	—	—	—	5
Multiple Sclerose	—	—	—	1	—	1	—	1	—	—
Paralysis agitans	—	—	—	—	1	1	—	1	—	—
Dementia paralytica	—	—	—	2	1	3	—	1	2	—
Alcoholismus	—	—	—	1	—	1	—	—	—	1
Ischias	—	1	—	—	—	1	1	—	—	—
Chronische Bindehautentzündung	—	1	—	—	—	1	—	1	—	—
Hornhautgeschwür	—	1	1	—	—	2	—	2	—	—
Blindheit	—	—	—	1	—	1	—	—	—	1
Zahngeschwür	—	—	1	—	—	1	1	—	—	—
Contusion der Schulter	—	1	1	—	—	2	2	—	—	—
Alte Radiusfractur	—	1	—	—	—	1	—	1	—	—
Schnittwunden an der Hand	—	—	1	1	—	2	2	—	—	—
Verbrennung des Arms	—	1	—	—	—	1	1	—	—	—
Kratzeffecte	—	1	—	—	—	1	1	—	—	—
Wunde Füsse	—	3	2	4	2	11	10	1	—	—
Unterschenkelgeschwür	—	—	2	6	2	10	7	1	—	2
Lymphangitis des Beins	—	—	1	—	—	1	1	—	—	—
Chronisches Erysipel d..Beins	—	—	—	1	—	1	—	1	—	—
Elephantiasis cruris	—	1	—	—	—	1	—	1	—	—
Narbe am Fusse	—	—	1	—	—	1	1	—	—	—
Bänderzerrung am Fussgelenk	—	—	—	1	—	1	1	—	—	—
Frostgeschwüre am Fusse	—	—	—	1	—	1	1	—	—	—
Contusion des Hüftgelenks	—	—	—	1	—	1	—	—	—	1
Tuberculose Fisteln am Bein	—	1	—	—	1	2	1	—	—	1
Rhachitis	1	—	—	—	—	1	—	1	—	—
Zur Beobachtung	—	—	—	3	—	3	2	1	—	—
	3	31	22	67	50	173	41	52	23	57

3. Städtische Entbindungsanstalt und Frauenklinik.

Bericht

von

Dr. VÖMEL.

Im Jahre 1890 wurden aufgenommen 299
Vom Jahre 1889 übertragen 7

306

Hiervon wurden entlassen

    a) Gesund 278
    b) Gebessert 2
    c) Ungeheilt 1
    d) Hiesigen Hospitälern überwiesen 8
        und zwar in's städt. Krankenhaus 4 wegen Lues,
        1 wegen Kniegelenksentzündung, und 1, die ausser
        Haus entbunden und .wegen Parametritis einige Tage
        in der Anstalt verpflegt worden war;
        in's Hospital zum Heil. Geist 1 wegen Phthisis pul-
        monum, die vorher schon daselbst verpflegt worden
        war; in die Dr. Bockenheimer'sche Klinik 1 wegen
        Phthisis pulmonum.
    e) Gestorben 5
        1. Eine Frau mit vernachlässigter Querlage kam mit
            Uterusruptur in Behandlung und starb bald nach
            ihrer Aufnahme;
        2. Eine Frau kam mit septischer Peritonitis zur
            Aufnahme; dieselbe war von einer Hebamme ent-
            bunden worden in höchst ungeeigneter Wohnung,
            und wurde dann in hoffnungslosem Zustand in
            die Anstalt gebracht. Sie starb an acuter Sepsis.
            Bei der Section fand sich das vermuthete faulige
            Nachgeburtsstück in der Uterushöhle vor;
        3. Eine Frau erkrankte an Erysipel, das fast über
            den ganzen Körper ging, und starb an Sepsis;
        4. Eine Frau starb an Miliartuberculose;

5. Eine Frau mit Placenta praevia wurde moribund
in die Anstalt gebracht und starb bald nach
ihrer Ankunft, nachdem die Geburt möglichst
rasch künstlich beendet worden war; Kind wahrscheinlich schon vor der Geburt abgestorben;

f) Auf 1891 übertragen   12
                                         306

In der Anstalt selbst wurden entbunden (incl. 9 Abortus) . . 233
Von 1889 übertragene Wöchnerinnen   7
Nach ausserhalb erfolgter Niederkunft verpflegt (incl. 1 Abortus) 16
In der gynäkologischen Abtheilung behandelt (excl. Ambulatorium) 38
Auf 1891 übertragen 12
                                         306

Von besonderen Vorkommnissen ist ferner zu verzeichnen:

1. Abortus   10
2. Künstlicher Abortus wegen hochgradiger Beckenenge   1
3. Frühgeburten   20
4. Zwillinge   5
5. Fusslage; Kinder lebend   2
6. Stirnlage (spontan); Kind lebend   1
7. Steisslage; Kind lebend   1
8. Querlage   2
   Einmal wurde die Wendung auf den Kopf, das andere
   Mal auf den Fuss gemacht. Beide Kinder lebend,
   Wochenbetten normal.
9. Zange   6
10. Nabelschnurvorfall; Beckenenge; Kind todt   1
11. Placenta praevia   2
   Ausser dem oben angegebenen kam noch ein zweiter
   Fall zur Beobachtung. Das Kind war todtfaul, wurde
   wegen Querlage durch Wendung extrahirt, nachdem
   der Muttermund durch den Colpeurynter erweitert
   war. Die Mutter hatte ein normales Wochenbett.
12. Kephalotripsie wegen Beckenenge. Mutter gesund
   entlassen.   1
13. Embryotomie; Fusslage; Beckenenge   1
14. Eclampsie   1
   Kind faultodte Frühgeburt; Mutter genas.

15. Septum vaginae (Vagina duplex)   1
16. Schwangerschaftsbeschwerden   7
17. Vorzeitige Wehen   6
18. Lactationsbeschwerden   5
19. Metrorrhagie   11
20. Metritis chronica   1
21. Descensus uteri   1
22. Ectropium (Emmet)   1
23. Kolporrhaphie   3
24. Perineorrhaphie (Lawson Tait)   1
25. Cystitis   1
26. Mastitis acuta   1
27. Amputatio mammae (Carcinom)   1

Der höchste Stand der gleichzeitig Verpflegten betrug im März 18, der niederste im October 4.

In der ersten Klasse wurden verpflegt   5
  » » zweiten »   »   »   13
  » » dritten »   »   »   288
                                          ———
                                          306

Die durchschnittliche Aufenthaltsdauer betrug 12 Tage.

Kinder wurden in der Anstalt geboren   228
Ausser Anstalt   20
Uebertragen von 1889   6
                                          ———
                                          254
Davon wurden gesund entlassen   211
In der Anstalt starben) (grössten Theils   17
Todtgeboren   ) Frühgeburten)   17
Uebertragen auf 1891   9
                                          ———
                                          254

Davon waren Knaben 136
        Mädchen 118.

4. Anstalt für Irre und Epileptische.

Bericht

über die Zeit vom 1. April 1890 bis 31. März 1891

von

Director Dr. SIOLI.

	I. Klasse		II. Klasse		III. Klasse		Zu- sam- men		Sum- ma
	M.	W.	M.	W.	M.	W.	M.	W.	
Bestand am 1. April 1890	6	10	28	11	69	93	98	114	212
Aufgenommen bis 31. März 1891 . . .	9	12	28	19	100	96	187	127	264
Es wurden also zusammen verpflegt . .	15	22	51	30	169	189	235	241	476
Der Abgang betrug	8	11	22	6	90	91	120	108	228
so dass am 31. März ein Bestand verblieb	7	11	29	24	79	98	115	133	248

Die Aufnahmeziffer ist gegenüber den vergangenen Jahren wiederum gestiegen, nämlich von 208 im Jahre 1889 auf 264. Hierdurch hat sich der Bestand am Ende d. J. um 36 Kranke, 17 männliche und 19 weibliche erhöht. Rechnet man aber hierzu 11 weibliche Kranke, Epileptische und Sieche, die aus Platzmangel im Laufe d. J. in die Pfleganstalt zu Kiedrich gebracht sind, so hat sich der gesammte städtische Bestand an Geisteskranken um 17 männliche und 30 weibliche Kranke vermehrt.

Hieran sind die Pensionäre (I. und II. Classe) mit einem Zuwachs am Ende d. J. von 7 M. und 14 Fr. betheiligt, so dass die Vermehrung des Bestandes an Aerarkranken, d. h. ganz oder theilweise auf Kosten der Stadt zu versorgenden Kranken 26 beträgt. Der Zuwachs des vergangenen Jahres an Aerarkranken betrug 17.

Eine jährliche Steigerung des Bestandes innerhalb dieser Ziffern wird bei den weiteren zu ergreifenden Maassregeln zur Erweiterung der städtischen Irrenfürsorge zu berücksichtigen sein.

Krankheitsform und Alter der Aufgenommenen.

Diagnose	Geschlecht	10—20	21—30	31—40	41—50	51—60	61—70	71—80	Summa	Davon erblich belastet
Vorübergehender pathologischer Affectzustand	Männer	—	1	1	—	—	—	—	2	2
	Frauen	—	—	—	—	—	—	—	—	—
Cerebrasthenie	Männer	—	2	—	—	—	—	—	2	1
	Frauen	—	1	1	1	—	—	—	3	—
Melancholie	Männer	—	—	—	1	—	—	—	1	1
	Frauen	—	2	2	—	1	—	1	6	4
Hypochondrie	Männer	—	—	—	—	—	—	—	—	—
	Frauen	—	—	1	—	—	—	—	1	1
Acute Demenz (stupor) .	Männer	—	—	—	—	—	—	—	—	—
	Frauen	1	—	—	—	—	—	—	1	1
Manie	Männer	—	—	1	—	—	—	—	1	—
	Frauen	2	1	2	—	—	—	—	5	3
Acute hallucinatorische Verwirrtheit	Männer	—	2	1	—	—	—	—	3	1
	Frauen	2	5	2	1	—	1	—	11	11
Acute hallucinatorische Verrücktheit	Männer	4	1	—	—	1	—	—	6	3
	Frauen	2	4	1	1	1	—	—	9	7
Acute katatonische Verrücktheit	Männer	—	—	—	—	—	—	—	—	—
	Frauen	1	—	—	—	—	—	—	1	1
Hypochondrische Verrücktheit	Männer	—	—	—	—	—	—	—	—	—
	Frauen	—	1	1	—	1	—	—	3	3
Chronische einfache und hallucinator. Verrückth.	Männer	—	9	11	5	1	1	—	27	16
	Frauen	—	11	6	9	2	—	—	28	17
Folie du doute	Männer	—	1	—	—	—	—	—	1	1
	Frauen	—	—	—	—	—	—	—	—	—
Chronische Demenz . .	Männer	—	1	—	—	—	—	—	1	—
	Frauen	—	1	1	3	1	—	—	6	3
Periodische Manie und circuläre Psychosen .	Männer	—	—	—	5	—	—	—	5	2
	Frauen	—	1	—	—	1	1	—	3	1
Originäre Verrücktheit .	Männer	—	1	—	—	—	—	—	1	1
	Frauen	—	—	1	—	—	—	—	1	1
Moral insanity	Männer	1	4	—	—	—	—	—	5	5
	Frauen	—	1	2	—	—	—	—	3	3
Chronische Verrücktheit aus moral insanity . .	Männer	—	—	—	—	—	—	—	—	—
	Frauen	—	—	—	—	1	—	—	1	1

Diagnose	Ge-schlecht	Alter							Summa	Davon erblich belastet
		10—20	21—30	31—40	41—50	51—60	61—70	71—80		
Epileptoide Dämmerzustände	Männer	1	—	1	—	—	—	—	2	1
	Frauen	1	—	—	—	—	—	—	1	—
Epilepsie mit Seelenstörung	Männer	—	3	3	1	-		—	7	5
	Frauen	2	5	2	1	—	—	1	11	7
Hysteroepilepsie	Männer	—	—	—	—	—	—	—	—	—
	Frauen	—	1	—	—	—	—	—	1	1
Aphasie und aphasische Verwirrtheit	Männer	—	—	—	—	1	1	—	2	—
	Frauen	—	—	—	—	—	—	1	1	—
Delirium acutum	Männer	—	—	—	—	—	—	—	—	—
	Frauen	—	—	—	1	—	—	—	1	—
Multiple Sklerose	Männer	—	—	—	—	—	—	—	—	—
	Frauen	—	—	1	—	—	—	—	1	1
Dementia paralytica	Männer	—	—	16	13	2	—	—	31	14
	Frauen	—	2	4	2	2	—	—	10	—
Dementia senilis	Männer	—	—	—	—	1	6	2	9	4
	Frauen	—	—	—	—	—	4	2	6	1
Dementia aus Gehirnheerderkrankungen	Männer	—	—	—	3	—	—	1	4	1
	Frauen	—	—	—	1	—	1	—	2	1
Delirir. Inanitionspsychos. b Tubercul. u. Carcinose	Männer	—	—	—	—	—	—	—	—	—
	Frauen	—	—	—	2	—	1	—	3	1
Jodoformintoxicationsdelirium	Männer	—	—	—	1	—	—	—	1	—
	Frauen	—	—	—	—	—	—	—	—	—
Einfacher Alkoholismus und Delirium tremens	Männer	—	—	2	5	1	—	—	8	2
	Frauen	—	—	—	1	—	—	—	1	1
Acute alkoholistische Verrücktheit	Männer	—	2	1	1	—	—	—	4	1
	Frauen	—	—	—	—	—	—	—	—	—
Chron. Alkoholismus und chron. alkoh. Verrückth.	Männer	—	—	1	5	1	—	—	7	4
	Frauen	—	1	1	—	—	—	—	2	1
Acute Demenz m. alkohol. multipler Neuritis	Männer	—	—	—	—	—	—	—	—	—
	Frauen	—	—	—	—	1	—	—	1	—
Acute gelbe Leberatrophie mit sopor	Männer	—	1	—	—	—	—	—	1	—
	Frauen	—	—	—	—	—	—	—	—	—
Nicht geisteskrank	Männer	1	—	—	—	—	—	—	1	—
	Frauen	—	—	—	—	—	—	—	—	—

Die Tabelle der Krankheitsformen der Aufgenommenen schliesst mit 255 Krankheitsfällen, da von der Aufnahmeziffer 9 Doppelaufnahmen abgerechnet sind.

Von den Krankheitsformen ist dieses Mal die am zahlreichsten vorkommende die chronische Verrücktheit mit 55 Fällen = 21·5 %. Die Paralyse steht in diesem Jahr an Häufigkeit zurück, es wurden aufgenommen 41 Fälle = 16 %, davon 23·3 % Männer und 8·2 % Frauen.

Gestiegen ist wiederum die Zahl der direct durch Trunkexcesse psychisch Erkrankten.

Während wir im vergangenen Jahre 14 direct durch Alkohol Erkrankte = 7% aufnahmen, betrug die Zahl dieser Kranken in diesem Jahr 23 = 9 % der Aufnahmen.

Nach Abzug der Alkoholpsychosen befanden sich unter den Aufgenommenen 52 heilbare Fälle, gegen 53 im vorigen Jahr.

Im Ganzen liess sich Trunksucht in 36 Fällen als Haupt- oder begleitende Ursache der vorhandenen Geistesstörung nachweisen.

Von anderen nachzuweisenden Ursachen ist zu nennen:

lues in 17 Fällen; trauma capitis in 4, Nephritis in 3, Bleiintoxication in 1, übertriebene Entfettungscur in 1, Anämie in 2 Fällen; Puerperium in 3, Lactation in 3, Menopause in 1, Senium in 12, Onanie in 2 Fällen; Psychisch deprimirende Affecte in 10 Fällen.

Erblichkeit. Aus der vorstehenden Tabelle ist ersichtlich, dass unter den 255 aufgeführten Kranken sich 136 befanden, die erblich zu Geisteskrankheiten disponirt waren. Da nun von 38 Kranken in dieser Hinsicht genauere Nachrichten nicht zu erhalten waren, so bleiben 217 Kranke mit 136 erblich disponirten, d. i. 62·7 %.

Die Krankheitsdauer vor der Aufnahme betrug

bis 8 Tage in 43 Fällen
8 Tage — 1 Monat » 24 »
1 — 6 » » 45 »
über 6 » » 125 »
angeboren » 11 »
sie war unbekannt » 15 »
_____
263

Acutere Fälle (bis 6 Monate Krankheitsdauer) waren 112, etwa so viele wie voriges Jahr, dagegen zeigen die chronischen Fälle eine wesentliche Zunahme.

In Frankfurt geboren waren 64, die übrigen 200 auswärts geboren.

Ihren Unterstützungswohnsitz hatten hier erlangt 182, während 82 ihren Unterstützungswohnsitz auswärts hatten. Von letzteren wurden viele, soweit sie den Heimathsgemeinden zur Last fielen, in die heimischen Anstalten gebracht. (s. u.)

Der Religion nach befanden sich unter den Aufgenommenen 163 Evangelische nebst Reformirten etc. 71 Katholiken, 26 Israeliten.

Von den Aufgenommenen sind, abgesehen von den 9 Doppelaufnahmen in demselben Jahr, 61 Kranke vorher schon in Irrenanstalten behandelt worden; 21 von ihnen waren nach erlangter Genesung, 40 ohne solche entlassen worden. Von den Ersteren waren 13 in der hiesigen Anstalt, 8 in auswärtigen Anstalten behandelt, von den 40 ungenesen Entlassenen waren 18 aus der hiesigen Anstalt entlassen, 22 wurden zuletzt in auswärtigen Anstalten behandelt und wurden in der Mehrzahl der Fälle direct von da. hierher überführt.

Durch das hiesige Polizeipräsidium wurden 102 Kranke eingewiesen, während sich der freien und sofortigen Aufnahme durch den Director der Anstalt 162 Kranke bedienten; die Zahl dieser letzteren, durchgehends mit Einverständniss der Kranken stattgehabten Aufnahmen ist somit wiederum gestiegen.

Gerichtlich vorbestraft waren 17 Kranke von den Aufgenommenen, doch zählte hierzu in diesem Jahr kein schwerer Verbrecher.

Dagegen ließen sich die schlimmen Wirkungen des Alkohols an 11 von diesen Kranken verfolgen, die Alle als chronische Alkoholisten zu bezeichnen sind, in ihrem Vorleben wegen Körperverletzung, Diebstahls, Bedrohung, Unterschlagung, Beleidigung meist mit einigen Monaten Gefängniss vorbestraft sind und endlich geisteskrank geworden sind. Andere waren in geisteskrankem Zustande mit dem Gesetz in Conflict gerathen, unter ihnen 3 an moral insanity leidende pathologische Schwindler durch Betrug, 1 desgleichen durch Unterschlagung und Diebstahl, 1 Querulant durch Bedrohung und Beamtenbeleidigung, 1 Epileptiker durch Sachbeschädigung. Erst im Laufe mehrfacher Gesetzübertretungen wurde ihre Geisteskrankheit erkannt.

Zur Beobachtung ihres Geisteszustandes wurden uns 4 Kranke übergeben, unter ihnen 2 wegen schwerer Sittlichkeitsvergehen, die sie, wie sich herausstellte, im epileptischen Dämmerzustand begangen hatten. Sie wurden nach Abgabe des entsprechenden Gutachtens ausser Verfolgung gesetzt; 1 Kranker, der in der Untersuchungshaft an Paranoia erkrankt war und nach erfolgter Besserung wieder zur Verantwortung (wegen Unterschlagung) gezogen wurde. Ein 14 jähriger Schüler, schon mehrfach wegen Diebstahls bestraft und abermals deswegen in Untersuchung, wurde uns ferner zur Untersuchung seines Geisteszustandes zugeführt. Wir konnten uns nicht hinreichend von vorhandener Geisteskrankheit überzeugen, um ihm zur Straflosigkeit verhelfen zu können, wenngleich ein gewisser Schwachsinn vorhanden war. Wir mussten vielmehr völlig vernachlässigter Erziehung die meiste Schuld der Strafhandlungen beimessen und empfahlen deshalb dem Gericht, ihn einer Besserungsanstalt zu übergeben.

Abgang.

Es traten aus:		M.	Fr.	Summa
als genesen	. . . . .	25	20	45
gebessert	. . . . .	28	37	65
ungeheilt	. . . . .	35	37	72
gestorben	. . . . .	31	14	45
nicht geisteskrank	. .	1	—	1
Zusammen		120	108	228

Die Bezeichnung als »genesen« entlassen ist mit möglichster Vorsicht angewendet, was auch daraus hervorgeht, dass von den nach acuten Seelenstörungen gebessert Entlassenen sich 8 bei weiterer Beobachtung als thatsächlich genesen herausstellten.

So blieben wir auch mit vielen anderen theils gebessert, theils ungeheilt in die Familie zurückgegebenen Kranken in laufendem Zusammenhang und konnten deswegen bei genauer Kenntniss der Verhältnisse häufig Kranke entlassen, die in weiter von der Heimath entfernten Anstalten dort hätten bleiben müssen.

Die 65 gebessert Abgegangenen wurden durchgehends in ihre Familien entlassen, von den 72 als ungeheilt Entlassenen wurden abgesehen von den in städtischer Pflege bleibenden 11 nach Kiedrich gebrachten Kranken 24 direct in andere Anstalten überführt und zwar:

9 nach Eichberg (meist Landarme)
2　» Klingenmünster
2　» Dalldorf
2　» Schussenried
je 1　» Werneck, Heppenheim, Marburg, Jena, Hildburg-
　　　　hausen, Hamburg, Wien, Kortau, Dobrzan.

Tabelle des Abgangs.

Diagnose.	Ge-nesen		Ge-bessert		Un-geheilt		Ge-storben		Summa	
	M.	W.	M.	W.	M.	W.	M.	W.	M.	W.
Einfache functionelle Seelenstörung	6	8	1	8	—	1	1	—	8	17
Acute Verwirrtheit und acute Ver-rücktheit	5	8	3	4	4	3	—		12	15
Chronische Verrücktheit und chro-nische Demenz	—	—	5	11	13	20	4	1	22	32
Periodische Psychosen	—	—	1	1	1	1	—	—	2	2
Epilepsie	—	1	7	6	3	5	—	—	10	12
Imbecillität und moral insanity . .	—	—	1	3	5	2	—	1	6	6
Delirium acutum	—	—	—	—	—	—	1	—	1	1
Dementia paralytica	—	—	6	2	6	4	16	4	28	10
Dementia senilis	—	—	—	1		1	4	2	4	4
Geistesstörungen in Folge von Hirn-heerderkrankungen	—	—	—		1	—	4	2	5	2
Acute alcoholistische und andere Intoxications-Seelenstörung . .	13	3	—	—	—	—	—	1	14	3
Chronische alcoholistische Seelen-störung	1	—	4	1	2	—	—	—	7	1
Delirirende Inanitionspsychosen . .	—	—	—	—	—	—	1	3	1	3
Summa . . .	25	20	28	37	35	37	31	14	119	108

Die Todesfälle (45, darunter 20 Paralytiker) machen 9·45 °/₁
der Gesammtverpflegten aus.

Die Todesursachen waren:

	Männer	Frauen	Summa
Gehirnlähmung	7	5	12
Meningeale Blutung	4	—	4
Erweichung des Gehirns	—	2	2
Tumor cerebri	2	—	2
Myodegeneratio cordis	6	—	6
Aneurysma aortae	1	—	1
Transport . . .	20	7	27

Transport . . .	20	7	27
Pneumonia crouposa	2	—	2
Pneumonia lobularis	1	1	2
Nephritis interstitialis	1	—	1
Diphtheritischer Darmcatarrh . . .	—	1	1
Phlegmone	2	—	2
Phthisis pulmonum	1	1	2
Acute Miliartuberculose.	1	1	2
Acute gelbe Leberatrophie . . .	1	—	1
Allgemeine Carcinose.	—	1	1
Marasmus universalis.	—	1	1
Suicidium	2	1	3
Summa	31	14	45

Die Liste der Todesursachen spricht für einen günstigen Gesundheitszustand der Anstalt; denn 36 der Gestorbenen erreichten das
Lebensende im regelmässigen Verlauf ihres Leidens. Von den Paralytikern starben bei Weitem die Meisten an ihrer Gehirnkrankheit,
2 an Phlegmone, 1 an diphtheritischem Darmcatarrh, der Isolirung und
sehr gründliche Desinfection des Locals nöthig machte; die Kranke
war in ungeheurem Maass unreinlich gewesen, hatte Alles ver-
schlungen, dessen sie habhaft werden konnte; wir haben uns für
solche Fälle vorgenommen, den no-restraint nicht zu weit zu treiben,
sondern bei Zeiten derartige Kranke im Bett zu befestigen, wo sie
sich meist wohler fühlen als in ihrer ungefesselten Tobsucht.

Von den 2 croupösen Pneumonieen wurde eine schon vorgeschritten eingebracht, der andere Patient erwarb dieselbe mit lethalem
Ende in der Anstalt, der einzige Todesfall einer wahrscheinlich heilbaren Psychose (Manie).

Von den 4 Fällen von Lungen- resp. Milliartuberculose sind
2 im letzten Stadium des Leidens mit Schlusspsychosen hereinge-
bracht, eine Kranke einige Zeit vor dem Tode aus einer anderen
Anstalt zugeführt, nur eine an Phthise gestorbene Kranke verweilte
seit Jahren in der Anstalt.

Die Fälle von suicidium waren leider Folgen einer noch ungenügenden Einrichtung der Wachsäle im Beginn der Benutzung
derselben, die es ermöglichte, vom Nebencorridor durch eine aus
Versehen offen gelassene Thür in einen oberen Bodenraum zu
schleichen. Sie ereigneten sich wie durch Ansteckung kurz hinter-

einander. Dem Missstand im Wachsaal wurde sofort abgeholfen und ist seitdem nichts Derartiges mehr vorgekommen.

Von Infectionskrankheiten, sowie überhaupt schwereren Erkrankungen blieben wir ebenso wie von anderen Unglücksfällen verschont, der Gesundheitszustand war stets ein ausgezeichneter.

Auf Beschäftigung der Kranken wurde möglichst gesehen und gelang es fast das ganze Jahr über 50—60 % der Männer mit Feld-, Garten- und Hausarbeiten zu beschäftigen, wozu die provisorische Einrichtung einiger Werkstätten fördernd beitrug. Auch von Frauen wurden 60—65 % andauernd mit Handarbeiten beschäftigt und die vollständige Einkleidung des Wartpersonals mit Dienstkleidung, die neu eingeführt wurde, sowie die Anfertigung neuer Frauenkleider und aller Wäsche mit eigenen Kräften besorgt.

Zur Erheiterung der Kranken wurden öfters Concerte, Abendunterhaltungen, kleine theatralische Aufführungen und eine grössere allgemeine Ausfahrt in den Taunus veranstaltet, die Concerte und Tanzvergnügungen meist in Folge der ungenügenden Grösse unseres Concertsaales im Saal des dicht an der Anstalt gelegenen »Affensteiner Felsenkellers.«

Von den Neubauten der Anstalt wurden im Berichtsjahr das Beamtenwohnhaus und das Leichenhaus fast bis zur Fertigstellung gebracht, die neue Waschküche nahezu vollendet, ein Vergrösserungsbau auch der Kochküche begonnen und die Abtheilungen der ruhigen Kranken und Pensionäre völlig neu hergestellt und neu ausgestattet.

Bei dem schnell wachsenden Zugang, der bald die Zahl von 300 übersteigen wird, stellte sich das Bedürfniss nach einem dritten grösseren Krankensaal unabweislich heraus; der eine ist für die frischen Aufnahmen, der andere für die Schwerkranken, namentlich Paralytiker und Sieche bestimmt; es fehlt ein dritter für unruhigere frische und chronische Fälle, der die unruhige Abtheilung immer mehr zu ersetzen im Stande ist. Zu diesem Zwecke wurde das Aufsetzen eines Stockwerks auf der einstöckigen Abtheilung D projectirt und genehmigt und der Bau Anfang dieses Jahres begonnen.

II. Nichtstädtische Krankenhäuser.

I. Dr. Senckenberg'sches Bürgerhospital.

Bericht

von

Sanitätsrath Dr. JEAN SCHMIDT und Dr. FRIEDR. EBENAU.

Uebersicht der im Jahre 1890 behandelten Kranken.

Bestand am 1. Jan. 1890.		Auf- genommen 1890.		Summa.		Abgang						Verblieben am 31. Dec. 1890.	
						Geheilt.		Gebessert o. ungeheilt.		Gestorben.			
M.	W.	M.	W.	M.	W.	M.	W.	M.	W.	M.	W.	M.	W.
85	26	707	296	792	322	448	140	179	99	78	57	87	26
111		1003		1114		588		278		135		113	
1114						1114							

A. Medicinische Abtheilung unter Sanitätsrath Dr. Jean Schmidt.

Uebersicht der im Jahre 1890 behandelten Kranken der medicinischen Abtheilung.

Bestand am 1. Januar 1890.		Auf- genommen 1890.		Summa.		Abgang						Verblieben am 31. Dec. 1890.	
						Geheilt.		Gebessert o. ungeheilt.		Gestorben.			
M.	W.	M.	W.	M.	W.	M.	W	M.	W.	M.	W.	M.	W.
52	19	416	206	468	225	254	84	100	73	57	51	57	17
71		622		693		338		173		108		74	
693						693							

Uebersicht der Krankheitsfälle.

Namen der Krankheiten.	Im Alter von Jahren						Entlassen			Verblieben in Behandlung.
	0—15	15—30	30—45	45—60	über 60	Summa.	Geheilt.	Gebessert o. ungeheilt.	Gestorben.	
I. Acute Infectionskrankheiten.										
Scarlatina	1	4	—	—	—	5	5	—	—	—
Erysipelas	—	2	1	2	—	5	5	—	—	—
Diphtheria	1	6	3	—	—	10	8	—	—	2
Typhus abdominalis	2	9	—	—	—	11	8	—	1	2
Influenza	1	25	1	3	—	30	29	1	—	—
Rheumatismus articulorum acutus	—	30	13	3	3	49	40	5	—	4
II. Allgemeinkrankheiten.										
Anaemia	—	8	1	—	1	10	4	5	1	—
Chlorosis	—	12	—	—	—	12	5	6	—	1
Defatigatio	—	7	4	—	1	12	11	—	—	1
Marasmus senilis	—	—	—	1	7	8	—	6	1	1
Diabetes mellitus	—	2	—	—	1	3	—	—	2	1
Arthritis deformans	—	—	—	1	—	1	—	1	—	
Alcoholismus	—	—	3	1	1	5	2	3	—	
Bleivergiftung	—	—	1	1	—	2	—	—	—	2
Debilitas	—	1	—	1	—	2	1	1	—	
Adipositas	—	—	2	1	—	3	—	3	—	—
Syphilis	—	—	1	—	—	1	—	1	—	—
III. Krankheiten des Nervensystems										
Meningitis	—	1	1	—	—	2	—	—	2	—
Commotio cerebri	—	1	—	—	—	1	—	1	—	—
Apoplexia cerebri	—	—	1	6	7	14	1	6	5	2
Hemiplegia	—	—	—	2	—	2	—	1	—	1
Tabes dorsalis	—	—	4	2	2	8	1	4	1	2
Spastische Spinalparalyse	—	—	1	—	—	1	—	1	—	—
Paralysis spinalis	—	—	—	1	—	1	—	—	—	1
Myelitis acuta	—	—	1	—	—	1	—	—	1	—
Myelitis chronica	—	—	1	—	—	1	—	1	—	—
Neuralgia	—	4	1	2	—	7	6	1	—	—
Cephalalgia	—	2	—	—	—	2	1	1	—	—
Hemicrania	—	1	—	—	—	1	1	—	—	—
Neuritis multiplex	—	—	1	—	—	1	—	1	—	—
Ecclampsia	—	—	1	—	—	1	1	—	—	—
Epilepsia	—	5	—	—	—	5	1	3	—	1
Hysteria	—	1	—	1	—	2	—	1	—	1

Namen der Krankheiten.	Im Alter von Jahren						Entlassen			
	0—15	15—30	30—45	45—60	über 60	Summa	Geheilt.	Gebessert o. ungeheilt.	Gestorben.	Verblieben in Behandlung.
Neurasthenia	1	1	1	1	—	4	1	3	—	—
Delirium tremens	—	—	1	—	—	1	1	—	—	—
Psychopathia	..	—	1	1	—	2	—	2	—	—
Dementia paralytica	—	—	1	—	—	1	—	1	—	—
Melancholia	—	—	—	—	1	1	—	—	—	1
Dementia senilis	—	—	—	1	—	1	—	1	—	—
Paresis der unteren Extremitäten	—	..	1	—	—	1	—	1	—	—
Hyperaemia cerebri	—	—	—	—	1	1	1	—	—	—
Ischias	—	1	1	3	—	5	4	1	—	—
Vertigo	—	1	—	—	—	1	1	—	—	—
IV. Krankheiten des Gefässsystems.										
Endocarditis	—	1	2	—	—	3	1	—	2	—
Pericarditis	—	1	1	—	—	2	—	—	2	—
Vitium cordis	—	8	6	2	2	18	—	16	1	1
Hypertrophia cordis	—	—	—	4	4	8	—	—	8	—
Atheromatosis	—	—	—	—	5	5	—	2	3	—
Palpitatio cordis	1	—	—	—	—	1	1	—	—	—
V. Krankheiten der Respirationsorgane										
Angina	1	31	1	1	—	34	33	1	—	—
Laryngitis acuta	1	3	—	—	—	4	4	—	—	—
Bronchitis acuta	1	15	12	8	8	44	41	—	—	3
Bronchitis chronica	1	5	2	11	6	25	6	13	3	3
Pneumonia crouposa	1	9	6	3	1	20	18	—	2	—
Pneumonia catarrhalis (lobularis)	—	2	—	1	2	5	2	—	3	—
Haemoptoe	—	1	—	1	—	2	1	—	1	—
Tuberculosis pulmonum	2	51	46	21	8	128	4	46	49	29
Gangraena pulmonum	—	—	—	—	1	1	—	—	1	—
Emphysema pulmonum	—	—	2	4	2	8	—	5	—	3
Pleuritis sicca	—	10	1	1	1	13	11	1	—	1
Pleuritis serosa	—	4	2	—	—	6	3	1	—	2
Pleuritis suppurativa	—	—	1	—	—	1	—	—	—	1
Asthma bronchiale	—	—	—	1	1	2	—	2	—	—
VI. Krankheiten der Verdauungsorgane.										
Cardialgia	—	1	—	1	—	2	2	—	—	—
Ulcus ventriculi	—	2	1	—	—	3	2	—	1	—
Gastricismus	—	6	2	1	1	10	6	2	—	2
Catarrhus ventriculi chronicus	—	4	5	1	1	11	6	4	—	1

Namen der Krankheiten.	0—15	15—30	30—45	45—60	über 60	Summa.	Geheilt.	Gebessert o. ungeheilt.	Gestorben.	Verblieben in Behandlung.
Gastro-Enteritis	—	5	2	2	—	9	7	2	—	—
Febris gastrica	—	—	1	—	—	1	1	—	—	—
Icterus catarrhalis	—	5	1	1	—	7	7	—	—	—
Catarrhus intestinalis	—	2	—	—	—	2	2	—	—	—
Perityphlitis	—	1	1	—	—	2	2	—	—	—
Peritonitis	—	3	1	2	—	6	2	1	3	—
Carcinoma ventriculi	—	—	—	2	—	2	—	—	2	—
Carcinoma recti	—	—	1	1	1	3	—	—	3	—
Carcinoma hepatis	—	—	—	1	—	1	—	—	1	—
Cirrhosis hepatis	—	—	1	—	1	2	—	—	2	—
Obstipatio	—	—	—	2	—	2	2	—	—	—
Cholelithiasis	—	—	1	—	—	1	1	—	—	—
Helminthiasis	—	1	—	—	—	1	1	—	—	—
VII. Krankheiten der Urogenitalorgane.										
Nephritis acuta	—	—	1	—	—	1	1	—	—	—
Nephritis chronica	—	2	2	3	4	11	—	6	5	—
Cystitis	—	2	—	—	2	4	—	3	—	1
Metrorrhagia	—	—	2	—	—	2	2	—	—	—
Carcinoma uteri	—	—	—	1	—	1	—	—	1	—
Morbus Brightii	—	—	—	—	1	1	—	—	1	—
Myome des Uterus	—	—	1	—	—	1	—	1	—	—
VIII. Krankheiten der Bewegungsorgane.										
Rheumatismus musculorum	—	7	6	6	2	21	20	—	—	1
Rheumatismus chron. articul.	—	5	4	1	—	10	3	4	—	3
IX. Krankheiten der Haut.										
Eczema	1	1	—	1	—	3	3	—	—	—
Herpes zoster	—	—	—	—	1	1	1	—	—	—
Erythema faciei	—	1	—	—	—	1	1	—	—	—
x. Krankheiten der Augen	—	1	—	2	—	3	2	1	—	—
XI. Simulatio	—	—	1	—	—	1	1	—	—	—
	15	314	164	120	80	693	338	173	108	74

B. Chirurgische Abtheilung unter Dr. Friedr. Ebenau.

Uebersicht der im Jahre 1890 behandelten Kranken der chirurgischen Abtheilung.

Körpergegend.	I. Verletzung, und deren nächst.Folg.	davon gestorben.	II. Entzündnng, und deren nächst.Folg.	davon gestorben.	III. Ge-schwülste.	davon gestorben.	IV. Ver-schiedenes.	davon gestorben.	Zusammen. Behandelt.	Ge-storben.
I. Kopf und Ohr .	16	1	8	1	—	—	—	—	24	2
II. Gesicht, Nase, Mund	11	--	17	—	2	—	5	—	35	—
III. Hals und Nacken	3	–	8	1	13	—	—	—	24	1
IV. Wirbelsäule . . .	2	1	1	—	—	—	—	—	3	1
V. Brust und Rücken	18	2	20	4	9	3	—	—	47	9
VI. Bauch und Rectum	—	—	6	1	4	1	8	1	18	3
VII. Harnorgane . . .	2	—	14	2	—	—	3	—	19	2
VIII. Männliche Geschlechtsorgane .	—	—	3	—	1	—	1	—	5	—
IX. Weibliche Geschlechtsorgane .	3	—	2	—	2	1	3	—	10	1
X. Becken und Lumbalgegend . . .	1	—	6	1	1	—	—	—	8	1
XI. Obere Extremitäten	58	—	44	1	—	—	2	—	104	1
XII. Untere Extremitäten	60	2	55	4	3	—	6	—	124	6
Zusammen . .	174	6	184	15	35	5	28	1	421	27

Specielles.

I. Kopf und Ohr.

1. Verletzungen: 16 M., davon 9 Weichtheilwunden, 3 Contus. cerebri, 4 Fract. cranii (1 †).
2. Entzündungen: 7 M., 1 W., davon 1 Otitis media, 1 Myring. haemorrh., 1 Mening. cerebrospin. (†), 1 Nekr. ossis front. syphil., 4 Caries proc. mast.

II. Gesicht, Nasen- und Mundhöhle.

1. Verletzungen: 9 M., 2 W., davon 3 Contus., 6 Vuln. cutan. 2 Ektrop. palp.

2. Entzündungen: 12 M., 5 W., davon 3 Furunc. labii, 2 Parulis,
4 Periost. mandib., 3 Phlegm. tonsill., 1 Parotitis, 1 Carbunc.
malae (diabet.), 1 Ulc. gingiv. syphil., 1 Emp. antri Highm.,
1 Car. ossis spheu.

3. Geschwülste: 1 M. (Epulis), 1 W. (Rachentonsille).

4. Verschiedenes: 4 M., 1 W., davon 2 Epistaxis, 3 Augenkrank.

III. Hals und Nacken.

1. Verletzungen: 3 M., davon 1 Contus., 1 Stichwunde, 1 Kehl-
kopfdurchschneidung (suicid.).

2. Entzündungen: 8 M., davon 1 Phlegm. colli prof. (†),
3 Lymphadenitis, 4 Laryngostenose (1 Diphth., 3 Tuberc.)

3. Geschwülste: 11 M., 2 W., davon 12 Lymphome, 1 Struma.

IV. Wirbelsäule.

1. Verletzungen: 2 M. mit Fract. vertebr. (1 †).

2. Entzündungen: 1 M. mit Caries vertebr.

V. Brust und Rücken.

1. Verletzungen: 16 M., 2 W., davon 1 Verbrennung (†),
7 Contus., 2 Muskelzerrung, 1 Stichwunde, 5 Rippenbrüche,
2 Brustschüsse (1 †).

2. Entzündungen: 10 M., 10 W., davon 3 Furunc., 1 Phlegm..
1 Ekzema univ. (†), 4 Mastitis, 2 Caries sterni (2 †),
1 Car. cost., 7 Empyeme (1 †), 1 Herp. zoster.

3. Geschwülste: 2 M., 7 W., davon 2 Carcin. oesoph. (1 †)
6 Carcin. mamm. (2 †), 1 Aden. mamm.

VI. Bauch und Rectum.

1. Entzündungen: 6 M., davon 3 Fistula ani, 1 Pachyderm.
ani, 1 Perityphl., 1 Leber-Abscess (†).

2. Geschwülste: 1 M. 3 W., davon 2 Carcin. recti, 2 Carcin.
flex. sigm. (1 †).

3. Verschiedenes: 6 M., 2 W., davon 2 Hern.. incarc. (1 †),
4 Hern. inguin., 2 Nod. haemorrh.

VII. Harnorgane.

1. Verletzungen : 2 M. mit Fist. urethr. traumat.

2. Entzündungen: 13 M., 1 W., davon 8 Cystitis chron. simpl.,
1 Cystit. tuberc., 1 Cyst. gonorrh., 1 Cysto-pyelo-nephr. (†),
3 Strict. urethr. mit periurethr. Abscess (1 †).

3. Verschiedenes: 3 M. mit strict. urethr.

VIII. Männl. Geschlechtsorgane.
  1. Entzündungen: 3 Fälle, davon 1 Hydrocele simpl., 1 Hydr. test. et funic. sperm., 1 orchit. gonorrh.
  2. Geschwülste: 1 Cystoid des Hodens.
  3. Verschiedenes: 1 Phimose.

IX. Weibliche Geschlechtsorgane.
  1. Verletzungen: 3 Fälle von rupt. perin. inveter.
  2. Entzündungen: 2 Fälle, davon 1 Fluor albus, 1 Phlegm. lab. maj.
  3. Geschwülste: 2 Carcin. uteri (1 †).
  4. Verschiedenes: 3 Fälle, davon 2 Prol. vagin., 1 Subinvol. uteri.

X. Becken- und Lumbalgegend.
  1. Verletzungen: 1 M., Contus.
  2. Entzündungen: 5 M., 1 W., davon 1 Erysipel der Gesässhaut (†), 1 Psoas-Abscess, 1 Damm-Abscess, 3 Lymphaden, inguin.
  3 Geschwülste: 1 W. mit Sarkom der Inguinalgegend.

XI. Obere Extremitäten.
  1. Verletzungen: 58 Fälle (54 M., 4 W.); 27 Quetsch-, Schnitt-, Bisswunden, 4 Brandwunden, 8 Contus. und Distors., 1 Tendovagin. traum., 2 Lux. antebrach. (1 cum fract.), 4 Lux. hum., 1 Fract. poll., 4 Fract. radii, 1 Fract. olecr. compl., 1 Fract. antebrach., 2 Fract. condyl. hum., 1 Fract. hum. complic. 1 Fract. tuberc. hum., 1 Fract. clavic.
  2. Entzündungen: 44 Fälle (32 M., 12 W.): 14 Panaritien, 16 Lymphang. u. Phlegm., 2 Ekzeme, 4 Furunc., 3 Lymphaden. axill., 2 Caries der Handwurzel (1 †), 2 Car. cubit., 1 Osteomyel. radii.
  3. Verschiedenes: 1 M. (Frostbeulen), 1 W. (Nadel in d. Hand).

XII. Untere Extremitäten.
  1. Verletzungen: 60 Fälle (50 M., 10 W.): 4 Brand-, 17 Quetsch-, Stich-, Schnitt-Wunden; 18 Contus. und Distors., 1 Fract. dig., 1 Fract. metat., 1 Fract. fib., 1 Fract. tib., 4 Fract. mall., 4 Fract. crur. (2 complic.), 3 Fract. fem., (2 complic., 1 †), 3 Fract. colli fem., 1 Haemarthr. genus, 1 Hydarthr. genus traum., 1 Contract. genus traum. (†).
  2. Entzündung: 55 Fälle (37 M., 18 W.): 2 Ekzeme, 12 Furunk. und phlegm. (1 †), 14 Ulc. crur., 3 Ung. incarn., 1 Hautgangrän, 1 Embol. Gangr. beider Beine (†), 5 Clav. inflamm.,

1 Erysipel, 2 Hygr. und bursit., 1 Teɳdovagin., arthrit. hall.,
4 Car. genus (1 †), 4 Car. nekrot. tib., 1 Periost tib., 1 Periost.
fem., 2 coxitis (1 †).

3. Geschwülste: 3 M., 2 Sarkoma intermusc. fem., 1 Melano-
sark. der Ferse.

4. Verschiedenes: 4 M., 2 W. (Schweissfuss, Plattfuss, genu valg.).

Operationen.

I. Trepan. proc. mast. 2.

II. Exstirp. epul. 1, Nekrotom. oss. front. 2, Trepan. autr. Highm. 1,
Plastik bei Ektrop. 2.

III. Tracheot. 3 (1 Croup, 2 Tuberc. laryng.), Exstirp. lymphom.
colli 12.

V. Amput. mamm. 5, Exstirp. adenom. mamm. 1, Resect. sterni
car. 1, Thorakotomie mit Rippenresection 10 (8 wegen Emp. —
einmal doppelseitig —, 2 wegen Haematothorax traum.).

VI. Fist. ani (Paquelin) 3, Nodul. haemorrh. 2, Herniot. 3, Colotomie 1 (Carc. coli), Ileotomie 1 (Carc. coli), Incis. bei Leber-
Abscess 1, bei Perityphl. (Kothstein) 1, Exstirp. cost. XII.
dislocat. 1.

VII. Urethrotomie wegen Strictur 3, dilat. strict 2.

VIII. Radicaloperat. der Hydrocele 2, Castrat. wegen Cystoid 1,
Circumcis. 1.

IX. Colporrh. 2, Perineoplast. 1.

X. Exstirp. bub. ing. 1, Sarkom. ing. 1.

XI. Luxat. hum. (Nark.) 2, Resect., Amput., Nekrot. au Fingern 8,
Nekrot rad. 1, Resect. manus 1, Arthrot man. 1, Res. part.
bei lux. antebr. c. fract. 1, Res. olecr. 1, Arthrot. cub. 1,
Fract. hum. compl. (Nark.) 1, Sehnennaht 4, Exstirp. bub.
axill. 2.

XII. Fract. compl. (Nark.) 3, Exartic. hall. 1, Ung. incarn. 3, Nekrot.
tib. 4, Bursit. praepat. 1, Exstirp. von Sarkomen 3, Resect.
coxae 1, Bris. forcé bei ankyl. genus 1.

Todesfälle.

1. 8jähr. Knabe. Aufn. 30. 11. 88. † 4. 1. 90. Multiple Caries,
Pleuritis, Pericarditis, Amyloid.

2. 49jähr. Mann. Aufn. 13. 12. 89 wegen Phlegm. crur. † 4. 1. 90
an käsiger Pneumonie.

3. 51jähr. Frau. Mehrmals an carcin. mamm. operirt, soll neuerdings aufgenommen werden, stirbt auf dem Transport in's Hospital. Sect.: Tuberc. pulm. et intestin., Pneumon. duplex (Influenza). 14. 1. 90.

4. 10jähr. Knabe. Aufn. 9. 7. 89 wegen Contract. genus. Osteotomia cuneif. 13. 7. 89. † 23. 1. 90 nach vollendeter Heilung an den Folgen einer Endocard. mitral. et aort.· chronica.

5. 39jähr. Frau. Aufn. 11. 1. 90. Darmverschluss durch. carc. uteri; desshalb auswärts Colotomie. † 7. 2. 90. Carcin. uteri, recti, vesicae.

6. 44jähr. Frau. Aufn. 13. 2. 90. Carcin. mamm. utriusque inoperab. † 19. 2. 90. Carcin. hepat., Ascites, Pachym. haem.·

7. 61jähr. Frau. Aufn. 21. 12. 89. Carcin. flex. sigm. † 19. 3. 90. Perfor. in vesic. et jejun. Hydronephrose.

8. 31jähr. Mann. Aufn. 7. 8. 89. † 30. 3. 90. Multiple Caries, allgem. Tubercul.

9. 44jähr. Mann. Aufn. 3. 4. 90. mit hern. incarc. im Endstadium der Lungenphthise. † 6. 4. 90.

10. 6jähr. Knabe. Aufn. 21. 2. 90 nach angebl. Trauma der Halswirbelsäule. † 18. 4. 90. Mening. cerebrospin. purul.

11. 25jähr. Mann. Aufn. 9. 8. 89. † 20. 4. 90. Multiple Caries, käsige Bronchialdrüsen, Schluckpneumonie.

12. 32jähr. Mann. Aufn. 21. 3. 90. Fract. vertebr. † 23. 4. 90. Compressions-Myelitis. Cystitis, Pyelonephritis. Schluckpneum. Traumat. Encephalitis.

13. 65jähr. Mann. Aufn. 27. 5. 90. † 11. 6. 90. Tubercul. des tract. urogenit. Phthisis pulm.

14. 63jähr. Mann. Aufn. 10. 5. 90. † 12. 6. 90. Carcin. oesoph. Schluckpneumonie. Phthisis pulm.

15. 45jähr. Mann. Aufn. 9. 6. 90. † 19. 6. 90. Metapneumon. Empyem (Incis.), Pericarditis, Tubercul. pulm.

16. 46jähr. Frau. Aufn. 10. 3. 90. † 21. 6. 90. Multiple Caries, allgem. Tubercul.

17. 10jähr. Mädchen. Aufn. 31. 3. 90. Resect. cox. 1. 4. 90. † 2. 7. 90 an tubercul. Meningitis.

18. 53jähr. Mann. Aufn. 20. 6. 90. Gangrän beider Unterschenkel durch Embolie. Atherom. Infarkte in Lungen, Milz, Niere.

19. 45jähr. Mann. Aufn. 2. 6. 90. Eröffnung eines Leber-Abscesses am 4. 6. † 22. 8. 90. Multiple Abscesse der Leber und der Lunge, Pleuropneumonie.

20. 70jähr. Mann. Aufn. 19. 8. 90. † 25. 8. 90. Gangränöses Erysipel der Nates. Pleuropneumonie.

21. 62jähr. Mann. Aufn. 23. 7. 90. Urininfiltr. bei strict. urethr. 25. 7. 90. Urethrotomie. † 26. 8. 90. Bronchopneum.

22. 17jähr. Mann. Aufn. 11. 9. 90. † am gleichen Tag. Ausgedehnter Schädelbruch, Bluterguss unter d. Dura und in die Hirnrinde.

23. 19jähr. Mann. Aufn. 26. 9. 90. Schwere Verbrennung. † 28. 9. 90.

24. 40jähr. Mann. Aufn. 1. 5. 89 mit complic. Fractur beider Beine. † 10. 10. 90 an Phthise und Amyloid.

25. 26jähr. Mann. Aufn. 14. 10. 90. † 21. 10. 90. Schuss durch die l. Lunge, Streifschuss des Herzens, Infarkt des l. Ventrikels. haemorrhag. Pericarditis (Suicid.).

26. 54jähr. Mann. Aufn. 12. 11. 90. † 28. 11. 90. Tiefe Phlegmone des Halszellgewebes (multiple Incisionen), Pleuritis, Fettherz, Pankreas-Nekrose.

27. 64jähr. Mann. Aufn. 5. 11. 90 wegen Ekzema chron. univers. † 18. 12. 90 an Bronchopneumonie, cirrhosis hepat., Schrumpfnieren.

Hospital zum Heiligen Geist.

Bericht

von

Dr. CNYRIM, Dr. HARBORDT und Dr. OHLENSCHLAGER.

A. Allgemeiner Bericht.

Uebersicht der im Jahre 1890 behandelten Kranken.

Bestand am 1. Jan. 1890.		Auf- genommen 1890.		Summa.		Abgang.				Verblieben am 1. Jan. 1891.	
						Geheilt oder anderw. entlass.		Gestorben.			
M.	W.	M.	W.	M.	W.	M.	W.	M.	W.	M.	W.
133	115	1199	1493	1332	1608	1136	1470	69	52	106	107
248		2692		2940		2606		121		213	
2940						2940					

Unter den 2940 Entlassenen verhalten sich die geheilt oder anderweitig Entlassenen zu den Verstorbenen folgendermassen:

	Medicin. Abth.		Chirurg. Abth.		Kranke überhaupt
	Männer	Weiber	Männer	Weiber	
	%	%	%	%	%
Gestorben	6·02	3·25	3·92	3·08	4·12
Geheilt od. anderweitig entlassen	93 98	96·75	96·08	96·92	95·88
	100·00	100·00	100·00	100·00	100 00

Die Zahl der Verpflegungstage betrug 69 919, der höchste Krankenstand war am 3. Januar mit 253 Patienten (davon 195 medic.), der niedrigste am 16. September mit 128 Patienten (davon 86 medic.).

Durchschnittlich wurden täglich 191·53 Patienten verpflegt.

Die durchschnittliche Verpflegungsdauer betrug 23 1/2 Tage.

Allgemeine Uebersicht über den Krankenstand 1890.

Aufgenommen.	Behandelte.						Entlassen:											
	Medicinisch.			Chirurgisch.			Gestorben.						Anderweitig entlassen.					
							Medicinisch.			Chirurgisch.			Medicinisch.			Chirurgisch.		
	M.	w.	s.	M.	w.	s.	M.	w.	s.	M.	w.	s.	M.	w.	s.	M.	w.	s.
Uebergang von 1889 .	100	94	194	33	21	54												
Januar 1890 .	75	172	247	40	37	77	6	—	6	2	1	3	42	152	194	41	30	71
Februar .	57	110	167	45	27	72	2	4	6	3	1	4	47	107	154	35	28	63
März .	72	94	166	40	28	68	3	5	8	1	2	3	84	123	207	45	31	76
April .	61	77	138	48	30	78	5	3	8	2	1	3	55	70	125	48	29	77
Mai .	49	108	157	50	31	81	6	8	14	1	2	3	73	102	175	35	33	68
Juni .	52	86	138	42	21	63	5	2	7	3	—	8	47	95	142	38	25	63
Juli .	56	57	118	41	29	70	7	2	9	1	1	8	51	69	120	51	18	69
August .	51	67	118	37	30	67	5	2	7	2	—	1	61	63	124	40	35	75
September .	46	67	113	36	22	58	3	3	6	8	2	5	46	59	105	36	25	61
October .	43	83	126	28	48	76	1	4	5	—	1	1	46	94	140	29	36	65
November .	61	84	145	49	25	74	2	4	6	2	2	4	49	79	128	35	29	64
December .	74	118	192	46	42	88	3	3	6	1	—	1	59	105	164	43	33	76
	797	1217	2014	585	391	926	48	40	88	21	12	33	660	1118	1778	476	352	828
			2940						121						2606			
											2727							
	M.	w.	s.	M.	w.	s.												
Uebergang in das Jahr 1891	67	81	148	39	26	65												
			218															

B. Medicinische Abtheilung unter Dr. Onyrim.

Uebersicht der im Jahre 1890 behandelten Kranken.

Bestand am 1. Januar 1890.		Aufgenommen 1890.		Summa.		Abgang				Verblieben am 1. Jan. 1891.	
						Gestorben		Entlassen.			
M.	W.	M.	W.	M.	W.	M.	W.	M.	W.	M.	W.
100	94	697	1123	797	1217	48	40	660	1118	67	81
194		1820		2014		88		1778		148	
		2014						2014			

Uebersicht der Krankheitsfälle.

Namen der Krankheiten.	Im Alter von Jahren												Entlassen						Verblieben in Behandlung.	
	0—15		15—30		30—45		45—60		über 60		Summa.		Geheilt.		Gebessert o. ungeheilt.		Gestorben.			
	M.	W.	M.	W.	M.	W.	M.	W.	M.	W.	M.	W.	M.	W.	M.	W.	M.	W.	M.	W.
I. Acute Infectionskrankheiten.																				
Morbilli	1	—	2	—	—	—	—	—	—	—	1	2	1	2	—	—	—	—	—	—
Scarlatina	—	—	12	19	1	—	—	—	—	—	13	19	12	11	—	—	1	1	—	7
Typhus abdominalis	—	1	9	19	3	1	—	2	—	—	12	23	10	16	—	—	1	1	1	6
Meningitis cerebrospinal. infectiosa	—	—	2	1	—	—	—	—	—	—	2	1	1	1	—	—	1	—	—	—
Erysipelas facici	—	—	6	29	1	—	—	2	—	—	7	31	7	31	—	—	—	—	—	—
» cruris	—	—	1	—	—	—	—	—	—	—	1	—	1	—	—	—	—	—	—	—
» migrans	—	—	1	—	—	—	—	—	—	—	1	—	1	—	—	—	—	—	—	—
Croup des larynx	—	—	1	—	—	—	—	—	—	—	1	—	—	—	—	—	1	—	—	—
Influenza	—	—	43	87	12	10	6	5	2	—	63	102	63	102	—	—	—	—	—	—
Intermittens larvata	—	—	1	—	—	—	—	—	—	—	1	—	1	—	—	—	—	—	—	—
II. Allgemeinkrankheiten.																				
Anaemia	—	—	—	3	—	—	—	—	—	—	—	3	—	—	—	3	—	—	—	—
Perniciöse Anaemia	—	—	—	—	—	—	—	1	—	—	—	1	—	—	—	—	—	1	—	—
Chlorosis	—	—	1	57	—	—	—	—	—	—	1	57	—	25	1	31	—	—	—	1
Purpura rheumatic.	—	—	1	1	—	—	—	—	—	—	1	1	1	1	—	—	—	—	—	—
Haemoglobinurie (parox.).	—	—	1	—	—	—	—	—	—	—	1	—	1	—	—	—	—	—	—	—
Defatigatio	—	—	19	58	3	4	—	—	—	1	22	63	21	63	—	—	—	—	1	—
Debilitas	—	—	2	2	—	1	—	—	—	—	2	3	2	3	—	—	—	—	—	—
Simulatio	—	—	2	—	1	—	—	—	—	—	3	—	3	—	—	—	—	—	—	—

Namen der Krankheiten.	0—15 M.	0—15 W.	15—30 M.	15—30 W.	30—45 M.	30—45 W.	45—60 M.	45—60 W.	über 60 M.	über 60 W.	Summa M.	Summa W.	Geheilt M.	Geheilt W.	Gebessert o. ungeheilt M.	Gebessert o. ungeheilt W.	Gestorben M.	Gestorben W.	Verblieben in Behandlung M.	Verblieben in Behandlung W.
Marasmus	—	—	—	—	—	—	—	—	1	—	1	—	—	—	—	—	1	—	—	—
Diabetes mellitus	—	—	1	—	—	—	—	1	—	—	1	1	—	—	1	—	—	—	—	1
Lues	—	—	4	—	—	—	1	—	—	—	5	—	—	—	5	—	—	—	—	—
Pyaemia nach Furunkel der Oberlippe	—	—	1	—	—	—	—	—	—	—	1	—	—	—	—	—	1	—	—	—
III. Vergiftungen.																				
Alcoholismus acut.	—	—	1	1	4	—	—	—	1	—	6	1	5	1	—	—	—	—	1	—
» chron.	—	—	—	—	2	—	1	—	—	—	3	—	—	—	3	—	—	—	—	—
Delirium tremens	—	—	—	—	1	—	1	—	—	—	2	—	1	—	1	—	—	—	—	—
Intoxicat. saturn.	—	—	5	—	1	—	—	—	—	—	6	—	5	—	1	—	—	—	—	—
» phosphor.	—	—	1	—	—	—	—	—	—	—	1	—	—	—	—	—	—	1	—	—
» Schwefelsäure	—	—	1	—	—	—	—	—	—	—	1	—	—	—	—	—	—	1	—	—
» Oxals.	—	—	—	—	—	1	—	—	—	—	—	1	—	—	—	—	—	1	—	—
» Leuchtgas	—	—	1	—	—	—	—	—	1	—	2	—	2	—	—	—	—	—	—	—
» Creosot	—	—	—	—	1	—	—	—	—	—	1	—	1	—	—	—	—	—	—	—
IV. Krankheiten des Nervensystems.																				
Cephalaea	—	—	6	6	2	4	1	—	—	—	9	10	9	10	—	—	—	—	—	—
Anaemia cerebri	—	—	—	—	—	1	—	—	—	—	1	—	1	—	—	—	—	—	—	—
Apoplexia cerebri	—	—	—	—	—	2	1	1	1	1	1	4	1	2	—	—	1	—	—	1
Embolia cerebri	—	1	—	—	1	—	—	—	—	—	1	1	1	1	—	—	—	—	—	—
Tumor cerebri	—	—	—	—	—	—	—	1	1	1	1	1	—	—	—	—	1	1	—	—
Lues cerebri	—	—	1	—	—	—	—	—	—	—	1	—	—	—	1	—	—	—	—	—
Meningitis spinalis	—	—	—	—	1	—	—	—	—	—	1	—	—	—	1	—	—	—	—	—
» tubercul.	—	—	1	—	—	—	—	—	—	—	1	—	—	—	—	—	1	—	—	—
Multiple Sclerose	—	—	—	—	—	—	1	—	—	—	1	—	—	—	1	—	—	—	—	—
Epilepsia	—	—	5	1	4	1	1	1	—	—	10	3	—	—	9	3	—	—	1	—
Jackson'sche Epilepsia	—	—	1	—	—	—	—	—	—	—	1	—	—	—	1	—	—	—	—	—
Hysteria	1	—	—	23	—	2	—	2	—	—	1	27	—	—	—	24	—	—	—	3
Neurasthenia	—	—	8	5	4	—	1	—	—	—	13	5	5	2	7	3	—	—	1	—
Neurasthenia spin.	—	—	—	—	1	—	—	—	—	—	1	—	—	—	1	—	—	—	—	—
Chorea	—	—	1	—	—	—	—	—	—	—	1	—	—	—	1	—	—	—	—	—
Tetania	—	—	1	—	1	—	—	—	—	—	2	—	—	—	1	—	—	—	—	—
Neuralgia	—	—	1	—	—	—	—	—	—	—	1	—	1	—	—	—	—	—	—	—
» n. trigemini	—	—	1	—	—	—	1	—	—	—	2	—	1	—	—	—	—	—	1	—
» n. supraorb.	—	—	1	—	—	—	—	—	—	—	1	—	1	—	—	—	—	—	—	—
» n. ischiadic.	—	—	1	1	2	—	1	—	—	—	4	1	3	1	—	—	—	—	1	—
» n. intercost.	—	—	1	1	—	—	—	—	—	—	1	1	1	1	—	—	—	—	—	—

Namen der Krankheiten.	Im Alter von Jahren												Entlassen						Verblieben in Behandlung.	
	0—15		15—30		30—45		45—60		über 60		Summa.		Geheilt.		gebessert o. ungeheilt.		Gestorben.			
	M.	W.	M.	W.	M.	W.	M.	W.	M.	W.	M.	W.	M.	W.	M.	W.	M.	W.	M.	W.
Tabes dorsal.	—	—	—	—	1	—	—	—	—	—	1	—	—	—	—	—	—	—	·	1
Poliomyelitis acut.	—	1	—	—	—	—	—	—	—	—	1	—	—	—	1	—	—	—	—	—
Amyotrophische Lateral-sclerose.	—	—	1	—	—	—	—	—	—	—	1	—	—	—	—	—	—	—	—	1
Morbus Basedowii	—	—	1	—	—	—	—	—	—	—	1	—	—	—	1	—	—	—	—	—
Psychosis	—	1	3	—	1	—	—	—	—	—	1	4	—	—	1	4	—	—	—	—
Acute hallucinat. Ver-wirrtheit	—	1	—	—	—	—	—	—	—	—	1	—	—	1	—	—	—	—	—	—
Melancholia	—	—	2	—	1	—	—	—	—	—	3	—	—	—	3	—	—	—	—	—
Hypochondria	—	3	—	—	—	—	—	—	—	—	3	—	—	—	3	—	—	—	—	—
Dementia paralytica	—	—	—	—	1	—	—	—	—	—	1	—	—	—	1	—	—	—	—	—
V. Krankheiten des Circulationssystems.																				
Degeneratio cordis	—	—	—	—	—	—	1	—	1	—	2	—	—	—	1	—	—	—	—	1
Vitium cordis	—	1	9	38	1	4	—	2	—	—	10	45	—	—	8	43	1	—	1	2
Endocarditis	—	—	1	5	—	—	—	—	—	—	1	5	1	—	2	—	2	—	—	1
Pericarditis	—	—	1	—	—	—	—	—	—	—	1	—	—	—	1	—	—	—	—	—
Neurosis cordis	—	—	1	—	—	—	—	—	—	—	1	—	—	—	1	—	—	—	—	—
Angina pectoris	—	—	—	—	1	—	—	—	—	—	1	—	1	—	—	—	—	—	—	—
Lymphadenitis	—	—	1	2	—	—	—	—	—	—	1	2	1	—	1	—	—	1	—	—
Lymphangitis	—	—	2	1	—	—	—	—	—	—	2	1	1	1	1	—	—	—	—	—
Lymphadenom	—	—	—	1	—	—	—	—	—	—	1	—	—	—	1	—	—	—	—	—
Phlebitis (venae saph.).	—	—	1	1	—	—	—	—	—	—	1	1	—	—	1	1	—	—	—	—
VI. Krankheiten der Respirationsorgane.																				
Abscessus retropharyng.	—	—	1	—	—	—	—	—	—	—	1	—	—	1	—	—	—	—	—	—
Angina catarrh.	—	—	16	26	2	2	—	—	—	—	18	28	18	27	—	—	—	—	—	1
» follicul.	—	—	26	158	1	4	1	—	—	—	28	162	28	156	—	—	—	—	—	6
» diphtherit.	—	—	8	29	—	4	—	—	—	—	8	33	7	30	—	—	1	3	—	—
» tonsill. absced.	—	—	13	10	2	1	—	—	—	—	15	11	15	10	—	—	—	—	—	1
Laryngitis acuta.	—	—	5	15	1	1	1	—	—	—	7	16	7	16	—	—	—	—	—	—
» chron.	—	—	—	—	—	2	—	—	—	—	2	—	—	—	2	—	—	—	—	—
» tubercul.	—	—	2	—	1	—	—	—	—	—	3	—	—	—	3	—	—	—	—	—
Laryngopharyngitis	—	—	1	—	—	—	—	—	—	—	1	—	1	—	—	—	—	—	—	—
Laryngotracheitis	—	—	—	3	—	—	—	—	—	—	3	—	3	—	—	—	—	—	—	—
Stenosis tracheae (struma)	—	—	—	—	—	—	—	1	—	—	1	—	—	—	1	—	—	—	—	—
Struma parenchym.	—	—	—	1	—	—	—	—	—	—	2	—	—	—	2	—	—	—	—	—
Bronchitis acuta.	1	—	29	26	9	5	7	5	3	1	49	37	47	32	—	—	—	—	2	5

Namen der Krankheiten.	0—15		15—30		30—45		45—60		über 60		Summa		Geheilt		Gebessert o. ungeheilt		Genesen		Verblieben in Behandlung	
	M.	W.	M.	W.	M.	W.	M.	W.	M.	W.	M.	W.	M.	W.	M.	W.	M.	W.	M.	W.
Bronchitis chron.	—		3	9	12	4	5	—	—		20	13	15	11			10	4	5	2
Emphysema pulm..	—			3		1	11	2	6		17	6			10	4	2		5	1
Asthma bronchiale . . .	—		1	3		2	—	—			1	5			4				2	
Pneumonia catarrh. . . .	1		8	15	6	—	4	—	1		19	16	14	15	3	1			2	
Tubercul. pulmon. chron..	—		76	49	37	15	19	12	3		135	81	—		89	57	27	15	19	9
» miliar. acut. . .	—		1									1							1	
Haemoptoe	—		11	6	4	—	2	1		1	17	8	15	7	2	1				
Pneumonia fibrinosa . . .	—		25	7	7	—		1		2	33	9	28	5	—	1	5	3		
Pneumonia traumatica . .	—				1							1		1						1
Pleuropneumonia	—		7	—	2						9		8		—	1				
Schluckpneumonie	—		1					1			8	1	5	1	3					
Pleuritis sicca	—		3	1	2	—	3				8	1	5	1	3					
» serosa	—		19	3	6	1	1				26	4	18	4	4				4	
» » haemorrh.	—			1							1			1						
» purulenta . . .	—		7	1	1	1					8	2			8	2				
Pleurodynia	—		1									1		1						
Pertussis	—		1									1		1						
Pyopneumothorax . . .	1										1			1		—		1		
Lymphosarcoma mediastin.	—				1							1								
VII. Krankheiten der Verdauungsorgane.																				
Parulis	—		10								10	—	10							
Stomatitis ulcerosa. . . .	—		1								1	—	1							
» aphthosa . . .	1										1	—	1							
Parotitis	1										1	—	1							
Epistaxis	—						1				1	—					1			
Carcinoma oesophag. . .	—																			1
Cardialgia	—		2								2	—	1							
Gastritis acuta	—		19	64	4	8	—	2	—		23	74	22	66		4	—		1	4
» chronica . . .	—		1	13	3	1					4	14	2	1	2	13				
Neurosis gastrica	—		2	1	1						1	3	1	1		2				
Ectasia ventricul.	—			2			1				2	1			2	1				
Ulcus ventricul.	—		16	1	7	2					3	28	2	20		2	1			1
Ulcus ventricul. perforat..	—		4									4				4				
Carcinoma ventricul. . . .	—			1	1	—		1			2	1			1	2				
» pylori . . .	—			1							1					1	—		1	
Stenosis carcinomat. card.	—					1					1	—								
Gastroenteritis acuta . . .	—		4	12	2	2	1	—	1		8	14	8	14						
» chronica	—		2		1						3	—				3	—			

Namen der Krankheiten	0—15 M	0—15 W	15—30 M	15—30 W	30—45 M	30—45 W	45—60 M	45—60 W	über 60 M	über 60 W	Summa M	Summa W	Geheilt M	Geheilt W	Gebessert o. ungeheilt M	Gebessert o. ungeheilt W	Gestorben M	Gestorben W	Verblieben in Behandlung M	Verblieben in Behandlung W
Catarrh. gastroduoden ..	—	—	1	—	—	—	—	—	—	—	1	—	1	—	—	—	—	—	—	—
Enteritis acuta	—	—	17	7	—	—	1	—	—	—	18	7	18	7	—	—	—	—	—	—
» chronica	—	—	—	—	1	—	—	—	—	—	1	—	—	—	1	—	—	—	—	—
Coprostasis	—	—	14	14	1	—	—	1	—	—	15	—	15	14	15	—	—	—	7	—
Obstipatio chron.	—	—	3	18	2	2	1	—	—	—	6	15	4	12	1	3	—	—	1	—
Ascites (Tubercul. Periton.)	—	—	—	1	—	—	—	—	—	—	—	1	—	—	—	—	—	—	—	1
Helminthiasis	1	—	2	4	1	2	—	—	—	—	3	7	3	5	—	2	—	—	—	—
Typhlitis	1	—	2	12	—	—	—	—	—	—	3	12	3	10	—	2	—	—	—	—
Perforatio process. vermif.	—	—	1	—	1	—	—	—	—	—	2	—	—	—	—	—	2	—	—	—
Peritonit. acuta	—	—	3	18	—	2	—	—	—	—	3	15	8	9	—	3	3	—	—	—
» purul.	—	—	1	—	1	—	—	—	—	—	2	—	—	—	—	—	2	—	—	—
» traumat.	—	—	1	—	—	—	—	—	—	—	1	—	—	—	—	—	—	—	—	1
» chronica	—	—	1	—	—	—	—	—	—	—	1	—	—	—	1	—	—	—	—	—
» tubercul.	1	—	—	—	3	1	—	—	—	—	2	3	—	—	2	3	—	—	—	—
Carcinoma flexurae lienalis	—	—	—	—	—	1	—	—	—	—	1	—	—	—	—	—	1	—	—	—
Abscessus subphrenic. (e. perforat. ulc. ventr. .	—	—	3	—	—	—	—	—	—	—	3	—	—	—	3	—	—	—	—	—
Icterus catarrhal.	—	—	6	6	2	1	—	1	—	—	8	8	8	7	—	1	—	—	—	—
Cholelithiasis	—	—	1	1	—	—	—	—	—	—	1	1	1	1	—	—	—	—	—	—
Perforatio vesicae felleae. (Cholelithiasis)	—	—	—	—	—	1	—	—	—	—	1	—	—	—	—	—	1	—	—	—
Acute gelbe Leberatrophie	—	—	—	1	—	—	—	—	—	—	1	—	—	—	—	—	1	—	—	—
Cirrhosis hepatis	—	—	—	1	1	—	—	—	—	—	1	—	—	—	1	1	—	—	—	—
Tumor hepatis	—	—	—	—	1	—	—	—	—	—	1	—	—	—	1	—	—	—	—	—
» lienis	—	—	3	—	1	—	—	—	—	—	4	—	—	—	4	—	—	—	—	—

VIII. Krankheiten der Harn- und Geschlechtsorgane.

Namen der Krankheiten	0—15 M	0—15 W	15—30 M	15—30 W	30—45 M	30—45 W	45—60 M	45—60 W	über 60 M	über 60 W	Summa M	Summa W	Geheilt M	Geheilt W	Gebessert o. ungeheilt M	Gebessert o. ungeheilt W	Gestorben M	Gestorben W	Verblieben in Behandlung M	Verblieben in Behandlung W
Nephritis acuta	—	—	2	4	—	—	—	—	—	—	2	4	1	4	1	—	—	—	—	—
» subchron. et chron.	—	—	7	3	2	—	—	—	—	—	9	3	1	—	7	2	1	—	—	1
» atrophic.	—	—	—	—	—	1	—	—	—	—	1	—	—	—	1	—	—	—	—	—
Uraemia (Nephrit. chron.)	—	—	1	—	—	—	—	—	—	—	1	—	1	—	—	—	—	—	—	—
Pyelonephritis	—	—	1	1	—	—	—	—	1	1	2	2	—	2	—	—	—	2	—	—
Ren mobilis	—	—	—	2	—	—	—	—	—	—	—	2	—	—	—	2	—	—	—	—
Amyloidniere	—	—	—	—	—	1	—	—	—	—	—	2	—	—	—	2	—	—	—	—
Cystitis catarrh.	—	—	1	8	3	1	—	2	—	—	4	6	3	4	—	—	—	—	—	2
» gonorrh.	—	—	—	1	—	—	—	—	—	—	1	—	—	—	1	—	—	—	—	—
» purulenta	—	—	—	—	—	—	1	1	1	—	1	1	—	—	1	1	—	—	—	—
Gonorrhoea	—	—	3	1	—	—	—	—	—	—	3	1	—	—	3	1	—	—	—	—
Epididymitis gonorrh.	—	—	1	—	1	—	—	—	—	—	2	—	—	—	—	—	—	—	—	—

Namen der Krankheiten.	0–15 M	0–15 W	15–30 M	15–30 W	30–45 M	30–45 W	45–60 M	45–60 W	über 60 M	über 60 W	Summa M	Summa W	Geheilt M	Geheilt W	Gebessert o. ungeheilt M	Gebessert o. ungeheilt W	Gestorben M	Gestorben W	Verblieben in Behandlung M	Verblieben in Behandlung W
Condylomata acum.	—	—	—	1	—	—	—	—	—	—	—	1	—	—	—	1	—	—	—	—
» lata	—	—	—	1	—	—	—	—	—	—	—	1	—	—	—	1	—	—	—	—
Vaginitis	—	—	—	6	—	—	—	—	—	—	—	6	—	3	—	3	—	—	—	—
Salpingitis	—	—	—	—	—	—	—	1	—	—	—	1	—	1	—	—	—	—	—	—
Prolapsus vaginae	—	—	—	—	—	1	—	—	—	—	—	1	—	—	—	1	—	—	—	—
Catarrh. cervic. uteri	—	—	—	1	—	—	—	—	—	—	—	1	—	—	—	1	—	—	—	—
Endometritis	—	—	—	2	—	—	—	—	—	—	—	2	—	—	—	1	—	—	—	1
Metritis	—	—	—	2	—	—	—	—	—	—	—	2	—	—	—	2	—	—	—	—
Retroflexio uteri	—	—	—	1	—	—	—	—	—	—	—	1	—	—	—	—	—	—	—	1
Anteflexio uteri	—	—	—	1	—	—	—	—	—	—	—	1	—	—	—	1	—	—	—	—
Carcinoma uteri	—	—	—	—	—	1	—	3	—	—	—	4	—	—	—	1	—	2	—	1
Myoma uteri	—	—	—	—	—	—	—	1	—	—	—	1	—	—	—	1	—	—	—	—
Parametritis	—	—	—	9	—	3	—	2	—	—	—	14	—	9	—	4	—	—	—	1
Perimetritis	—	—	—	3	—	—	—	—	—	—	—	3	—	1	—	2	—	—	—	—
Tumor ovarii	—	—	—	1	—	—	—	1	—	—	—	2	—	—	—	2	—	—	—	—
Metrorrhagia	—	—	—	3	—	2	—	—	—	—	—	5	—	4	—	1	—	—	—	—
Molimina gravidit.	—	—	—	1	—	—	—	—	—	—	—	1	—	—	—	1	—	—	—	—
Menstruationsanomal.	—	—	—	8	—	—	—	1	—	—	—	9	—	4	—	5	—	—	—	—
Abortus	—	—	—	3	—	—	—	—	—	—	—	3	—	3	—	—	—	—	—	—
Ecclampsia gravid.	—	—	—	1	—	—	—	—	—	—	—	1	—	—	—	1	—	—	—	—
IX. Krankheiten der Bewegungsorgane.																				
Polyarthr. acuta	—	—	43	86	11	4	13	1	—	—	67	91	60	82	4	2	—	—	3	7
» chronica	—	—	3	4	3	1	1	—	—	—	7	5	—	—	7	4	—	—	—	1
Rheumatism. muscul.	1	—	26	24	8	4	11	1	3	1	49	30	44	26	1	2	—	—	4	2
» musculoartic.	—	—	7	19	6	1	3	1	—	—	16	21	15	21	1	—	—	—	—	—
» musc. chron.	—	—	—	1	—	—	—	—	—	—	1	—	—	—	1	—	—	—	—	—
Arthritis deformans	—	—	—	1	—	1	—	1	—	—	1	2	—	—	—	1	—	—	1	1
Peliosis rheumatic.	—	—	1	1	—	—	—	—	—	—	1	1	—	—	1	1	—	—	—	—
Myositis rheum.	—	—	8	3	1	1	—	—	—	—	9	4	9	3	—	1	—	—	—	—
X. Krankheiten des Auges, des Ohres und der Nase.																				
Conjunctivitis catarrh.	—	—	1	1	1	—	—	—	—	—	1	2	1	2	—	—	—	—	—	—
» phlyctaenul.	—	—	1	—	—	—	—	—	—	—	1	—	1	—	—	—	—	—	—	—
Keratitis parenchymatos. diffusa	—	—	—	—	1	—	—	—	—	—	1	—	1	—	—	—	—	—	—	—
Iritis serosa	—	—	1	—	—	—	—	—	—	—	1	—	1	—	—	—	—	—	—	—
Blepharitis	—	—	—	—	—	—	1	—	—	—	1	—	1	—	—	—	—	—	—	—

Namen der Krankheiten.	0—15 M	0—15 W	15—30 M	15—30 W	30—45 M	30—45 W	45—60 M	45—60 W	über 60 M	über 60 W	Summa M	Summa W	Geheilt M	Geheilt W	Gebessert o. ungeheilt M	Gebessert o. ungeheilt W	Gestorben M	Gestorben W	Verblieben in Behandlung M	Verblieben in Behandlung W
Siebbeineiterung			1								1				1					
Otitis externa			1									1	1							
» media acuta			1	4				1			1	5	1	5						
Rhinitis						1						1	1							
Polypus nar.			1									1	1							
XI. Krankheiten der Haut.																				
Dermatitis contusif.			1								1		1							
Eczema impetiginos.			2								2		2							
» mammae				1								1		1						
» faciei			1								1		1							
» universale			7	2	1						8	2	8	2						
Urticaria				2								2		2						
Scabies			2	1							2	1	2	1						
Pediculosis		1									1		1							
Herpes zoster			1				1					2			2					
Herpes palat. moll.			1								1		1							
Febris herpetica			3								3		3							
Psoriasis			1	2							1	2	1	2						
Pruritus cutaneus			1									1		1						
Diversa.																				
Jauchiges Oedem des linken Schultergelenks							1				1						1			
Osteomyelitis acut.			1								1		1							
Caries der Brust- und Halswirbel			1								1						1			
Haemorrhoiden			1								1						1			
Coxitis sinistra			1								1						1			
Hernia inguinalis			1	1			1				2	1					2			1
» inguin. incarcerat.							1	1			1	1					1	1		
» femoralis							1				1						1			
Furuncul. narium			1								1		1							
» lab. superior			1								1		1							
Abscess der Halsdrüse		1									1						1			
Caries des Fusses						1					1									1

Ein Bericht über die Influenza-Epidemie von 1889/90 ist im vorigen Jahrgang veröffentlicht worden. Mittheilungen über die seit November 1890 begonnene Anwendung des Koch'schen Tuberculin's sollen im nächsten Jahrgang gemacht werden.

Es starben auf der medicinischen Abtheilung im Jahre 1890
48 Männer und 40 Weiber.

Typhus abdominalis: 1 M. von 17 J. im Stadium der
markigen Schwellung. Geschwüre an der Zunge. Glossitis. Phlegmone am Hals. Glottisoedem rechts; acute Nephritis mit eitrigen
Herden. Eitrige Bronchitis. Bronchopneumonie im l. Unterlappen.
1 W. von 15 J. mit Darmblutung. Geschwüre im ileum und coecum.

Scarlatina: 1. W. von 20 J. (Diphtheritische Ulcerationen
an den Tonsillen. Verschluckungspneumonie).

Meningitis cerebrospinalis: 1 M. von 20 J. mit eitriger
Entzündung der Keilbeinhöhle.

Croup des larynx, der trachea und bronchi mit Pneumonie:
1 M. von 21 J.

Pyaemie nach Furunkel der Oberlippe: 1 M. von 22 J.
Nekrose am Zäpfchen. Phlebitis der vena jugularis intern. sinistra
mit puriformer Erweichung. Metastatische Abscesse der Lunge. Pleuritis purulenta duplex. Metast. Eiterherde in der r. Niere und in
der l. Prostatahälfte.

Perniciöse Anaemie, Herzverfettung, graurothes Knochenmark; Myom des uterus, Thrombose der venae femoral. Lungenembolie: 1 W. von 50 J.

Intoxicatio mit Oxalsäure: 1 W. von 49 J.

Intoxicatio acid sulfuric.: 1 W. von 19 J.

Intoxicatio phosphoric: 1 W. von 24 J.

Apoplexia cerebri: 1 M. von 65 J. mit tumor des rechten
Streifenhügels, Blutung und Erweichung in der Umgebung; 1 W.
von 65 J. mit Gliom in der linken Grosshirnhemisphaere; 1 W. von
37 J. mit Erweichungsherd in der r. vorderen Hälfte des pons.

Meningitis tuberculosa: 1 W. von 22 J. (Minimale
Lungenphthise, Tuberculose der Bronchialdrüsen).

Vitium cordis: 1 M. von 36 J. mit Insuff. valv. mitral.
et aortae.

Emphysema pulmon: 1 M. von 51 J. mit allgemeiner
Herzhypertrophie und beginnender Schrumpfniere; 1 W. von 32 J.
mit Hypertrophie und Verfettung des linken Ventrikels und 1 M.
von 41. J. mit Hypertrophie des r. Ventrikels.

Phthisis pulmon. chron.: 27 M. und 15. W. Darunter
ohne besondere Complication: 4 M. von 19, 21, 25, 41 J. und 3 W.
von 25, 26 und 36 J.; mit Phthisis laryngis 1 M. von 31 J. und
von 33 J. 1. W; mit Darmgeschwüren 2 M. von 27 J. und 5 W.

von 18, 19 (mit Caries der Lendenwirbel), 22, 42 (mit Amyloid-schrumpfniere) und 46 J.; mit Phthisis laryng. et intestin.: 13 M. von 19 (mit acuter haemorrhagischer Nephritis), 19 (mit Peritonitis diffusa acuta nach Perforation eines tubercul. Geschwüres im process. vermiform.), 20, 21, 24, 27, 27 (mit Embolie der Lungenarterien), 29, 31, 33, 33 (mit Pleuritis und Peritonitis tuberculosa), 50 und 57 J. und 2 W. von 28 J. (mit Amyloid von Milz, Niere, Leber, Darm) und 47 J. mit Verfettung des Herzens.

Mit Perforation einer Caverne und eitriger Pleuritis: 1 W. von 25 J.

Mit Pyopneumothorax: 1 M. von 33 J.

Phthisis pulmon mit Haemoptoe (Ruptur eines Lungen-arterienastes): 1 M. von 41 J.; mit Caries der Hals- und Brustwirbel: 1 M. von 26 J.; mit Meningitis acuta: 1 W. von 22 J.; mit chron. Nephritis und chron. Hydrocephalus: 1 M. von 40 J.; mit Typhus abdominalis: 1 M. von 35 J.; mit Pleuritis exsudativa und Darm-geschwüren: 1 M. von 34 J.; mit Degeneratio cordis: 1 W. von 26 J.; mit Pneumonia lobularis: 1 M. von 47 J.

Phthisis pulmon. florida: 1 W. von 27 J.

Miliartuberculose: 1 W. von 20 J. (Tubercul. duct. thoracic.).

Pneumonia fibrinosa: 5 M. im Alter von 40 J., 43 J., 38 J. (mit Lobularpneumonie der anderen Seite und Delirium tremens.); 17 J. (sehr ausgedehnte doppelseitige Pn.); 26 J. (mit pleuritischem Exsudat, Meningitis purulenta, Milzschwellung.). Ferner 3 W. im Alter von 20 J., 62 J. und 65 J. (mit Carcinom ventricul.).

Magenblutung durch ulcus ventriculi: 1 M. von 48 J. (Arrosion der arteria lienalis).

Peritonitis diffus. acuta: 1 W. von 21 J. (ulcus ventricul. perforat); 1 W. von 17 J., (e Perforat. proc. vermiform.) und 1 W. von 45 J. (e Perforat. vesicae felleae.).

Peritonitis purulenta: 1 W. von 22 J. (e causa ignota) und 1 W. von 31 J. (Mehrfache Perforation des process. vermiform.).

Jauchige Peritonitis nach Perforation eines tubercul. Darmgeschwürs. Geringe Lungentuberculose, Pleuritis haemorrhagica: 1 M. von 37 J.

Acute gelbe Leberatrophie: 1 M. von 39 J.

Cirrhosis hepatis: 1 M. von 47 J. (mit Tuberculosis peritonei. Ascites.).

Nephritis chron. (verkleinerte, weisse Niere) mit starker Herzhypertrophie, Pericarditis, Hydrothorax, Anasarka: 1 M. von 26 J.

Cystitis und Pyelonephritis: 1 W. von 72 J. (mit Atherom der Arterien) und 1 W. von 28 J. nach ausserhalb des Spitals abgelaufenem Typhus abdominalis (mit Verschluckungspneumonie; infantiler uterus, Fehlen der ovarieu, Hufeisenuiere, theilweise verdoppelter Ureter links, zweiklappige Aorta, Zwergwuchs).

Carcinoma Oesophagi mit Arrosion der Aorta. Starke Blutung. Carciuose der Retro- und Mediastinaldrüsen. Verwachsung des n. recurrens mit einer .im oberen Theil des Oesophagus durchgebrochenen carcinomatösen Mediastinaldrüse: 1 M. von 56 J.

Carcinoma ventriculi et hepatis: 1 M. von 63 J.

Carcinoma ventriculi mit Insufficienz des pylorus, stenosis cardiae et ductus choledochi: 1 M. von 36 J.

Carcinoma flexurae lienalis coli mit secundärem Leber- und Peritonealcarcinom: 1 W. von 52 J.

Carcinoma uteri et ovarii sinist: 1 W. von 54 J.

Carcinoma uteri mit doppelseitiger Hydronephrose, Carcinom des Beckenzellgewebes: 1 W. von 49 Jahren.

Lymphosarkom des hinteren Mediastiuums, auf die r. Pleura übergreifend. Metastase in der l. Lunge. Pleuritis haemorrhagica. Durchwucherung des Zwerchfells. Uebergreifen auf's Peritoneum: 1 W. von 35 J.

C. Chirurgische Abtheilung unter Dr. Harbordt.

Uebersicht der im Jahre 1890 behandelten Kranken.

Bestand am 1. Jan. 1890.		Aufgenommen 1890.		Summa.		Abgang						Verblieben am 1. Jan. 1891.	
						Geheilt.		Gebessert od. ungeheilt.		Gestorben.			
M.	W.	M.	W.	M.	W.	M.	W.	M.	W.	M.	W.	M.	W.
33	21	502	370	535	391	392	312	84	40	21	12	39	26
54		872		926		704		124		33		65	
926						926							

A. Verletzungen und Erkrankungen der einzelnen Körpertheile.

I. Kopf und Ohr.

a. Verletzungen:

Fractura complicata cranii 3.

Fractura basis cranii 3.

Infractio cranii 2.
Vulnus contusum capitis 23.
V. sclopet. capitis 3.
V. punctum capitis.
V. caesum capitis 5.
Contusio capitis 2.
Commotio cerebri 5.

b. Entzündungen:
Otitis media suppurativa 2.
Empyema antri mastoidei.
Furunkulus meati auditorii externi.

c. Varia:
Atheromata capitis.
Cholesteatoma autri mastoidei.
Osteochondrom hinterm Ohr.

II. Gesicht, Nasenhöhle, Mundhöhle.

a. Verletzungen:
Fractura complicata (ossium nasi; maxillae sup.; mandibulae) 5.
Vulnus scissum narium labii sup. et. inferior.
Vulnera contusa 3.
Contusio faciei; oculi 2.
Combustio faciei 6.
Vulnus punctum perforans bulbi 2.
Schuss in den Mund (†).

b. Entzündungen:
Keratitis parenchymatosa 2.
Keratitis phlyktaenulosa 2.
Furunkulus malae 2.
Gingivitis abscedens 6.
Periostitis maxillae sup. 4.
Periostitis maxillae inf. 6.
Parulis 2.

c. Varia:
Polypi marium.
Papilloma palpebrae inferior.
Acne rosacea.·
Sycosis.
Blutung nach Zahnextraktion (Hämophilie).

III. Hals.

a. Verletzungen:

Vulnus punctum colli.

Vulnus caesum colli (Tentamen suicidii).

Vulnera sklopet. colli.

Distorsio muscul. cervicis.

b. Entzündungen:

Lymphadenitis colli 20.

Abscessus cutan. colli 2.

'Abscessus profund. colli 4.

Furunkulus cervicis 3.

c. Varia:

Struma cystica, parenchymatos. 3.

Cyste vor der Cartilago thyrioid.

IV. Wirbelsäule.

a. Verletzungen:

Fractura vertebrae VI. cervicis; Fractura sterni et costae IX d.

b. Entzündungen:

Caries vertebrae 2.

V. Brust und Rücken.

a. Verletzungen:

Fractura costarum simpl. 3.

Vulnus sclopet. perforans pulmon. s. (Heilung). .

Vulnus sclopet. pectoris.

Vulnus punct. thoracis 4.

Contusio thoracis 14.

Contusio dorsi 2.

Combustio pectoris, dorsi et brachior 2.

b. Entzündungen:

Empyema thoracis 4.

Caries sterni, costae.

Carbunculus dorsi.

Mastitis parenchym. absc. 5.

c. Varia:

Adenoma mammae.

Carcinoma mammae 2.

VI. Bauch.

a. Verletzungen:

Ruptura intestini ; Laparotomie.

Vulnus punct. abdominis perfor.

Contusio abdominis, Darmperforation; Laparotomie.

Contusio abdominis.

Aufschlitzung des Bauchs, Prolaps vom Magen, Netz, Schnittwunde des Magens (Heilung).

b. Entzündungen:

Lymphadenitis inguinal. absced. 5.

Abscessus subphrenicus 4 (e perforatione ulci ventriculi).

Abscess am Bauch nach Typhus.

c. Varia:

Hernia inguinalis reponibilis 5.

Hernia inguinal. incarcerat. 6.

Hernia inguinal. omental. incarc.

Hernia crural. incarc. 2.

Hernia directa abdominis.

Hernia in linea alba.

Echinococcus hepatis.

Ileus (Darmabknickung; Laparotomie; Heilung).

Carcinoma flexurae sigmoid.

VII. Geschlechtsorgane.

a. Verletzungen:

Vulnera contusa vulvae.

b. Entzündungen:

Paraphimosis.

Phimosis.

Phimosis congenita.

Bartolinitis abscedens 6.

Parametritis abscedens.

Parametritis chron. 2.

Furunculus scroti.

c. Varia:

Dermoidcyste d. l. Ovariums.

Myoma uteri.

Prolapsus uteri et vagin.

Metrorrhagia.
Retroflexio uteri 2.
Dysmenorrhoea.
Fluor albus.
Condylomata lata vagin.

VIII. Becken und Lumbalgegend.

a. Verletzungen:
Fractura simpl. pelvis.
Contusio coxae 5.
Contusio regionis iliac.
Vulnus contus. region. iliac.
Vulnus punct. region. lumb.
Supilatio region. sacral.
Combustio region. glutaeal.

b. Entzündungen:
Coxitis sin. incip.
Caries pelvis.
Abscessus region. lumbal, coccygeae, ad. os. sacr.
Abscessus periproktitic. 3.
Rheumatismus coxae.

c. Varia:
Lipoma coxae.
Coxalgie.

IX. Obere Extremitäten:

a. Verletzungen:
Luxatio humeri subcoracoidea 2.
Luxatio humeri subacromialis.
Luxatio antibrachii.
Fractura claviculae 5.
Fractura humeri simpl.
Fractura antibrachii simpl.
Fractura radii loco classic. 2.
Vulnus punct. antibrachii 2.
Vulnus caesum antibrachii 3.
Vulnus caesum digitorum 11.
Vulnus caesum manus 4.
Vulnus morsum manus.

Vulnus morsum digitor. 2.
Vulnus laceratum antibrachii et manus 2.
Vulnus scissum antibrachii 2.
Vulnus scissum manus 9.
Vulnus scissum digitor. 4.
Vulnus contusum cubiti 2.
Vulnus contusum antibrachii 2.
Vulnus contusum manus 4.
Vulnus contusum digitor. 16.
Contusio brachii.
Contusio antibrachii 2.
Contusio cubiti.
Contusio manus et digitor. 10.
Contusio gravis manus.
Contusio gravis digitor. 3.
Distorsio cubiti.
Distorsio manus 3.
Combustio antibrachii 4.
Combustio cubiti.
Combustio manus 7.

b. Entzüudungen:
Caries fungosa humeri.
Caries fungosa antibrachii 2.
Caries osteomyelit. humeri.
Tendovaginitis crepitans 3.
Clavus inflammatus manus 3.
Furunculus brachii 4; manus 2.
Abscessus axillaris 6.
Abscessus brachii.
Abscessus antibrachii.
Abscessus cubiti 2.
Lymphangoitis brachii et antibrachii 6.
Oedema infl. manus 6.
Bursitis cubiti.
Erisypelas antibrachii; manus 3.
Phlegmone brachii 2.
Phlegmone manus circ. 13.
Phlegmone digitorum 9.
Multiple Hautabscesse d. Hand.

Panaritium subcutaneum 34.
Panaritium periosteale 15.
Panaritium tendinosum 3.
Panaritium sub ungue 3.

c. Varia:

Ulcera manus et digitor. e congelatione 8.
Ekzema manum 8.
Ekzema antibrachii.
Contractura digitorum.
Aneurisma dissecans. art. ulnaris.
Hygroma manus.
Corpus alienum (Nadel; Holzsplitter) thenaris 2.

X. Untere Extremitäten.

a. Verletzungen:

Fractura femoris simpl. 3.
Fractura colli femoris.
Fractura compl. cruris 3.
Fractura cruris simpl. 11.
Fractura simpl. cruris inveterat.
Fractura malleolorum 4.
Amputatio violenta ambor. crurum.
Zermallmung des r. Oberschenkels und l. Unterschenkels.
Vulnus punct. femoris 5.
Vulnus plantae pedis hallucis.
Vulnus scissum femoris; genu; cruris.
Vulnus caesum femoris; genu.
Vulnus morsum cruris.
Vulnus contusum femoris; genu 3; cruris 5.
Vulnus contusum pedis 4; malleol.; hallucis.
Vulnus neglectum cruris; calcis; hallucis.
Contusio femoris 3; genu 10; 3; hallucis 2.
Contusio gravis femoris; pedis 5; hallucis 2.
Haemarthros genu 7; pedis.
Varix ruptus.
Distorsio pedis 18; genu 3.
Excoriationes cruris.
Combustio crurum 2; pedis 17.

b. Entzündungen:

Periostitis cruris.
Lymphangoitis femoris; cruris 3.
Caries fungosa femoris; pedis 2; hallucis.
Osteonecrosis femoris; tibiae 2.
Osteomyelitis fibulae.
Bursitis praepatellaris 25.
Hydarthros genu 15.
Tumor albus genu.
Abscessus femoris; pedis 4.
Phlegmone circ. crurum 2; pedis 5.
Erisypelas cruris.
Furunculus genu 2; cruris 5.
Ulcus cruris 20; pedis 3.
Erythema oedematos. crurum 5; pedis 3.
Pedes plani inflammati 5.
Unguis incarnatus 9.
Clavus inflammatus 4.

c. Varia:

Rheumatismus genu 3; pedis 5.
Ekzema cruris 4.
Varix cruris 3.
Gangräna cruris.
Thrombosis venae cruralis.
Psoriasis plantaris et palmaris.
Hyperhydrosis pedum.
Perniones pedis.
Intertrigo inter digit. pedis.

XII. Varia.

Phthisis pulmonum.
Influenza.
Anaemia.
Trismus et Tetanus 2.
Rheumatismus chron. articulor.
Osteomyelitis chron.
Gastritis chron.
Typhus abdominalis.
Rheumatismus muscul. 2.

Defatigatio 5.
Epilepsia traumatica 2.
Helminthiasis.
Tuberculosis multiplex ossium 2.
Ekzema universale 2.
Furunculosis.
Pustula maligna.

—--

Im Jahre 1890 ausgeführte Operationen:

J. Am Kopf und Gesicht.

Extraction von Knochensplittern bei Fractura comminutiv. compl. cranii 2.

Trepanation wegen Epilepsia traumatica.

Aufmeisselung des antrum mastoideum (1 Cholesteatom und 2 Empyem.).

Enucleatio atheromatum capitis 2.

Aufmeisselung der rechten Stirnhöhle.

Enucleatio bulbi 2 (Vulnus punct. perforans bulbi).

Extractio dentium 3.

Exstirpation von Polypi narium.

II. Hals.

Strumectomie bei Struma parenchymat. 3.

Punction und Aspiration bei Struma cystica.

Incision und Evidement bei Lymphadenitis colli abscedens 13.

Exstirpation von Drüsen 5.

Incision und Drainage bei Abscessus colli profundus.

III. Brust und Rücken.

Resectio costarum 5 (4 wegen Empyema thoracis; 1 wegen Pneumohämothorax nach Vulnus sclopet. pulmon.).

Exstirpation eines Adenoms d. mamma.

Exstirpation eines Carcinoms (Recidiv).

Evidement bei caries costarum 2.

Evidement eines Carbunculus dorsi.

IV. An Bauch, Becken, Harn und Geschlechtsorganen.

Laparotomie 6: 1. wegen Hernia directa abdominis geheilt. 2. Ruptura intestini †. 3. Dermoidcyste des l. ovariums geh. 4. Hernia in linea alba geh. 5. Darmperforation †. 6. Ileus geh.

Herniotomie 5: 2 wegen Hernia cruralis incarc. geh. 3 wegen Hernia inguinal. incarcerat. geh.

Repositio Herniae inguinalis 3.

Incision und Drainage bei Abscessus subphreuic. 4 (1 geh. 3 †).

Incision und Drainage bei Echinococcus hepatis geh.

Naht des Magens geh. (Eröffnung der Bauchhöhle durch Messerstich mit gleichzeitiger Verletzung der muscularis d. Magens.

Incision und Redressement bei Paraphimosis.

Exstirpation der Inguinaldrüsen 2.

Exstirpation eines Lipoms der Hüftgegend.

Exstirpation eines Polypus urethrae.

Ventrofixatio uteri 2 geh.

Discision d. Muttermunds (Dysmenorrhoe).

Incision bei Parametritis abscedens.

Colporraphia anterior et posterior.

Incision bei Bartholinitis 2.

V. Obere Extremität.

Amputatio antibrachii (Zerreissung d. Hand).

Amputatio digitorum 3.

Resektion d. Schulter wegen Caries capitis humer.

Reposition bei Luxatio humeri 3.

Reposition bei Luxatio antibrachii.

Naht des Nervus radialus bei Vulnus punct. brachii.

Sehnennaht bei Vulnus scissum manus 1.

Sehnennaht bei Vulnus caesum manus 2.

Evidement bei Caries 3.

Incision und Ecrasement bei Bubo axillaris 3.

Exstirpation eines Aneurisma dissecans art. ulnaris nach Vulnus caesum antibrachii. Naht d. nervus ulnaris.

Entfernung eines Holzsplitters aus der Hohlhand.

VI. Untere Extremitäten.

Amputatio femoris 2: 1 wegen Gangrän; 1 wegen Conquassatio femoris.

Amputatio cruris 2: 1 wegen Caries; 1 wegen Conquassatio cruris.

Exarticulation im Hüftgelenk bei Conquassatio femoris (Eisenbahnräder) †.

Amputatio phallucis (Quetschung).

Resectio tibiae (Fractura compl.).

Resectio pedis.

Sequestrotomie an d. Tibia 2.

Ecrasement bei Caries pedis 2.

Excision der Bursa praepat. 7.

Hauttransplantation nach Thiersch (Verbrennung).

Punction und Aspiration bei Haemarthros genu 2.

Punction und Ausspülung bei Hydarthros genu 2.

Incision und Ecrasement bei Bubo inguinal. absc. 2.

Extractio unguis incarnat. 10.

Suturen bei Stich-, Schnitt-, Quetschwunden 51.

Incisionen bei Abscessen 66.

Incisionen bei Phlegmonen 35.

Incisionen bei Furunkel 14.

Incisionen bei Panaritium 40.

Uebersicht der im Jahre 1890 auf der chirurgischen Abtheilung vorgekommenen Todesfälle.

No.	Name, Alter, Stand.	Tag der Aufnahme	Krankheit.	Tag des Todes.	Bemerkungen.
1	Henkel, Margarethe, 40 Jahre, Hausfrau.	28. XI.89.	Caries pelvis; doppelseitiger Psoasabscess.	14. V. 90.	Sectionsbefund: Caries d. Kreuzbeins: Verkäsung der Inguinaldrüsen. Tuberkulöse Herde in den Lungen.
2	Wagner, Karl, 41 Jahre, Installateur.	14. XII.89.	Linksseitiger Psoasabscess.	20. I. 90.	
3	Franz, Stephanie, 23 Jahre, Magd.	20. XII.89.	Abscess. subphrenicus; Pneumonia hypostatica.	6. I. 90.	Sectionsbefund: Lobulärpneumonie; Subphrenischer Abscess; Absc. sublienalis und hepaticus; Ulcusnarbe im Magen.
4	Eurich, Heinrich, 24 Jahre, Knecht.	15. I. 90.	Ruptura intestini (Hufschlag).	11. I. 90.	Laparotomie, † an Peritonitis.

No.	Name, Alter, Stand.	Tag der Aufnahme	Krankheit.	Tag des Todes.	Bemerkungen.
5	Schmidt, Adam, 14 Jahre, Schlosser.	23. I. 90.	Cholesteatoma antri mastoid. Abscess im Kleinhirn.	24. II. 90.	Sectionsbefund: Otitis media et externa mit Zerstörung der hint. Wand des äuss. Gehörganges. Phlebitis und Thrombose im imnus transversus sin.u.d.Vena pigulajugular. int. Abscess im Kleinhirn. Metastatische Jaucheherde im Grosshirn u. in den Lungen. Pyelit. fibrinosa.
6	Ammon, Babette, 22 Jahre, Magd.	29. I. 90.	Combust. faciei,pectoris,dorsi, brachiorum.	5. II. 90.	Negativer Sectionsbefund.
7	Weiss, Robert, 45 Jahre, Maschinist.	2. II. 90.	Commotio cerebri. ·	9. II. 90.	
8	Schroth, Heinrich, 28 Jahre, Heizer.	2. II. 90.	Fractura basis cranii.	2. II. 90.	Bruch durch das Siebbein, Keilbein; Sella turcica z. Foramen magnum.
9	Ballmann, Marie, 24 Jahre, Magd.	24. II. 90.	Abscessus subphrenicus.	1. III. 90.	Sectionsbefund: Perforirtes Magengeschwür; Subphrenischer Abscess. Perforation i. d. linke Pleura. Pyopneumothorax sin.
10	Dietz, Wilhelm, 35 Jahre, Taglöhner.	26. II. 90.	Fractura basis cranii.	6. III. 90.	
11	Reifschneider,Minna,33 Jahre, Magd.	1. III. 90	Myoma uteri.	13.III.90.	Myotomie; Peritonitis; Volvulus.
12	Weber, Kilian, 21 Jahre, Taglöhner.	13. IV. 90.	Pustula maligna.	16. IV. 90.	
13	Kiesewetter, Barb., 23 Jahre, Wärterin.	16. IV. 90.	Gangräna cruris d.	29. IV. 90.	Sectionsbefund: Myocarditis, Thrombose der Aorta descend. Thrombos. Verschluss beider arteriae iliacae; Schrumpfniere.
14	Schäfer, Georg, 33 Jahre, Maurer.	17. IV. 90.	Fract. vertebrae VI. cervicis.	23. IV. 90.	Sectionsbef.übereinstimmend.
15	Wittmar,Engelhardt,43 Jahre, Heizer.	6. V. 90.	Vulnus punct. (durch Nagel) plantae pedis sin.; Trismus et Tetanus.	7. V. 90.	Sectionsbefund negativ.
16	Steiner, Anna, 17 Jahre, Arbeiterin.	19. V. 90.	Zerreissung der rechten Hand. Trismus et Tetanus.	28 V. 90.	Sectionsbefund negativ.

No.	Name, Alter, Stand.	Tag der Aufnahme	Krankheit.	Tag des Todes.	Bemerkungen.
17	Büttner, Katharina, 45 Jahre, Wittwe.	23. V. 90.	Spondylitis tuberculosa.	1. XI. 90.	Caries des 9.—12. Brustwirbels; Phthis. pulmon.
18	Arnoul, Philipp, 19 Jahre, Schreiner.	2. VI. 90.	Ruptura intestini (Schlag mit einem Brett).	4. VI. 90.	Laparotomie: Darmnaht. † an Peritonitis.
19	Koch, Julius, 29 Jahre, Arbeiter.	6. VI. 90.	Caries pelaris et femoris d.	22.VII.90.	Caries d. rechten Oberschenkelkopfes; jauchischer Beckenabscess; Septische Nephritis.
20	Launhardt, Karl. 18 Jahre, Schreiner.	12.VI .90.	Spondylitis tuberculosa.	26.VIII.90.	Caries d.10.Brustwirbels, der 10. l. Rippe; Fettleber; Fettige Degeneration d. Nieren.
21	Ruland, Wilhelm, 36 Jahre, Steinmetz.	25.VI. 90.	Fractura columnae vertebral. lumbal. Fractura sterni et costae IX. d.	25.VI. 90.	Legalsection.
22	Beer, Ignaz, 23 Jahre, Bierbrauer.	26.VI.90.	Fractura basis cranii.	28.VI.90.	Legalsection.
23	Dahlen, Joseph, 19 Jahre, Bäcker.	27.VII.90.	Empyema thoracis d.	3. VIII.90.	Resectio costae.
24	Ilgen,Louise,54 Jahre,Wittwe.	21.VIII.90.	Carcinoma mammae d.Recidiv.	14.IX.90.	† an Erysipel.
25	Kappes, Wilhelm, 19 Jahre, Maurer.	30.VIII.90.	Contusio capitis(Fractura basis cranii).	1. IX. 90.	Legalsection.
26	Camus, Wilhelm, 32 Jahre, Taglöhner.	1. IX. 90.	Fractura compl. cranii.	3. IX. 90.	Legalsection.
27	Klees, Johanna, 56 Jahre, Wittwe.	21.IX.90.	Struma parenchymatosa (Carcinom).	23.IX.90.	Strumektomie.
28	Bender, Jakob, 41 Jahre, Taglöhner.	28.IX.90.	Fractura compl. cranii; Fractura vertebrae VI cervicis.	28.IX.90.	Sectionsbef.übereinstimmend.
29	Rath,Anna,21 Jahre,Näherin.	3. X. 90.	Vulnus sclopet. perforans tempor. sin.	3. X. 90.	Legalsection; Suicidium.
30	Beckermann,Käthch. 23Jahre, Magd.	31. X. 90.	Abscessus subphrenicus.	28. XI.90.	Sectionsbefund: Subphrenischer Abscess; Ulcus ventriculi perforat. Leber; abscess.
31	Schmidt, Georg, 38 Jahre, Schuhmacher.	2. XI. 90.	Schuss in den Mund; Zertrümmerung des 2. Halswirbels.	2. XI. 90.	Legalsection; Suicidium.
32	Weber, Karl, 26 Jahre, Rangirer.	25.XI.90.	Zermalmung d. rechten Oberschenkels und des linken Unterschenkels(Überfahren von der Eisenbahn).	25.XI.90.	Legalsection.
33	Sauer, August, 48 Jahre, Bote.	18.XII.90.	Fractura cranii.	23.XII.90.	Legalsection.

D. Reconvalescenten-Anstalt von Dr. Ohlenschlager.

Uebersicht der Pfleglings-Aufnahme nach deren Ursache.

Die Pfleglinge fanden Aufnahme wegen	Einweisung Hospit. M	W	Stadt M	W	0–15 Jahren M	W	15–30 Jahren M	W	30–45 Jahren M	W	45–60 Jahren M	W	Ueber 60 Jahren M	W	Geheilt M	W	Gebessert M	W	Ungeheilt M	W	Summa M	W
I. Reconvalescenz von:																						
Angina catarrhalis . . .	—	2	—	—			—	2								2						2
Angina tonsillaris . . .	1	2	—	—		1	—	2							1	2					1	2
Bronchitis acuta	—	5	1	4	1	1	—	5	—	2	—	1			1	9	—	—			1	9
Bronchitis chronica . . .	2	2	1	6	1	1	3	—	2	2	1	—	1		2	8	1	—			3	8
Pertussis	—	—	1	—	1	—									1	—						1
Pneumonia	5	3	2	1	2	2	5	2							7	4					7	4
Pleuritis	2	1	1	1	—	3	1	1							3	2					3	2
Catarrhus ventric. acut. .	2	14	—	1	—	—	2	12	—	2	—	1		1	2	15	—	—			2	15
Catarrhus ventriculi chron.	—	1	—	1			—	2							1	—	1					2
Haematemesis	—	1	—				1								1	—						1
Ulcus ventriculi	—	5	1	1			6	1	—						1	6					1	6
Catarrhus intestin. acut.	—	2					2									2						2
Catarrhus intestin. chron.			1			1										1						1
Perityphlitis	—	1	1		1		—	1							1	1					1	1
Peritonitis	—	1	1	1	1		—	1							1	1					1	2
Nephritis	2	—	1	—			—	3							2	—	1	—			3	—
Albuminuria	—	1					1								1	—					1	
Abortus	—	1						1							1							1
Metrorrhagia	—	2	—	3			—	1	—	3	1	—			—	5						5
Oophoritis	—	1					—	1							—	1						1
Metritis	—	1					—		1											1		1
Parametritis	—	3					—	3							—	3						3
Rheumatismus muscularis	1	3			—	1	3							1	—	4	1				1	4
Rheumat. acut. art. vag.	—	1	1	1	1	—		1	1						—	2	1				1	2
Influenza	2	2	4	5	2	2	2	4	—	1	—	1			4	6	2	1	—		6	7
Typhus abdominalis . .	3	10	4		1		6	11	—	—					7	10	—	—		1	7	11
Scarlatina	—	1		1	1		1								—	2						2
Angina diphtheritica . .	—	5	—	3		2	5	—	1						—	8						8
Hemicrania	1	1				1									1						1	1
Cephalaea	3	1					1	1	—	2					3	1					3	1
Commotio cerebri . . .	—	1	1	—	1		1								1	1		—				2
Meningitis	1	—	1		—		2								2						2	
Poliomyelitis acut. . . .	1				1										—		1				1	
Chorea minor	—		1		—	1									1	—						1
Apoplexia	—	—	1								1	—			—	—	1				—	1
Intoxicatio saturnina . .	—	1	1				1	—	1	—					1	1	—	—			1	1

Die Pfleglinge fanden Aufnahme wegen	Einweisung		Im Alter von										Entlassung						Summa	
	Hospit.	Stadt	0—15 Jahren		15—30 Jahren		30—45 Jahren		45—60 Jahren		Ueber 60 Jahren		Geheilt		Gebessert		Ungeheilt				
	M.	W.	M.	W.	M.	W.	M.	W.	M.	W.	M.	W.	M.	W.	M.	W.	M.	W.		M.	W.
Pericarditis	1	—	—	—	—	—	—	1	—	—	—	—	1	—	—	—	—	—		—	1
Endocarditis	—	—	1	—	—	—	—	1	—	—	—	—	—	—	—	1	—	—		—	1
Coxitis sinistr.	—	1	—	—	—	—	1	—	—	—	—	—	1	—	—	—	—	—		—	1
Epistaxis	—	—	—	1	1	—	—	—	—	—	—	—	1	—	—	—	—	—		1	—
Chlorosis	—	50	—	12	—	5	—	56	—	1	—	—	—	58	—	4	—	—		—	62
Scorbut	—	—	1	—	—	—	1	—	—	—	—	—	1	—	—	—	—	—		1	—
Defatigatio	3	15	—	3	—	—	3	16	—	—	—	—	3	16	—	—	—	—		3	16
Operatio	1	2	1	4	—	—	—	2	1	3	1	1	—	—	2	6	—	—		2	6
II. Allgemeine Schwäche	3	2	1	6	1	3	2	1	—	2	1	—	—	2	3	8	1	—		4	8
III. Schwächezustände bei:																					
Hysteria	—	4	—	—	—	—	—	3	—	1	—	—	—	—	3	—	—	—		1	4
Neurasthenia	6	3	2	4	—	—	4	2	3	1	1	4	—	7	7	1	—	—		8	7
Anaemia	—	10	6	29	6	7	—	23	—	7	—	2	—	5	38	—	1	1		6	30
Scrophulosis	—	1	2	1	2	—	—	2	—	—	—	—	2	—	—	2	—	—		2	2
Rhachitis	—	—	1	—	1	—	—	—	—	—	—	—	1	—	—	—	—	—		1	—
Phthisis incipiens (Spitzencatarrh)	2	4	1	1	1	—	1	5	—	—	1	—	—	3	4	—	1	—		3	5
Morbus Basedowii	—	1	—	—	—	—	—	1	—	—	—	—	—	1	—	—	—	—		—	1
Vitium cordis	1	4	2	3	2	—	1	4	—	2	—	1	—	3	5	—	—	—		2 3	7
	12	169	38	102	21	30	41	190	8	33	10	12	—	6	69	251	10	15	1 5	80	271

Die Anstalt wurde am 1. Mai 1890 eröffnet, am 1. April 1891 geschlossen. Es fanden 80 Männer, 271 Weiber, in Summa 351 Pfleglinge mit 7099 Verpflegungstagen Aufnahme in der Anstalt. Letztere vertheilt sich auf Mai mit 636, Juni 772, Juli 809, August 805, September 775, October 593, November 482, December 325, Januar 597, Februar 658, März 647 Verpflegungstagen. Die Einweisung im December zeigt deshalb eine starke Abnahme, weil anfänglich die Anstalt Mitte December geschlossen werden sollte. Der hohe Krankenstand in der Stadt um diese Zeit bedingte aber eine Ueberfüllung der Hospitäler, und hierdurch die Auflassung auch unserer Anstalt, deren sämmtliche Zimmer alsbald, bis auf zwei Mansarden, heizbar gemacht wurden. Die Winterkälte beeinträchtigte unsere Pfleglinge nicht, sie gediehen wie in anderer Jahreszeit. 317 Pfleglinge zeigten 1495 3/4 Pfd. Zunahme, der Einzelne also ca. 4,7 Pfd. Zunahme, 21 blieben auf ihrem Gewichte stehen, 5 wurden beim Austritte nicht gewogen, 8 hatten Mindergewicht, zusammen

16 Pfd. Es ergibt sich sonach für den einzelnen Pflegling, bei einer Durchschnittsverpflegungsdauer von etwas über 20 Tagen, immerhin ein Mehrgewicht von über 4 Pfd. So starke Gewichtszunahme der Typhusreconvalescenten wie im vorigen Jahre haben wir zwar nicht zu verzeichnen, jedoch eine bei den Männern bis zu 13 Pfd. (November) und eine bei den Weibern (Februar) 11 Pfd. in 20 Tagen, 7 Männer gewannen 66 Pfd., 7 Weiber 59 Pfd. — Die Durchschnittszunahme bei 58 (4 nicht gewogen), Chlorotischen betrug für die Einzelne über 4¹/₂ Pfd. das Maximum 9 Pfd. Zunahme in 20 Tagen. — Die 45 Anämischen zeigten 188 Pfd. Zunahme, 3 keine, das Maximum eine 25jährige mit 7¹/₂ Pfd. in 20 Tagen, eine 22jährige 9 Pfd. in 4 Wochen. Das Maximum der 7 Reconvalescenten von Ulcus ventriculi war 9¹/₂ Pfd. in 20 Tagen, die Maximalzunahme der an Allgemeiner Schwäche Leidenden betrug 7 Pfd. in 4 Wochen, und es gewannen unter diesen zwei 70jährige Frauen selbst noch 4 Pfd. in 20 Tagen. Bei den Reconvalescenten von Neurasthenia war das Maximalgewicht 9 Pfd. in 3 Wochen. Bei den Reconvalescenten von acutem Magencatarrh (zumeist Wintergäste) hatten wir Zunahme bis 9 Pfd. in 20 Tagen, bei denjenigen von chronischem Magencatarrh bis 10 Pfd. in 20 Tagen, bei den Operirten bis 7 Pfd. in 17 Tagen, bei den Reconvalescenten von Cephaläa bis zu 10 Pfd. in 18 Tagen, von Nephritis 10 Pfd. in 13 Tagen, von Meningitis 11 Pfd. in 23 Tagen, bei einer Reconvalescentin von Perityplitis 13 Pfd. in 23 Tagen (December), von Missfall 9 Pfd. in 20 Tagen. Fünf Reconvalescenten von Metrorrhagia gewannen 46 Pfd., unter ihnen eine 28jährige das Maximalgewicht der Saison, nämlich 17 Pfd. in 20 Tagen.

Die Einweisung in die Reconvalescentenanstalt erfolgte durch die Herren Doctoren: Cnyrim für 206 Pfleglinge, Harbordt 5, J. Schmidt 16, Fester 10, Hübner 9, Zimmern und Keller je 8, Oehler, Bardorff, Brüll je 6, Kühner 5, Rosenbaum, Wohlfarth je 4, Bernhardt, Elle, Guttenplan, Orthenberger, Schwenck je 3, Cassian, Eulenstein, Ebenau, Fürst, Gottschalk, Jaffé, Kirberger, Nohstadt, Stahl, Stricker je 2, Bitsch, Bockenheimer, Edinger, Ehlers, Hufer, Glöckler, Kaufmann, Knoblauch, Lindenborn, Landmann, Lange, ᴸöwenthal, Meier, Mayer, Neumüller, Oppenheimer, Ohlenschlager, Rödiger, Simrock, Scriba, Seuffert, Schott je 1.

Auf Kosten des Hospitals wurden eingewiesen 260 Pfleglinge mit 5263 Verpflegungstagen, der Ortskrankenkasse 43 Pfleglinge mit 807 Verpflegungstagen (7 Patienten waren theilweise auf Kosten des Hospitals und des Armenamts eingewiesen), des Armenamts 27 Pfleglinge

mit 625 Verpflegungstagen, der Schneider-Krankenkasse 6 Pfleglinge
mit 127 Verpflegungstagen, der Schuhmacher-Krankenkasse 2 Pfleglinge mit 28 Verpflegungstagen, der Tischler-Krankenkasse 1 Pflegling mit 21 Verpflegungstagen, der Fries'schen Krankenkasse 3 Pfleglinge mit 53 Verpflegungstagen, der Mayfarth'schen Krankenkasse
1 Pflegling mit 18 Verpflegungstagen, der Bäcker-Krankenkasse 1 Pflegling mit 14 Verpflegungstagen, der Gold- und Silberarbeiter-Kranken-
kasse 1 Pflegling mit 16 Verpflegungstagen, der Carolus-Krankenkasse
1 Pflegling mit 21 Verpflegungstagen, der von St. George-Stiftung
5 Pfleglinge mit 106 Verpflegungstagen.

Ungeheilt mussten entlassen werden 1) eine Typhusreconvalescentin
nach dem Hospital transferirt, weil sie von Ausschlag befallen wurde
2) eine Reconvalescentin von Metritis, die, aus dem Rothschild'schen
Carolinum (31. October) kommend, das Heimweh nach 11 Tagen
nach Hause trieb, 3) und 4) zwei Herzkranke, die bereits nieren-
krank und hydropisch waren, auf der Mainkur selbstverständlich
keine Heilung finden konnten, die Hospitalreconvalescentin wurde
nach dem Hospital, die Stadtreconvalescentin nach Hause entlassen,
letztere mit 27 Pfd. (hydropischem) Mehrgewicht, worüber sich dieselbe auch noch freute, 5) eine Hysterische, welche nach 8 Tagen
die Anstalt verliess, weil sie zu ihren Eltern wollte, 6) ein anämischer
Knabe, von heftiger Bronchitis befallen (31. Mai) nach einer Woche
nach Hause entlassen.

Nur gebessert wurden 1) von chronischer Bronchitis ein Reconvalescent, weil er die Anstalt schon nach einer Woche verliess
2) eine Reconvalescentin von chronischem Magencatarrh, weil sie nur
liegend verdauen konnte und einer eingehenden Hospitalbehandlung
bedurfte, 3) eine Stadtreconvalescentin von Peritonitis, weil sie gebär-
mutterleidend war, 4) von Nephritis, weil der Reconvalescent herz-
leidend war, 5) von Albuminurie, weil Reconvalescent wegen schlechtem
Betragen entlassen werden musste, 6) ein Reconvalescent von Rheumatismus muscular., der bei starker Kälte am 12. Januar krank eintrat
und bei Nachlass derselben wieder Aufnahme im Hospital fand, 7) ein
Reconvalescent von Rheumatismus ac. artic. vag, weil herzkrank,
8) drei Reconvalescenten von Influenza, weil sie Neurastheniker
waren, 9) von Hemicrania eine Reconvalescentin wegen diphtheritischer
Angina in das Hospital transferirt, 10) von Commotio cerebri nach
3 Wochen in ihre Heimath entlassen, 11) ein Reconvalescent von
Poliomyelitis nach 4 Wochen, weil nur heilbar in längerer Zeit,
12) ebendeshalb die Reconvalescentin von Apoplexia cerebri, sowie
13) eine Stadtreconvalescentin von Endocarditis, und 14) ein Neu-

rastheniker, 15) von Chlorosis, eine Reconvalescentin wegen Gesichts-
rose, eine wegen fieberhafter Erkrankung, eine wegen diphtheritischer
Angina nach dem Hospitale transferirt, eine von ihrem Vater abgeholt, weil er per Tag M. 2.— für sie zahlen sollte, 16) eine Reconvalescentin von Anämie wegen Verdauungsstörungen, 17) von Allgemeiner Schwäche, weil Neurastheniker, 18) zwei Reconvalescenten
von Scrophulosis, der Natur der Erkrankung gemäss und eben deshalb 19) eine Reconvalescentin von Phthisis incip.

Aufenthaltsverläugerung wurde nothwendig wegen nicht genügender Erholung bei Reconvalescenten 1) von Bronchitis acut. um
eine Woche. 2) Bronchitis chronic. eine Woche. 3) Catarrh. ventric.
acut. eine Woche. 4) Perimetritis eine Woche. 5) Rheumatismus
muscular. zweimal eine Woche. 6) Influenza eine Woche. 7) Typhus
abdominalis zweimal eine Woche. 8) Poliomyelitis eine Woche.
9) Pericarditis eine Woche. 10) Chlorosis fünfmal eine Woche, einmal zwei Wochen. 11) Defatigatio eine Woche. 12) Debilitas eine
Woche. 13) Operatio zweimal eine Woche, und bei dem wegen
Epilepsia durch Dr. Harbordt trepanirten Dietrich sechs Wochen bis
zu dessen völliger Arbeitsfähigkeit. 14) Anaemia sechsmal eine Woche.
15) Rhachitis eine Woche. 16) Scrophulosis eine Woche. 17) Phthisis
incip. eine Woche.

Warme Bäder wurden im Mai 113, Juni 156, Juli 117, August 207,
September 227, Oktober 180, November 159, December 50, in Summa
1209 gegeben. — Douchen im Mai 95, Juni 74, Juli 116, August 150,
September 104, Oktober 85. Am 14. December konnte das Badezimmer nicht mehr genügend erwärmt und musste das Baden überhaupt eingestellt werden, weil der Badeofen nicht mehr functionirte.

Mainbäder wurden gebraucht im Juni (ab 4.) 125, mit Unterbrechung wegen Temperatur unter + 15 ⁰ R. vom 7. zum 10. und
am 15. Juni — Juli 223, mit Unterbrechung wegen Kälte vom 3.
zum 9. Juli — August 210 bis 29. August, von welchem Tage an
wegen Temperatur unter + 14 ⁰ R. das Mainbaden aufhörte.

Die Anstalt wurde am 1. April geschlossen zum Zwecke der
Einführung der städtischen Quellwasserleitung, deren Hauptstrang
aus den Vogelsberger- und Spessart-Quellen dicht an der Anstalt
vorbeizieht, — resp. der so nothwendigen Wasserversorgung der
Anstalt, Badeeinrichtung und Spülung der Aborte. In den letzten
3¹/₂ Monaten machte sich bereits der Mangel jeglicher Badeeinrichtung in einer langsameren Ernährung und Körpergewichtszunahme
der Pfleglinge bemerklich.

3. Dr. Christ's Kinder-Krankenhaus.

Bericht

von

Dr. GLÖCKLER und Dr. ZIMMERN.

I. Uebersicht der im Jahre 1890 behandelten Kranken.

Bestand am 1. Jan. 1890		Aufge- nommen 1890		Summa		Abgang:						Verblieben am 1. Jan. 1891	
						Geheilt		Gebessert o. ungeheilt.		Gestorben			
M.	W.	M.	W.	M.	W.	M.	W.	M.	W.	M.	W.	M.	W.
14	14	189	201	203	215	111	115	7	6	64	68	24	23
28		390		418		226		13		132		47	
418								418					

II. Uebersicht der im Jahre 1890 behandelten Krankheitsfälle.

Namen der Krankheiten.	Im Alter von Jahren					Entlassen			
	0—1	1—5	5—10	10—15	Summa.	Geheilt.	Gebessert o. ungeheilt.	Gestorben	Verblieb. in Behandlg.
Infectionskrankheiten.									
Scharlachfieber	1	21	14	7	43	36	—	7	—
Diphtheritis	12	130	91	14	247	133	—	89	25
Typhus.	—	—	1	1	2	2	—	—	—
Syphilis	1	—	1	—	2	—	—	1	1
Tuberculosis acuta.	—	3	1	—	4	—	—	4	—
Krankheiten des Nervensystems.									
Veitstanz	—	—	2	—	2	2	—	—	—
Lähmung nach Diphtherie.	—	2	—	1	3	1	—	2	—
Hirnhautentzündung	—	1	2	1	4	1	—	2	1
Tuberculöse Hirnhautentzündung . . .	—	1	1	—	2	—	—	2	—
Idiotismus.	—	1	—	—	1	—	1	—	—

Namen der Krankheiten.	Im Alter von Jahren 0—1	1—5	5—10	10—15	Summa.	Geheilt.	Gebessert o. ungeheilt	Gestorben	Verblieb. in Behandlg.
Krankheiten des Gefässsystems.									
Pericarditis	—	1	—	—	1	—	—	1	—
Herzfehler.	—	—	—	3	3	—	3	—	—
Krankheiten der Respirationsorgane.									
Bronchialcatarrh	2	3	2	2	9	7	—	2	—
Verengerung der Luftröhre	—	—	1	—	1	—	—	—	1
Lungenentzündung.	3	8	6	1	18	11	—	7	—
Lungentuberculose	1	5	4	3	13	—	3	7	3
Rippenfellentzündung	—	1	1	—	2	1	—	—	1
Krankheiten der Verdauungsorgane.									
Brechdurchfall	3	3	—	—	6	4	—	2	—
Blinddarmentzündung	—	—	1	—	1	1	—	—	—
Mastdarmvorfall . . . . . . : . .	—	1	—	—	1	—	—	—	1
Eiterige Bauchfellentzündung. . . .	—	1	—	—	1	—	—	1	—
Krankheiten der Urogenitalorgane.									
Nierenentzündung	—	2	1	2	5	3	—	2	—
Krankheiten der Bewegungsorgane, der Haut, des Zellgewebes.									
1 Knochenbruch des Schädels . . .	—	—	1	—	1	1	—	—	—
4 » » Oberarmes . . .	—	1	—	1	2	2	—	—	—
3 » » Schlüsselbeins . .	—	1	—	1	1	1	—	—	—
2 » » Unterkiefers . . .	—	—	1	—	1	—	—	—	1
5 » » Oberschenkels . . .	—	2	2	—	4	3	—	—	1
Zertrümmerung des Beckens	—	1	—	—	1	—	—	1	—
Rhachitische Unterschenkelverkrümmung	—	1	1	—	2	1	1	—	—
Bäckerbein	—	—	1	—	1	1	—	—	—
Klumpfüsse	—	3	1	—	4	3	—	—	1
Knochentuberculose	—	9	6	1	16	2	5	1	8
Eczema.	—	—	2	—	2	2	—	—	—
Verbrennung.	—	1	1	—	2	1	—	1	—
Abscesse	—	2	3	1	6	3	—	—	3
Wunde der Zunge.	—	—	—	1	1	1	—	—	—
Wunde des Dammes	—	—	1	—	1	1	—	—	—
Hasenscharte.	1	—	—	—	1	1	—	—	—
Ohne Erkrankung aufgenommen	—	—	1	—	1	1	—	—	—

III. Bericht über die in der Ordinationsstunde behandelten Kinder.

In der täglich, mit Ausnahme der Sonn- und Feiertage, abgehaltenen Ordinationsstunde für erkrankte Kinder aus der Stadt und
Umgegend wurden im Jahre 1890 im Ganzen 1353 Kinder behandelt,
und zwar 644 Knaben und 709 Mädchen. Davon waren 403 unter
1 Jahre alt, 542 standen im Alter von 1—5, 252 von 5—10, 156
von 10—15 Jahren.

Dieselben erforderten im Ganzen 3565 Consultationen.

Die Art der Erkrankungen ist aus der nachfolgenden Tabelle
zu ersehen.

Uebersicht der in der Ordinationsstunde behandelten Krankheiten.

Namen der Krankheiten.	Im Alter von Jahren				Summa
	0—1	1—5	5—10	10—15	
I. Infectionskrankheiten.					
Wasserblattern	2	2	—	—	4
Masern	1	2	1	—	4
Scharlachfieber	1	4	1	—	6
Diphtheritis	—	8	7	2	17
Keuchhusten	23	40	13	2	78
Influenza	1	3	5	5	14
2. Allgemeine Krankheiten.					
Blutarmuth	1	22	54	51	128
Rhachitis	39	127	11	—	177
Tuberculose	—	1	2	2	5
Scrophulose	—	20	14	11	45
Syphilis	8	3	—	—	11
Blutfleckenkrankheit	—	—	1	—	1
3. Krankheiten des Nervensystems.					
Eklamptische Krämpfe	2	2	—	—	4
Epilepsie	—	1	1	2	4
Veitstanz	—	—	—	3	3
Stimmritzenkrampf	10	9	—	—	19
Kinderlähmung	—	2	1	—	3
Lähmung nach Diphtheritis	—	—	1	1	2
Chronischer Wasserkopf	2	—	—	—	2
Hirngeschwulst	—	1	—	—	1
4. Krankheiten des Gefässsystems.					
Herzfehler	—	—	2	2	4

Namen der Krankheiten.	Im Alter von Jahren				Summa
	0—1	1—5	5—10	10—15	
5. Krankheiten der Athmungsorgane.					
Rachencatarrh	2	3	3	—	8
Kehlkopfcatarrh	1	2	1	2	6
Bronchialcatarrh	13	27	9	3	52
Bronchitis	52	51	13	3	119
Capilläre Bronchitis	9	4	1	—	14
Lungenentzündung	10	12	1	1	24
Lungenschwindsucht	2	2	5	7	16
6. Krankheiten der Verdauungsorgane.					
Mundcatarrh	1	4	—	—	5
Mundfäule	6	3	—	—	9
Erschwertes Zahnen	9	3	—	—	12
Mandelentzündung	4	22	34	23	83
Magencatarrh	3	13	6	4	26
Darmcatarrh	42	29	3	2	76
Magendarmcatarrh	17	7	—	1	25
Dyspepsie	26	7	1	—	34
Atrophie	22	1	—	—	23
Gelbsucht	—	—	2	—	2
Aftervorfall	2	5	—	—	7
Leistenbruch	12	5	—	—	17
Nabelbruch	10	1	—	—	11
7. Krankheiten der Harn- und Geschlechtsorgane.					
Vorhautverengerung	6	1	1	—	8
Eichelentzündung	—	1	—	—	1
Hodenentzündung	—	—	1	—	1
Wasserbruch	4	—	—	—	4
Scheidencatarrh	2	3	2	—	7
Nierenentzündung	—	1	—	1	2
8. Krankheiten der Haut etc.					
Wundsein	6	1	—	—	7
Hautgeschwür	1	2	1	—	4
Zellgewebsentzündung	7	6	1	—	14
Abscess	3	4	—	1	8
Furunkel	1	2	1	—	4
Nabelentzündung	2	—	—	—	2
Eczema	10	21	5	5	41
Impetigo	6	2	—	—	8
Psoriasis	1	—	—	—	1

Namen der Krankheiten.	Im Alter von Jahren				Summa
	0—1	1—5	5—10	10—15	
Bläschenausschlag (Herpes)	—	1	1	2	4
Nesselausschlag	—	—	1	1	2
Prurigo	—	2	1	—	3
Quetschung	3	2	2	2	9
Wunden	—	—	2	1	3
Verbrennung	1	2	2	1	6
9. Krankheiten der Drüsen.					
Drüsenanschwellung	2	7	5	4	18
Drüseneiterung	1	3	1	2	7
10. Krankheiten der Bewegungsorgane.					
Muskelrheumatismus	—	—	1	—	1
Sehnenscheidenentzündung	—	—	—	1	1
Schleimbeutelentzündung	—	1	—	—	1
Verstauchung	—	2	2	—	4
Knochenbruch	—	2	—	2	4
Nachbehandlung nach Knochenbruch	—	1	1	—	2
Nachbehandlung nach Amputation	—	—	—	1	1
Knochenfrass (Caries)	—	3	4	—	7
Spina ventosa	2	1	—	—	3
Hüftgelenkentzündung	—	1	1	—	2
Knieverkrümmung	—	3	5	—	8
Klumpfuss	3	—	1	—	4
Verkrümmung der Wirbelsäule	—	1	2	—	3
11. Krankheiten der Sinnesorgane.					
Nasencatarrh	3	3	1	—	7
Bindehautcatarrh	2	3	—	—	5
Entzündung des äussern Gehörgangs	1	2	1	1	5
12. Parasiten.					
Krätze	1	4	6	3	14
Bandwürmer	—	1	2	1	4
Spul- und Springwürmer	—	2	1	—	3
13. Ohne Erkrankung.					
Aerztlich überwacht	2	3	4	—	9

Bericht über die Impfstation.

Es wurden an 14 Tagen zusammen 75 Kinder geimpft, 74 mit, 1 ohne Erfolg.

Die Impfungen wurden grösstentheils mit animaler Lymphe vollzogen.

4. Dr. Christ'sche und von Mühlen'sche Entbindungsanstalt.

Bericht

von

Dr. GLÖCKLER und Dr. ZIMMERN.

In der Entbindungsanstalt wurden 49 Frauen entbunden, und zwar von 18 Knaben und 31 Mädchen. Von den Entbundenen waren 6 zum 1. mal, 13 zum 2. mal, 9 zum 3. mal, 3 zum 4. mal, 8 zum 5. mal, 2 zum 6. mal, je 1 zum 7. und 8. mal, 4 zum 9. mal und 2 zum 10. mal niedergekommen. Operative Eingriffe und Wochenbetterkrankungen kamen nicht vor. Die Kindeslagen waren 46 Schädel- und 3 Unterendlagen. Von den Kindern starben 2 in der Anstalt am 6. Tage, 1 an Lebensschwäche, 1 an Gelbsucht. Die übrigen, sowie sämmtliche Mütter wurden je am 10. Tage gesund entlassen.

5. Israelitisches Gemeindehospital.

Arzt: Dr. KIRCHHEIM. Chirurg: Dr. HIRSCHBERG.

Bericht

von

Dr. GÜNZBURG, Assistenzarzt.

Uebersicht der im Jahre 1890 behandelten Kranken.

Bestand am 1. Jan. 1890		Aufge- nommen 1890		Summa		Abgang						Verblieben am 1. Januar 1891	
						Geheilt		Gebessert o. ungeheilt		Gestorben			
M.	W.	M.	W.	M.	W.	M.	W.	M.	W.	M.	W.	M.	W.
21	17	228	181	249	198	146	127	66	42	16	11	21	18
38		409		447		273		108		27		39	
447										447			

Uebersicht der Krankheitsfälle.

Namen der Krankheiten.	Im Alter von Jahren						Entlassen			Verblieben in Behandlung.
	0—15	15—30	30—45	45—60	Ueber 60	Summa	Geheilt	Gebessert oder ungeheilt	Gestorben	
I. Infectionskrankheiten.										
Morbilli	1	2	—	—	—	3	3	—	—	—
Scarlatina	15[1]	5	—	—	—	20	17	—	—	3
Diphtheria	15[1]	3	—	—	—	18	16	—	2	—
Pertussis	1	—	—	—	—	1	—	1	—	—
Febris intermittens . . .	—	2[2]	—	—	—	2	1	1	—	—
Erysipelas	1	—	1	—	—	2	2	—	—	—
Meningitis cerebrospinalis .	—	2[3]	—	—	—	2	1	—	1	—
Rheumatismus acut. . . .	—	4	1	—	—	5	4	1	—	—
Influenza	1	6	—	1	—	8	7	1	—	—

Namen der Krankheiten.	Im Alter von Jahren						Entlassen			Verblieben in Behandlung.
	0—15	15—30	30—45	45—60	über 60	Summa	Geheilt	Gebessert oder ungeheilt	Gestorben	
II. Allgemeinkrankheiten.										
Anaemia	2	3	—	—	—	5	4	1	—	—
Chlorosis	1	8	—	—	—	9	7	2	—	—
Debilitas	2	1	—	—	—	3	3	—	—	—
Syphilis	2	1	—	2	—	5	1	3	—	1
Morphinismus	—	—	—	1	—	1	—	—	—	1
Adipositas	—	—	—	1	1	2	—	2	—	—
Intoxicationes (phosphor, hydrargyrum, acid. sulfuricum)	—	4¹)	—	—	—	4	4	—	—	—
III. Krankheiten des Nervensystems.										
Apoplexia cerebri	—	—	—	—	1	1	—	—	1	—
Hemiphlegia	—	—	—	1	—	1	—	1	—	—
Dementia senilis	—	—	—	1	—	1	—	1	—	—
Cephalaea	1	—	—	—	—	1	1	—	—	—
Vertigo	—	—	—	1	—	1	1	—	—	..
Hysteria	—	3	1	3	—	7	4	3	—	—
Neurasthenia	—	2	—	2	—	4	3	—	—	1
Singultus nervosus	1	—	—	—	—	1	1	—	—	—
Paranoia	—	1	—	—	—	1	—	1	—	..
Mania acuta	—	1	—	—	—	1	—	1	—	—
Sclerosis multiplex	—	—	2	—	—	2	—	2	—	—
Myelitis chronica	—	—	—	—	2	2	—	—	1	1
Ischias	—	2	—	—	1	3	3	—	—	—
Neuritis	—	—	1b)	1	—	2	1	1	—	—
Neuralgia	—	2	—	1	—	3	3	—	—	—
IV. Krankheiten des Gefässsystems.										
Vitium cordis	—	1	—	1	1	3	—	3	—	—
Pericarditis	—	—	1⁵)	—	—	1	1	—	—	—
Phlebitis	—	1	—	—	—	1	—	1	—	—
Lymphangoitis	—	1	—	—	—	1	1	—	—	—
V. Krankheiten d. Respirationsorgane.										
Angina catarrhalis	2	11	1	1	—	15	15	—	—	—
Angina follicularis	10	10	—	—	—	20	19	—	—	1

Namen der Krankheiten.	Im Alter von Jahren						Entlassen			Verblieben in Behandlung.
	0—15	15—30	30—45	45—60	über 60	Summa	Geheilt	Gebessert oder ungeheilt	Gestorben	
Angina phlegmonosa . . .	—	6	—	—	—	6	6	—	—	—
Laryngitis	1	—	—	—	—	1	1	—	—	—
Bronchitis acuta	1	3	—	1	2	7	5	1	—	1
Bronchitis chronica . . .	—	—	1	1	8	10	—	9	—	1
Pneumonia	2	5[b])	—	1	1	9	6	1	1	1
Pleurodynia	—	—	—	1	—	1	1	—	—	—
Pleuritis	1	1	3	—	—	5	4	1	—	—
Empyema	—	—	1c)	—	—	1	1	—	—	—
Emphysema pulmonum . .	—	—	—	—	2	2	—	2	—	—
Haemoptoë	1	3	2	—	—	6	4	2	—	—
Tuberculosis pulmonum . .·	6	32[?])	14	7	1	60	—	32	12	16
Tuberculosis glandularum .	2	—	—	—	—	2	—	1	1	—
Tubercul. miliaris acuta .	—	—	1	—	—	1	—	—	1	—
VI. Krankheiten d. Verdauungs-organe.										
Stomatitis	—	1	—	1	—	2	1	1	—	—
Tuberculosis linguae . . .	—	—	1[a])	—	—	1	—	—	1	—
Parulis	—	1	—	—	—	1	1	—	—	—
Sarcoma maxillae super. .	—	—	—	1d)	—	1	—	1	—	—
Abscessus maxillae inf. . .	1	1e)	—	—	—	2	1	1	—	—
Carcinoma oesophagi . . .	—	—	—	1[a])	—	1	—	—	1	—
Catarrhus ventriculi .· . .	—	5	3	1	—	9	4	3	—	2
Gastricismus	—	3	—	1	—	4	4	—	—	—
Catarrhus intestinalis . .	1	2	—	—	2	5	4	1	—	—
Helminthiasis	—	1	1	—	—	2	2	—	—	—
Obstructio	—	3	—	1	1	5	5	—	—	—
Perityphlitis	2[10])	—	—	—	1	3	1	1	1	—
Icterus catarrhalis . . .	—	—	—	1	—	1	1	—	—	—
Carcinoma hepatis . . .	—	—	1f)	1	1	3	—	1	2	—
Hernia	—	—	—	—	1	1	—	1	—	—
Tabes mesaraica	1	—	—	—	—	1	—	1	—	—
Peritonitis	—	—	1g)	—	—	1	—	1	—	—
Prolapsus ani	—	—	2h)	—	—	2	2	—	—	—
Fistula ani	—	—	1	—	—	1	—	—	—	1
Haemorrhoides	—	1	4i)	—	—	5	4	1	—	—
VII. Krankheiten d. Urogenital-organe.										
Nephritis chronica . . .	1	1[11])	1	—	1	4	—	1	1	2
Pyelonephritis	—	—	1	—	—	1	—	1	—	—

Namen der Krankheiten.	0—15	15—30	30—45	45—60	Ueber 60	Summa	Geheilt	Gebessert oder ungeheilt	Gestorben	Verblieben in Behandlung.
Albuminuria	1	—	—	—	—	1	1	—	—	—
Ren mobilis	—	—	1¹²⁾	1	—	2	—	1	—	1
Cystitis chronica	—	—	1	—	—	1	—	1	—	—
Retentio urinae	—	—	—	—	1	1	1	—	—	—
Metrorrhagia	—	—	2	—	—	2	2	—	—	—
Endometritis	—	1	4k)	—	—	5	5	—	—	—
Parametritis	—	—	1	—	—	1	1	—	—	—
Fibroma uteri	—	—	—	1l)	—	1	1	—	—	—
Prolapsus vaginae	—	—	5m)	1	—	6	5	1	—	—
Ovarialgia	—	1	—	—	—	1	1	—	—	—
Mastitis	—	1	1	—	—	2	2	—	—	—
Hyperemesis gravidarum	—	1	—	—	—	1	1	—	—	—
VIII. Krankheiten d. Bewegungsapparates.										
Rheumatismus musculorum	2	2	1	1	1	7	5	2	—	—
Panaritium	—	6	—	—	—	6	5	1	—	—
Phlegmone antibrachii	—	—	—	—	1	1	—	—	1	—
Fibroma humeri	—	—	1n)	—	—	1	1	—	—	—
Tendovaginitis	—	2	—	—	—	2	2	—	—	—
Abscessus	4	—	—	1	1	6	5	1	—	—
Periostitis	—	3	—	—	—	3	3	—	—	—
Caries (pedis, metacarpi)	3o)	2	1	1	—	7	3	3	—	1
Synovitis	1	—	3	—	—	4	2	1	—	1
Osteomyelitis	1p)	—	—	—	—	1	1	—	—	—
Pedes plani	—	2	1	—	—	3	—	3	—	—
Corpus alienum in dorso	—	1q)	—	—	—	1	1	—	—	—
Lumbago	—	—	—	—	2	2	2	—	—	—
IX. Krankheiten der Haut, Drüsen etc.										
Eczema	—	3	2	1	—	6	6	—	—	—
Prurigo	1	—	—	—	—	1	1	—	—	—
Impetigo contagiosa	2	—	—	—	—	2	2	—	—	—
Condylomata	—	2	—	—	—	2	1	1	—	—
Epithelioma faciei	—	—	—	—	1r)	1	1	—	—	—
Perniones	2	2	1	—	—	5	3	—	—	2
Abscessus glandularum	—	4s)	1	—	—	5	4	—	—	1
Carcinoma glandulae supraclavicularis	—	—	—	1	—	1	—	1	—	—
Ulcera (pedis, cruris)	2	2	2	1	1	8	7	—	—	1

Namen der Krankheiten.	Im Alter von Jahren						Entlassen			Verblieben in Behandlung.
	0—15	15—30	30—45	45—60	Ueber 60	Summa	Geheilt	Gebessert oder ungeheilt	Gestorben	
X. Verletzungen.										
Contusiones	1	2	1	—	2	6	5	1	—	—
Vulnera	2	3t)	2	—	—	7	6	1	—	—
Fractura cruris	—	1u)	—	—	—	1	1	—	—	—
Luxatio cubiti	—	1v)	—	—	—	1	1	—	—	—
Combustiones	—	3	—	—	—	3	3	—	—	—
XI. Krankheiten der Augen.										
Panophtalmitis	—	1w)	—	—	—	1	1	—	—	—

Chirurgische Fälle.

Bemerkungen. a) Zwei Tracheotomien. b) Heftige Neuralgie in einer Narbe der Nagel-Phalanx des rechten Zeigefingers nach einem Panaritium. Entfernung der Nagel-Phalanx auf dringenden Wunsch des Patienten nach vorhergegangenen erfolglosen Heilversuchen. c) Empyem im Anschluss an durchgemachte Influenza. Rippenresection. Heilung. d) Grosses inoperables Oberkiefer-Sarcom. e) Oberflächliche Necrose des linken Unterkiefers; Necrotomie, Heilung. f) Grosses Carcinom der Gallenblase, welches den Pylorus verlegte, so dass Dilatatio ventriculi und andauerndes Erbrechen bestand. Gastroenterostomie. Tod 41 Tage post operationem durch Uebergreifen des Carcinoms aufs Colon, Peritoneum etc. g) Eröffnung eines ausgedehnten vom Colon ascendens ausgehenden nach allen Richtungen mit Därmen und Bauchwand verwachsenen Abscesses. Drainage des Abscesses durch die Bauchdecken. Später trat eine Kothfistel auf, welche in langsamer Ausheilung begriffen ist. Patient wurde in vortrefflichem Allgemein-Zustand entlassen; ist nunmehr gänzlich geheilt. h) Zerstörung der prolabirten Mastdarmschleimhaut mitttels Thermokauter. i) In zwei Fällen wurden Haemorrhoidal-Knoten abgebrannt. k) Curettement der Uterus-Schleimhaut (4 Fälle). l) Zwei vaginale Myomotomien bei grossen intramuralen Myomen. Nach Erweiterung der Cervix wurde die Kapsel gespalten, die Tumoren gefasst und unter Anwendung des Simon'schen Elongement entwickelt. m) In vier Fällen wurde die Lawson Tait'sche Operation und zugleich die Colporrhaphia anterior vorgenommen. n) Kindskopfgrosses Fibrosarcom des Oberarms, welches in die Achselhöhle reichte. Exarticulation des Oberarms. o) Mehrere Ausschabungen und subperiostale Resectionen wegen Caries. p) Resection des os cuneiforme I. q) Vor 18 Monaten Stich in den Rücken neben dem 10ten Brustwirbel. Heilung der Wunde. Die Gegend blieb schmerzhaft; die Schmerzen — meist als nervöser Natur angesehen — strahlten in's linke Bein aus. Es wurde auf den 10ten Brustwirbel eingeschnitten und ein 5 ctm langes Messerstück entfernt. r) Kleines Epitheliom am unteren Augenlid, nach dessen Entfernung der Substanzverlust durch einen Stirnlappen gedeckt wurde. s) Auslöffelung vereiterter Achseldrüsen bei einem Phtisiker. t) 1. Kleine aber tiefe Schnittwunde des Unterarms, welche mehrere Sehnen- und Muskelnähte nöthig machte. Heilung mit völliger Erhaltung der Function. 2. Schnittwunde quer durch die Vorderfläche des Unterarms. Naht fast sämmtlicher Sehnen und Muskeln. Unterbindung der art. radialis, Naht des n. radialis. Heilung mit mässiger Bewegungsstörung. u) Fractur der Tibia und Fibula oberhalb der Malleolen. Heilung. v) Reduction einer Ellbogenluxation. w) Enucleatio bulbi.

Die wichtigsten internen Fälle sind:

1) Schwerer Scharlach mit langdauerndem Fieber; Nephritis, allgemeines Anasarca; plötzliche Amaurose. Die sämmtlichen Erscheinungen gingen in kurzer Zeit zurück. 2) Chronischer Fall von Intermittens mit bedeutender Milz- und Leberschwellung. Patient hatte sein Fieber im Congo-Staat acquirirt. 3) Patientin machte zwei schwere langdauernde Anfälle von Cerebro-Spinalmeningitis durch. Ein zweiter Fall verlief äusserst rasch; Patient kam zu Fuss ins Krankenhaus mit allgemeinen Klagen. Schon am nächsten Tage trat Nackenstarre auf, am 3ten Tage exitus lethalis. 4) a) Bei einer Vergiftung mit Phosphor-Hölzchen trat nur mehrtägige Icterus, jedoch kein schwereres Symptom auf. b) Eine zweite Patientin nahm einen Esslöffel Schwefelsäure. Anätzung der Zunge, des Zahnfleisches und der Magenschleimhaut, so dass mehrere Tage hindurch Blut erbrochen wurde. Patientin wurde hergestellt. 5) Im Anschluss an einen Gelenkrheumatismus trat eine Pericarditis und Endocarditis, nachher eine pneumonische Infiltration der ganzen linken Lunge auf. Heilung. 6) Mehrere Influenza-Pneumonieen z. Theil erysipelatöser Natur mit glatter Heilung. 7) Die grosse Anzahl der Phtisiker ist z. Theil durch die vermehrte Aufnahme zum Zweck der Koch'schen Kur bedingt. Ein Fall ist dadurch interessant, dass mehrmals ein Pneumathorax entstand. Später wurde ein grosses Pleura-Exsudat punktirt. 8) Die ganze Zunge wurde allmählich in ein hartes tuberculöses Infiltrat verwandelt. Die Schmerzen besonders bei der Nahrungs-Aufnahme waren unerträglich, so dass Patient sich an sehr häufige Cocainpinselungen gewöhnt hatte. Einmal trat eine schwere Cocain-Vergiftung auf. Er starb an Inanition. 9) Speiseröhrenkrebs, welcher in die Pleurahöhle durchbrach. 10) Chronische Perityphlitis wahrscheinlich auf Tuberculose beruhend. In diesem Falle traten heftige Suffocations-Anfälle auf, worauf Patientin grosse Croupmembranen der Trachea und Bronchien aushustete. Exitus lethalis an catarrhal. Pneumonie. 11) Schwere parenchymatöse Nephritis, welche länger als ein halbes Jahr bestand. Patient hatte häufig urämische Anfälle, welche mit Schwitzbädern bekämpft wurden. Allgemeines Anasarca und Hydrops der serösen Höhlen bestanden fast ein halbes Jahr hindurch. Hie und da war Patient amblyopisch. Tod durch Hirnoedem. 12) Jahrelange heftige Schmerzen von Seiten der vergrösserten beweglichen Niere; massenhafte nervöse Beschwerden. Eine Scheinoperation war ohne Erfolg. Von der Exstirpation der Niere wurde abgesehen, weil sich von der Harnblase aus nur der Ureter der kranken, nicht aber der der gesunden Niere finden liess. Patientin wurde von ihren sämmtlichen Beschwerden durch eine einzige wohl gelungene hypnotische Sitzung befreit.

In unserer unentgeltlichen Sprechstunde wurden 1150 Personen, in ihrer Behausung ungefähr 150 Personen behandelt.

6. Versorgungshaus.

Bericht

von

Dr. LORETZ.

Uebersicht der im Jahre 1890 verpflegten Pfründner.

Bestand am 1. Jan. 1890.		Auf- genommen 1890.		Summa		Abgang						Verblieben am 1. Jan. 1891.	
						freiwillig		Irrenhaus.		Gestorben			
M.	W.	M.	W.	M.	W.	M.	W.	M.	W.	M.	W.	M.	W.
72	77	9	13	81	90	—	1	—	1	9	10	72	78
149		22		171		2				19		150	
171						21							

Uebersicht der Krankheitsfälle.

Namen der Krankheiten.	Im Alter von Jahren					Entlassen			Verblieben in Behandlung
	50—60	60—70	70—80	über 80	Summa	Geheilt	Gebessert od.ungeheilt	Gestorben	
Marasmus senilis	—	2	19	9	30	—	30	—	30
Hemiplegia	—	2	1	1	4	—	4	—	4
Encephalitis	—	1	1	—	2	—	1	1	1
Apoplexia cerebri	—	—	—	3	3	—	—	3	—
Dementia	—	—	1	—	1	—	1[1]	—	—
Neuralgia trigemini	—	—	1	—	1	1	—	—	—
Dystrophia muscularis . . .	—	—	1	—	1	—	1	—	1
Paresis brachii	—	1	—	—	1	—	1	—	1
Commotio cerebri	—	—	1	—	1	1	—	—	—
Epilepsia	—	1	—	—	1	—	1	—	1
Hypertrophia cordis	—	5	1	—	6	—	5	1	5
Aneurysma aortae	—	1	—	—	1	—	—	1	—
Stenosis aortae	—	—	—	1	1	—	—	1	—
Vitium cordis	—	—	2	—	2	—	2	—	2

[1] Ins Irrenhaus.

Namen der Krankheiten.	Im Alter von Jahren					Entlassen			Verblieben in Behandlung
	50—60	60—70	70—80	über 80	Summa	Geheilt	Gebessert od ungeheilt	Gestorben	
Phlebitis (Varix infl.) . . .	—	—	1	—	1	1	—	—	—
Epistaxis	—	—	1	—	1	1	—	—	—
Bronchitis acuta	—	3	6	2	11	8	3	—	3
Bronchitis chronica	—	5	7	—	12	—	12	—	12
Pneumonia	—	1	2	2	5	1	—	4	—
Pleuritis	—	—	4	—	4	3	—	1	—
Emphysema pulmonum . . .	—	1	3	1	5	—	4	1	4
Tuberculosis pulmonum. . .	1	2	—	—	3	—	1	2	1
Cardialgia	—	1	—	—	1	1	—	—	—
Gastricismus.	—	2	5	1	8	8	—	—	—
Carcinoma ventriculi. . . .	—	—	1	—	1	—	—	1	—
Catarrhus intestinalis . . .	—	2	8	2	12	12	—	—	—
Nephritis chron. Urämie . .	—	1	—	—	1	—	—	1	—
Nephritis chronica	—	1	—	—	1	—	1	—	1
Hydrocele.	—	—	1	—	1	1	—	—	—
Rheumatismus chronicus . .	—	2	4	—	6	—	6	—	6
Rheumatismus acutus musc. .	—	—	1	1	2	2	—	—	—
Panaritium	—	1	—	—	1	1	—	—	—
Ulcus cruris	—	—	1	—	1	1	—	—	—
Carcinoma mammae	—	1	—	—	1	1	—	—	—
Erysipelas	—	2	—	—	2	2	—	—	—
Keratitis	—	—	1	—	1	—	1	—	1
Herpes zoster	—	—	1	—	1	1	—	—	—
Eczema	—	—	1	1	2	1	1	—	1
Contusio	—	—	1	3	4	4	—	—	—
Phlegmone	—	—	1	—	1	—	—	1	—
Verbrennung der Haut . . .	—	—	1	—	1	—	—	1	—
Pruritus	—	—	1	—	1	1	—	—	—

7. Diakonissen-Anstalt.

Bericht

von

Dr. ERNST ROEDIGER.

Im Jahre 1890 wurden in der Diakonissen-Anstalt 323 Kranke an 15 738 Tagen verpflegt.

Uebersicht der im Jahre 1890 behandelten Kranken.

Bestand am 1. Jan. 1890		Aufge- nommen 1890		Summa		Abgang						Verblieben am 1. Januar 1891	
						Geheilt		Gebessert o. ungeheilt		Gestorben			
M.	W.	M.	W.	M.	W.	M.	W.	M.	W.	M.	W.	M.	W.
20	33	113	157	133	190							22	29
53		270		323		191		54		27		51	
323								328					

Namen der Krankheiten.	Im Alter von Jahren						Entlassen				Verblieben in Behandlung.
	0—15	15—30	30—45	45—60	Ueber 60	Summa	Geheilt	Gebessert oder ungeheilt	Gestorben		
I. Infectionskrankheiten.											
Typhus	—	1	2	1	—	4	2	—	1		1
Erysipelas	—	3	—	2	—	5	3	—	1		1
Rheumatismus acutus	—	7	2	—	—	9	8	—	—		1
Malaria	—	2	—	—	—	2	2	—	—		—
Influenza	—	7	7	1	2	17	17	—	—		—
II. Allgemeinkrankheiten.											
Pyaemie	1	—	—	—	—	1	—	—	1		—
Chlorose resp. Anaemie	1	6	8	1	—	16	16	—	—		—
Debilitas	—	—	—	—	2	2	—	1	—		1
Atrophie	2	—	—	—	—	2	2	—	—		—
Rhachitis	9	—	—	—	—	9	4	—	—		5
Diabetes mellitus	—	—	—	—	1	1	—	—	—		1
Subnutritio	—	1	2	—	—	3	3	—	—		—
Morphinismus	—	—	1	—	—	1	—	—	1		—
Alkoholismus	—	—	1	—	—	1	—	—	1		—

Namen der Krankheiten.	Im Alter von Jahren						Entlassen			Verblieben in Behandlung
	0—15	15—30	30—45	45—60	Ueber 60	Summa	Geheilt	Gebessert oder ungeheilt	Gestorben	
Anilismus	—	—	1	1	—	2	1	1	—	—
Haemoglobinurie (toxische)	—	1	1	—	—	2	2	—	—	—
III. Krankheit. d. Nervensystems.										
Apoplexia cerebri sang.	—	—	—	1	—	1	—	—	—	1
Hydrocephalus chronic.	1	—	—	—	—	1	1	—	—	—
Hysterie	—	1	2	1	—	4	—	4	—	—
Traumatische Hysterie	—	—	—	1	—	1	—	1	—	—
Neurasthenie	—	2	2	1	—	5	2	3	—	—
Paralysis	—	—	—	1	—	1	—	1	—	—
Meningitis tuberculosa	1	—	1	—	—	2	—	—	2	—
Commotio cerebri	—	1	—	—	—	1	1	—	—	—
Myelitis	—	—	2	—	—	2	—	1	1	—
Neuritis	—	—	1	—	—	1	1	—	—	—
Radialislähmung	—	1	—	—	—	1	1	—	—	—
Neuralgie	—	1	—	—	—	1	1	—	—	—
IV. Krankh. d. Gefässsystems.										
Vitium cordis	—	1	2	3	—	6	—	1	5	—
Degeneratio cordis adipos.	—	—	1	—	—	1	—	—	1	—
Myocarditis	—	—	—	—	1	1	—	—	1	—
Endocarditis	—	1	—	—	—	1	—	—	1	—
Phlebitis	—	1	—	—	—	1	1	—	—	—
Varicen	—	—	1	—	—	1	—	1	—	—
V. Krankheiten der Respirationsorgane.										
Angina tonsillaris	—	1	—	1	—	2	2	—	—	—
Bronchitis acuta	—	1	3	1	—	5	5	—	—	—
Bronchitis chronica	—	—	1	—	1	2	1	—	—	1
Laryngitis	—	—	—	2	—	2	2	—	—	—
Laryngitis tuberculosa	—	—	2	—	—	2	—	—	—	2
Pneumonia	—	2	5	2	1	10	6	1	2	1
Tuberculosis pulmonum	—	9	18	2	—	29	1	8	7	13
Bronchiectasia	—	—	—	1	—	1	—	—	—	1
Pleuritis	—	2	1	—	—	3	3	—	—	—
Empyem	1	—	—	—	—	1	—	1	—	—
Polypus nasi	—	—	1	—	—	1	1	—	—	—
VI. Krankheiten der Verdauungsorgane.										
Carcinoma oesophagi	—	—	—	1	—	1	—	—	1	—
Ulcus ventriculi	—	3	1	—	—	4	3	—	—	1

Namen der Krankheiten.	Im Alter von Jahren						Entlassen			Verblieben in Behandlung.
	0—15	15—30	30—45	45—60	über 60	Summa	Geheilt	Gebessert oder ungeheilt	Gestorben	
Carcinoma ventriculi . . .	—	—	2	—	1	8	—	2	—	1
Catarrhus ventriculi	—	3	3	3	2	11	11	—	—	—
Obstipatio	—	—	—	2	—	2	1	—	—	1
Hernia incarcerata	—	1	1	—	—	2	2	—	—	—
Icterus	—	—	2	—	—	2	2	—	—	—
Febris gastrica	—	1	—	—	—	1	1	—	—	—
Ulcus duodeni	—	—	1	—	—	1	1	—	—	—
Typhlitis	—	4	—	—	—	4	3.	—	—	1
Carcinoma hepatis	—	—	—	1	—	1	—	—	1	—
Haemorrhagia intestini . .	—	—	1	—	—	1	1	—	—	—
Periproctitis	—	1	—	—	—	1	1	—	—	—
VII. Krankheiten der Urogenitalorgane.										
Nephritis	—	—	2	1	1	4	1	1	1	1
Cystitis.	—	—	—	—	1	1	—	1	—	—
Endometritis	—	—	2	—	—	2	2	—	—	—
Metritis	—	2	1	—	—	8	8	—	—	—
Retroflexio uteri.	—	—	8	—	—	3	—	2	—	1
Prolapsus uteri	—	—	1	—	—	1	1	—	—	—
Parametritis	—	1	1	—	—	2	2	—	—	—
Perimetritis	—	—	1	—	—	1	1	—	—	—
Fibroma uteri	—	—	—	1	—	1	—	1	—	—
Oophoritis	—	—	1	—	—	1	1	—	—	—
Cystis ovarii	—	1	—	—	—	1	1	—	—	—
Ruptura perinei	—	—	2	—	—	2	2	—	—	—
Abort	—	1	—	—	—	1	1	—	—	—
Carcinoma mammae	—	—	1	1	—	2	1	1	—	—
Fibroma mammae	—	—	1	—	—	1	1	—	—	—
VIII. Krankheiten der Bewegungsorgane.										
Rheumatismus chron. resp. Gicht	—	—	2	5	1	8	—	7	—	1
Spondylitis	2	—	—	1	—	3	—	2	—	1
Coxitis.	—	1	—	—	—	1	—	—	—	1
Gonitis	1	2	1	—	—	4	1	1	—	2
Arthritis pedis	—	—	—	1	—	1	—	—	—	1
Cubitis	—	—	1	—	—	1	1	—	—	—
Ostitis	6	3	2	1	—	12	8	—	—	4
Periostitis	1	—	—	—	—	1	—	—	—	1

Namen der Krankheiten.	Im Alter von Jahren						Entlassen			Verblieben in Behandlung
	0—15	15—30	30—45	45—60	über 60	Summa	Geheilt	gebessert oder ungeheilt	Gestorben	
Fractura column. vertebr. .	—	—	1	—	—	1	—	—	—	1
Fractura colli femoris . . .	—	—	1	—	—	1	—	1	—	—
Fractura femoris	1	—	—	—	—	1	1	—	—	—
Fractura cruris	—	—	1	—	—	1	1	—	—	—
Fractura cruris complicat. .	—	—	1	—	—	1	1	—	—	—
Fractura fibulae.	—	—	1	1	—	2	2	—	—	—
Fractura patellae	—	1	—	—	—	1	1	—	—	—
Fractura costarum.	—	1	—	—	—	1	1	—	—	—
Fractura nasi.	—	1	—	—	—	1	1	—	—	—
Bursitis	—	1	—	—	—	1	1	—	—	—
Ankylosis humeri	—	—	1	—	—	1	—	1	—	—
IX. Krankheiten der Haut, des Zellgewebes und der Drüsen.										
Eczema	2	1	2	—	—	5	3	1	—	1
Scabies	—	1	—	—	—	1	1	—	—	—
Ulcus cruris	—	—	—	2	—	2	1	1	—	—
Abscess	1	—	2	—	—	3	3	—	—	—
Verätzung durch Säure resp. Lauge	—	1	2	—	—	3	2	—	—	1
Combustio	—	5	4	2	—	11	9	—	1	1
Panaritium	—	2	2	—	—	4	3	—	—	1
Vulnus.	—	4	—	—	—	4	4	—	—	—
Lymphangitis.	—	1	—	—	—	1	1	—	—	—
Lymphoma	—	1	—	—	—	1	1	—	—	—
Contusio	—	1	1	—	—	2	2	—	—	—
X. Krankheiten der Augen.										
Cataracta senilis	—	—	—	2	8	10	6	4	—	—
Cataracta mollis	—	3	—	—	—	3	2	1	—	—
XI Krankheiten der Ohren.										
Granuloma cav. tymp. . . .	—	2	—	—	—	2	2	—	—	—
Summa . .	30	102	120	48	23	323	191	54	27	51
			323						323	

Operationen.

I. An Kopf und Gesicht.

Exstirpation des Trommelfells und Ausräumung der Paukenhöhle
wegen Ostitis 1.
Entfernung von Granulationen des äusseren Gehörgangs 1.
Entfernung eines Cholesteatoms des Felsenbeins 2.
Trepanation der proc. mastoideus (ostitis) 7.
Exstirpatio ulc. rodens labii sup. et nasi. Plastik 2.
Exstirpation eines Papilloms der Wangenschleimhaut 1.
Spaltung und Drainage eines Abscesses des Mundbodens 1.
Iridectomie 4.
Staarextraction 4.
Cataractoperation 1.
Discision d. vord. Capselwand bei Cataracta mollis 1.
Punction der vorderen Kammer 1.

II. Am Halse.

Tracheotomie (Phthisis laryngis) 1.
Exstirpation v. Lymphomen 2.

III. An Brust und Rücken.

Ablatio mammae und Ausräumung der Achselhöhle (carcinom) 2.
Resectio costae (Empyem) 1.
Spaltung und Drainage eines tuberculösen Abscesses unter dem
Schulterblatt 1.
Entfernung von Sequestern aus dem Rückenmark nach Fractura
vertebrae 1.

IV. An Bauch, Becken und Urogenitalorganen.

Taxis bei eingeklemmter Hernie 2.
Eröffnung und Drainage von Senkungsabscessen 2.
Sequestrotomie bei Necrosis pelvis 1.
Spaltung und Tamponade eines periproctitischen Abscesses 1.
Doppelseitige Ovariotomie 1.
Punction einer Parovarialcyste 1.
Ausräumung bei Abort 2.

Curettement bei Endometritis und Placentarpolypen 3.
Keilexcision wegen Ectropium der portio 3.
Colporrhaphia anterior und posterior 1.
Colporrhaphia posterior 1.

V. An den Extremitäten.

Evidement bei Ostitis tuberculosa manus 2.
Resectio phalangis 1.
Repositio bei luxatio humeri 1.
Nath bei Fractura patellae 1.
Resectio genu 1.
Necrotomie wegen Ostitis femoris 1.
Entfernung von Splittern nach fractura complic. cruris 1.
Brisement forcé und Gypsverband 5.
Umstellung und Gypsverband bei pes equino-varus 1.
Ausschabung bei tuberculosis pedis 2.
Extractio unguis incarnat. 2.

Ausserdem 4 Sayre'sche Gypscutoren.

8. Jäger'sches Kindersiechenhaus.

Bericht

von

Dr. ERNST ROEDIGER.

Im Jahre 1890 wurden im Jäger'schen Kindersiechenhause 51 Kinder in 6658 Tagen verpflegt.

Uebersicht der im Jahre 1890 behandelten Kranken.

Bestand am 1. Jan. 1890.		Aufge- nommen 1890.		Summa.		Abgang.						Verblieben am 1. Jan. 1891.	
						Geheilt.		Gebessert o. ungeheilt.		Gestorben.			
M.	W.	M.	W.	M.	W.	M.	W.	M.	W.	M.	W.	M.	W.
11	10	17	13	28	23	8	8	4	4	5	4	10	8
21		30		51		16		8		9		18	
51								51					

Uebersicht der Krankheitsfälle.

Namen der Krankheiten.	Im Alter von Jahren					Entlassen				Verblieben in Behandlung
	0—3	3—6	6—9	9—12	Summa	Geheilt	Gebessert . oder ungeheilt	Gestorben		
Anaemie	—	1	—	1	1	—	—	—	
Debilitas	—	—	2	—	2	2	—	—	—	
Atrophie	4	1	—	—	5	1	1	2	1	
Rachitis	3	12	3	—	18	9	2	—	7	
Scrophulosis	2	1	1	1	5	—	3	1	1	
Multiple Tuberculose	1	1	1	1	4	—	—	3	1	
Meningitis tuberculosa	1	1	—	—	2	—	—	2	—	
Polyomyelitis anterior	—	—	—	1	1	—	—	—	1	
Pneumonie	1	—	—	—	1	—	—	1	—	
Spondylitis	—	—	1	3	4	—	1	—	3	
Coxitis	—	—	1	—	1	—	—	—	1	
Tuberculosis ossium	—	—	—	3	3	—	—	—	3	
Genu valgum	—	—	1	—	1	—	1	—	—	
Abscesse	1	—	—	—	1	1	—	—	—	
Eczema	—	1	—	1	2	2	—	—	—	
	13	17	11	10	51	16	8	9	18	

9. Clementine-Mädchen-Spital.

Bericht

von

Dr. med. J. de BARY.

Im Jahre 1890 wurden im Ganzen 95 Kranke verpflegt; von diesen wurden 78 neu aufgenommen, während 17 aus dem Vorjahre übernommen waren. Die Aufnahme betraf 86 Individuen, da 2 Kranke dreimal, 5 zweimal theils wegen der gleichen, theils wegen anderen Erkrankungen verpflegt wurden.

In Frankfurt wohnhaft waren 68, in benachbarten Ortschaften 27. Die Zahl der Verpflegungstage betrug 5555, der kürzeste Aufenthalt war 1 Tag, der längste 365 Tage; die durchschnittliche Verpflegzeit einer Kranken berechnet sich auf 59 Tage. Der höchste Krankenstand mit 18 war an 15 Tagen, der niedrigste mit 8 Kranken an 7 Tagen. Der Verpflegesatz pro Tag und Kopf berechnet sich auf M. 3. 69.

Von den Kranken waren alt:		Aufgenommen wurden:	
unter fünf Jahren	17	im Januar	3
5— 6 Jahre	10	» Februar	6
6— 7 »	9	» März	9
7— 8 »	7	» April	5
8— 9 »	5	» Mai	8
9—10 »	6	» Juni	8
10—11 »	11	» Juli	—
11—12 »	3	» August	11
12—13 »	7	» September	5
13—14 »	10	» October	6
14—15 »	8	» November	7
über 15 »	2	» December	10
	95		78

Uebersicht der im Jahre 1890 behandelten Kranken.

Bestand am 1. Jan. 1890	Aufge- nommen 1890	Summa	Abgang			Verblieben am 1. Januar 1891
			Geheilt	Gebessert o. ungeheilt	Gestorben	
17	78	95	53	24	2	16
95				95		

Uebersicht der im Jahre 1890 behandelten Kranken der medicinischen Abtheilung.

Bestand am 1. Jan. 1890	Aufge- nommen 1890	Summa	Abgang			Verblieben am 1. Januar 1891
			Geheilt	Gebessert o. ungeheilt	Gestorben	
8	20	28	15	9	1	3
28				28		

Uebersicht der im Jahre 1890 behandelten Kranken der chirurgischen Abtheilung.

Bestand am 1. Jan. 1890	Aufge- nommen 1890	Summa	Abgang			Verblieben am 1. Januar 1891
			Geheilt	Gebessert o. ungeheilt	Gestorben	
9	58	67	38	15	1	13
67				67		

Uebersicht der Krankheitsfälle.

Namen der Krankheiten.	Im Alter von Jahren				Entlassen			Verblieben in Behandlung	Bemerkungen.
	1—5	5—10	10—15	Summa	Geheilt	Gebessert d. ungeheilt.	Gestorben.		
I. Allgemeine Krankheiten.									
Tuberculosis	—	1	3	4	—	1	1	2	
Syphilis	—	1	—	1	1	—	—	—	
Rhachitis	—	2	—	2	—	2	—	—	
II. Krankheiten des Nerven- **systems.**									
Commotio cerebri . . .	—	—	1	1	1	—	—	—	
Meningitis spinalis . .	1	—	—	1	—	1	—	—	
Polymyelitis acuta anter.	—	1	—	1	—	1	—	—	
Paralysis spin. spastica .	—	—	1	1	—	1	—	—	

Namen der Krankheiten.	Im Alter von Jahren				Entlassen			Verblieben in Behandlung	Bemerkungen.
	1—5	5—10	10-15	Summa.	Geheilt.	Gebessert od.ungeheilt.	Gestorben.		
Multiple Sclerose . . .	—	1	—	1	—	1	—	—	
Sclerodermia	—	—	1	1	—	1	—	—	fast geheilt durch Monate hindurch angewandte Massage.
Epilepsia	—	1	—	1	—	1	—	—	
Morbus Basedowi . . .	—	—	1	1	—	—	—	1	
Chorea	—	1	4	5	5	—	—	—	
Neuralgia lumbal. . . .	1	—	—	1	1	—	—	—	
III. Krankh. d. Respirations-organe.									
Rhinitis	—	1	—	1	1	—	—	—	
Polypaus nas.	—	—	1	1	1	—	—	—	
Laryngostenosis	—	1		1	1	—	—	—	
Catarrhus	—	1	—	1	1	—	—	—	
Asthma (Bronchitis) . .	—	1	—	1	1	—	—	—	
Pneumonia.	1	—	—	1	1	—	—	—	
Empyema	—	1	—	1	1	—	—	--	Schnitt. Resect. zweier Rippen.
IV. Krankh. der Urogenital-organe.									
Nephritis	—	1	—	1	1	—	—	—	
Blennorrhoea vaginae . .	1	—	—	1	—	—	—	1	
V. Krankh. d. Bewegungsorg. (Muskeln, Gelenke, Knochen).									
Rheumatismus musc. . .	—	—	1	1	1	—	—	--	
Arthritis deformans . .	—	—	1	1	—	1	—	--	
Spondylitis	2	2	2	6	2¹)	3	1²)		¹) 1mal Compressions-myelitis die nach einigen Monaten spontan wieder schwand. ²) Meningitis basilaris.
Scoliosis	—	1	—	1	—	1	—	--	Gypsoorsett.
Periostitis metac. aspi. .	—	—	1	1	—	—	—	1	
Periostitis femoris . . .	—	1	—	1	1	—	—	—	Amputatio cruris.
Caries multipl.	1	—	—	1	—	1	—	--	
Caries mandibulae . . .	1	—	—	1	—	1	—	—	
Caries proc. mastrodei .	—	—	2	2	—	1	—	1	
Caries op. manus . . .	—	2	—	2	2	--	--	—	
Caries femoris	—	1	—	1	—	1	—	1	
Caries tibiae	1	—	—	1	—	1	—	—	
Caris op. pedis	1	1	—	2	2	—	--	—	eine Operat. nach Syme. 1. Resection.
Luxat. coxae congenta .	1	—	—	1	—	1	—	—	
Coxitis	1	—	1	2	1	1	—	—	

Namen der Krankheiten.	Im Alter von Jahren				Entlassen			Verblieben in Behandlung.	Bemerkungen.
	1—5	5—10	10—15	Summa.	Geheilt.	Gebessert od.ungeheilt.	Gestorben.		
Synovitis artic. genu . .	—	3	—	3	1	—	–	2	1mal Resection.
Ankylosis artic. genu . .	—	—	1	1	—	1	—	—	
Contract. artic. genu . .	2	1	1	4	4	—	—	—	
Genu valgum	3	4	1	8	5	2	—	1	6mal Osteotomie femoris.
Curvatur. orachit cruris .	1	1	—	2	1	—	—	1	
Pes valgus	—	—	1	1	1	—	—	—	
Pes equino valgus . . .	—	—	1	1	1	—	—	—	Tenotomie.
Contract. tendin. Achill. .	—	1		1	1	—	—	—	Tenotomie.
Tendinitis (tuberc.). . .	—	—	1	1	1	—	—	—	
VI. Krankheiten der Haut.									
Lupus	—	—	3	3	—	—	—	3	
Ulcera tuberc. cut.. . .	—	1	4	5	3	—	—	2	Pyoctaninbehandlung.
Eczema	1	1	1	3	3	—	—	—	
Psoriasis	1	—	1	2	2	—	—	—	in beiden Fällen örtlicheBehandlung ohne Erfolg — rasche Heilung auf Arsenik.
VII. Krankheiten der Augen.									
Keratitis intast. (syph.) .		—	1	1	-	1	—	—	Schmierkur-Pyoctanin.
VIII. Sonstiges.									
Abscess. gland. colli . .	—	—	3	3	3	—	—	—	Pyoctanin nach den erforderlichen Incisionen.
Lymphadenomata colli .	—	—	1	1	1	—	—	—	
Lymphadenomata axill. .	—	—	1	1	—	1	—	—	
	20	34	41	95	53	24	2	16	
		95				95			

Die Versuche mit dem von Stilling empfohlenen Pyoctaniu bei Hautgeschwüren, bei Fisteln, bei Keratitis hatten nicht den erwarteten Erfolg.

Die von Mitte December 1889 bis Ende Januar 1890 herrschende Influenzaepidemie gab Gelegenheit zu folgenden Beobachtungen.

Es befanden sich um diese Zeit
in der Anstalt . . . . . 19 Patientinnen neben dem aus
            8 Personen bestehenden Personale
Von diesen . . . . 27 Individuen, erkrankten während
der Zeit vom 24. Decbr. bis
10. Januar an Influenza. . 16, 10 Patientinnen u. 6 von dem
Personale.

Folgende Tabelle gibt einen Ueberblick über die näheren Umstände.

Tag der Erkrankung.	Stockwerk des Hauses.	Stellung im Hause.		anwesend seit	wegen
1889. Decbr. 24.	Nebenhaus.	Gärtner.			
» » 26.	I. Stock.	Kranke.	3. Jahre.	29./XI. 89.	Caries tibiae.
» » 27.	II. Stock.	Pflegerin.			
1890. Januar 1.	» »	Kranke	7. Jahre.	7./IX. 89.	Rhachitis.
» » 2.	» »	»	10. »	23./IV. 89.	Sclerodermie.
» » 2.	» »	»	9. »	10./IX. 89.	Sclerose.
» » 2.	» »	»	5. »	19./X. 89.	Synovit. art. genu.
» » 3.	» »	»	6. »	25./XI. 89.	Rhachitis.
» » 3.	» »	Oberin.			
» » 4.	» »	Pflegerin.			
» » 4.	Souterrain.	Hausdiener.			
» » 4.	I. Stock.	Kranke.	11. Jahre.	21./XII. 89.	Chorea.
» » 5.	I. Stock.	Kranke.	6. Jahre.	24./XI. 89.	Synovitis.
» » 5.	III. Stock.	Hausmädchen.			
» » 7.	I. Stock.	Kranke.	7. Jahre.	3./XI. 89.	Laryngostenosis.
» » 10.	I. Stock.	Kranke.	10. Jahre.	12./VII. 89.	Asthma.

Der Charakter der Erkrankungen war der bekannte, als Tag der Erkrankung ist die erste Temperatursteigerung der bis dahin stets fieberlosen Individuen aufgeführt; in nicht wenigen Fällen sind ein bis zwei Tage vorher Appetitmangel, Abgeschlagenheit und Klagen über Muskelschmerzen constatirt worden.

Von sämmtlichen Erkrankten des wie bekannt am Ende der Stadt völlig isolirt gelegenen und nach allen Seiten von Gärten umgebenen Hauses hatte nur der Gärtner durch seinen täglichen Verkehr in der Stadt möglicherweise Verkehr mit anderweitig Erkrankten gehabt, in dem Haupthause beschränkte sich sein Verkehr mit den andern Hausinsassen nur auf die Theilnahme an den Mahlzeiten mit dem Dienstpersonale; von diesem erkrankte der Hausdiener 12 Tage nach dem Gärtner, das Hausmädchen 13 Tage. — Oberin und Pflegerinnen hatten erwiesener Maassen das Haus längere Zeit nicht verlassen, die erkrankten, alle seit langer Zeit in der Anstalt befindlichen, Kinder hatten keinen Besuch von erkrankten Angehörigen gehabt. Es sprechen diese Umstände demnach gegen die von vielen angenommene Contagiosität; — aus vorstehender Tabelle ergibt sich durch die gruppenweise Erkrankung der einzelnen Stockwerke eher eine allgemein wirkende Ursache. — Die von der Influenza befallenen Kranken litten sämmtlich an Zuständen, für welche durch diese Complication eine Verschlimmerung zu befürchten war; eine solche

ist in keinem Falle eingetreten; ebenso wenig auch durch das Hinzutreten einer fieberhaften Erkrankung eine Besserung bei der Chorea-
kranken, wie solches sonst nicht selten beobachtet ist. — In dem
regelmässigen Verlaufe der Influenza trat eine Störung bei der an
Laryngostenosis leidenden Kranken ein durch heftiges und häufiges
Nasenbluten.

Therapeutisch verhielt ich mich bei allen Kranken expectativ
und symptomatisch.

In den ersten Tagen des December konnte ich mit der Behandlung mit Koch's Tuberkulin beginnen. — Der Zeitraum bis Ende
December war ein zu kurzer um ein abschliessendes Urtheil gewinnen zu können; Näheres bleibt daher dem Berichte für 1891
vorbehalten. Mit dem Mittel behandelt wurden in diesem Jahre,
3 Lupöse Coxitis, 1 Hauttuberkulose, 1 Haut- und Knochentuberkulose, 2 tuberk. Kniegelenkentzündung, 2 Lungentuberkulosen,
1 Knochentuberkulose der Hand.

10. Armenklinik.

I. Ambulatorische Klinik.

Es wurden in der Zeit vom 1. Juli 1889 bis zum 30. Juni 1890 im Ambulatorium der Armenklinik im Ganzen 5349 Kranke (2417 männlichen und 2932 weiblichen Geschlechts) behandelt gegen 4622 im Vorjahre.

Die monatliche Aufnahme betrug durchschnittlich 445 Kranke.

Unter diesen standen im Alter von:

0—10 Jahren	491 männl. und	470 weibl.	Geschlechts	=	961
10—20 »	573 » »	572 »	»	=	1145
20—30 »	465 » »	591 »	»	=	1056
30—40 »	392 » »	511 »	»	=	903
40—50 »	290 » »	378 »	»	=	668
50—60 »	154 » »	252 »	»	=	406
60—70 »	47 » »	97 »	»	=	144
über 70 »	5 » »	61 »	»	=	66

Summa: 2417 männl. und 2932 weibl. Geschlechts = 5349

Es litten davon an:

inneren Krankheiten 1300 männl. und 1645 weibl. Geschlechts = 2945
chirurg. » 1117 » » 1287 » » = 2404

Summa: 2417 männl. und 2932 weibl. Geschlechts = 5349

Aufgenommen wurden:

im Juli	238 männl. und	368 weibl.	Geschlechts =	606
» August	242 » »	273 »	» =	515
» September	184 » »	215 »	» =	399
» October	183 » »	258 »	» =	441
» November	186 » »	213 »	» =	399
» December	194 » »	186 »:	» =	380
» Januar	200 » »	222 »		» =	422
» Februar	168 » »	222 »	» =	390
» März	211 » »	265 »	» =	476
» April	183 » »	204 »	» =	387
» Mai	225 » »	255 »	» =	480
» Juni	203 » »	251 »	» =	454

Summa: 2417 männl. und 2932 weibl. Geschlechts = 5349

Von diesen Kranken wohnten:

In Frankfurt und den zu-
gehörigen Ortschaften 1843 männl. u. 1965 weibl. Geschl. = 3808
Auswärts . . . . . 574 » » 967 » » = 1541

Summa: 2417 männl. u. 2932 weibl. Geschl. = 5349

II. Stationäre Klinik.

Im Hospitale der Anstalt fanden vom 1. Juli 1889 bis 30. Juni 1890 132 Personen Verpflegung. Von diesen sind 10 aus dem Vorjahre übertragen. Die Zahl der neu Aufgenommenen beträgt sonach 122. In drei Fällen handelte es sich um Mütter, welche zur Pflege ihrer kranken Kinder, die den ersten Lebensjahren angehörten, während deren Behandlung sich in der Anstalt aufhielten.

Von den 132 Verpflegten hatten ihren Wohnsitz in Frankfurt: 66, in Hessen-Nassau: 43, in Hessen-Darmstadt: 17, anderwärts: 6. — Männlichen Geschlechts waren 50, weiblichen 82.

Die Zahl der Verpflegungstage betrug:

Bei den bis zum 30. Juni Entlassenen: 3654
»   »   in Behandlung Gebliebenen: 652 .

Summa: 4306

Die mittlere Aufenthaltszeit berechnet sich auf 28 Tage; die längste betrug 274 Tage; die kürzeste 1 Tag.

Von den Kranken wurden geheilt entlassen   84
gebessert   »   34
ungeheilt   »   3
gestorben sind   1
übertragen wurden   7

Summa: 129
dazu 3 pflegende Mütter   3

Summa: 132

Die Krankheiten, welche die Aufnahme veranlassten, sowie die einzelnen Erfolge der Behandlung und die dabei ausgeführten Operationen sind in nachfolgender Tabelle kurz verzeichnet:

Namen der Krankheiten.	Bestand am 1. Juli 1889.	Neu aufgenommen.	Geheilt.	Gebessert.	Ungeheilt.	Gestorben.	Bestand am 30. Juni 1890.	Bemerkungen.
I. Kopf, Gesicht und Hals.								
Carcinoma nasi	—	2	2	—	—	—	—	Exstirpation.
Palatum fissum	—	1	1	—	—	—	—	Uranoplastik.
Glandul. colli tumefact. . .	—	3	3	—	—	—	—	Exstirpation.
Sarcoma musc. sternocleid. .	—	1	1	—	—	—	—	Exstirpation.
Caries proc. mastoid. . . .	—	1	—	1	—	—	—	Incision; Excochleation.
Labium fissum	—	2	—	2	—	—	—	Cheiloplastik.
Lupus nasi	—	1	1	—	—	—	—	Cauterisation.
Lupus faciei	—	3	1	2	—	—	—	Excochleation und Paquelin.
Corp. alien., in meat. aud. ext.	—	1	1	—	—	—	—	Extraction.
Abscess cell. mast. ex otitide	—	3	1	2	—	—	—	Incision; Excochleation.
Glandul. colli tubercul. . .	—	1	1	—	—	—	—	Exstirpation.
Angioma nuchae	—	1	1	—	—	—	—	Excision.
Necrosis mandibulae . . .	—	1	1	—	—	—	—	Discision der Fisteln.
Glandul. colli tumef. et exulc.	—	5	5	—	—	—	—	Exstirpation und Auskratzung.
Ulcus labii simpl.	—	1	1	—	—	—	—	Desinfection.
Epithelioma reg. infraorbit. .	—	1	1	—	—	—	—	Excision.
Glandul. submax. tumef. . .	—	1	1	—	—	—	—	Exstirpation.
Abscessus gland. colli . . .	—	1	1	—	—	—	—	Incision u. Drainage.
Cysta submentalis	—	1	1	—	—	—	—	Exstirpation.
II. Rumpf und Genitalien.								
Abscessus dorsi	—	1	1	—	—	—	—	Incision u. Drainage.
Angioma scapulae	—	2	—	2	—	—	—	Cauterisation.
Tuberculosis scapulae . . .	—	1	—	1	—	—	—	Excochleation.
Caries costarum	—	1	1	—	—	—	—	Resection der Rippen.
Caries vertebr. et costar. . .	1	—	—	1	—	—	—	Excochleation und Drainage.
Caries pelvis	—	1	—	1	—	—	—	Incision u. Drainage.
Caries sterni	—	2	1	1	—	—	—	Auskratzung.
Abscessus perityphlit. . . .	—	1	1	—	—	—	—	Incision.
Abscessus glandul. axillar. .	1	2	3	—	—	—	—	Incision u. Drainage.
Carcinoma mammae (Recid.)	—	1	1	—	—	—	—	Exstirpation.
Carcinoma recti	—	1	—	—	—	1	—	
Hernia inguinal. incarc. . .	—	1	1	—	—	—	—	Herniotomie.
Hypospadie	—	1	—	—	1	—	—	Inoperabel.
Hydrocele	—	1	1	—	—	—	—	Punction und Inject.
Cystitis chronica	—	1	—	1	—	—	—	Irrigation.
Fistula penis	—	1	1	—	—	—	—	Plastik.
Sarcoma testiculi	—	1	1	—	—	—	—	Ablatio testiculi.
Abortus incompletus . . .	—	1	1	—	—	—	—	Curettement.

Namen der Krankheiten.	Bestand am 1. Juli 1889.	Neu auf- genommen.	Geheilt.	Gebessert.	Ungeheilt.	Gestorben.	Bestand am 30. Juni 1890.	Bemerkungen.
Endometritis	—	1	1	—	—	—	—	Irrigation.
Perimetritis et Parametritis	—	1	—	1	—	—	—	Injection; Tinct. jodi.
Fibroma uteri.	—	1	1	—	—	—	—	Exstirpation.
Tumor ovarii	—	1	—	—	1	—	—	Inoperabel.
Metrorrhagie	—	1	—	1	—	—	—	Curettement.
Prolapsus vaginae	—	1	1	—	—	—	—	Colporrhaphie.
Carcinoma port. vaginae . .	—	1	—	1	—	—	—	Probeexcision.
Polypus uteri	—	1	1	—	—	—	—	Ablation.
Bartholinitis	—	1	1	—	—	—	—	Exstirpation.
Carcinoma uteri	—	3	1	2	—	—	—	Totalexstirpation.
Prolapsus uteri	1	1	2	—	—	—	—	Colporrhaphie.
III. Arme und Beine.								
Caries articulat. cubit. . .	1	1	2	—	—	—	—	Resectio cubiti.
Fractura ulnae	—	1	1	—	—	—	—	Gypsverband.
Caries phalang. et metacarp. digit. III.	—	1	—	1	—	—	—	Auskratzung.
Caries manus	—	3	2	1	—	—	—	Amputation resp. Auskratzung.
Phlegmone manus	—	2	2	—	—	—	—	Spaltung u. Drainage.
Caries antibrachii	—	1	—	1	—	—	—	Ausschabung.
Caries pollicis	—	1	1	—	—	—	—	Amputatio digiti.
Contusio manus	—	1	1	—	—	—	—	Verband.
Caries necrot. metac. indic..	—	1	1	—	—	—	—	Auskratzung.
Contusio digitorum	—	1	—	—	—	—	1	Verband.
Spina ventosa pollic. . . .	—	1	—	—	—	—	1	Incision.
Abscessus periart. genu . .	—	1	1	—	—	—	—	Incision u. Drainage.
Hydrops genu	—	2	2	—	—	—	—	Incision u. Injection.
Gonitis exsudativa	—	2	2	—	—	—	—	Compression.
Abscessus tuberc. femor.. .	—	2	1	1	—	—	—	Punction und Jodo- forminject.
Synovitis tubercul. genu . .	—	1	1	—	—	—	—	Exstirpation d. Tatell. u. Gelenkkopfes.
Genu valg. rhachiticum . .	—	4	3	1	—	—	—	Osteotomie.
Pes valgus.	—	1	1	—	—	—	—	Tenotomie.
Pedes vari	—	1	—	1	—	—	—	Gypsverband.
Ulcera tuberc. crur. . . .	1	—	—	—	1	—	—	Auskratzung.
Ulcus crur. varicos	—	2	1	—	—	—	1	Salbenverband.
Coxitis dextra	—	1	—	1	—	—	—	Resectio Coxae.
Curvatura rhachit. femoris .	—	1	1	—	—	—	—	Osteotomie.
Carcinoma gland. inguin. .	—	1	1	—	—	—	—	Exstirpation.
Ulcera tubercul. cruris . .	—	1	—	—	—	—	1	Incision.
Abscessus tubercul. cruris .	—	1	—	—	—	—	1	Punction u. Injection.
Fistula tibiae.	—	1	—	—	—	—	1	Sequestrotomie.

Namen der Krankheiten.	Bestand am 1. Juli 1889.	Neu auf-genommen.	Geheilt.	Gebessert	Ungeheilt.	Gestorben.	Bestand am 30. Juni 1890.	Bemerkungen.
Phlegmone pedis	—	1	1	—	—	—	—	Incision u. Drainage.
Distorsio artic. pedis . . .	—	2	1	—	—	—	1	Gypsverband.
Caries necrot. femoris. . .	—	1	1	—	—	—	—	Sequestrotomie.
Ulcus pedis simpl.	—	1	1	—	—	—	—	Salbenverband.
Caries metatars. ped. . . .	—	1	1	—	—	—	—	Ausschabung.
Caries multiplex.	2	2	—	4	—	—	—	Auskratzung.
Combustio pedis.	1	—	1	—	—	—	—	Verband.
Unguis incarnat. hallucis .	—	1	1	—	—	—	—	Excision d. Nagels.
Innere Krankheiten.								
Typhlitis	—	1	1	—	—	—	—	
Paraesthesia manuum . . .	1	—	1	—	—	—	—	Galvanisation.
Catarrhus ventriculi . . .	—	2	2	—	—	—	—	
Bronchitis chronica . . .	1	1	—	2	—	—	—	
Pleurodynia	—	1	1	—	—	—	—	
Influenza	—	1	1	—	—	—	—	
Paresis n. laryng. inf. . .	—	1	—	1	—	—	—	Galvanisation.
Haemoptoe	—	1	—	1	—	—	—	
Pleuritis exsudat.	—	1	1	—	—	—	—	Punction.
Typhus	—	1	1	—	—	—	—	
Summa . .	10	119	84	34	3	1	7	
	129			129				

Der eine in den Listen sich findende Todesfall betraf eine 62jährige Frau, welcher ein hochhinaufreichender Mastdarmkrebs exstirpirt worden war. Sie erlag einem tödtlichen Collaps 24 Stunden nach der sehr eingreifenden Operation.

11. Dr. Steffan'sche Augen-Heilanstalt 1889,90.

Bericht

von

Dr. STEFFAN*).

Während der Zeit vom 1. April 1889 bis ebendahin 1890 kamen 5792**) Augenkranke in Behandlung: 2392 in meiner Privat-Anstalt (Krögerstrasse 8) und 3400 in meiner Armen-Klinik (Holzgraben 16).

Uebersicht

der vom 1. April 1889 bis 1. April 1890 an 5792 Augenkranken zur Beobachtung gekommenen und behandelten Augenkrankheiten.

	Privat-Anstalt	Armen-Klinik	Summa.
I. Augenlider.			
Blepharoadenitis	194	260	454
Hordeolum	56	65	121
Chalazion	37	36	73
Oedema palpebrae	4	6	10
Eczema palp.	10	12	22
Abscessus palp.	2	14	16
Erysipelas palpebrar.	1	—	1
Apoplexia subcut. palp.	1	6	7
Emphysema subcut. palpebrar. traum.	—	1	1
Contusio palp.	3	3	6
Combustio palp.	4	4	8
Vulnus palp.	1	5	6
Ectropium	1	9	10
Entropium	9	5	14
Trichiasis	6	36	42
Symblepharon	—	2	2
Lagophthalmus durch Lidnarben	1	—	1
Transport . .	330	464	794

*) Vergl. den 28. Jahresbericht der Dr. Steffan'schen Augen-Heilanstalt 1889/90, erschienen im September 1890.

**) In dem 28jährigen Zeitraum vom 1. April 1862 bis 1. April 1890, zusammen 118 470 Patienten; davon kommen 58 554 auf meine Privat-Anstalt und 59 916 auf meine Armen-Augenklinik.

	Privat-Anstalt	Armen-Klinik	Summa.
Transport . .	330	464	794
Xanthelasma palp.	1	—	1
Verruca palp.	6	4	10
Carcinoma palp.	—	2	2
Milium palp.	3	—	3
Atheroma in der Umgebung der Augen	—	3	3
Tumor cysticus palp.	2	—	2
Teleangiectasia palp.	1	1	2
Subcutan gewachsene Cilien	1	—	1
Epicanthus cong.	1	—	1
Pediculi pubis in den Cilien	—	1	1
Summa . .	345	475	820

II. Bindehaut.

	Privat-Anstalt	Armen-Klinik	Summa.
Conjunctivitis catarrhalis	361	464	825
Anm. 26mal in Form von Conj. follicularis und 4mal in Form von Conj. vernalis.			
Conj. traumatica	90	146	236
Anm. 5mal Fremdkörper in der Augapfelbindehaut.			
Conj. phlyctaenulosa	63	205	268
Conj. granulosa	10	85	95
Anm. Davon 1 + 20 = 21 mit Keratitis superficialis (19mal zugleich Conjunctivalnarben), 3 + 5 = 8 mit Ulcus corneae (5mal zugleich Conjunctivalnarben), 0 + 2 = 2 mit Maculae oder Leucomata corneae (1mal zugleich Conjunctivalnarben), 0 + 1 = 1 mit Leucoma corneae adhaerens (mit Conjunctivalnarben), 2 + 10 = 12 mit einfachen Conjunctivalnarben, 0 + 19 = 19 mit Conjunctivalnarben und consecutiver Trichiasis und 0 + 1 = 1 mit Conjunctivalnarben und einseitiger Atrophia bulbi.			
Conj. blennorrhoïca	7	18	25
Anm. Darunter 6 + 15 = 21 Neugeborene und 1 Conj. gonorrhoica.			
Conj. membranacea s. crouposa	—	3	3
Apoplexia subconjuctivalis	27	34	61
Oedema conj. bulbi	1	—	1
Lymphangiectasia conj. bulbi	2	—	2
Pterygium	—	5	5
Pinguecula	—	3	3
Polypus conj.	1	1	2
Summa . .	562	964	1526

III. Hornhaut.

	Privat-Anstalt	Armen-Klinik	Summa.
Keratitis superficialis	70	228	298
Anm. 8mal in Form der Keratitis exulcerans dendritica und 8mal in Form des Herpes corneae.			
Kerat. traumatica	96	396	492
Anm. Darunter 60 + 335 = 395 Fremdkörper in der Hornhaut.			
Transport . .	16[6]	624[4]	790

	Privat-Anstalt	Armen-Klinik	Summa.
Transport . .	166	624	790
Kerat. diffusa	6	14	20
Kerat. suppurativa:			
a) Ulcus corneae circumscriptum	29	133	162
b) Ulcus corneae serpens	--	9	9
c) Abscessus corneae	3	20	23
Maculae et Leucomata corneae	107	208	315
Leucoma corneae adhaerens	9	39	48
Staphyloma corneae	1	4	5
Keratoconus	1	—	1
Keratoglobus	2	—	2
Tumor corneae	—	4	4
Summa . .	324	1055	1379

IV. Lederhaut.

	Privat-Anstalt	Armen-Klinik	Summa.
Vulnus sclerae	—	1	1
Episcleritis	10	8	18
Anm. 14mal Knotenform und 4mal diffuse Form.			
Staphyloma sclerae anticum	—	1	1
Summa . .	10	10	20

V. Gefässhaut,
d. h. Regenbogenhaut, Ciliarkörper und Aderhaut.

	Privat-Anstalt	Armen-Klinik	Summa.
Hyphäma traum.	—	2	2
Prolapsus iridis traum.	1	2	3
Iridodialysis traum.	1	1	2
Corp. alien. in iride	—	1	1
Ruptura chorioideae et iridis traum.	1	—	1
Iritis	20	19	39
Cyclitis	—	1	1
Iridocyclitis	2	3	5
Iridocyclitis oder Iridocyclochorioiditis glaucomatosa (sog. Glaucom.)	6	16	22
Anm. 3mal Glaucoma acut., 5mal Glaucoma infl. chron., 12mal Glaucoma chron. simpl. und 2mal Glaucoma consecutivum.			
Iridocyclochorioiditis.	8	7	15
Anm. 2mal metastatica und 1mal sympathica.			
Chorioiditis chron. disseminata	5	12	17
Chorioiditis chron. circumscripta	5	1	6
Anm. 4mal an der macula lutea.			
Sclerotico-chorioiditis posterior.	162	79	241
Anm. Davon 19 + 10 = 29 progressivae.			
Synechiae posteriores	10	13	23
Transport . .	221	157	378

	Privat-Anstalt	Armen-Klinik	Summa.
Transport . .	221	157	378
Paresis musc. sphinct. iridis s. Mydriasis paralytica	5	2	7
Acute Miliartuberculose der Aderhaut	1	—	1
Membrana pupillaris perseverans	2	—	2
Ectopia pupillae cong.	—	1	1
Albinismus cong.	—	2	2
Coloboma iridis cong.	—	1	1
Heterochromia iridis cong.	—	2	2
Summa . .	229	165	394

VI. Netzhaut und Sehnerv.

	Privat-Anstalt	Armen-Klinik	Summa.
Apoplexiae retinae	4	3	7
Retinitis apoplectica.	6	5	11
Anm. 2mal in Folge von Diabetes.			
Retinitis exsudativa	—	1	1
Retinitis e Morbo Brightii	7	—	7
Retinitis pigmentosa	1	2	3
Neuritis optica.	5	7	12
Ablutio retinae	8	13	21
Hyperaesthesia retinae	1	—	1
Angeborene Anomalien des Farbensinnes	2	—	2
Amblyopia et Amaurosis e causa extraoculari:			
a) Amblyopia cong.	122	90	212
b) Amblyopia { mit freiem Gesichtsfelde.	13	23	36
Anm. Davon 8 einseitig (2mal mit Atrophia n. opt.) und 28 doppelseitig (11mal mit Atrophia nn. opticor.).			
mit peripherer Gesichtsfeldbeschränkung. . . .	8	15	23
Anm. Davon 6 einseitig (5mal Atrophia n. opt.) und 17 doppelseitig (14mal mit Atrophia nn. opticor.).			
in Form eines centralen Scotomes	7	2	9
Anm. Davon 8 einseitig und 1 doppelseitig.			
c) Gleichseitige Hemianopia beider Augen durch Lähmung des gegenüberliegenden Tractus opticus.	3	1	4
d) Amaurosis partialis fugax (Flimmerscotom) .	7	—	7
Summa . .	194	162	356

VII. Krystalllinse.

	Privat-Anstalt	Armen-Klinik	Summa.
Luxatio lentis	1	4	5
Anm. 2mal spontan (einseitig) und 3mal in Folge von Verletzung (einseitig).			
Transport . .	1	4	5

	Privat-Anstalt	Armen-Klinik	Summa.
Transport . .	1	4	5
Cataracta traum.	5	5	10
Cataracta zonularis	5	7	12
Catar. corticalis post.	1	—	1
Catar. lenticularis punctiformis	3	2	5
Catar. mollis	1	—	1
Catar. senilis semi-mollis et dura	88	85	173
Catar. capsulo-lenticularis	—	1	1
Catar. polaris ant. (incl. pyramidalis)	1	—	1
Catar. accreta	1	· 4	5
Catar. secundaria	4	14	18
Catar. congenita	1	2	3
Summa . .	111	124	235

VIII. Glaskörper.

	Privat-Anstalt	Armen-Klinik	Summa.
Mouches volantes ohne Befund	16	9	25
Glaskörpermembranen	12	4	16
Anm. Darunter 13 Myopen mit Sclerotico-chorioiditis post.			
Blutergüsse in den Glaskörper	2	4	6
Summa . .	30	17	47

IX. Augapfel.

	Privat-Anstalt	Armen-Klinik	Summa.
Contusio bulbi	1	—	1
Vulnus perforans bulbi	—	7	7
Anm. 5mal mit Eindringen eines Fremdkörpers in den Augapfel.			
Hydrophthalmus	—	3	3
Atrophia bulbi	7	17	24
Anophthalmus	5	13	18
Anm. Stets in Folge von Operation.			
Summa . .	13	40	53

X. Refractionsanomalien.

	Privat-Anstalt	Armen-Klinik	Summa.
Myopia	454	202	656
Anm. Davon 158 + 78 = 236 mit Sclerotico-chorioiditis post. und zwar 19 + 10 = 29 in progressiver Form.			
Hypermetropia	272	298	570
Astigmatismus regularis pathologicus	48	2	50
Anisometropia (ungleicher Refractionszustand beider Augen)	138	16	154
Summa . .	912	518	1430

	Privat-Anstalt	Armen-Klinik	Summa.
XI. Accommodationsanomalien.			
a) Von Seiten der Linse:			
Presbyopia	382	304	686
Anm. Gleichzeitiger Refractionszustand: 217 + 150 = 367 mal Emmetropia (incl. Hyperm. latens), 19 + 1 = 20mal Myopia, 131 + 153 = 284mal Hyperm. manifesta, 1 + 0 = 1mal Astigmatismus regularis und 14 + 0 = 14mal Anisometropia			
Aphakia	10	21	31
Anm. 30mal in Folge von Operation und 1mal in Folge von Verletzung.			
b) Von Seiten des Ciliarmuskels:			
Paresis musc. ciliaris	6	12	18
Anm. 16mal doppelseitig (14mal in Folge von Diphtheritis faucium, 2mal e causa cerebrospinali) und 2mal einseitig e causa ignota.			
Summa . .	398	337	735
XII. Aeussere Augen-Muskeln und Nerven.			
Strabismus concomitans convergens	36	36	72
Strab. divergens	16	15	31
Paresis nervi abducentis	7	5	12
Paresis n. trochlearis	2	—	2
Paresis n. oculomotorii	8	2	10
Insufficientia musc. rect. internorum	40	2	42
Anm. Gleichzeitiger Refractionszustand: 3mal Emmetropia (incl Hyperm. latens), 35mal Myopia, 3mal Astigmatismus regularis und 1mal Anisometropia.			
Insuff. musc. rect. externorum	2	—	2
Anm. Bei Myopia.			
Paresis musc. levatoris palp. sup. s. Ptosis . . .	2	3	5
Anm. 1mal congenital (einseitig).			
Paresis musc. orbicularis palp. s. Lagophthalmus paralyticus	2	7	9
Spasmus musc. orbicularis palp. s. Blepharospasmus	21	9	30
Paresis n. trigemini	1	1	2
Paresis n. sympathici	—	1	1
Anm. In Folge von Verletzung.			
Nystagmus	7	11	18
Neuralgia supraorbitalis	8	10	18
Neuralgia infraorbitalis	—	1	1
Neuralgia ciliaris	1	1	2
Neuralgia n. trigemini	1	—	1
Summa . .	154	104	258

	Privat-Anstalt	Armen-Klinik	Summa.
XIII. Thränenorgane.			
Dacryocystitis chronica	24	55	79
A n m. 1mal congenital.			
Dacryocystitis acuta phlegmonosa	6	11	17
Fistula sacci lacrymalis	—	4	4
Stenosis ductus nasolacrymalis	66	70	136
Summa . .	96	140	236
XIV. Augenhöhle.			
Periostitis orbitae	—	1	1
Exophthalmus	8	1	9
A n m. 8mal in Folge von Morb. Basedowii (7mal doppel-seitig und 1mal einseitig) und 1mal e causa ignota.			
Enophthalmus traumaticus	—	1	1
A n m. In Folge von Bruch des Oberkiefers.			
Tumor orbitae	1	2	3
Summa . .	9	5	14

Uebersicht
der vom 1. April 1889 bis 1. April 1890 vorgenommenen Operationen.

	Ganzer Erfolg	Halber Erfolg	Kein Erfolg	Summa
Staaroperationen:				
Extraction mittelst peripheren flachen Lappen- schnittes	17	—	—	17
Einfache Discision	8	—	—	8
Punction der vorderen Kapsel als Mittel künstlicher Staarreifung	3	--	—	3	29
Discision eines Nachstaares	1	—	—	1
Iridectomia:				
a) als künstliche Pupillenbildung	4	—	—	4
b) als Heilmittel bei Entzündung	5	—	—	5	30
c) als Vorbereitung zur Staaroperation . .	21	—	—	21
Abtragung eines Prolapsus iridis	6	—	—	6
Entfernung eines Fremdkörpers aus der vorderen Kammer	1	—	—	1
Keratotomia bei Ulcus corn. serpens	5	—	--	5
Staphylomoperation	2	—	—	2
Pterygiumoperation	1	—	---	1
Tätowirung der corneae	1	—	—	1
Entfernung von Geschwülsten d. corneae	3	—	—	3
Schieloperation mittelst Rücklagerung	15	—	—	15
Enucleatio bulbi	4	—	—	4
Entropiumoperation	7	—	—	7
Ausschälung einer Balggeschwulst am oberen Or- bitalrande.	1	—	—	1
Entfernung von Lidgeschwülsten	16	—	—	16
Blepharoplastik aus der Wangenhaut	1	—	—	1
Verschiedene kleine Operationen, soweit sie sich überhaupt aufgezeichnet finden (Entfernung frem- der Körper aus der Hornhaut 395mal, Spaltung und Entleerung von Chalazien 59mal, Spaltung der Thränenröhrchen 35mal, Spaltung einer Lymph- angiectasia conj. bulbi 1mal, Entfernung eines Conjunctivalpolypen 1mal und Entfernung sub- cutan gewachsener Cilien 1mal)	492	—	—	492
Summa . .	614	—	—	614

12. Augenheilanstalt in Sachsenhausen.

(Oppenheimerstrasse 29.)

Bericht

über das zwölfte Geschäftsjahr vom 1. Mai 1889 bis 30. April 1890

von

Dr. med AUGUST CARL.

Auch im vergangenen Geschäftsjahr hat die Zahl der ambulanten Patienten einen erheblichen Zuwachs erfahren. Es wurden in die Journale 2100 neue Patienten eingetragen. Die folgende kleine Tabelle gibt eine Uebersicht über die seit Eröffnung der Poliklinik während der einzelnen Jahre aufgetretene Frequenz.

Im	I. Jahre.	820
»	II. »	790
»	III. »	770
»	IV. »	883
»	V. »	857
»	VI. »	1050
»	VII. »	1091
»	VIII. »	1094
»	IX. »	1296
»	X. »	1618
»	XI. »	1919
»	XII. »	2100
		Summa 14288

13. Dr. S. Herxheimer's Poliklinik für Hautkranke.

Bericht

von

Dr. S. und Dr. K. HERXHEIMER.

Im Jahre 1890 sind 1055 neue Patienten zugegangen. 4 derselben, nämlich 2 männliche, und 2 weibliche, glaubten an Syphilis, 1 männlicher an Scabies zu leiden, wurden jedoch bei der Untersuchung als gesund befunden. 14 männliche und 10 weibliche Patienten wurden wegen nicht in unser Gebiet gehöriger Erkrankungen an andere Aerzte verwiesen. —

A. Hautkranke:

Namen der Krankheiten:	M.	w.	Namen der Krankheiten:	M.	w
Varicella	1	—	Eczema	170	148
Hyperidrosis	1	2	Excoriationes	12	6
Seborrhoea	6	4	Prurigo	6	1
Atheroma	1	—	Acne vulgaris	23	18
Erythema	—	2	Acne rosacea	11	15
Erythema multiforme	4	9	Acne frontalis	—	1
Herpes Iris	1	1	Sycosis simplex	17	4
Erythema nodosum	—	1	Dermatitis papill. capill.	1	—
Urticaria	10	10	Purpura	—	1
Oedema acutum	1	1	Lentigines	—	1
Lymphangitis	1	—	Chloasma	1	4
Dermatitis	4	5	Tyloma	—	2
Erysipeloid	1	—	Verrucae	6	1
Combustio	3	1	Verruc. plan. juvenil.	3	3
Congelatio	5	4	Ichthyosis	2	1
Herpes labialis	—	2	Onychia	1	1
Herpes Zoster	4	3	Sclerodermia	1	—
Psoriasis	20	17	Vitiligo	1	1
Lichen pilaris	1	1	Trichatrophia alternans		
Lichen planus	—	2	(Smith)	1	—
Lichen ruber acuminatus	1	—	Alopecia areata	9	5

Namen der Krankheiten:	M.	W.	Namen der Krankheiten:	M.	W.
Alopecia pityrodes . .	1	1	Abscessus	7	9
Cicatrix	—	1	Glandulae intumidae .	2	5
Xanthoma . ; . . .	—	2	Furunculus	18	7
Teleangiectasia . . .	—	2	Dermatitis follic. infant.	—	1
Varices	—	2	Pruritus	10	3
Lupus erythematosus .	1	2	Scabies	64	33
Lupus vulgaris . . .	9	11	Morpiones	2	—
Tuberculosis cutanea .	2	—	Favus	1	1
Scrofuloderma . . .	2	1	Herpes tonsurans . .	31	12
Naevus	1	2	Sycosis parasitaria . .	11	—
Lipoma	1	—	Pityriasis versicolor . .	5	1
Carcinoma	1	5	Impetigo contagiosa .	7	7
Ulcera	6	21	Cutis laxa	1	—
Vulnera	4	1			

B. Venerische und Syphilitische:

Namen der Krankheiten:	M.	W.	Namen der Krankheiten:	M.	W.
Pollutiones	2	—	Blenn. ur. chr. cum acum.	1	—
Balanoposthitis . . .	2	—	Blenn. ur. chr. cum epidid.	2	—
Oedema praeputii . .	1	—	Blenn. ur. chr. cum cystid.	1	—
Paraphimosis	1	—	Erosiones genital. . .	2	1
Blennorrhoea urethr. acuta			Ulcus molle	3	—
sine complicatione .	18	1	Ulcus induratum . .	2	1
Blenn. ur. ac. cum. phimos.	1	—	Syphilis acquis. . . .	64	38
Blenn. ur. ac. cum epidid.	1	—	Syphilis hereditaria . .	1	3
Blenn. ur. chron. s. compl.	18	2			

Herpes Jris. 1. 17jähriges Mädchen. Gibt an, dass sie, die stets im übrigen gesund, seit 4 Jahren in jedem Frühjahre von demselben Ausschlag, der von keinerlei Beschwerden begleitet sei, befallen werde. Seit 8 Tagen jetziger Ausbruch, der dieses Mal mit Jucken einhergeht und aus zahlreichen erbsen- bis markstückgrossen, auf Hand und Fingerrücken befindlichen Efflorescenzen besteht; vereinzelte solcher im linken Handteller. Ablauf der Affection in etwa 3 Wochen; Mitte April.

2. 12jähriger Knabe. Krank seit 3 Wochen, angeblich zuerst oben am Thorax bemerkt. Starkes Jucken, leichtes abendliches Fieber. Mitten unter dem Kinn, rings um den Schultergürtel, an der linken Achselhöhle, von dort rings um die Arme, sowie auf den

Handrücken sind theils blaurothe Flecken als Residuen abgeheilter Efflorescenzen, theils gruppirte Bläschen mit geschwollener, hellrother Umgebung, theils helle, prallgefüllte Blasen, deren manche durch Confluenz aus Bläschen entstanden und endlich einige mattrothe Flecken, in deren Centrum ein Krüstchen oder flache Blasen mit einer Kruste in der Mitte. Stellenweise sieht die Affection einem Zoster ähnlich. Drüsen in beiden Achselhöhlen und links am Hals geschwollen, letztere spontan schmerzhaft. Auf der Schleimhaut der Unterlippe und der Zungenspitze halb erbsengrosse, runde, excorirte, rothe oder mit weissem Belag bedeckte Stellen, die keinerlei Beschwerden machen. 8 Tage später Quaddeln an verschiedenen Stellen. Nach einem Monat Heilung.

Lichen pilaris. 1. 4¹/₂jähriger Junge. Bestand seit Geburt. Die ganze Kopfhaut bedeckt mit dichtgedrängten, stecknadelspitz- bis meist stecknadelkopfgrossen, rundlichen, rosarothen, derben Knötchen, zwischen denen an verschiedenen Stellen weissliche, linsengrosse, flache Narben sich befinden. Mit Ausnahme zahlreicher weisser Lanugo-Härchen keine Haare auf dem Kopf, ebensowenig in der Gegend der Augenbrauen. Die letztere bedeckt mit ebensolchen Knötchen wie der Kopf, bloss sind hier die Knötchen sämmtlich stecknadelspitzgross. Bei genauerem Zusehen sieht man, dass sich die letzteren von den äusseren Augenwinkeln auf den Wangen beiderseits bis in die Gegend der Unterkieferwinkel herunterziehen. Sie werden hier noch kleiner, heller gefärbt und sind weniger zahlreich. Die Streckseiten der Extremitäten mit Knötchen besetzt. Patient befindet sich Ende des Jahres noch in Behandlung.

2. 22jähriges Dienstmädchen. Die Krankheit besteht, so lange sie sich erinnern kann. Seitenflächen der Wangen, Schläfengegenden, Augenbrauen mit Verbindung derselben über die Nasenwurzel, ein fingerbreiter, medianer Streif in der Mitte der Stirne, sowie zwei etwas breitere, von den Brauen aufwärts ziehende Streifen, hellroth mit kleinen Teleangiektasieen, mit zahlreichen rothen miliaren Knötchen oder hellen nadelspitzgrossen Pünktchen. Augenbrauen schlecht entwickelt, besonders nach aussen hin, wo hie und da ein atrophisches Härchen. Kinn stark geröthet. Am Hals oben handbreit zahlreiche, nadelkopfgrosse Knötchen von der Farbe der normalen Haut. An der Aussenseite der Extremitäten, sowie vereinzelt auf der Brust hell gefärbte Knötchen von Lichen pilaris.

Der erste der vorstehend beschriebenen Fälle beweist die Richtigkeit der Bezeichnung dieser Krankheit als Lichen pilaris. Der zweite

Fall gehört zu den, uns schon seit vielen Jahren bekannten und nicht selten vorkommenden Krankheitsbildern, welche die Franzosen in neuester Zeit als Keratosis rubra faciei bezeichnet haben, und welche Brocq eingehend beschrieben hat. In unseren Fällen konnten wir nie eine Beziehung zur Scrophulose, wie sie von Manchen angenommen wird, feststellen.

Lichen planus. 47jährige Frau. Sitz auf beiden Unterschenkeln, in grösserer Ausdehnung links. Hohe Plaques, stark verkratzt, seit 4 Monaten bemerkt. Geheilt durch Chrysarobin.

Eczema.

Alter:	M.	W.	Total.
bis zum 6. Monat	7	4	11
vom 6.—12. Monat	7	6	13
» 1.—2. Jahre	12	6	18
» 2.—3. »	3	5	8
» 3.—4. »	—	1	1
» 4.—5. »	4	3	7
Total:	33	25	58
vom 5.—10. Jahre	9	12	21
» 10.—20. »	31	36	67
» 20.—30. »	43	27	70
» 30.—40. »	16	22	38
» 40.—50. »	18	7	25
» 50.—60. »	15	12	27
» 60.—70. »	2	5	7
» 70.—80. »	1	2	3
Unbekannt	2	—	2
Total:	170	148	318

Trichatrophia alternaus (Smith). Diese Bezeichnung wählten wir für das gleich zu beschreibende Krankheitsbild, das von anderen Autoren Trichorrhexis nodosa genannt worden ist, welch letzterer Name jedoch schon für eine andere, von der vorliegenden verschiedene Krankheit seit langer Zeit eingebürgert ist.

14jähriger Schreinerlehrling, schon einmal im Jahre 1883 vorübergehend in unserer Behandlung. Kopfhaut und Kopfhaar trocken; der Mittelkopf mit langen dunkeln Haaren gut bestanden. Am Vorderkopf, an der rechten Seite des Kopfes und am Hinterhaupt sind im Umfang eines Handtellers, auf der linken Seite in geringerem Umkreise die Haare kurz abgebrochen, die abgebrochenen in regelmässiger Abwechslung hell und dunkel gefärbt, die helleren verschmächtigt, die dunkleren wie Knoten aussehend. Letztere stellen die gesund gebliebenen Theile des Haares dar. Die Follikel meist geröthet hervorragend; die Haut gibt beim Darüberfahren das Gefühl eines Reibeisens. Am Hinterhaupt rechts eine unbedeutend geschwollene, schmerzlose Drüse. Jm Uebrigen ist der Knabe gesund, gibt jedoch an, dass der Vater an demselben Zustand leide.

Lupus. Die mit Tuberculin behandelten Lupusfälle wiesen sämmtlich die hinreichend bekannten, typischen, örtlichen und allgemeinen Reactionserscheinungen auf; doch wurde in keinem derselben eine vollständige Heilung erzielt, obwohl wir ganz frühzeitig eine chirurgische Behandlung mit den Injectionen verbanden. Eine in der Klinik an Lupus erythematosus behandelte Privatpatientin zeigte bei 3 bis zu 0,004 gr gesteigerten Einspritzungen nicht die allergeringsten Zeichen einer Reaction.

Cutis laxa. 18jähriger Schneider. Derselbe zeigt eine abnorme, an manchen Stellen enorme Dehnbarkeit der Haut, namentlich der Brust- und Gesichtshaut, welche letztere sich über den Ohren auf den Scheitel hinaufziehen lässt. Am geringsten ist die Dehnbarkeit über den Tibiae, auf Hand und Fussrücken. Der Fall wurde von du Mesnil in Würzburg, wo Patient sich früher aufhielt, bereits veröffentlicht. Dieser Autor constatirte als Ursache myxomatöses Gewebe in der Cutis; es wurde dem Patient ein Stück Brusthaut exstirpirt, die Untersuchung konnte aber noch nicht bis Ende des Jahres vorgenommen werden.

Syphilis. 1. 37jähriger verh. Packer. Zeit der Infection nicht festzustellen. Rechte Oberlippe in eine unförmliche Masse verwandelt, zusammen mit dem angrenzenden Theil der rechten Wange. Dieselbe ist kinderfaustgross, stark geröthet, derb anzufühlen, an mehreren Stellen ulcerirt, von weisslichen Narben umgeben. Geheilt nach J K. und lokaler Behandlung.

2. 11wöchentliches männliches Kind. Jetzige Symptome seit 3 Wochen. Im Gesicht disseminirte, nässende Papeln. Um den Mund herum zahlreiche, sternförmig angeordnete Rhagaden. Auf dem harten Gaumen eiternde Papeln. Gelenkbeugen, Handflächen und Fussteller mit schuppenden, Hodensack und Glutäalgegend mit nässenden Papeln bedeckt. Auf den Streckseiten beider Arme ausgedehnte infiltrirte, schuppende Flächen. Lymphadenitis universalis. Untersuchung der Eltern verweigert.

3. ¹/₂jähriges Kind. Jetzige Symptome seit 5 Monaten. Lymphadenitis inguinalis. Rhagaden am linken Mundwinkel. Auf Brust und Rücken gedellte Bläschen mit hellrother Umgebung. An den Beugeflächen der Gelenke und am Hals zahlreiche, grosse Papeln. Besserung nach 10 Einreibungen zu 0,5 gr. Mollin Hg.

4. 47jähriger Schriftsetzer. Vater von No. 3. Anamnese negativ. Am rechten Unterschenkel, an der Aussenseite von Knie bis Fussrücken braune Infiltrate, 50pfennigstückgrosse, mit vernarbtem Centrum. An der Unterfläche der Glans eine grosse, rothe Narbe. Auf der Tibia links unregelmässiges, mit frischen Granulationen bedecktes Ulcus. Heilung auf J K.

5. 47jährige Frau. Ehefrau von No. 4. Vor der Schwangerschaft mit No. 3 Knoten auf linker Brustdrüse. Jetzt Lymphadenitis cervical, inguinal. et axillaris sin.˙ Markstückgrosse Narben um die linke Mamma. Mollin Hg. 2,0 No. 30. — Besserung.

6. 46jähriger verh. Fuhrmann. Vor 5 Wochen Wunden am Glied bemerkt, etwas später Ausschlag am Körper. Seit 14 Tagen heftiger, schlafraubender Nachtkopfschmerz und Nachtschweisse, die noch andauern. Rheumatoide Schmerzen in der rechten Schulter. Zahlreiche, vielfach dicht stehende Grindchen auf der behaarten Kopfhaut. Ueber dem Brustbein und in der Genitalgegend hinten oben über der Wirbelsäule zahlreiches papulo-pustulöses Syphilid, blatternartig mit eingetrockneten Krüstchen im deprimirten Centrum. Drüsen am Hals und in beiden Leisten vielfach und stark geschwollen. Drei Sklerosen am Umschlag des Präputiums. Papeln am Anus. Framboesieartiges Syphilid im Bart an verschiedenen Stellen. Einreibungen, Injectionen mit Hg. salicyl. Recidive, auf's Neue Einreibungen.

7. 21jährige ledige Lehrerstochter. Die jetzige Affection begann vor 5 Wochen. Vor etwa 7 Wochen war Patientin gewaltsam von einem Manne geküsst worden. Die Mitte · der Unterlippe eingenommen von einer derben Geschwulst, die, viereckig, von unten nach oben einer abgestumpften Pyramide gleicht. Dieselbe ist speckig belegt. An beiden Unterkieferwinkeln je eine stark geschwollene indolente Drüse. Schlaflosigkeit. Nach 14 Tagen Ausbruch kleinfleckiger Roseola, namentlich auf den Extremitäten. Die Hinterseite des Halses mit leucodermatischen Flecken versehen. Daneben bestehen auf Brust, Rücken, Hinterbacken und beiden Hüften symmetrische weisse Flecken seit der Jugendzeit, Vitiligo non luetica. Dieser Befund wurde Ende März erhoben. Mitte Mai Heiserkeit.

Ein Plaque auf dem linken Ligam. ary-epiglotticum. Papeln an den Genitalien. Mitte Juni am frenulum linguae ein Plaque. Psoriasis palmaris luetica. Im Ganzen 40 Einreibungen zu 3,0 Mollin Hg. und 10,0 J K. Patientin musste äusserer Verhältnisse halber nach ihrer Heimath in Thüringen abreisen.

8. 24jähriger lediger Schneider. Infection Juli 1889. Damals wegen Halsschmerzen und Ausschlags mit 40 (Sublimat?)-Jnjectionen behandelt.

Patient kam Mitte Mai in die Poliklinik mit Plaques auf beiden Tonsillen. 30 Einreibungen zu 3,0 Mollin Hg. Ende Juli recidivirende Plaques auf beiden Tonsillen. J. K. Anfangs Oktober beide Hüften mit zahlreichen, grossen, leucodermatischen Flecken bedeckt. 8 Injectionen von Hg. salicyl. zu 0,1. Ende des Jahres noch in Behandlung.

9. 33jähriger verb. Mann. 1874 Ulcus molle mit Phimosenoperation. Jetzige Krankheit begann vor 3 Wochen mit einem etwa linsengrossen, juckenden, sich mit gelben Krusten bedeckten Knötchen auf der Oberlippe. — Auf der Mitte derselben, etwas mehr nach rechts, sitzt eine scharf abgeschnittene, runde, mit brauner, haftender Kruste bedeckte 50pfennigstückgrosse Stelle mit geschwollener harter Umgebung, halb auf dem Lippenroth und halb auf der Schleimhaut, welche letztere ulcerirt ist. Am rechten Kieferwinkel mehrere stark geschwollene, etwas empfindliche Drüsen. Am Penis nirgends Zeichen einer Initialsklerose. 8 Tage später zeigten sich ohne jegliche Beschwerde zahlreiche Flecken und Papeln am Stamm und den Beugeseiten der Arme excoriirte Papeln am Scrotum. Die Ansteckung war vielleicht durch Spielwaaren erfolgt, mit denen Patient Geschäfte macht und die er häufig in den Mund zu nehmen pflegt. Behandlung mit Mollin Hg.

10. 29jährige verb. Frau. Verspürt seit 5 Wochen Brennen an den Genitalien, wo kleine wunde Stellen vorhanden waren. Bemerkt ebenso lange Haarausfall und Grindchen auf dem Kopf, Schlingbeschwerden. Drüsen am Hals und in beiden Leisten stark geschwollen; excoriirte Papeln an beiden Mundwinkeln, Plaques am rechten vorderen Gaumenbogen. Mattrothe Flecken auf den Beugeflächen der Vorderarme; erodirte Papeln zahlreich am Saume der grossen Labien und ad anum. Am rechten Zeigefinger ist der Rücken des Nagelglieds stark geschwollen und geröthet, das innere Drittel des Nagels fehlt und an seiner Stelle findet sich ein Geschwür, in dessen

Mitte ein Nagelrest inselförmig hervorragt, und das besonders Nachts heftig und schlafraubend schmerzt. Am rechten Mittelfinger innen neben dem Nagel eine kleine Kruste, seit Wochen bestehend und schmerzend. Früher mit Pillen behandelt, jetzt Einreibungen mit Mollin Hg. Linderung der Schmerzen durch J K. Am Schluss des Jahres noch in Behandlung.

11. 5 Monat altes Kind von No. 9. Gut entwickelt, kräftig. Haarwuchs normal; Stimme etwas belegt. Flache breite mattrothe bis gelbe napfförmige Papeln an den Extremitäten, besonders dem rechten Vorderarm; Handteller und Fusssohlen auch befallen. Aufgetreten vor 8 Tagen. 10 Einreibungen mit Mollin Hg. beseitigen die Erscheinungen.

12. 24jähriger Schneider. Ehegatte von No. 10. Vor 7 Monaten ein Geschwür am Glied. Drüsenschwellungen. Dagegen erhielt er auswärts 40 Einspritzungen in die Nates. Dann erschienen Grindchen am Kopf; Halsbeschwerden und Heiserkeit traten auf, wogegen er 1,5 Sublimat in Pillenform nahm. Während dieser Behandlung traten Erscheinungen in der Kinngrube auf. — Plaques auf dem weichen Gaumen, hohe zackige, dunkelgefärbte Krusten auf Infiltraten aufsitzend in den Nasenflügelfurchen und in der Kinngrube. Allgemeine Drüsenschwellungen. Narbe am Frenulum. Einreibungen mit Mollin Hg. Am Schluss des Jahres noch in Behandlung.

13. 30jährige Schlossersfrau. Seit 8 Monaten merkte Patientin, dass eine Krankheit der Genitalien bestehe. Ihr Ehemann, der bei uns untersucht wurde, leidet an Plaques der Tonsillen und Papeln am Anus. Patientin selbst zeigt die Schamlippen besetzt mit grossen, confluirten Papeln; ein ebensolcher Kranz um den Anus herum. Beide Handteller und Fusssohlen besetzt mit schuppenden Papeln. Trotz 8 Injectionen von Hg. salicyl. zu 0,1 gr gegen Ende des Jahres auf der Rückfläche beider Hände und um beide Handgelenke herum grosse (von Markstück- bis Thalergrösse) Flecke, blassröthlich ohne fühlbare Infiltration.   J K.

Statistischer Bericht über das Dr. Senckenbergische pathologisch-anatomische Institut

von

CARL WEIGERT.

Im Jahre 1890 wurden von Seiten des Dr. Senckenbergischen pathologisch-anatomischen Institutes 358 (1889: 329) Sectionen ausgeführt. Dieselben fanden statt: im Bürgerhospital, im Heilig-Geistspital, im Städtischen Krankenhaus, im Versorgungshaus, im Christ'schen Kinderspital, im Clementinen-Kinderspital, in den Privatkliniken Mittelweg 18 und Gaussstrasse 16, sowie in Privathäusern.

Die interessanteren Sectionsergebnisse wurden im ärztlichen Verein mitgetheilt, und die entsprechenden Präparate demonstrirt Betreffs dieser sei auf den von Seiten des Secretärs erstatteten Bericht über die Thätigkeit des ärztlichen Vereins hingewiesen.

Auf Ansuchen von hiesigen und auswärtigen Aerzten sind 369 (1889: 281) Objecte mikroskopisch untersucht worden.

An den Arbeiten im Institut betheiligten sich 6 hiesige und 29 auswärtige Herren. Unter letzteren waren 10 Deutsche, 1 Oesterreicher, 1 Ungar, 1 Engländer, 1 Rumäne, 1 Italiener, 1 Schwede, 1 Norweger, 3 Russen, 1 Belgier, 6 Nord- und 2 Süd-Amerikaner.

In dem Winterhalbjahr wurden demonstrative Kurse der pathologischen Anatomie verbunden mit allgemein-pathologischen Vorträgen von dem Director des Instituts gehalten.

Die Arbeiten des Instituts wurden dadurch wesentlich gestört, dass der Leiter des Instituts durch eine längere Erkrankung arbeitsunfähig war und eine Zeit lang gleichzeitig auch der Assistent sich in derselben Lage befand.

Fünfter Theil.

Jahresbericht über die Thätigkeit des Aerztlichen Vereins zu Frankfurt a. M. im Jahre 1890.

Von

Dr. med. AUGUST KLINGELHÖFFER,
d. Z. I. Schriftführer.

Das 25. Vereinsjahr war durch zwei Ereignisse ausgezeichnet die auf die Thätigkeit des Vereins von grösstem Einfluss gewesen sind. 1. Die aus dem Vorjahr überkommene Influenzaepidemie, die in ihren üblen Wirkungen sich in den ersten Monaten geltend machte, und 2. am Schlusse des Jahres die neue Inangriffnahme der Tuberculosetherapie auf Anregung von Robert Koch. Beide Gegenstände gaben dem Verein häufige Gelegenheit zu eingehenden Erörterungen, ohne dass deshalb andere Gebiete unserer Wissenschaft vernachlässigt worden wären.

Der Vorstand bestand aus den Herren DDr. Oscar Wolf und Fridberg als I. bez. II. Vorsitzendem, ferner aus Klingelhöffer und Stahl als I. bez. II. Schriftführer. Im Ausschuss fungirten die Herren DDr. Neumüller, Glöckler und Lachmann.

Die Mitgliederzahl betrug im Beginn des Jahres 194. Davon verstarben das ordentliche Mitglied Dr. Schölles und das ausserordentliche Mitglied Dr. Loewe zu Bockenheim. Die Verstorbenen wurden in der üblichen Weise durch den Vorsitzenden durch Kranzspenden bei der Beerdigung, sowie durch Nachrufe beim Beginne der nächsten Sitzung geehrt.

Ausgetreten sind aus dem Verein wegen Wegzugs die Herren DDr. Sanitätsrath Lotz, A. Libbertz und W. de Bary. Als ordentliche Mitglieder traten ein die Herren DDr. R. Hirsch, prakt. Arzt und Zahnarzt, M. Ortenberger, A. Ettlinger, Ph. Zopf, H. Weber, E. Kömpel (früher ausserordentliches Mitglied), R. v. Wild, H. Heyder, E. Simon und A. Nebel, ferner als ausserordentliche Mitglieder die

Herren DDr. G. Avellis, Assistenzarzt des Herrn Sanitätsraths Dr. M. Schmidt, A. Künkler aus Offenbach, M. Bruck aus Bad Nauheim, C. Scherk aus Homburg, H. G. Meisinger aus Elberfeld, sowie die Assistenzärzte M. Simon, S. Auerbach und C. Müller, endlich die Zahnärzte H. Peters und G. Geist.

Die Zahl der Sitzungen betrug 20, die sämmtlich sehr gut besucht waren, so dass das Vereinslokal oft zu eng wurde. Gäste waren sehr häufig anwesend, bei der ersten Mittheilung über Koch'sche Impfungen deren 34, zum Theil aus grösserer Ferne.

In die Commission zur Instruirung unserer Delegirten für den Aerztetag wurden die früheren Mitglieder, die Herren DDr. Cnyrim, Schölles, Loretz, Marcus und Fridberg, zum Delegirten für den Aerztetag, bez. zu dessen Stellvertreter die Herren DDr. Cnyrim und Marcus gewählt. In die Ueberwachungscommission der hiesigen Milchcuranstalt wurde für den verstorbenen Herrn Dr. Lorey, Herr Dr. de Bary gewählt und die frühere Wahl der übrigen Mitglieder neuerdings bestätigt. — Für die in das Betriebsjahr fallenden Wahlen zur Aerztekammer hatte der hiesige Verein bei den anderen Vereinen des Reg.-Bezirks die Initiative für bestimmte Vorschlagslisten ergriffen; es waren, statt der früheren drei, nunmehr vier Vertreter neben den drei früheren Stellvertretern zu wählen. Die Wahl fiel auf die Herren DDr. Marcus, Kuthe, de Bary und Spiess als Vertreter und Laquer, Ebenau und Fester als Stellvertreter. — In der letzten Vereinssitzung wurden in den Vorstand die Herren DDr. Glöckler zum II. Vorsitzenden, Jaffe zum II. Schriftführer, sowie Sioli, E. Schott, O. Pinner in den Ausschuss gewählt. Im März beglückwünschte der Vorstand unser ältestes Mitglied, Herrn Geh. Sanitätsrath Dr. Hoffmann, zur goldenen Hochzeit, ferner im November Herrn Dr. Passavant zum fünfzigjährigen Doctorjubiläum, welcher in warm empfundenem Schreiben hierfür, wie für die Uebersendung des Ehrendiploms der Berliner Universität dankte. Die vorgesehene Vereinsfeier hatte der Jubilar wegen Abwesenheit abgelehnt.

Sein Stiftungsfest feierte der Verein am 3. November im Frankfurter Hof in gewohnter Weise. Für den Jahresbericht wurden wie in früheren Jahren Seitens der städtischen Behörden M. 1000 in dankenswerther Weise bewilligt. Anlässlich der Koch'schen Veröffentlichung über sein Tuberculin wurde ein Glückwunschtelegramm an Prof. Koch abgesandt. An der Neuordnung der Senckenbergischen Bibliotheken, deren Miteigenthümer der Verein ist, nahm derselbe durch seine Vertreter regen Antheil und sanctionirte deren Vor-

schläge, insbesondere die Austellung eines ständigen Amanuensis zur
Unterstützung der Herren Bibliothekare, wodurch die lange gewünschte Erweiterung der Bibliotheksstunden in's Werk gesetzt
werden konnte.

An der Vergebung des Stiebelpreises haben ebenfalls Vereins-
delegirte mitgewirkt und fiel derselbe auf Herrn Prof. Soxhlet zu
München für seine erfolgreichen Studien über die Milchsäuregährung
und die Milchzersetzung überhaupt.

Zu Discussionen im grösseren Styl gab die Influenzaepidemie
des Jahresbeginns und im Anschluss an einige in Frankfurt zur
Beobachtung gekommenen Fälle die Diagnose und Behandlung der
Hirnabscesse Veranlassung.

Vorträge.

Dr. Alsheimer, über einen Fall von spinaler Muskelatrophie
mit Demonstration mikroscopischer Präparate. Der Patient ging
nach 11jähriger Dauer des Leidens unter den Erscheinungen bul-
bärer Paralyse zu Grund und bot in den letzten 10 Tagen das Bild
physischer Verwirrtheit.

Dr. Carl, über Retinoscopie und Refractionsdiagnose, die besonders für die Bestimmung des Astigmatismus unentbehrlich ist;
1873 von Cuignet in Lyon entdeckt und als Keratoscopie bezeichnet,
wird sie im Ausland viel geübt, in Deutschland zu wenig beachtet.

Dr. Edinger, über Neuritis mit zahlreichen erläuternden Abbildungen und eingeflochtenen Krankengeschichten.

Prof. Dr. Flesch, über die Function der dritten Stirnwindung an der Hand vieler Abbildungen und unter Mittheilung der
unter seiner Leitung im Berner Laboratorium ausgeführten Untersuchungen.

Dr. Körner, über die differentielle Diagnose und Behandlung
der Hirnabcesse insbesondere der Abscesse, veranlasst durch Ohr-
erkrankungen im Schläfenlappen und Kleinhirn.

Dr. Oppenheimer, über intermittirende Polyurie unter
Bezugnahme auf zwei von ihm genau beobachtete Fälle, wobei in
einem eine Wanderniere den leicht übersehbaren Grund für dieses
Leiden bot — als die Niere fixirt wurde, kam die Polyurie nicht
wieder. — Im andern musste eine Vasoneurose vom Gehirn und
Rückenmark her angenommen werden, was um so weniger Bedenken habe, als Claud Bernard und Eckhardt am Centralnerven-

system verschiedene Stellen gefunden haben, von denen sie Polyurie auslösten.

Dr. L. Rehn, über die Entfernung hochsitzender Mastdarmcarcinome nach der sog. sacralen Methode, wobei die Blutung sicher beherrscht und der Schlussmuskel erhalten wird. Die Operation ist von Graske zuerst geübt und von Rehn in sechs Fällen ausgeführt worden. Er hat davon drei verloren, allerdings auch solche der Operation unterzogen, bei denen er sich in Zukunft mit einem widernatürlichen After begnügen würde. Die misslichen Umstände der Graske'schen Operation lägen in der Grösse der bei derselben gesetzten Wundfläche, die sich nur sehr schwer gegen die secundäre Infection sichern lassen, ferner in der Schwierigkeit, die Mastdarmwunde zu heilen, da die Naht fast stets durch Kothanhäufung auseinander gedrängt werde. Rehn will deshalb in zwei Zeiten operiren; ein Schnitt zur Seite des Kreuzbeins schafft in den meisten Fällen genügenden Platz — im Nothfall muss das Kreuzbein aufgeklappt werden — hierauf wird die Blutung gestillt und der Mastdarm mit Sorgfalt ausgelöst, wird er hierbei verletzt, muss sofort ein widernatürlicher After angelegt werden, — hiernach lagert er den Mastdarm in die äussere Wunde. Erst am sechsten Tage will er den Koth aus dem Mastdarm entleeren und erst am zehnten Tage das Carcinom entfernen, wornach die kreisförmige Darmnaht angelegt wird. Die Operation zu zwei Zeiten bringe geringere Gefahr des Collapses, sichereren Wundverlauf und brauche man nicht auf die Darmnaht zu verzichten. Die Durchschneidung der Sacralnerven habe keine auffallende Funktionsstörung zur Folge. Eine sichere Mortalität, die auf 20% geschätzt werde, stehe noch nicht fest.

Dr. Schütz, über Carcinombefunde nebst ätilogischen und praktisch verwendbaren diagnostischen Ausblicken, verbunden mit Demonstrationen von mikroskopischen Präparaten (Münchener Med. Wochenschrift No. 28 und 35. 1890).

Dr. Sioli, über progressive Paralyse, deren Vorkommen, Symptomatologie, Aetiologie und Behandlung unter Erläuterung der pathologisch-anatomischen Befunde an Wandtafeln und Vorstellung einer Anzahl paralytischer Kranker.

Dr. Vohsen, über die Erkrankungen der Stirnhöhlen im Anschluss an frühere Vorträge und deren Erkenntniss mit besonderer Berücksichtigung der Durchleuchtung dieser Höhlen. Der Beleuchtungsapparat wird vor den Augapfel unter die Decke der Augenhöhle gebracht, wo er ohne lästigen Druck bis unter den Rand der

letzteren geschoben werden kann. Der diagnostische Entscheid steht
fest, wenn die Durchleuchtung gelingt, gelingt sie nicht, so kann
die Stirnhöhle fehlen, andererseits unterstützt der Misserfolg die Annahme einer Stirnhöhlenerkrankung.

Berichte.

Dr. Cnyrim, über die Entwicklung der Milchcuranstalt in den
letzten Jahren. Die Benutzung der Anstalt Seitens des Publikums
sei in Folge einer gänzlich unwürdigen Concurrenz für die Einrichtung und Bedeutung der Anstalt zu gering, und müsse gegenüber
Prof. Saehlet, der das einzig Wichtige und Entscheidende für Ge-
winnung einer guten Kindermilch in deren Sterilisation erblicke,
auf das übereinstimmende und eigentlich auch ganz selbstverständ-
liche Votum der Viehzüchter hingewiesen werden, wornach die Ernährung des Mutterthieres von grosser Bedeutung für die Entwicklung der Jungen sei.

Derselbe, über die Berathungsgegenstände des kommenden
Münchener Aerztetags. 1. Die ärztliche Prüfungsordnung, 2. Vorschläge zum bürgerlichen Gesetzbuch.

Derselbe. Bericht über den Verlauf des Münchener Aerztetages.

Dr. Grandhomme, Bericht über die von ihm angeregte
Sammelforschung betr. der hiesigen Influenzaepidemie, bearbeitet von
Herrn Assistenzarzt Dr. Krieger am Militärlazareth zu Bockenheim.

Dr. M. Schmidt, über die ersten Erfahrungen, welche mit
der Koch'schen Behandlungsmethode in Falkenstein unter Dettweiler's
Leitung gemacht wurden und die von ihm mitbeobachteten Fälle.

Dr. Thilenius, seine Berliner Erfahrungen über Lupus- und
Lungentuberculose-Behandlung nach der Koch'schen Methode in den
dortigen Krankenhäusern. Auf die bedenklichen Folgen der Koch'-
schen Behandlung, die Abnahme des Körpergewichts, die häufige
Hämoptoe, das Versagen des Mittels in diagnostischer Beziehung
trotz sicheren Vorhandenseins der Tuberculose, machte der Berichterstatter schon am 1. December 1890 aufmerksam. Er warnte,
Patienten, bei denen die Erkrankung zur Ruhe gekommen sei, nach
Koch zu behandeln, und befürchtete durch dieselbe in einzelnen
Fällen das Aufachen eines vielleicht schon erlöschenden Feuers, ohne
die Sicherheit es bewältigen zu können.

Dr. Tacke, seine Erfahrungen mit der Koch'schen Injections-
spritze.

Kurze Mittheilungen.

Dr. Bresgen, Mittheilungen über Anwendung des Pyoktomins (Methylviolett's) in Nase und Hals und die Vorzüge dieser Behandlungsweise nach eigenen Erfahrungen.

Prof. Dr. M. Flesch, über die Anatomie der Stirnhöhlen.

Prof. Dr. Weigert, über Leichentuberkel der Hände.

Krankengeschichten.

Dr. Bärwind, Krankengeschichte des verstorbenen Frankfurter Collegen Dr. Schölles.

Dr. de Bary, Gesichtslupus bei einem 8jährigen Kinde, welches nach Koch behandelt worden war.

Prof. Dr. Flesch, Compressionsmylietis bei einem 67jährigen Mann in Folge einer tuberculösen Wirbelerkrankung, die zur Einknickung der Wirbelsäule geführt hat, dabei fand sich Granularatrophie der Nieren, Verkäsung der Vorsteherdrüse und von hier aus Urininfiltration der Gewebe um die Blase, Miliartuberculose der Lungen.

Dr. Harbordt, über den Hirnabscess eines 14jährigen Schlosserlehrlings, der im heil. Geist-Hospital zur Behandlung kam und die Folge eines Ohrpolypen war. Wo der Abscess zu suchen, stand in Folge eines Eiterabflusses aus feiner Fistel der harten Hirnhaut ziemlich sicher, und wurde mit vorübergehend vorzüglichem Erfolg durch eine Trepanöffnung 15—20 qm Eiter aus dem vorliegenden Kleinhirn entleert; durch kurz darauf eintretende pyämische Sinusthrombose ging der Patient an den Folgen dieser zu Grunde.

Derselbe, Ein Fall von Knochentuberculose nach Koch mit Tuberculin behandelt.

Dr. Jaffe, Ein Fall von übermässig langer Schwangerschaftsdauer von 303—309 Tagen, wobei das Kind sehr bedeutende Dimensionen zeigte.

Dr. Pinner, Pylorusstenose einer 49jährigen Frau hatte hochgradige Schwäche bewirkt; er führte bei ihr mit Glück die Gasteroenterostomie aus, wonach die Patientin mit gebesserten Kräften in gutem Wohlbefinden die Klinik verlassen konnte.

Derselbe, Hirnabscess eines Knaben im Schläfenlappen nach Ohreiterung in Folge eines Polypen. Der Abscess wurde durch eine Trepanöffnung glücklich in 2¹/₂ cm Tiefe an der angegebenen, vorher diagnosticirten Stelle erreicht, 100 qm Eiter entleert und die

Höhle darauf ausgespült und drainirt. Nach gutem Anfangsverlauf
bildete sich, 14 Tage später zwischen harten und weichen Hirn-
häuten ein Senkungsabscess, an dem der Patient zu Grunde ging.

Dr. V o h s e n, über einen Fall von Larynxtuberculose, der mit
Tuberculin behandelt wurde.

Dr. O. W o l f, Fall von traumatischer Trommelfellruptur mit
Besprechung der verschiedenen Arten der Trommelfellverletzungen.

Krankenvorstellung.

Prof. Dr. F l e s c h, Geheilter complicirter Schädelbruch durch
Hufschlag bei einem Kinde mit Eintreibung eines Splitters in die
Hirnsubstanz.

Dr. C. H e r x h e i m e r, Lichen planus der Mundhöhle bei einem
17jährigen Mädchen in voller Heilung.

D e r s e l b e, Moluscum pigmentosum bei einem 5jährigen Knaben.
Die Geschwülstchen hatten nach Prof. Weigert Untersuchungen ganz
den Bau von Sarkomen, sind aber doch als gutartig zu betrachten.

D e r s e l b e, Cutis ja_xa bei einem Erwachsenen.

D e r s e l b e, Folliculitis vubra am Kopfe eines Kindes.

D e r s e l b e, Gesichtslupus, nach Koch mit Tuberculin behandelt.

Dr. H i r s c h b e r g, Patient, dem eine Messerklinge von 4·6 cm
Länge und 8 mm Breite zwischen 12. Brust- und 1. Lendenwirbel
eingeheilt war, welche die Wurzel des 1. Lendennerven reizte, wodurch monatelang Rückenschmerz und nach Anstrengungen Schmerz
in den Beinen bedingt war. Nach glücklicher Erschliessung und
Entfernung trat völlige Heilung ein.

Dr. K r a u s, Genu valgum und Pes varus an 3 Patienten, die
mit dem Dr. Kraus sen. eingeführten Gypsschienenverband mit vollem
Resultat behandelt worden sind, bez. noch behandelt werden.

Dr. L a n d m a n n, Lupus bei einem 9jährigen Knaben, nach
Koch's Methode behandelt.

Dr. L a q u e r, Halbseitige linke progressive Gesichtsatrophie,
seit 1882 entstanden bei einem 20jährigen Manne.

D e r s e l b e, Rechtsseitige Serratuslähmung, als Zustand der Influenza bei einem älteren Mann.

Dr. L. R e h n, Sarkom des linken Fussrückens bei einem Kinde,
das die Amputation erfordert.

D e r s e l b e, Osteomyelitis des Schenkelbeins bei einem 8jährigen
Mädchen, welchem ein grosser Sequester der Diaphyse entfernt und

da auch im Kniegelenk ein solcher vorhanden war, dieses resecirt
wurde. Das Kind geht mit erhöhtem Schuh unter leichtem Hinken,
kleine Fistel war noch vorhanden.

Derselbe, Gasteroenterostomie bei einer 32jährigen Frau,
wegen carcinomatöser Magenstrictur in extremis vor ¼ Jahr operirt;
die Patientin geht leichten Schritts umher und hat um ⅕ an Gewicht
zugenommen.

Derselbe, Impftuberculose an der Hand mit Infection der
Drüsen und allgemeiner Tuberculose bei einem Sectionswärter.

Dr. Rosenmeyer, Patient mit traumatischem Riss' des Iris,
der sich bis zur macula lutea fortsetzt.

Dr. Schütz, Multipola Koloide der Gesichtshaut einer Patientin,
die durch dreimalige Anwendung der Elektrolyse sehr günstig zurück-
gebildet sind.

Dr. Sippel, Castration bei einer osteomalaktischen Patientin,
welche an heftigen Blutungen litt, die sich nicht anders stillen liessen.
Der Erfolg ist hinsichtlich der Osteomalacie so günstig, dass die
Patientin wieder flink gehen kann und sich für arbeitsfähig erklärt,
während sie sich früher nur mit fremder Hülfe fortbewegen konnte.

Dr. Vohsen, Patient mit Empyema der Highmorshöhle.

Präparate.

Dr. Bärwind, Speichelstein aus dem Ausführungsgang der
Unterzungendrüse.

Dr. Edinger, Mikroskopische Präparate des Centralnervensystems, nach Kaimo y Cachal mit Müller'scher Flüssigkeit und dann
mit Osmiumsäure behandelt.

Dr. Eulenstein, Fibröser Tumor aus dem Rachenraum mit
Glühschlinge entfernt.

Prof. Dr. Flesch, Verlängertes Mark mit zwei symetrischen
Anhängen an den corp. restiform., die als 2 stumpfe Hörner gegen
die Mittellinie der Rautengrube vorragen.

Dr. Gottschalk, Dermoidcyste des Uterus, welche durch
Rotation den Stiel eingebüsst hatte und operativ entfernt wurde.

Derselbe, 4 Kilo schwerer Ovarialtumor durch Operation
entfernt.

Derselbe, Ovarialcyste mit beginnender papillöser Degeneration.

Derselbe, Cystosarkom des Eierstocks bei einem mikrocephalen
18jährigen Mädchen durch Operation entfernt.

Dr. Harbordt, Erbsen- bis Kirschkerngrossen Echinococus-
blasen der Leber durch Operation aus grosser Abscesshöhle der
Lebergegend entleert.

Dr. Perlia, Amaurotisches Katzenauge aus der Leiche eines
Kindes.

Dr. Sippel, Dermoidcyste aus dem Douglas'schen Raum durch-
Operation bei einer 31jährigen Frau entwickelt. — Multiloculäres
Fibrom eines 16jährigen Mädchens. — Zwei grosse extraperitoneale
Myome des Uterus, durch Bauchschnitt, entwickelt. — Hühnereigrossen
Tumor, der für eine Tubenschwangerschaft imponirt hatte und durch
Bauchschnitt entfernt worden war, aber einen Hydrops der Tube
darstellte.

Dr. Stahl, Sack einer Abdomalschwangerschaft mit plattge-
drücktem Fötus, durch Operation entfernt.

Dr. Vohsen, Cariöses Felsenbein eines Erwachsenen.

Prof. Dr. Weigert, Solitärtuberkel des Gehirns. — Polyp der
Mandeln. — Complicirter Herzfehler mit Endocarditis, ein geborstenes
Klappenaneurysma an der Mitralis. — Leber mit Gallenstein im duct.
choledoch., der bei verschlossenem duct. cyst. aus der Gallenblase dorthin durchgebrochen und daselbst Ulceration und Thrombose der Leber-
venen gemacht hatte; Lungen mit secundären Thrombosen. — Leber
mit Krebs der Gallenblase und secundären Krebsen in der Leber. —
Herz mit Aneurysma dissecans an der Aorta, durch plötzlichen Riss
enstanden. — Herz eines Kindes mit angeborener Aneurysma dre mem-
branösen Herzscheidewand. — Leber mit varix aneurysmaticus einer
Leberarterie, die in eine Lebervene durchbrochen ist. · Clysmageschwür
eines Kindes mit secundärer diphtheritischer Pyelonephritis. — Herz-
infarkt aus Thrombose der Kranzarterien des Herzens. — Paren-
symatöse eitrige Zungenentzündung. — Ein sehr seltenes Beispiel einer
angeborenen Lymphcyste eines Todtgeborenen, die wegen ihrer Grösse
ein Geburtshinderniss geboten hatte. — Phlebitis pyaem. ven. jugular.
ex Otitis ext. et med. Thrombos. sinus transversal. — Durch Gallensteine veranlasste Abscedirung um die Gallenblase mit Durchbruch
in das colon. — Lymphcyste der Milz. — Blutung in die Bauch-
speicheldrüse mit Fettnecrose der Eingeweide. — Perforirter Trac-
tions-Divertikel der Speiseröhre. — Mycosis intestinal bei Milzbrand.
— Croup der Luftröhre und deren Verzweigungen bei einem Erwachsenen. — Zwei Fälle von perforirenden Magengeschwüren: a) mit
Eröffnung einer grossen Arterie, b) mit Eröffnung der Bauchhöhle
aus allgemeiner Bauchfellentzündung. — Zwei Fälle von Perforation

des proc. vermiform.; a) durch Phlegmone, b) durch tuberculöses Geschwür. — Secundäres Lebercarcinom. — Agiom der Leber. — Thrombose der artheromatösen Aorta bei einer 51jährigen Frau. — Carcinom des Rectums. — Tuberculose des duct. thoracicus. — Tuberculose der Tube mit Hämatosalpinx von einer Jungfrau. — Diphtheritis der Harnröhre, Blase, Nierenbecken mit Abscess der Nieren. — Granulirte Niere mit Herzhypertrophie. — Myom der hinteren Wand des Cervix und Uterus. — Cystendes Ovariums. Tuberculose des Uterus und der Tuben, Tuberculose des ganzen uropoetischen Systems bis zu den Nierenbecken. — Carcinom des Mastdarms mit grosser Perforation in die Bauchhöhle. — Carcinom der Speiseröhre. — Milz mit Kohlenumlagerungen. — Humerus mit den Veränderungen der perniciösen Anämie. — Perforation einer käsigen Bronchialdrüse in die Speiseröhre. — Pyelitis cystica polyposa. — Cystitis gangraenosa nach Striktur der Harnröhre. — Carcinom der Speiseröhre mit Durchbruch in die Aorta. — Ulc. perfor. ventric. mit Aorosion der art. lienal. — Ulc. perf. ventic. mit grossem Durchbruch in das duodenum. — Radiment'ares Septum zwischen zwei Aortenklappen, — Verkalkung in einem Ast der arb. pulmonal. — Vit organic valvular. cordis. — Carcinom der Schilddrüse mit Hineinwuchern in die Venen und secundäre Lungencarcinome. — Magencarcinom. — Amyloidniere mit Thrombose der Nirenvenen. — Aplasie des rechten Eierstocks, links eitrige Salpingitis und Colpitis. — Acute gelbe Leberatrophie. — Darm und Milz mit Typhusveränderungen. — Speiseröhre nach Schwefelsäurevergiftung. — Perforirtes Gallenblasengeschwür durch Stein, secundäre Peritonitis. — Chronisches Herzgeschwür bei Stenose der Aorta.

An die Vorzeigung der Präparate schlossen sich vielfach die Mittheilung der Krankengeschichte, Operationsmethode mit allgemeiner Discussion an.

Instrumente.

Dr. Altschul, Patentirter Selbstmasseur aus Gummi.

Dr. Bresgen, Knochenmeisel und Schablöffel für die Nasenhöhle, Tretgebläse zum Einblasen von Pulvern in die Nasenhöhle.

Prof. Dr. Flesch, billige Leibbinde für Frauen nach eigener Angabe.

Dr. Seligmann, Transportabele Accumulatoren für Galvanocaustik und Beleuchtung.

Dr. Stahl. Gummihandschuhe für Untersuchung Unreiner und für Section.

Ordentliche Mitglieder des Aerztlichen Vereins im Jahre 1890.

(Verein gegründet im Jahre 1845.)

No.	Namen	Promovirt	In Folge Staats-examen recipirt	In Frank-furt als Arzt niedergel.	Mitglied des Aerztl. Vereins
1	Dr. Hoffmann, Heinrich, Geh. San.-Rath .	1833	1834	1834	1845
2	» Flesch, Johann Gustav Adolf	1839	1841	1841	1846
3	» Stricker, Wilhelm	1839	1841	1844	1847
4	» Passavant, Gustav, Sanitätsrath . . .	1840	1841	1842	1847
5	» Stiebel, Fritz	1847	1847	1847	1853
6	» Schmidt, Jean, Sanitätsrath	1853	1855	1855	1855
7	» Neubürger, Theodor	1853	1854	1854	1855
8	» Ohlenschlager, Fritz	1855	1857	1858	1858
9	» Cnyrim, Victor.	1855	1857	1857	1858
10	» Stern, Bernhard	1856	1857	1857	1858
11	» Spiess, Alexander, Sanitätsrath, Stadtarzt	1856	1857	1859	1859
12	» Marx, August	1857	1858	1858	1859
13	» Neumüller, Hermann	1859	1860	1860	1860
14	» Steffan, Philipp	1860	1861	1861	1861
15	» Deichler, Johann Christian	1860	1861	1861	1862
16	» Hirsch, Marcus	1861	1862	1862	1862
17	» Schmidt, Moritz, Sanitätsrath	1860	1861	1862	1862
18	» Bardorff, Carl.	1861	1863	1863	1863
19	» Schott, Eugen	1860	1864	1864	1864
20	» Marcus, Emanuel.	1860	1860	1864	1864
21	» Bockenheimer, Jac. Herm., Sanitätsrath	1861	1863	1863	1864
22	» Altschul, Gabriel Gustav.	1862	1862	1864	1864
23	» Lotz, August Hans, Sanitätsrath . . .	1862	1860	1864	1864
24	» de Bary, Jacob.	1864	1865	1865	1865
25	» Wirsing, Paul.	1863	1865	1865	1865
26	» Kirchheim, Simon	1864	1865	1865	1865
27	» Glöckler, Alexander	1864	1865	1866	1866
28	» Mappes, Georg.	1866	1867	1867	1867
29	» Vömel, Heinrich	1866	1867	1867	1868
30	» Loretz, Wilhelm Emil	1866	1867	1868	1869
31	» Krüger, Gustav	1864	1865	1869	1869
32	» Wolf, Oscar	1866	1867	1870	1870
33	» Fridberg, Robert	1867	1867	1870	1870
34	» Cohn, Emanuel	1866	1867	1867	1870
35	» Fritsch, Philipp	1866	1870	1871	1871
36	» Harbordt, Adolf.	1867	1868	1869	1871
37	» Levy, Jacob	1853	1854	1871	1871
38	» Blumenthal, Ernst	1869	1869	1872	1872
39	» Rehn, Heinrich	1856	1857	1872	1872
40	» Hirschberg, Max	1866	1867	1873	1873

No.	Namen	Promovirt	In Folge Staats- examen recipirt	In Frank- furt als Arzt niedergel.	Mitglied des Aerztl. Vereins
41	Dr. Stein, Siegm. Theod., Württemb. Hofrath	1863	1865	1865	1873
42	» Jung-Marchand, August	1870	1872	1872	1873
43	» von Pander, Eduard, Russ. Hofrath . .	1861	1854	1866	1873
44	» Herxheimer, Salomon, Sanitätsrath. .	1865	1866	1874	1874
45	» Wenz, Emil	1857	1858	1858	1874
46	» Klingelhöffer, August, Sanitätsrath, Kreisphysikus.	1870	1870	1874	1875
47	» Roth, Heinrich	1873	1874	1876	1876
48	» Rosenbaum, Elieser.	1874	1876	1876	1876
49	» Jaffé, Theodor	1873	1874	1876	1876
50	» Bresgen, Max	1872	1873	1877	1877
51	» Sommerlat, Ludwig	1876	1874	1876	1877
52	» Hesse, Georg	1876	1875	1877	1877
53	» Gross, Albert	1860	1860	1877	1877
54	» Stahl, Carl	1870	1872	1877	1878
55	» Lange, Oscar	1875	1875	1878	1878
56	» Carl, August	1874	1875	1878	1878
57	» Libbertz, Arnold.	1867	1867	1878	1878
58	» Küppers, Marcus	1873	1874	1874	1878
59	» Sippel, Albert	1875	1875	1878	1878
60	» Buchka, Adolf.	1876	1876	1879	1879
61	» Kaufmann, Carl	1874	1875	1879	1879
62	» Bitsch, Wilhelm	1878	1878	1880	1881
63	» Zimmern, Siegmund	1865	1866	1881	1881
64	» Rennert, Otto.	1878	1878	1880	1881
65	» Lachmann, Bernhard	1876	1877	1881	1881
66	» Schwenck, Friedrich	1854	1855	1855	1882
67	» Fester, Otto	1877	1877	1880	1882
68	» Rehn, Louis	1875	1874	1882	1882
69	» Auerbach, Leopold.	1880	1880	1881	1882
70	» Löb, Michael	1866	1866	1882	1882
71	» Edinger, Ludwig.	1876	1877	1883	1883
72	» Brüll, Max.	1880	1880	1883	1883
73	» Laquer, Leopold	1879	1880	1883	1883
74	» Eiser, Otto Heinrich	1855	1856	1857	1883
75	» Nohstadt, Rudolf	1879	1879	1879	1883
76	» Eulenstein, Heinrich	1882	1883	1883	1883
77	» Pinner, Oscar	1875	1875	1883	1888
78	» Elle, Johannes	1882	1882	1883	1884
79	» Bärwindt, Franz	1883	1880	1880	1884
80	» Fürst, Bernhard	1883	1883	1884	1884
81	» Eulau, Siegmund	1883	1882	1884	1884
82	» Seligmann, Heinrich	1881	1882	1884	1884

No.	Namen	Promovirt	In Folge Staats-examen redipirt	In Frankfurt als Arzt niedergel.	Mitglied des Aerztl. Vereins
83	Dr. Guttenplan, Julius	1883	1883	1884	1884
84	» Kühner, August	1859	1860	1884	1885
85	» Hessdörfer, Julius	1883	1883	1884	1885
86	» Oberföll, August	1882	1882	—	1885
87	» Wohlfarth, Ernst	1876	1876	1876	1885
88	» Weigert, Carl, Professor	1866	1867	1885	1885
89	» Gebhardt, Johann Friedrich	1873	1874	1883	1885
90	» Bernhard, Joseph Heinrich	1884	1881	1885	1885.
91	» Körner, Otto	1882	1883	1885	1885
92	» Vohsen, Carl	1882	1883	1885	1885
93	» Schütz, Joseph	1882	1883	1885	1885
94	» Mayer, Karl	1883	1882	1885	1885
95	» Oehler, Rudolf	1884	1883	1885	1885
96	» Ebenau, Friedrich	1875	1875	1885	1885
97	» Gottschalk, Joseph	1883	1882	1886	1886
98	» Schott, Theodor	1877	1877	1886	1886
99	» Schmidt, Julius	1881	1881	1886	1886
100	» Perlia, Richard	1882	1882	1886	1886
101	» Günzburg, Alfred	1885	1885	1886	1886
102	» Levi, Gustav	1886	1886	1886	1886
103	» Rosenmeyer, Ludwig	1881	1881	1886	1886
104	» Löwenthal, Leo	1885	1886	1886	1886
105	» Wallach, Emil	1879	1878	1886	1886
106	» Asch, Ernst	1884	1886	1887	1887
107	» Oppenheimer, Oscar	1884	1883	1887	1887
108	» Scriba, Eugen	1884	1884	1887	1887
109	» Herxheimer, Karl	1884	1885	1887	1887
110	» Hübner, Emil	1886	1885	1887	1887
111	» Schlesinger, Hermann	1879	1879	1887	1887
112	» Rödiger, Ernst	1885	1884	1887	1887
113	» Krebs, Friedrich	1886	1886	1887	1888
114	» Kuthe, R. Th. L., Oberstabsarzt a. D. .	1858	1860	1882	1888
115	» Mayer, Heinrich	1886	1887	1888	1888
116	» Flesch, Max, Professor	1872	1873	1888	1888
117	» Kirberger, Emil	1885	1885	1888	1888
118	» Cassian, Carl	1884	1884	1888	1888
119	» Rosengart, Josef	1887	1884	1888	1888
120	» Wolff, Ludwig	1885	1885	1888	1888
121	» Landmann, Gustav	1885	1885	1886	1888
122	» Neubürger, Otto	1887	1888	1888	1888
123	» Sioli, Emil Franz	1875	1876	1888	1888
124	» Kahn, Ernst	1888	1885	1888	1888
125	» Müller, Heinrich	1873	1873	1884	1888

No.	Namen	Promovirt	In Folge Staats-examen recipirt	In Frankfurt als Arzt niedergel.	Mitglied des Aerztl. Vereins
126	Dr. Demmer, Theodor	1883	1883	1889	1889
127	» Friedlaender, Julius	1884	1884	1889	1889
128	» Nebel, Hermann	1877	1878	1889	1889
129	» Noenchen, Herm. Christian	1878	1878	1889	1889
130	» Seuffert, Theodor	1881	1881	1889	1889
131	» Nissel, Franz Alexander	1885	1884	1889	1889
132	» Walter, Leopold	1879	1379	1889	1889
133	» Krauss, Gustav	1887	1887	1889	1889
134	» Jourdan, Adolf	1888	1888	1889	1889
135	» Grandhomme, Wilh., Kreisphysikus	1860	1860	1889	1889
136	» Hirsch, Raphael	1888	1888	1890	1890
137	» Hirsch, Wolff	1888	1889	1890	1890
138	» Orthenberger, Moritz	1888	1888	1890	1890
139	» Ettlinger, Albert	1884	1885	1890	1890
140	Zopff, Philipp	—	1889	1890	1890
141	» Weber	1888	1888	1890	1890
142	» Kömpel, Eduard	1888	1888	1890	1890
143	» von Wild, Rudolf	1887	1887	1890	1890
144	» Heyder, Carl Heinrich	1889	1889	1890	1890
145	» Simon, Elias	1888	1889	1890	1890
146	» Nebel, August	1886	1886	1890	1890

Angaben der neu eingetretenen ordentlichen Mitglieder über ihren Lebenslauf.

Dr. Raphael Hirsch,

geb. am 17. April 1865 zu Frankfurt a. M., Sohn des Realschul-
directors Dr. Hirsch daselbst, im Militärverhältniss Ass.-Arzt II. Classe
der Reserve, besuchte die Realschule der israel. Religionsgesell-
schaft, legte die Maturitätsprüfung am Königlichen Gymnasium zu
Marburg im Jahre 1883 ab und studirte dann an den Universitäten
Strassburg, Berlin und Würzburg Medicin und gleichzeitig auch
Zahnheilkunde. Er absolvirte das zahnärztliche Examen im Sommer-
Semester 1887 und die medicinische Staatsprüfung im Winter-
Semester 1887—1888 zu Würzburg. Promotion im Sommer 1887
ebendaselbst.

Nach Ableistung seiner militärischen Dienstpflicht zwecks weiterer Ausbildung speciell in der Zahnheilkunde, Studium an der Ecole dentaire in Paris und am National dental hospital in London. Assistent bei dem Zahnarzte Mr. Halliday in London. Seit März 1890 als Arzt und Zahnarzt (ausschliesslich für Mund- und Zahnkrankheiten) in Frankfurt a. M. thätig.

Dr. Wolff Hirsch,

geb. am 4. August 1865 zu Frankfurt a. M., Sohn des hiesigen praktischen Arztes Dr. med. Marcus Hirsch, besuchte und absolvirte die Realschule der israel. Religionsgesellschaft, trat in das Gymnasium zu Darmstadt ein und bestand das Maturitätsexamen daselbst im März 1884. Hierauf studirte ich 1884—1889 abwechselnd an den Universitäten zu München, Berlin, Würzburg und Heidelberg. — Physicum zu Würzburg, Februar 1886. Promotion daselbst, Januar 1888. Staatsexamen, Winter 1888—1889.

Während ich schon in den letzten Semestern meines Studiums mein Hauptaugenmerk auf die Erkrankungen des Respirationstractus und des Ohrs richtete — so war ich thätig an den Kliniken der Herren Professoren Moos & Jurasz zu Heidelberg und in den Ferien an der klimatischen Heilanstalt meines Vaters für Lungenkranke zu Falkenstein i. Taunus — widmete ich das Jahr 1889 meinem Specialfache und beschäftigte mich mit demselben in Berlin bei den Herren Professoren Fränkel und Geheimrath Gerhard, hier bei Herrn Sanitätsrath Dr. Moritz Schmidt, in Paris bei den Herren Professoren Fauvel, Gougenheim, Baratoux und Ruault an der staatlichen Taubstummenanstalt. — Niederlassung, März 1890.

Dr. Carl Moritz Alexander Orthenberger,

geboren am 29. December 1862 zu Frankfurt a. M., bezog im Frühjahr 1883 die Universität, studirte zu Tübingen, Leipzig, Würzburg, München, bestand die Approbationsprüfung in München unter dem 5. März 1888, promovirte daselbst am 7. März 1888 (leistete dort auch seiner Militärdienstpflicht Genüge und ist seit Herbst 1889 königl. bayer. Assistenzarzt 2. Classe der Reserve), seit Anfang Januar 1890 prakt. Arzt in Frankfurt a. M., seit 1. Februar 1890 Assistenzarzt am Bürgerhospital dahier.

Dr. Albert Ettlinger,

geb. 23. Mai 1862 in Mannheim, besuchte Vorschule und Gymnasium daselbst und bezog nach bestandenem Maturitätsexamen im Herbste 1880 die Universität Heidelberg; Herbst 1882 setzte er sein Studium in Würzburg fort, promovirte an genannter Universität Sommer 1884, hat Frühjahr 1885 seine Studien daselbst beendet. Weiterhin besuchte er zur weiteren Ausbildung die Universitäten Berlin, Strassburg und Wien, und war an der chirurgischen Universitätsklinik zu Heidelberg (Geheimrath Czerny) als Assistenzarzt thätig. Practicirt als Specialist für Chirurgie in Frankfurt a. M. seit Januar 1890.

Philipp Zopff,

geb. 13. August 1861 zu Rastatt in Baden. Ich besuchte die Gymnasien zu Rastatt und Karlsruhe; in letzterer Stadt Abiturientenexamen im Herbst 1881. Bis Herbst 1882 Einjährig-Freiwilliger im 2. badischen Dragonerregiment No. 21. Herbst 1882 übersiedelte ich nach München, um die medicinischen Studien zu beginnen. Fortsetzung derselben in Marburg i. H. von S.-S. 1884 bis W.-S. 1888—1889. Im letzten Beginn des Examens (Februar) Vollendung desselben im W.-S. 1889—1890. Im Januar 1890 liess ich mich in Frankfurt a. M.-Bornheim als praktischer Arzt nieder.

Dr. Joh. Heinrich Weber.

Ich wurde am 25. October 1862 zu Frankfurt a. M. geboren, besuchte von Ostern 1869 bis Herbst 1875 die höhere Bürgerschule und trat dann in das hiesige städtische Gymnasium ein, welches ich Ostern 1883 mit dem Reifezeugniss verliess. Meine ganze Studienzeit brachte ich in Marburg zu. Hier bestand ich das Tentamen physicum am 25. Februar 1885, genügte meiner Dienstpflicht mit der Waffe vom 1. April bis 1. October 1885, und beendigte das Staatsexamen am 3. Februar 1888; das Examen rigorosum bestand ich am 14. Februar 1888 und promovirte am 31. December 1888 auf Grund einer Dissertation »Ueber physiologische Athmungsbewegungen des Kindes im Uterus«. Vom 1. März 1888 bis 1. August 1889 war ich als Assistent in der Königlichen Universitätsfrauenklinik zu Marburg angestellt und besuchte hierauf noch mehrere Monate

die Kliniken von Olshausen, Martin und Veit in Berlin. Vom
15. November 1889 ab diente ich als Einjährig-Freiwilliger Arzt im
Hessischen Husaren-Regiment No. 13 und wurde durch Allerhöchste
Kabinetsordre vom 23. August 1890 zum Assistenzarzt II. Classe der
Reserve befördert. Am 1. August 1890 habe ich mich dahier
niedergelassen.

Dr. Eduard Kömpel.

Am 12. Januar 1863 zu Frankfurt a. M. als Sohn hiesiger
Kaufleute geboren, absolvirte ich die Wöhlerschule, welche ich 1881
als Abiturient verliess, studirte hierauf drei Semester Chemie und
bereitete mich auf das Gymnasialabiturientenexamen vor, welches
ich Ostern 1883 als Externer zu Hanau bestand. Hierauf diente
ich als Einjähriger in Heidelberg. Im Februar 1885 absolvirte ich
das Physicum zu Bonn, bezog die Universitäten Würzburg und
Heidelberg, um endlich, nach Bonn zurückgekehrt, mit einer Dissertation über »Lichen ruber« zu promoviren und im April 1888 das
Staatsexamen zu absolviren. Vom 1. Mai 1888 bis 1. Mai 1890
war ich als Assistenzarzt am Hospital zum Heiligen Geist, je ein Jahr
auf der medicinischen und chirurgischen Abtheilung thätig, ging
dann ein Vierteljahr als Volontärarzt an die Königliche Frauenklinik zu Dresden und liess mich im October 1890 in Frankfurt-
Bornheim als praktischer Arzt nieder.

Dr. Johann Rudolf von Wild,

geb. 2. Mai 1862 zu Cassel, reformirt, absolvirte das Gymnasium zu
Cassel nach neunjährigem Besuch 1881, studirte 2 Semester Jura in
Würzburg, dann 8 Semester Medicin in Würzburg, Marburg,
Strassburg, machte im Winter 1886—1887 das Staatsexamen in
Strassburg, trat Ostern 1887 in das dortige pathologische Institut
des Herrn Prof. von Recklinghausen, Herbst 1888 in die chirurgische
Klinik des Herrn Prof. Lücke, Ostern 1889 in die medicinische
Klinik des Herrn Prof. Naunyn als Assistent ein. Seit Anfang
1890 war ich gleichzeitig Assistent der Ohrenklinik des Herrn
Prof. Kuhn. Diese beiden letzteren Stellen bekleidete ich bis zu
meiner im September 1890 erfolgten Uebersiedelung nach Frankfurt.
Zum Doctor promovirte ich 1888. Dem Heere gehöre ich als
Assistenzarzt I. Classe der Reserve an.

Dr. Carl Heinrich Heyder

ist am 18. November 1863 zu Rödelheim bei Frankfurt a. M. geboren, besuchte die Gymnasien zu Regensburg und Aschaffenburg welch letzteres er im Herbst 1884 mit dem Zeugniss der Reife verliess, um sich dem Studium der Medicin zu widmen. Nach zehn Semestern bestand er im Jahre 1889 das medicinische Staats- und Doctor-Examen in Giessen magna cum laude, ging dann einige Monate zur Weiterbildung nach der Heilanstalt Falkenstein i. T., von da nach Giessen zurück, um dem Rest seiner Militärpflicht zu genügen. Seit October 1890 in Frankfurt a. M. als prakt. Arzt etablirt.

Dr. Elias Simon,

geb. am 1. December 1862 zu Celle, Provinz Hannover, besuchte das Gymnasium seiner Vaterstadt mit kurzer Unterbrechung bis Ostern 1884 bezog dann die Universität Göttingen als Studirender der Naturwissenschaften. — Nachdem er am 4. September 1884 am Gymnasium zu Hameln das Maturitätsexamen als Extraneus bestanden hatte, wurde er unter dem 23. October desselben Jahres an oben genannter Universität als Studirender der Medicin immatriculirt. — Am 28. Juli 1886 bestand er das Tentamen physicum in Göttingen und bezog dann zum Sommersemester 1887 die Universität Heidelberg. — Daselbst wurde er am 2. August 1888 zum Doctor der Medicin etc. promovirt auf Grund der Dissertation »Ein Beitrag zu der Kenntniss der Atresiae vaginales«, welche im Verlag von H. Laupp-Tübingen in »Beiträge zur klinischen Chirurgie« IV. Band, III. Heft erschienen ist. — Am 9. December 1889 bestand er in Heidelberg das Staatsexamen und bezog dann die Universität Wien, woselbst er sich unter anderem, besonders an der geburtshilflich-gynäkologischen Klinik des Hofraths Carl Braun von Fernwald beschäftigte. — Nachdem er dann noch zum Schluss des letzten Sommers einige Zeit unter Dührssen's Leitung in der Poliklinik der geburtshilflichen Abtheilung der Königlichen Charité zu Berlin thätig gewesen war, liess er sich unter dem 15. October 1890 in Frankfurt a. M. als Arzt nieder und wurde am 17. November d. J. als ordentliches Mitglied in den ärztlichen Verein daselbst aufgenommen.

Dr. August Nebel,

geb. am 25. August 1862 zu Dreieichenhain (Hessen) als Sohn des inzwischen nach Gross-Gerau versetzten evangel. Pfarrers Wilhelm Nebel, besuchte das Gymnasium zu Darmstadt und bezog Herbst 1880 die Universität Giessen, wo er im Winter 1885/86 das Approbationsexamen machte und promovirte. Nach dem Examen brachte er mehrere Monate in den Wiener Kliniken zu, Juli 1886 wurde er Kaltenbach's Assistent an der Giessener Frauenklinik. April 1887 wurde er I. Assistent und Hebammenlehrer. Bei dem Uebergang der Klinik von Kaltenbach an Hofmeier (Mai 1887) verblieb er zunächst in seiner Stellung und siedelte dann im Herbst 1888 als Hofmeier dem Rufe als Nachfolger Scanzoni's folgte, mit seinem Chef von Giessen nach Würzburg über. An der dortigen Frauenklinik, an der er Anfangs die Stelle eines poliklinischen, später die des ersten Assistenten inne hatte, verblieb er weitere 2 Jahre und liess sich dann am 1. November 1890 als Specialarzt für Geburtshülfe und Frauenkrankheiten in Frankfurt a. M. nieder.

Nekrolog.

J. Schölles †.

Sanitätsrath Dr. J. Schölles verstarb am 13. September 1890. — Er wurde am 13. August 1832 zu Frankfurt a. M. geboren. Sein Vater war Schmiedmeister und Kohlenhändler. Schölles besuchte zuerst die Musterschule, dann das Gymnasium. Dass damals in dem Gymnasium der freien Stadt eine strenge Schulzucht geherrscht habe, kann man nicht sagen; auch wurde von den Schülern wohl minder angestrengt gearbeitet und weniger positiv gelernt, als in manchem andern Gymnasium, aber es fehlte nicht an geistigem Leben, und vielleicht entwickelten sich freier die Individualitäten. Jedenfalls waren und blieben die Schüler frisch und munter, und sie sind auf der späteren Laufbahn in ihren Leistungen hinter Anderen nicht zurück gewesen. — Im Frühjahr 1851 ging Schölles zur Universität nach Würzburg. Unter den medicinischen Facultäten Deutschlands nahm damals die Würzburger den ersten Rang ein. Ausgezeichnete Männer der Wissenschaft waren dort als Lehrer vereinigt. Vor

Allen glänzten in jungem Ruhme Virchow und Kölliker. Es ging
ein enthusiastischer Zug durch ihre Zuhörer. In Virchow erkannten
sie — mit mehr oder weniger Verständniss — den hervorragenden
Geistesführer auf weiten Gebieten, auch über die Grenzen der Wissenschaft hinaus. Die Verehrung für Virchow hat sich Schölles bis
zum Ende seines Lebens bewahrt. — Schölles war ein fleissiger und
fröhlicher, in seinen Bekanntenkreisen sehr beliebter Student. Er
gehörte — seiner ganzen Richtung entsprechend — keinem Corps
an. Nachdem er im Herbst 1854 sein Doctorexamen gemacht und
darauf einige Monate an der Prager Universität verbracht hatte, ging
er nochmals für ein Semester nach dem geliebten Würzburg zurück,
bestand dann im Frühjahr 1855 das Staatsexamen zu Frankfurt und
liess sich alsbald in der Vaterstadt als Arzt nieder.

Er fand rasch zunehmende Beschäftigung, so dass er schon 1859
in der Lage war, mit Schliessung einer glücklichen Ehe sich ein
eigenes Heim zu gründen. Der pecuniäre Erwerb, der ihm die
Mittel zu einem sorgenfreien und des Schmuckes nicht entbehrenden
Leben gab, hat gleichwohl niemals eine überwiegende Rolle bei ihm
gespielt. Andere Aufgaben standen ihm höher. Obgleich. seine
ärztliche Ausbildungszeit eine verhältnissmässig kurze gewesen war,
hatte er doch sogleich begonnen, seine Kranken mit ruhiger Sicherheit zu behandeln. Schon in der poliklinischen Thätigkeit auf der
Universität war es aufgefallen, wie er die Eigenschaften des Prak-
tikers an den Tag legte. Seine Sicherheit entsprang weder aus
Selbstüberschätzung noch aus Verkennung vorhandener Schwierigkeiten. Es war seine Art, sich in jedem einzelnen Falle die gegebene Situation sammt seinem Wissen und Können möglichst klar
zu machen und danach — vorsichtig, aber bestimmt — eine Entscheidung zu treffen, deren Erfolg er ohne Beunruhigung abwartete.
Nicht leicht fühlte er das Bedürfniss, den Rath eines Anderen zu
erfragen. — Auf diesem Wege des Verfahrens ist er immer geblieben und hat seine ärztlichen Fähigkeiten weiter entwickelt. Er
war geneigt, den Effect seiner Verordnungen (unter denen Medicamente
selten fehlten) mit Optimismus zu beurtheilen, aber er hatte wohl
auch kaum je Ursache, einen unbedachten Schritt oder eine ernste Ver-
säumniss zu bereuen. Ein gelehrter Arzt war er nicht, und zu
systematischen Studien fehlte ihm bald ausser der Zeit auch die
Neigung, aber er verstand es, bei jeder Gelegenheit zu lernen und
von den modernen Fortschritten der Wissenschaft sich Wichtiges
und Nützliches anzueignen, so dass er bei Consultationen am Kranken-

bett nicht — wie es dem langjährig beschäftigten Praktiker zu geschehen pflegt — in seinen Kenntnissen und Anschauungen veraltet
erschien. Dagegen bewährte sich vielfach zum Wohl der Kranken
sein gut beobachtender Blick und sein jederzeit verständiges Urtheil,
das ihn von allen gewagten Curen zurückhielt. Was ihn aber
wahrhaft auszeichnete, war, dass er nicht theoretisch die Krankheit,
sondern individuell den erkrankten Menschen behandelte. Damit
führte ihn sein ungewöhnlich praktischer Tact in Beurtheilung
von Personen und Verhältnissen, wie seine humane Theilnahme
und sein beruhigendes, freundlich bestimmtes Auftreten zu offen-
baren Erfolgen. Und so — nach Allem, was hier von seinen Eigenschaften als Arzt gesagt worden ist — begreift es sich, dass er in
seltenem Grade das Vertrauen des Publicums aller Stände, wie auch
das seiner Collegen, genoss, und nicht weniger, dass ihm von den
Patienten und deren Angehörigen Zuneigung und Anhänglichkeit
reichlich zu Theil wurde. In späteren Jahren war er genöthigt,
den allzu starken Andrang zu seiner Clientel abzuwehren und, da
dies nicht in ausreichendem Grade gelang, sich regelmässige Aus-
hülfe und Vertretung Seitens eines jüngeren Collegen zu verschaffen.

Für das collegiale Leben im Kreis der Frankfurter Aerzte —
und darüber hinaus — galt Schölles so viel, dass sein Hinscheiden
da eine fürerst nicht ausfüllbare Lücke hinterlassen hat. Die
Collegialität seines Verhaltens gegen den Einzelnen war über allem
Zweifel und bei jeder Gelegenheit bewährt; er besass aber auch ein
lebhaftes Gefühl für die Gemeinsamkeit der Standesgenossen und
ihrer Interessen. Besonders das Gedeihen des ärztlichen Vereins, der
in so wirksamer und erfreulicher Weise die Frankfurter Collegen
zusammenhält, lag ihm sehr am Herzen (während er allen modern-
zünftlerischen Bestrebungen und jeder Beschränkung der Unabhängig-
keit des ärztlichen Standes durchaus entgegen war). In dem Verein,
dessen Vorsitzender er zwei Mal gewesen, wurde er mehr und mehr
als eine Art Senior betrachtet, auf dessen Stimme man bei allen das
Vereinsleben oder Angelegenheiten des Standes betreffenden Fragen
das grösste Gewicht legte, und der seinerseits jede zum Wohl der
Berufsgenossen dienende Massregel thätig zu fördern bereit war.
Als 1887 die Wahlen zur ersten Aerztekammer der Provinz Hessen-
Nassau stattfanden, gehörte Schölles durch einstimmiges Votum zu
den vom hiesigen Verein designirten Mitgliedern der Kammer. Es
gereichte ihm sichtlich zur Befriedigung, ja ich glaube, es entsprach
seinem Bedürfniss, an dieser Stelle unter den Vertretern des ärzt-

lichen Standes nicht zu fehlen und den Aufgaben derselben sich mit regem, ernstem Eifer zu widmen. — Ein Verdienst um die wissenschaftliche Förderung der Frankfurter Collegen erwarb sich Schölles durch seinen Antheil an der Einrichtung von medicinischen Vorlesungen, welche in mehreren, aufeinander folgenden Wintern zu Frankfurt von Professoren verschiedener Universitäten gehalten wurden. Diese Vorträge wurden späterhin ersetzt durch regelmässige Curse des für die Stelle eines pathologischen Anatomen am Senckenberg'schen Institut gewonnenen Professors C. Weigert. Schölles, der seit 1873 Mitglied der Dr. Senckenberg'schen Stiftungsadministration war und in diesem Amte eine mannigfache, sehr erspriessliche Thätigkeit entwickelte, hatte auch die Freude, bei der so bedeutungsvollen Berufung jenes ausgezeichneten Forschers mitzuwirken, in welchem seitdem die Frankfurter Aerzte ihren gemeinsamen wissenschaftlichen Lehrer hochschätzen.

Schölles' geistiges Leben begrenzte sich indessen nicht im ärztlichen Beruf und in dem, was an diesen anknüpfte. Ein Gefühl von Verehrung für die Grössen unserer classischen Literatur begleitete ihn durch das Dasein. Ebenso erfreute er sich, wenn Zeit und Gelegenheit es ermöglichten, gern an Werken der bildenden Kunst. Besonders aber interessirte er sich von frühen Jahren an für das Theater, und es kam daher seinen Neigungen entgegen, dass er 1876 in den Aufsichtsrath unserer neugebildeten Theater-Actiengesellschaft berufen wurde, dem er bis zum Lebensende als ein geschätztes und durch wiederholte Wahl im Amt bestätigtes Mitglied angehörte.

In allen Dingen dachte Schölles selbständig, vorurtheilslos und aufgeklärt. Den religiösen Fragen gegenüber war er schon während der Universitätszeit mit einer freien, philosophischen Weltanschauung fertig geworden. Er zeigte später wenig Neigung, sich mit diesem, für ihn abgeschlossenen Thema weiter zu beschäftigen, geschweige denn, andere Leute in ihrem Glauben zu stören; doch unterliess er es nicht, bei kirchlichen Gemeindewahlen und ähnlichen Anlässen immer für den Sieg der aufgeklärteren Richtung zu wirken.

Was aber nächst den ärztlichen Aufgaben sein Interesse am lebhaftesten in Anspruch nahm, das war das öffentliche Leben, die politische Bewegung in Staat und Gemeinde. Auch da war er selbstverständlich auf der Seite des Fortschritts. Nachdem er kaum das gesetzlich vorgeschriebene Alter von 30 Jahren erreicht hatte, wurde er in den gesetzgebenden Körper der freien Stadt Frankfurt gewählt. Als im Jahr 1866 nach dem feindseligen Einzug der preussischen

Truppen deren General die vom gesetzgebenden Körper verweigerte
Zahlung von 25 Millionen Gulden nicht zu erzwingen vermochte,
wurde Schölles gleich seinen Amtsgenossen mit Strafeinquartierung
bedacht; 25 Mann stellten sich zur Nachtzeit in seiner Wohnung
ein. Nach der Einverleibung Frankfurts in den preussischen Staat
kam Schölles in die Stadtverordnetenversammlung, musste aber von
diesem Amt zwei Mal wegen Ueberarbeitung wieder zurücktreten,
zum Bedauern Aller, welche die Nützlichkeit seines Wirkens kannten.
Später wurde er Mitbegründer und Vorstandsmitglied des Frankfurter Vereins der deutschen Fortschrittspartei, jetzigen deutsch-
freisinnigen Partei. Auf Schölles' ganzes inneres Leben und insbesondere auf seine politischen Anschauungen war es ohne Zweifel von
dauernder Wirkung gewesen, dass er auf der Schwelle zum Jünglings-
alter das jubelnde Erwachen der Völker im Jahre 1848 mitgemacht,
sowie dass er unter der republikanischen Verfassung seiner Vaterstadt
bis in die Mannesjahre hinein gelebt hatte. Allein er war nach 1866
fern davon, einen verbitterten particularistischen Standpunkt einzu-
nehmen, und nach 1870, die Einigung Deutschlands freudig be-
grüssend, stellte er sich mit ganzem Herzen auf den Boden der neu-
gestalteten Verhältnisse. Sein Freisinn bewegte sich auf einer
mittleren Linie; radicalere Forderungen lehnte er ab, nicht nur
weil er sie für verfrüht hielt, sondern auch weil sie mit dem nicht
übereinstimmten, was er erstrebte und wünschte. Im Uebrigen gab
es, wiewohl er anderen Parteien gegenüber im Allgemeinen versöhn-
lich auftrat, doch gerade auf dem communalen, politischen und
social-politischen Gebiet auch Richtungen und Personen, mit denen
er — was sonst wenig in seiner Art lag — keinen Frieden schliessen
mochte.

Von den Anlässen zu seiner Wirksamkeit im öffentlichen und
Vereinsleben sind in Vorstehendem nur die wichtigsten berührt worden.
Auch noch sonst war Schölles bei gemeinnützigen Unternehmungen und
bei Vereinigungen zu verschiedenen Zwecken vielfach thätig. Ueberall
sahen wir ihn dabei Einfluss gewinnen durch vortheilhaft zusammen-
treffende Eigenschaften seiner Persönlichkeit: er war geachtet und beliebt als ein Mann von offener, ehrlicher Natur und gutem Herzen, von
durchaus nobler und uneigennütziger Denkungsart, von makellosem,
ehrenhaftem Charakter; sein klarer, praktischer Verstand fand oft
den Ausweg aus vorhandenen Schwierigkeiten, den Andere vergeblich gesucht hatten; besonders auffallend trat aber seine Fähigkeit
hervor, zwischen bestehenden Gegensätzen zu vermitteln und in einer

gegebenen Lage der Dinge diejenige Lösung herbeizuführen, welche
einer communis opinio zum Durchbruch verhalf. Sehr treffend sagte
der letztjährige Vorsitzende des Aerztlichen Vereins in einem dem
Verstorbenen gewidmeten Nachruf: »Ein Antrag Schölles wurde
selten abgelehnt.« — Auf ganz ähnliche Weise zeigte sich auch im
Verkehr mit dem Einzelnen, dass Schölles Allen gerecht wurde.
Denn während Personen von ausgezeichneten Eigenschaften bei ihm
Verständniss und Sympathie fanden, konnte er doch auch, in Geselligkeit oder öffentlichem Leben, mit Menschen von fast jeder Art
ein Stück Weges zusammengehen. Die ferneren Ziele seines Denkens,
seine idealeren Anschauungen und Bestrebungen trieben ihn nie so
weit, dass sie ihn isoliren konnten; er behielt immer Fühlung mit
der Welt wie sie ist, und wusste den Bedürfnissen und Neigungen
der Menschen wohlwollend entgegenzukommen. Daher geschah es
denn auch, dass nicht nur seine Patienten, sondern auch Andere ihn
als Vertrauten und Berather in ihren persönlichen Angelegenheiten
aufsuchten: Sie konnten darauf rechnen, dass sie nicht enttäuscht
von ihm gehen würden. Die Fürsorge insbesondere, und die Treue,
die er den Angehörigen seiner Familie in allen Lagen ihres Lebens
erwies, erscheint geradezu als ein ehrendes Merkmal seines Charakters.

Mit allen diesen Vorzügen hätte aber Schölles doch nicht in so
wohlthuender Weise, wie es der Fall war, auf seine Umgebung
wirken können, wenn er nicht selbst in sich ein glücklicher Mensch
gewesen wäre. Die Fröhlichkeit der Jugend war bei ihm späterhin
übergegangen in ein friedliches Gleichmass der Stimmung, in eine
philosophische Ruhe, die ihn das Dasein mit Behagen geniessen und
auch Missgeschick in Ergebung tragen liess. Bei Gelegenheit bewährte er sich aber immer noch als ein munterer Gesellschafter (und
Tischredner). Ohne Zweifel hat das Bewusstsein der vielseitigen Erfolge, die ihm auf seiner Laufbahn zu Theil wurden, ihn erfreut und
befriedigt — vielleicht würde er Gelegenheiten zur Bewährung seines
Einflusses auf Andere ungern entbehrt haben, aber jedenfalls trat
das nicht in fühlbarer Weise hervor. Er behielt ein unwandelbar
schlichtes Benehmen, und wenn sein ganzes Wesen mit der Zeit
immer mehr den Ausdruck von Sicherheit und den einer behaglichen
Würde angenommen hatte, so verband sich das doch niemals mit
irgendwelchem, für Andere unbequemen Anspruch.

Aus dem Charakterbild, das ich in seinen wesentlichen Zügen
zu entwerfen versucht habe, tritt uns ein thätiger Mann entgegen,
der sich zur Freude und Anderen zum Wohle gelebt hat, ein Mann,

dem eine günstige Vereinigung von vortrefflichen Eigenschaften und Fähigkeiten wohlbegründetes Ansehen und Bedeutung in einem Masse verlieh, wie es sonst nur bei aussergewöhnlicher geistiger Begabung erreicht wird.

Es war ihm noch lange nicht um's Sterben. Aber leider zwang ihn Krankheit nieder: ein unaufhaltsam wachsender (wiederholt, mit kurzen Zwischenräumen, punktirter) Ascites in Folge von Lebercirrhose, zu welcher seine Lebensweise kein ätiologisches Moment geliefert hatte. Und wenn er dem nicht erlegen wäre, hätte ihn die Weiterentwicklung eines bis dahin verborgenen Carcinom's der Flexura sigmoidea coli erwartet, das schon Metastasen in der Leber gemacht hatte. Während des mehrmonatlichen Krankseins hat Schölles zeitweise recht gelitten. Das Ende trat ein bei benommenem Sensorium. — Ausser den Frankfurter Collegen hatten ihn an seinem Krankenbett auch die Professoren Kussmaul und Gerhardt besucht, zu denen er von der Universitätszeit her in freundschaftlicher Beziehung stand.

Als er unter Gesang und Reden zur Erde bestattet wurde (ohne den Beistand der Kirche, seinem zu Lebzeiten wiederholt ausgesprochenen Wunsche gemäss), da vereinigte sich viel aufrichtige Trauer um sein Grab. Es hatte durch den Tod dieses Mannes so Mancher Etwas verloren — ich meinen ältesten Freund.

V. Cnyrim.

JAHRESBERICHT

UEBER DIE

VERWALTUNG DES MEDICINALWESENS

DIE

KRANKEN-ANSTALTEN

UND DIE

OEFFENTLICHEN GESUNDHEITSVERHAELTNISSE

DER

STADT FRANKFURT A. M.

———

HERAUSGEGEBEN

VON DEM

AERZTLICHEN VEREIN.

·

———

XXXV. JAHRGANG 1891.

———

FRANKFURT A. M.

J. D. SAUERLAENDER'S VERLAG.

1892.

INHALT.

Fünfter Theil.

Aerztlicher Verein.

Erster Theil.

Die meteorologischen Verhältnisse Frankfurts

im Jahre 1891

dargestellt von

Stadtarzt Dr. ALEXANDER SPIESS.

Der **Luftdruck** des Jahres 1891 betrug im Mittel 753·0 mm, blieb somit 0·2 mm unter dem Durchschnitt der 40 Jahre 1851—1890, der 753·2 mm beträgt. Für die einzelnen Monate ergeben sich folgende Zahlen:

Monate.	Mittel aller tägl. Beobachtungen, 6 Uhr, 2 Uhr, 10 Uhr.	Höchster Stand.	Niedrigster Stand.
Januar	755·9 mm	768·4 (11)	737·4 (21)
Februar	764·4 »	770·9 (14)	757·0 (26)
März	747·6 »	760·5 (4)	735·8 (11)
April	750·6 »	757·7 (20)	741·0 (7)
Mai	748·0 »	754·6 (12)	740·5 (9)
Juni	752·2 »	762·3 (13)	744·3 (7)
Juli	752·0 »	758·5 (20)	743·9 (27)
August	751·1 »	757·0 (8)	741·8 (21)
September. . . .	755·5 »	762·3 (25)	747·4 (21)
October	751·4 »	768·8 (31)	739·5 (21)
November. . . .	751·7 »	765·7 (6)	737·4 (13)
December. . . .	755·5 »	771·0 (20)	731·1 (13)
Jahresdurchschn.	· 753·0 mm	—	—

Ein Vergleich mit dem Durchschnitt der 40 Jahre 1851—1890 ergibt:

	Jahr.	Winter.*)	Frühling.	Sommer.	Herbst.
40jähriger Durchschnitt .	753·2	754·6	751·7	753·2	753·4
1891	753·0	758·1	748·7	751·8	752·8
Differenz . . . . . {+		3·5			
{−	0·2		3·0	1·4	0·6

	Januar.	Februar.	März.	April.	Mai.	Juni.	Juli.	August.	September.	October.	November.	December.
40jähriger Durchschnitt.	755·1	754·4	751·7	751·5	751·8	753·3	753·2	753·1	754·1	753·2	752·9	754·2
1891	755·9	764·4	747·6	750·6	748·0	752·2	752·0	751·1	755·5	751·4	751·7	755·5
Differ. {+	0·8	10·0							1·4			1·3
{−			4·1	0·9	3·8	1·1	1·2	2·0		1·8	1·2	

Das Jahresmittel des Luftdrucks war, wie die vorstehende Tabelle zeigt, ganz unbedeutend niedriger als der Durchschnitt der vorhergegangenen 40 Jahre. Zu Anfang des Jahres war er ein hoher, so dass er in den drei Wintermonaten December bis Februar seinen Durchschnitt um 3·5 mm übertraf. Fast ebensoviel blieb er aber im Frühjahr unter diesem, und ähnlich, wenn auch geringer, war es auch im Sommer und auch im Herbst. Den höchsten monatlichen Barometerstand hatte, wie im Vorjahr, der Februar, absolut wie relativ: er betrug 764·4 mm und übertraf den 40jährigen Durchschnitt um volle 10 mm. Es ist dies nahezu der höchste monatliche Barometerstand, der hier beobachtet wurde, indem unter den 480 Monaten der letzten 40 Jahre nur 3 sind, die einen noch etwas höheren mittleren Barometerstand hatten; es war dies der Januar 1882 mit 764·5 mm, der März 1854 mit 764·7 mm und der December 1857 mit 765·1 mm. Ausser dem Februar übertrafen, wenn auch wesentlich geringer nach 3 Monaten ihren Durchschnitt, während 8 unter demselben blieben, am meisten die Monate März, Mai und August, und von März bis August ständig. Nur die Folge

---

*) Winter bedeutet hier, wie in allen ähnlichen Tabellen: December 1890, Januar und Februar 1891. Es entsprechen deshalb die Zahlen der einzelnen Jahreszeiten meist nicht denen des ganzen Jahres. December 1890 betrug der mittlere Barometerstand: 754·0 mm.

des sehr hohen Barometerstandes im Februar ist es, dass das Jahresmittel des Luftdrucks nur so unbedeutend unter dem Durchschnitt blieb.

Die **Barometerschwankungen** waren am bedeutendsten im December: 39·9 mm, am geringsten im Mai: 14·1 mm.

Der **höchste Barometerstand** des Jahres betrug 771·0 mm am 20. December, der **niedrigste Barometerstand** war 731·1 mm, nur 7 Tage früher, am 13. December. Die gesammten Schwankungen des Jahres 1891 betrugen somit 39·9 mm.

Einen Vergleich des mittleren Barometerstandes des Jahres 1891 mit den 25 vorhergehenden Jahren gibt folgende Zusammenstellung:

Jahre.	Jahres- Mittel.	Höchster Stand.	Niedrigster Stand.
1866	751·4	769·2 ($^{25}/_1$)	728·2 ($^9/_1$)
1867	752·5	770·7 ($^2/_3$)	728·5 ($^6/_2$)
1868	753·3	767·9 ($^{10}/_2$)	728·7 ($^8/_3$)
1869	753·0	769·7 ($^{19}/_1$)	728·4 ($^2/_3$)
1870	753·9	769·8 ($^1/_{10}$)	730·5 ($^9/_{10}$)
1871	754·4	770·0 ($^1/_3$)	735·9 ($^3/_{10}$)
1872	751·6	765·8 ($^8/_{11}$)	730·7 ($^{10}/_{12}$)
1873	754·5	774·0 ($^{19}/_2$)	724·8 ($^{20}/_1$)
1874	755·6	772·2 ($^{11}/_2$)	729·5 ($^9/_{12}$)
1875	755·4	773·3 ($^{31}/_1$)	728·7 ($^{11}/_{11}$)
1876	752·7	773·4 ($^{24}/_1$)	728·7 ($^{12}/_3$)
1877	753·0	770·4 ($^{22}/_1$)	731·9 ($^{25}/_{11}$)
1878	752·6	770·5 ($^{13}/_1$)	728·3 ($^{29}/_3$)
1879	752·6	777·3 ($^{23}/_{12}$)	727·8 ($^{17}/_2$)
1880	754·2	772·0 ($^7/_1$)	730·6 ($^{19}/_{11}$)
1881	752·5	770·1 ($^6/_1$)	729·7 ($^{11}/_2$)
1882	752·7	776·7 ($^{16}/_1$)	730·7 ($^{26}/_3$)
1883	752·8	771·1 ($^{23}/_2$)	732·7 ($^{26}/_3$)
1884	753·4	769·7 ($^{19}/_1$)	723·8 ($^{26}/_{12}$)
1885	751·9	766·8 ($^{16}/_{12}$)	730·4 ($^6/_{12}$)
1886	751·7	772·8 ($^8/_2$)	724·0 ($^8/_{12}$)
1887	753·3	770·7 ($^{27}/_2$)	731·4 ($^6/_1$)
1888	752·5	769·2 ($^{13}/_1$)	730·0 ($^{29}/_3$)
1889	752·3	771·2 ($^{20}/_{11}$)	730·2 ($^9/_2$)
1890	752·6	770·7 ($^7/_1$)	726·3 ($^{23}/_1$)
1891	753·0	771·0 ($^{20}/_{12}$)	731·1 ($^{13}/_{12}$)
40jähriger Durchschnitt	753·2	—	—

Die mittlere **Temperatur** des Jahres 1891 betrug $+ 9\cdot0^\circ$ C., blieb somit hinter dem Durchschnitt der 40 Jahre 1851—1890, der $9\cdot7^\circ$ C. beträgt, um $0\cdot7^\circ$ zurück. Für die einzelnen Monate gibt die folgende Tabelle das Nähere:

Monate.	Mittel aller tägl. Beobachtungen, 6 Uhr, 2 Uhr, 10 Uhr.	Höchster Stand.	Niedrigster Stand.
Januar	$- 2\cdot9^\circ$C.	$+ 6\cdot5$ (25)	$- 13\cdot3$ (16)
Februar . . .	$+ 1\cdot2^\circ$C.	$+11\cdot5$ (27)	$- 7\cdot8$ (14)
März	$+ 4\cdot7^\circ$C.	$+15\cdot5$ (17)	$- 4\cdot1$ (24)
April	$+ 7\cdot2^\circ$C.	$+22\cdot6$ (30)	$- 3\cdot2$ (1)
Mai	$+14\cdot0^\circ$C.	$+26\cdot0$ (1)	$+ 2\cdot1$ (18)
Juni	$+16\cdot1^\circ$C.	$+31\cdot9$ (29)	$+ 6\cdot5$ (13)
Juli	$+17\cdot5^\circ$C.	$+32\cdot2$ (1)	$+11\cdot0$ (30)
August	$+16\cdot3^\circ$C.	$+29\cdot0$ (27)	$+ 9\cdot8$ (12)
September . . .	$+15\cdot1^\circ$C.	$+29\cdot5$ (3)	$+ 4\cdot6$ (26)
October . . .	$+11\cdot1^\circ$C.	$+22\cdot3$ (1)	$- 1\cdot4$ (31)
November . . .	$+ 3\cdot9^\circ$C.	$+11\cdot9$ (19)	$- 5\cdot2$ (9)
December . . .	$+ 3\cdot2^\circ$C.	$+12\cdot5$ (5)	$- 8\cdot3$ (20)
Jahresdurchschnitt	$+ 9\cdot0^\circ$C.	—	—

Ein Vergleich mit dem Durchschnitt der 40 Jahre 1851—1890 ergibt:

	Jahr.	Winter.[*]	Frühling.	Sommer.	Herbst.
40jähriger Durchschnitt .	$+ 9\cdot7$	$+ 1\cdot0$	$+ 9\cdot5$	$+ 18\cdot6$	$+ 9\cdot7$
1891	$+ 9\cdot0$	$- 1\cdot6$	$+ 8\cdot6$	$+ 16\cdot6$	$+ 10\cdot1$
Differenz . . . . . $\begin{cases}+\\-\end{cases}$	$0\cdot7$	$2\cdot6$	$0\cdot9$	$2\cdot0$	$0\cdot4$

	Januar.	Februar.	März.	April.	Mai.	Juni.	Juli.	August.	September.	October.	November.	December.
40jähr. Durchschnitt.	$+0\cdot5$	$+1\cdot9$	$+4\cdot7$	$+9\cdot7$	$+14\cdot0$	$+17\cdot8$	$+19\cdot1$	$+18\cdot6$	$+15\cdot0$	$+9\cdot6$	$+4\cdot3$	$+0\cdot9$
1891	$-2\cdot9$	$+1\cdot2$	$+4\cdot7$	$+7\cdot2$	$+14\cdot0$	$+16\cdot1$	$+17\cdot5$	$+16\cdot3$	$+15\cdot1$	$+11\cdot1$	$+3\cdot9$	$+3\cdot2$
Diff. $\begin{cases}+\\-\end{cases}$	$3\cdot4$	$0\cdot7$	$0\atop0$	$2\cdot5$	$0\atop0$	$1\cdot7$	$1\cdot9$	$2\cdot3$	$0\cdot1$	$1\cdot5$	$0\cdot4$	$2\cdot3$

[*] December 1890 betrug die mittlere Temperatur $- 3\cdot3^\circ$ C.

Die **Temperatur** betrug im Mittel des Jahres 9·0 ⁰ C. fast genau so viel wie in den beiden Vorjahren (8·9 ⁰ C.), blieb dadurch aber ebenfalls wieder ziemlich bedeutend hinter dem Durchschnitt der 40 Jahre 1851—1890, der 9·7 ⁰ C. beträgt, zurück. Es gehört somit das Jahr 1891, wie die beiden Vorjahre, zu den kälteren Jahren, indem in den letzten 40 Jahren nur in 9 Jahren die mittlere Jahrestemperatur eine etwas geringere, in 31 eine höhere war; und unter diesen 9 kalten Jahren sind die 4 letzten, die Jahre 1887—1890, denen sich nunmehr das Jahr 1891 hinzugesellt. Das kälteste Jahr jener ganzen Periode war das Jahr 1871 mit einer Jahrestemperatur von nur 8·2 ⁰C., während das wärmste Jahr, 1868, eine solche von 11·3 ⁰ C. hatte.

Von den einzelnen Jahreszeiten hatte nur der Herbst eine Mitteltemperatur, die ein wenig über dem Durchschnitt war, die anderen blieben und zwar meist ziemlich bedeutend unter demselben, namentlich Winter und Sommer.

Der Winter hatte früh und heftig angefangen, schon im December 1890 war das Thermometer am 30. bis 15·2 ⁰ C. unter den Gefrierpunkt gegangen und diese Kälte hielt den grössten Theil des Januar an. Nach einer kurzen wärmeren Periode war auch der ganze Februar wieder kalt, wenn auch nicht so sehr wie December und Januar und auch der März, der nach dem langen und strengen Winter in seiner ersten Hälfte wärmeres Wetter brachte, war in seiner zweiten Hälfte nochmals empfindlich kalt. Gegen Ende April kam das erste warme Frühlingswetter, das mit zunehmender Wärme bis Mitte Mai anhielt, dann aber plötzlich umschlug und eine Reihe kühler und trüber Wochen brachte. Erst am 23. Juni trat wirklich warmes Sommerwetter ein, aber auch dies nur von kurzer Dauer, schon von der ersten Juliwoche liess die Wärme wieder nach und Juli wie August waren bei sehr wechselndem, meist trübem Wetter kalt und unfreundlich. Dagegen brachte dann der September fast anhaltend schönes, warmes Herbstwetter, und ähnlich blieb es auch den grössten Theil des Oktober, an dessen Ende dann ziemlich plötzlich der erste Frost eintrat. Doch hielt dieser nicht an, bald trat wärmeres, trübes und regnerisches Wetter ein, das fast den ganzen Monat November währte und auch im December war das Wetter im Ganzen mild und trübe, unterbrochen nur durch eine Reihe heller Frosttage vom 17. bis zum 26. Mit mildem, regnerischem Wetter endete das Jahr.

Die **höchste Temperatur** des Jahres brachte die kurze heisse Periode Ende Juni und Anfang Juli. Der heisseste Tag des Jahres war der 1. Juli mit einer mittleren Tagestemperatur von 24·4 °C. und einem höchsten Thermometerstand im Jahr von 32·2 °C. — Der **kälteste Tag** des Jahres war der 16. Januar mit einer Tagestemperatur von — 10·3 °C. und einem tiefsten Thermometerstand im Jahr von — 13·3 °, während die grösste beobachtete Kälte im Winter 1890—91 — 15·2 °C. am 30. December war. — Die ganze **Temperaturdifferenz** des Jahres 1891 betrug somit 45·5 °C. (gegen 46·6 im Vorjahr und 49·8 im Jahr 1889).

Einen Vergleich der Temperaturverhältnisse des Jahres 1891 mit denjenigen der 25 vorhergegangenen Jahre gibt folgende Tabelle:

Jahre.	Jahres-Mittel.	Höchster Stand.	Niedrigster Stand.
1866	+ 10·3° C.	+ 32·5° ($^{11}/_7$)	— 5·8° ($^{22}/_2$)
1867	+ 9·7° C.	+ 32·0° ($^{20}/_8$)	— 15·8° ($^{10}/_{12}$)
1868	+ 11·3° C.	+ 33·8° ($^{23}/_7$)	— 8·8° ($^2/_1$)
1869	+ 9·8° C.	+ 33·4° ($^{24}/_7$)	— 15·0° ($^{23}/_1$)
1870	+ 8·9° C.	+ 35·0° ($^{11}/_7$)	— 18·3° ($^{25}/_{12}$)
1871	+ 8·2° C.	+ 31·0° ($^{13}/_8$)	— 19·5° ($^3/_1$)
1872	+ 10·7° C.	+ 34·1° ($^{28}/_7$)	— 6·3° ($^1/_1$)
1873	+ 10·4° C.	+ 31·9° ($^8/_8$)	— 8·1° ($^2/_2$)
1874	+ 9·8° C.	+ 33·4° ($^9/_7$)	— 13·8° ($^{29}/_{12}$)
1875	+ 9·6° C.	+ 33·8° ($^{18}/_8$)	— 16·0° ($^{10}/_{12}$)
1876	+ 10·1° C.	+ 33·1° ($^{15}/_6$)	— 13·3° ($^{10}/_1$)
1877	+ 10·1° C.	+ 33·6° ($^{12}/_6$)	— 11·0° ($^2/_3$)
1878	+ 10·0° C.	+ 29·9° ($^{23}/_7$)	— 9·8° ($^{12}/_1$)
1879	+ 8·3° C.	+ 32·4° ($^3/_8$)	— 18·8° ($^{10}/_{12}$)
1880	+ 10·2° C.	+ 32·0° ($^{17}/_7$)	— 19·2° ($^{20}/_1$)
1881	+ 9·4° C.	+ 36·2° ($^{20}/_7$)	— 20·0° ($^{16}/_1$)
1882	+ 10·0° C.	+ 30·2° ($^{24}/_6$)	— 7·4° ($^4/_1$)
1883	+ 9·7° C.	+ 32·0° ($^4/_7$)	— 9·5° ($^8/_{12}$)
1884	+ 10·3° C.	+ 34·1° ($^{13}/_7$)	— 8·4° ($^{26}/_{11}$)
1885	+ 9·2° C.	+ 31·0° ($^{26}/_6$)	— 14·8° ($^{12}/_{12}$)
1886	+ 9·8° C.	+ 31·7° ($^{22}/_7, ^{10}/_8$)	— 11·9° ($^{12}/_1$)
1887	+ 8·4° C.	+ 32·8° ($^{30}/_7$)	— 17·6° ($^{29}/_{12}$)
1888	+ 8·5° C.	+ 30·6° ($^4/_6$)	— 19·2° ($^1/_1$)
1889	+ 8·9° C.	+ 32·8° ($^2/_6$)	— 16·7° ($^{13}/_2$)
1890	+ 8·9° C.	+ 31·4° ($^{15}/_7$)	— 15·2° ($^{30}/_{12}$)
1891	+ 9·0° C.	+ 32·2° ($^1/_7$)	— 13·3° ($^{16}/_1$)
40jähriger Durchschnitt	+ 9·7° C.	—	—

Frosttage, d. h. Tage, an denen das Thermometer unter den Gefrierpunkt ging, hatte dieses Jahr 83 (gegen den Durchschnitt von 77), und zwar in den ersten Monaten 62 (gegen 49) und in den letzten Monaten 21 (gegen 28); die meisten Frosttage, 26, hatte der Januar, der Februar hatte deren 24. — **Eistage**, Tage, an denen das Thermometer auch um Mittag nicht über 0° hinaufging, hatte dieses Jahr 26 (gegen 22 im Durchschnitt), 16 im Januar und 2 im Februar, die 8 übrigen im December. — **Sommertage** d. h. Tage, an denen das Thermometer über 25°C. steigt, hatte das Jahr 1891 nur 28 (gegen 42 im Durchschnitt), davon 4 im Mai, 9 im Juni, 7 im Juli und je 4 im August und September.

Was die in den einzelnen Monaten herrschende **Windrichtung** betrifft, so war diese bei den drei täglichen Beobachtungen:

	N	NO	O	SO	S	SW	W	NW	Wind-stille.	Mittlere Wind-stärke.
Januar .	11	22	6	0	2	32	5	3	12	1·2
Februar .	6	26	12	0	3	20	0	1	16	0·8
März . .	8	15	4	1	1	43	11	5	5	1·3
April . .	10	25	12	3	2	6	20	6	6	1·1
Mai . .	17	18	3	2	14	30	4	3	2	1·1
Juni . .	14	16	16	0	4	18	8	9	5	1·1
Juli . .	7	4	8	1	5	34	23	5	6	1·1
August .	4	4	3	1	8	49	17	4	3	1·3
September	6	6	15	9	9	29	4	2	10	0·9
October .	1	20	12	2	21	12	1	1	23	0·8
November	2	19	11	2	6	24	1	1	24	0·7
December.	4	4	11	3	10	36	10	1	14	1·2
Jahr . .	90	179	113	24	85	333	104	41	126	1·1
In Proc. .	8·2	16·4	10·3	2·2	7·8	30·4	9·5	3·7	11·5	
		37·1				51·4				

Die **Witterung** des Jahres 1891 war, was die heiteren und trüben Tage betrifft, in so fern eine nicht normale, als die Zahl der heiteren Tage 149 betrug, 19 mehr als im Durchschnitt der letzten 40 Jahre, die Zahl der trüben Tage 216 war, gegenüber dem Durchschnitt von 235 Tagen. Das Verhältniss der heiteren und trüben Tage nach den einzelnen Jahreszeiten und Monaten gibt die folgende Tabelle:

Heitere Tage.

	Jahr.	Winter.*)	Frühling.	Sommer.	Herbst.
40jähriger Durchschnitt.	130	20	39	40	31
1891	149	44	31	36	45
Differenz $\{^+_-$	19	24	8	4	14

	Januar.	Februar.	März.	April.	Mai.	Juni.	Juli.	August.	September.	October.	November.	December.
40jähriger Durchschnitt	7	7	11	11	14	12	14	14	11	11	6	6
1891	11	17	12	10	9	10	12	11	19	17	9	9
Differenz $\{^+_-$	4	10	1	4	5	2	2	0 0	5	6	3	3

Trübe Tage.

	Jahr.	Winter.*)	Frühling.	Sommer.	Herbst.
40jähriger Durchschnitt .	235	70	53	52	60
1891	216	46	61	56	46
Differenz $\{^+_-$	19	24	8	4	14

	Januar.	Februar.	März.	April.	Mai.	Juni.	Juli.	August.	September.	October.	November.	December.
40jähriger Durchschnitt	21	21	20	16	17	18	17	17	16	20	24	25
1891	20	11	19	20	22	20	19	17	11	14	21	22
Differenz $\{^+_-$	4	10	1	4	5	2	2	0 0	5	6	3	3

*) December 1890 war die Zahl der heiteren Tage = 16, der trüben = 15.

Aus vorstehenden Tabellen ergibt sich, dass die Zahl der heiteren Tage, die im Ganzen ziemlich bedeutend den Durchschnitt der letzten 40 Jahre übertraf, dies besonders im Winter und in geringerem Grade auch im Herbst that, dass dagegen namentlich in den Frühjahrsmonaten, aber auch im Sommer die Zahl der heiteren Tage eine verminderte war. Unter den einzelnen Monaten war es besonders der Februar, der in der Regel arm an heiteren Tagen dieses Jahr mit 17 heiteren Tagen 10 mehr als nach dem Durchschnitt der letzten 40 Jahre hatte und ähnlich verhielt es sich in den schönen Herbstmonaten September und October, die mit 19 und 17 heiteren Tagen ihren Durchschnitt um 6 resp. 5 heiteren Tagen übertrafen. Dagegen war in den Monaten April bis Juli die Zahl der heiteren Tage eine verringerte, besonders im April und Mai, die in der Regel zu den Monaten mit den meisten heiteren Tagen gehören, dieses Jahr aber mit nur 10 und 9 heiteren Tagen um 4 resp. 5 hinter dem Durchschnitt zurückblieben.

Die Zahl der **Regen- und Schneetage** betrug im Jahre 1891 188, gegenüber dem Durchschnitt von 162, wie des Näheren die folgende Tabelle zeigt:

Zahl der Regen- und Schneetage.

	Jahr.	Winter. *)	Frühling.	Sommer.	Herbst.
40jähriger Durchschnitt .	162	40	40	42	40
1891	188	29	54	56	35
Differenz . . . . . {+	26		14	14	
{−		11			5

	Januar.	Februar.	März.	April.	Mai.	Juni.	Juli.	August.	September.	October.	November.	December.
40jähriger Durchschnitt	13	12	14	12	14	14	15	13	12	13	15	15
1891	19	3	18	16	20	20	18	18	8	11	16	21
Differenz {+	6		4	4	6	6	3	5			1	6
{−		9							4	2		

*) December 1890 war die Zahl der Regen- und Schneetage = 7.

Nach dem Durchschnitt der 40 Jahre 1851—1890 kommen auf
ein Jahr 162 Tage mit Niederschlägen, d. h. 135 reine Regentage
und 27 Tage, an denen es schneit, event. regnet und schneit. Im
Jahre 1891 war diese Zahl eine etwas erhöhte, statt 162 hatte das
Jahr 188 Tage mit Niederschlägen und zwar kommen von diesen
188 Regen- und Schneetagen 156 auf Tage, an denen es regnete,
9 auf Tage, an denen es regnete und schneite und 23 auf
Tage, an denen es nur schneite. Nach dem Durchschnitt
schneit es in Frankfurt an 27 Tagen, in diesem Jahre schneite
es an 31 Tagen, von denen 25 den ersten 3 Monaten des
Jahres angehörten, 6 den letzten beiden Monaten des Jahres. —
Die wenigsten Tage mit Niederschlägen und nur ein Drittel soviel
als nach dem Durchschnitt hatte der Februar, nämlich 3 statt 9;
ausser ihm blieben nur September und October in Bezug auf Zahl
der Regentage unter dem Durchschnitt. Alle übrigen Monate, so
namentlich die Frühlings- und Sommermonate März bis auch August
hatten mehr als der Durchschnitt, namentlich Mai und Juni.

Die **Regenmenge** des Jahres 1891 betrug 628·8 mm. Einen
Vergleich der Regenmenge in den einzelnen Monaten mit den trüben
Tagen und den Regentagen (ev. den Regen- und Schneetagen) gibt
die folgende Tabelle:

	Trübe Tage.	Regen- und Schneetage.	Regenmenge.
Januar	20	19	33·4 mm
Februar	11	3	0·9 »
März	19	18	50·8 »
April	20	16	43·4 »
Mai	22	20	64·6 »
Juni	20	20	127·2 »
Juli	19	18	53·2 »
August	17	18	42·5 »
September	11	8	37·6 »
October	14	11	59·3 »
November	21	16	52·0 »
December	22	21	63·9 »
Summa	216	188	628·8 mm
40jähr. Durchschnitt .	235	162	627·2 »
Differenz 1891 . . .	—19	+ 26	+ 1·6 mm

Die vorstehende Tabelle zeigt, dass zwischen der Regenmenge, den Regentagen und den trüben Tagen im Jahre 1891, wie in der Regel, bedeutende Unterschiede bestehen: die Zahl der trüben Tage war eine wesentlich verringerte, die Zahl der Regentage eine vermehrte, die Menge der Niederschläge dagegen eine nahezu normale.

Das Nähere, betr. der einzelnen Monate, gibt die folgende Tabelle:

Regenmenge in Millimeter.

	Jahr.	Winter.*)	Frühling.	Sommer.	Herbst.
40jähriger Durchschnitt	627·2	128·4	129·7	214·4	154·7
1891	628·8	35·4	158·8	222·9	148·9
Differenz ... {+	1·6		29·1	8·5	
{−		98·0			5·8

	Januar.	Februar.	März.	April.	Mai.	Juni.
40jähriger Durchschnitt	44·4	32·8	40·7	35·0	54·0	71·8
1891	33·4	0·9	50·8	43·4	64·6	127·2
Differenz ... {+			10·1	8·4	10·6	55·4
{−	11·0	31·9				

	Juli.	August.	Septbr.	October.	Novbr.	Decbr.
40jähriger Durchschnitt	80·0	62·6	44·7	56·9	53·1	51·2
1891	53·2	42·5	37·6	59·3	52·0	63·9
Differenz ... {+				2·4		12·7
{−	26·8	20·1	7·1		1·1	

Die Menge der Niederschläge des Jahres 1891 betrug 628·8 mm, was fast ganz genau mit dem Durchschnitt der letzten 40 Jahre übereinstimmt. Den meisten Regen hatten die Monate Mai und Juni, deren letzterer 127·2 mm Regen lieferte und den Durchschnitt

*) December 1890 betrug die Menge der Niederschläge = 1·1 mm.

des Juni der letzten 40 Jahre um 55·4 mm übertraf. Doch auch
in den anderen Frühlingsmonaten war die Regenmenge eine vermehrte, und in noch stärkerem Grade war dies im December der
Fall. Dagegen war in den hellen, kalten Wintermonaten die Menge
der Niederschläge eine sehr verminderte, ganz besonders im Februar,
der fast ganz ohne Niederschläge war. Ein Monat mit weniger als
0·9 mm. Regen kommt unter den 480 Monaten der letzten 40 Jahre
nur 2 mal vor, im September der Jahre 1865 und 1890, die beide
nur zu 0·7 mm Regen hatten. Doch auch die eigentlichen Sommermonate Juli und August hatten trotz des sehr wechselnden und
vorwiegend trüben Wetters wesentlich weniger Regen als in der
Regel.

Gewitter hatte das Jahr 1891 an 29 Tagen, statt des Durchschnitts von 21 Tagen. Die meisten, 8, hatte der Juni, Mai und
Juli je 6 und August 5. Das erste Gewitter brachte der 22. April,
das letzte der September.

Hagel brachten 6 Tage, 2 im April und je 1 in Mai, Juni,
Juli und December, alle aber sehr mässigen Grades. **Reif** wurde
an 50 Tagen beobachtet (genau wie im Vorjahr), davon 33 in den
vier ersten und 17 in den drei letzten Monaten des Jahres, **Nebel**
an 25 Tagen, die sich über alle Monate, mit Ausnahme von April
und Juni vertheilen, und **Thau** an 55 Tagen der Monate Juni bis
October.

Schnee fiel, wie oben erwähnt, an 32 Tagen, von denen 26
den ersten drei Monaten, 6 den letzten beiden Monaten des Jahres
angehören. Doch war die Schneemenge stets eine sehr geringe. Im
Januar lag eine Schneedecke bis zu 18 cm Höhe nur an den 4 Tagen
des 21. bis 24; im Februar und März fiel der Schnee nur in un-
messbarer Menge und auch der Schneefall der Monate November
und December war nur ein sehr mässiger, so dass sich keine Schneedecke bildete.

Zweiter Theil.

Bevölkerungs-Statistik für Frankfurt am Main
im Jahre 1891
von

Stadtarzt Dr. ALEXANDER SPIESS.

Uebersicht des Standes und der Bewegung der Bevölkerung der Stadt Frankfurt im Jahre 1891.

Der Stand der Bevölkerung war durch die Volkszählung vom 1. December 1890 festgestellt und betrug an jenem Tage (einschliesslich 1716 Mann activen kasernirten Militärs 180 020 und zwar 85 427 männlichen und 94 593 weiblichen Geschlechts. Hieraus liess sich nach Analogie der Zunahme des letzten Jahres für 1. Januar 1891 eine ortsanwesende Bevölkerung von 180 200 berechnen.

Die Bewegung der Bevölkerung gestaltete sich im Jahre 1891 wie folgt: Es betrug die Zahl der

Lebendgeborenen	5162
Gestorbenen	3367
Mithin Ueberschuss der Geburten .	1795
Zugezogen	51 634
Weggezogen	48 695
Mithin Ueberschuss der Zugezogenen .	2939
Also Zunahme der Bevölkerung . .	4734

Die Bevölkerungsziffer vom 1. Januar 1891 zu 180 200 angenommen, ergäbe sich somit für 1. Januar 1892 eine Bevölkerungsziffer von 184 934 oder rund 185 000 und als mittlere Bevölkerungsziffer des Jahres 1891: 182 500, eine Zahl, die allen folgenden Berechnungen zu Grunde gelegt ist.

Das Nähere über die Bewegung der Bevölkerung im Jahre 1891 ergeben die folgenden Tabellen, die, soweit sie sich auf das Jahr 1891 beziehen, den Mittheilungen des städtischen statistischen Amtes entnommen sind.

Geborene, einschliesslich der Todtgeborenen,
nach Geschlecht und Legitimität.

Monate.	Ehelich Geborene.									Unehelich Geborene.									Lebend-geborene.			Todt-geborene.			Zusammen.		
	Lebend-geborene.			Todt-geborene			Zusammen.			Lebend-geborene.			Todt-gebor.			Zusammen.											
	M.	W.	Zus.	M	W	Zus.	M.	W.	Zus.	M.	W.	Zus.	M.	W.	Zu.	M.	W.	Zus.	M.	W.	Zus.	M.	W.	Zus.	M.	W.	Zus.
Januar . . .	202	180	382	5	6	11	207	186	393	28	30	58	2	2		28	32	60	230	210	440	5	8	13	235	218	453
Februar . .	184	183	367	11	6	17	195	189	384	26	31	57	1	1		27	32	59	210	214	424	12	7	19	222	221	443
März . . .	196	215	411	8	6	14	204	221	425	21	22	43	1	1		21	23	44	217	237	454	8	6	15	225	244	469
April . . .	204	207	411	5	5	10	209	212	421	24	27	51	1	1		25	28	53	228	234	462	6	6	12	234	240	474
Mai . . .	197	208	400	11	1	12	208	204	412	17	15	32	1	2		18	17	35	214	218	432	12	3	15	226	221	447
Juni . . .	207	200	407	2	6	8	209	206	415	24	23	47	—	—		24	23	47	231	223	454	2	6	8	233	229	462
Juli . . .	184	199	383	6	2	8	190	201	391	16	31	47	—	—		16	31	47	200	230	430	6	2	8	206	232	438
August . .	214	183	397	5	2	7	219	185	404	21	22	43	—	—		21	22	43	235	205	440	5	2	7	240	207	447
September .	212	168	380	4	3	7	216	171	387	21	33	54	1	2		22	35	57	233	201	434	5	5	10	238	206	444
October . .	175	183	358	3	3	6	178	186	364	39	18	57	1	1		40	19	59	214	201	415	4	4	8	218	205	423
November .	163	188	351	3	3	6	166	191	357	22	20	42	—	1		22	21	43	185	208	393	3	4	7	188	212	400
December .	178	162	340	5	5	10	183	167	350	18	26	44	—	—		18	26	44	196	188	384	5	5	10	201	193	394
Zusammen	2316	2271	4587	68	48	116	2384	2319	4703	277	298	575	5	11	16	282	309	591	2593	2569	5162	73	59	132	2666	2628	5294

Zwillings-Paare:

Knaben 19
Mädchen 17
Knaben und Mädchen 26
—————
62

Verstorbene, ausschliesslich der Todtgeborenen, nach Geschlecht, erreichtem Lebensalter und Familienstand.

Monate	0–1 m	0–1 w	1–5 m	1–5 w	5–10 m	5–10 w	10–15 m	10–15 w	15–20 m	15–20 w	20–30 m	20–30 w	30–40 m	30–40 w	40–50 m	40–50 w	50–60 m	50–60 w	60–70 m	60–70 w	70–80 m	70–80 w	80–90 m	80–90 w	über 90 m	über 90 w	Ges. m	Ges. w	Zus.
Januar	82	82	28	22	9	8	3	1	2	—	10	9	16	19	10	17	14	10	14	14	10	18	6	9	—	1	167	147	314
Februar	81	31	21	27	2	6	3	5	4	—	8	7	17	17	9	22	21	9	14	14	12	18	4	6	—	—	157	134	291
März	25	25	27	19	7	7	4	1	5	1	13	12	12	21	9	16	20	10	14	28	12	18	2	10	—	—	168	161	329
April	18	18	22	13	7	7	1	7	4	5	15	14	8	14	5	18	21	15	12	21	14	14	1	7	—	1	151	135	286
Mai	38	24	26	17	7	5	1	3	4	2	14	18	15	16	6	19	16	13	12	21	14	20	3	9	—	—	180	144	324
Juni	27	18	18	8	4	3	2	4	4	1	8	10	7	12	10	24	17	13	16	20	7	6	2	2	—	—	140	131	271
Juli	44	42	6	18	6	7	3	2	1	1	14	12	10	9	8	21	13	11	13	8	12	20	2	5	—	—	153	122	275
August	54	33	14	8	8	8	2	1	3	3	10	9	9	11	8	12	11	5	8	12	6	6	2	3	—	1	143	112	255
September	68	52	13	12	3	8	1	2	2	—	8	6	11	8	13	14	14	12	8	14	10	10	1	6	3	3	148	128	276
October	54	47	17	11	3	6	4	—	3	2	7	11	9	9	13	15	18	10	12	17	5	10	3	1	1	—	123	141	264
November	25	26	17	12	4	4	3	—	4	—	11	11	10	13	11	18	18	9	10	9	5	8	3	6	—	3	119	125	244
December	31	21	17	11	4	4	3	—	4	—	11	11	5	13	11	18	18	9	18	9	5	8	4	6	—	1	136	102	238
Summtzahl	446	376	216	185	62	61	29	35	27	41	125	130	167	117	210	106	196	129	150	188	108	154	32	66	—	8	1785	1582	3367
	822		401		123		64		68		258		284		316		325		338		262		98		8				3367

davon waren:

	0–1	1–5	5–10	10–15	15–20	20–30	30–40	40–50	50–60	60–70	70–80	80–90	über 90	Gesammtzahl
ledig m.	446	216	62	29	41	96	63	47	24	22	15	2	—	1063
ledig w.	376	185	61	35	—	31	33	17	27	21	20	13	—	909 / 1972
verheirathet m.	—	—	—	—	—	73	96	146	143	96	43	7	—	564
verheirathet w.	—	—	—	—	1	54	73	77	60	60	43	4	—	343 / 907
verw. oder gesch. m.	—	—	—	—	—	3	6	17	29	32	50	23	4	158
verw. oder gesch. w.	—	—	—	—	—	3	6	12	42	96	113	49	—	330 / 488

je 100 Verstorbenen entfallen auf die einzelnen Altersgruppen:

	0–1	1–5	5–10	10–15	15–20	20–30	30–40	40–50	50–60	60–70	70–80	80–90	über 90
m.	25.0	12.1	3.5	1.6	2.3	7.2	9.4	11.7	11.0	8.4	6.0	1.8	0.x
w.	23.8	11.7	3.9	1.9	2.0	7.7	8.4	6.7	9.7	10.0	7.8	2.9	0.3
zus.	24.4	11.9	3.7	1.9	2.0	7.7	8.4	9.4	9.7	10.0	7.8	2.9	0.2

Das Verhältniss der Eheschliessungen, Geburten und Todesfälle zu der Bevölkerungszahl im Jahre 1891 und zum Vergleich damit die entsprechenden Zahlen in den 20 vorhergegangenen Jahren zeigt die folgende Tabelle:

Eheschliessungen, Geburten und Todesfälle 1871—1891.

Jahr.	Gesammt-bevölke-rung im Jahres-mittel.	Eheschliessungen		Geburten		Todesfälle	
		Zahl.	auf 1000 Lebende.	incl. Todt-gebor.	auf 1000 Lebende.	excl. Todt-gebor.	auf 1000 Lebende.
1871	89 710	748	8·3	2507	28·0	2195	24·5
1872	93 606	951	10·2	2894	30·9	1856	19·8
1873	96 690	1090	11·3	2769	28·6	2008	20·8
1874	99 370	1230	12·4	3008	30·3	2062	20·8
1875	102 100	1358	13·3	3226	31·6	2066	20·2
1876	105 210	1365	13·0	3445	32·7	2150	20·4
1877	121 370	1359	11·2	4339	35·8	2392	19·7
1878	126 080	1179	9·4	4324	34·3	2615	20·7
1879	129 610	1203	9·3	4416	34·1	2715	21·0
1880	134 430	1224	9·1	4423	32·9	2755	20·5
1881	138 760	1234	8·9	4424	31·9	2653	19·1
1882	141 350	1308	9·3	4313	30·5	2851	20·2
1883	145 400	1322	9·1	4269	29·4	2803	19·3
1884	150 260	1340	8·9	4280	28·5	2994	19·9
1885	153 000	1447	9·8	4290	28·0	3033	19·8
1886	156 000	1486	9·5	4347	27·9	3050	19·6
1887	159 000	1609	10·1	4432	27·9	3134	19·7
1888	164 000	1604	9·8	4620	28·2	3053	18·6
1889	171 000	1796	· 10·5	4814	28·2	3397	19·9
1890	177 700	1868	10·5	4741	26·7	3305	18·6
1891	182 500	1874	10·3	5294	29·0	3367	18·4
Durch-schnitt 1851—90	—	—	8·6	—	27·2	—	19·3

Die vorstehende Tabelle zeigt zunächst, dass die **Eheschlies-sungen**, die nach der bedeutenden Steigerung der Jahre 1872—1877 einen beträchtlichen Rückgang erfahren hatten, seit einigen Jahren wieder in geringer Zunahme begriffen und im Jahre 1891 der Verhältnisszahl der beiden Vorjahre ziemlich gleichgekommen sind.

In Betreff der **Geburten** zeigt die Tabelle ebenfalls eine stete Zunahme bis in die zweite Hälfte der 70er Jahre — sehr erklärlicher Weise fällt das Maximum der Geburten etwas später als das der Eheschliessungen — und von da an eine regelmässige Abnahme, die die Geburtsziffer von 35·8 per Mille im Jahre 1877 auf 26·7 per Mille im Vorjahr heruntergebracht hat. Demgegenüber zeigt das Jahr 1891 wieder eine nicht unbeträchtliche Steigerung auf 29·0 per Mille.

Einen Vergleich der Geburten des Jahres 1891 mit den Geburten der vorhergegangenen 20 Jahre ergibt die folgende Tabelle:

Geburten in den Jahren 1871—1891.

Jahr.	Zahl.	Männl.	Weibl.	Lebend-geborene.	Todt-geb.	Ehelich.	Unehe-lich.
1871	2507	1300	1207	2418	89	2148	359
1872	2894	1533	1361	2795	99	2521	373
1873	2769	1455	1314	2675	94	2425	344
1874	3008	1484	1524	2905	103	2629	379
1875	3226	1601	1625	3118	108	2866	360
1876	3445	1800	1645	3313	132	3041	404
1877	4339	2206	2133	4185	154	3942	397
1878	4324	2159	2165	4173	151	3851	473
1879	4416	2286	2130	4250	166	3979	437
1880	4423	2278	2145	4264	159	3979	444
1881	4424	2247	2177	4270	154	3927	497
1882	4313	2170	2143	4156	157	3850	463
1883	4269	2241	2028	4101	168	3818	451
1884	4280	2188	2092	4129	151	3846	434
1885	4290	2230	2060	4140	150	3820	470
1886	4347	2200	2147	4182	165	3879	468
1887	4432	2257	2175	4263	169	3943	489
1888	4620	2377	2243	4481	139	4136	484
1889	4814	2475	2339	4665	149	4274	540
1890	4741	2357	2384	4603	138	4213	528
1891	5294	2666	2628	5162	132	4703	591
40jähriger Durchschnitt °/₀₀	—	511·3	488·7	963·0	37·0	870·3	129·7
1891 °/₀₀	—	503·6	496·4	975·1	24·9	888·4	111·6
		1000·0		1000·0		1000·0	

Nach den Geschlechtern getrennt kommen auf die 5294 Geburten dieses Jahres 2666 männliche und 2628 weibliche oder 503·6%/oo männliche und 496·4%/oo weibliche, mithin übertraf entsprechend der Regel die Zahl der männlichen Geburten die der weiblichen. Nach dem Durchschnitt der 40 Jahre 1851—1890 kommen nämlich auf 511·3 männliche 488·7 weibliche Geburten, mithin auf 100 weibliche 104·6 männliche; dieses Jahr kamen auf 100 weibliche nur 101·3 männliche Geburten. Das stärkste Ueberwiegen der männlichen Geburten in den letzten 40 Jahren kam 1861 vor, in welchem Jahre auf 100 weibliche 117·7 männliche Geburten kamen, während das umgekehrte Verhältniss am stärksten im Jahre 1857 ausgeprägt war, in welchem auf 100 weibliche nur 92·7 männliche Geburten kamen; nur in 8 der letzten 40 Jahre haben die weiblichen Geburten überwogen.

Die Zahl der Todtgeborenen betrug dieses Jahr 132 oder 24·9%/oo aller Geburten, was wesentlich unter dem Durchschnitt der letzten 40 Jahre ist. Mit der Zunahme der Zahl der Eheschliessungen und damit der ehelichen Geburten hatte die Zahl der Todtgeborenen stetig abgenommen: im ersten Decennium 1851—1860 betrug ihre Zahl 43·4%/oo, im zweiten Decennium 1861—1870 39·7%/oo, im Decennium 1871—1880 35·5%/oo und im letzten Decennium 1881—1890 nur 34·6%/oo. Demgegenüber stellt sich das Jahr 1891 mit 24·9%/oo Todtgeburten noch wesentlich günstiger.

Die Zahl der unehelichen Geburten hatte in den 60er und 70er Jahren ständig abgenommen, in den 80er Jahren aber ist sie, entsprechend der Abnahme der Eheschliessungen wieder gestiegen. Die geringe Zunahme der Eheschliessungen in den letzten Jahren macht sich zunächst bei dem Verhältniss der ehelichen Geburten zu den unehelichen noch nicht bemerkbar. Im Jahre 1891 kamen auf 888·4 eheliche 111·6 uneheliche Geburten. Es stellt sich das Verhältniss der ehelichen Geburten zu den unehelichen in den letzten 40 Jahren wie folgt:

1851—55	837·7%/oo	eheliche	162·3%/oo	uneheliche
1856—60	818·0 »	»	182·0 »	»
1861—65	799·7 »	»	200·3 »	»
1866—70	836·1 »	»	163·9 »	»
1871—75	874·0 »	»	126·0 »	»
1876—80	897·1 »	»	102·9 »	
1881—85	892·7 »	»	107·3 »	
1886—90	890·7 »	»	109·3 »	»
1891	888·4 »	»	111·6 »	

Was die Vertheilung der Geburten auf die einzelnen **Stadt-theile*)** betrifft, sowie deren Verhältniss zur Einwohnerzahl, so gibt hierüber die folgende Zusammenstellung Aufklärung, bei welcher die Geburten (um den Einfluss der Entbindungsanstalten auszu-schliessen) denjenigen Stadttheilen zugezählt sind, in welchem die Mutter vor der Entbindung gewohnt hat.

Stadttheile:

Altstadt . . . . . . ca.	27 810 Einw.	866 Geburten	=	31·1	°/₀₀
Westliche Neustadt.. .	11 740 »	200 »	=	17·0	»
Nördliche » . .	9 830 »	227 »	=	23·1	»
Oestliche » . .	14 360 »	357 »	=	24·9	»
Südwestliche Aussenstadt	7 710 »	217 »	=	28·1	»
Westliche »	6 500 »	102 »	=	15·7	»
Nordwestliche »	12 370 »	242 »	=	19·6	»
Nördliche	20 330 »	531 »	=	26·1	»
Nordöstliche »	22 250 »	766 »	=	34·4	»
Oestliche	13 900 »	365 »	=	26·3	»
Bornheim	10 770 »	461 »	=	42·8	»
Inneres Sachsenhausen .	11 300 »	402 »	=	35·6	»
Aeusseres » .	13 630 »	433 »	=	31·8	»

Zusammen . ca. 182 500 Einw. 5169 Geburten = 28·3 °/₀₀
Ohne Wohnungsangabe
bezw. nach Ausw. gehörig   —   125 »   —

Ueberhaupt .   —   5294 Geburten = 29·0 °/₀₀

Die Zahl der Geburten war am relativ geringsten in der west-lichen Aussenstadt, dem Villenviertel, sie betrug nur 15·7 per Mille. Auch in den meisten übrigen Theilen der Aussenstadt blieb sie unter Mittel, eine Ausnahme machen hier nur die südwestliche Außenstadt (Gutleutstraße und die Straßen um die Infanterie-Kaserne) und in noch höherem Grade die nordöstliche Aussenstadt, der früher grossentheils zu Bornheim gerechnete Stadttheil der Bornheimer

---

*) Im Jahre 1891 wurde seitens der städtischen Behörden eine Neuein-theilung der Stadt in 83 »Stadtbezirke« vorgenommen, die in 13 »Stadt-theile« zusammengefasst werden. Von diesen entsprechen »Altstadt« der früheren Altstadt, die 3 »Neustadt« der früheren Neustadt, so dass Stadt-theil 1—4 (= Stadtbezirke 1—8) die Innenstadt (innerhalb der Promenaden) bilden. Die 6 Stadttheile »Aussenstadt« entsprechen der früheren Aussen-stadt einschliesslich der Bornheimer Haide, die früher zu Bornheim gerechnet wurde, so dass der Stadttheil »Bornheim« jetzt kleiner als früher ist und nur das alte Bornheim, östlich von der Wiesenstrasse umfasst.

Haide und Umgebung, die eine höhere Geburtsziffer aufweisen als die Neustadt. Es folgen dann die Altstadt und das äussere Sachsenhausen mit 31·1 und 31·8 per Mille, das innere Sachsenhausen mit 35·6 per Mille und die höchste Geburtsziffer hatte, wie in der Regel, Bornheim, 42·8 per Mille.

Die Geburtsziffer der ganzen Stadt im Jahre 1891 betrug 29·0 per Mille und schwankte in den einzelnen Monaten zwischen 25·4 per Mille im December und 31·6 per Mille im Februar und April.

Von den 5294 Geburten des Jahres 1891 sind 4889 in den Wohnungen der betr. Mütter und 405 in Anstalten erfolgt und zwar 286 in den beiden öffentlichen Entbindungsanstalten (der städtischen und der Dr. Christ'schen Entbindungsanstalt), 9 in anderen Krankenhäusern und 110 in Privat-Entbindungsanstalten von Hebammen. Von diesen 405 in Anstalten geborenen Kindern waren 292 uneheliche, speciell von den in Privat-Entbindungsanstalten der Hebammen geborenen 110 Kindern waren 108 uneheliche.

Die Zahl der **Todesfälle** hat im Jahre 1891 (ausschliesslich 132 Todtgeburten) 3367 = 18·4‰ der Bevölkerung betragen, eine Verhältnisszahl, die noch etwas niedriger ist als die Durchschnittszahl der 40 Jahre 1851—1890, die 19·3‰ beträgt und somit der geringen Sterblichkeitsziffer, die Frankfurt stets auszeichnet, ganz entsprach.

Was das Geschlecht der Todesfälle des Jahres 1891 betrifft, so kommen, bei Ausschluss von 132 Todtgeburten, auf 1785 Todesfälle beim männlichen Geschlecht nur 1582 Todesfälle beim weiblichen Geschlechte, also auf 1000 männliche 886 weibliche. Es stellt sich hierdurch das Sterblichkeitsverhältniss für das weibliche Geschlecht ähnlich, wie es in den letzten Jahren hier beobachtet worden ist. Es waren nämlich im Durchschnitt der letzten 10 Jahre auf je 1000 Todesfälle bei Männern 879 Todesfälle bei Weibern gekommen, im Jahr 1891: 886. Da nun aber nach der letzten Volkszählung in Frankfurt bei der Gesammtbevölkerung (incl. Militär) auf 1000 Männer 1107 Weiber kommen, so stellt sich das Sterblichkeitsverhältniss der beiden Geschlechter zu einander so, dass im Jahre 1891 auf

1000 Lebende überhaupt 18·4 Todesfälle
1000   »   Männer   20·8   »
1000   »   Frauen   16·4   »

kommen. Es verhielt sich somit die Sterblichkeit des weiblichen Geschlechtes zu der des männlichen Geschlechtes wie 100 zu 127 (im Vorjahre wie 100 zu 129), d. h. die Sterblichkeit beim männlichen Geschlecht war um mehr als ein Viertel grösser, als die des weiblichen Geschlechts, ein Verhältniss, das all die letzten Jahre hier ziemlich das gleiche war.

Was das A l t e r betrifft, in welchem die Todesfälle vorgekommen sind, so gibt hierüber die folgende Zusammenstellung genauere Auskunft.

Es kamen nämlich in der Altersclasse von

0— 1 Jahr auf ca.	3 935	Lebende	822	Todesfälle	=	208·9	%
1— 5 »	» »	13 130	»	401	»	=	30·5 »
5—15 »	» »	30 360	»	187	»	=	6·2 »
15—20 »	» »	20 720	»	68	»	=	3·3 »
20—30 »	» »	42 885	»	258	»	=	6·0 »
30—40 »	» »	28 975	»	284	»	=	9·8 »
40—60 »	» »	33 245	»	641	»	=	19·3 »
60—80 »	» »	8 755	»	600	»	=	68·5 »
über 80 »	» »	495	»	106	»	=	214·1 »

Zusammen auf 182 500 Lebende 3367 Todesfälle = 18·4 %

Die vorstehende Tabelle zeigt wie stets den sehr bedeutenden Unterschied der Sterblichkeit in den verschiedenen Altersclassen, der von 3·3%₀₀ bis 214·1%₀₀ schwankt. Nach der Regel kommen die meisten Todesfälle bei den über 80 Jahre Alten vor, direct danach aber, und meist in kaum geringerem Maasse, die Todesfälle bei Kindern im ersten Lebensjahr. So war es auch dieses Jahr; die Todesfälle der über 80 Jahre Alten betrugen 214·1% der in diesen Jahren Stehenden, die Todesfälle der Kinder im ersten Lebensjahr nahmen die zweite Stelle ein, indem über ein Fünftel, nämlich 208·9%₀₀ aller im ersten Lebensjahre stehenden Kinder noch vor Ablauf dieses Jahres wieder gestorben sind. Die diesjährige Zahl von 208·9%₀₀ entspricht ziemlich genau dem Mittel. Es kommen nämlich nach dem 40jährigen Durchschnitt der Jahre 1851—1890 auf 1000 Lebende im ersten Jahre 206·4 Todesfälle unter 1 Jahr.

Im Vergleich zu den lebend Geborenen stellt sich das Jahr 1891 für die Todesfälle im ersten Lebensjahr wie folgt: Nach dem 40jährigen Durchschnitt kommen auf 1000 lebend Geborene 177·2 Todesfälle im ersten Lebensjahr, im Jahre 1891 betrug diese Zahl 159·2%₀₀, mithin etwas weniger als der Durchschnitt angibt.

Was nun die Vertheilung der Todesfälle des Jahres 1891 auf die einzelnen Stadttheile betrifft, in denen die Verstorbenen erkrankt waren, so kamen auf die

Stadttheile:

Altstadt	mit ca.	27 810 Einw.	612 Todesfälle	= 22·0%
Westliche Neustadt	» »	11 740 »	128 »	= 10·9 »
Nördliche »	» »	9 830 »	152 »	= 15·5 »
Oestliche »	» »	14 360 »	243 »	= 16·9 »
Südwestl. Aussenstadt »	»	7 710 »	77 »	= 10·0 »
Westliche »	» »	6 500 »	67 »	= 10·3 »
Nordwestl. »	» »	12 370 »	155 »	= 12·5 »
Nördliche »	» »	20 330 »	341 »	= 16·8 »
Nordöstliche »	» »	22 250 »	397 »	= 17·8 »
Oestliche »	» »	13 900 »	192 »	= 13·8 »
Bornheim »	» »	10 770 »	267 »	= 24·8 »
Inneres Sachsenhaus. »	» »	11 300 »	261 »	= 23·1 »
Aeusseres »	» »	13 630 »	234 »	= 15·0 »

Zusammen mit ca. 182 500 Einw. 3126 Todesfälle = 17·1%
Nach auswärts gehörig u.
mit unbekannt. Wohnung   —   241 »

Zusammen   —   3367 Todesfälle = 18·4%

Die günstigsten Sterblichkeitsverhältnisse zeigten wie stets die westlichen Stadttheile der Neustadt und Aussenstadt, die ungünstigsten die Altstadt und das innere Sachsenhausen und ganz besonders Bornheim, das bei der Geburts- wie bei der Mortalitätsziffer obenansteht.

Die Sterblichkeitsziffer der ganzen Stadt im Jahre 1891 betrug 18·4 per Mille und schwankte in den einzelnen Monaten zwischen 15·4 per Mille im December und 24·6 per Mille im April.

Von den 3367 Todesfällen des Jahres 1891 sind 2429 in den Wohnungen der Betreffenden und 938 in den verschiedenen Kranken- und Siechenhäusern erfolgt.

II. Die Gesundheits- und Sterblichkeits-Verhältnisse in Frankfurt a. M. im Jahre 1891.

Die Gesundheitsverhältnisse Frankfurts waren im Jahre 1891 trotz des strengen und sehr langen Winters, mit welchem das Jahr begonnen hatte, keine ungünstigen, die Sterblichkeit war (s. oben S. 20) geringer als im Durchschnitt. Nach dem Durchschnitt der 40 Jahre 1851—1890 beträgt die Mortalitätsziffer Frankfurts 19·3, im Jahre 1891 war sie nur 18·4, so niedrig wie in keinem der letzten 25 Jahre.

Durch den ungewöhnlich anhaltenden und strengen Winter waren allerdings zu Anfang des Jahres, besonders im Januar und Februar, die Gesundheitsverhältnisse ziemlich ungünstige, namentlich die Krankheiten der Respirationsorgane, aber auch Diphtherie, waren in ihnen sehr verbreitet. Die Krankheiten der Respirationsorgane nahmen dann aber, als der lange Winter endlich zu Ende war, rascher als in der Regel ab und auch Diphtherie zeigte von Anfang des Jahres an einen allmählichen Rückgang. Als nun der vorwiegend kühle Sommer kam, gestalteten sich die Gesundheitsverhältnisse günstig, wie in der Regel in einem kühlen Sommer, indem die in einem heissen Sommer namentlich unter den kleinen Kindern so verbreiteten Verdauungsstörungen in diesem Jahre in mässigen Grenzen blieben und erst in dem warmen Spätsommer eine Steigerung erfuhren. Auch sämmtliche Infectionskrankheiten einschliesslich Diphtherie blieben den ganzen Sommer über auf einem niederen Stand und nur Diphtherie zeigte mit Beginn des Winters wie alljährlich wieder eine Zunahme, während bei der vorwiegend milden Witterung der beiden letzten Monate des Jahres die Krankheiten der Respirationsorgane in ihnen nur wenig zunahmen.

In Folgendem werden nun des Näheren die einzelnen Krankheiten und ihr Antheil an der Gesammtsterblichkeit des Jahres 1891 besprochen werden.

Die Zahl der in den einzelnen Monaten des Jahres 1891 an den
wichtigsten Krankheiten Verstorbenen erhellt aus folgender Tabelle:

Todesursache:	Januar	Februar	März	April	Mai	Juni	Juli	August	September	October	November	December	Summa
Angeborne Lebensschwäche	6	10	4	7	6	7	7	8	9	7	5	6	82
Altersschwäche	13	17	10	18	19	8	8	10	8	10	9	14	144
Selbstmord	10	6	3	13	14	5	4	5	7	2	4	5	78
Mord, Todtschlag . . .	2	—	2	—	—	—	2	3	2	—	—	1	12
Unglücksfall	2	2	3	5	8	1	5	5	8	4	2	—	45
Zymotische Krankheiten.													
Variola	—	—	—	—	—	—	—	—	—	—	—	—	1
Morbilli	1	—	—	—	—	—	—	—	—	—	—	—	1
Scarlatina	2	4	5	4	2	2	1	—	—	1	1	—	22
Diphtheria	48	30	30	27	24	15	16	14	10	19	22	25	280
Pertussis	4	2	2	2	—	—	5	3	6	7	3	4	38
Typhus	3	—	—	2	—	—	3	—	1	—	2	—	11
Dysenteria													
Influenza	—	3	2	—	—	—	—	—	—	—	—	—	5
Hydrophobia													
Febris puerperalis . .	—	1	1	2	1	—	—	—	1	2	—	—	8
Erysipelas	1	1	2	1	3	—	1	2	—	1	1	1	14
Meningitis cerebro-spinalis	—	—	1	—	—	—	—	—	—	—	—	—	1
Rheumatismus acutus . .	—	1	2	1	4	1	1	2	—	—	—	—	12
Andere vorherrschende Krankheiten.													
Meningitis tuberculosa . .	3	6	6	5	12	7	4	4	5	1	8	2	63
Apoplexia cerebri sanguin.	12	10	24	13	13	16	16	5	9	13	7	15	153
Eclampsia parturientium .													
Bronchitis	20	8	20	6	11	6	8	5	3	5	6	2	100
Pneumonia	29	24	24	28	24	11	7	7	5	11	16	16	202
Phthisis pulmonum . . .	51	66	73	54	59	66	63	43	32	33	40	37	617
Laryngismus stridulus . .	3	8	4	4	10	3	1	—	4	5	8	7	57
Croup	2	1	1	1	—	—	—	—	—	—	—	—	5
Catarrhus gastro-intest. etc.	7	6	3	4	15	16	41	42	81	51	17	9	292
Atrophia	10	11	4	2	7	11	4	11	9	17	8	7	101
Sonstige Krankheiten.	85	78	103	85	91	95	78	86	77	77	83	86	1023
Todesfälle zusammen . .	314	291	329	286	324	271	275	255	276	264	244	238	3367
Darunter an Krankheiten d.													
Gehirns u. Rückenmarks	34	35	56	33	44	41	46	25	34	22	29	34	433
Herz und Gefässe . . .	19	16	21	17	26	17	19	26	16	17	24	24	242
Respirationsorgane . .	109	108	122	95	104	88	81	55	45	55	73	69	1004
Unterleibsorgane . . .	36	38	27	30	33	50	60	63	110	84	41	32	604

Einen Vergleich mit den 10 vorhergehenden Jahren und mit dem 40jährigen Durchschnitt der Jahre 1851—1891 gibt folgende Tabelle:

Todesursache:	1881	1882	1883	1884	1885	1886	1887	1888	1889	1890	1891	Auf 100 000 Einw. starben Im 40jähr. Durchschnitt 1851—90	1891	Differenz
Angeborne Lebensschwäche	95	99	80	107	105	93	105	95	99	90	82	64·8	44·9	—
Altersschwäche	109	117	153	103	108	123	128	132	132	120	144	79·0	78·9	—
Selbstmord	51	45	52	46	53	57	62	67	63	64	78	35·5	42·7	+
Mord, Todtschlag	2	3	6	4	4	1	11	9	13	10	12	3·0	6·6	+
Unglücksfall.	40	30	35	46	53	42	38	48	40	57	45	29·3	24·7	—
Zymotische Krankheiten.														
Variola.	—	—	9	—	1	—	—	—	—	—	—	5·2	—	—
Morbilli.	7	18	2	39	39	6	74	4	117	1	1	19·7	0·5	—
Scarlatina.	31	95	30	25	17	11	84	32	23	43	22	24·1	12·0	—
Diphtheria	38	40	35	72	76	110	212	157	221	279	280	41·3	153·4	+
Pertussis	68	58	28	59	53	56	20	62	18	62	38	29·2	20·8	—
Typhus	16	22	13	18	20	18	10	14	15	14	11	39·8	6·0	—
Dysenteria	—	1	—	—	—	—	—	—	—	—	—	2·8	—	
Influenza	—	—	—	—	—	—	—	—	10	50	5	—	2·7	
Hydrophobia	1	—	—	—	—	1	—	—	—	—	—	0·2	—	
Febris puerperalis	8	8	13	10	2	9	4	9	2	6	8	8·7	4·4	—
Erysipelas	10	14	9	12	21	13	11	15	16	9	14	9·0	7·7	—
Meningitis cerebro-spinalis	2	3	3	2	7	6	2	4	5	5	1	3·1	0·5	—
Rheumatismus acutus . .	4	9	6	7	8	11	9	5	4	8	12	5·9	6·6	+
Andere vorherrschende Krankheiten.														
Meningitis tuberculosa . .	67	75	63	61	67	62	70	56	62	73	63	41·8	34·5	—
Apoplexia cerebri sanguin.	115	110	149	125	116	112	138	118	109	125	153	80·3	83·8	+
Eclampsia parturientium .	1	2	—	—	1	3	2	—	—	1	—	0·9	—	
Bronchitis	107	98	85	111	90	100	109	135	116	107	100	59·7	54·8	—
Pneumonia	160	177	185	197	196	197	189	242	255	246	202	133·5	110·7	—
Phthisis pulmonum . . .	511	556	566	582	644	600	576	558	611	618	617	371·9	338·1	—
Laryngismus stridulus . .	24	30	35	41	43	60	49	55	47	46	57	16·8	31·2	+
Croup	8	13	6	11	10	13	18	6	8	6	5	10·8	2·7	—
Catarrhus gastro-intest. etc.	235	226	252	242	225	282	227	201	301	220	292	131·3	160·0	+
Atrophia	103	121	105	117	92	115	102	98	130	100	101	74·4	55·3	—
Sonstige Krankheiten.	840	881	883	956	1008	950	950	931	978	946	1024			
Todesfälle zusammen . . .	2653	2851	2803	2994	3033	3050	3184	3053	3397	3305	3367	1934·3	1844·9	
Darunter an Krankheiten d.														
Gehirns u. Rückenmarks	425	415	435	433	440	427	437	361	378	384	433	272·0	237·3	—
Herz und Gefässe . . .	144	162	180	182	189	179	211	211	230	222	242	106·5	132·6	+
Respirationsorgane. . .	847	920	914	968	1038	1041	1009	1013	1083	1086	1004	650·1	550·1	—
Unterleibsorgane. . .	467	495	500	527	503	580	491	474	615	506	604	312·9	331·0	+

Aus vorstehender Tabelle ergibt sich, dass auch im Jahre 1891, wie schon in den Vorjahren, unter den zymotischen Krankheiten Diphtherie weitaus die meisten Todesfälle bedingte, mehr als in einem der früheren Jahre, und ihren Durchschnitt um das Vierfache übertroffen hat. Alle übrigen Infectionskrankheiten blieben hinter ihrem Durchschnitt zurück, Scharlach und Keuchhusten um fast die Hälfte, Typhus war, wie alle die letzten Jahre, sehr selten, Blattern und Masern fehlten ganz und Influenza forderte nur ganz vereinzelte Opfer.

Unter den anderen Krankheiten blieben Bronchitis, Pneumonie und Phthise unter ihrem Durchschnitt, nur Laryngismus stridulus übertraf denselben ziemlich bedeutend. Auch die Intestinalerkrankungen waren etwas häufiger als in der Regel. Das Nähere wird bei den einzelnen Krankheiten zur Erörterung kommen.

An **angeborener Lebensschwäche** sind 82 Kinder gestorben (44 Knaben und 38 Mädchen), 8 weniger als im Vorjahr. Nach dem Alter geordnet waren

$$45 \text{ am 1. Tag gestorben}$$
$$17 \text{ » } 2. \text{ » } \text{ »}$$
$$5 \text{ » } 3. \text{ » } \text{ »}$$
$$4 \text{ » } 4. \text{ » } \text{ »}$$
$$4 \text{ » } 5. \text{ » } \text{ »}$$
$$4 \text{ » } 6. \text{ » } \text{ »}$$
$$\underline{3} \text{ » } 7. \text{ » } \text{ »}$$
$$82$$

Es kommt somit über die Hälfte aller dieser Todesfälle auf den ersten Tag, ein Viertel auf den zweiten und dritten Tag zusammen und das letzte Viertel auf den vierten bis siebten Tag. Von allen im Jahre 1891 lebend Geborenen sind 0·9% am ersten Tag, 1·6% innerhalb der ersten Woche wieder gestorben.

Einschliesslich dieser an angeborener Lebensschwäche bald nach der Geburt wieder Verstorbenen betrug die Zahl der **im ersten Lebensjahr Verstorbenen** 822 (446 Knaben und 376 Mädchen). Es sind dies 24·4% aller Todesfälle, 20·9% aller im ersten Jahr stehenden Lebenden und 15·9% aller im Jahre 1891 lebend Geborenen.

Wie sich diese 822 Todesfälle im ersten Jahr nach den hauptsächlichsten Krankheiten, dem Alter der Kinder und den einzelnen Monaten, in welchen die Todesfälle erfolgt sind, vertheilen, zeigen die nachstehenden Tabellen:

Todesfälle im ersten Lebensjahre.

Krankheiten.	Es starben im Alter von — Monaten												Summa.
---	0—1	1—2	2—3	3—4	4—5	5—6	6—7	7—8	8—9	9—10	10—11	11—12	
Angeborene Lebensschwäche	82	—	—	—	—	—	—	—	—	—	—	—	82
Morbilli	—	—	—	—	—	—	—	—	1	—	—	—	1
Scarlatina	—	—	—	—	—	—	—	—	—	—			
Diphtheria	—	—	—	—	—	—	—	—	3	3	1	1	8
Tussis convulsiva	1	2	2	3	3	2	—	2	5	2	1	2	25
Meningitis tuberculosa	—	—	—	—	4	1	4	2	7	1	0	4	23
Convulsiones	12	8	3	11	4	4	6	4	4	2	2	2	62
Bronchitis	2	6	1	4	2	3	4	1	4	8	1	3	31
Pneumonia	4	4	6	3	5	5	6	7	6	4	5	3	58
Phthisis pulmonum	—	1	3	—	—	1	—	2	—	3	1	—	11
Laryngismus stridulus	3	3	3	8	7	1	6	2	2	2	2	7	46
Angina membranacea													
Catarrhus intestinalis	23	48	45	23	21	13	12	9	7	11	4	3	222
Cholera	3	11	5	11	4	1	3	5	2	2	1	1	49
Atrophia	39	26	14	8	6	4	2	—	—	1	—	—	100
Syphilis congenita	1	7	1	—	—	—	—	1	—	1	—	1	12
Andere Krankheiten	30	10	3	12	6	4	5	4	4	5	3	3	89
	200	126	86	83	65	39	48	39	45	40	21	30	822

Krankheiten.	Es starben im Monat												Summa.
---	Jan.	Febr.	März	April	Mai	Juni	Juli	Aug.	Sept.	Oct.	Nov.	Dec.	
Angeborene Lebensschwäche	6	10	4	7	6	7	7	8	9	7	5	6	82
Morbilli	1	—	—	—	—	—	—	—	—	—	—	—	1
Scarlatina	—	—	—	—	—	—	—	—	—	—			
Diphtheria	2	2	—	2	1	—	—	—	—	—	1	—	8
Tussis convulsiva	4	1	—	2	—	—	3	3	3	5	—	4	25
Meningitis tuberculosa	1	2	4	2	3	1	2	1	3	1	3	—	23
Convulsiones	5	4	6	2	8	4	10	6	5	3	2	7	62
Bronchitis	7	1	7	2	5	1	2	2	2	3	1	1	31
Pneumonia	9	7	9	7	7	2	2	2	1	3	3	6	58
Phthisis pulmonum	—	2	—	1	1	1	2	1	1	1	—	1	11
Laryngismus stridulus	2	6	4	4	6	3	—	—	2	5	8	6	46
Angina membranacea													
Catarrhus intestinalis	6	6	3	4	13	14	31	28	60	36	12	9	222
Cholera	—	—	—	—	1	9	11	12	12	4	—	—	49
Atrophia	10	11	4	2	7	11	4	11	9	17	8	6	100
Syphilis congenita	1	2	—	3	2	—	—	—	1	2	1	—	12
Andere Krankheiten	10	6	9	4	4	6	14	11	7	6	3	6	89
	64	60	50	42	63	51	86	87	115	101	51	52	822

Ueber das Verhältniss der Kindersterblichkeit zur Gesammtsterblichkeit im abgelaufenen Jahr, sowie über deren Verhalten im
Vergleich zu früheren Jahren, ist bereits oben (pag. 21) berichtet.

Was das Alter betrifft, in welchem die im ersten Lebensjahr
verstorbenen Kinder standen, so kommt, wie immer, weitaus der
grösste Theil auf die im ersten Monat wieder Verstorbenen. Ausser
den 82 in der ersten Woche an angeborener Lebensschwäche Verstorbenen sind in den folgenden 3¹/₂ Wochen noch weitere 118 Kinder
gestorben, so dass vor Ablauf des ersten Monats 200 = 3·9%
aller lebend Geborenen wieder gestorben sind und fast ¹/₄ (24·3%)
aller im ersten Lebensjahr Verstorbenen, beides Verhältnisse, wie sie
ganz ähnlich alle die letzten Jahre gewesen sind. Im zweiten Monat,
in welchem alle in den ersten Lebenstagen an angeborener Lebensschwäche wieder Verstorbenen in Wegfall kommen, ist die Sterblichkeit selbstverständlich schon eine wesentlich geringere, sie betrug
126 und so nahm in den weiteren Monaten die Sterblichkeit bis
zum Ende des ersten Jahres mehr und mehr ab, so dass auf den
zwölften Monat nur etwa ¹/₇ der Todesfälle des ersten Monats entfallen. Es kamen

auf die ersten drei Lebensmonate 412 Todesfälle = 50·1%
»   » zweiten »   »   187   »   = 22·7 »
»   » dritten »   »   132   »   = 16·1 »
»   » vierten »   »   91   »   = 11·1 »
aller im ersten Lebensjahr Gestorbenen.

In Bezug auf die Monate, in denen die Todesfälle vorkamen,
stimmt das Jahr 1891 nicht mit der Regel überein. Es nimmt
nämlich nach dem 40jährigen Durchschnitt die Kindersterblichkeit
den ganzen Winter und Frühling hindurch langsam und gleichmässig
zu, bis sie im Juli ihr Maximum erreicht, um dann rasch auf ihr
Minimum im November zu fallen, von welchem an dann die Steigerung wieder beginnt. In diesem Jahr war es anders. In Folge der
zu Anfang des Jahres herrschenden ungünstigen Gesundheitsverhältnisse war auch die Kindersterblichkeit im Januar und Februar eine
erhöhte, nahm im Frühjahr etwas ab, war in Folge des kühlen
Sommers in den ersten Sommermonaten eine ziemlich geringe und
erreichte ihr Maximum erst im September und October.

Von Krankheiten, denen die Kinder im ersten Lebensjahr
erlegen sind, standen wie immer obenan die Krankheiten der Verdauungsorgane, denen von den 822 Kindern 374 = 45·5% zum

Opfer gefallen sind; sie sind mit Ausnahme von 3 sämmtlich an
Magen- und **Darmkatarrh**, **Brechruhr** und **Atrophie** gestorben, die wir in der Regel so auch in diesem Jahre besonders
den kleinsten Kindern verderblich waren. Es kamen auf Kinder

in den ersten	drei	Lebensmonaten	214	Todesfälle	=	57·7%	
» »	zweiten	»	»	94	»	= 25·3	»
» »	dritten	»	»	40	»	= 10·8	»
» »	vierten	»	»	23	»	= 6·2	»

aller an Magen- und Darmkatarrh, Brechruhr und Atrophie verstorbenen Kinder unter 1 Jahr.

In der Regel kommen von den an Verdauungsstörungen gestorbenen Kindern über die Hälfte auf das dritte Quartal, auch so in
diesem Jahr: von den 371 an Verdauungsstörungen gestorbenen
Kindern unter 1 Jahr kommen 175 = 47·2%, mithin etwas weniger
als die Hälfte, auf das Quartal Juli bis September, während das
zweite Quartal nur 52 Todesfälle = 14·0% hatte.

Die **Krankheiten der Respirationsorgane**, die jene
eben erwähnte Krankheitsclasse bei der allgemeinen Sterblichkeit
um mehr als das Doppelte übertreffen, bleiben bei der Kindersterblichkeit sehr bedeutend hinter ihr zurück. Die Zahl der ihnen
erlegenen Kinder unter 1 Jahr betrug zusammen 162 = 19·7%
aller im ersten Lebensjahr verstorbenen Kinder; davon starben 34
an **Bronchitis** und 58 an **Pneumonie**, 11 an **Lungenschwindsucht** und 46 an **Laryngismus stridulus** (im
Vorjahr 37).

Nächst den Brustkrankheiten ist als häufigste Todesursache
Convulsionen angegeben mit 62 Todesfällen, an **Meningitis
tuberculosa** sind 23 Kinder gestorben.

Von den **constitutionellen Krankheiten** ist nur **Lues
congenita** zu erwähnen, ihr sind 12 Kinder in den ersten Lebensmonaten erlegen.

Von den **zymotischen Krankheiten** war es wie im Vorjahr **Keuchhusten**, der bei den Kindern im ersten Lebensjahr
die meisten Opfer forderte, nämlich 25 von 38 überhaupt an Keuchhusten Gestorbenen. An **Diphtherie** sind 8 Kinder im ersten
Lebensjahr gestorben (von 280 überhaupt daran Gestorbenen), an
Masern 1 (der einzige Maserntodesfall im Jahr), an **Erysipelas**
8 Kinder und 1 Kind unter 1 Jahr an **Influenza**.

Die Zahl der an **Altersschwäche** Gestorbenen betrug 144
(42 Männer und 102 Weiber) = 78·9 Todesfälle auf 100 000 Lebende.
Unter ihnen waren 64 zwischen 70 und 80 Jahren und 49 zwischen
80 und 90 Jahren; 24 waren jünger als 70 Jahre, 5 älter als
90 Jahre, die älteste eine 96jährige Wittwe. Ausser diesen 2 an
Altersschwäche Gestorbenen sind im Jahre 1891 noch 3 über 90 Jahre
alte Personen gestorben, eine an Schlagfluss und 2 an Lungenentzündung resp. Bronchitis.

Die Zahl der **Selbstmorde** war im Jahre 1891 wieder eine
sehr hohe, höher wie noch einmal in den letzten 40 Jahren; sie betrug 78 gegen 64 im Vorjahr, entsprechend dem Verhältniss von
42·7 Selbstmorde auf 100 000 Lebende, während dies Verhältniss im
Durchschnitt der 40 Jahre 1851 bis 1890 nur 35·5 beträgt. Von
den 78 Selbstmördern gehörten 64 dem männlichen und 14 dem
weiblichen Geschlecht an, es kam somit ein weiblicher Selbstmörder
auf 4·6 männliche, ziemlich entsprechend dem Durchschnitt der
40 Jahre 1851 bis 1890, nach welchem auf 4·4 männliche ein weiblicher Selbstmörder kommt. — Die meisten Selbstmorde geschahen
dieses Jahr durch Erhängen, indem 23 Männer und 2 Frauen
diese Todesart wählten, durch Ertränken nahmen sich 23
(18 Männer und 5 Frauen), durch Erschiessen 18 Männer
das Leben; 5 Personen vergifteten sich, 2, ein Mann und eine
Frau erstachen sich, ebenfalls ein Mann und eine Frau schnitten
sich die Halsadern durch und eine Frau stürzte sich aus dem Fenster;
ein Mann liess sich überfahren und eine 43jährige Person stürzte
sich in den Bärenzwinger des zoologischen Gartens und wurde von
dem Bären zerrissen.

Mord wurde in 12 Fällen verübt, darunter 10 Kindsmorde, die
durch Erstickung oder Erdrosselung ausgeführt wurden. Ferner
wurden 2 Personen getödtet: ein 35jähriger Mann wurde erstochen
und eine 38jährige Frau erhielt einen Schuss in den Kopf.

Die Zahl der **Unglücksfälle** mit tödtlichem Ausgang betrug
im Jahre 1891 45, entsprechend 24·7 Todesfällen durch Verunglückung auf 100 000 Lebende, während dies Verhältniss im Durchschnitt der 40 Jahre 1851 bis 1890 29·3 beträgt. Die meisten
Unglücksfälle mit tödtlichem Ausgang, 21, waren, wie gewöhnlich,
durch Sturz erfolgt, 8 Personen sind ertrunken, 7 Personen
verloren durch Quetschung, 2 durch Ueberfahren, 3 durch
Vergiften und 4 durch Verbrennen ihr Leben.

Infections- und Allgemeine Krankheiten.

An **Variola** ist im Jahr 1891, wie schon seit 6 Jahren, kein Erkrankungs- oder Todesfall vorgekommen. Die beiden letzten im städtischen Blatternhaus behandelten Blatternerkrankungsfälle waren im Juli 1885.

Masern sind ausser Blattern die einzige der gewöhnlichen Infectionskrankheiten, die in Frankfurt noch in Form bestimmter Epidemieen auftreten, alle andern kommen in stärkerer oder geringerer Ausdehnung ständig vor. Nachdem die letzte Masernepidemie zu Beginn des Herbstes 1889 erloschen war, fehlten Masern im Jahr 1891, wie im Vorjahr, gänzlich und nur 1 Todesfall, bei einem 8monatlichen Mädchen in der Neustadt, ist gemeldet.

Scharlach ist seit der sehr heftigen Scharlachepidemie der Jahre 1861 bis 1863 in Frankfurt nicht mehr erloschen, und hat in den verschiedenen Jahren bald mehr, bald weniger Opfer gefordert; die wenigsten Todesfälle eines Jahres in dieser Zeit waren 4 im Jahre 1872, die meisten, 95, im Jahr 1882. Seit diesem letztgenannten Jahr ist die Zahl der Scharlach-Todesfälle stets eine wesentlich geringere gewesen, und nur das Jahr 1890 zeigte wieder eine mässige Zunahme auf 43 Todesfälle = 24·2 Scharlach-Todesfälle per Jahr auf 100 000 Lebende. Dem gegenüber stellte sich das Jahr 1891 mit 22 Scharlachtodesfällen = 12·0 auf 100 000 Lebende wieder wesentlich günstiger und doppelt so günstig als der Durchschnitt der letzten 40 Jahre, der 24·1 Scharlachtodesfälle per Jahr auf 1000 Lebende beträgt. Von den 22 Scharlachtodesfällen, von denen 19 auf das erste und nur 3 auf das zweite Halbjahr entfallen, betrafen 20 Kinder zwischen 1 und 12 Jahren und 2 Erwachsene. Die älteste am Scharlach gestorbene Person war eine 23jährige Frau.

Diphtherie, die seit ihrem ersten Erscheinen in den 60er Jahren in Frankfurt nie in Form stärkerer Epidemieen aufgetreten war, zeigt seit der Mitte der 80er Jahre aus nicht aufgeklärter Ursache eine beträchtliche Zunahme, die von 76 Todesfällen im Jahr 1885 auf 110 im Jahr 1886 und auf 212 in 1887 stieg. Im Frühjahr des Jahres 1888 trat ein Rükgang ein und die Sommer- und Herbstmonate jenes Jahres forderten wesentlich weniger Opfer als im Vorjahr. Doch schon im December 1888 nahm die Zahl der Diphtherie-Todesfälle wieder die frühere Höhe ein, blieb so mit nur mässigen Schwankungen das ganze Jahr 1889 und 1890

hindurch und nahm zu Ende des Jahres 1890 eine Ausdehnung an,
wie sie bisher in Frankfurt noch nicht dagewesen war. Den 49
Diphtherietodesfällen des December 1890 schlossen sich 48 Fälle
im Januar an. Von da an nahmen die Diphtherietodesfälle ständig
ab, bis sie mit 10 im September ihr Minimum erreichten. Dann
begann die gewöhnliche Herbststeigerung bis zu 25 Diphtherie-
todesfällen im December; so kamen auf das erste Halbjahr 174,
auf das zweite nur 106. Im Ganzen blieb die Zahl der Diphtherie-
todesfälle im Jahr 1891: 280 = 153·4 auf 100 000 Lebende der
des Vorjahrs: 279 = 157·0 fast genau gleich. Die Zunahme der
Diphtherie in den letzten Jahren ergibt sich aus folgender Zusammenstellung: Es kamen auf 100 000 Lebende

                1865—1875: 18·1 Diphtherie-Todesfälle
                1875—1885: 38·8   »
                1885—1890: 119·1   »
                     1891: 153·4   »

Das bis jetzt schlimmste Jahr, 1890, hatte 157·0 Diphtherie-
Todesfälle auf 100 000 Lebende, das Jahr 1891 zeigt somit gegen
das Vorjahr ein ganz geringen Rückgang, bleibt aber noch immer bedeutend über dem Durchschnitt selbst der letzten 5 ungünstigen Jahre.

Was die Vertheilung der Diphtherie-Todesfälle auf die einzelnen Stadttheile betrifft, so kamen, der Ort der Erkrankung
als maassgebend genommen, auf die

Altstadt	mit ca. 27 810 Einw.	25 =	89·9 auf 100 000 Einw.		
Westl. Neustadt »	» 11 740 »	4 =	34·1 »	»	»
Nördl. »	» » 9 830 »	8 =	81·4 »	»	»
Oestl. »	» » 14 360 »	9 =	62·7 »	»	»
Südw. Aussenst. »	» 7 710 »	1 =	13·0 »	»	»
Westl. »	» » 6 500 »	6 =	92·3 »	»	»
Nordw. »	» » 12 370 »	6 =	48·5 »	»	»
Nördl. »	» » 20 330 »	30 =	147·6 »	»	»
Nordöstl. »	» » 22 250 »	41 =	184·3 »	»	»
Oestliche »	» » 13 900 »	14 =	100·7 »	»	»
Bornheim »	» 10 770 »	79 =	734·0 »	»	»
Inner. Sachsenh. »	» 11 300 »	15 =	132·7 »	»	»
Aeusser. »	» » 13 630 »	17 =	124.7 »	»	»

                    182 500 Einw. 255 = 139·7 auf 100 000 Einw.
             Auswärts erkrankt 25
                    _____
                    280 = 153·4 auf 100 000 Einw.

Die vorstehende Zusammenstellung zeigt den sehr bedeutenden Unterschied der in Bezug auf die Ausbreitung der Diphtherie in den einzelnen Stadttheilen besteht. Weit allen voran steht der Stadttheil Bornheim (das frühere »alte Bornheim« ; der bisher mit zu Bornheim gezählte Stadttheil der Bornheimer Haide bildet jetzt im Wesentlichen die nordöstliche Aussenstadt). In Bornheim kommen auf 100 000 Lebende berechnet 734·0 Diphtherietodesfälle, und ihm am nächsten steht die früher zu Bornheim gerechnete Nordöstliche Aussenstadt mit 184·3 und dann die anstossende nördliche Aussenstadt mit 147·6 Todesfällen auf 100 000 Lebende. Mithin ist es der ganze nordöstliche Theil der Stadt, der im letzten Jahre, wie auch schon im Vorjahr, die meisten Diphtherietodesfälle hatte, während im Jahre 1889 umgekehrt Bornheim die geringste, die Altstadt die grösste Diphtheriesterblichkeit und im Jahre 1888 Sachsenhausen relativ die meisten Diphtherietodesfälle hatte, ein Beweis, dass die Oertlichkeit auf die Ausbreitung der Diphtherie, wenn überhaupt, dann jedenfalls nur einen sehr untergeordneten Einfluss ausübt. Dass vollends nicht, wie fälschlich behauptet wurde, die Bauart der Häuser, speciell der neuen Häuser, begünstigenden Einfluss auf die Ausbreitung der Diphtherie hat, beweist schlagend ihr Verhalten in Bornheim : die stärkste Verbreitung im alten, vielfach noch ländlichen Charakter habenden Vorort (früher Dorf) Bornheim, mit vielfach einzel stehenden niedrigen Häusern, die nächst starke in der fast ausschliesslich in den letzten Jahrzehnten im Kasernenstyl entstandenen nordöstlichen und nördlichen Aussenstadt.

Was das Alter der an Diphtherie Verstorbenen betrifft, so waren es, wie in der Regel, fast ausschliesslich Kinder, die der Krankheit erlegen sind: 8 von ihnen standen im ersten Lebensjahr, 248 dagegen waren Kinder zwischen 1 und 10 Jahren und 20 ältere Kinder. Bei jungen Leuten über 15 Jahren kamen 4 Diphtherietodesfälle vor, die älteste an Diphtherie Gestorbene war ein 19jähriges Mädchen.

Keuchhusten ist im Jahr 1891 ziemlich selten gewesen. Im Jahre 1890 hatte er 62 Todesfälle = 34·9 Todesfällen auf 100 000 Lebende bedingt, im Jahr 1891 nur 38 = 20·8 Todesfällen auf 100 000 Lebende, weniger als im Durchschnitt der letzten 40 Jahre, der 29·2 beträgt. Von diesen 38 kamen 10 in den 4 ersten Monaten des Jahres vor, 28 in den 6 letzten, während die Monate Mai und Juni ganz ohne Keuchhustentodesfälle waren. Wie stets

betrafen die Keuchhusten-Todesfälle fast ausschliesslich Kinder im
frühesten Lebensalter: 25 von den 38 Gestorbenen standen im ersten
Jahr, 12 waren 1 bis 5 Jahre alt und nur 1 war älter, 9 Jahre.

Typhus war bekanntlich in all den letzten Jahren in Frankfurt viel seltener als früher gewesen. Es kamen nämlich

1851—1860 auf 100 000 Lebende 86·0 Typhustodesfälle
1861—1875 »   »   »   58·9   »
1876—1880 »   »   »   20·9   »
1881—1885 »   »   ,   12·2
1886—1890 »   »   »   8·6   »

Im Jahr 1891 betrug diese Verhältnisszahl 6·0 und war die
niedrigste bis jetzt hier vorgekommene. Die Zahl der im Jahr 1891
an Typhus Verstorbenen beträgt 11, gegen 14 im Vorjahre, von
denen 5 auf das erste und 6 auf das zweite Halbjahr kommen.
Sieben Monate waren ganz ohne Typhus-Todesfall, die meisten, 3,
hatten Januar und Juli. Von den 11 Todesfällen, die fast ausschliesslich Personen in den mittleren Jahren betrafen, kamen 2 bei
Frauen vor, die auswärts (in Bockenheim und Griesheim) erkrankt
und krank hierher gebracht waren. Von den übrigen waren 4 in
der Innenstadt, 3 in der Aussenstadt, und je 1 in Bornheim und
Sachsenhausen erkrankt.

Influenza, die im Herbste 1889 ihre Wanderung über die
Erde begann, ergriff Frankfurt in der ersten Hälfte December
jenes Jahres, erreichte gegen Mitte Januar 1890 den Höhepunkt
ihrer Verbreitung, nahm dann ab und konnte in der zweiten Hälfte
Februar als erloschen angesehen werden; bis zum Ende des Jahres
1890 kamen weitere Todesfälle an Influenza nicht vor. Im Jahre
1891 traten in den Monaten März und April vereinzelte Influenzafälle auf und unter den Todesfällen sind 5 als solche bezeichnet:
2 bei Kindern und 3 bei Erwachsenen.

An **Dysenterie** kam wie seit 7 Jahren so auch im Jahr 1891
ein Todesfall nicht vor. An **Febris puerperalis** sind 8 Frauen
gestorben (gegen 6 im Vorjahr), nur etwa die Hälfte des 40jährigen
Durchschnitts. Todesfälle an **Erysipelas** hatte das Jahr 1891 14,
die sich auf fast alle Monate des Jahres vertheilen: 5 von ihnen
betrafen Erwachsene, 9 Kinder. — An **Meningitis cerebrospinalis**
ist nur 1 Todesfall vorgekommen. **Rheumatismus acutus** endete
in 12, **Diabetes mellitus** in 18 Fällen tödtlich (gegen 16 im Vor-

jahr), und an **Syphilis** starben 12 Kinder im ersten Lebensjahr und 1 Erwachsener. — An **Carcinose** der verschiedenen Körpertheile sind im Ganzen 193 Personen gestorben (gegen 157 im Vorjahre), 90 Männer und 103 Weiber = 105·8 Todesfälle an Krebs auf 100 000 Lebende. Die Organe, in denen Carcinome am häufigsten auftraten, waren, wie immer, die Verdauungsorgane, auf welche 121 Todesfälle (69 M. und 52 W.) kommen, und zwar 49 mal Magenkrebs, 20 mal Leberkrebs, 27 mal Darmkrebs (darunter 11 mal Mastdarmkrebs), 16 mal Krebs der Speiseröhre, 4 mal Zungenkrebs, 2 mal Pankreaskrebs und 3 mal Krebs des Bauchfelles. Ihnen am nächsten an Häufigkeit kommen die Carcinome der weiblichen Geschlechtsorgane mit 37 Todesfällen, und zwar 21 mal Gebärmutterkrebs, 9 mal Brustkrebs, 3 mal Eierstockkrebs und 1 mal Scheidenkrebs. Die übrigen 35 Fälle betreffen Carcinome verschiedener sonstiger Körpertheile und allgemeine Carcinose.

Localisirte Krankheiten.

Die **Krankheiten des Nervensystems,** die in der zweiten Hälfte der 70er Jahre eine starke Zunahme erfahren hatten, von 265·7 Todesfällen auf 100 000 Lebende im Jahre 1874 bis zu 352·6 im Jahre 1879, zeigen vom Jahr 1880 an einen Rückgang auf 266·8 im Durchschnitt der letzten 10 Jahre, und diesem Rückgang reiht sich das Jahr 1891 mit 433 Todesfällen = 237·3 auf 100 000 Lebende an, blieb also noch mehr wie in den 10 Jahren vorher hinter dem Durchschnitt des vorhergegangenen Quinquenniums mit 318·0 Todesfällen auf 100 000 Lebende und auch hinter dem Durchschnitt der 40 Jahre 1851—1890 mit 272·0 Todesfällen auf 100 000 Lebende zurück.

Unter den Krankheiten des Nervensystems forderte, wie in der Regel, Apoplexia cerebri sanguinea die meisten Opfer; ihr erlagen 153 (70 Männer und 83 Weiber) = 83·8 auf 100 000 Lebende; es ist dies etwas mehr als der Durchschnitt der 40 Jahre 1851—1890, der 80·3 auf 100 000 Lebende beträgt. — Nach den Jahreszeiten waren die Todesfälle so vertheilt, dass das erste Halbjahr 88, das zweite nur 65 hatte. Von den 153 an Hirnschlag Verstorbenen standen die meisten, 48, zwischen 60 und 70 Jahren, je 29 waren zwischen 50 und 60 und zwischen 70 und 80 und 15 waren über 80 Jahre alt; 32 waren jünger als 50 Jahre.

An Meningitis tuberculosa (Hydrocephalus acutus) sind 57 Kinder gestorben, und 6 Erwachsene, zusammen 63 = 34·5

Todesfälle auf 100 000 Lebende, was unter dem Durchschnitt der letzten 40 Jahre von 41·8 blieb. Von den 63 Todesfällen betrafen 51 Kinder unter 5 Jahren, darunter 23 im ersten Lebensjahr stehende. — An einfacher Meningitis sind 65 Personen gestorben. Ferner sind 74 Kinder ohne nähere Angabe an Eclampsia, Convulsiones gestorben; an Eclampsia parturientium ist keine Frau gestorben. — An Rückenmarkskrankheiten sind 22 Personen gestorben.

An **Krankheiten des Gefässsystems** sind im abgelaufenen Jahr 242 Personen gestorben (121 Männer und 121 Weiber), gegen 222 im Vorjahr = 132·6 Todesfälle auf 100 000 Lebende. Die Krankheiten des Gefässsystems, also speciell die Herzkrankheiten, haben in den letzten Decennien ständig zugenommen von 63·3 Todesfällen auf 100 000 Lebende im ersten Quinquennium der 50er Jahre bis auf 128·2 der letzten 5 Jahre.

Von den 242 Todesfällen an Krankheiten des Gefässsystems waren 95mal organische Herzfehler, 51mal Herzlähmung, 30mal Herz- und Herzbeutelentzündung Ursache des Todes.

An **Krankheiten der Respirationsorgane** starben im Ganzen 1004 Personen (570 Männer und 434 Weiber) gegen 1086 im Vorjahr und entsprechend dem Verhältniss von 550·1 Todesfällen an Krankheiten der Respirationsorgane auf 100 000 Lebende, während diese Verhältnisszahl nach dem 40jährigen Durchschnitt 650·1 beträgt.

Weitaus den Haupttheil der Todesfälle dieser Krankheitsclasse bedingt, wie stets, die Lungenschwindsucht; die Zahl der an ihr Verstorbenen betrug im Jahre 1891: 617 = 338·1 auf 100 000 Lebende. Die Zunahme der Todesfälle an Phthisis (Lungenschwindsucht und acute Miliartuberculose zusammen), wie sie in den letzten Jahrzehnten statthatte, hat im letzten Quinquennium wieder eine Abnahme erfahren, der sich auch das Jahr 1891 anschliesst, wie sich aus der folgenden Zusammenstellung ergibt. Es starben an Schwindsucht:

1851—1860 von 100 000 Lebenden			335·0
1861—1870 »	»	»	364·1
1871—1880 »	»	-	391.7
1881—1885 »	»	»	392·3
1886—1890 »	»	»	365·3
1891 »	»		338·1

Speciell die 5 letzten Jahre zeigen einen kleinen Rückgang der Schwindsuchtstodesfälle, von 400·9 im Jahr 1886 auf 368·0, 344·9, 358·3, 357·3 und nun 338·1 im letzten Jahr.

Die meisten Schwindsuchtstodesfälle kamen im Winter vor, 190 = 30·8%, und im Frühjahr, 179 = 29·0%, während der Sommer 138 = 22·4% und der Herbst nur 110 = 17·8% aller Schwindsuchtstodesfälle hatte; in der Regel kommen die meisten Schwindsuchtstodesfälle im Frühjahrsquartal vor.

Was das Alter betrifft, so waren

Kinder (unter 15 Jahren)   62 = 10·0 (1890 11·7%)
Erwachsene   505 = 81·9 (»   78·9%)
Greise (über 60 Jahren)   50 = 8·1 (»   9·4%)

Die Zahl der Todesfälle an Pneumonie im Jahre 1891 hat 202 betragen gegen 246 im Vorjahr und 255 im Jahre 1889, also wesentlich weniger. Die Todesfälle entsprachen dem Verhältniss von 110·7 Todesfällen auf 100 000 Lebende, während nach dem 40jährigen Durchschnitt das Verhältniss 133·5 beträgt. Es kamen hiervon die meisten Todesfälle, ebenfalls entgegen der Regel, auf das erste Quartal, nämlich 77, auf das zweite Quartal 63, auf das dritte 19 und auf das letzte Quartal 43 Todesfälle an Lungenentzündung. Nach dem Durchschnitt kommen auf das erste Halbjahr 66·7%, auf das zweite Halbjahr 33·3% der Pneumonietodesfälle 1891 kamen auf das erste Halbjahr 140 = 69·3%, auf das zweite Halbjahr 62 = 30·7%.

Bronchitis ist im Jahre 1891 seltener Todesursache gewesen als in den Vorjahren, wenn auch immer noch häufiger als in früheren Jahrzehnten. Die bedeutende Zunahme der Todesfälle an Bronchitis in den letzten Decennien, die mit der Zunahme der Kinder überhaupt zusammenfällt, hält trotzdem noch immer an. Es betrugen die Todesfälle an Bronchitis:

1851—1860 auf 100 000 Lebende 34·3
1861—1870   »   »   »   51·8
1871—1880   »   »   »   63·5
1881—1885   »   »   »   67·4
1886—1890   »   »   »   69·0
1891   »   »   »   54·8

Die Zahl der im Jahre 1891 an Bronchitis Verstorbenen betrug 100, von denen 65 an acuter Bronchitis (gegen 81 im Vorjahre) und 35 an chronischer Bronchitis (im Vorjahre 26) gestorben sind. Unter diesen waren 51 Kinder unter 6 Jahren und 49 ältere Leute.

Croup war in den letzten Jahren wesentlich seltener als in
den 50er und auch noch in den 60er Jahren aufgetreten, es kamen

1851—1850 auf 100 000 Lebende 20·5 Crouptodesfälle
1861—1870 »   »   »   13·8   »
1871—1880 »   »   8·8
1881—1890 »   »   6·3
1891   »   »   »   2·7   »

Im Jahr 1891 betrug die Zahl der Todesfälle an Croup 5 und betrafen sie nur Kinder unter 6 Jahren.

Die Zahl der Todesfälle an Laryngismus stridulus nimmt
in den letzten Jahren stetig zu, die Zahl der im Jahr 1891 an
Kehlkopfkrampf verstorbenen Kinder betrug 57 = 31·2 auf 100 000
Lebende, während in dem letzten, ungünstigsten Decennium 1881 –
1890 deren Zahl 27·5, im Decennium 1871—80 13·8 und in den 50er
und 60er Jahren nur circa 5—6 auf 100 000 Lebende betragen hatte.
Die Mehrzahl der Verstorbenen war, wie stets 1, unter 1 Jahr alt; ihrer
waren 46, die 9 anderen standen im zweiten und dritten Lebensjahr.

An **Krankheiten der Verdauungsorgane** sind im vergangenen
Jahr 604 Personen gestorben (328 Männer und 276 Weiber) =
331·0 auf 100 000 Lebende, gegenüber dem Durchschnitt der 40
Jahre 1851 bis 1890 von 312·9. Nachdem die Zahl der Todesfälle von 181·8 auf 100 000 Lebende zu Anfang der 50er Jahre
bis auf mehr als das Doppelte, nämlich auf 384·9 als Durchschnitt
der 5 Jahre 1871—1875 gestiegen war, trat in der Mitte der 70er
Jahre eine geringere Wendung zum Bessern ein, die trotz der
Hinzunahme des kinderreichen Bornheims hinter der Verhältnisszahl
der Jahre 1871—1875 von 384·9 ziemlich bedeutend zurückblieb,
und die auch in den 80er Jahren anhielt.

Es betrugen die Todesfälle an Krankheiten der Verdauungsorgane:

1851—1860 auf 100 000 Lebende 189·9
1861—1870 »   »   »   296·3
1871—1880 »   »   375·7
1881—1890 »   »   333·2
1891   »   »   »   331·0

Das Jahre 1891 stellt sich noch günstiger als der Durchschnitt der
letzten 10 Jahre.

Den Hauptfactor des wechselnden Verhaltens der Classe der
Unterleibskrankheiten bilden stets die fast ausschliesslich dem frühesten
Kindesalter zukommenden Magen- und Darmcatarrhe und die durch

sie bedingte Atrophie. Von den 604 Todesfällen dieser Classe betreffen 386 = 63·9% Kinder, die den eben erwähnten Krankheiten zum Opfer gefallen sind. Im Ganzen sind an Magen- und Darmcatarrh 238 (darunter 233 Kinder und 5 Erwachsene) gestorben, an Brechruhr 52 Kinder und 2 Erwachsene und an Atrrophie 110 Kinder. Die Summe dieser Todesfälle 393 = 215·3 auf 100 000 Lebende ist eine so geringe Zahl, wie sie seit der Mitte der 60er Jahre nicht mehr vorgekommen ist. Die entsprechenden Verhältnisszahlen betrugen

$$
\begin{aligned}
1851-1860 &= 89\cdot2 \text{ auf } 100\,000 \text{ Lebende} \\
1861-1870 &= 194\cdot5 \quad\text{»}\quad\text{»}\quad\text{»} \\
1871-1880 &= 267\cdot9 \quad\text{»}\quad\text{»} \\
1881-1890 &= 225\cdot9 \quad\text{»}\quad\text{»} \\
1891 &= 215\cdot3 \quad\text{»}\quad\text{»}\quad\text{»}
\end{aligned}
$$

Die etwas geringere Sterblichkeit des abgelaufenen Jahres an Magen-Darmcatarrh, Brechruhr und Atrophie hat, ihren wesentlichen Grund in der kühlen Witterung der eigentlichen Sommermonate.

Kaum bei einer Krankheitsclasse findet sich der Unterschied, den Wohlhabenheit und Wohlleben für die Sterblichkeit bedingt, so deutlich ausgesprochen, wie bei den vorerwähnten Krankheiten der Verdauungsorgane. Je ärmer die Bevölkerung eines Stadttheils, oder je grösser der Kinderreichthum, um so grösser die Sterblichkeit an Magen-Darmcatarrh, Brechruhr und Atrophie, wie dies für 1891 die folgende Zusammenstellung wieder zeigt. Es kamen Todesfälle durch obenerwähnte Krankheiten auf die

Altstadt	mit ca. 27 810 Einw.	98 = 352·4 auf 100 000 Einw.
Westl. Neustadt » »	11 740 »	3 = 25·6 » » »
Nördl. » » »	9 830 »	8 = 81·4 » » »
Oestl. » » »	14 360 »	29 = 201·9 » » »
Südw. Aussenstadt » »	7 710 »	13 = 168·6 » » »
Westl. » » »	6 500 »	4 = 61·5 » » »
Nordw. » » »	12 370 »	10 = 80·8 » » »
Nördl. » » »	20 230 »	22 = 108·2 » » »
Nordöstl. » » »	22 250 »	46 = 206·8 » » »
Oestl. » » »	13 900 »	22 = 158·3 » » »
Bornheim » »	10 770 »	36 = 334·5 » » »
Inneres Sachsenh. » »	11 300 »	55 = 486·7 » » »
Aeusseres » » »	13 630 »	41 = 300·8 » » »

182 500 Einw. 387 = 212·1 auf 100 000 Einw.
Auswärts erkrankt 6
_____
393 = 215·3 auf 100 000 Einw.

Es hatte im abgelaufenen Jahr das innere Sachsenhausen die grösste Sterblichkeit, ihm folgen die Altstadt und Bornheim, mithin die 3 Stadttheile, die den ärmsten Theil der Bevölkerung mit den schlechtesten Wohnungs- und Ernährungsverhältnissen beherbergt. Aus demselben Grunde stellt sich am günstigsten die westliche Neustadt und die westliche Aussenstadt.

Unter den 218 übrigen durch Unterleibsaffectionen veranlassten Todesfällen sind, wie oben erwähnt, 121 durch Krebs der verschiedenen Unterleibsorgane bedingt, 7 durch Magengeschwür, 18 durch Darmeinklemmung oder Darmverschlingung, 43 durch Peritonitis und an Leberkrankheiten sind einschliesslich der 20 an Leberkrebs Verstorbenen 36 Personen gestorben, darunter 1 an Gelbsucht, 1 an Leberentzündung, 12 an Lebercirrhose, 1 an acuter gelber Leberatrophie und 1 an Leberabscess. Zwei Frauen sind an Pankreaskrebs gestorben.

Unter den **Krankheiten der Harnwerkzeuge** nehmen, wie immer, die verschiedenen Formen von Nephritis incl. Morbus Brightii die erste Stelle ein mit 100 Todesfällen, 16 mehr als im Vorjahr. Von sonstigen Krankheiten der Harnwerkzeuge führten 4 mal Cystitis, 4 mal Blasenkrebs, 1 mal Nierenkrebs und 3 mal Nierenabscess zum Tode.

An **Krankheiten der weiblichen Geschlechts-Organe** sind (ausschliesslich der bereits erwähnten 18 Fälle von Puerperalfieber) 49 Frauen gestorben, darunter 2 an Uterusblutungen, 1 an Gebärmutterentzündung, und 9 an Eierstockserkrankungen; die übrigen 37 an Krebsleiden, 22 an Gebärmutterkrebs, 9 an Brustkrebs und 6 an Eierstockkrebs.

Von **Krankheiten der Bewegungswerkzeuge** forderte, wie immer, Caries die meisten Opfer, 25; ausserdem kam 1 Todesfall an Osteomyelitis vor und 2 an Knochennekrose.

An **Hautkrankheiten** starben 11 Personen: 2 an Phlegmone, 2 Säuglinge an Sklerodermatitis, 1 Kind an Eczem und 6 Personen, 3 Säuglinge und 3 Erwachsene, an Pemphigus.

III. Tabellarische Uebersicht der im Jahre 1891 in Frankfurt vorgekommenen Todesfälle.

(Aus den in Verbindung mit dem Stadtarzte durch das statistische Amt der Stadt bearbeiteten Tabellarischen Uebersichten betr. den Civilstand der Stadt Frankfurt a. M. im Jahre 1891.)

Die folgenden Tabellen bringen die Uebersichten der im Jahr 1891 in Frankfurt vorgekommenen Todesfälle ausschliesslich der Todtgeburten und zwar:

1. nach Todesursachen (Krankheitsclassen) und Geschlecht,
2. nach den Todesursachen und dem erreichten Lebensalter,
3. nach den Todesursachen und den Monaten, in welchen die Todesfälle stattfanden, und
4. nach den Todesursachen und den Stadttheilen, in welchen die Erkrankungen *) erfolgten.

I. Uebersicht nach den Todesursachen (Krankheitsclassen) und dem Geschlecht.

	M.	W.	Zus.
I. Gestorben in der ersten Woche	44	38	82
II. Altersschwäche	42	102	144
III. Gewaltsamer Tod	110	25	135
IV. Infections- und allgemeine Krankheiten . .	257	264	521
V. Localisirte Krankheiten:			
Krankheiten des Nervensystems . . .	232	201	433
» » Gefässsystems . . .	121	121	242
» der Athmungswerkzeuge .	570	434	1004
» Verdauungswerkzeuge .	328	276	604
» Harnwerkzeuge . . .	61	51	112
» » weibl. Geschlechtswerkz.	—	49	49
» » Bewegungswerkzeuge .	12	16	28
» » Haut	6	5	11
VI. Tod aus unbekannter Ursache	2	—	2
	1785	1582	3367

*) In der letzten Tabelle sind, soweit thunlich, die Todesfälle den Stadttheilen, resp. Oertlichkeiten zugewiesen, in welchen die Erkrankungen erfolgten, weil dadurch allein das sonst störende Verhältniss der grösseren Hospitäler ausgeschlossen werden kann und weil ferner hierdurch ersichtlich ist, wie gross bei den einzelnen Krankheiten der Antheil ist, den die krank Zugereisten an der Sterblichkeit haben.

2. Uebersicht nach den Todesursachen

Ordn.-Nr.	Todesursachen.	0—1 Jahre			1—5 Jahre			5—10 Jahre			10—15 Jahre			15—20 Jahre			20—30 Jahre		
		m.	w.	zus.	m.	w.	zus.	m.	w.	zus.	m.	w.	zus.	m.	w.	zus.	m.	w.	zus.
1	Angeborene Lebensschwäche . .	44	38	82	—	—	—	—	—	—	—	—	—	—	—	—	—	—	—
2	Altersschwäche	—	—	—	—	—	—	—	—	—	—	—	—	—	—	—	—	—	—
3	Selbstmord	—	—	—	—	—	—	—	—	—	1	—	1	4	—	4	10	5	1
4	Mord	5	5	10	—	—	—	—	—	—	—	—	—	—	—	—	1	—	1
5	Unglücksfall	—	1	1	—	1	1	2	1	3	3	—	3	4	—	4	10	—	1
	Infections- u. allgem. Krkh.																		
6	Variola	—	—	—	—	1	—	—	—	—	—	—	—	—	—	—	—	—	—
6a	Influenza	1	—	1	1	—	1	—	—	—	—	—	—	—	—	—	1	—	—
7	Morbilli	—	1	1	1	—	1	—	—	—	—	—	—	—	—	—	—	—	—
8	Scarlatina.	—	—	—	10	3	13	2	3	5	1	1	2	1	—	1	—	—	1
9	Diphtheria	5	3	8	94	86	180	34	34	68	8	12	20	2	2	4	—	—	—
10	Pertussis	12	13	25	4	8	12	1	—	1	—	—	—	—	—	—	—	—	—
11	Typhus	—	—	—	1	—	1	—	—	—	—	—	—	1	1	—	3	4	—
12	Dysenteria	—	—	—	—	—	—	—	—	—	—	—	—	—	—	—	—	—	—
13	Cholera asiatica	—	—	—	—	—	—	—	—	—	—	—	—	—	—	—	—	—	—
14	Hydrophobia	—	—	—	—	—	—	—	—	—	—	—	—	—	—	—	—	—	—
15	Febris puerperalis	—	—	—	—	—	—	—	—	—	—	—	—	—	—	—	—	—	—
16	Erysipelas	3	5	8	—	1	1	—	—	—	—	—	—	—	—	—	—	—	—
17	Meningitis cerebro-spinalis . . .	—	—	—	—	—	—	—	—	—	—	—	—	—	—	—	1	—	—
18	Rheumatismus acutus	—	—	—	—	—	—	—	1	1	1	1	2	1	1	2	1	1	—
19	Tuberculosis miliaris acuta . . .	—	—	—	1	—	1	1	1	2	—	3	3	1	1	2	—	—	—
20	Diabetes mellitus	—	—	—	—	—	—	—	1	1	—	1	—	—	—	—	3	1	—
21	Sonstige allgemeine Krankheiten.	6	14	20	3	6	9	2	—	2	—	1	1	—	—	—	3	8	—
	Localisirte Krankheiten.																		
22	Meningitis tuberculosa	14	9	23	12	16	28	3	2	5	—	1	1	2	—	2	—	—	—
23	Apoplexia cerebri sanguinea . .	—	1	1	1	—	1	—	—	—	—	—	—	—	—	—	3	1	—
24	Eclampsia	34	28	62	7	3	10	1	—	1	—	—	—	—	—	—	—	—	—
25	Eclampsia parturientium . . .	—	—	—	—	—	—	—	—	—	—	—	—	—	—	—	—	—	—
26	Sonstige Krankheiten des Gehirns	15	15	30	13	6	19	3	3	6	2	2	4	2	1	3	1	4	—
27	Krankheiten des Rückenmarks .	2	1	3	—	—	—	—	—	—	—	—	—	1	—	—	1	1	—
28	Krankh. des Herzens u. der Gefässe	6	3	9	2	1	3	2	—	2	2	4	6	5	2	7	8	6	—
29	Bronchitis acuta	15	19	34	7	8	15	1	—	1	—	—	—	—	—	—	—	—	—
30	Bronchitis chronica	—	—	—	1	1	—	1	1	—	—	—	—	—	—	—	1	—	—
31	Pneumonia	29	29	58	23	19	42	2	3	5	2	2	4	1	—	1	4	3	—
32	Phthisis pulmonum	7	4	11	10	12	22	6	6	12	4	7	11	16	14	30	64	66	14
33	Laryngismus stridulus	30	16	46	6	5	11	2	2	4	—	—	—	—	—	—	—	—	—
34	Angina membranacea	—	—	—	2	2	4	—	1	1	—	—	—	—	—	—	—	—	—
35	Sonstige Lungenkrankheiten . .	4	—	4	—	—	—	—	—	—	—	—	—	—	—	—	1	1	—
36	Krankheiten des Rippenfells . .	—	—	—	1	2	3	—	—	—	—	—	—	—	—	—	—	—	—
37	Catarrhus gastro-intestinalis . .	121	98	222	9	2	11	—	—	—	—	—	—	—	—	—	—	—	—
38	Cholera nostras	26	23	49	3	—	3	—	—	—	—	—	—	—	—	—	—	—	—
39	Atrophia	56	44	100	—	1	1	—	—	—	—	—	—	—	—	—	—	—	—
40	Sonst. Krnkh. d. Verdauungscanals	1	—	1	—	1	1	—	1	1	—	—	—	—	2	2	2	3	—
41	Krankheiten des Bauchfells . . .	—	1	1	1	—	1	1	—	1	3	—	3	2	2	—	2	—	—
42	» der Leber	1	—	1	—	—	—	—	—	—	—	—	—	—	—	—	1	—	—
43	» von Milz und Pankreas .	—	—	—	—	—	—	—	—	—	—	—	—	—	—	—	—	—	—
44	» der Harnwerkzeuge . .	1	2	3	3	—	3	1	3	4	1	—	1	1	—	1	5	—	—
45	» der Geschlechtswerkzeuge	—	—	—	—	—	—	—	—	—	—	—	—	—	—	—	—	—	—
46	» der Bewegungswerkzeuge.	—	—	—	1	1	2	—	1	1	1	1	2	1	1	2	2	—	—
47	» der Haut	3	3	6	1	—	1	—	—	—	—	—	—	—	—	—	—	—	—
48	Tod aus unbekannter Ursache .	2	—	2	—	—	—	—	—	—	—	—	—	—	—	—	—	—	—
	Zusammen . .	440	376	822	216	185	401	62	61	123	29	35	64	41	27	68	128	130	25

dem erreichten Lebensalter.

w.	zus.	40—50 Jahre			50—60 Jahre			60—70 Jahre			70—80 Jahre			80—90 Jahre			90—100 Jahre			Ueberhaupt			Ordn.-Nr.
		m.	w.	zus.	m.	w.	zus.	m.	w.	zus.	m.	w.	zus.	m.	w.	zus.	m.	w.	zus.	m.	w.	zus.	
—	—	—	—	—	—	—	—	—	—	—	—	—	—	—	—	—	—	—	—	44	38	82	1
—	—	—	—	—	2	1	3	4	19	23	22	42	64	14	35	49	—	5	5	42	102	144	2
	24	14	1	15	10	2	12	6	—	6	2	—	2	—	—	—	—	—	—	64	14	78	3
	1	—	—	—	—	—	—	—	—	—	—	—	—	—	—	—	—	—	—	6	6	12	4
	6	8	—	8	6	—	6	1	..	1	—	1	1	—	1	1	—	—	—	40	5	45	5
—	—	—	—	—	—	—	—	—	—	—	—	—	—	—	—	—	—	—	—	—	—	—	6
—	—	—	—	—	1	—	1	—	—	—	1	—	1	—	—	—	—	—	—	5	—	5	6a
—	—	—	—	—	—	—	—	—	—	—	—	—	—	—	—	—	—	—	—	1		1	7
—	—	—	—	—	—	—	—	—	—	—	—	—	—	—	—	—	—	—	—	14	8	22	8
—	—	—	—	—	—	—	—	—	—	—	—	—	—	—	—	—	—	—	—	143	137	280	9
—	—	—	—	—	—	—	—	—	—	—	—	—	—	—	—	—	—	—	—	17	21	38	10
—	—	1	1	2	—	—	—	—	—	—	—	—	—	—	—	—	—	—	—	5	6	11	11
—	—	—	—	—	—	—	—	—	—	—	—	—	—	—	—	—	—	—	—	—	—	—	12
—	—	—	—	—	—	—	—	—	—	—	—	—	—	—	—	—	—	—	—	—	—	—	13
—	—	—	—	—	—	—	—	—	—	—	—	—	—	—	—	—	—	—	—	—	—	—	14
1	1	—	—	—	—	—	—	—	—	—	—	—	—	—	—	—	—	—	—	4	8	8	15
1	1	1	—	1	—	1	1	—	2	2	—	—	—	—	—	—	—	—	—	4	10	14	16
																				1	—	1	17
—	—	2	1	3	1	1	2	—	—	—	—	1	1	—	—	—	—	—	—	6	6	12	18
5		4	1	5	2	1	3	1	—	1	1	2	3	—	—	—	—	—	—	14	14	28	19
1		1	—	1	1	1	2	3	2	5	2	2	4	—	—	—	—	—	—	10	8	18	20
8		7	6	13	7	3	10	2	6	8	2	2	4	1	1	2	—	—	—	38	45	83	21
1		3	—	3	—	—	—	—	—	—	—	—	—	—	—	—	—	—	—	35	28	63	22
5		15	6	21	12	17	29	19	29	48	13	16	29	5	9	14	—	1	1	70	83	153	23
—	—	—	—	—	—	—	—	—	1	1	—	—	—	—	—	—	—	—	—	42	32	74	24
—	—	—	—	—	—	—	—	—	—	—	—	—	—	—	—	—	—	—	—	—	—	—	25
16		10	—	10	6	8	14	7	2	9	2	3	5	—	—	—	—	—	—	70	51	121	26
1		5	—	5	5	1	6	—	4	4	1	—	1	—	—	—	—	—	—	15	7	22	27
11	19	23	16	39	26	26	52	23	28	51	13	19	32	3	5	8	—	—	—	121	121	242	28
—		1	—	1	—	—	—	—	—	—	4	5	9	1	1	2	—	1	1	29	36	65	29
—		—	—	—	—	—	—	10	8	18	5	7	12	2	1	3	—	—	—	18	17	35	30
4	13	6	4	10	8	6	14	9	12	21	4	15	19	3	4	7	—	1	1	100	102	202	31
51	141	73	32	05	60	21	81	19	10	29	7	9	16	1	—	1	—	—	—	357	232	589	32
—	—	—	—	—	—	—	—	—	—	—	—	—	—	—	—	—	—	—	—	36	21	57	33
—	—	—	—	—	—	—	—	—	—	—	—	—	—	—	—	—	—	—	—	2	3	5	34
—	2	1	3	4	5	3	8	7	6	13	2	3	5	—	2	2	—	—	—	22	18	40	35
—	2	—	—	—	1	—	1	—	2	2	1	1	2	1	—	1	—	—	—	6	5	11	36
—	—	—	—	—	—	—	—	2	—	2	2	—	2	—	1	1	—	—	—	133	105	238	37
1	1	—	—	—	1	—	1	—	—	—	—	—	—	—	—	—	—	—	—	30	24	54	38
—	—	—	—	—	—	—	—	—	—	—	1	—	1	—	—	—	—	—	—	56	45	101	39
4	8	13	9	22	24	12	36	20	13	33	9	7	16	—	1	1	—	—	—	73	53	126	40
3	5	5	5	10	1	5	6	1	2	8	1	2	3	—	1	1	—	—	—	17	30	47	41
1	2	5	3	8	4	2	6	4	8	12	3	3	6	—	—	—	—	—	—	19	17	36	42
1	1	—	—	—	—	—	—	—	1	1	—	—	—	—	—	—	—	—	—	—	2	2	43
4	8	9	8	17	13	7	20	11	13	24	11	8	19	1	1	2	—	—	—	61	51	112	44
9		—	9	9	—	8	8	—	8	8	—	5	5	—	2	2	—	—	—	—	49	49	45
2	3	2	—	2	—	3	3	3	3	6	1	—	1	—	—	—	—	—	—	12	16	28	46
—	—	1	1	2	—	—	—	—	—	—	1	—	1	—	1	1	—	—	—	6	5	11	47
—	—	—	—	—	—	—	—	—	—	—	—	—	—	—	—	—	—	—	—	2	—	2	48
117	284	210	106	316	196	129	325	150	188	338	108	154	262	32	66	98	—	8	8	1785	1582	3367	

3. Uebersicht nach den Todesursachen und den

Ordn.-Nr.	Todesursachen.	Januar. m.	w.	zus.	Febr. m.	w.	zus.	März. m.	w.	zus.	April. m.	w.	zus.	Mai m.	w.
1	Angeborene Lebensschwäche . .	2	4	6	6	4	10	2	2	4	5	2	7	4	2
2	Altersschwäche	6	7	13	4	13	17	1	9	10	4	14	18	6	15
3	Selbstmord	8	2	10	6	—	6	3	—	3	11	2	13	10	4
4	Mord	1	1	2	—	—	—	1	1	2	—	—	—	—	—
5	Unglücksfall	1	1	2	2	—	2	3	—	3	4	1	5	7	1
	Infectious- u. allgem. Krkh.														
6	Variola	—	—	—	—	—	—	—	—	—	—	—	—	—	—
6a	Influenza	—	—	—	—	—	—	3	—	3	2	—	2	—	—
7	Morbilli	—	1	1	—	—	—	—	—	—	—	—	—	—	—
8	Scarlatina	1	1	2	3	1	4	4	1	5	2	2	4	—	2
9	Diphtheria	29	19	48	13	17	30	16	14	30	14	13	27	13	11
10	Pertussis	1	3	4	2	—	2	1	1	2	—	2	2	—	—
11	Typhus	2	1	3	—	—	—	—	—	—	—	2	2	—	—
12	Dysenteria	—	—	—	—	—	—	—	—	—	—	—	—	—	—
13	Cholera asiatica	—	—	—	—	—	—	—	—	—	—	—	—	—	—
14	Hydrophobia	—	—	—	—	—	—	—	—	—	—	—	—	—	—
15	Febris puerperalis	—	—	—	—	—	—	—	1	1	—	1	1	—	—
16	Erysipelas	—	1	1	1	1	1	—	2	2	1	1	1	1	—
17	Meningitis cerebro-spinalis . . .	—	—	—	—	—	—	—	—	—	1	—	1	—	—
18	Rheumatismus acutus	—	—	—	1	1	—	2	—	2	1	1	1	2	—
19	Tuberculosis miliaris acuta . . .	—	1	1	1	1	2	1	3	4	1	1	2	1	—
20	Diabetes mellitus	2	1	3	2	1	3	1	2	3	1	1	2	2	1
21	Sonstige allgemeine Krankheiten	3	4	7	2	4	6	5	5	10	5	5	10	4	—
	Localisirte Krankheiten.														
22	Meningitis tuberculosa	2	1	3	2	4	6	2	4	6	2	3	5	8	4
23	Apoplexia cerebri sanguinea . .	6	6	12	8	2	10	10	14	24	5	8	13	7	6
24	Eclampsia	2	3	5	4	3	7	2	6	8	2	—	2	7	1
25	Eclampsia parturientium	—	—	—	—	—	—	—	—	—	—	—	—	—	—
26	Sonstige Krankheiten des Gehirns .	5	6	11	7	5	12	11	3	14	5	6	11	4	6
27	Krankheiten des Rückenmarks .	1	2	3	—	4	4	—	4	4	—	2	2	1	—
28	Krankh. d. Herzens u. d. Gefässe	8	11	19	12	4	16	8	13	21	7	10	17	13	13
29	Bronchitis acuta	8	7	15	2	4	6	6	6	12	3	1	4	2	—
30	Bronchitis chronica	3	2	5	—	2	2	2	7	9	2	—	2	4	—
31	Pneumonia	14	15	29	9	15	24	12	12	24	18	10	28	16	—
32	Phthisis pulmonum	31	19	50	43	21	64	45	24	69	30	22	52	36	20
33	Laryngismus stridulus	1	2	3	4	4	8	3	1	4	3	1	4	8	—
34	Angina membranacea	1	1	2	1	—	1	—	1	1	—	1	1	—	—
35	Sonstige Lungenkrankheiten . .	1	2	3	2	1	3	2	2	4	—	2	2	—	—
36	Krankheiten des Rippenfells . .	2	—	2	—	—	—	—	—	—	1	1	2	—	—
37	Catarrhus gastro-intestinalis . .	4	3	7	3	3	6	1	2	3	2	2	4	7	—
38	Cholera nostras	—	—	—	—	—	—	—	—	—	—	—	—	1	—
39	Atrophia	6	4	10	5	6	11	3	1	4	1	1	2	3	—
40	Sonst. Krnkh. d. Verdauungscanals	10	4	14	5	4	9	4	7	11	10	5	15	5	3
41	Krankheiten des Bauchfells . . .	—	1	1	2	4	6	1	2	3	2	3	5	2	1
42	» der Leber	3	1	4	2	3	5	3	3	6	3	1	4	—	—
43	» von Milz und Pankreas .	—	—	—	—	1	1	—	—	—	—	—	—	—	—
44	» der Harnwerkzeuge . . .	3	4	7	4	2	6	4	3	7	3	5	8	5	6
45	» der Geschlechtswerkzeuge	—	5	5	—	3	3	—	6	6	—	5	5	4	3
46	» der Bewegungswerkzeuge .	—	1	1	1	—	1	1	3	4	1	—	1	1	3
47	» der Haut	—	—	—	—	—	—	1	1	2	—	—	—	1	—
48	Tod aus unbekannter Ursache . .	—	—	—	—	—	—	—	—	—	—	—	—	—	—
	Zusammen . .	167	147	314	157	134	291	168	161	329	151	135	286	180	144

ten, in welchen die Tode stattfanden.

	Juli.			Aug.			Sept.			Octbr.			Novbr.			Decbr.			Ueberhaupt			Ordn.-Nr.
zu	m.	w.	zus.	m.	w.	zus.	m.	w.	zus.	m.	w.	zus.	m.	w.	zus.	m.	w.	zus.	m.	w.	zus.	
7	5	2	7	5	3	8	6	3	9	2	5	7	2	3	5	1	5	6	44	38	82	1
8	7	1	8	2	8	10	2	6	8	1	9	10	4	5	9	4	10	14	42	102	144	2
5	4	—	4	5	—	5	5	2	7	2	—	2	4	—	4	3	2	5	64	14	78	3
—	—	2	2	3	—	3	—	2	2	—	—	—	—	—	.	1	—	1	6	6	12	4
1	3	2	5	5	—	5	8	—	8	4	—	4	2	—	2	—	—	—	40	5	45	5
																						6
—	—	—	—	—	—	—	—	—	—	..	—	—	—	—	—	—	—	—	5	—	5	6a
—	—	—	—	—	—	—	—	—	—	—	—	—	—	—	—	—	—	—	—	1	1	7
2	—	1	1	—	—	—	—	—	—	—	—	—	1	—	1	1	—	1	14	8	22	8
15	5	11	16	5	9	14	8	2	10	11	8	19	12	10	22	13	12	25	143	137	280	9
—	1	4	5	3	—	3	5	1	6	1	6	7	1	2	3	2	2	4	17	21	38	10
—	1	2	3	—	—	—	1	—	1	—	—	—	—	2	2	—	—	—	5	6	11	11
—	—	—	—	—	—	—	—	—	—	—	—	—	—	—	—	—	—	—	—	—	—	12
—	—	—	—	—	—	—	—	—	—	—	—	—	—	—	—	—	—	—	—	—	—	13
—	—	—	—	—	—	—	—	—	—	—	—	—	—	—	—	—	—	—	—	—	—	14
1	—	—	—	—	—	—	—	—	—	—	1	1	—	2	2	—	—	—	—	8	8	15
—	—	1	1	1	1	2	—	—	—	—	1	1	—	1	1	1	—	1	4	10	14	16
—	—	—	—	—	—	—	—	—	—	—	—	—	—	—	—	—	—	—	1	—	1	17
1	1	—	1	1	1	2	—	—	—	—	—	—	—	—	—	—	—	—	6	6	12	18
3	1	—	1	2	1	3	1	1	2	1	2	3	3	1	4	—	—	—	14	14	28	19
1	—	—	—	1	—	1	—	—	—	—	—	—	1	—	1	1	1	2	10	8	18	20
6	1	2	3	4	3	7	1	2	3	4	7	11	1	4	5	3	3	6	38	45	83	21
7	2	2	4	2	2	4	4	1	5	1	—	1	6	2	8	—	2	2	35	28	63	22
16	8	8	16	1	4	5	2	7	9	6	7	13	2	5	7	7	8	15	70	83	153	23
4	2	8	10	4	3	7	5	3	8	1	3	4	3	1	4	7	—	7	42	32	74	24
—	—	—	—	—	—	—	—	—	—	—	—	—	—	—	—	—	—	—	—	—	—	25
11	4	8	12	2	6	8	9	2	11	2	—	2	4	6	10	8	1	9	70	51	121	26
3	4	—	4	—	1	1	1	—	1	1	1	2	—	—	—	1	—	1	15	7	22	27
17	12	7	19	14	12	26	6	10	16	5	13	17	13	11	24	15	9	24	121	121	242	28
2	3	2	5	1	2	3	—	2	2	3	1	4	—	4	4	1	1	2	29	36	65	29
4	2	1	3	2	—	2	—	1	1	—	1	1	1	1	2	—	—	—	18	17	35	30
11	2	5	7	2	5	7	3	2	5	5	6	11	6	10	16	9	7	16	100	102	202	31
63	40	22	62	24	16	40	16	14	30	13	17	30	17	19	36	23	14	37	357	232	589	32
3	—	1	1	—	—	—	2	2	4	3	2	5	6	2	8	4	3	7	36	21	57	33
—	—	—	—	—	—	—	—	—	—	—	—	—	—	—	—	—	—	—	2	3	5	34
5	1	1	2	2	—	2	3	—	3	1	2	3	4	2	6	3	2	5	22	18	40	35
—	—	1	1	1	—	1	—	—	—	—	1	1	—	1	1	2	—	2	6	5	11	36
15	22	9	31	21	9	30	31	37	68	26	12	38	6	7	13	6	3	9	133	105	238	37
1	5	5	10	6	6	12	10	3	13	4	9	13	3	1	4	—	—	—	30	24	54	38
11	3	1	4	7	4	11	7	2	9	9	8	17	3	5	8	2	5	7	56	45	101	39
17	8	5	13	8	—	8	4	4	8	6	3	9	3	6	9	7	3	10	73	53	126	40
3	1	1	2	1	4	5	—	2	2	6	1	3	3	2	5	3	1	4	17	30	47	41
3	—	—	—	1	1	2	1	4	5	3	—	3	—	2	2	1	1	2	19	17	36	42
—	—	—	—	—	—	—	—	1	1	—	—	—	—	—	—	—	—	—	—	2	2	43
17	3	1	4	9	5	14	7	2	9	5	6	11	6	3	9	4	5	9	61	51	112	44
4	—	4	4	—	5	5	—	5	5	—	5	5	—	1	1	—	2	2	—	49	49	45
3	2	1	3	1	1	2	—	—	—	—	3	3	1	3	4	2	—	2	12	16	28	46
1	—	1	1	2	—	2	1	..	1	—	1	1	1	1	1	1	—	1	6	5	11	47
—	—	—	—	—	—	—	—	—	—	1	—	1	1	1	1	—	—	—	2	—	2	48
1 271	153	122	275	143	112	255	148	128	276	123	141	264	119	125	244	136	102	238	1785	1582	3367	

4. Uebersicht nach Todesursachen und Stadttheilen.

(Die Sterbefälle erscheinen soweit thunlich den Stadttheilen zugewiesen, in welchen die Erkrankung erfolgte.)

Ordnungs-Nr.		Altstadt	Neustadt			Aussenstadt						Bornheim	Sachsenh.		Nach Auswärts gehörig	Mit unbekannter Wohnung
			westliche	nördliche	östliche	südwestliche	westliche	nordwestliche	nördliche	nordöstliche	östliche		inneres	äusseres		
1	Angeborene Lebensschwäche . .	14	2	2	9	3	1	6	11	7	3	7	4	9	—	4
2	Altersschwäche	20	12	3	14	6	4	14	22	11	16	8	3	7	2	2
3	Selbstmord	11	—	4	3	2	—	5	6	11	2	1	3	4	14	12
4	Mord	—	1	1	—	—	1	—	—	—	—	—	1	—	8	
5	Unglücksfall	4	2	1	3	2	—	1	7	2	1	7	2	8	4	
	Infections- und allgem. Krankheiten.															
6	Variola	—	—	—	—	—	—	—	—	—	—	—	—	—	—	
6a	Influenza	—	—	—	1	—	2	—	1	1	—	—	—	—	—	
7	Morbilli	—	1	—	—	—	—	—	—	1	—	—	—	—	—	
8	Scarlatina	4	1	—	1	—	1	—	6	1	3	—	2	3	—	—
9	Diphtheria	25	4	8	9	1	6	6	30	41	14	79	15	17	25	—
10	Pertussis	14	1	—	1	2	—	—	2	5	7	3	1	1	1	—
11	Typhus	—	—	3	1	—	—	—	2	1	—	1	1	—	2	—
12	Dysenteria	—	—	—	—	—	—	—	—	—	—	—	—	—	—	
13	Cholera asiatica	—	—	—	—	—	—	—	—	—	—	—	—	—	—	
14	Hydrophobia	—	—	—	—	—	—	—	—	—	—	—	—	—	—	
15	Febris puerperalis	2	1	—	1	1	—	2	—	—	—	1	—	—	—	
16	Erysipelas	1	1	—	2	1	—	—	2	1	2	1	2	1	—	—
17	Meningitis cerebro-spinalis . . .	—	—	—	—	—	—	—	—	1	—	—	—	—	—	
18	Rheumatismus acutus	1	—	—	1	—	1	—	1	1	—	—	2	2	1	—
19	Tuberculosis miliaris acuta . . .	8	3	1	3	—	—	2	1	3	2	—	4	—	1	—
20	Diabetes mellitus	2	1	2	2	—	—	—	3	2	1	—	—	1	4	—
21	Sonstige allgemeine Krankheiten	13	6	2	4	—	4	1	13	8	3	6	6	8	7	2
	Localisirte Krankheiten.															
22	Meningitis tuberculosa	12	3	2	8	—	1	1	1	13	4	9	5	—	4	—
23	Apoplexia cerebri sanguinea . .	21	11	11	14	4	3	6	21	18	12	4	9	12	5	2
24	Eclampsia	12	3	5	6	1	1	5	9	10	7	4	3	8	—	—
25	Eclampsia parturientium . . .	—	—	—	—	—	—	—	—	—	—	—	—	—	—	
26	Sonstige Krankheiten d. Gehirns	30	6	5	11	2	2	4	10	16	8	5	11	8	3	—
27	Krankheiten des Rückenmarks .	2	1	2	—	1	—	1	2	8	1	2	1	1	—	—
28	» d. Herzens u. d. Gefässe	35	7	15	22	8	7	21	36	31	14	9	13	13	11	—
29	Bronchitis acuta	18	3	6	5	1	1	—	7	9	3	5	3	4	—	—
30	Bronchitis chronica	8	1	2	2	—	—	1	5	8	3	1	2	2	—	—
31	Pneumonia	45	5	11	12	4	2	10	15	18	9	16	26	19	7	3
32	Phthisis pulmonum	131	27	33	36	9	5	27	57	67	17	43	42	34	51	10
33	Laryngismus stridulus	10	4	3	2	1	1	2	12	1	7	4	9	2	1	—
34	Angina membranacea . . .	2	—	—	—	—	—	—	1	—	—	1	—	1	—	—
35	Sonstige Lungenkrankheiten . .	9	—	3	7	—	3	4	8	—	1	2	1	1	1	—
36	Krankheiten des Rippenfells . .	2	2	—	1	—	—	1	2	1	1	—	—	—	1	—
37	Catarrhus gastro-intestinalis . .	57	—	4	24	7	3	6	15	27	10	25	33	27	—	—
38	Cholera nostras	10	1	2	3	2	—	1	3	6	1	1	14	8	—	—
39	Atrophia	31	2	3	2	4	1	4	4	14	6	10	8	6	1	5
40	Sonst.Krankh.d.Verdauungscanals	19	3	7	10	2	5	10	8	17	9	4	15	8	7	2
41	Krankheiten des Bauchfells . . .	6	3	2	4	1	2	2	7	1	6	3	4	2	4	—
42	» der Leber	4	2	1	2	2	—	1	4	4	3	1	2	6	2	—
43	» v. Milz u. Pankreas . .	—	1	—	1	—	—	—	—	—	—	—	—	—	—	
44	» der Harnwerkzeuge . .	15	5	5	8	5	9	9	11	7	10	2	4	11	11	—
	» d. Geschlechtswerkzeuge	9	—	3	2	1	—	4	5	6	2	3	4	4	6	—
	» d. Bewegungswerkzeuge	4	2	1	3	2	—	2	3	3	—	—	1	—	3	—
	» der Haut	1	—	—	1	1	—	1	3	—	1	1	—	—	1	—

5. Uebersicht nach Todesursachen und Geschlecht
unter Anwendung des von der Conferenz deutscher Städtestatistiker
vereinbarten Schemas.

Todesursachen.	Zahl der Verstorbenen			Ordn.-Nr.	Todesursachen.	Zahl der Verstorbenen		
	m.	w.	zus.			m.	w.	zus.
I. Allgemeine Erkrankungen.					**II. Oertliche Erkrankungen.**			
A. Infectionskrankheiten.					**A. Erkrankungen des Nervensystems.**			
1 Pocken	—	1	1					
2 Masern				40	Geisteskrankheit	—	—	—
3 Scharlach	14	8	22	41	Gehirn- und Hirnhautentzündung	33	32	65
4 Diphtherie	143	137	280	42	Apoplexien	70	83	153
5 Croup	2	3	5	43	Entzünd.d.Rückenmarks u.s.Häute	—	2	2
6 Keuchhusten	17	21	38	44	Lähmung	24	8	32
7 Unterleibstyphus	5	6	11	45	Epilepsie	—	1	1
8 Flecktyphus	—	—	—	46	Eklampsie der Gebärenden . . .	—	—	—
9 Rückfalltyphus	—	—	—	47	Sonstige Krämpfe	45	29	74
10 Rose	4	10	14	48	Andere Erkrankungen des Nerven-	20	13	33
11 Eitervergiftung	7	7	14		systems			
12 Kindbettfieber	—	8	8					
13 Karbunkel					**B. Erkrankungen d. Kreis-**			
14 Grippe	5	—	5		**laufsorgane.**			
15 Ruhr	—	—	—	49	Herz- und Herzbeutelentzündung	14	16	30
16 Asiatische Cholera	—	—	—	50	Herzfehler	44	51	95
17 Durchfall, Brechdurchfall. . .	163	124	287	51	Herzlähmung	25	26	51
18 Wechselfieber	—	—	—	52	Sonst. Erkrank.d.Kreislauforgane	38	28	66
19 Acuter Rheumatismus	6	6	12					
20 Epidemische Genickstarre . . .	1	—	1		**C. Erkrankungen der**			
21 Syphilis	3	10	13		**Athmungsorgane.**			
22 Sonstige Infectionskrankheiten .	—	—	—	53	Erkrankungen des Kehlkopfs . .	1	—	1
B. Zoonosen				54	Bronchitis	29	36	65
23 Hundswuth	—	—	—	55	Chronischer Bronchialkatarrh . .	18	17	35
24 Milzbrand	—	—	—	56	Brustfellentzündung	5	3	8
25 Sonstige Zoonosen	—	—	—	57	Lungenentzündung	100	102	202
C. Parasiten.				58	Lungenerweiterung	5	3	8
26 Trichinose	—	—	—	59	Sonstige Erkrankungen der Ath-	48	37	85
27 Sonstige Wurm-Krankheiten . .	—	—	—		mungsorgane			
28 Schwämmchen	—	—	—					
D. Dyskrasische Krank-					**D. Erkrankungen d. Verdau-**			
heiten.					**ungsorgane.**			
29 Miliartuberculose	52	45	97	60	Magenkatarrh	—	2	2
30 Lungenschwindsucht	357	232	589	61	Darmkatarrh	—	4	4
31 Krebs	90	103	193	62	Bauchfellentzündung	16	27	43
32 Gicht	—	1	1	63	Magengeschwür	3	4	7
33 Skorbut	2	—	2	64	Eingeklemmter Bruch	2	—	2
34 Säuferdyskrasie	—	—	—	65	Darmverschlingung	5	11	16
35 Diabetes	10	8	18	66	Sonstige Magen- u. Darmkrank-	1	2	3
36 Wassersucht	4	1	5		heiten			
37 Sonstige dyskrasische Krankheiten	9	13	22	67	Leberentzündung	1	—	1
E. Vergiftungen.				68	Sonstige Erkrankungen der Leber	10	4	14
38 Thier- oder Pflanzengifte . . .	—	1	1	69	Gelbsucht	1	—	1
39 Mineralische Gifte	1	—	1	70	Milzkrankheit			

Ordn.-Nr.	Todesursachen.	Zahl der Verstorbenen m.	w.	zus	Ordn.-Nr.	Todesursachen.		
	E. Erkrankungen der Harnorgane.				89	Sonstige Entwickelungskrankheiten der Kinder	3	
71	Nierenentzündung	54	46	100		**B. der Erwachsenen.**		
72	Steinkraukheit	—	—	—	90	Kindbett	—	
73	Blasenkatarrh	3	1	3	91	Alterschwäche u. Greisenbrand .	42	10
74	Sonst. Erkrankung. d. Harnorgane	—	3	4	92	Sonstige Entwickelungskrankheiten der Erwachsenen	—	
	F. Erkrankungen der Geschlechtsorgane.					**IV. Gewaltsame Todesarten.**		
75	Erkrankungen der männlichen Geschlechtsorgane	—	—	—		**A. Unglücksfall oder Nachlässigkeit.**		
76	Erkrankungen der Eierstöcke . .	—	3	3	93	Knochenbrüche u. Zerreissungen	27	
77	Erkrankungen der Gebärmutter .	—	7	7	94	Schusswunden	—	
	G. Erkrankungen der Bewegungsorgane.				95	Schnitt- und Stichwunden . . .	—	
78	Erkrankungen der Knochen . .	12	13	25	96	Verbrennung und Erfrierung . .	1	
79	Erkrankungen der Gelenke . . .	—	2	2	97	Vergiftung	3	
80	Sonstige Erkrankungen	—	—	—	98	Ertrinken	8	
	H. Erkrankung. d. äusseren Bedeckungen.				99	Ersticken	—	
					100	Sonstige Todesarten	1	
81	Zellgewebsentzündug	1	1	2	101	**B. Todtschlag und Mord.**	6	
82	Geschwüre	—	—	—		**C. Selbstmord.**		
83	Gangraen	—	—	—	102	Schuss	18	
84	Sonstige Erkrankungen . . .	4	4	8	103	Schnitt und Stich	2	
	III. Entwickelungskrankheiten.				104	Gift	2	
	A. der Kinder.				105	Ertränken	18	
85	Lebensschwäche und vorzeitige Geburt	44	38	82	106	Erhängen	23	
86	Atrophie	56	45	101	107	Ersticken	—	
87	Angeborene Missbildungen . .	1	—	1	108	Sonstige Todesarten	1	
88	Zahnen				109	**D. Hinrichtung.**		
					110	**V. Plötzlicher Tod aus unbekannter Ursache**	2	
						Summe .	1785	17

Dritter Theil.

Oeffentliche Gesundheitspflege.

1. Das Städtische Sanitätswesen.

von

Stadtarzt Dr. A. SPIESS.

A. Der städtische Gesundheitsrath.

In dem Rechnungsjahre 1891/92 traten in der Zusammensetzung des städtischen Gesundheitsrathes keinerlei Veränderungen ein.

Der einzige Gegenstand von weitergehender Bedeutung, der den Gesundheitsrath im Jahre 1891—92 beschäftigte, betrifft das

Schlafstellenwesen.

Vorsitzender Senator Dr. v. O v e n theilte einen Auszug Protokolls des Magistrats vom 29. Januar 1892 mit, durch welchen eine Vorlage Königlichen Polizei-Präsidiums vom 28. December 1891 betreffend die Entwürfe zu zwei Verordnungen über »S c h l a f - s t e l l e n w e s e n« und über »N a c h t h e r b e r g e n« dem städtischen Gesundheitsrath zur gutachtlichen Aeusserung überwiesen wurde.

Nach einigen einleitenden Bemerkungen des Vorsitzenden berichtet S t a d t a r z t D r. S p i e s s über die beiden Vorlagen, indem er zunächst die Wichtigkeit dieser beiden Vorlagen betont, den Unterschied zwischen »Schlafstellen« und »Nachtherbergen« feststellt und hierauf an Handen ähnlicher in den letzten Jahren erlassenen Verordnungen in Berlin, Düsseldorf, Erfurt und Potsdam sowie auf Grund der Beschlüsse der Versammlungen des Deutschen Vereins für öffentliche Gesundheitspflege zu Stuttgart und Hamburg zu den einzelnen Paragraphen der beiden Verordnungen eine Reihe von Abänderungen und Zusätzen beantragt.

An der sehr eingehenden Discussion betheiligten sich wiederholt die sämmtlichen Mitglieder sowie auch Herr Polizeirath Gent,

und wurden die Vorschläge des Stadtarztes mit geringen Aenderungen
angenommen.

Diese vom Stadtarzt beantragten und vom Gesundheitsrath zum
Beschluss erhobenen Aenderungen und Zusätze beziehen sich wesentlich
auf Aenderungen, die der Gesundheitsrath im sanitären Interesse
beantragen zu sollen glaubte.

Die Anträge des Gesundheitsrathes wurden mit geringen Aenderungen vom Magistrat und später auch vom Kgl. Polizeipräsidium
genehmigt und wird die betr. Polizeiverordnung am 1. October 1892
in folgender Fassung in Kraft treten:

I. Polizeiverordnung betr. das Schlafstellenwesen.

Auf Grund der §§ 5 und 6 der Allerhöchsten Verordnung über die Polizeiverwaltung vom 20. September 1867 und der §§ 142—144 des Gesetzes über
die allgemeine Landesverwaltung vom 30. Juli 1883 wird mit Zustimmung des
Magistrats und des Kreisausschusses zu Frankfurt a. M. für den Umfang des
Stadtkreises und die Ortschaften Bockenheim, Rödelheim, Eschersheim und
Heddernheim, sowie Oberrad und Niederrad des Landkreises Frankfurt a. M.
folgende Polizeiverordnung erlassen:

§ 1. Niemand darf in das von ihm theilweise oder ganz bewohnte Haus
gegen Entgelt Personen zum Zwecke der Beherbergung (Quartiergänger,
Schläfer etc.) aufnehmen, wenn nicht die von ihm selbst, seinen Familien-
angehörigen und den Schläfern zu benutzenden Schlafräumlichkeiten folgenden
Anforderungen entsprechen:

a) Sie müssen pro Kopf 3 qm Bodenfläche und 10 cbm Luftraum enthalten.

Für Kinder unter 6 Jahren genügt ein Drittel, für Kinder von 6—14
Jahren genügen zwei Drittel jener Maasse.

Ausnahmsweise kann das Königliche Polizeipräsidium auf Widerruf gestatten, dass 8 cbm Luftraum auf den Kopf bei Erwachsenen genügen, wenn
es sich nicht um Räume zu ebener Erde handelt und wenn die Lüftung eine
besonders gute ist.

b) Sie dürfen nicht mit Abtritten in Verbindung stehen.

c) Sie müssen, um eine ausreichende Lüftung zu ermöglichen, zum Oeffnen
geeignete Aussenfenster haben.

d) Der Zugang zu Zimmern, in denen Personen des einen Geschlechts
schlafen, darf nicht durch Schlafzimmer des anderen Geschlechts stattfinden.

e) Die Schlafräume dürfen mit den eignen Wohn- und Schlafräumen des
Quartiergebers oder mit den Räumen für Schläfer des anderen Geschlechts
nicht in offener Verbindung stehen; vorhandene Verbindungsthüren sind verschlossen zu halten.

f) Jeder Schlafraum muss gedielt und verschliessbar sein.

§ 2 Wo Schläfer gehalten werden, dürfen, wenn nicht das Verhältniss
von Eheleuten und von Eltern und Kindern vorliegt, nur Personen eines und
desselben Geschlechtes in demselben Zimmer schlafen.

§ 3. Für jeden Schlafgast muss eine besondere Lagerstätte vorhanden sein.

Die Unterbringung von 2 Personen in einer Lagerstätte ist nur zulässig, wenn es sich handelt:

a) um Eheleute,

b) um Kinder unter 12 Jahren,

c) um zu ein und derselben Familie gehörige Personen gleichen Geschlechts.

Jede Lagerstätte muss mindestens aus einem Strohsack, einem Strohkopfkissen und einer wollenen Decke bestehen.

Für je 2 Schlafgäste muss mindestens ein Waschzeug und für jeden Schlafgast ein Handtuch vorhanden sein.

Bettstellen dürfen nicht übereinander gestellt werden.

Die Bezüge der Säcke und Kissen, die Ueberzüge und Betttücher, sowie die Decken sind reinlich zu halten und mindestens alle 4 Wochen zu waschen; ausserdem aber stets, falls solche bei einer Revision durch einen Polizeibeamten schmutzig befunden werden, auf Verlangen desselben sofort zu wechseln.

Das Stroh der Säcke und Kissen ist alle Vierteljahr, auch sofort auf Erfordern des revidirenden Polizeibeamten zu erneuern.

Hölzerne Urinkübel dürfen nicht verwendet werden.

§ 4. Die Schlafräume sind reinlich zu halten und zu diesem Behufe müssen

a) die Fussböden täglich am Morgen ausgekehrt und wöchentlich einmal gescheuert werden;

b) in jedem Schlafraum muss ein mit Wasser gefüllter Spucknapf stehen, derselbe muss jeden Morgen geleert, gereinigt und frisch mit Wasser gefüllt werden;

c) Decken und nicht tapezirte Wände müssen jährlich einmal getüncht werden; sind die Wände mit Oelfarbe gestrichen, so müssen sie öfters, mindestens zweimal im Jahre, gründlich abgewaschen werden.

§ 5. Personen, gegen welche Thatsachen vorliegen, die die Annahme rechtfertigen, dass sie das Vermiethen von Schlafstellen zur Förderung der Unsittlichkeit missbrauchen werden, dürfen an weibliche Personen Schlafstellen nicht vermiethen.

§ 6. Von der Aufnahme von Schläfern ist binnen 3 Tagen eine schriftliche Anzeige an das betreffende Bürgermeister- oder Schultheissenamt oder Polizeirevier — in Bockenheim an das 10. Polizeirevier — zu erstatten.

Das Polizeipräsidium, an welche diese Anzeigen nach Prüfung auf ihre Richtigkeit und mit Bericht weiter zu geben sind, ertheilt hierauf, wenn den gegebenen Bestimmungen genügt ist, eine schriftliche Bescheinigung darüber, dass dies der Fall ist. Diese Bescheinigung ist von den Schlafstellevermiethern als Ausweis aufzubewahren.

Die Formulare zu den Anzeigen werden von den genannten Amtsstellen unentgeltlich verabfolgt.

In jedem Schlafraum ist ein Exemplar dieser Verordnung, sowie eine von der Ortspolizeibehörde bescheinigte Nachweisung der höchst zulässigen Zahl von Schläfern für den fraglichen Raum aufzuhängen. Auf diesem Plakat soll auch die Anweisung stehen, wohin sich ein Schläfer mit einer Klage über eine Schlafstelle zu wenden habe.

§ 7. Wenn Schläfer gehalten werden, ist von jeder Veränderung der Schlafräume, sowie von jeder Vermehrung der die Schlafräume benutzenden Personen Anzeige, wie sie im § 6 vorgeschrieben ist, zu erstatten, auch ist in diesem Falle die frühere Bescheinigung beizufügen. Ebenso ist Anzeige zu machen, wenn statt männlicher Personen weibliche oder umgekehrt genommen werden.

§ 8. Für die Beobachtung der in dieser Verordnung enthaltenen Vorschriften und für die ordnungsmässige Erstattung der Anzeigen sind die Schlafstellenvermiether oder deren Vertreter verantwortlich. Zuwiderhandlungen gegen diese Pflichten werden mit einer Geldstrafe bis M. 30.—, an deren Stelle im Unvermögensfalle Haft bis zu drei Tagen tritt, bestraft, vorbehaltlich der Befugniss der Polizeibehörde, Schlafleute, deren Aufnahme nach § 5 oder in Ermangelung der im Vorstehenden vorgeschriebenen Erfordernisse der Schlafräume unzulässig ist, aus letzteren binnen 3 Tagen auszuweisen.

§ 9. Diese Verordnung tritt am 1. October 1892 in Kraft. Die an diesem Tage auf Schlafstelle befindlichen Personen gelten als an diesem Tage aufgenommen, und ist hiernach die in dem § 6 vorgeschriebene Anzeige bezüglich derselben zu erstatten, widrigenfalls die im § 8 angedrohten Strafen und Maassnahmen eintreten.

II. Polizeiverordnung betr. die Nachtherbergen.

Auf Grund der §§ 5 und 6 der Allerhöchsten Verordnung über die Polizeiverwaltung vom 20. September 1867 und der §§ 142—144 des Gesetzes über die allgemeine Landesverwaltung vom 30. Juli 1883 wird mit Zustimmung des Magistrats und des Kreisausschusses zu Frankfurt a. M. für den Umfang des Stadtkreises und die Ortschaften Bockenheim, Rödelheim, Eschersheim und Heddernheim, sowie Oberrad und Niederrad des Landkreises Frankfurt a. M. folgende Polizeiverordnung erlassen:

§ 1. Nachtherbergen im Sinne dieser Polizeiverordnung sind solche Unterkunftsstätten, in welchen gewerbsmässig an Personen gegen Entgelt für einzelne Nächte derart Unterkommen gewährt wird, dass in gemeinschaftlichen Schlafräumen mehrere nicht zueinander gehörige Personen untergebracht werden.

Wer eine solche Nachtherberge halten will, bedarf dazu nach § 33 der Gewerbeordnung und des § 114 des Zuständigkeitsgesetzes der für Frankfurt a. M. von dem Stadtausschuss, für Bockenheim von dem Stadtrath, für die übrigen Orte des Landkreises von dem Kreisausschusse zu ertheilenden Erlaubniss zum Betriebe der Gastwirthschaft, gleichviel ob die Fremdenbeherbergung mit oder ohne Verpflegung stattfindet.

Es ist nicht gestattet, andere als die angemeldeten und concessionirten Räumlichkeiten zur Aufnahme von Schläfern zu benutzen.

§ 2. In eine Nachtherberge dürfen Personen verschiedenen Geschlechtes nicht aufgenommen werden. Sind die Herbergsräumlichkeiten einschliesslich der Hausfluren, Treppen und Abtritte durch feste und nicht mit Verbindungsthüren versehene Wände derart von einander getrennt, dass auch nicht der Zugang von der Strasse aus ein gemeinschaftlicher ist, so gelten die getrennten Abtheilungen im Sinne dieser Bestimmung als verschiedene Nachtherbergen.

§ 3. In jedem Schlafraum dürfen nur so viele Personen untergebracht werden, dass auf den Kopf der Schläfer mindestens 3 qm Bodenraum und

10 cbm Luftraum kommen. Ausnahmsweise kann das Kgl. Polizeipräsidium auf Widerruf gestatten, dass 8 cbm Luftraum auf den Kopf genügen, wenn es sich nicht um Räume zu ebner Erde handelt und wenn die Lüftung eine besonders gute ist.

§ 4. Für jeden Schläfer muss eine besondere Lagerstätte und ein Handtuch, sowie für je 2 Personen ein Waschzeug bereit sein. Die Lagerstätte muss mindestens aus einem Strohsack, einem Strohkopfkissen und einer wollenen Decke bestehen.

Bettstellen dürfen nicht übereinander stehen und mehrere Personen dürfen nicht in einer Bettstelle zusammen liegen.

Die Bezüge der Säcke und Kissen, die Ueberzüge und Betttücher, sowie die Decken sind reinlich zu erhalten und mindestens alle 14 Tage zu waschen; ausserdem aber stets, falls solche bei einer Prüfung durch den revidirenden Polizeibeamten schmutzig befunden werden, auf Verlangen desselben sofort zu wechseln.

Das Stroh der Säcke und Kissen ist alle 4 Wochen, auch auf Erfordern der revidirenden Polizeibeamten sofort zu erneuern.

§ 5. Die Nachtherbergen müssen mit dem erforderlichen Trinkwasser und Waschwasser, sowie mit dem erforderlichen Waschgeräth versehen sein.

§ 6. Die Fenster der Schlafräume müssen ohne Rücksicht auf die Jahreszeit alle Tage von 9 bis 11 Uhr Vormittags und 2 bis 4 Uhr Nachmittags offen gehalten werden.

§ 7. Hölzerne Urinkübel dürfen nicht aufgestellt werden.

§ 8. Die Schlafräume sind reinlich zu halten und zu diesem Behufe müssen

a) die Fussböden täglich am Morgen ausgekehrt und jeden Samstag gescheuert werden;

b) in jedem Schlafraum muss ein mit Wasser gefüllter Spucknapf stehen; dieser muss jeden Morgen geleert, gereinigt und frisch mit Wasser gefüllt werden;

c) Decken und nicht tapezirte Wände müssen zweimal jährlich und zwar in der ersten Hälfte des April und des October frisch getüncht werden; sind die Wände mit Oelfarbe gestrichen, so sind dieselben zu eben denselben Zeitpunkten gründlich abzuwaschen.

§ 9. Es muss die nöthige Anzahl mit den erforderlichen Einrichtungen für Abfluss und Luftreinigung versehener Pissoirs und Abtritte vorhanden sein, zu welchen der Zugang nicht durch Wohn- und Wirthschaftsräume, noch auch über die Strasse führen und niemals behindert sein darf. Diese Bedürfnissanstalten dürfen keinen unmittelbaren Zugang zu den Schlafräumen haben und ihre Einrichtung muss eine derartige sein, dass eine Verunreinigung der Luft in den Schlafräumen ausgeschlossen ist.

Die Entleerung der Abtrittsgrube, wo solche vorhanden ist, hat jederzeit rechtzeitig vor vollständiger Füllung der Grube zu erfolgen. Die Abtritte müssen mindestens jeden Samstag und ausserdem bei etwaiger Verunreinigung, sowie auf Erfordern des revidirenden Polizeibeamten sofort abgescheuert werden.

§ 10. An der äusseren Seite der Thüre der Schlafräume ist die laufende Nummer des Raumes, sowie die Zahl der Betten jedes Raumes in auffallender Farbe anzuschreiben. Die einzelnen Schlafstätten jedes Raumes sind ebenfalls mit laufender Nummer zu versehen. Auch ist in jedem Schlafraum ein Exemplar dieser

Verordnung aufzuhängen, auf welchem auch anzugeben ist, wohin ein Schläfer mit einer etwaigen Klage über die Schlafstelle sich zu wenden habe.

§ 11. Wenn kranke Personen, namentlich mit ansteckenden oder sonst erheblichen Krankheiten behaftete, in die Nachtherbergen aufgenommen werden, oder wenn in die Nachtherberge aufgenommene Personen in der vorbezeichneten Art erkranken, so hat der Inhaber der Nachtherberge in jedem vorkommenden Falle hiervon unverzüglich bei dem betreffenden Bürgermeister- oder Schultheissenamt oder Polizeirevier — in Bockenheim bei dem 10. Polizeirevier — Anzeige zu machen, damit der Erkrankte ärztlich untersucht, resp. in das Krankenhaus untergebracht werden kann und es ermöglicht wird, die sonst etwa erforderlichen Maassnahmen ohne Verzug zu treffen. Dabei ist die Nummer des betreffenden Schlafstellenraumes und die Nummer der betreffenden Schlafstätte anzugeben.

§ 12. Inhaber von Nachtherbergen, welche gegen eine der vorhandenen Vorschriften verstossen, werden mit Geldstrafe bis zu M. 30 bestraft, an deren Stelle im Unvermögensfalle verhältnismässige Haft tritt. Ausserdem können, wenn der Besitzer der Nachtherberge die in Betreff der Reinhaltung etc. der Localitäten gegebenen Vorschriften (§ 8) ausser Acht lässt und trotz erhaltener Anweisung Seitens des Polizeipräsidiums in deren Ausführung säumig ist, die erforderlichen Maassregeln von Amts wegen im Wege des Zwanges auf seine Kosten zur Ausführung gebracht werden.

§ 13. Der Inhaber einer Nachtherberge unterliegt selbstverständlich abgesehen von vorstehenden Bestimmungen, wie alle übrigen Wirthe, der Meldepflicht gemäss § 6 No. 2 der Polizeiverordnung betr. das Meldewesen vom 3. Jan. 1887.

§ 14. Diese Verordnung tritt am 1. October 1892 in Kraft.

Die wesentlichste Aenderung, die der Magistrat an dem vom Gesundheitsrath vorgelegten Entwurf der beiden Polizeiverordnungen vorgenommen hat, besteht darin, dass in der Polizeiverordnung betr. das »Schlafstellenwesen« der Gesundheitsrath einen § eingefügt hat, lautend:

> Die Bestimmungen der vorhergehenden §§ finden auch auf alle diejenigen Fälle sinngemässe Anwendung, in welchen bei Meistern, in Fabriken, landwirthschaftlichen Betrieben etc. beschäftigten Arbeitern Seitens des Arbeitgebers, wenn auch ohne Entgelt, Schlafstelle gewährt wird.

Diesen § hat der Magistrat gestrichen und an dessen Stelle mittels Schreibens vom 16. Februar 1892 dem Kgl. Polizeipräsidium gegenüber ausgesprochen, dass es wünschenswerth erscheine, auch diejenigen Fälle, in welchen den Arbeitern bei Meistern, in Fabriken oder landwirthschaftlichen Betrieben Schlafstelle gewährt werde, im Wege der Polizeiverordnung zu regeln, da auf diesem Gebiete mancherlei Missstände bestehen.

B. Stadtarzt.

Die Thätigkeit des Stadtarztes bewegte sich auch im Rechnungsjahr 1891/92 in den Grenzen, die sich während des nunmehr
neunjährigen Bestehens dieser Stelle für dieselbe herausgebildet haben.

Ein Haupttheil der Thätigkeit des Stadtarztes bilden die mannig-
fachen **ärztlichen Untersuchungen,** die er im Auftrag der verschiedenen Amtsstellen vorgenommen hat, zum Zweck von Gutachten
in Betreff von Anstellung, Beurlaubung oder Pensionirung von
städtischen Beamten, Lehrern etc., von Ausstellung von Gesundheits-
oder Krankheitszeugnissen über städtische Angestellte, Cassenmitglieder
oder Alumnen, von Schuldispensen für Schüler etc. Ihre Zahl betrug
im Rechnungsjahr 1891/92 426.

Neu hinzugekommen im abgelaufenen Rechnungsjahr war der vom
Magistrat dem Stadtarzt gegebene Auftrag, dem von dem Magistrats-
commissär für Invaliditäts- und Altersversicherung an ihn
gerichteten Ersuchen um Begutachtung der Erwerbsfähigkeit von
Personen, welche Invaliden-Renten in Anspruch nehmen, Folge zu
geben. Untersuchungen zu vorgedachtem Zwecke hatte der Stadtarzt in den letzten beiden Monaten des Rechnungsjahres 4 vorzunehmen.

Im **Armenwesen** bewegte sich die Thätigkeit des Stadtarztes
wesentlich in der fortlaufenden Betheiligung an den zahlreichen
sanitären Fragen bei der Armenverwaltung, die sich auf Gutachten
über Gesundheitsverhältnisse und Erwerbsfähigkeit von Alumnen,
ihre Aufnahme in die verschiedenen Anstalten, ihre Transportfähig-
keit, ferner auf die Unterbringung von städtischen Pflegekindern in
der Kinderherberge oder in ländlichen Pflegestellen, auf die Untersuchung von Wohnungen von Alumnen oder städtischen Kostkindern
auf ihre Bewohnbarkeit vom sanitären Standpunkt u. dgl. bezog.

Mit den Armenärzten hielt der Stadtarzt regelmässige Besprechungen, in welchen die laufenden Angelegenheiten zur Berathung
kamen. Nach langen Verhandlungen kam im abgelaufenen Jahre
die durch den Stadtarzt vorgenommene Codificirung aller seit Einrichtung des jetzigen Armenwesens erlassenen Verfügungen oder Beschlüsse die Armenärzte betreffend zu Stande, nachdem gerade im
letzten Jahre noch einige wesentliche, durch die Erfahrung bedingte

Aenderungen im Armenarztwesen vorgenommen waren, die sich auf vereinfachte und beschleunigte Hospitaleinweisung, auf Aenderung der Formulare zur armenärztlichen Untersuchung etc. bezogen. — Die mit Schluss des Rechnungsjahres vorgenommene Neueintheilung und Vermehrung der Armendistricte machte auch eine durch den Stadtarzt vorgenommene Veränderung und Neubesetzung der Armenarztbezirke nothwendig.

Im **Krankenwesen** waren es wieder in erster Linie bauliche Veränderungen im städtischen Krankenhaus, die die Mitwirkung des Stadtarztes erforderten. Das Verwaltungsgebäude ging seiner Vollendung entgegen und galt es, dessen innere Einrichtung zweckentsprechend zu gestalten. Die mit Inbenutzungnahme des Verwaltungsgebäudes macht eine grössere Anzahl bisher zu Bewohn- und Verwaltungszwecken benutzte Räume im Hauptgebäude frei und fanden die zu deren Verwendung vom Stadtarzt gemachten Vorschläge und Anträge, namentlich auch die Errichtung einer eignen Kinderstation, die Zustimmung der oberen Behörden. — Die ständige Ueberfüllung im städtischen Krankenhaus führte zu Beginn des Rechnungsjahres zu dem Beschlusse der Errichtung einer ganz getrennten chirurgischen Station, zu welchem Zweck der Stadtarzt in Gemeinschaft mit dem städtischen Baurath und dem Chefarzt der chirurgischen Abtheilung des städtischen Krankenhauses eine Anzahl neuerer auswärtiger Hospitäler besichtigte. — Die durch die Ueberfüllung nothwendig gewordene Belegung des seit Jahren leerstehenden Blatternhauses mit anderen Kranken führte zu dem Project der Erbauung eines neuen Blatternhauses auf dem westlich von dem Krankenhaus gelegenen Grundstück und legte der Stadtarzt die in Gemeinschaft mit der Baudeputation aufgestellten Planskizzen hierzu vor. Ehe der Magistrat jedoch hierzu Stellung nahm, beauftragte der Oberbürgermeister den Stadtarzt, in anderen Städten über die entsprechenden dortigen Verhältnisse Erkundigung einzuziehen. In einem ausführlichen Bericht gab der Stadtarzt Mittheilung über die Art der Unterbringung von Blatternkranken in allen grösseren und mittleren Städten Deutschlands, und in Folge dieses Berichtes lehnte der Magistrat den Antrag des Armenamtes auf Errichtung eines neuen Blatternhauses mit 42 Betten ab und bewilligte nur die Anschaffung zweier transportabler Baracken (System Döcker) zur Unterbringung etwaiger Blatternkranker, mit der Möglichkeit der Benutzung derselben auch für andere Infectiouskraukheiten. — Da hierdurch das Blatternhaus nicht ständig seinem ursprünglichen Zweck entzogen werden durfte, dem Raummangel im Krankenhause somit nicht sicher abgeholfen war, beantragte der Stadtarzt den Bau eines neuen Pavillons für ca. 100 Kranke, dessen Ausführung auch Seitens der Behörden beschlossen wurde, so dass nach dessen Vollendung im Herbst 1893 das städtische Krankenhaus Raum für nahezu 400 Kranke haben wird.

Ausser diesen baulichen Aenderungen im städtischen Krankenhaus war es noch eine Reihe anderer mehr ärztlicher Fragen, die die Thätigkeit des Stadtarztes in Anspruch nahmen, die Aenderung der Dienstvorschriften für die Assistenzärzte und die Vermehrung deren Zahl, die Kostverhältnisse im Krankenhaus, die Evacuirung wegen Ueberfüllung und namentlich die polizeilich verlangte Unterbringung erkrankter Prostituirter, deren Zahl, wohl wesentlich unter dem Einfluss der electrischen Ausstellung, im letzten Sommer in erschreckender Weise zugenommen hatte.

In dem Armenhause, in welchem die 40 Betten enthaltende »Krankenstation«, sowie die 16 Betten umfassende »Station für Unreine« der speciellen Aufsicht des Stadtarztes unterstehen, mussten im abgelaufenen Jahre wegen Raummangels im städtischen Krankenhause noch 3 weitere, eigentlich für Häuslinge oder zu Arbeitsräumen bestimmte Säle für 36 Kranke hergerichtet werden. — Auch die Aenderung der Closetanlagen im Armenhaus erfolgte unter Mitwirkung des Stadtarztes.

In Betreff der Stiftungsspitäler, für welche dem Stadtarzt nur die fortlaufende Controle des Verbleibens der auf städtische Kosten in denselben Behandelten zusteht, hatte ausserdem der Stadtarzt Gutachten abzugeben über die Evacuirung aus der hiesigen Irrenanstalt und die für die auswärts untergebrachten Irren beantragte Zahlungserhöhung, wie er denn überhaupt durch Theilnahme an den Sitzungen des Pflegamtes der Irrenanstalt über die dortigen Vorkommnisse Kenntniss erhält. In Betreff des Hospitals zum Heiligen Geist wurde der Stadtarzt wiederholt zu Gutachten aufgefordert über bauliche Veränderungen, die Verlegung der Küchenräume aus dem Haus, die Aenderung oder Beseitigung dem Neubau der Stadtbibliothek nahe liegender kleinerer Gebäulichkeiten des Hospitals u. dgl.

In Betreff der Desinfection war es einen Theils der in Gemeinschaft mit dem Verwalter des städtischen Krankenhauses entworfene Plan zur Errichtung einer vom Krankenhaus unabhängigen

städtischen Desinfectionsanstalt, der den Stadtarzt beschäftigte, andern Theils die Anschaffung eines bis zu jenem Zeit-
punkt zu benutzenden »transportabelen Desinfectionsapparates«, zur Unterstützung des zur Desinfection für das
städtische Krankenhaus wie für die Stadt nicht mehr ausreichenden
Desinfectionsapparates im städtischen Krankenhause. Letzterem Antrage wurde Seitens der städtischen Behörden Folge gegeben, die
Errichtung einer städtischen Desinfectionsanstalt, sowie der Entwurf
einer neuen Desinfectionsordnung wurde Seitens des Armenamtes auf
Wunsch des Stadtarztes zurückgestellt, bis in Betreff der in Berlin
geplanten allgemeinen obligatorischen Desinfection eine Bekannt-
machung erschienen sei.

Von Krankheiten war es namentlich Diphtherie, die
bei ihrer noch immer starken Verbreitung in Frankfurt dem Stadt-
arzt, obgleich ihm irgendwelche sanitätspolizeiliche Befugnisse in
Betreff ansteckender Krankheiten bekanntermassen nicht zustehen,
Veranlassung gab zu wiederholten Berichten und Aeusserungen dem
Magistrat wie anderen städtischen Behörden gegenüber, auch im
ärztlichen Vereine, wo es sich darum handelte, gewisse den hiesigen
baulichen Verhältnissen unberechtigterweise gemachten Vorwürfe betr.
Begünstigung der Ausbreitung der Diphtherie auf Grund statistischen
Materials zurückzuweisen. Ausserdem hatte in Betreff der Maassregeln
zur Verhütung der Ausbreitung der Schwindsucht, sowie bei
Gelegenheit des Auftretens ansteckender Krankheiten in den Schulen
oder in der Kinderherberge der Stadtarzt wiederholt Gelegenheit zu
gutachtlichen Aeusserungen.

Im **Schulwesen** war es, abgesehen von manchen sanitären Einzel-
fragen zunächst die Fertigstellung, Eintheilung und Bestuhlung der
im Herbst 1892 zu eröffnenden neuen Schule an der Glauburgstrasse
und dann die verschiedenen von der Baudeputation entworfenen
Planskizzen für den Neubau eines städtischen Gymnasiums, die die
Mitwirkung des Stadtarztes erheischten. In einer Reihe von Schulen
wurden neue Subsellien aufgestellt und in Gemeinschaft mit dem
städtischen Schulrath erfolgte eine Aenderung einiger Maassverhältnisse
der für Frankfurt gebräuchlichen auf Grund von Maassbestimmungen
des Stadtarztes s. Z. construirten Normalsubsellien. Des Weiteren
betheiligte sich der Stadtarzt an mehreren Conferenzen der Schulbehörden wie von Rectoren zur Feststellung bestimmter Normen für
die strengere Durchführung der Reinhaltung der Schullocale. — Wie

im Vorjahr besorgte der Stadtarzt in Verbindung mit einem der
Rectoren die Aufnahme der Kinder in die »städtische Hülfsschule«
(Classen für Schwachsinnige) und die »Course für Stotternde.« —
Auch wurde der Stadtarzt in einem concreten Falle zu einem Gutachten aufgefordert, ob, event. unter welchen Bedingungen es zulässig sei, ein ungeimpftes Kind in eine öffentliche städtische Schule
aufzunehmen.

Von **sonstigen Gegenständen,** über welche der Stadtarzt auf
Verlangen des Oberbürgermeisters oder der verschiedenen Amtsstellen
Gutachten abgegeben hat, oder bei welchen er in anderer Weise
thätig war, seien noch erwähnt: die Errichtung eines städtischen
Schwimmbades, die Untergrundsverhältnisse des Bibliotheknenbaues,
die gesundheitlichen Verhältnisse einer Anzahl Häuser in der Färber-
strasse, die von Anwohnern verlangte Entfernung einer Anzahl Bäume
an der Eckenheimer Landstrasse, die gesundheitlichen Nachtheile einer
Backsteinfabrik, der Verbesserung der hiesigen Abdeckereiverhältnisse
u. A. m.

Zahlreich, wie immer, war die Zahl der von auswärts an den
Magistrat gerichteten **Anfragen,** die dem Stadtarzt zum Entwurf
eines Antwortschreibens oder zu directer Erledigung überwiesen
wurden; sie bezogen sich im abgelaufenen Jahr auf die hiesigen Ge-
sundheits- und Sterblichkeitsverhältnisse, auf die hier gebräuchliche
Handhabung der Leichenschau, auf Be- und Entwässerungsanlagen,
Kellerwohnungen, Schulheizung, Desinfectionsanstalten, Impfwesen,
Ausdehnung und Einrichtung der hiesigen Hospitäler, Privatent-
bindungsanstalten, Anstellung und Zahlung von Hebammen Seitens
der Gemeinde, auf Unterbringung von Kindern u. A.

Die **Medicinalstatistik** Frankfurts wurde auch im abgelaufenen
Jahre in bisheriger Weise durch den **Stadtarzt** bearbeitet, und betheiligte sich der Stadtarzt ausserdem mehrfach bei den sonstigen vom
städtischen statistischen Amte vorgenommenen Aenderungen der bisherigen Bearbeitung der Frankfurter Ortsstatistik.

C. Die städtischen Armenärzte.

Die Eintheilung der Armendistricte blieb im Jahre 1891/92 die gleiche wie im Vorjahre; ihre Zahl betrug 17.

Die Zahl der im Laufe des Rechnungsjahres 1891/92 auf städtische Kosten durch die Armenärzte behandelten oder ihnen zur Behandlung überwiesenen Personen betrug 2646 (872 M. und 1774 W.) gegen 2653 (882 M. und 1771 W.) im Vorjahr, mithin eine weitere geringe Abnahme um 7 Kranke.

Die Zahl der den Armenärzten zur Behandlung überwiesenen Kranken hatte betragen:

1883/84 : 3790	1888/89 : 2838
1884/85 : 3896	1889/90 : 2893
1885/86 : 3404	1890/91 : 2653
1886/87 : 3341	1891/92 : 2646
1887/88 : 3325	

Das Jahr 1891/92 hatte somit die bis jetzt geringste Zahl Kranker.

Von den 2646 Behandelten waren:

74 = 2·8 % Kinder im ersten Lebensjahre,
579 = 21·9 % Kinder von 1—15 Jahren,
1532 = 57·9 % Erwachsene von 15—60 Jahren,
461 = 17·4 % über 60 Jahre alte.

Von den 2646 Behandelten wurden

1202 = 45·4 % geheilt entlassen,
274 = 10·4 % ungeheilt entlassen,
96 = 3·6 % sind verzogen,
453 = 17·1 % wurden in ein Hospital eingewiesen,
76 = 2·9 % sind gestorben,
262 = 9·9 % kamen nicht zu eigentlicher Behandlung,
283 = 10·7 % verblieben am 1. April 1892 in Behandlung.

Das Genauere in Betreff der Art und des Ausgangs der Erkrankungen ergeben die folgenden Tabellen:

Uebersicht der Kranken nach den Districten, nach Geschlecht, Alter, Zugang und Ausgang.

Armen-district	Armenarzt	Zusam.	Geschlecht		Alter							Zugang		Ausgang						
			M.	W.	0—1	1—5	5—15	15—20	20—40	40—60	üb. 60	von 1890/91	neu	geh.	un-geh.	ver-zogen	in ein Hosp.	gest.	nicht beh.	ver-bleib.
I.	Dr. Horff	325	140	185	19	26	47	9	71	104	49	8	317	175	22	6	53	10	45	14
II.	» Kühner	165	50	115	3	21	9	2	39	68	23	7	158	57	37	—	23	5	43	—
III.	» Kühner	113	42	71	1	4	10	1	28	34	35	4	109	40	22	—	17	3	30	1
IV.	» Fester	187	45	142	6	5	11	5	40	77	43	36	151	66	10	14	41	4	16	36
V.	» Zürn	277	88	189	4	12	26	9	53	128	45	37	240	135	12	12	66	5	13	34
VI.	» Fester	85	18	67	1	5	8	2	17	38	14	10	75	24	6	4	18	3	11	19
VII.	» Zürn	172	50	122	3	10	21	2	42	70	24	15	157	73	10	7	43	4	9	26
VIII.	» Zimmern	19	3	16	—	—	2	—	7	4	6	1	18	8	—	—	5	—	1	5
IX.	» Øhler	26	7	19	—	—	—	—	9	10	7	3	23	7	2	—	9	—	1	7
X.	» Oehler	99	21	78	3	8	9	—	20	39	20	15	84	49	7	4	14	5	1	19
XI.	» Kömpel	87	32	55	2	4	10	2	12	33	24	14	73	25	10	18	8	3	3	20
XII.	» Klingelhöffer	202	61	141	7	20	9	14	43	70	39	14	188	84	20	3	43	6	28	18
XIII.	» Neumüller	208	74	134	6	24	25	9	37	65	42	15	193	73	23	1	42	6	49	14
XIV.	» Keller	178	62	116	7	30	47	3	28	47	16	11	167	110	33	1	21	5	—	8
XV.	» Keller	240	89	151	10	46	70	11	36	42	25	11	229	165	40	3	16	9	4	3
XVI.	» Oehler	133	65	68	1	13	24	4	16	51	24	10	123	68	13	9	19	5	6	13
XVII.	» Kömpel	130	25	105	1	5	18	2	26	53	25	29	101	43	7	14	15	3	2	46
		2646	872	1774	74	233	346	75	524	933	461	240	2406	1202	274	96	453	76	262	283
		2646	2646				2646						2646				2646			

Uebersicht der Kranken nach den Krankheiten.

Krankheiten.	Zsm.	Geschlecht.		Alter						
		M.	W.	0—1	1—5	5—15	15—20	20—40	40—60	über 60
Altersschwäche.	40	5	35	—	—	—	—	—	3	37
Infectionskrankheiten.										
Influenza	97	35	62	—	9	15	2	17	36	18
Morbilli.	41	20	21	1	19	20	—	—	1	—
Scarlatina	10	4	6	—	1	3	—	—	—	—
Diphtheria	53	25	28	—	13	35	1	4	—	—
Andere acute Exantheme.	2	—	2	—	1	1	—	—	—	—
Pertussis	29	13	16	2	20	7	—	—	—	—
Typhus	11	6	5	—	—	6	—	4	—	1
Febris puerperalis . . .	5	—	5	—	—	—	—	5	—	—
Erysipelas.	12	3	9	—	—	1	1	1	7	2
Rheumatismus acutus .	16	9	7	—	—	—	1	6	6	3
Allgemeinkrankheiten.										
Diabetes mellitus . . .	1	—	1	—	—	—	—	—	1	—
Scrophulosis	22	7	15	—	8	11	1	2	—	—
Rhachitis	20	12	8	1	16	—	—	2	1	—
Debilitas	22	1	21	—	—	2	—	2	7	11
Anaemia	160	6	154	—	1	22	5	59	66	7
Chlorosis	28	2	26	—	—	9	13	6	—	—
Syphilis	33	14	19	4	—	—	1	18	10	—
Hydrops	4	2	2	—	—	—	—	1	1	2
Alcoholismus	8	8	—	—	—	—	—	1	6	1
Bleivergiftung.	3	3	—	—	—	—	—	1	2	—
And. Allgemeinkrankheit.	3	—	3	—	—	—	—	1	1	1
Localisirte Krankheiten.										
Krankheiten des Nervensystems.										
Meningitis	4	1	3	—	2	—	—	1	1	—
Apoplexia cerebri sang.	23	6	17	—	—	—	—	1	9	13
Convulsiones	4	4	—	4	—	—	—	—	—	—
Epilepsia	17	6	11	—	—	1	5	7	3	1
Neuralgia	25	4	21	—	—	—	—	3	17	5
Hysteria	23	2	21	—	—	1	1	3	14	4
Geisteskrankheiten . . .	19	9	10	—	—	1	2	3	10	3
Lähmungen	18	5	3	—	—	—	—	5	7	6
Sonst. Gehirnkrankheiten	19	7	12	1	2	3	—	1	12	—
Rückenmarkskrankheit.	12	11	1	—	—	—	—	2	10	—
Krankheiten des Gefässsystems.										
Krankheiten des Herzens.	52	13	39	—	—	5	1	7	26	13
Krankheit. d. Blutgefässe.	17	6	11	—	—	3	—	4	7	3
Krankheiten der Lymphgefässe und Drüsen.	23	5	18	1	1	4	2	2	13	—
Krkh. d. Athmungsorg.										
Bronchitis, Catarrhus . .	358	128	230	13	50	34	8	50	122	81
Pneumonia	45	21	24	5	9	17	—	6	5	3
Phthisis pulmonum . .	197	89	108	—	4	10	4	79	85	15

Geschlecht, Alter, Zugang und Ausgang.

von 1890,91	neu	geh.	un-geh.	ver-zog.	in Hosp.	gest.	nicht beh.	verbl.	Krankheiten.
8	32	—	5	1	7	3	11	13	**Altersschwäche.**
									Infectionskrankheiten.
4	93	62	—	1	16	1	1	16	Influenza.
—	41	33	—	—	3	1	—	4	Morbilli
—	10	5	--	—	3	1	—	1	Scarlatina.
1	52	40	—	—	11	1	1	—	Diptheria.
—	2	2	—	--	--	—	—	—	Andere acute Exantheme.
—	29	16	1	5	2	1	4	—	Pertussis.
—	11	4	--	1	6	—	--	—	Typhus.
—	5	4	--	—	1	--	—	—	Febris puerperalis.
1	11	10	—	—	2	--	--	—	Erysipelas.
1	15	5	—	--	7	—	—	4	Rheumatismus acutus.
									Allgemeinkrankheiten.
—	1	--	1	—	—	—	—	—	Diabetes mellitus.
1	21	8	8	--	2	—	2	2	Scrophulosis.
—	20	7	4	1	4	—	3	1	Rhachitis.
2	22	6	2	—	3	—	9	2	Debilitas.
19	141	99	14	7	8	—	6	26	Anaemia.
2	26	14	3	1	3	--	4	3	Chlorosis.
—	33	2	3	1	24	—	--	3	Syphilis.
—	4	—	—	—	3	—	1	—	Hydrops.
1	7	—	--	1	5	—	2	—	Alcoholismus.
—	3	—	1	—	--	—	1	1	Bleivergiftung.
--	3	—	1	—	1	—	1	--	And. Allgemeinkrankheit.
									Localisirte Krankheiten.
									Krankheiten des Nervensystems.
—	4	--	—	—	1	2	1	—	Meningitis.
2	21	—	7	—	12	2	1	1	Apoplexia cerebri sang.
—	4	—	—	—	1	2	1	--	Convulsiones.
3	14	1	3	1	4	—	3	5	Epilepsia.
1	24	17	—	—	1	—	2	5	Neuralgia.
2	21	9	5	—	4	--	3	2	Hysteria.
—	19	—	5	—	8	--	4	2	Geisteskrankheiten.
—	18	1	3	3	1	—	6	4	Lähmungen.
3	16	6	4	--	1	2	3	3	Sonst. Gehirnkrankheiten
3	9	1	3	—	3	—	2	3	Rückenmarkskrankheit.
									Krankheiten des Gefässsystems.
6	46	7	11	3	18	4	4	5	Krankheiten des Herzens
2	15	7	3	3	2	—	1	1	Krankheit.d. Blutgefässe
2	21	5	7	2	5	—	2	2	} Krankheiten der Lymphgefässe und Drüsen
									Krkh. d. Athmungsorg.
47	311	245	30	8	24	8	10	33	Bronchitis, Catarrhus.
3	42	28	—	—	7	5	1	4	Pneumonia.
32	165	2	56	6	72	19	14	28	Phthisis pulmonum.

Krankheiten.	Zsm.	Geschlecht.		Alter						
		M.	W.	0–1	1–5	5–15	15–20	20–40	40–60	über 60
Laryngismus stridulus .	6	4	2	3	3	—	—	—	—	—
Laryngitis crouposa . .	3	1	2	—	1	2	—	—	—	—
Angina	50	17	33	1	5	31	3	4	5	1
Asthma	33	15	18	—	—	—	—	2	21	10
Sonstige Krankheiten der Athmungsorgane . . .	31	19	12	—	—	1	1	19	16	
Rippenfellentzündung .	13	4	9	—	—	3	—	4	5	1
Sonstige Krankheiten des Rippenfells	3	2	1	—	1	—	—	1	1	—
Krkh.d.Verdauungsorg.										
Catarrhus gastro-intestin.	135	48	87	21	34	33	2	14	20	11
Atrophia	8	4	4	8	—	—	—	—	—	—
Gastricismus	90	19	71	—	1	7	1	17	37	27
Hernia	30	11	19	1	2	1	1	3	14	8
Sonstige Krankheiten des Darmtractus. . . .	66	18	48	2	7	3	1	19	27	7
Krankheiten d. Bauchfells	9	3	6	—	—	5	—	1	1	2
Krankheiten der Leber .	14	6	8	—	—	—	—	1	8	5
Krankheiten der Harn- u. Geschlechtsorgane.										
Krankheiten der Nieren .	14	9	5	1	—	1	—	2	6	4
Krankheiten der Blase .	14	5	9	—	—	—	—	1	7	6
Krankh.d.Geschlechtsorg.	92	5	87	1	1	1	—	48	36	5
Krkh.d.Bewegungsorg.										
Rheumatismus.	197	39	158	—	1	1	—	26	110	59
Entzündl. Affectionen der Knochen und Gelenke	69	25	44	—	2	5	6	15	26	15
Knochenbruch	16	8	8	—	1	1	1	1	11	1
Verrenkung	7	2	5	—	—	2	1	2	1	1
Contusion.	16	10	6	—	1	4	—	1	7	8
Sonstige Krankheiten der Bewegungsorgane . .	14	1	13	—	—	2	—	4	4	4
Krankheiten der Haut.										
Entzündl.Hautaffectionen	11	5	6	—	—	2	—	1	5	3
Chron. Hautausschläge .	38	20	18	1	9	11	1	5	7	4
Krätze	9	8	1	—	1	3	--	2	2	1
Abscesse	18	4	14	—	2	4	—	1	4	7
Geschwüre	48	9	39	—	—	1	—	10	21	13
Wunden	22	16	6	—	1	3	1	5	10	2
Krkh.d.Sinnesorgane.										
Krankheiten der Augen.	29	12	17	—	2	3	1	5	9	9
Krankheiten der Ohren.	8	3	5	2	—	3	—	—	3	—
Nicht krank gewesen. .	57	18	39	1	2	2	3	23	14	12
	2646	872	1774	74	233	316	75	521	943	161
	2646	2646		2646						

Zugang		Ausgang							Krankheiten.
von 1890/91	neu.	geb.	un-geh.	ver-zog.	in Hosp.	gest.	nicht beh.	verbl.	
—	6	2	—	—	1	2	—	1	Laryngismus stridulus.
—	3	3	—	—	—	—	—	—	Laryngitis crouposa.
—	50	44	—	1	2	—	2	1	Angina.
7	26	7	9	2	4	4	4	3	Asthma.
6	25	7	2	3	11	—	3	5	Sonstige Krankheiten der Athmungsorgane.
2	11	9	—	1	3	—	—	—	Rippenfellentzündung.
—	3	1	—	—	2	—	—	—	Sonstige Krankheiten des Rippenfells.
									Krkh.d.Verdauungsorg.
2	133	111	1	3	9	9	—	2	Catarrhus gastro-intestin.
—	8	2	—	—	1	4	—	1	Atrophia.
12	78	60	9	2	3	—	6	10	Gastricismus.
1	29	5	7	1	3	1	12	1	Hernia.
4	62	32	1	3	18	1	6	5	Sonstige Krankheiten des Darmtractus.
—	9	4	1	—	3	—	—	1	Krankheit. d. Bauchfells.
1	13	3	2	1	5	1	—	2	Krankheiten der Leber.
									Krankheiten der Harn- u.Geschlechtsorgane.
5	9	2	—	1	7	1	2	1	Krankheiten der Nieren.
1	13	4	1	1	4	—	—	4	Krankheiten der Blase.
7	85	32	10	4	19	1	10	16	Krnkh.d.Geschlechtsorg.
									Krkh.d.Bewegungsorg.
19	178	102	17	11	11	—	25	31	Rheumatismus.
10	59	10	12	8	23	—	5	11	Entzündl. Affectionen der Knochen und Gelenke.
1	15	8	—	—	1	—	6	1	Knochenbruch.
—	7	6	—	—	1	—	—	—	Verrenkung.
—	16	13	—	—	3	—	—	—	Contusion.
2	12	3	3	3	3	—	1	1	Sonstige Krankheiten der Bewegungsorgane.
									Krankheiten der Haut.
1	10	6	1	—	2	—	1	1	Entzündl.Hautaffectionen
—	38	28	1	1	2	—	4	2	Chron. Hautausschläge.
—	9	—	—	—	9	—	—	—	Krätze.
3	15	10	1	—	6	—	—	1	Abscesse.
9	39	19	8	3	7	—	3	8	Geschwüre.
—	22	12	—	—	9	—	1	—	Wunden.
									Krkh.d.Sinnesorgane.
1	28	7	7	2	4	—	9	—	Krankheiten der Augen.
—	8	4	1	—	2	—	1	—	Krankheiten d. Ohren.
—	57						57	—	**Nicht krank gewesen.**
240	2406	1202	274	96	453	76	262	283	
2646		2646							

Aus vorstehender Tabelle ist ersichtlich, welche Arten von Krank-
heiten die Armenärzte beschäftigen. Von den 2549 Kranken (bei
Ausschluss der 40 an Altersschwäche Leidenden und der 57 vom
Arzt als nicht krank Befundenen) haben gelitten an

Infectionskrankheiten	276 =	10·8 %
Allgemeinkraukheiteu	304 =	11·9 »
Krankheiten des Nervensystems . . .	164 =	6·4 »
» » Gefässsystems . . .	92 =	3·6 »
» der Athmungsorgane . .	739 =	29·0 »
» » Verdauungsorgane .	352 =	13·8 »
» » Harn- und Geschl.-Org.	120 =	4·7 »
» » Bewegungsorgane . .	319 =	12·5 »
» » Haut	146 =	5·8 »
» » Sinnesorgane . . .	37 =	1·5 »
	2549 =	100·0 %

Unter den Infectionskrankheiten nahmen in diesem Jahr
Influenza mit 97 und Diphtherie mit 53 Kranken die ersten Stellen
ein, dann kamen Masern, die in diesem Jahr 41 Erkrankungsfälle
lieferten; an Scharlach wurden 10 Kinder behandelt, ferner kamen
29 Kinder mit Keuchhusten zur Behandlung, 11 Personen mit
Typhus, 16 mit acutem Gelenkrheumatismus, 12 mit Erysipel und
5 Frauen mit Puerperalfieber.

Unter den Allgemeinkrankheiten nimmt Scrophulose und
Rhachitis mit 42 Fällen eine hervorragende Stelle ein, sehr gross
ist auch die Zahl der an Blutleere Leidenden, 160, darunter
154 Frauen, während 28 Mädchen und Frauen, an Bleichsucht
leidend, zur Behandlung kamen. Von 33 an Syphilis Erkrankten
wurden 24 in das städtische Krankenhaus eingewiesen.

Unter den Localerkrankungen kommen natürlich in erster
Linie die Krankheiten der Athmungsorgane, und hier, fast die Hälfte
aller Krankheiten dieser Classe ausmachend, Catarrhe der Luftwege,
an welcher 358 Personen, 13·8 % aller in Behandlung Gekommenen
litten, und Lungenschwindsucht, mit 197 = 7·6 % aller Erkrankten.
Besonders häufig waren dann noch Magen- und Darmcatarrh und
Gastricismus mit 225, Muskelrheumatismus mit 197 vertreten.

Ueber die Zahl der von den Armenärzten in den einzelnen
Districten gemachten Besuche und über die dem Armenamt durch
den einzelnen Kranken erwachsenen Kosten gibt die gegenüberstehende Tabelle Aufschluss:

Allgemeine Uebersicht der Thätigkeit der Armenärzte im Rechnungsjahr 1891—92.

Armen-District.	Zahl der behandelten Kranken.	Zahl der: Besuche im Hause des Kranken.	Consultat. im Hause des Arztes.	Besuche u. Consultat. zusammen. (3 C. = 1 B.)	Ausgaben für: Arzneien. M.	Pf.	Bandagen, chirur. Behandlung etc. M.	Pf.	Zusammen. M.	Pf.	Ausgaben pro Kopf der Behandelten: für ärztl. Behandlung. M.	Pf.	für Arzneien. M.	Pf.	für Bandagen, chir. Behandlung etc. M.	Pf.	Zusammen. M.	Pf.
I.	325	1257	835	1552	260	98	41	25	302	18	3	03	—	80	—	13	4	01
II.	165	397	343	511	193	67	48	75	242	12	3	60	1	17	—	29	5	06
III.	113	200	208	269	91	05	30	50	121	55	3	60	—	81	—	27	4	68
IV.	187	428	679	654	447	08	28	65	475	73	3	67	2	39	—	15	4	23
V.	277	445	1119	818	1210	35	96	50	1306	85	2	12	4	37	—	35	6	85
VI.	85	119	294	217	153	88	8	—	161	88	3	67	1	81	—	09	5	57
VII.	172	289	601	489	611	38	40	50	651	88	2	13	3	56	—	23	5	92
VIII.	19	11	58	30	72	28	—	—	72	28	2	13	3	80	—	—	5	93
IX.	26	70	73	94	92	37	10	50	102	87	3	88	3	55	—	40	7	83
X.	99	317	244	398	154	87	34	65	188	87	3	88	1	56	—	34	5	78
XI.	67	635	345	740	237	33	56	—	293	98	4	61	2	73	—	65	7	99
XII.	202	562	580	755	379	24	86	—	465	24	4	95	1	88	—	43	7	26
XIII.	203	851	556	1086	413	38	44	50	457	88	4	81	1	90	—	21	7	01
XIV.	178	923	850	1206	600	09	50	—	650	09	2	30	3	37	—	28	6	04
XV.	240	1889	1248	2905	1083	12	22	93	1056	05	2	30	4	30	—	10	6	79
XVI.	133	460	318	566	223	70	27	50	251	20	3	88	1	68	—	21	5	77
XVII.	130	767	978	1093	351	38	41	—	395	38	4	61	2	73	—	32	7	66
	2546	9610	9379	12736	6529	10	667	23	7196	38	3	44	2	47	—	25	6	16

Aus vorstehender Tabelle ist ersichtlich, dass im Durchschnitt
jeder der 2646 den Armenärzten zur Behandlung Zugewiesenen
6·16 M. Kosten verursacht hat, die sich zusammensetzen aus 3·44 M.
Honorar für den Armenarzt, 2·47 M. für Arzneien und 0·25 M. für
Bandagen etc. und chirurgische Hülfeleistung. Diese einzelnen Posten
gestalteten sich in den verschiedenen Districten sehr verschieden:
der Armenarzt erhielt am meisten im XII. District, 4·95 M. für
jeden Kranken, am wenigsten, 2·13 M., im V., VII. und VIII. District.
An Arzneien schwanken die Ausgaben zwischen 4·30 M. für den
Kranken im XV. District und 0.80 M. in dem I. District.

Zum Schlusse möge noch ein Vergleich der diesjährigen Verpflegten, der Verpflegungstage und Verpflegungskosten mit den beiden
Vorjahren zugefügt werden.

Es betrugen:

	1889/90	1890/91	1891/92
Die Zahl der zugewiesenen Kranken	2 893	2653	2646
» » » einzelnen Besuche .	10 875	8983	9610
» » » Consultationen . .	10 769	8987	9379

Die Ausgaben betrugen:

für die Armenärzte	9000·00 M.	9000·00 M.	9000·00 M.
» Arzneien und Bandagen . .	7127·35 »	6847·72 »	7196·33 »
zusammen per Kopf	5·57 »	5·96 »	6·16 »

Das Jahr 1891/92 zeigt gegen sein Vorjahr eine geringe Abnahme der Zahl der Kranken und zwar um 7, aber eine Zunahme
der Besuche und Consultationen, und ebenso eine Steigerung der
Curkosten um 20 Pf. pro Kopf = 3·4%.

2. Mittheilungen des Physicats.

Von

Kreisphysicus Sanitätsrath Dr. GRANDHOMME.

I. Medicinalpersonal.

Die Zahl der Aerzte in Frankfurt a. M. betrug Anfang des Jahres 1891: 184; von diesen verzogen im Laufe des Jahres 2 und starben 5. Zugezogen sind 15, so dass der Bestand am Ende des Jahres 192 betrug. Demnach kommt ein Arzt auf ca. 970 Einwohner. Ferner prakticirt hier eine in Zürich promovirte Aerztin.

Zahnärzte gibt es 40, und zwar 18 in Deutschland ausgebildete, 2 *American Doctors of dental medicin* und 10 *American Doctors of dental surgery.*

Die Zahl der Hebammen hat gegen das Vorjahr um 4 zugenommen und beträgt jetzt 62.

Es bestehen 14 Apotheken, in welchen ausser den Besitzern 51 Gehülfen beschäftigt sind.

Heilgehülfen gibt es hier 60.

II. Infectionskrankheiten.

In der folgenden Tabelle sind die Zahlen der g e m e l d e t e n Fälle von Infectionskrankheiten*) angegeben, die Zahl der Todesfälle ist in Klammern beigefügt.

1891. Monat.	I	II	III	IV	V	VI	VII	VIII	IX	X	XI	XII	Summa
Diphtherie	70 (48)	52 (30)	62 (30)	59 (27)	58 (21)	28 (15)	24 (16)	47 (14)	47 (19)	47 (19)	46 (22)	52 (25)	592 (286)
Scharlach	34 (2)	44 (1)	67 (5)	49 (1)	42 (2)	31 (2)	12 (1)	13 (0)	15 (0)	11 (0)	12 (1)	18 (1)	350 (22)
Masern	14 (1)	8 (0)	2 (0)	0 (0)	0 (0)	5 (0)	1 (0)	0 (0)	1 (0)	0 (0)	7 (0)	16 (0)	54 (1)
Typhus abdominalis . .	2 (3)	3 (0)	2 (0)	4 (2)	1 (0)	3 (0)	7 (3)	3 (0)	6 (1)	10 (0)	6 (2)	4 (0)	51 (11)
Puerperalfieber	2 (0)	0 (0)	1 (1)	2 (1)	2 (2)	0 (0)	1 (0)	0 (0)	2 (0)	2 (1)	1 (2)	1 (0)	14 (7)

*) Die g e m e l d e t e n Krankheitsfälle stehen in keinem Verhältniss zur Zahl der Todesfälle, es ist daher wohl anzunehmen, dass die ersteren beträchtlich hinter der Wirklichkeit zurückgeblieben sind.

Erkrankungen an Influenza kamen im ganzen Jahre vor,
und vermehrten sich erheblich gegen Ende des Jahres. Es starben
an ihr jedoch nur 5 Personen, 3 im März und 2 im April.

Die Zahl der eingeschriebenen Prostituirten betrug ungefähr
400, davon entfallen 60 auf die erste Classe, d. h. solche, welche monatlich 2mal in ihren Wohnungen untersucht werden; 120 und 220
auf die zweite und dritte Classe, welche wöchentlich zur Untersuchung in das Polizeigefängniss kommen.

Bei den Untersuchungen wurden Geschlechtskranke gefunden
von der ersten Classe 3, von der zweiten 80 und von der dritten
239, im Ganzen 273. Ueber die Art der Geschlechtskrankheiten gibt
der Bericht des städtischen Krankenhauses Auskunft.

III. Bericht über die im Stadtkreis Frankfurt a. M. im Jahre 1891 vollzogenen Impfungen.

1. Impfung.

Die Zahl der im Stadtkreis Frankfurt im Jahre 1891 zur
Erstimpfung vorzustellenden Kinder betrug einschliesslich 874 im
Laufe des Jahres ungeimpft zugezogener impfpflichtiger Kinder 6698.
Von diesen sind im Laufe des Jahres 223 ungeimpft gestorben,
769 ungeimpft nach Auswärts verzogen und 35 waren bereits im
Vorjahr mit Erfolg geimpft worden. Es blieben somit für 1891
impfpflichtig: 5671 Kinder.

Von diesen 5671 impfpflichtigen Kindern sind

geimpft	3712	= 65·5%
blieben somit ungeimpft	1959	= 34·5%
	5671	

Von den 3712 geimpften Kindern wurden

mit Erfolg geimpft	3611	= 97·3%
ohne Erfolg geimpft	101	= 2·7%
	3712	
in öffentlichen Terminen geimpft . . .	2313	= 62·3%
privatim geimpft	1399	= 37·7%
	3712	

und zwar wurden

	in öffentlichen Terminen		privatim	
mit Erfolg geimpft .	2272	= 98·2%	1339	= 95·7%
ohne Erfolg geimpft .	41	= 1·8%	60	= 4·3%
	2313		1399	

Von den 1959 ungeimpft gebliebenen Kindern wurden nicht geimpft

auf Grund ärztlichen Zeugnisses . . . . 1551 = 79·2%
vorschriftswidrig der Impfung entzogen .   408 = 20·8%
                                           ‾‾‾‾‾
                                            1959

Von den 5671 impfpflichtigen Kindern wurden somit der Impfung vorschriftswidrig entzogen: 408 = 7·2%.

Gegen die beiden Vorjahre stellen sich die diesjährigen Ergebnisse wie folgt. Es waren von allen Impfpflichtigen

geimpft   1889   1890   1891
mit Erfolg . . . . 67·9% ⎫   56·8% ⎫   63·7% ⎫
ohne Erfolg . . . . . .   3·5% ⎬ 71·4%   2·0% ⎬ 58·8%   1·8% ⎬ 65·5%

nicht geimpft
auf Grund ärztlichen Zeugnisses 28·0% ⎫   28·8% ⎫   27·3% ⎫
vorschriftswidrig entzogen .   5·6% ⎬ 28·6% 12·4% ⎬ 41·2%   7·2% ⎬ 34·5%

Hiernach stellt sich das Jahr 1891 darin günstiger als das Vorjahr, dass die Zahl der Geimpften, die im Jahr 1891 58·8% (im Jahr 1889 allerdings 71·4%) aller Impfpflichtigen betragen hatte, im abgelaufenen Jahr wieder auf 65·5% hinaufgegangen, und dass die Zahl der der Impfung vorschriftswidrig Entzogenen von 12·4% im Vorjahr auf 7·2% im Jahre 1891 heruntergegangen ist.

Als Impflymphe wurde fast ausnahmslos Thierlymphe angewandt: von den 3712 vorgenommenen Impfungen wurden 3615 = 97·4% mit Thierlymphe und 97 = 2·6% mit Menschenlymphe ausgeführt, letztere ausschliesslich bei Privatimpfungen.

2. Schulimpfung (Revaccination).

Die Zahl der im Jahre 1891 revaccinationspflichtigen Kinder im Stadtkreis Frankfurt betrug 3817.

Von diesen 3817 revaccinationspflichtigen Kindern sind

revaccinirt . . . . 3531 = 92·5%
blieben somit unrevaccinirt . . . . . 286 = 7·5%
                                     ‾‾‾‾‾
                                      3817

Von den 3531 revaccinirten Kindern wurden

mit Erfolg revaccinirt . . . . 2798 = 79·2%
ohne Erfolg revaccinirt . . . . 733 = 20·8%
                                     ‾‾‾‾‾
                                      3531
in öffentlichen Terminen revaccinirt . . 3141 = 89·0%
privatim revaccinirt . . . . 390 = 11·0%
                                     ‾‾‾‾‾
                                      3531

und zwar wurden

	in öffentlichen Terminen	privatim
mit Erfolg revaccinirt .	2505 = 79·8°/₀	298 = 75·1°/₀
ohne Erfolg revaccinirt .	636 = 20·2°/₀	97 = 24·9°/₀
	3141	390

Von den 286 unrevaccinirt gebliebenen Schulkindern wurden nicht revaccinirt

auf Grund ärztlichen Zeugnisses . . . . . 143 = 50·0°/₀
wegen Aufhörens des Schulbesuches oder weil
   nicht aufzufinden . . . . 137 = 47·9°/₀
vorschriftswidrig der Impfung entzogen . . 6 = 2·1°/₀
                                              286

Von den 3817 revaccinationspflichtigen Kindern wurden der Revaccination somit entzogen: 6 = 0·2°/₀.

Gegen die beiden Vorjahre stellten sich die diesjährigen Ergebnisse wie folgt: Es waren von allen Revaccinationspflichtigen

revaccinirt

	1889	1890	1891
mit Erfolg	61·2°/₀ } 87·2°/₀	60·7°/₀ } 85·1°/₀	73·3°/₀ } 92·5°/₀
ohne Erfolg	26·0°/₀	24·4°/₀	19·2°/₀

nicht revaccinirt

auf Grund ärztlicher Zeugnisse .	2·6°/₀ } 12·8°/₀	3·6°/₀ } 14·9°/₀	3·7°/₀ } 7·5°/₀
wegen Aufhörens d. Schulbesuchs etc.	1·1°/₀	3·1°/₀	3·6°/₀
vorschriftswidrig entzogen . . .	9·1°/₀	8·2°/₀	0·2°/₀

Die Zahl der überhaupt Revaccinirten zeigte im Jahr 1891 eine beträchtliche Zunahme gegen die beiden Vorjahre von 87·2°/₀ und 85·1°/₀ auf 92·5°/₀. Unter ihnen waren im Jahr 1891 19·2°/₀ Impfungen ohne Erfolg; in den beiden Vorjahren hatte diese Zahl 26·0°/₀ und 24·4°/₀ betragen. Auch die Zahl der der Wiederimpfung vorschriftswidrig Entzogenen nimmt von Jahr zu Jahr ab: 1887 hatte sie noch 21·2°/₀ aller Revaccinationspflichtigen betragen, in den beiden folgenden Jahren war sie auf 9·2°/₀ und 9·1°/₀, 1890 auf 8·2°/₀ heruntergegangen, im Jahr 1891 hat sie nur noch 0·2°/₀ betragen.

Als Impflymphe wurde auch bei den Revaccinationen fast in allen Fällen Thierlymphe verwandt: von den 3531 vorgenommenen Revaccinationen wurden 3511 = 99·4°/₀ mit Thierlymphe und nur 20 = 0·6°/₀ mit Menschenlymphe ausgeführt, letztere ausschliesslich bei Privatimpfungen.

3. Die Polizei-Verordnung vom 3. Juli 1891 betr. das Bauen in der Aussenstadt.

Mit einem Rückblick auf die Bauordnung vom 24. Juli 1884.

Von Dr. E. MARCUS.

Am 7. Mai 1879 stellte Georg Varrentrapp, der schon lange auch auf dem Gebiete des Bauwesens eine grosse hygienische Thätigkeit entfaltete und der beste Kenner aller existirenden Bauordnungen war, bei der Stadtverordneten-Versammlung den Antrag, den Magistrat, der schon seit 1873 Vorarbeiten gemacht, um Ausarbeitung einer neuen Bauordnung für die Stadt Frankfurt a. M. zu ersuchen. Er wies in seiner Begründung darauf hin, dass das bis dahin gültige Baustatut vom 11. Juni 1809 den Bedürfnissen und namentlich den an Neubauten in grösseren Städten zu stellenden hygienischen Anforderungen, wie sie der deutsche Verein für öffentliche Gesundheitspflege in seiner Generalversammlung in München im Jahre 1875 formulirt, nicht mehr entspreche. Am 13. Mai 1879 nahm die Stadtverordneten-Versammlung diesen Antrag an, aber erst nach nochmaliger Mahnung durch Dr. Varrentrapp am 1. Juli 1880, d. h. nach Eintritt Miquels in den Magistrat, erfolgte am 30. December 1881 endlich die Vorlage eines Entwurfes einer neuen Bauordnung.

Dieser, vorher schon vom Städtischen Gesundheitsrathe, dem Architecten- und Ingenieur-Verein, sowie vom Baugewerbe-Verein begutachtete Entwurf wurde einer aus Magistrats- und Stadtverordneten-Mitgliedern (unter letzteren ich als ärztliches) bestehenden gemischten Commission zur Vorberathung überwiesen, die in vielen, langen und oftmals recht hartnäckigen Sitzungen ihre Aufgabe so erledigte, dass sie am 10. Mai 1882 Bericht erstatten konnte.

Dieser Bericht war in vielen Punkten das Werk eines Compromisses zwischen den Hygienikern und den Bautechnikern und Interessenten. Es war natürlich, dass es den letzteren schwer fiel, von alten Gewohnheiten und Geschäftsvortheilen, die seit mehr als siebzig Jahren üblich waren, zu Gunsten ideeller Anschauungen d. h. hygienischer Verbesserungen abzugehen, und so standen sich denn häufig die Meinungen schnurgerade gegenüber. Die Bedürfnisse des Verkehrs und Erwerbs collidirten oft mit denen der Gesundheitspflege, die Speculation machte sich auch oft und laut genug geltend. Und

nicht blos in der Commission, sondern auch nachher bei den Verhandlungen in der Stadtverordneten-Versammlung trat dieser Kampf
offen zu Tage; die der letzteren angehörigen sechs Aerzte, unter
Führung Varrentrapp's, hatten einen überaus schwierigen Stand
und waren froh, dass sie, wenn auch nicht alle, doch wenigstens
einen Theil ihrer hygienischen Forderungen durchbringen konnten.
Man musste sich mit dem Guten begnügen, wenn man nicht Gefahr
laufen wollte, durch Erstrebung des Besseren die ganze Neuordnung
zu Fall zu bringen.

Mittlerweile war über den Entwurf auch ein Gutachten der
Abtheilung für das Bauwesen im Ministerium der öffentlichen Arbeiten (d. d. Berlin, 13. November 1883) eingegangen, worin, entsprechend den ärztlichen Verlangen, weitergehende sanitäre Bestimmungen, namentlich in Bezug auf Höhe der Häuser und Grösse
des Hausraums, sowie auf sonstige Anordnungen zur Zulassung von
Licht und Luft vorgeschlagen wurden. Aber auch diese fanden nur
theilweise Berücksichtigung, weil man fürchtete, die Werthverhält-
nisse der Liegenschaften, besonders in der inneren Stadt, würden
allzusehr herabgemindert. Derselbe Grund führte auch zur Ab-
lehnung der von dem Ministerium vorgeschlagenen Eintheilung der
Stadt in mehrere Bauzonen, die indessen auch schon vorher durch
das ärztliche Mitglied der gemischten Commission angeregt war.

In der letzten Sitzung der Stadtverordneten-Versammlung, welche
über die Bauordnung stattfand, am 12. Februar 1884, wurde ärzt-
licherseits noch einmal der Versuch gemacht, weitere hygienische
Verbesserungen hineinzubringen, allein vergeblich. So trat die Bauordnung, nachdem inzwischen die entgegenstehenden Altfrankfurter
Gesetze legislatorisch aufgehoben waren, am 24. Juli 1884 in Kraft.

Wie oben bereits erwähnt, ist diese Bauordnung das Werk
mühsamer, jahrelanger Verhandlungen und Niemand verhehlte sich,
am allerwenigsten die Aerzte in der Stadtverordneten-Versammlung,
dass ein Gesetz, das zwar einen grossen Fortschritt gegenüber jener
siebzigjährigen Uebung bedeutete, jedoch so vielen sich widerstreitenden
Interessen Rechnung tragen musste, bald mannigfacher Veränderung
bedürfen werde, die sich in der Praxis als nothwendig herausstellen
würden. In Voraussicht dessen hatte denn auch der Verfasser ds.
in der letzten Sitzung der gemischten Commission beantragt, die
Bauordnung nach fünf Jahren einer Revision zu unterziehen,
diesen Antrag jedoch wieder zurückgezogen, nachdem von Seiten
des Oberbürgermeisters Miquel der Einwand erhoben worden

war, dass er zur Rechtsunsicherheit führe, und überdies zugesagt wurde, dass die Baudeputation beauftragt werden solle, alle sich im Laufe der Zeit ergebenden Missstände zu notiren und Material für eine spätere Revision zu sammeln.

Die Baudeputation hatte sich dieser Aufgabe auch förderlichst unterzogen. Viele Missstände waren zu Tage getreten und das seit Jahren hierüber angesammelte grosse Material lag zur Verwerthung bereit. Der Magistrat — aus dessen Mitte, beiläufig bemerkt, inzwischen Oberbürgermeister Miquel ausgetreten war — betraute eine eigene Commission mit den Vorarbeiten sowie den Gesundheitsrath mit Erstattung eines Gutachtens*) und am 12. Februar 1891 stellte Architect S e e g e r , Mitglied des Gesundheitsraths, unter Berufung auf die erwähnte Zusage in der Stadtverordneten-Versammlung den auch von dieser angenommenen Antrag, mit der Revision vorzugehen.

Eine eifrige Förderung fand dieselbe mit dem am 1. Januar 1891 erfolgten Dienstantritte des Oberbürgermeisters A d i c k e s. Mit scharfem Blick und richtigem Verständniss hatte er die bestehenden Uebelstände und die Gefahren rasch erkannt, die für die ästhetische und sanitäre Entwicklung der Stadt Frankfurt drohten, wenn nicht der seither vielfach üblichen Bebauung und Ausnutzung der Grundstücke bald Einhalt geboten würde. Am 17. April 1891 erfolgte der Antrag des Magistrats bei der Stadtverordneten-Versammlung auf Einsetzung einer gemischten Commission (der wiederum ein Arzt, Dr. K i r c h h e i m, angehörte), am 30. Juni wurde Bericht erstattet und deren Anträge m. m. angenommen. Das Bedeutungsvollste der neuen, einstweilen nur das **Bauen in der Aussenstadt** umgestaltenden Bauordnung, die dem energischen und ungesäumten Vorgehen des Oberbürgermeisters A d i c k e s zu danken ist, liegt in der Scheidung von Altstadt und Aussenstadt, in Wohnviertel, gemischte Viertel und Fabrikviertel, ferner in der Wiedereinführung des Bauwichs, in günstigerer Bemessung der Gebäudehöhe und des Hofraums, in besserer Stellung und Zugänglichkeit der Hintergebäude, in dem Verbot schädlicher oder lästiger Anlagen in einzelnen Vierteln.

Das neue Regulativ, dem hoffentlich demnächst auch Neuerungen in der Innenstadt und die vom Gesundheitsrath verlangte officielle Beaufsichtigung der kleineren Wohnungen folgen werden, ist durch Verordnung vom 3. Juli 1891 in Kraft getreten. Wegen der Wichtigkeit derselben in hygienischer Beziehung theilen wir die Haupt-Paragraphen nachstehend im Wortlaute mit.

*) S. Jahresbericht 1890, S. 50.

Polizei-Verordnung
betreffend das Bauen in der Aussenstadt.
§ 1.
Begrenzung der Aussenstadt.

Derjenige Theil des Frankfurter Stadtgebietes, welcher auf dem rechten.
Mainufer ausserhalb der Wallanlagen und des Terrains der früheren Westbahnhöfe und auf dem linken Mainufer ausserhalb der alten Sachsenhäuser Stadtgrenze
liegt und auf der zugehörigen Karte mit blauer Farbe umgrenzt ist, wird —
unter insoweitiger Abänderung bezw. Ergänzung der Bau-Ordnung vom 15. Juli 1884
— als »Aussenstadt« folgenden besonderen Bestimmungen unterworfen.

§ 2.
Abgrenzung der Zonen und Viertel.

In der Aussenstadt werden folgende Zonen und Viertel unterschieden:

1. Die **äussere** Zone umfasst alle Grundstücke, welche ausserhalb des nachfolgend beschriebenen Linienzuges liegen:

a) auf dem rechten Mainufer:

Bahndamm von der Staats - Eisenbahnbrücke bis zur Gemarkungsgrenze
nächst der Unterführung des Kettenhofgrabens, Frankfurt - Bockenheimer
Gemarkungsgrenze bis zur nördlichen Ecke des Palmengartens, Ginnheimer-
strasse, Grüneburgweg, Glauburgstrasse, Eschersheimer Landstrasse, Heine-
strasse, Bornwiesenweg, Lersnerstrasse, Oederweg, Nordendstrasse, Gün-
thersburg-Allee, Wiesenstrasse, Haidestrasse, Neebstrasse, Cronauerstrasse,
Rendelerstrasse, Thronerstrasse, Süd - Nordstrasse östlich des Louisenhofes,
verlängerte Strasse »An den Friedhöfen«, westlich der Bergerstrasse, östlich
über die Bergerstrasse beim Hause Nr. 400, Koblbrandstrasse, Enkheimerstrasse westlich des Hauses Nr. 16 bis zur Buchwaldstrasse Haus Nr. 10,
Falltborstrasse, Löwengasse, verlängerte Löbersgasse, Ringelstrasse, verlängerte Spessartstrasse, Unterer Röderbergweg, städtische Verbindungsbahn, Main.

b) auf dem linken Mainufer:

Oestliche Grenze des Schlacht- und Viehhofs, Frankfurt-Bebraer-Bahndamm,
Oppenheimer-Landstrasse, Dürerstrasse, Main.

Die **innere** Zone umfasst alle übrigen Theile der in § 1 bezeichneten
Aussenstadt.

2. Zu **Wohnvierteln**, d. h. zu Vierteln, welche vorzugsweise zu Wohnzwecken
bestimmt sind und in denen ein gesundes und ruhiges Wohnen durch die in
den nachstehenden §§ enthaltenen Bestimmungen gesichert werden soll, werden
die, innerhalb der nachfolgend beschriebenen Linienzüge belegenen Gebietstheile erklärt:

a) Südwest:

Untermainkai, Scharnhorststrasse, Südgrenze der ehemaligen Westbahnhöfe,
Gutleutstrasse, Untermainanlage.

b) West- und Nord-Vorstadt:

Nordgrenze der ehemaligen Westbahnhöfe, Bahnstrasse, Hemmerichsstrasse,

Nordgrenze des Staats-Güterbahnhofs bis zur Frankfurt-Griesheimer Gemarkungsgrenze, diese entlang, dann Frankfurt-Rödelheimer Gemarkungsgrenze, Frankfurt - Bockenheimer Gemarkungsgrenze, Frankfurt - Eckenheimer Gemarkungsgrenze, Frankfurt - Seckbacher Gemarkungsgrenze, Bergerstrasse bis zum Hause Nr. 400, Weinbergshügel an der Dortelweilerstrasse, Günthersburgweg, westliche Wiesenstrasse und deren Verlängerung bis zur Strasse »An den Friedhöfen«, diese entlang bis zur Eckenheimer Landstrasse, Oederweg, Oberweg, Eiserne Hand, Merianstrasse, Bäckerweg, Gaussstrasse, Baumweg, Sandweg, Friedberger Anlage, Eschenheimer Anlage, Bockenheimer Anlage, Taunus-Anlage.

c) Röderberg:

Obermainbrücke, Obermain-Anlage, Friedberger-Anlage, Sandweg, Königswarterstrasse, Oberer Atzemer, Waldschmidtstrasse, Klickerbahn, Scheidswaldstrasse, erste Süd - Nordstrasse, westlich des Clementinen - Hospitals, Bornheimer Landwehrstrasse, verlängerte Rhönstrasse, Fechenheimerstrasse, erste östliche Parallelstrasse zur verlängerten Rhönstrasse, verlängerte Fallthorstrasse, Buchwaldstrasse Haus Nr. 10a bis Enkheimerstrasse Haus Nr. 16, Kohlbrandstrasse, Bergerstrasse bis Haus Nr. 400, Bergerstrasse, Frankfurt - Seckbacher Gemarkungsgrenze bis zur Eselsfurth, Weg unter dem Buchwald, Parallellinie zum Unteren Röderbergweg 50 Meter östlich desselben, Ostbahnhof, Hanauer Landstrasse, Uhlandstrasse, Ostendstrasse, Kleine Obermainstrasse, Flösserstrasse, Main.

d) Aussenbezirk Sachsenhausen.

Main, Schifferstrasse, Oppenheimerstrasse, Gartenstrasse, Dürerstrasse, Oppenheimer Landstrasse, Letzter Hasenpfad Haus Nr. 91, Schnittpunkt der verlängerten Schweizerstrasse mit dem Grethenweg, Kreuzungspunkt des Neuen Weges mit der Darmstädter Landstrasse, Neuer Weg, Hainerweg, Sandbergszwerchgässchen, nächste östliche Parallelstrasse zum Hainerweg, nächste nördliche Parallelstrasse zum Untersten Zwerchweg, Wendelsweg, Offenbacher Landstrasse, Frankfurt - Oberräder Gemarkungsgrenze, Stadtwaldgrenze, Welscher Weg, Main-Neckar-Bahn, Ostgrenze des Parks Louisa, Mörfelder Landstrasse, östliche Ecke des Sandhofgrundstücks, Frankfurt-Niederrader Gemarkungsgrenze bis Main-Neckar-Bahndamm, nordwestliche Ecke des Krankenhausgrundstücks, Gartenstrasse, Wilhelmsstrasse, Main.

3. Zu **Fabrikvierteln**, d. h. zu Vierteln, in denen die gewerbliche Thätigkeit erleichtert und thunlichst vereinigt werden soll, werden die, innerhalb der nachfolgend beschriebenen Linien belegenen Gebietstheile erklärt:

a) Westen:

Main, Bahndamm, von der Staatseisenbahnbrücke bis zur Galluswarte, Mainzer Landstrasse, Frankfurt-Griesheimer Gemarkungsgrenze, Main.

b) Osten:

Main, städtische Verbindungsbahn, Hanauer Landstrasse, Frankfurt-Fechenheimer Gemarkungsgrenze, Main.

c) Sachsenhausen:

1. Main, Frankfurt-Oberräder Gemarkungsgrenze, Damm der Frankfurt-Bebraer-Bahn, Ostgrenze des Schlacht- und Viehhofs, Main.

2. Kreuzungspunkt des Grethenwegs mit der verlängerten Schweizerstrasse, nordwestliche Ecke des neuen Friedhofs, Darmstädter Landstrasse, Unterster Zwerchweg, Sandbergszwerchgässchen, nächste östliche Parallelstrasse zum Hainerweg, nächste nördliche Parallelstrasse zum Untersten Zwerchweg, Wendelsweg, Quirinsstrasse, Grethenweg bis verlängerte Schweizerstrasse.

3. Main, Wilhelmsstrasse, Gartenstrasse bis zur nordwestlichen Ecke des Krankenhausgrundstücks, nordöstliche Ecke des Sandhofgrundstücks, Frankfurt-Niederräder Gemarkungsgrenze, Main.

4. Die übrigen Gebietstheile der Aussenstadt — gemischte Viertel — sollen zu gleichmässiger Befriedigung des Wohnbedürfnisses wie des Bedürfnisses gewerblicher Anlagen dienen.

§ 3.
Vorlagen für Erwirkung des Baubescheides.

Der in § 3 der Bau-Ordnung verlangte geometrische Lagenplan ist weiter zu ergänzen durch:

Einzeichnung der festgestellten Bau- und Strassenfluchtlinien,

Einschreiben der Strassen-, Vorgarten- und Fusssteigbreiten, sowie der Frontlänge des Baugrundstückes,

Einzeichnung aller Gebäude innerhalb einer Entfernung von 8 Meter und aller Bau- und Strassenfluchtlinien innerhalb einer Entfernung von 40 Metern von den Grenzen des zu bebauenden Grundstückes,

Einschreiben der Flächengrösse des Gesammt-Grundstückes und des etwa vorhandenen Vorgartens, sowie des unbebaut zu lassenden Hofraumes,

und Angabe der Zahl der Wohnungen und der zu jeder einzelnen Wohnung gehörigen Wohnzimmer und sonstigen Nebenräume, sowie des auf jede Wohnung entfallenden Hofraumes.

§ 4.
Bauwich.
I. Wohnviertel.

1. Neu- und Anbauten in den Wohnvierteln müssen

in der i n n e r e n Zone mit einem Abstande von mindestens 3 Metern und

in der ä u s s e r e n Zone mit einem Abstande von mindestens 4 Metern und

bei einer Vorgartentiefe von mehr als 6 Metern mit einem Abstande von mindestens 5 Metern

von der Nachbargrenze errichtet werden; für bauliche Veränderungen, deren Umfang nach dem Urtheil der Baupolizeibehörde einem Neubau gleichzuerachten ist, gelten dieselben Vorschriften.

2. Der nicht zu bebauende Zwischenraum ist sowohl mit dem Hauptgebäude, als auch mit Seiten- und Hintergebäuden, an allen Grenzen des Grundstückes freizuhalten und darf zu gewerblichen Zwecken, zur Aufstellung von für solche Zwecke dienlichen Geräthen und Vorrichtungen oder von Hausrath, oder als Lagerplatz nicht benutzt werden; dieser Zwischenraum muss mit Ausnahme der nothwendigen Zufahrten und Eingänge auf die Tiefe des Vorderhauses als Ziergarten mit angemessener Bepflanzung angelegt und unterhalten werden.

3. Gegen die Bestimmungen zu 1 und 2 treten folgende Ausnahmen ein:

a. Wenn ein Nachbargebäude mit Brandmauer bereits vorhanden ist, so muss der zu errichtende Neu- oder Anbau entweder im Anschluss an die bestehende nachbarliche Brandmauer oder mit einem Abstande von derselben

in der inneren Zone von mindestens 6 Meter,

in der äusseren Zone von mindestens 8 Meter

errichtet werden; ein solcher Abstand ist jedoch nur unter der weiteren Bedingung zulässig, dass die nachbarliche Brandmauer in einer, nach dem Urtheil der Baupolizei-Behörde angemessenen Weise façadenmässig ausgebildet wird.

b. Bedeckte Einfahrten oder Eingänge, sowie Lauben und offene Sommerhäuschen können mit der Maassgabe erlaubt werden, dass die Gebäudehöhe der Einfahrten 5 Meter, die Gebäudehöhe aller sonstigen baulichen Anlagen 3 Meter nicht übersteigen darf.

4. Gebäudegruppen dürfen mit einer geschlossenen Strassenfront von höchstens 30 Meter, für zwei Häuser mit nur je einer Wohnung in jedem Geschoss mit einer geschlossenen Strassenfront von höchstens 40 Meter, errichtet werden.

Ausnahmsweise kann von der Baupolizei-Behörde

a für Gebäude mit kleinen Wohnungen von 2 bis 3 Zimmern in der äusseren Zone auf den, bei Festsetzung der Bebauungspläne von den städtischen Behörden dazu bestimmten Baublöcken eine geschlossene Strassenfront bis zu 50 Meter und

b für Einfamilienhäuser, d. h. Häuser, welche mit Erdgeschoss und höchstens 2 Obergeschossen zum Bewohnen durch nur eine Familie eingerichtet und unter dieser Einschränkung baupolizeilich genehmigt sind, eine geschlossene Strassenfront bis zu 150 Meter Länge zugelassen werden, letzteres unter der weiteren Bedingung, dass die Grundstücke Vorgärten haben, deren Tiefe mindestens 5 Meter beträgt, oder mit Genehmigung der Baupolizei-Behörde durch Zurückstellung der Gebäude auf dieses Maass verbreitert wird.

5. Gebäude und Gebäudegruppen auf einem und demselben Grundstück müssen von einander

in der inneren Zone einen Abstand von mindestens 6 Meter

in der äusseren Zone einen Abstand von mindestens 8 Meter halten.

6. Werden Fabriken, Werkstätten mit geräuschvollem oder feuergefährlichem Betriebe, oder sonstige durch Rauch, Russ, üblen Geruch oder schädliche und belästigende Ausdünstungen lästig fallende gewerbliche Anlagen innerhalb eines Wohnviertels errichtet, so müssen sämmtliche zum Betriebe gehörigen Gebäude auf allen Seiten in der inneren Zone mindestens 20 Meter und in der äusseren Zone 40 Meter von der Grundstücksgrenze und von der Strasse entfernt sein.

Diese Grenzabstände sind auch mit Stallungen für gewerbliche Unternehmungen und mit Kegelbahnen einzuhalten; für letztere sind, wenn sie zu geräuschlosem Betriebe eingerichtet werden, erleichternde Ausnahmen zulässig.

7. Stallräume, die nicht zu gewerblichem Betriebe dienen und die zugehörigen Dungstätten müssen eine Entfernung von mindestens 5 Metern von allen Nachbargrenzen halten und in einer, nach dem Urtheil der Baupolizeibehörde genügenden Weise über Dach gelüftet werden.

II. Gemischte Viertel.

In den gemischten Vierteln gelten vorstehende Bestimmungen zu 1 bis 5 für Vordergebäude an den bauplanmässig mit Vorgärten versehenen Strassen.

§ 5.
Gebäudehöhe und Anzahl der Wohngeschosse.

1. Gebäude an der Strasse dürfen an Strassen bis zu 10 Meter Breite stets 10 Meter hoch, im Uebrigen nicht höher sein, als die Strasse breit ist; in keinem Fall dürfen Gebäude in Wohnvierteln und Wohngebäude überhaupt höher als 18 Meter erbaut werden.

2. In Strassen mit Vorgärten sollen jedoch auf den mit Vorgärten versehenen Grundstücken Gebäude mit Erdgeschoss und 2 Obergeschossen bis auf Höhe von 16 Meter stets zulässig sein.

3. Zur Strassenbreite wird die Vorgartenbreite in gemischten Vierteln bis zu ²/₃ hinzugerechnet, dagegen bleibt in Wohnvierteln die Vorgartenbreite ganz ausser Ansatz. Oeffentliche Anlagen, die sich unmittelbar an Strassen anschliessen, werden der Strassenbreite für die Festsetzung der Gebäudehöhe ebenfalls nicht mit zugerechnet.

4. Für Eckhäuser mit mehr als drei Wohnungen tritt für die Bestimmung im § 11. I. 3. der Bauordnung vom 15. Juli 1884 die Einschränkung ein, dass die grössere Gebäudehöhe an der schmaleren Strasse höchstens für eine Façadenlänge von 16 Metern zugelassen wird.

5. Die Höhe selbstständiger Hintergebäude darf die, senkrecht zur Façade des letzteren gemessene, mittlere Hofbreite und in Wohnvierteln die Höhe von 14 Metern niemals überschreiten.

6. Gebäude oder Gebäudetheile, in denen sich Hinterwohnungen (s. § 6 Abs. 1) befinden, dürfen in der inneren Zone nur 3 Geschosse (Erdgeschoss und 2 Obergeschosse), in der äusseren Zone nur 2 Geschosse erhalten. Im Uebrigen dürfen Wohngebäude nicht mehr als Erdgeschoss und 3 Obergeschosse erhalten; das Dachgeschoss darf, wenn das Gebäude mehr als 2 Obergeschosse besitzt, zu Wohnungen nicht eingerichtet werden.

§ 6.
Zugänglichkeit und Stellung der Hintergebäude.

1. Wenn Hinterwohnungen erbaut werden, d. h. solche Wohnungen, die kein an der Strasse liegendes, mit den übrigen Räumen in unmittelbarem Zusammenhange stehendes Wohnzimmer haben, so ist von der Strasse her, im Anschluss an die Höhe des Bürgersteiges, eine im Lichten mindestens 3,50 Meter hohe, nach Anweisung der Baupolizeibehörde mit Pflasterung, Entwässerung und Beleuchtung zu versehende verschliessbare Zufahrt herzustellen und dauernd zu unterhalten. Diese Zufahrt muss in Wohnvierteln immer und in gemischten Vierteln dann unüberbaut bleiben, wenn sich auf einem und demselben Grundstück mehr als 3 Hinterwohnungen befinden. Auf die Tiefe des Vorderhauses muss diese Zufahrt 4 Meter und von der Hinterfront des Vorderhauses an mindestens 6 Meter breit sein; letztere Breite kann in einer Tiefe bis zu 10 Meter nach dem Ermessen der Baupolizeibehörde um 2 Meter vermindert werden, wenn das Vorderhaus bis auf diese Tiefe einen Garten hat und an letzterem eine Einfriedigung von eisernem oder hölzernem Gitterwerk hergestellt wird.

2. Uebersteigt die Gesammtfrontlänge der Hintergebäude, in denen sich Wohnungen befinden, auf einem und demselben Grundstück 50 Meter, so muss die Zufahrt mit mindestens gleichen Abmessungen nach einer zweiten Strasse durchgeführt werden, oder es muss an dem abgekehrten Ende des Grundstücks eine zweite Zufahrt mit mindestens gleichen Abmessungen vorhanden sein.

3. Ausnahmen können von der Baupolizeibehörde zugelassen werden für Einfamilienhäuser, ferner für Häuser, die nach dem Bebauungsplan auf zwei oder mehreren Seiten von Strassen oder Anlagen umgeben sind, sowie für Häuser mit kleinen Hinterwohnungen von 2 bis 3 Zimmern, insofern diese Häuser an der Strasse stehen und die Wohnungen von einer unmittelbar auf die Strasse, bezw. in den Vorgarten oder auf den Bauwich führenden Treppe zugänglich sind.

4. Hintergebäude dürfen in Wohnvierteln nicht in grösserer Nähe als 30 Meter von der Baulinie bauplanmässig festgestellter, wenn auch noch nicht ausgeführter Strassen errichtet werden.

5. Die vorstehenden Bestimmungen zu 1 und 4 gelten nicht für Wohnungen von Hausbediensteten (Kutschern, Gärtnern und dergl.), insofern solche Wohnungen auf demselben Grundstück errichtet werden, auf welchem die Dienstherrschaft ihren Wohnsitz hat, sowie für Stallungen und Remisen, welche zu Einfamilienhäusern gehören, die auf demselben Grundstücke stehen.

§ 7.
Unbebauter Raum.

1. Für jeden Neu-, Um- oder Anbau muss der unbebaute Hofraum mindestens ¹/₃ des hinter der Baulinie belegenen Baugrundstücks, und bei Eckgrundstücken, d. h. Grundstücken, die an zwei oder mehr Strassen liegen, mindestens ¹/₄ betragen.

2. Für jede Wohnung muss jedoch mindestens
in Wohnvierteln
in der äusseren Zone (vergl. § 2 Nr. 1) und in der inneren Zone auf den von dem Terrain der früheren Westbahnhöfe, der Bahnstrasse, der Stadtgrenze, dem Palmengarten, der Friedrichstrasse, Wiesenau, Staufenstrasse dem Gärtnerweg, der Eschersheimer Landstrasse und den Wallanlagen ein geschlossene sowie auf den an den übrigen Wallanlagen belegenen Grundstücken 100 qm und bei Eckgrundstücken 50 qm, in dem übrigen Theil der inneren Zone 60 qm und bei Eckgrundstücken 30 qm, ferner
in Fabrikvierteln
(vergl. § 2 Nr. 3) 150 qm und bei Eckgrundstücken 75 qm und endlich

in gemischten Vierteln
in der inneren Zone 30 qm und bei Eckgrundstücken 20 qm und in der äusseren Zone 40 qm und bei Eckgrundstücken 25 qm Hoffläche unbebaut bleiben.

In Fabrikvierteln und in gemischten Vierteln können diese Masse von der Baupolizeibehörde in der inneren Zone für Wohnungen von 2 Zimmern auf 15 qm und bei Eckgrundstücken auf 10 qm, für Wohnungen von 3 Zimmern auf 20 bezw. 10 qm und in der äusseren Zone für

Wohnungen von 2 Zimmern auf 25 bezw. 15 qm, für Wohnungen von 3 Zimmern auf 30 bezw. 20 qm herabgesetzt werden; jedoch muss in diesen Fällen
mindestens die Hälfte des hinter der Baulinie belegenen Grundstücks und bei
Eckgrundstücken mindestens ¹/₃ unbebaut bleiben; auch in Wohnvierteln kann für ganze Baublöcke in der äusseren Zone eine ähnliche
Dispensation ertheilt werden.

Für jede Hinterwohnung muss jedoch, auch bei Gewährung der Vergünstigung des vorstehenden Absatzes, die unbebaute Hoffläche in der inneren
Zone mindestens 40 qm und in der äusseren Zone mindestens 60 qm betragen.

3. In die unter 2 vorgeschriebene unbebaute Grundfläche werden, soweit nicht
die unter 2 zugelassenen Ermässigungen für kleine Wohnungen in Betracht
kommen, Vorgarten und Bauwich eingerechnet, letzterer auch, wenn und in
soweit er mit einem Glasdach bebaut ist.

4. Vor und hinter jedem zu Wohnzwecken benutzten Hintergebäude muss
ein zu demselben Grundstück gehöriger Hofraum vorhanden sein, dessen Breite
mindestens 8 Meter und, wenn die Höhe des betr. Gebäudes mehr als 8 Meter
beträgt, mindestens dieser Höhe gleichkommt. Innerhalb der Wohnviertel
muss die Hofbreite mindestens der Höhe des Vordergebäudes, falls diese die
Höhe des Hintergebäudes übersteigt, gleichkommen.

5. Werden Fabriken, Werkstätten mit geräuschvollem oder feuergefährlichem Betriebe, oder sonstige durch Rauch, Russ, üblen Geruch, oder schädliche
und belästigende Ausdünstungen lästig fallende gewerbliche Anlagen innerhalb
eines Wohnviertels errichtet, so muss in der inneren Zone die Hälfte des
Grundstücks und müssen in der äusseren Zone mindestens zwei Drittel des
Grundstücks unbebaut bleiben.

6. Ausnahmen von den Massbestimmungen zu 1 und 2 können von der
Baupolizeibehörde zugelassen werden für Einfamilienhäuser und für Wohn-
gebäude auf Grundstücken, welche mit Ausschluss des Vorgartens eine geringere
Grösse als 300 qm haben.

§ 8.
Verunstaltende Anlagen, Stallungen u. dergl. in Wohn- und gemischten Vierteln.

1. Freistehende Gebäude mit mehr als einem Obergeschoss an öffentlichen
Strassen oder Plätzen dürfen keine geringere Frontlänge als 8 Meter haben;
bei Eckhäusern ist diese Vorschrift für beide Strassenfronten massgebend.

2. Bauliche Anlagen, welche nach dem Urtheil der Baupolizei-Behörde die
Strasse verunstalten oder mit dem durch Anlage und Bebauung gegebenen
Charakter der Strasse in auffälligem Widerspruch stehen würden, sowie Stallungen, Scheunen, Remisen, Waschküchen, Abtritte und dergl. dürfen nicht an
öffentlichen Strassen oder Plätzen errichtet werden. Ausnahmen können von
der Baupolizei-Behörde zugelassen werden, wenn diese Gebäude eine nach ihrem
Urtheil angemessene architektonische Ausbildung erhalten.

3. Die Rück- oder Nebenseite eines Gebäudes, welches so nahe der Bau-Linie
einer Strasse errichtet werden soll, dass der erforderliche Raum zur Errichtung
eines jene Seite verdeckenden Gebäudes nach dem Urtheil der Baupolizei-Behörde
nicht mehr vorhanden sein würde, muss eine, der betreffenden Baulinie sich an-
passende Stellung und eine angemessene architektonische Ausbildung erhalten.

4. Hintergebäude, die von den Strassen sichtbar bleiben, dürfen nicht so errichtet werden, dass sie einen hässlichen Anblick darbieten.

§ 9.
Vorbauten in tiefen Vorgärten.

In Vorgärten von grösserer Tiefe als 7 Meter sind Vorbauten nach Massgabe der Bestimmungen der §§ 14 und 15 der Bau-Ordnung vom 15. Juli 1884 mit einem Vorsprung bis zu 3 Meter vor der Baulinie zulässig; die einschränkenden Bestimmungen des § 14 Abs. 2 Al. 5 b u. d und des § 15 Abs. 3 kommen dabei in Fortfall.

§ 10.
Fachwerkbauten.
I. Wohnviertel.

1. An Strassen mit Vorgärten sind Umfassungswände von ½ Stein stark ausgemauertem Holz-Fachwerk gestattet:

für Landhäuser im Fachwerkstyl mit höchstens einem Obergeschoss, falls diese Häuser von den Nachbargrenzen und von anderen Gebäuden, abgesehen von den zu dem betr. Landhause selbst gehörenden Nebengebäuden, wenigstens 6 Meter und von der Strasse wenigstens 3 Meter entfernt liegen,

sowie für vereinzelt stehende kleine Gebäude, wie z. B. Gartenhäuser, Pförtnerhäuser, Bleichanstalten, Sommerwirthschaften, u. a. m.

2. Bei Wohngebäuden mit höchstens 2 Obergeschossen dürfen in Wohnvierteln an Strassen mit Vorgärten die Umfassungswände des höchsten Obergeschosses aus ½ Stein stark ausgemauertem Holzfachwerk ausgeführt werden, wenn diese Umfassungswände von sonstigen Gebäuden und von den Nachbargrenzen wenigstens 3 Meter entfernt sind.

3. Theilweise Holzverkleidung der Fachwerks-Ausmauerung ebenso die Holzverkleidung der Vorderansicht von Dachausbauten und hölzerne Veranden im I. Obergeschoss sind mit besonderer Genehmigung der Baupolizei-Behörde zulässig.

II. Fabrikviertel.

Gebäude zu gewerblichen Zwecken mit einem Obergeschoss können, auch wenn diese Gebäude mit Feuerungen versehen sind, in ½ Stein stark ausgemauertem Holzfachwerk zugelassen werden.

§ 11.
Treppenbreite.

Für kleinere Gebäude mit nur einem Obergeschoss und für Einfamilienhäuser kann in Erleichterung gegen die Vorschriften des § 29 der Bau-Ordnung vom 15. Juli 1884 eine bis auf 1 Meter verminderte Treppenbreite von der Baupolizei-Behörde zugelassen werden.

§ 12.
Verbot gewisser schädlicher Anlagen.

Anlagen, die beim Betriebe durch Verbreitung schädlicher und belästigen der Dünste oder starken Rauches, oder durch Erregung ungewöhnlichen Geräusches Nachtheile der Belästigungen für das Publikum herbeiführen werden, sind in Wohnvierteln verboten.

Vierter Theil.

Leistungen der Hospitäler.

I. Städtische Hospitäler.

1. Das städtische Krankenhaus.

Bericht
von
Sanitätsrath Dr. KNOBLAUCH und Dr. LOUIS REHN.

Uebersicht der im Jahre 1891/92 behandelten Kranken.

Bestand am 1. April 1891.		Aufgenommen 1891/92.		Summa.		Abgang						Verblieben am 1. April 1892.	
						Geheilt.		Gebessert o. ungeheilt.		Gestorben			
M.	W.	M.	W.	M.	W.	M.	W.	M.	W.	M.	W.	M.	W.
66	69	1199	862	1265	931	902	612	184	140	79	101	97	81
135		2061		2196		1514		324		180		178	
2196								2196					

A. Medicinische Abtheilung unter Sanitätsrath Dr. Knoblauch.

Uebersicht der im Jahre 1891/92 behandelten Kranken der medicinischen Abtheilung.

Bestand am 1. April 1891.		Aufgenommen 1891/92.		Summa.		Abgang						Verblieben am 1. April 1892.	
						Geheilt.		Gebessert od. ungeheilt.		Gestorben.			
M.	W.	M.	W.	M.	W.	M.	W.	M.	W.	M.	W.	M.	W.
47	56	1002	746	1049	802	748	543	159	115	66	80	78	67
103		1748		1851		1291		274		146		140	
1851								1851					

Uebersicht der Krankheitsfälle.

Namen der Krankheiten.	Im Alter von Jahren						Entlassen			Verblieben in Behandlung
	0—15	15—30	30—45	45—60	über 60	Summa	Geheilt	Gebessert o. ungeheilt	Gestorben	
I. Infectionskrankheiten.										
Morbilli	15	1	—	—	—	16	8	—	2	6
Scarlatina	19	6	1	—	—	26	19	—	4	3
Diphtherie	25	17	—	1	—	43	33	3	3	4
Pertussis	1	—	—	—	—	1	—	—	—	1
Typhus	2	1	—	—	—	3	3	—	—	—
Dysenteria	—	—	—	—	1	1	1	—	—	—
Febris puerperalis	—	4	3	—	—	7	1	—	6	—
Erysipelas	1	3	2	3	—	9	6	1	—	2
Rheumatismus acutus	1	2	3	2	—	8	6	1	1	—
Influenza	—	17	9	5	—	31	26	3	—	2
II. Allgemeinkrankheiten.										
Chlorosis	—	2	3	2	—	7	2	3	2	—
Rhachitis, Atrophia	10	—	—	—	—	10	3	2	4	1
Syphilis	6	144	18	7	1	176	139	18	5	14
Marasmus	—	—	—	—	4	4	—	3	—	1
Diabetes	—	—	—	1	—	1	—	1	—	—
Alcoholismus	—	—	2	—	—	2	2	—	—	—
Bleivergiftung und Andere	—	2	—	—	1	3	2	—	1	—
III. Krankheiten des Nervensystemes.										
Anaemia cerebri	—	1	—	—	—	1	1	—	—	—
Apoplexia cerebri	—	—	2	3	3	8	—	3	5	—
Tumor cerebri	—	—	1	1	—	2	—	—	1	1
Hemiplegia	—	—	2	3	4	9	2	5	2	—
Chorea	—	—	—	1	—	1	—	1	—	—
Epilepsia	—	1	3	—	—	4	—	4	—	—
Hysteria	—	3	2	1	—	6	1	4	—	1
Neurasthenia	—	—	—	1	—	1	—	—	—	1
Neuralgia	—	—	—	1	—	1	1	—	—	—
Cephalaea	—	—	1	1	—	2	2	—	—	—
Psychopathia	—	—	3	1	1	5	—	4	1	—
Amyotroph. Lateralsclerose	—	2	1	—	—	3	—	2	1	—
Tabes dorsualis	—	—	1	3	—	4	—	4	—	—

Namen der Krankheiten.	Im Alter von Jahren						Entlassen			Verblieben in Behandlung
	0—15	15—30	30—45	45—60	über 60	Summa	Geheilt	Gebessert o. ungeheilt	Gestorben	
IV. Krankheiten des Gefäss-systemes.										
Vitium cordis	2	3	7	8	1	21	—	11	9	1
Hypertrophia cordis	—	1	1	—	—	2	—	—	2	—
Endocarditis	1	—	—	—	—	1	—	—	1	—
Krankheiten der Venen	—	1	1	—	—	2	1	1	—	—
V. Krankheiten der Respirationsorgane.										
Angina tonsillar.	1	4	2	—	—	7	6	—	—	1
Catarrh. pulmonum	1	8	4	5	3	21	13	3	—	5
Bronchitis acuta	10	9	8	13	6	46	24	10	6	6
Laryngitis acuta	—	1	—	—	—	1	1	—	—	—
» chronic.	—	1	—	1	—	2	—	2	—	—
Laryngism. stridul.	1	—	—	—	—	1	—	—	1	—
Pneumonia	2	7	3	2	—	14	7	2	3	2
Tubercul. pulmonum	8	33	52	30	4	127	—	57	58	12
Emphysema pulmon.	—	—	1	1	—	2	—	—	—	2
Pleuritis	—	1	2	—	1	4	1	1	2	—
VI. Krankheiten der Verdauungsorgane.										
Parulis, Stomatitis, Parotitis	—	2	1	—	—	3	2	—	—	1
Carcinoma linguae et pharyng.	—	—	1	—	—	1	—	—	1	—
» oesophagi	—	—	—	2	—	2	—	—	1	1
Cardialgia	—	1	1	—	—	2	2	—	—	—
Ulcus ventriculi	—	2	1	—	—	3	2	1	—	—
Dilatatio ventriculi	—	—	1	—	—	1	—	1	—	—
Carcinoma ventriculi	—	—	1	—	1	2	—	—	2	—
Catarrh. ventriculi	—	2	2	—	—	4	4	—	—	—
Gastritis	1	—	—	—	—	1	1	—	—	—
Catarrh. intestinorum	5	1	4	7	—	17	11	1	3	2
Enteritis	—	—	1	—	—	1	1	—	—	—
Cholera nostras	—	2	—	—	—	2	2	—	—	—
Obstructio	—	—	1	—	—	1	1	—	—	—
Colica stercoralis	—	2	1	—	—	3	2	1	—	—
Stenosis intestinorum	—	—	1	—	—	1	—	1	—	—
Tumores et Carcin. intest.	—	—	—	4	2	6	—	5	1	—
Peritonitis	—	—	1	—	1	2	1	—	1	—
Perityphl. et Periproctitis	—	2	—	—	—	2	2	—	—	—
Abscessus hepatis	—	—	1	—	—	1	—	1	—	—

Namen der Krankheiten.	Im Alter von Jahren						Entlassen			Verblieben in Behandlung
	0—15	15—30	30—45	45—60	über 60	Summa	Geheilt	Gebessert oder ungeheilt	Gestorben	
Carcinoma hepatis	—	—	—	1	—	1	—	1	—	--
Cirrbosis hepatis	—	1	3	2	—	6	1	1	3	1
VII. Krankheiten der Urogenital-organe.										
Nephritis	2	3	1	1	6	13	3	4	5	1
Morbus Brightii	—	—	1	1	—	2	1	—	—	1
Cystitis	—	—	—	1	—	1	—	—	—	1
Spasm, Paral. et Carcin. ves.	—	—	—	—	1	1	—	1	—	—
Balanitis et Blennorr. ureth. vir.	—	72	11	1	—	84	55	21	—	8
Epididymitis	—	36	4	—	1	41	30	7	—	4
Blennorrh. vagin, urethr. et cervic.	2	214	39	3	—	258	209	23	—	26
Metritis, Peri-Paramets fibr.	—	6	3	1	—	10	7	—	1	2
Carcinoma uteri	—	—	3	3	4	10	—	2	7	1
Retroflex et Prolaps. uteri	—	2	2	—	—	4	1	2	—	1
Ovariitis	—	1	—	—	—	1	1	—	—	—
Ulcera et mala genit. non specif.	—	26	2	2	—	30	20	8	—	2
Ulcera chancrosa	—	94	9	2	—	105	82	16	—	7
Bubones	—	34	6	—	—	40	29	8	—	3
VIII. Krankheiten der Bewe-gungsorgane.										
Rheum. musc. ac. et chron.	—	10	12	7	3	32	22	6	—	4
Osteitis	—	—	1	—	—	1	—	—	—	1
Inflamat. articulation.	—	1	1	—	—	2	—	1	—	1
IX. Hautkrankheiten.										
Krätze	50	300	42	17	3	412	412	—	—	--
Acute Dermatonosen	8	26	5	2	—	41	37	3	1	—
Chron. »	2	7	3	—	2	14	3	8	—	3
X. Krankheiten der Augen.										
Ophthalm et Trachom.	—	1	1	—	—	2	1	1	—	—
XI. Traumata.	—	4	1	—	—	5	4	1	—	—
XII. Keine Krankheiten	7	18	5	1	—	31	29	—	—	2
XIII. Sonstiges	—	—	1	—	—	1	1	—	—	—

B. Chirurgische Abtheilung unter Dr. Louis Rehn.

Uebersicht der im Jahre 1891/92 behandelten Kranken der chirurgischen Abtheilung.

Bestand am 1. April 1891.		Auf- genommen 1891/92.		Summa.		Abgang						Verblieben am 1. April 1892.	
						Geheilt.		Gebessert od. ungeheilt.		Gestorben.			
M.	W.	M.	W.	M.	W.	M.	W.	M.	W.	M.	W.	M.	W.
19	13	197	116	216	129	154	69	25	25	13	21	24	14
32		313		345		223		50		34		38	
345								345					

Uebersicht der Krankheitsfälle.

Namen der Krankheiten.	Im Alter von Jahren						Entlassen			Verblieben in Behandlung
	0—15	15—30	30—45	45—60	über 60	Summa	Geheilt	Gebessert oder ungeheilt.	Gestorben	
I. Kopf und Ohr.										
1. Verletzungen.										
Commotio cerebri	1	1	1	—	—	3	3	—	—	—
Quetschwunde der Kopf- haut.	—	2	1	—	1	4	4	—	—	—
Complicirte Fractur der Schädelbasis	—	—	—	1	—	1	—	—	1	—
Complicirte Fractur des Stirnbeins	1	—	—	—	—	1	1	—	—	—
Quetschrisswunde d. oberen Augenlids	—	1	1	—	—	2	1	—	—	1
Risswunde des unteren Augenlides	—	1	—	—	—	1	1	—	—	—
Lappenwunde der Stirne .	1	—	—	—	—	1	1	—	—	—
2. Entzündliche Processe und ihre Folgen.										
Erysipelas capitis	—	—	1	—	—	1	—	—	—	1
Tuberculose der Gesichts- Knochen	1	1	—	—	—	2	—	1	1	—
Furunculöser Abscess der Kopfhaut	1	—	—	—	—	1	—	—	—	1
Otitis media	2	1	—	—	—	3	—	2	—	1

Namen der Krankheiten.	Im Alter von Jahren						Entlassen			Verblieben in Behandlung.
	0—15	15—30	30—45	45—60	über 60	Summa.	Geheilt.	Gebessert o. ungeheilt.	Gestorben.	
II. Gesicht, Nasen-, Mund- und Rachenhöhle.										
1. Verletzungen.										
Weichtheilwunden	1	2	—	—	—	3	3	—	—	—
2. Entzündliche Processe.										
Jauchiger Abscess am Unterkiefer	—	1	—	—	—	1	1	—	—	—
Luetischer Gaumendefect .	—	—	1	—	—	1	—	1	—	—
3. Geschwülste.										
Lupus	—	—	1	—	—	1	—	—	1	—
Fibromyxosarcom des Nasenrachenraumes . .	1	—	—	—	—	1	—	1	—	—
Carcinom des Mundbodens	—	—	—	1	—	1	—	1	—	—
Carcinom der Parotis . .	—	—	—	1	—	1	—	1	—	—
4. Verschiedenes.										
Hasenscharte	1	—	—	—	—	1	1	—	—	—
III. Hals und Nacken.										
1. Entzündliche Processe.										
Furunkel	—	—	—	1	—	1	1	—	—	
Tuberculöse Halslymphdrüsen	1	4	—	—	—	5	4	—	—	1
Luetische Halslymphdrüsen	—	2	—	—	—	2	—	—	—	2
Abscess in der Supraclaviculargegend	—	—	—	1	—	1	1	—	—	—
2. Verschiedenes.										
Struma	—	—	—	2	—	2	—	—	1	1
Oedema retrolaryngeale .	—	1	—	—	—	1	1	—	—	—
Carcinoma laryngis . . .	—	—	—	1	—	1	—	—	1	—
Laryngo- u. Trachealstenose durch eine Struma .	—	2	—	—	—	2	1	—	—	1
Laryngo- und Trachealstenose durch Granulationen.	1	1	—	—	—	2	2	—		
Laryngo- und Trachealstenose durch Diphtherie .	18	—	—	—	—	18	6	—	11	1
Laryngo- und Trachealstenose durch Maserncroup.	3	—	—	—	—	3	1	—	1	1
Fremdkörper in d. Trachea	—	—	—	1	—	1	1	—	—	—
Erschwertes Decanulement	3	—	—	—	—	3	3	—	—	
Perichondritis abscedens d. Cartilago thyreoidea . .	—	—	—	1	—	1	—	—	—	1

Namen der Krankheiten.	Im Alter von Jahren						Entlassen			Verblieben in Behandlung.
	0—15	15—30	30—45	45—60	Ueber 60.	Summa.	Geheilt.	Gebessert od. ungeheilt.	Gestorben.	
IV. Wirbelsäule.										
1. Verletzungen.										
Fractur des VIII. Brustwirbels mit Quetschung der Medulla	—	—	1	—	—	1	—	1	—	—
2. Entzündliche Processe.										
Tuberculose d. Halswirbelsäule	3	—	—	—	—	3	—	2	1	—
Tuberculose d. Rückenwirbelsäule mit Compression d. Rückenmarks	—	1	1	1	—	3	—	1	2	—
Tuberculose der Lendenwirbelsäule	1	—	—	—	—	1	—	1	—	—
V. Thorax.										
1. Verletzungen.										
Verbrennung II. und III. Grads d. Achselhöhle u. d. Rückens	—	1	—	—	—	1	1	—	—	—
Stich in d. Rücken mit Verletzung der Lunge	—	1	—	—	—	1	1	—	—	—
Fractura costarum	—	—	1	1	—	2	2	—	—	—
2. Entzündliche Processe.										
Vereiterte Axillardrüsen	—	2	—	—	—	2	2	—	—	—
Tubercul. Geschwür der Haut d. Achselhöhle	1	—	—	—	—	1	—	1	—	—
Caries tubercul. costarum	—	—	4	—	—	4	1	3	—	—
Empyema	4	—	1	—	—	5	2	—	2	1
Lungenabscess	—	—	1	—	—	1	1	—	—	—
Mastitis puerperalis	—	1	1	—	—	2	2	—	—	—
Retromammärer Abscess	—	—	1	—	—	1	1	—	—	—
Tuberculose d. Brustdrüse	—	1	—	—	—	1	—	—	—	1
3. Verschiedenes.										
Carcinoma mammae	—	—	—	1	4	5	4	—	—	1
Chondrosarcom d. Rippen	—	1	—	—	—	1	1	—	—	—
VI. Abdomen u. Rectum.										
1. Verletzungen.										
Stich in d. Bauch mit Verletzung d. Netzes	—	1	—	—	—	1	1	—	—	—

Namen der Krankheiten.	Im Alter von Jahren						Entlassen			Verblieben in Behandlung
	0—15	15—30	30—45	45—60	über 60	Summa	Geheilt	Gebessert o. ungeheilt	Gestorben	
Erschütterung der Abdominalorgane	1	—	—	—	—	1	1	—	—	
2. Entzündl. Processe.										
Perityphlitischer Abscess	—	1	—	—	1	2	1	1	—	—
Tuberculose der Mesenterialdrüsen	1	—	—	—	—	1	1	—	—	—
Intraabdominale Eiterung	—	—	1	—	—	1	—	1	—	
Peritonitis tuberculosa	2	—	—	—	—	2	—	1	1	
Darmstenose	1	—	—	—	—	1	—	1		
Darmverschluss durch Kothstauung	—	—	—	1	—	1	1	—	—	—
Darmverschluss durch Abknickung u. Torsion	—	—	1	—	—	1	1	—	—	—
Darmverschluss durch Umschnürung d.Coecum durch den heraufgeschlagenen Proc. vermif.	—	—	—	1	—	1	1	—	—	—
Darmverschluss durch einschnürende Bänder	—	—	1	—	—	1	1	—	—	—
Ulcus ventriculi chronicum adhaesivum, Hydrops cystidis felleae	—	—	—	1	—	1	—	—	1	
3. Geschwülste.										
Carcinoma pylori	—	—	—	—	1	1	—	—	1	—
4. Verschiedenes.										
Hernia scrotalis duplex	1	—	—	—	—	1	—	1	—	—
» inguinal. incarc.	1	1	—	1	2	5	4	—	1	—
Bubones	—	7	1	1	—	9	7	—	—	2
Psoas-Abscess	1	—	—			1	1	—		
5. Krankh. d. Rectum u. anus.										
Prolapsus recti	1	—	1	—	—	2	2	—	—	—
Papillomata recti	—	—	—	1	—	1	1	—	—	—
Carcinoma recti	—	1	—	—	—	1	—	—	1	
Fistula ani	—	—	2	1	—	3	3	—	—	
Strictura recti luetica	—	—	3	—	—	3	—	3	—	
Pruritus ad anum	—	1	—	—	—	1	1	—	—	
VII. Harnorgane.										
1. Nieren.										
Hydronephrose	—	—	—	1	—	1	—	—	—	1
Nierentuberculose	—	1	—	—	—	1	—	—	—	1

Namen der Krankheiten.	0—15	15—30	30—45	45—60	über 60	Summa.	Geheilt.	Gebessert o. ungeheilt.	Gestorben.	Verblieben in Behandlung.
2. Blase.										
Blasensteine	—	—	1	—	—	1	1	—	—	—
Blasenkrebs	—	—	—	—	2	2	—	1	1	—
Dermoid d. Blase	—	—	—	1	—	1	1	—	—	—
3. Harnröhre.										
Strictur	—	—	2	—	—	2	2	—	—	—
VIII. Männliche Geschlechtsorgane.										
1. Entzündungen.										
Tuberculose d. Hodens . .	2	—	—	—	—	2	1	—	—	1
Abscess d. septum scroti .	—	—	—	—	1	1	1	—	—	—
Samenblasenabscess . . .	—	1	—	—	—	1	1	—	—	—
Hydrocele	—	1	—	—	—	1	1	—	—	—
Paraphimosis	—	1	—	—	—	1	1	—	—	—
Ulcus durum penis. . . .	—	—	1	—	—	1	1	—	—	—
2. Geschwülste.										
Sarcom d. Hodens	—	1	—	—	—	1	1	—	—	—
IX. Weibliche Geschlechtsorgane.										
Bartholinitis abscedens . .	—	—	1	—	—	1	1	—	—	—
Oophoritis duplex et retroflexio uteri	—	—	1	—	—	1	1	—	—	—
Eingewachsenes Pessarium	—	—	—	1	—	1	—	—	1	—
Myoma uteri	—	1	—	—	—	1	—	1	—	—
Uterine Blutung, puerperal u. aus anderen Ursachen.	—	2	2	1	—	5	5	—	—	—
X. Becken u. Lumbalgegend.										
1. Verletzungen.										
Contusion	—	—	2	1	1	4	3	—	—	1
2. Entzündl. Processe.										
Tuberculose der Darmbeinschaufeln.	—	1	1	—	—	2	1	1	—	—
Glutaealabscess	1	2	1	—	—	4	4	—	—	—
3. Geschwülste.										
Carcinom der Lendengegend	—	—	—	—	1	1	1	—	—	—

Namen der Krankheiten.	0—15	15—30	30—45	45—60	Ueber 60.	Summa.	Geheilt.	Gebessert od. ungeheilt.	Gestorben.	Verblieben in Behandlung.
XI. Obere Extremitäten.										
1. Verletzungen.										
Weichtheilwunden	—	2	—	—	—	2	2	—	—	—
Verbrennung II. und III. Grades	—	1	—	—	—	1	1	—	—	—
Contusionen	—	1	2	—	—	3	3	—	—	—
Luxation im Interphalangealgelenk II. des Mittelfingers	—	—	—	1	—	1	1	—	—	—
Luxatio humeri	—	1	1	—	—	2	2	—	—	—
Fractura radii	—	—	—	—	2	2	1	—	—	1
Complicirte Fractur der Finger	—	2	—	—	—	2	2	—		
Losreissung einer Nagelphalanx	—	1	—	—	—	1	1	—	—	—
Distorsio manus	—	1	—	—	—	1	1	—	—	—
Eindringen einer Nadel in den Vorderarm	—	1	—	—	—	1	1	—	—	—
Durchschneidung d. V. basil. und cephalica (Conameu suicidii)	—	—	1	—	—	1	1	—	—	—
2. Entzündungen der Knochen und Gelenke.										
Tuberculose d. Mittelhandknochen u. Finger . . .	2	—	—	1	—	3	3	—	—	—
Tuberc. d. Ellbogengelenks.	2	2	2	—	—	6	5	—	—	1
» » Olecranon . . .	—	1	—	—	—	1	—	—	—	1
Osteomyelitis tub. humeri .	—	—	1	—	—	1	1	—	—	—
3. Entzündliche Processe d. Weichtheile.										
Narbencontractur an der Hand	—	—	—	1	—	1	1	—	—	—
Frostgeschwüre	—	1	—	—	—	1	1	—	—	—
Tiefe Phlegmone d. Vorderarms u. d. Hand. . .	—	—	1	1	—	2	1	—	1	—
Panaritium	—	2	1	—	—	3	3	—	—	—
Phlegmone d. Hand . . .	—	2	—	—	1	3	3	—	—	—
Lymphangoitis d. Arms .	—	1	—	—	1	2	2	—	—	—
4. Geschwülste.										
Cavernöses Lymphangiom	2	—	—	—	—	2	1	—	—	1

Namen der Krankheiten.	Im Alter von Jahren						Entlassen			Verblieben in Behandlung.
	0—15	15—30	30—45	45—60	über 60	Summa.	Geheilt.	Gebessert o. ungeheilt.	Gestorben.	
XII. Untere Extremitäten.										
1. Verletzungen.										
Wunde Füsse	—	1	—	1	—	2	1	1	—	—
Verbrennung II. u. III. Grads	1	2	—	—	—	3	2	—	—	1
Contusionen und Quetschwunden	—	11	1	1	—	13	12	1	—	—
Distorsion des Fusses und Knöchelbrüche	—	1	4	—	—	5	4	1	—	—
Complicirte Fractur d. Unterschenkels	—	1	1	—	—	2	2	—	—	—
Verrenkungsbruch im Fussgelenk	—	1	1	—	—	2	1	—	—	1
Einfache Fractur d. Unterschenkels	—	—	2	—	—	2	2	—	—	—
Fractur d. Oberschenkels	2	—	—	—	—	2	—	—	—	2
Schwere Quetschung des Fusses	—	1	1	—	—	2	2	—	—	—
Lappenwunde am Oberschenkel	1	—	—	—	—	1	1	—	—	—
Lappenwunde am Knie	—	1	—	—	—	1	1	—	—	—
2. Entzündliche Processe der Knochen u. Gelenke.										
Tuberculose d. Mittelfusses	—	—	1	—	—	1	1	—	—	—
»　　　　» Fussgelenks	—	—	1	—	—	1	1	—	—	—
»　　　　» Calcaneus	3	—	—	—	—	3	1	2	—	—
Hydrarthros und Haemarthros genu	—	7	—	—	—	7	3	3	—	1
Tuberculose d. Kniegelenks	1	—	1	1	1	4	3	—	—	1
Arthritis deformans des Kniegelenks	—	—	—	2	—	2	—	2	—	—
Coxitis tuberculosa	3	—	—	—	—	3	—	2	—	1
Osteomyelitis des Oberschenkels	1	—	1	—	—	2	—	2	—	—
Periostitis tibiae luetica	—	1	—	—	—	1	1	—	—	—
Conischer Amputationsstumpf m. Geschwüren	—	1	2	—	—	3	3	—	—	—
3. Entzündliche Processe der Weichtheile.										
Ulcus cruris	—	1	3	4	1	9	7	1	—	1
Mal perforant du pied	—	—	—	—	1	1	—	—	1	—

Namen der Krankheiten.	Im Alter von Jahren						Entlassen			Verblieben in Behandlung.
	0—15	15—30	30—45	45—60	Ueber 60	Summa	Geheilt	Gebessert oder ungeheilt	Gestorben	
Tabische Gelenkaffection eines Metatarsophalangeal-gelenks	—	1	—	—	—	1	—	1	—	
Furunkel	—	2	—	—	—	2	2	—	—	
Phlegmone	2	4	3	4	1	14	12	1	—	1
Septische Lymphangoitis u. Abscesse am Bein. . . .	1	—	1	—	—	2	1	—	1	—
Oedema cruris.	—	—	1	—	—	1	1	—	—	
Bursitis praepatellaris pu-rulenta	—	1	—	1	—	2	2	—	—	
Tuberculöse Synovitis d. Schnenscheiden der Mm. peronei	—	1	—	—	—	1	—	—	—	1
Bursitis hallucis	—	—	1	—	—	1	1	—	—	
Entzündetes Hühnerauge .	—	—	1	—	—	1	1	—	—	
Unguis incarnatus	1	1	—	—	—	2	2	—	—	
4. Verschiedenes.										
Angeborene Klumpfüsse. .	—	1	—	—	—	1	—	—	—	1
Hallux valgus	—	—	—	1	—	1	—	1	—	
Pes planus	—	1	—	—	—	1	—	1	—	
Rhachitische Verkrümmung des Unterschenkels . . .	2	—	—	—	—	2	1	1	—	
Genu valgum	3	—	—	—	—	3	2	1	—	
Diabetische Gangraen mehrerer Zehen.	—	—	—	—	1	1	1	—	—	
Multipl. tuberc. Knochen-u. Gelenkerkrankungen .	1	—	—	1	1	3	1	—	1	1
XIII. Multiple tubercul. Drüsenabscesse. . . .	—	—	—	—	1	1	—	1	—	
XIV. Conamen suicidii durch Ertränken . .	—	—	1	—	—	1	1	—	—	
XV. Pflegerinnen ihrer Kinder	—	1	—	—	—	1	1	—	—	
XVI. Säuglinge in Be-gleitung ihrer er-krankten Mütter . .	3	—	—	—	—	3	1	—	1	1
	88	110	75	46	26	345	223	50	34	38

Uebersicht der Todesfälle.

Krankheit.	Summa.	Bemerkungen.
Tuberculose d. Wirbelsäule	3	1) u. 2) Weit vorgeschrittene allgemeine Tuberculose. 3) Pleuritis sero-purulenta acuta; Tub. pulmon.
» d. Knie- und Fussgelenks .	1	Lungen- u. Darmtuberculose.
» d. Peritoneum	1	Unentwirrbare Verwachsungen sämmtlicher Bauchorgane und multiple käsige Abscesse.
» d.Gesichtsknoch. mit Durchbruch in die mittlere Schädelgrube .	1	Meningitis basilaris tuberculosa. Alter Erweichungsherd im r. Nucleus caudatus.
Empyema	2	1) Hochgradige Lungen- u. Darmtuberculose. 2) Pericarditis u. Mediastinitis purul., Nephritis acuta.
Lupus faciei	1	Insufficientia valvulae mitralis; Ascites; Stauungsorgane.
Diphtherie	11	11 Tracheotomieen. Meist jüngere Kinder mit der schweren Form der Diphtherie. Die Todesursache war zumeist die Descendenz d. Processes in die kleineren Bronchien mit lobulären Pneumonieen u. auffallend häufig acute Nephritis mit terminaler Urämie. Zwei sonst kräftige Kinder (1 sollte am Tage darauf entlassen werden) gingen an plötzlicher Herzparalyse zu Grunde.
Laryngostenose in Folge v. Maserncroup	1	Schlecht genährtes, verwahrlostes Kind. Descendirender Croup; Lobuläre Pneumonie. Nephritis acuta.
Carcinoma laryngis . . .	1	Metastasen in d. Halsdrüsen. Erschöpfung.
Mal perforant du pied .	1	Nephritis acuta. Primäre Darmtuberculose.
Sarcomatöse Struma mit Abscessen	1	Subacute Pyaemie. Multiple pyaemische Abscesse in Lungen, Leber u. Nieren.
Tiefe Phlegmone d. Vorderarms u. d. Hand . . .	1	Schwächlicher Mann, der schon mit Schüttelfrösten ins Krankenhaus kam Subacute Septicopyaemie.
Carcinoma recti	1	Phthisis pulmonum. Cachexie.
Krebs d. Blase u. Prostata	1	Hochgradiges Atherom d. Gefässe. Erschöpfung.
Paedatrophie	1	Gastro-Enteritis acuta bei einem 8 Monatskind.
Fractur d. Schädelbasis .	1	Zertrümmerung d. ganzen Vorderhirns; gleichzeitig complicirte Fractur d. Stirnbeins.
Lymphangoitis septica am r. Bein	1	Subacute Septicopyaemie.
Pylorus-Carcinom	1	Gastroenterostomie. Inanition. Cor adiposum.
Eingewachsenes Pessarium	1	Pneumonia crouposa. Periproctitis. Pyelonephritis. Amyloid-Leber u. -Milz (alte decrepide Frau aus dem Armenhaus.)
Ulcus ventriculi chronicum mit Verwachsungen; Hydrops d. Gallenblase	1	Laparotomie: Lösung d. Verwachsungen. Tod durch Inanition u. Morphinismus.
Hernia inguinalis incarcerata	1	Herniotomie; Heilung p. p. i. Am 12. Tage Apoplexia cerebri. Arteriosclerosis.
	34	

Operationsstatistik 1891/92.

Operation	Krankheit	Summa	geheilt	gebessert oder Recidiv	Gestorben	Bleiben in Behandlung
Multiple Incisionen u. Eröffnung v. Abscessen	2 perityphlitische Abscesse		2			
	2 tiefe Phlegmonen d. Arms u. d. Hand . .		1		1 Pyaemie.	
	2 Phlegmonen am Knie		1			1
	1 Abscessus abdominis nach Exstirpation von Bubonen		1			
	1 Bluterguss über der Tibia		1			
	2 Bluterguss am Oberschenkel		2			
	1 Abscessus perinei . .		1			
	1 Eiterung im Becken			1		
	1 Samenblasenabscess .	22	1			
	1 Lymphangoitis septica am Bein				1 Sepsis.	
	1 Glutaealabscess . . .		1			
	1 Bartholinitischer Abscess		1			
	2 Bursitis praepatell. suppurat.		2			
	1 Abscessus septi scroti (tub. ?)		1			
	1 Vereiterung d. Axillardrüsen		1			
	1 Furunculöser Abscess am Occiput					1
	1 Ulcus cruris torpidum					1
Naht resp Anfrischung u. Naht	1 Durchschneidung der Vena basilica und cephalica		1			
	1 Lappenwunde am Oberschenkel		1			
	1 Lappenwunde an d. Stirne	7	1			
	1 mehrfacher complicirter Luxationsbruch der Finger		1			
	1 complicirte Fractur d. Stirnbeins		1			

Operation	Krankheit	Summa	geheilt	gebessert oder Recidiv	Gestorben	Bleiben in Behandlung
Incision, Ausmeisselung u. Auskratzung tubercul. Abscess.	1 Quetschrisswunde d. oberen Augenlids . .					1
	1 Gaumendefect (Lues) .			1		
	2 multiple tub. Knochen- u.Gelenkerkrankungen		2			
	3 tuberc. Herde im Calcaneus		2	1		
	1 tuberc. Fisteln an der Hüfte		1			
	2 Tuberculose d. Mittelhand		2			
	1 Hodentuberculose . .		1			
	4 Tuberculose d. Ellbogengelenks. . . .		1	2		1
	9 Halsdrüsentuberculose u. -Syphilis		5			4
	4 Mastdarmfisteln. . .		4			
	1 Osteomyelitis humeri		1			
	1 Peritonitis tuberculosa			1		
	1 Spina ventosa . . .		1			
	1 Tuberculose d. os cuboideum	45	1			
	1 Tuberculose d. Symphysis sacro-iliaca .		1			
	3 tubercal. Abscesse d. Rückenwirbelsäule .		2		1 Pleuritis sero-puru-lenta; Tub. pulm.	
	2 Abscessus sterni tuberc.		1	1		
	2 Tuberculose d. Schädelknochen.			2		
	2 Tuberculose einer Darmbeinschaufel. .		1	1		
	1 Psoas-Abscess . . .		1			
	1 Tuberculose d.Sehnenscheiden der Mm. peronei					1
	1 Coxitis tuberculosa .					1
	1 Perichondritis d. Cartilago thyreoidea .					1
	1 Tubercul. einer Niere					1
Exstirpation von Geschwülsten	1 hyperplastische Brustdrüse bei einem Knaben (ambul.) . .		1			
	5 Carcinoma mammae .		4			1

Operation	Krankheit	Summa	geheilt	gebessert oder Recidiv	Gestorben	Bleiben in Behandlung
	2 Cavernöses Lymphangiom. 1) am Oberarm, 1) an der Hand . .		1			1
	8 Bubo inguinalis . .		6			2
	1 Blasendermoid durch Sectio alta		1			
	1 Carcinoma laryngis .				1 Erschöpfg.	
	1 Sarcomatöse Struma mit Abscessen . . .				1 Pyaemie.	
	1 Carcinom d. Lendengegend		1			
	1 Hodentuberculose . .		1			
	1 Tuberc. Hautgeschwür am Oberschenkel . .		1			
	1 Tubercul. Inguinaldrüsen	34	1			
	1 Ulcera luetica magna (med. Stat.)		1			
	1 Chondrosarcom der Rippen		1			
	1 Papillomata recti . .		1			
	1 Carcinom d. Parotis u. Halsdrüsen . . .			1		
	1 Luetische Mastdarmstrictur			1		
	1 Ulcus durum penis .		1			
	1 Tuberculosis mammae					1
	1 tubercul. process. vermiformis im proc. vaginal. peritonei . .				1 Tuberc. Peritonitis.	
	1 Sarcom des Hodens .		1			
	1 Struma					1
	1 Carcinom. recti (Kraske)			.	1 Tub. pulm.	
Osteotomie u. Ostectomie	2 wegen genu valgum .		2			
	1 doppelseitig wegen rhachit. Verkrümmung d. unt. Extremitäten .	5		1		
	1 bei einer difform geheilten Knöchelfractur			1		
	1 bei Fractura complicat. comminutiva cruris .		1			
Resection	2 cubiti wegen Tuberc. d. Ellbogengelenks .			2		

Operation	Krankheit	Summa	geheilt	gebessert oder Recidiv	Gestorben	Bleiben in Behand- lung
Amputation.	3 costae wegen Empyem		2			1
	4 » » Caries .		4			
	1 » » Lungen-	12				
	abscess		1			
	1 eines Metatarsopha- langealgelenks b. tabi- scher Gelenkaffection			1		
	1 humeri wegen Tuberc.					1
	4 femoris wegen Tuber- culose d. Kniegelenks		3		1 Tub. pulm. et intest.	
	1 pedis nach Chopart b. schwerer Quetschung		1			
	1 os. metacarpi IV wegen Tuberculose		1			
	1 os. metacarpi II wegen Tuberculose	10	1			
	1 Reamputatio cruris bei conischem Stumpf		1			
	1 Cruris wegen Tuber- culose sämmtlicher Fussgelenke		1			
	1 os. metacarpi II wegen Phlegmone.		1			
Exarticulatio- nen	1 Digiti IV et II nach schwerer Verletzung .		1			
	1 Nagelphalanx nach Verletzung.	4	1			
	1 Zehe nach Quetschung		1			
	1 der 3 ersten Zehen b. Gangraena diabetica		1			
Tracheotomie	18 bei Diphtherit. La- ryngostenose		6		11	1
	3 bei Stenose , infolge von Maserncroup . .	24	1	7	1	1
	1 bei Carcinoma laryngis				1 Erschöpfg.	
	2 bei Tuberculosis la- ryngis (med. Station)				2 Tub. pulm	
Herniotomie	4 Hernia inguinal. in- carcerata	5	3		1 Apoplexia cerebri.	
	1 Hernia scrotalis duplex			1		
Laparotomie	1 bei Darmverschluss durch einschnürende Mesenterialbänder .		1			

Operation	Krankheit	Summa	geheilt	gebessert oder Recidiv	Gestorben	Bleiben in Behandlung
	1 b. Darmverschluss d. Abknickung u.Torsion		1			
	1 bei Darmverschluss durch Umschnürung d. Coecum durch d. process. vermiformis .	6	1			
	1 Gastroenterostomie b. Carcinoma pylori . .				1 Inanition. Cor adiposum. Anaemie.	
	1 bei Ulcus ventriculi mit starken Verwachsungen und Hydrops der Gallenblase . .				1 Inanition. Morphinismus.	
	1 bei Tuberc. peritonei				1	
Urethrotomia externa	1 Strictura urethrae .	1	1			
Sectio alta	1 bei Dermoid d. Blase		1			
	2 » Krebs d. Blase .	4		1	1 Caehexie.	
	1 » Blasensteinen . .		1		•	
Sect. mediana	1 Dermoid d. Blase (zur Blasendrainage) . .	1	1			
Phimosen- u. Paraphimosenoperation	2 Phimosis ⎱ med. Stat.	3	2			
	1 Paraphimosis ⎰		1			
Incision, Contraincision u. Drainage	1 bei Hydronephrose .	1				1
Einnähung e. Catgutbündels beiSehnendefecten der Finger	1 weg.Narbencontractur ⎱ 1 bei Verletzung . . . ⎰	2	1	1		
Extraction v. Nägeln	2 bei Unguis incarnatus ⎱ 1 bei Quetschung . . . ⎰	3	2 1			
Bloslegung des Rückenmarks nach partieller Entfernung mehrerer Wirbelbög.	1 bei Luxatio vertebr. dorsal. VIII.	1	1			
Curettement d. Uterus	1 bei Endometritis chronica	1	1			
Transplantationen.	1 bei Verbrennung . .		1			
	6 bei Ulcus cruris . . ⎱	15	5			1
	8 bei sonstigen Defecten ⎰		6			2

Operation	Krankheit	Summa	geheilt	gebessert oder Recidiv	Gestorben	Bleiben in Behandlung
Excisio Hymenis	1 bei Vaginismus . .	1	1			
Aufmeisselung d. Proc. mastoideus	2 bei Otitis media mit Hirnsymptomen . .	2	1			1
Entfernung v. Fremdkörp.	1 Nähnadel aus dem Daumenballen . . .		1			
	1 Schusternadel aus d. Vorderarm	3	1			
	1 Eingewachsenes Pessarium				1 Pneumonie.	
Durchtrennung der spannenden Fascie- und Muskelansätze; Achillotomie.	1 bei pes varo-equinus duplex	1				1

2. Krankenabtheilung des Städtischen Armenhauses.

Bericht

von

Dr. AUERBACH.

Uebersicht der im Jahre 1891/92 behandelten Kranken.

Bestand am 1. April 1891.		Auf- genommen 1891/92.		Summa.		Abgang						Verblieben am 1. April 1892.	
						Geheilt		Gebessert od. ungeheilt.		Gestorben.			
M.	W.	M.	W.	M.	W.	M.	W.	M.	W.	M.	W.	M.	W.
38	19	108 (8U*)	74 (23U)	146	93	38	12 (1U)	53	31 (3U)	20 (4U)	20 (9U)	35 (5U)	30 (9U)
57		182 (31U)		239		50(1U)		84(3U)		40(13U)		65(14U)	
239						239(31U)							

Uebersicht der Krankheitsfälle.

Namen der Krankheiten.	Im Alter von Jahren						Entlassen			Verblieben in Behandlung
	0—15	15—30	30—45	45—60	Ueber 60	Summa	Geheilt	Gebessert oder ungeheilt.	Gestorben	
I. Infectionskrankheiten.										
Diphtheria	1	—	—	—	—	1	—	1**)	—	—
Influenza.	—	2	1	1	1	5	5	—	—	—
Rheumat. articul. acutus . .	—	—	—	1	—	1	1	—	—	—
II. Allgemeinkrank- heiten.										
Scrophulosis	1	—	—	—	—	1	—	1		—
Anaemia.	—	1	3	2	—	6	3	—		3
Chlorosis.	—	—	1	—	—	1	1	—		—
Alcoholismus	—	—	—	2	1	3	—	2	—	1
Diabetes mellitus.	—	—	—	2	—	2	—	1	—	1
Marasmus senilis	—	—	—	—	10	10(1U)	—	4	2	4
III. Krankheiten des Nervensystems.										
Cephalea	—	—	—	1	—	1	—	1		—
Apoplexia cerebri	—	—	1	10	8	19(11U)	—	4	7	8

*) „U" bedeutet die Patienten der Station für Unreine.
**) In das Krankenhaus überführt.

Namen der Krankheiten.	Im Alter von Jahren						Entlassen			Verblieben in Behandlung
	0—15	15—30	30—45	45—60	über 60	Summa	Geheilt	Gebessert oder ungeheilt	Gestorben	
Multiple Sclerose	—	—	8	—	—	3(3U)	—	1	—	2
Tumor cerebri	—	—	—	1	—	1(1U)	—	—	—	1
Paralysis agitans	—	—	—	—	2	2(1U)	—	—	2	—
Hyrsteia	—	—	1	2	—	3	—	1	—	2
Neurasthenia	—	—	2	1	—	3	1	1	—	1
Neurasthenia spinalis	—	—	1	—	—	1	—	1	—	—
Tabes dorsalis	—	—	1	7	1	9(2U)	—	3	—	6
Myxoedema	—	—	—	1	—	1(1U)	—	—	—	1
Dementia apoplectica	—	—	—	1	1	2(1U)	—	1	—	1
»　　senilis	—	—	—	—	2	2(1U)	—	—	—	2
Primäre Verrücktheit	—	—	—	1	—	1	—	1	—	—
Secundäre Verrücktheit	—	—	—	—	1	1	—	—	—	1
Hysterisches Irresein	—	—	—	1	—	1	—	—	—	1
Imbecillitas	—	1	—	—	—	1	—	1	—	—
Cretinismus	—	—	—	1	—	1	—	1	—	—
IV. Krankheiten des Gefässsystems.										
Myodegeneratio cordis	—	—	—	1	1	2	—	1	—	1
Arteriosclerosis universalis	—	—	—	1	8	4	—	1	2	1
Stenosis ostii Aortae	—	—	—	—	1	1	—	—	1	—
Hypertrophia et Dilatatio cordis	—	—	1	3	1	5	—	2	1	2
Insufficientia valvulae mitralis	—	—	—	1	1	2	—	1	—	1
V. Krankheiten der Athmungsorgane.										
Epistaxis	—	—	—	1	—	1	1	—	—	—
Angina catarrhalis	—	1	—	—	1	2	2	—	—	—
Bronchitis acuta	—	1	1	1	2	5	2	2	—	1
»　　chronica	—	—	1	3	2	6	—	4	—	2
Emphysema pulmonum	—	1	1	5	6	13	—	9	1	3
Pneumonia crouposa	—	—	—	1	2	3	—	—	3	—
»　　catarrhalis	—	—	—	1	2	3	—	—	3	—
Tuberculosis pulmonum	—	1	6	12	8	27	—	14	6	7
Pneumothorax	—	—	—	—	1	1	—	1	—	—
Pleurodynia	—	—	—	—	2	2	2	—	—	—
VI. Krankheiten der Verdauungsorgane.										
Gastritis acuta	—	—	1	—	—	1	1	—	—	—
Gastritis chronica	—	—	—	—	1	1	—	1	—	—
Ectasia ventriculi	—	—	—	—	1	1	—	—	—	1
Ulcus ventriculi	—	2	—	2	1	5	2	2	—	1

Namen der Krankheiten.	Im Alter von Jahren						Entlassen			Verblieben in Behandlung
	0—15	15—30	30—45	45—60	Ueber 60	Summa	Geheilt	Gebessert oder ungeheilt	Gestorben	
Carcinoma ventriculi	—	—	—	—	1	1	—	—	1	—
Gastroenteritis acuta	—	—	—	2	—	2	2	—	—	—
Enteritis chronica	—	—	—	—	1	1	—	1	—	—
Ascites (Cirrhosis hepatis) . .	—	—	1	—	—	1	—	1	—	—
Perityphlitis	—	—	—	1	—	1	—	—	1	—
Carcinoma coli ascend. . . .	—	—	—	—	1	1 (1U)	—	—	1	—
» recti.	—	—	—	—	1	1 (1U)	—	—	1	—
Ulcus lueticum recti	—	—	1	—	—	1 (1U)	—	1	—	—
VII. Krankheiten des Urogenitalapparates.										
Nephritis chronica	—	—	—	2	1	3	—	1	1	1
Carcinoma renis utriusque. .	—	—	—	—	1	1	—	—	1	
Cystitis acuta	—	1	—	—	—	1 (1U)	1	—	—	—
Vaginitis chronica	—	—	1	—	—	1	—	1	—	—
Carcinoma port. vaginal. uteri	—	—	—	—	2	2 (2U)	—	—	2	—
Hypertrophia prostatae . . .	—	—	—	—	1	1	—	1	—	—
Eingewachsenes Pessarium . .	—	—	—	—	1	1 (1U)	—	1*)	—	—
VIII. Krankheiten der Bewegungsorgane.										
Rheumat. articul. chron. . .	—	—	3	—	2	5	—	3	1	1
» muscul. acut. . . .	—	1	1	—	—	2	2	—	—	—
» » chron. . .	—	—	—	1	1	2	—	1	—	1
Multiple Knochen- u. Gelenk-tuberculose	—	—	1	—	1	2	—	—	—	2
Periostitis luet. vertebrae colli VII.	—	—	—	1	—	1	—	1	—	—
Reconvalescenz post amputat. humeri	—		—	—	1	1	—	1	—	—
Reconvalescenz post amputat femoris	—	1	—	—	1	2	1	1	—	—
Reconvalescenz post fractur. femoris	—	—	—	1	—	1	—	1	—	—
Contusion d. rechten Hüfte .	—	—	—	1	—	1	1	—	—	—
Osteomalacia	—	—	—	1	—	1	—	—	1	—
Hydarthros genu	—	1	—	—	—	1	1	—	—	—
Reconvalescenz nach Piro-goff'scher amput. cruris . .	—	—	—	—	1	1	—	1	—	—
Periostitis traumat. tibiae . .	—	—	—	—	1	1	1	—	—	—

*) Nach dem Krankenhaus überführt.

Namen der Krankheiten.	Im Alter von Jahren						Entlassen			Verblieben in Behandlung
	0—15	15—30	30—45	45—60	über 60	Summa	Geheilt	gebessert oder ungeheilt	Gestorben	
Mittelfusszehengelenkentzündung	—	1	—	—	—	1	1	—	—	—
Phlegmone pedis	—	1	—	1	—	2	1	—	—	1
Vulnus inflammat. cruris . .	—	1	—	—	—	1	1	—	—	—
Pes varo-equinus duplex . .	—	1	—	—	—	1	—	1	—	—
Ulcera cruris et pedis. . . .	—	4	3	4	1	12	12	—	—	—
Fractura colli femor. invet. .	—	—	—	—	1	1 (1 U)	—	—	—	1
IX. Diversa . . .	1	1	4	6	2	11 (1 U)	5	4	2	3
	3	23	40	88	85	239 (31 U)	50	84	40	65

Ausser den in dieser tabellarischen Uebersicht aufgezählten
Kranken wurden noch 27 Fusskranke behandelt, deren Behandlung
durchschnittlich 10—14 Tage in Anspruch nahm. Dieselben wurden
seit dem 1. Juli 1891 auf der Asylistenabtheilung verpflegt. —

Am 1. Juli 1891 wurde die Station für Unreine errichtet. Sie
besteht aus 8 Betten für Männer und 9 für Frauen, welche auf
4 Zimmer vertheilt sind. —

Am 1. Januar 1892 wurde die Krankenabtheilung um weitere
32 Betten vermehrt, 18 für Männer und 14 für Frauen, welche im
letzten Quartal des Berichtsjahres nahezu sämmtlich belegt werden
mussten. —

Die beträchtliche Erhöhung der Sterblichkeitsziffer im Vergleich
zum Vorjahre erklärt sich einmal aus der erheblichen Steigerung
der Krankenzahl, dann aber auch besonders aus dem Umstande, dass
wegen der dauernden Ueberfüllung des städtischen Krankenhauses
während der Wintermonate die frühere Gepflogenheit, schwer erkrankte
Patienten in dasselbe zu überführen, aufgegeben werden musste.

3. Städtische Entbindungsanstalt und Frauenklinik.

Bericht

von

Dr. VÖMEL.

Im Jahre 1891 wurden aufgenommen	302
Vom Jahre 1890 übertragen	12
	314

Hiervon wurden entlassen

a) Gesund	289
b) Gebessert	7
c) Ungeheilt	3
d) Hiesigen Hospitälern überwiesen	3

und zwar in's Städt. Krankenhaus 1 wegen Phthisis pulmonum, 2 wegen Pyaemie (beide vor ihrer Aufnahme schon ausserhalb behandelt).

e) Gestorben	3

1 starb an Nephritis chronica, Uraemie. 2 wurden moribund (acute Anaemie; Placenta praevia) in die Anstalt gebracht.

f) Auf 1892 übertragen	9
	314

In der Anstalt selbst wurden entbunden (incl. 16 Abortus) .	248
Von 1890 übertragene Wöchnerinnen	12
Nach ausserhalb erfolgter Niederkunft verpflegt	17
In der gynäkologischen Abtheilung behandelt (excl. Ambulatorium)	28
Auf 1892 übertragen	9
	314

Von besonderen Vorkommnissen ist ferner zu verzeichnen:

Mit Ausnahme der 2 erwähnten Fälle, die in extremis
zur Aufnahme kamen, machten sämmtliche Mütter ein
normales Wochenbett durch. Von den 5 in Betracht
kommenden Kindern waren 2 todte Frühgeburten,
1 Kind starb während der sehr schwierigen Wendung
und Extraction, 2 Kinder lebend.

Der höchste Stand der gleichzeitig Verpflegten betrug im
Januar 21, der niederste im November 2.

In der ersten Classe wurden verpflegt   1
» » zweiten »   »   »   5
» » dritten »   »   »   308
                                                  ‾‾‾‾
                                                  314

Die durchschnittliche Aufenthaltsdauer betrug 13 Tage.

Kinder wurden in der Anstalt geboren 237
Ausser der Anstalt   14
Uebertragen von 1890   10
                                                  ‾‾‾‾
                                                  261

Davon wurden gesund entlassen 233
In der Anstalt starben ⎱ (grösstentheils 10
Todtgeboren   ⎰ Frühgeburten) 12
Uebertragen auf 1892   6
                                                  ‾‾‾‾
                                                  261

Davon waren Knaben 132
            Mädchen 129.

4. Anstalt für Irre und Epileptische.

Bericht

über die Zeit vom 1. April 1891 bis 31. März 1892

von

Director Dr. SIOLI.

Jahrestabelle der Krankenbewegung nach Klassen.

	I. Klasse		II. Klasse		III. Klasse		Zusammen		Summa
	M.	W.	M.	W.	M.	W.	M.	W.	
Bestand am 1. April 1891	7	11	29	24	79	98	115	133	248
Aufgenommen bis 31. März 1892 . . .	22	13	18	18	102	108	143	139	282
Es wurden also zusammen verpflegt . .	29	24	47	42	181	206	258	272	530
Der Abgang betrug	18	11	22	19	117	120	158	150	308
so dass am 31. März als Bestand verblieben	11	13	25	23	64	86	100	122	222

Der Gesammtbestand an Kranken, der im Beginn des Berichtsjahres bereits erheblich die Zahl der verfügbaren Plätze in der Anstalt überschritten hatte, hatte sich somit am Schluss des Jahres um 26 Köpfe vermindert. Diese Verminderung äussert sich in den einzelnen Klassen hauptsächlich in der dritten Klasse; denn während die I. Klasse eine Vermehrung ihres Bestandes aufweist, die II. Klasse sich fast gleich hoch gehalten hat, ist die III. Klasse um 27 Köpfe zurückgegangen. Die Ursache hiervon liegt darin, dass im Lauf des Jahres in Folge von Platzmangel und in Folge der durch den Umbau mehrerer Krankenabtheilungen erschwerten Verhältnisse 37 männliche und 47 weibliche chronische Kranke III. Klasse in auswärtige Privatanstalten am Rhein überführt werden mussten.

Näheres hierüber wird weiter unten berichtet werden.

Der Gesammtzugang ist dieses Mal nur um 18 Köpfe höher als im vorigen Jahr, woraus sich ergeben dürfte, dass die gewaltige

Steigerung der Zugänge in den verflossenen Jahren nun vorläufig ein Ende erreicht hat und dass der jetzige Zugang der Bevölkerungsziffer Frankfurts (180,000) entspricht.

Die Zahl der ganz oder theilweise auf städtische Kosten in Anstaltspflege befindlichen Kranken betrug am 1. April 1891 in der hiesigen Anstalt 169, in auswärtigen Privatanstalten 74, zusammen 243 Kranke. Am 31. März 1892 hier 133, auswärts 143, zusammen also 276 Kranke, hat sich somit im Berichtsjahr wieder um 33 Köpfe gesteigert.

Gesammte Krankenbewegung nach Krankheitsformen.

Diagnose.	Bestand am 1.April 1891 M.	Fr.	Zu- gang M.	Fr.	Abgang Geheilt M.	Fr.	Ge- bessert M.	Fr.	Un- geheilt M.	Fr.	Ge- storben M.	Fr.	Bestand am 31.März 1892 M.	Fr.
1. Vorübergehender pathologischer Affectzustand . .	—	—	1	1	1	1	—	—	—	—	—	—	—	—
2. Cerebrasthenie	—	—	3	—	—	—	2	—	1	—	—	—	—	—
3. Irresein mit Zwangsvorstellungen	—	—	—	1	—	—	—	1	—	—	—	—	—	—
4. Melancholie	1	3	3	6	1	5	1	3	—	—	1	—	1	1
5. Hypochondrie	—	1	1	2	1	—	—	2	—	1	—	—	—	—
6. Acute Demenz (Stupor) . .	—	1	—	1	—	—	—	—	—	1	—	1	—	—
7. Manie	—	1	1	1	1	1	—	—	—	1	—	—	—	—
8. Acute Verwirrtheit . . .	—	3	1	2	1	3	—	1	—	—	—	—	—	1
9. Erschöpfungspsychose. . .	—	—	—	2	—	2	—	—	—	—	—	—	—	—
10. Acute hallucinatorische Verrücktheit	3	3	7	24	2	3	3	7	5	8	—	—	—	9
11. Acute stuporöse Verrücktheit (Katatonie) . . .	—	—	—	2	—	—	—	—	—	2	—	—	—	—
12. Hebephrenie	—	—	1	2	—	1	—	—	—	—	—	—	1	1
13. Hysterisches Irresein . . .	—	1	1	1	—	—	—	1	1	—	—	—	—	1
14. Chronische Verrücktheit .	39	46	23	20	—	—	6	2	29	27	1	1	26	36
15. Originäre Verrücktheit . .	1	1	2	—	—	—	1	1	—	—	—	—	2	—
16. Periodische Manie	3	2	2	—	—	—	3	1	—	—	—	—	2	1
17. Circuläres Irresein . . .	—	6	1	3	—	1	2	—	1	—	—	—	—	6
18. Chronische Demenz . . .	21	28	4	10	—	—	—	1	6	11	—	—	19	26
19. Erbliche degenerative Seelenstörung	1	3	1	—	—	—	—	—	—	—	—	—	2	3
20. Imbecillität leichtesten Grades (Moral insanity) theilweise mit Morphinismus.	4	2	7	5	—	—	1	2	7	1	—	—	3	4
21. Chronische Verrücktheit aus Moral insanity	—	—	—	1	—	—	—	—	—	—	—	—	—	1
22. Einfache Imbecillität . . .	—	—	1	2	—	—	—	—	1	—	—	—	—	2

Diagnose.	Bestand am 1. April 1891		Zu-gang		Abgang								Bestand am 31. März 1892	
					Geheilt		Ge-bessert		Un-geheilt		Ge-storben			
	M.	Fr.	M.	Fr.	M.	Fr.	M.	Fr.	M.	Fr.	M.	Fr.	M.	Fr.
23. Idiotie	—	1	2	3	—	—	—	—	2	2	—	—	—	2
24. Dementia paralytica . . .	27	13	47	17	—	—	7	2	20	10	19	3	28	15
25. Aphasie	—	2	1	-	—	—	—	—	—	—	1	—	1	1
26. Disseminierte Sclerose . .	—	2	—	1	—	—	—	1	—	1	—	—	—	1
27. Dementia aus Gehirnherd-erkrankungen	2	—	2	3	—	—	—	—	—	—	2	3	2	—
28. Dementia senilis	5	5	5	8	—	—	1	1	—	2	7	6	2	4
29. Delirium acutum	—	—	—	1	—	—	—	—	—	—	—	1	—	—
30. Chorea gravis	—	—	—	2	—	—	—	—	—	—	—	2	—	—
31. Traumatische Neuropsychose	—	—	2	—	—	—	—	—	1	—	—	—	1	—
32. Epilepsie mit Seelenstörung	5	7	4	14	—	—	2	5	1	10	—	—	6	6
33. Hysteroepilepsie	—	1	4	1	—	—	1	—	2	1	—	—	1	1
34. Delirium tremens . . .	—	—	5	1	3	1	—	—	—	—	2	—	—	—
35. Acute alkoholistische Ver-rücktheit	—	—	5	—	4	—	—	—	—	—	1	—	—	—
36. Chronischer Alkoholismus .	2	1	3	—	1	—	3	—	—	—	—	—	2	—
37. Chronische alkoholistische Verrücktheit	1	—	3	—	—	—	2	—	1	—	—	—	1	—
38. Urämie	—	—	—	2	—	—	—	—	—	—	—	2	—	—
	115	133	143	139	14	18	34	33	77	79	33	20	100	122

Die Tabelle der gesammten Krankenbewegung zeigt, dass trotz der grossen Zahl der aufgenommenen Kranken sich doch nur ein kleiner Theil möglicherweise heilbarer Seelenstörungen unter denselben befindet, nämlich etwa 28 Männer, d. i. 20 % und 45 Frauen = 32 %, dagegen neben vielen von vornherein aussichtslosen Fällen chronischer Seelenstörungen viele Fälle schwerer Hirnerkrankungen.

Von dem Zugang der Männer machte die dementia paralytica 33 %, vom Zugang der Frauen 12 % aus und führte nebst den gleichfalls besonders häufigen Fällen von dementia senilis den bei Weitem grössten Theil der Todesfälle herbei.

Der Vergleich des Bestandes am Schluss des Jahres mit dem am Anfang zeigt, dass fast alle acuten Fälle die Anstalt im Lauf des Jahres wieder verlassen haben, dass ferner auch die Fälle chronischer einfacher Psychosen sich am Schluss des Jahres wesentlich vermindert haben, dass hingegen die Zahl des Bestandes an dementia paralytica sogar absolut gestiegen ist, während die Zahl des Gesammtbestandes wesentlich abgenommen hat.

Das Bedürfniss, gerade für diese schwersten Krankheitsfälle durch Erweiterung der geeigneten Einrichtungen möglichst vollkommen zu sorgen, trat deshalb immer lebhafter hervor und führte zu den weiter unten zu berichtenden neuen baulichen Anlagen.

Die Fälle rein alkoholistischer Erkrankung, fast nur auf Männer beschränkt, betragen bei letzteren 11% des Zugangs der Männer und 6% des Gesammtzugangs und blieben somit bedeutend hinter der Zahl des vorigen Jahres zurück.

Krankheitsform, Alter und Erblichkeit der Aufgenommenen.

Diagnose	Ge-schlecht	10—20	20—30	30—40	40—50	50—60	60—70	70—80	Summa M. Fr.	Davon erblich belastet
1. Vorübergehender pathologischer Affectzustand	Männer	—	—	—	1	—	—	—	1	—
	Frauen	—	1	—	—	—	—	—	1	—
2. Cerebrasthenie	Männer	—	1	1	1	—	—	—	3	2
	Frauen	—	—	—	—	—	—	—	—	—
3. Irresein mit Zwangsvorstellungen	Männer	—	—	—	—	—	—	—	—	—
	Frauen	—	—	1	—	—	—	—	1	1
4. Melancholie	Männer	—	—	—	1	1	1	—	3	3
	Frauen	—	—	1	1	—	3	1	6	3
5. Hypochondrie	Männer	—	—	1	—	—	—	—	1	1
	Frauen	—	—	—	—	1	1	—	2	1
6. Acute Demenz (Stupor) .	Männer	—	—	—	—	—	—	—	—	—
	Frauen	—	—	—	1	—	—	—	1	—
7. Manie	Männer	—	1	—	—	—	—	—	1	1
	Frauen	—	1	—	—	—	—	—	1	1
8. Acute Verwirrtheit . .	Männer	—	1	—	—	—	—	—	1	1
	Frauen	—	1	1	—	—	—	—	2	2
9. Erschöpfungspsychose .	Männer	—	—	—	—	—	—	—	—	—
	Frauen	1	1	—	—	—	—	—	2	1
10. Acute Verrücktheit . .	Männer	—	4	1	2	—	—	—	7	4
	Frauen	2	11	7	2	2	—	—	24	15
11. Acute stuporöse Verrücktheit (Katatonie) . . .	Männer	—	—	—	—	—	—	—	—	—
	Frauen	—	2	—	—	—	—	—	2	1
12. Hebephrenie	Männer	1	—	—	—	—	—	—	1	1
	Frauen	2	—	—	—	—	—	—	2	2

Diagnose	Ge-schlecht	Alter							Summa		Davon erblich belastet
		10—20	20—30	30—40	40—50	50—60	60—70	70—80	M.	Fr.	
13. Hysterisches Irresein . .	Männer	—	—	1	—	...	—	—	1	—	
	Frauen	—	—	—	1	..	—	—	—	1	
14. Chronische Verrücktheit	Männer	1	4	8	6	3	—	1	23	—	
	Frauen	1	3	6	6	4	—	—	—	20	
15. Originäre Verrücktheit .	Männer	1	—	—	1	—	—	—	2	—	
	Frauen	—	—	—	—	—	—	—	—	—	
16. Periodische Manie .	Männer	—	—	—	1	1	—	—	2	—	
	Frauen	—	—	—	—	—	—	—	—	—	
17. Circuläres Irresein .	Männer	—	—	—	—	—	1	—	1	—	
	Frauen	—	1	1	1	—	—	—	—	3	
18. Chronische Demenz .	Männer	—	2	1	—	1	—	—	4	—	
	Frauen	1	—	2	4	3	—	—	—	10	
19. Erblich degenerative Seelenstörung . . .	Männer	—	1	—	—	—	—	—	1	—	
	Frauen	—	—	—	—	—	—	—	—	—	
20. Imbecillität leichtesten Grades (Moral insanity)	Männer	4	3	—	—	—	—	—	7	—	
	Frauen	—	—	4	—	1	—	—	—	5	
21. Chronische Verrücktheit aus Moral insanity . .	Männer	—	—	—	—	—	—	—	—	—	
	Frauen	—	—	—	—	—	1	—	—	1	
22. Einfache Imbecillität . .	Männer	1	—	—	—	—	—	—	1	—	
	Frauen	—	—	2	—	—	—	—	—	2	
23. Idiotie	Männer	2	—	—	—	—	—	—	2	—	
	Frauen	1	1	—	—	—	1	—	—	3	
24. Dementia paralytica . .	Männer	—	3	16	21	7	—	—	47	—	
	Frauen	—	—	6	6	5	—	—	—	17	
25. Aphasie	Männer	—	—	—	—	—	1	—	1	—	
	Frauen	—	—	—	—	—	—	—	—	—	
26. Disseminierte Sclerose .	Männer	—	—	..	—	—	—	—	—	—	
	Frauen	1	—	—	—	—	—	—	—	1	
27. Dementia aus Gehirn-herderkrankungen . .	Männer	—	—	1	1	—	—	—	2	—	
	Frauen	—	—	1	—	—	2	—	—	3	
28. Dementia senilis . . .	Männer	—	—	—	—	—	2	3	5	—	
	Frauen	—	—	—	—	—	3	5	—	8	
29. Delirium acutum . . .	Männer	—	—	—	—	—	—	—	—	—	
	Frauen	—	—	1	—	—	—	—	—	1	

Diagnose	Geschlecht	Alter							Summa		Davon erblich belastet
		10—20	20—30	30—40	40—50	50—60	60—70	70—80	M.	Fr.	
30. Chorea gravis	Männer	—	—	—	—	—	—	—	—		
	Frauen	1	1	—	—	—	—	—		2	1
31. Traumatische Neuropsychose.	Männer	—	—	2	—	—	—	—	2	—	
	Frauen	—	—	—	—	—	—	—		—	—
32. Epilepsie mit Seelenstörung	Männer	1	1	1	1	—	—	—	4	—	1
	Frauen	3	4	3	4	—	—	—		14	6
33. Hysteroepilepsie . . .	Männer	1	2	1	—	—	—	—	4	—	2
	Frauen	—	1	—	—	—	—	—		1	1
34. Delirium tremens . . .	Männer	—	1	3	1	—	—	—	5	—	2
	Frauen	—	—	1	—	—	—	—		1	1
35. Acute alkoholistische Verrücktheit	Männer	—	1	1	2	1	—	—	5	—	1
	Frauen	—	—	—	—	—	—	—		—	—
36. Chron. Alkoholismus und chron. alkoh. Verrücktb.	Männer	—	—	3	3	—	—	—	6	—	4
	Frauen	—	—	—	—	—	—	—		—	
37. Urämie	Männer	—	—	—	—	—	—	—	—	—	
	Frauen	—	—	—	—	2	—	—		2	1
Zusammen . .		25	53	78	68	32	16	10	143	139	155

Nach der zweiten Tabelle finden sich unter den insgesammt Aufgenommenen 55% erblich Veranlagte. Nur bei 20 Kranken blieben diese Familienverhältnisse gänzlich unbekannt. Je genauer freilich die Nachfragen angestellt werden konnten und je mehr die Angehörigen sich selbst dafür interessirten, desto häufiger wurde wenigstens eine Familienanlage in einzelnen Zweigen nachgewiesen. Die Zahl der erblich Veranlagten stimmt fast genau mit der in den letzten Jahren beobachteten überein.

Soweit ausser der erblichen Anlage andere Ursachen der Geisteskrankheit bekannt geworden sind, betrifft dies besonders die dementia paralytica, bei der in 23 Fällen der paralytischen Männer, also in 50% der Fälle, lues bestimmt in der Vergangenheit nachgewiesen worden ist.

Alkoholmissbrauch hat bei 24 Männern und 4 Frauen einen wesentlichen Einfluss auf die Entstehung der Geisteskrankheit ausgeübt.

Ferner waren von entscheidendem Einfluss auf die Entstehung
der Geisteskrankheit:

Puerperium . . . . in 9 Fällen
Lactation . . . . . » 2 »
Trauma capitis . . » 6 »
Einzelhaft . . . . . » 1 Fall
Arteriosklerose . . . » 1 »
Schwerer Darmkatarrh » 1 »
Nephritis . . . . . » 4 Fällen
Typhus . . . . . . » 2 »
Phthisis pulmonum . » 2 »
Influenza . . . . . » 1 Fall

Unter den 282 Aufnahmen finden sich 15 Doppelaufnahmen,
die sich auf 14 Kranke vertheilen, da eine Kranke im Berichtsjahr
3 mal aufgenommen ist.

Ferner befinden sich unter den übrig bleibenden 267 aufgenommenen Kranken 75 Kranke, die bereits früher in Irren-An-
stalten behandelt wurden;

früher einmal in eine Anstalt aufgenommen					48	
»	2mal	»	»	»	»	10
»	3 »	»	»	»		11
»	4 »	»	»	»		. 3
»	6 »	»	»	»		1 (chron. Verrücktheit, Entweichungstrieb.)
»	8 »	»	»	»		1 (chron. Demenz mit period. Aufregungszuständen).
»	10 »	»	»	»		1 Periodische Manie.
»	11 »	»	»	»		1 Epilepsie.
»	12 »	»	»	»	»	1 Moral insanity mit Morphinismus.

Die Krankheitsdauer vor der Aufnahme betrug

— 8 Tage	in 40 Fällen		
8 Tage — 1 Monat	» 28	»	
1 Monat — 6 Monate	» 38	»	
über 6 Monate	» 142	»	
angeboren	» 20	»	
unbekannt	» 15	»	

Summa 283 Fälle

Hiernach ist die Zahl der ganz acuten Fälle — 8 Tage Dauer
sowie der noch ziemlich frischen — 6 Monate Dauer, in den letzten
Jahren trotz der erheblichen Vermehrung des Zugangs etwa gleich
geblieben, gestiegen ist hauptsächlich die Zahl der chronischen Fälle,

von denen naturgemäss sich viele noch Jahre lang draussen erhalten,
bis öffentliche Störungen oder Unfähigkeit, sich selbstständig zu erhalten, sie der Anstalt zuführen. Von letzteren fällt dann freilich
eine grössere Zahl auch dauernd der Anstaltspflege anheim.

Von den 282 Aufnahmen wurden 93 durch das Kgl. Polizei-
präsidium eingewiesen, 189 durch den Director selbstständig aufgenommen, der hierzu unter eigener Verantwortung befugt ist.

In Frankfurt geboren waren von den insgesammt Aufgenommenen nur 43, die Uebrigen auswärts.

Ihren Unterstützungswohnsitz hatten in Frankfurt erlangt 163, von
24 war derselbe noch nicht festgestellt, die Uebrigen hatten ihn auswärts.

Gerichtlich bestraft waren:

Nr.	Vergehen	Bestrafungen	Krankheitsform
1	Ruhestörung, Trunken-heit, Bedrohung	30 mal mit Haft und Gefängniss	Periodische Manie
2	Betteln u. Widerstand	6 Wochen Gefängniss	Chronische Verrücktheit
3	Betteln, Diebstahl, Sach-beschädigung	5 mal mit Gefängniss	Dementia paralytica
4	Betrug und Diebstahl	3 Jahre Gefängniss, 6 Jahre Zuchthaus	Moral insanity
5	Körperverletzung	2 Monate Gefängniss	Dementia paralytica
6	Beleidigung	Geldstrafen	Querulantenwahn
7	Unfug, Hausfriedens-bruch	Gefängniss	Chronische Verrücktheit
8	Kuppelei und falsche Namensangabe	Gefängniss	Dementia paralytica
9	Hehlerei	14 Tage Gefängniss	Chron. Alkoholismus
10	Urkundenfälschung	4 Wochen Gefängniss	Acute hallucin. Ver-rücktheit
11	Betrug	6 Monate Gefängniss	Chronische Verrücktheit
12	Unterschlagung, Dieb-stahl	8 Monate Gefängniss	Chronische Verrücktheit
13	Diebstahl und Körper-verletzung	7 Monate Gefängniss	Acute alkoholistische Verrücktheit

Von den vorstehenden Fällen haben die von 1—8 höchst wahrscheinlich ihre Strafthaten schon unter dem Einfluss der Geisteskrankheit ausgeübt, bei denen von 9—13 liess sich dies nicht nachweisen, dagegen war von Letzteren einer, No. 10, unter dem Einfluss
der Einzelhaft im Gefängniss erkrankt und wurde gesund.

In Untersuchung hatten sich vor der Aufnahme befunden, waren aber ohne Weiteres wegen augenfälliger Geisteskrankheit freigekommen.

1 wegen Verbrechens gegen die Sittlichkeit (chron. Verrücktheit)

1 » mehrfacher Betrügereien (moral insanity)

1 » liederlichen Lebenswandels und arbeitsscheuen Umhertreibens (moral insanity).

Zur Beobachtung und Begutachtung waren der Anstalt von Seiten der Staatsanwaltschaft 3 Personen übergeben worden, von denen 2 Fälle wegen einfachen Betrugs, 1 Fall wegen Misshandlung eines angenommenen Kindes in Untersuchung standen. Zwei der Untersuchten wurden nach erfolgter Begutachtung wegen constatirter Geisteskrankheit ausser Verfolgung gesetzt. Der Dritte, geständiger Alkoholist, bot in der Anstalt kaum nachweisbare körperliche Störungen, die sich eben so gut auf chronischen Alkoholismus wie auf beginnende dementia paralytica beziehen liessen. Den Anlass zur Beobachtung seines Geisteszustandes hatte ein Anfall gegeben, der im Gefängniss aufgetreten war und der einem solchen von delirium tremens sehr ähnlich war. In der Anstaltspflege besserte sich das Gesammtbefinden sehr schnell. Der Untersuchte musste daher dem Staatsanwalt wieder übergeben werden, ohne dass eine bestimmte Geisteskrankheit constatirt werden konnte. Im Gefängniss traten aber sodann neue Anfälle auf, die nebst Zunahme der körperlichen Störungen die Diagnose der dementia paralytica sicher machten. Da ereignete sich in der Strafkammersitzung, zu der der Unterzeichnete als Sachverständiger berufen worden war, der merkwürdige Fall, dass, ehe ein sachverständiges Gutachten erfordert wurde, der Beklagte auf Antrag des Staatsanwalts von der Anklage als unschuldig freigesprochen wurde.

Ueber den Civilstand und die Confession der Aufgenommenen geben die beiden folgenden Tabellen Aufschluss.

Zugang

nach dem Civilstand				nach den Confessionen			
Civilstand	Männer	Frauen	Insgesammt	Confession	Männer	Frauen	Insgesammt
ledig	62	59	121	evangel. u. reformirt	87	81	168
verheirathet . . .	73	53	126	katholisch	39	38	77
verwittwet	8	25	33	israelitisch	15	16	31
geschieden	0	2	2	andere Confession .	2	4	6
Summa	143	139	282	Summa	143	139	282

Die Berufsarten der Aufgenommenen gehen aus der folgenden Tabelle hervor.

Zugang nach den Berufsarten.

Berufsart.	Im Beruf selbst-ständige Männer.	Deren Frauen und Töchter.	Im Beruf selbst-ständige Frauen.
Kaufmann, Agent	23	13	—
Beamte bez. Bureaubeamte	7	3	—
Techniker, Baumeister, Maurermeister . . .	6	3	—
Künstler, Gelehrte, Lehrer, Aerzte	7	2	—
Fabrikanten	2	1	—
Handwerker, Wirthe, Photographen, Litho-graphen	44	33	—
Landwirthe, Weinbauer, Gärtner	5	3	—
Schneiderinnen, Näherinnen, Koch- u. Putzfrauen	—	—	23
Rentner	7	8	—
Händler	7	7	3
Offiziere	2	—	—
Pfründner und Armenpfleglinge	1	—	3
Kellner, Kutscher, Knechte, Ausläufer, Tag-löhner und Taglöhnerinnen	26	6	6
Dienstmädchen, Kammerjungfern, Bonnen, Krankenpflegerinnen	—	—	23
Prostituirte	—	—	2
Schüler	5	—	—
Berufsunfähige	1	—	—
Summa .	143	79	90

Abgang:

Die Zahl der Genesenen ist verhältnissmässig klein, doch wurden an den Begriff genesen die schärfsten Massstäbe angelegt, z. B. alle nur vorübergehend von periodischen Störungen Genesenen zu den Gebesserten gerechnet.

Die Genesenen und Gebesserten zusammen betragen

$$48 \text{ M.} = 15,6\,\%\text{ u. } 51 \text{ Fr.} = 16,4\,\% \text{ des}$$

Gesammtabgangs.

Die Ungeheilten 77 » $= 25\,\%$ » 79 » $= 25,6\,\%$

» Gestorbenen 33 » $= 10,7\,\%$ » 20 » $= 6,5\,\%$

$$51,3\,\% \qquad\qquad 48,5\,\%$$

Die Gestorbenen zusammen machen 12,3 % der insgesammt Verpflegten aus.

Die Aufenthaltsdauer der Genesenen in der Anstalt betrug durchschnittlich 1 Monat 6 Tage.

Von den 156 als ungeheilt Entlassenen wurden entlassen:

In die eigene Familie   17 M. 20 Fr.

In eine andere Anstalt 57 » 59 »

Entwichen sind   3 » — »

Von den Entwichenen wurde ein Mann nach mehrtägigem Umhervagabundiren aus Bayern wieder in die Anstalt gebracht, ein anderer blieb vom freien Ausgang fort in seiner Familie, die ihn später in eine Privatanstalt brachte, ein Dritter, ein Querulant ohne bekannte Heimath, wurde in Sachsen aufgegriffen und der dortigen Gemeinde vom hiesigen Armenamt übergeben.

Von den in andere Anstalten Entlassenen schieden aus der städtischen Pflege aus und wurden überführt.

		M.	Fr.
nach der Anstalt des Reg.-Bez. Wiesbaden: Eichberg . .		9	3
» » » » » Cassel: . Hayna . .		1	—
» den Hessischen Anstalten . . . . Heppenheim .		—	2
» » » » . . . . Hofheim . .		—	3
» » Bayerischen » . . . . Werneck . .		—	1
» » » . . . . Klingenmünster		—	1
› » » . . . . Kaufbeuren .		1	—
» » Württemberg. » . . . . Winnenthal .		1	—
» der Badischen Anstalt . . . . Heidelberg .		1	—
» den Preussischen Anstalten . . . . Andernach .		1	—
» » » » . . . . . Schleswig . .		1	—
» ausländischen Irrenanstalten in . . Wien . . .		1	—
› » » » . . England . .		1	—
» » » » . . Galizien . .		—	1
Privatanstalt von Dr. Herz . . . . . Bonn . . .		1	—
» . . . . . Sayn . . .		1	—
Ins Gefängniss		1	—
In die Entbindungsanstalt		—	1
		20	12

Zur weiteren Verpflegung auf Kosten der Stadt wurden in auswärtige Anstalten überführt

	M.	Fr.
Alexianeranstalt Crefeld	15	—
» M. Gladbach	22	—
Anstalt der Ursulinerinnen in Neuss . .	=	32
Anstalt der Schwestern z. h. Joseph in Kiedrich .	—	15
Zusammen	37	47

Am 1. April v. J. betrug der Bestand von
Kranken in auswärtigen Anstalten in Aachen . . 13 —
         » Crefeld . . 9 —
         » Kiedrich . — 28
         » Bendorf . — 18
    in einigen anderen Anstalten — 6
somit hätte am Schluss d. J. der Bestand städtischer Kranken
    auswärts betragen . . . . 59 ·, 99
In Folge zahlreicher Abgänge durch Tod, sowie mehr-
    facher Zurückverbringungen betrug er aber nur . 54 89
                       Sa. 143

Die bedeutende Steigerung dieser meist weit von Frankfurt entfernt untergebrachten Kranken liess das Bedürfniss hervortreten,
auch diese Kranken regelmässiger irrenärztlicher Aufsicht von Seiten
der Stadt zu unterstellen. Es wurde mithin zwischen dem städtischen
Armenamt und dem Pflegamt der Irrenanstalt am 1. April d. J. ein
Vertrag geschlossen nach welchem der Director der hiesigen Irrenanstalt die Oberaufsicht über alle auswärts untergebrachten städtischen
Geisteskranken zu führen habe und durch jährliche mehrmalige In-
spectionsreisen und einzufordernde Berichte von den betreffenden Anstalten diese ausübe. Das Resultat seiner Revisionen hat er dem
Magistrat zu berichten. Seit vergangenem Herbst ist hiermit begonnen.

    Da sich der definitiven Regelung der Unterbringung der chro-
nischen städtischen Kranken zur Zeit noch mancherlei Schwierigkeiten in den Weg stellen, namentlich die Regelung des Verhältnisses
zu dem Regierungsbezirk Wiesbaden, so wird für die nächsten Jahre
noch bei der einmal eingeschlagenen Maassregel, nämlich diese Kranken
nach auswärtigen Anstalten zu verbringen, verblieben werden müssen,
wodurch der hiesigen Anstalt der Charakter der Heilanstalt und die
Möglichkeit, allen Ansprüchen an Aufnahmen gerecht zu werden,
gewahrt wird. Doch ist von der Stadt selbst ausgesprochen, dass
diese Maassregel nur den Charakter eines Provisoriums tragen soll.

    Die Tabelle der Todesursachen gibt über 51 Todesfälle Aus-
kunft; 34 derselben betrafen Krankheitsfälle von dementia paralytica
und dementia senilis, bei denen der Tod im normalen Endverlauf
der Gehirnkrankheit eintrat, in einigen Fällen durch lobuläre Pneumonie beschleunigt. 5 Fälle von umschriebenen Hirnerkrankungen,

Form der Psychose / Todesursache	Melancholie M.	Melancholie Fr.	Acute halluc. Verrücktheit M.	Acute halluc. Verrücktheit Fr.	Chronische Verrücktheit M.	Chronische Verrücktheit Fr.	Stupor M.	Stupor Fr.	Dementia paralytica M.	Dementia paralytica Fr.	Dementia senilis M.	Dementia senilis Fr.	Dementia bei Hirnherderkrankung M.	Dementia bei Hirnherderkrankung Fr.	Aphasie M.	Aphasie Fr.	Delirium potatorum M.	Delirium potatorum Fr.	Chorea gravis M.	Chorea gravis Fr.	Delirium acutum M.	Delirium acutum Fr.	Uraemie M.	Uraemie Fr.	Summa M.	Summa Fr.
Hirnlähmung	—	—	—	—	—	—	—	—	10	1	—	—	—	—	1	—	—	—	—	1	—	1	—	—	10	5
Apoplex. cereb. sanguin.	—	—	—	—	—	1	—	—	—	—	—	1	—	—	—	—	—	—	—	—	—	—	—	—	—	2
Paralytischer Anfall	—	—	—	—	—	—	—	—	3	1	—	—	—	—	—	—	—	—	—	—	—	—	—	—	3	1
Tumor cerebri	—	—	—	—	—	—	—	—	—	—	—	—	2	—	—	—	—	—	—	—	—	—	—	—	2	—
Polioencephalitis	—	—	—	—	—	—	—	—	—	—	—	—	—	1	—	—	—	—	—	—	—	—	—	—	—	1
Arteriosclerose d. Hirngefässe	—	—	—	—	—	—	—	—	—	—	—	—	—	—	—	—	—	—	—	—	—	—	—	—	—	—
Hirnabscess	—	—	—	—	—	—	—	—	—	—	—	1	—	—	—	—	—	—	—	—	—	—	—	—	—	1
Pneumonia lobularis	—	—	—	—	—	—	—	—	4	—	—	1	—	—	—	—	—	—	—	—	—	—	—	—	4	1
» crouposa	—	—	—	—	—	—	—	—	2	1	—	—	—	—	—	—	—	—	—	—	—	—	—	—	2	1
Myodegeneratio cordis	—	—	1	—	—	—	—	—	—	—	—	—	—	—	—	—	2	—	—	—	—	—	—	—	4	1
Aortenklappeninsufficienz m. Pyelonephritis	—	—	—	—	—	—	—	—	—	—	—	—	—	—	—	—	—	—	—	—	—	—	—	—	—	—
Endocarditis	—	—	—	—	—	—	—	—	—	—	3	—	—	—	—	—	—	—	—	1	—	—	—	—	—	—
Tabische gastritis	—	—	—	—	—	—	—	1	—	—	1	—	—	—	—	—	—	—	—	—	—	—	—	2	1	1
Nephritis interstitialis chronica	—	—	—	—	—	—	—	—	1	—	—	—	—	—	—	—	—	—	—	—	—	—	—	—	—	1
Marasmus senilis	—	—	—	—	—	—	—	—	—	—	1	—	—	—	—	—	—	—	—	—	—	—	—	—	3	—
Phthisis pulmonum	1	—	—	—	1	—	—	—	—	—	2	—	—	—	—	—	—	—	—	—	—	—	—	—	2	1
Summa	1	—	1	—	1	1	—	1	19	3	6	6	2	2	1	1	2	—	—	2	—	1	—	2	32	19

Tumoren etc., sowie 2 Fälle von Urämie kamen in Folge der psychischen Erscheinungen ihrer Krankheit, Delirium, Aphasie etc. zur Behandlung und erreichten den Tod als Folge ihrer Gehirnkrankheit.

Unter den äusserst stürmischen Erscheinungen eines delirium acutum und den diesem vielfach ähnlichen einer chorea gravis erlagen 3 Frauen binnen wenigen Tagen, eine davon mit dem Befund einer endocarditis. Die beiden an delirium potatorum erkrankten und gestorbenen Männer litten gleichzeitig an einer croupösen Pneumonie, die der eine schon mit zur Anstalt brachte, während sie sich bei dem anderen in den ersten Tagen entwickelte. Es bleiben somit nur 5 Fälle einfacher Psychosen übrig, die an hinzugetretenen Krankheiten gestorben sind.

Hiervon ist ein Fall einer Apoplexia erlegen, ein Fall von stupor, der psychisch geheilt war, einer Herzinsufficienz, ebenso ein Fall von acuter alkoholistischer Verrücktheit, bei dem sich ein cor bovinum entwickelt hatte.

Endlich ist der Fall von Melancholie, der mit florider Phthise zur Anstalt kam, derselben bald erlegen, während der andere Todesfall von Phthise einen langjährigen Bewohner der Anstalt betraf.

Erwies sich hiernach der Gesundheitszustand der Anstalt, was Todesfälle an intercurrenten resp. in der Anstalt erworbenen Krankheiten anbetrifft, recht günstig, so weist die Liste der körperlichen Erkrankungen im Ganzen gleichfalls ein günstiges Bild auf.

Krankheiten	M.	Fr.	Ausgang
Innere.			
Chlorose	—	1	geheilt.
Malaria	1	—	in Behandlung geblieben.
Pneumonia lobularis	4	1	gestorben.
» crouposa	2	—	gestorben.
Bronchitis purulenta	—	1	geheilt.
Nephritis interstitialis	3	3	{ 5 gestorben. 1 geheilt.
Endometritis	—	1	geheilt.
Endocarditis	—	1	gestorben.
Cystitis	2	—	geheilt.
Darmkatarrh	8	3	{ 10 geheilt. 1 blieb in Behandlung.

Krankheiten	M.	Fr.	Ausgang
Angina tonsillaris	2	—	geheilt.
Lungentuberkulose	8	1	2 gestorben. 3 entlassen. 2 an Paralyse gestorben. 2 geheilt.
Acussere.			
Phlegmone	3	6	1 an Pneumonie gestorben. 8 geheilt.
Carbunkel	1	—	geheilt.
Decubitus	11	9	10 an Pneumonia, Paralyse, Urämie gestorben. 1 entlassen. 9 geheilt.
Erysipel	3	—	geheilt.
Bindehautkatarrh	5	—	geheilt.
Panaritinm	5	1	geheilt.
Otitis externa	1	1	geheilt.
Ulcus cruris	1	—	geheilt.
Eczema madidum	1	—	geheilt.
Syphilid	1	—	geheilt.
Scabies	—	1	geheilt.
Knochensyphilis	1	—	in Behandlung geblieben.
Knochentuberculose	—	1	in Behandlung geblieben.
Verletzungen.			
Schwere Schnittwunde am Hals .	1	—	an Gehirnlähmung gestorben.
» » an d. Ellbogen	1	—	geheilt.
» » am Unterleib	2	—	1 an Herzverfettung gestorben. 1 an Hirnlähmung gestorben.
Schwerere Kratzwunden an Kopf und Armen	2	—	geheilt.
Bisswunden an den Fingern . .	2	—	geheilt.
Othaematom	2	—	geheilt.
Fractur einer Fingerphalanx .	1	—	geheilt.
Kopfwunden	—	3	geheilt.

Von Infectionskraukheiten fällt vor allen die Lungentuberculose auf, die in 9 Fällen zur Behandlung kam.

Nur 2 derselben betrafen Kranke, die seit längerer Zeit in der Anstalt verweilen; von ihnen ist einer gestorben, einer anscheinend genesen. Die 7 übrigen wurden schwer krank zur Anstalt gebracht und verliessen dieselbe zum Theil wesentlich gebessert. Durch sorgfältigste Isolirung der Erkrankten und Desinfection der Räume bestrebten wir uns, anscheinend mit Erfolg, weitere Ansteckungen zu verhüten.

Von den anderen Krankheiten erscheinen erwähnenswerth die Darmkatarrhe, die hauptsächlich bei den Paralytikern in Folge von Verschlingen aller möglichen Gegenstände sich einstellten, die jedoch durch strengste Diät, meist mit Isoliren verbunden, zur Heilung gebracht werden konnten.

Bei der enormen Decubitusgefahr der vielen Gehirnkranken erscheint die beobachtete Zahl der Fälle von Decubitus, bei der auch über den kleinsten Decubitus Buch geführt wird, nicht zu hoch, auch gelang es mehrere zur Heilung zu bringen, und es führte keiner direct den Tod herbei.

Die 6 bei den Frauen beobachteten Fälle von Phlegmone gehören einer kleinen infectiösen Epidemie an, die sich in einigen der alten, durch gänzlich verrottete Fussböden mit den gefährlichsten Infectionsherden sich auszeichnenden Zellen entwickelt hatte. Es waren zum Theil recht hässliche, sofort zu tiefen Eiterungen führende sich schnell entwickelnde Geschwüre, die nur einer sehr energischen antiseptischen Behandlung wichen.

In den alten Zellen wurde reparirt, was zu repariren war. Im Laufe des Jahres 92 kommen die neuen Zellen in Gebrauch.

Die 4 Fälle schwerer Schnittwunden betrafen 3 Kranke, die sich in selbstmörderischer Absicht tiefe Wunden an verschiedenen Körpertheilen vor Betreten der Anstalt beigebracht hatten. Ein Kranker brachte sich dieselben in der Anstalt mit einem zerschlagenen Glas bei, wurde jedoch an der Ausführung des Selbstmordes gehindert und geheilt.

Die Bisswunden brachten sich Paralytiker selbst bei, einer verzehrte in einer Nacht 3 Finger seiner rechten Hand. Von den 2 Othaematomen ist eines jedenfalls auf Selbstverletzung des sich heftig gegen die Ohren schlagenden Kranken zurückzuführen. Das andere fand sich bei einem Privatkranken, dessen Wärter linkshändig war, am rechten Ohr; der Wärter wurde entlassen.

Trotz der grossen Zahl schwerer selbstmordsüchtiger Kranker ist in diesem Jahr kein Todesfall durch Selbstmord zu verzeichnen. Die oben geschilderten schweren Selbstverletzungen jedoch, bei denen die betreffenden Kranken sich in voller Tobsucht befanden und ihren Verband mit aller Gewalt abzureissen versuchten, machten bis zur Heilung die Befestigung der Kranken im Bett mittelst der Zwangsjacke nöthig, um sie am Abreissen des Verbands und Auf-

reissen der Wunden zu verhindern. Es musste zu dieser Maassregel
ausserdem in Folge heftigsten, in keiner anderen Weise zu be-
kämpfenden Triebes zur Selbstverletzung durch sich Abbeissen der
Finger, sich zerfleischen, ferner wegen einer die höchste Lebens-
gefahr herbeiführenden unstillbaren Diarrhoe, die durch Verschlingen aller Gegenstände, sogar des Bettzeugs und abgebissenen
Strohs resp. Rosshaare herbeigeführt wurde, endlich wegen eines
durch unbesiegbares tobsüchtiges Umherrasen herbeigeführten lebens-
gefährdenden Marasmus mehrere Male geschritten werden, natürlich
stets unter den sorgfältigsten Kautelen und genauester ärztlicher
Controle. Im Ganzen wurde diese Maassregel bei 13 Kranken und
zwar in der Dauer von je 5—7 Tagen angewandt. Wenn es sich
dabei auch durchgehends um Fälle von dementia paralytica handelte,
bei denen also der Tod doch unvermeidlich ist, so erscheint es doch
als Pflicht des Arztes, gegen die zwischentretenden Störungen, die
das Leben des Kranken noch schneller bedrohen, alle erfindlichen
Mittel anzuwenden, um das Leben so lange als möglich zu verlängern.

Ausserdem musste von Sondenfütterung in Folge intensiver
Nahrungsverweigerung, die 8 Tage überschritt und das Leben in
nahe Gefahr brachte, bei 9 Kranken Gebrauch gemacht werden.
Auch in diesem Fall betraf die Maassregel vorzugsweise Paralytiker,
die ja in allen krankhaften Handlungen die hartnäckigsten und die
masslosesten sind.

In allen Fällen hatte diese wie die vorher geschilderte Zwangs-
maassregel einen heilenden Einfluss auf die intercurrente körperliche
Erkrankung und einen derartig kräftigenden Einfluss auf den
körperlichen Zustand, dass die Kranken es wieder zur völligen
körperlichen Erholung brachten.

Auf der anderen Seite wurde durch positive Veranstaltungen
aller Art auf Bewegung, Ablenkung und Erheiterung der Kranken
zu wirken gesucht.

Dem religiösen Bedürfniss wurde ausser dem Sonntagsgottes-
dienst durch eine Andachtsstunde, die der evangelische Prediger
allwöchentlich in der Abtheilung abhält und die namentlich von
Seiten der Frauen gern besucht ist, sowie durch Besuche einzelner
Kranker nach Rücksprache mit dem Arzt entgegengekommen.
Ferner wurde für die israelitischen Kranken bisher mangelnder
Gottesdienst eingeführt.

Für Beschäftigung wurde auf dem Feld, in den Werkstätten
und in den Gärten und Parkanlagen, für Frauen im Haus nach

Möglichkeit gesorgt, und es waren bei Männern durchschnittlich 45—55%, bei Frauen 45% beschäftigt.

Bettlägerig, theils aus körperlichen, theils aus psychischen Gründen, waren durchschnittlich 20% des Bestandes.

Zur Erheiterung der Kranken wurde durch Ausflüge zu Fuss und zu Wagen in den Taunus und den Frankfurter Wald, durch Concerte, Theateraufführungen und gesellige Abende mit Tanz, zur Fastnachtsfeier auch durch einen Maskenball beigetragen.

Zur Ausschmückung und Verschönerung der Anstalt wurde wesentlich beigetragen durch ein schönes Geschenk der hiesigen Aerzte, 10 grosse Wandbilder für den Frauenkrankensaal vom hiesigen Maler Herrn R. Gudden, heitere, liebliche Scenen aus dem Kinderleben in zusammenhängender Reihenfolge darstellend.

Die Veranlassung des Geschenks war eine vom Unterzeichneten gehaltene psychiatrische Vorlesung mit Demonstrationen, die sehr regelmässig und zahlreich besucht war.

Die Isolirungen mussten im vergangenen Jahr nach Möglichkeit eingeschränkt werden, da uns auf jeder Seite nur 6 Zellen zur Verfügung standen; die andern 6 wurden gänzlich umgebaut. Die zur Verfügung stehenden waren aber durch Abkratzen der Wände, breite Risse in den Dielen und Schadhaftigkeit der Closets in einem hygienisch so schlimmen Zustand, dass wir oft sie kaum zu benutzen wagten und durch fortwährendes Ueberströmen mit Karbolsäure die Infectionsgefahr zu bekämpfen suchen mussten, was freilich nicht immer gelang.

An den Um- und Neubauten wurde das ganze Jahr gebaut, namentlich machten die Umbauten der unruhigen Abtheilungen grosse Schwierigkeiten,. da für die neue Dampfheizung und Ventilation die Wände ganz neu aufgeführt werden mussten und die Luftzuführungscanäle unter der Kellersohle in Felsen gebrochen werden mussten.

Fertiggestellt und der Benutzung übergeben wurde im Berichtsjahr: das Familienwohnhaus für Verwaltungsbeamte (Verwalter, Buchführer, Oberwärter, Maschinist); die neue Kochküche, ein schöner heller luftiger Bau mit ganz neuen Dampfkochapparaten; das neue Waschhaus mit Dampfwaschmaschinen, einem neuen selbstthätigen Trockenapparat und Entnebler, der auch die Kochküche versorgt; das neue Sections- und Leichenhaus und eine neue verdeckte und heizbare Kegelbahn.

Ferner wurden in der früheren Verwalterwohnung im Mittelbau die bisher ganz mangelnden ärztlichen Dienstzimmer eingerichtet, nämlich Wartezimmer, ärztliches Conferenzzimmer, Sprechzimmer des Directors, Mikroskopir- und Bibliothekzimmer, sowie im 2. Stock dieses Hauses eine Familienwohnung für den II. Arzt.

Die Umbauten, so erfreulich sie an sich sind, wirken doch auf den Anstaltsbetrieb sehr störend und hatten namentlich auf einzelne Theile des Personals durch den fortwährenden Verkehr von Arbeitern aller Art in den Abtheilungen einen demoralisirenden Einfluss.

Der Wechsel im Personal war daher theils freiwillig, theils unfreiwillig sehr gross, worüber die folgende Zusammenstellung Auskunft gibt:

	Pfleger	Pflegerinnen	Dienstpersonal
Bestand am 1. April 1891	23	24	7
Zugang 1891/92	30	29	13
Summa	53	53	20
Abgang 1891/92 . . .	28	29	14
Bestand am 1. April 1892	25	24	6

Die Wärterin Ruppert wurde nach 22jähriger Dienstzeit pensionirt; trotz des grossen Wechsels, der sich hauptsächlich in dem neu zutretenden Personal vollzog, gelang es, einen befriedigenden Stamm tüchtigen Personals allmählich heranzuziehen, der durch auskömmliches Gehalt in die Lage versetzt ist, einen Hausstand zu gründen und es sich zur Lebensaufgabe macht, den schwierigen Anforderungen der Krankenpflege gewissenhaft nachzukommen.

Ausserdem zählt die Anstalt an Beamten:

1 Director,	1 Obergärtner,
2 Hülfsärzte,	2 Oberwärterinnen,
1 Verwalter,	1 Haushälterin,
1 Buchhalter,	1 Weisszeugbeschliesserin,
1 Schreiber,	1 Portier,
1 Oberwärter,	1 Stadtbote,
1 Maschinist,	1 Schweizer.

II. Nichtstädtische Krankenhäuser.

I. Dr. Senckenberg'sches Bürgerhospital.

Bericht

von

Sanitätsrath Dr. JEAN SCHMIDT und Dr. FRIEDR. EBENAU.

Uebersicht der im Jahre 1891 behandelten Kranken.

Bestand am 1. Jan. 1891.		Aufgenommen 1891.		Summa.		Abgang						Verblieben am 31. Dec. 1891.	
						Geheilt.		Gebessert o. ungeheilt.		Gestorben.			
M.	W.	M.	W.	M.	W.	M.	W.	M.	W.	M.	W.	M.	W.
87	26	712	283	113	995	432	131	229	99	84	46	54	33
113		995		1108		563		328		130		87	
1108						1108							

A. Medicinische Abtheilung unter Sanitätsrath Dr. Jean Schmidt.

Uebersicht der im Jahre 1891 behandelten Kranken der medicinischen Abtheilung.

Bestand am 1. Januar 1891.		Aufgenommen 1891.		Summa.		Abgang						Verblieben am 31. Dec. 1891.	
						Geheilt.		Gebessert o. ungeheilt.		Gestorben.			
M.	W.	M.	W.	M.	W.	M.	W.	M.	W.	M.	W.	M.	W.
57	17	400	182	457	199	217	73	146	67	66	39	28	20
74		582		656		290		213		105		48	
656						656							

Dr. Jean Schmidt,

Uebersicht der Krankheitsfälle.

Namen der Krankheiten.	Im Alter von Jahren						Entlassen			Verblieben in Behandlung.
	0—15	16—30	31—45	46—60	über 60	Summa.	Geheilt.	Gebessert o. ungeheilt.	Gestorben.	
I. Acute Infectionskrankheiten.										
Scarlatina	—	1	—	—	—	1	1	—	—	—
Erysipelas	—	1	1	—	1	3	3	—	—	—
Diphtheria	3	5	3	—	1	12	10	—	1	1
Typhus abdominalis	1	7	2	—	1	11	7	1	1	2
Febris intermittens	—	2	1	—	—	3	—	3	—	—
Influenza	—	3	—	—	—	3	3	—	—	—
Tetanus	—	—	1	—	—	1	—	—	1	—
Rheumatismus artic. acut.	—	40	13	12	1	66	54	10	—	2
II. Allgemeinkrankheiten.										
Chlorosis	1	15	1	—	—	17	8	6	—	3
Diabetes mellitus	—	1	—	—	—	1	—	1	—	—
Alkoholismus	—	—	—	1	—	1	1	—	—	—
Osteomalacie	—	—	—	1	—	1	—	—	—	1
Syphilis	—	2	—	—	—	2	1	1	—	—
Marasmus senilis	—	—	—	1	3	4	—	2	1	1
Defatigatio	—	2	3	1	1	7	6	—	—	1
Vergiftungen, Schwefelsäure	—	1	—	—	—	1	—	—	1	—
„ Blei	—	2	—	1	—	3	2	1	—	—
„ Nicotin	—	—	1	—	—	1	—	1	—	—
Septicaemie	—	1	1	—	—	2	—	—	2	—
III. Krankheiten des Nervensystems.										
Meningitis chronica	1	1	—	1	1	4	—	—	3	1
Gehirnabscess	—	1	1	—	—	2	—	—	2	—
Apoplexia cerebri	—	—	2	6	4	12	—	7	5	..
Hemiplegia	—	—	—	—	2	2	—	—	—	2
Tabes dorsalis	—	—	2	2	1	5	—	3	1	1
Paralysis spinalis	—	—	—	1	1	2	—	2	—	—
Myelitis chronica	—	—	1	—	—	1	—	1	—	—
„ transversa	—	—	—	1	1	2	—	2	—	—
Neuralgia	—	3	1	—	—	4	3	1	—	—
Neuralgia intercostalis	—	1	—	—	—	1	1	—	—	—
Cephalalgia	—	1	—	—	—	1	1	—	—	—
Neurasthenia	—	1	—	1	—	2	1	1	—	—
Epilepsia	—	5	—	—	1	6	—	6	—	—
Hysteria	1	3	1	2	1	8	—	8	—	—

Namen der Krankheiten.	0—15	16—30	31—45	46—60	über 60	Summa.	Geheilt.	Gebessert o. ungeheilt.	Gestorben.	Verblieben in Behandlung.
Multiple Sklerose	—	—	—	1	—	1	—	—	—	1
Melancholia	—	1	1	—	1	3	—	3	—	—
Hyperaemia cerebri	—	—	1	—	1	2	—	1	1	—
Tumor cerebri	—	2	—	—	2	4	—	1	1	2
Chorea	1	—	—	—	—	1	1	—	—	—
Ischias.	—	1	2	—	—	3	3	—	—	—
Vertigo	—	—	1	—	2	3	3	—	—	—
Delirium tremens	—	—	1	3	—	4	2	—	1	1
IV. Krankheiten des Gefässsystems.										
Endocarditis	—	—	1	1	—	2	—	1	1	—
Vitium cordis	1	3	2	6	3	15	—	8	6	1
Hypertrophia cordis	—	—	—	—	1	1	—	—	1	—
Ruptura cordis	—	—	—	—	1	1	—	—	1	—
Aneurysma cordis.	—	—	—	—	1	1	—	—	1	—
Palpitatio cordis	—	3	3	—	—	6	3	3	—	—
Atheromatosis	—	—	—	—	2	2	—	—	2	—
V. Krankheiten der Respirationsorgane.										
Angina.	1	20	—	—	—	21	21	—	—	—
Laryngitis acuta	—	3	—	—	—	3	3	—	—	—
Bronchitis acuta	—	6	2	1	—	9	8	1	—	—
Bronchitis chronica	—	16	3	13	14	46	17	20	6	3
Pneumonia catarrhalis	—	—	—	—	2	2	1	—	1	—
Tuberkulosis pulmonum	3	74	38	21	6	142	—	88	42	12
Pneumonia crouposa	—	8	6	2	1	17	14	—	3	—
Pleuritis sicca	—	2	1	1	—	4	4	—	—	—
„ serosa	—	4	3	2	2	11	7	1	2	1
„ suppurativa	—	—	1	—	—	1	—	—	1	—
Hydropneumothorax	—	1	—	—	—	1	—	1	—	—
Gangraena pulmonum	—	—	1	—	1	2	—	—	2	—
Emphysema pulmonum	—	—	—	—	1	1	—	1	—	—
Pleurodynie	—	3	1	1	—	5	4	1	—	—
Asthma bronchiale	—	—	—	1	—	1	—	1	—	—
„ nervosum	—	—	—	—	1	1	—	1	—	—
Haemoptoe	—	1	3	—	—	4	—	3	—	1
VI. Krankheiten der Verdauungsorgane.										
Ulcus ventriculi	—	1	2	—	—	3	1	—	1	1
Catarrhus ventriculi	—	25	18	6	2	51	42	7	—	2
Gastroenteritis	1	7	4	3	—	15	15	—	—	—

Namen der Krankheiten.	Im Alter von Jahren						Entlassen			Verblieben in Behandlung.
	0—15	16—30	31—45	46—60	über 60	Summa.	Geheilt.	Gebessert o. ungeheilt.	Gestorben.	
Icterus catarrhalis	—	1	—	1	—	2	2	—	—	—
Perityphlitis	1	2	—	1	—	4	4	—	—	—
Peritonitis	—	3	—	—	—	3	2	—	1	—
Carcinoma oesophagi	—	—	—	1	—	1	—	1	—	
„ ventriculi	—	—	—	2	1	3	—	—	2	1
„ recti	—	—	—	1	—	1	—	1	—	—
Helminthiasis	—	1	—	—	—	1	1	—	—	—
Leberabscess	—	1	—	—	—	1	—	—	1	—
Volvulus	—	1	—	1	—	2	—	—	2	—
Obstipatio	—	1	—	—	—	1	1	—	—	—
VII. Krankheiten des Urogenitalapparats.										
Nephritis acuta	—	2	1	—	—	3	2	—	1	—
„ chronica	—	1	4	1	1	7	4	—	3	—
„ tuberculosa	—	—	—	1	—	1	—	—	—	1
Ren mobilis	—	—	—	—	1	1	—	—	—	1
Carcinoma renis	—	—	—	1	—	1	—	—	1	—
Cystitis	—	1	—	—	2	3	2	1	—	—
Metrorrhagia	—	—	2	—	—	2	1	1	—	—
Parametritis	—	3	—	—	—	3	3	—	—	—
Carcinoma ovarii	—	—	—	—	2	2	—	—	2	—
Carcinoma vesicae	—	—	—	—	1	1	—	—	1	—
VIII. Krankheiten der Bewegungsorgane.										
Rheumatismus muscul.	—	3	1	2	1	7	3	1	—	3
Rheumatismus articul. chron.	—	6	6	5	5	22	12	9	—	1
IX. Krankheiten der Haut.										
Herpes zoster	—	1	—	—	—	1	1	—	—	—
Psoriasis universalis	—	—	—	1	—	1	—	—	—	1
Scabies	—	1	—	—	—	1	—	—	—	—
	15	308	144	111	78	656	290	213	105	48

B. Chirurgische Abtheilung unter Dr. Friedr. Ebenau.

Uebersicht der im Jahre 1891 behandelten Kranken der chirurgischen Abtheilung.

Körpergegend.	I. Verletzung. und deren nächst.Folg.	davon gestorben.	II. Entzündng. und deren nächst.Folg.	davon gestorben.	III. Geschwülste.	davon gestorben.	IV. Verschiedenes.	davon gestorben.	Zusammen. Behandelt.	Gestorben.
I. Kopf und Ohr .	16	2	2	—	1	—	—	—	19	2
II. Gesicht, Nase, Mund	6	—	23	1	4	—	1	—	34	1
III. Hals und Nacken	—	—	8	—	24	1	2	—	34	1
IV. Wirbelsäule . . .	1	—	11	2	—	—	3	—	15	2
V. Brust und Rücken	18	1	10	1	7	2	—	—	35	4
VI. Bauch und Rectum	5	1	5	1	5	2	11	—	26	4
VII. Harnorgane . . .	1	—	14	2	2	—	2	—	19	2
VIII. Männliche Geschlechtsorgane .	—	—	4	2	1	—	1	—	6	2
IX. Weibliche Geschlechtsorgane .	—	—	1	—	3	—	3	—	7	
X. Becken und Lumbalgegend . . .	1	1	15	—	—	—	—	—	16	
XI. Obere Extremitäten	56	1	49	1	—	—	5	—	110	1 2
XII. Untere Extremitäten	59	1	58	3	—	—	14	—	131	4
Zusammen . .	163	7	200	13	47	5	42	—	452	25

Specielles.

I. Kopf und Ohr.

1. Verletzungen: 16 M., davon 8 Weichtheilwunden, 2 Contus. cerebri, 5 Fract. cran. (1 †), 1 Haematoma piae (†).
2. Entzündungen: 1 M. (Lues cerebr.), 1 W. (Cholesteatom).
3. Geschwülste: 1 M. (Aneur. cirs. art. auric. post).

II. Gesicht, Mund- und Nasenhöhle.

1. Verletzungen: 6 M., davon 2 Vuln. cutan., 4 Combust.
2. Entzündungen: 19 M., 4 W., davon 4 Furunc. lab., 4 Parulis, 4 Periost. et car. mandib., 1 Caries des Gesichtsschädels (†), 2 Nekr. oss. front., 2 Emp. Highm., 3 Phlegm. tonsill., 1 Ulc. dur. lab., 1 Ekzem, 1 Lupus.

3. Geschwülste: 2 M., 2. W. (2 Hypertr. tonsill., 1 Carc. lab. inf., 1 Carc. nasi).

4. Verschiedenes: 1 W., augenkrank.

III. Hals und Nacken.

1. Entzündungen: 3 M., 5 W., Lymphadenitis 6, Parotitis 1, Tuberc. laryng. 1.

2. Geschwülste: 18 M., 6 W., Lymphom. colli 19, Lipoma 1, Struma 1, Atheroma 1, Sark. pharyng. 1, Carc. branchiog. 1 (†).

3. Verschiedenes: 2 M. mit Laryngostenose (1 durch Laryng. sicca, 1 durch Lähmung der Glottiserweiterer-Tabes).

IV. Wirbelsäule:

1. Verletzungen: 1 M. mit Sublux. vert. colli.

2. Entzündungen: 8 M., 3 W. [4 Spondylitis, 6 Car. vert. (1 †), 1 Myelitis (†)].

3. Verschiedenes: 1 M., 2 W. Skoliose.

V. Brust und Rücken.

1. Verletzungen: 18 M., davon 12 Contus., 1 Schusswunde, 3 Stichwunden (1 †), 2 Rippenbrüche.

2. Entzündungen: 7 M., 3 W., davon 4 kalte Abscesse, 1 Car. sterni (†), 1 Pleurit. ser., 3 Pleur. purul., 1 Pyopneumoth.

3. Geschwülste: 3 M., 4 W., davon Carc. oesoph. 3 (2 †), Carc. mammae 4.

VI. Bauch und Rectum.

1. Verletzungen: 5 M. (2 Contus., 2 Stichwunden, 1 Ruptura intest. traum. †).

2. Entzündungen: 3 M., 2 W., Fistula ani 3, Peritonitis 2 (1 †).

3. Geschwülste: 3 M., 2 W., Carcin. coli 2 (1 †), Carc. recti 1, Carc. ovar. et periton. 1 (†), Parovarialcyste 1.

4. Verschiedenes: 8 M., 3 W., Hern. ing. 2, Hern. ing. incarc. 4, Hern. lin. alb. 1, Hern. ovar. 1, Nodul. haemorrh. 3.

VII. Harnorgane.

1. Verletzungen: 1 M., Ruptura urethr.

2. Entzündungen: 12 M., 2 W., Cystitis chron. spl. 11 (2 †), Cyst. gonorrh. 1, Cyst. tuberc. 1, Absc. periurethr. (Strictur) 1.

3. Geschwülste: 2 W., Intermitt. Hydronephrose einer Wanderniere.

4. Verschiedenes: 2 M., Strict. urethr. 1, Corp. alien. in vesica 1.

VIII. Männliche Geschlechtsorgane.

1. Entzündungen: 4. Orchitis 1, Epidid. gonorrh. 1, Hydrocele 1, Gangr. praeput. 1 (Hydrops univ. †).

2. Geschwülste: 1 Sarkoma testis.

3. Verschiedenes: 1 Gonorrhophobie.

IX. Weibliche Geschlechtsorgane.

   1. Entzündungen: 1 Endometritis.

   2. Geschwülste: 1 Myoma uteri, 1 Carc. uteri, 1 Cyst. ovar.

   3. Verschiedenes: 3 Abortus.

X. Becken- und Lumbalgegend.

   1. Verletzungen: 1 Fract. pelvis (†).

   2. Entzündungen: 11 M., 5 W. Furunkel der Nates 2, Bubo inguin. 10, Caries pelvis 3.

XI. Obere Extremitäten.

   1. Verletzungen: 56 (49 M., 7 W.): 29 Quetsch-, Stich-, Schnittwunden († 1), 7 Brandwunden, 9 Contus. et Distors., 1 Tendovagin. traum., 1 Fract. phal., 1 Fract. metacarp., 4 Fract. rad., 2 Fract. olecr., 1 Fract. hum., 1 Fract. clavic.

   2. Entzündungen: 49 (29 M., 20 W.): 18 Panarit., 13 Lymphang. u. Phlegm., 2 Ekz., 2 Furunc., 3 Nekros. phalang., 2 Tendovagin. tuberc., 1 Bubo axill., 1 Synov. man., 3 Omarthritis, 2 Car. rad., 1 Car. art. man., 1 Car. hum. (†).

   3. Verschiedenes: 4 M., 1 W. Frostbeulen 3, Verruca 1, Lupus 1.

XII. Untere Extremitäten.

   1. Verletzungen: 59 (49 M., 10 W.): 5 Brand-, 17 andere Wunden, 15 Contus. et Distors., 1 Fract. calc., 5 Fract. mall., 2 Fract. tib., 1 Fract. crur., 3 Fract. crur. complic. (1 †), 4 Fract. fem., 2 Fract. colli fem., 1 gonitis traum., 2 Hydarthros genus traum., 1 Haemarthros genus.

   2. Entzündungen: 58 (43 M., 15 W.): 13 Furunc. u. phlegm., 13 Ulc. crur., 1 Ulc. plant. tuberc. (†), 4 Ung. incarn., 1 Clav. infl., 1 Erysip., 5 Lymphang., 1 Tendovag., 1 diabet. Gangrän der Zehen, 1 Hydarthros genus, 4 Gonitis (1 †), 1 Coxitis (†), 1 Contract. cox. et gen. e causa centr., 1 Periost. tali, 1 Periost. tib., 1 Osteomyel. acuta trochant., 2 Car. tib., 1 Car. fib., 1 Car. fem., 2 Car. ped., 2 Car. calcan.

   3. Verschiedenes: 9 M., 5 W. Plattfüsse 7, Varicen 3, Clavi 2, wunde Amput.-Stümpfe 2.

Operationen.

I. Trepan. proc. mast. 1, Ligat. art. 1 (aneur. cirsoid.).

II. Nekrot. mandib. 3, Nekrot. oss. front. 1, Tonsillot. 2, Rhinopl. 1 (carc.), Trep. antri Highm. 1, Cheilopl. 1 (carc.).

III. Tracheot. 1, Exstirp. lymphom. 17, Atherom. 1, Lipom. 1, Carcin. 1.

IV. Onkotomie 2.

V. Amput. mamm. 4, Resect. cost. 2 (Emp. traum. 1, Pyopneumoth. 1).

VI. Fist. ani 4, Nodul. haemorrh. 2, Herniot. 2, Colotomie (Ileus) 1, Resect. intest. (anus praetern.) 1., Exstirp. carc. recti 1, Laparot. (carc. ovar.) 1, Gastrostomie (carc. oesoph.) 1.

VII. Urethrotomie wegen Strictur 2 (Extr. einer Bougie aus d. Blase).

VIII. Castration wegen Sarkoms 1.

IX. Ovariotomie 2.

X. Exstirp. bubon. ing. 9.

XI. Resect. artic. man. 1, Sehnennaht 5, Exartic. phal. 2. Exstirp. verruc. 1, Nekrot. phal. 3.

XII. Ung. incarn. 4, Exartic. dig. 1, Resect. trochant. 1, Resect. capit. tib. 1, Amput. Lisfranc 1, Resect. calcan. part. 2, Nekrot. tib. 1, Fib. 1, Femor. 1, Tenot. 1.

Incisionen, Evidements, Transplant. etc.

Todesfälle.

1. 56j. Mann. Aufn. 10./11. 90. † 5./1. 91. Carcin. oesoph. in bronch. dextr. perfor. Bronchopneum.

2. 49j. Mann. Aufnahme 5./9. 90 mit Darmverschluss. Ileot. am 7. 9. † 11./1. 91. Carcin. flex. sigm. Bronchopneum.

3. 47j. Frau. Aufn. 12./2. 90. † 19./1. 91. Caries des Gesichtsschädels, Hirnabscess, Tuberc. pulm., Amyloid.

4. 66j. Mann. Aufn. 19./2. 90. † 24./1. 91. Car. sterni et cost. carcin. ventric. et hepat.

5. 41j. Mann. Aufn. 12./9. 90 mit Fract. crur. complic. † 7./2. 91. an Phthise.

6. 52j. Mann. Aufn. 16./3. 91, Sturz auf den Kopf. † 20./3. 91. Bluterguss in die Pia mater. Bronchopneum.

7. 52j. Mann. Aufn. 29./3. 91 mit Hydrocele. † vor der Operation 2./4. 91 an Pneum. croup. duplex.

8. 35j. Mann. Aufn. 25./3. 91. † 6./4. 91. Caries multiplex, Tubercul. pulm. et intest.

9. 44j. Mann. Aufn. 16./4. 91. Fract. cruris, Fract. cran. complic.
† nach 4 Stunden.
10. 52j. Mann. Aufn. 16./4. 91. Branchiog. Carc. der r. Halsseite.
Operation 18./4., unvollendet. † 19./4. Bronchopneum.
11. 29j. Mann. Aufn. 13./3. 91. † 27./4. Ulc. tuberc. plant. ped.
Tuberc. der Lungen, der Prostata; Cystitis, Pyelonephritis.
12. 40j. Mann. Aufn. 22./4. 91. Gangr. praeput. bei Hydrops univers. † 29./4. Cirrh. hep., Pericard., Pleuritis, Ascites, Tuberc.
pulm. et intestin.
13. 15j. Knabe. Aufn. 16./5. 91 mit Fingerverletzung, Sehnennaht in Narkose, Chloroformtod. Legalsection.
14. 38j. Frau. Aufn. 16./5. 91. Car. vertebr. † 23./5. Senknngsabscess ins Rectum perforirt. Ulcera ventric. perfor.
15. 56j. Frau. Aufn. 11./2. 91 wegen Cystitis. (Auswärts Exstirp.
uteri carc. per vagin., fistula vesico-vag., Kolpokleisis.)† 12.6. 91.
Carcin. glandul. retroperit. Suppur. gland. bronch. et mesent.
Pericarditis. Tuberc. pulm. et intestin.
16. 18j. Mann. Aufn. 16./6. 91. Abgestürzt. † 17. 6. 91. Ruptura
duodeni. Peritonitis.
17. 25j. Mann. Aufn. 31./7. 91. Stich ins Herz mit Spicknadel.
† nach 8 Stunden. Legalsection.
18. 45j. Frau. Aufn. 2./9. 91. mit Darmverschluss. Ileotomie.
† 3./9. 91. Periton. chron. adhaes. (Tubercul.?)
19. 48j. Frau. Aufn. 27./8. 91. Unvollendete Ovariot. am 4./9. † 7./9.
Carcin. ovarii, periton., hepatis.
20. 61j. Mann. Aufn. 4./8. 91 wegen Cystitis (Compressions-
Myelitis durch car. vertebr.) † 24./9. Pyelonephritis. Tuberc.
pulm.
21. 53j. Mann. Aufn. 7./10. 91. Carc. oesoph. Gastrostomie 14./10.
† 21./10. Gangraena pulmon., Carcin. hepatis.
22. 67j. Frau. Aufn. 29./7. 91. Fungus genus. † 23./10. Cystitis,
Pyelonephritis. Endocard. acuta.
23. 24j. Frau. Aufn. 29./5. 90. Coxitis. † 31./10. 91. Acute mil.
Tuberc., Pneumothorax, Amyloid.
24. 55j. Mann. Aufn. 27./10. 91. Cystitis ex hypertr. prost. † 10./11.
Pyelonephritis. Bronchopneum.
25. 41j. Mann. Aufn. 7./11. 91. Fractura pelvis. † 17./11.
Legalsection-Embolia arter. pulmon.

2. Hospital zum Heiligen Geist.

Bericht

von

Dr. CNYRIM, Dr. HARBORDT und Dr. OHLENSCHLAGER.

A. Allgemeiner Bericht.

Uebersicht der im Jahre 1891 behandelten Kranken.

Bestand am 1. Jan. 1891.		Auf- genommen 1891.		Summa.		Abgang.				Verblieben am 1. Jan. 1892.	
						Geheilt oder anderw. entlass.		Gestorben.			
M.	W.	M.	W.	M.	W.	M.	W.	M.	W.	M.	W.
106	107	1189	1564	1295	1671	1149	1544	77	50	63	83
213		2753		2966		2693		127		146	
2966						2966					

Unter den 2820 Entlassenen verhalten sich die geheilt oder anderweitig Entlassenen zu den Verstorbenen folgendermassen:

	Medicin. Abth.		Chirurg. Abth.		Kranke überhaupt
	Männer	Weiber	Männer	Weiber	
	%	%	%	%	%
Gestorben	7·86	3·59	3·58	1·42	4·71
Geheilt od. anderweitig entlassen	92·14	97·41	96·42	98·58	95·29
	100·00	100·00	100·00	100·00	100·00

Die Zahl der Verpflegungstage betrug 67·311, der höchste Krankenstand war am 6. März mit 253 Patienten (davon 188 medic.), der niedrigste am 20. October mit 107 Patienten (davon 55 medic.).

Durchschnittlich wurden täglich 184·41 Patienten verpflegt.

Die durchschnittliche Verpflegungsdauer betrug 2269 Tage.

Allgemeine Uebersicht über den Krankenstand 1891.

Aufgenommen.	Behandelte. Medicinisch M.	W.	S.	Behandelte. Chirurgisch M.	W.	S.	Entlassen: Gestorben Medicinisch M.	W.	S.	Gestorben Chirurgisch M.	W.	S.	Anderweitig entlassen Medicinisch M.	W.	S.	Anderweitig entlassen Chirurgisch M.	W.	S.
Uebergang von 1890	67	81	148	39	26	65												
Januar 1891	75	148	223	40	48	88	8	3	11	2	1	3	90	130	220	52	36	88
Februar	69	132	201	38	33	71	8	3	11	2	1	3	61	132	193	38	33	71
März	78	140	218	33	37	70	8	4	12	3	—	3	75	138	213	37	43	80
April	63	109	172	32	39	71	3	4	7	2	—	2	56	93	149	23	34	57
Mai	60	74	134	38	32	70	5	9	14	2	—	2	65	97	162	40	40	80
Juni	55	71	126	41	33	74	6	2	8	2	—	2	54	93	147	38	32	70
Juli	52	82	134	49	31	80	6	—	6	—	2	2	44	66	110	48	40	88
August	52	63	115	39	36	75	4	1	5	2	—	2	63	75	138	39	29	68
September	45	69	114	50	35	85	5	2	7	—	1	1	41	74	115	38	36	74
October	31	87	118	45	38	83	—	5	5	1	—	1	34	73	107	50	30	80
November	59	89	148	44	27	71	2	8	10	—	1	1	37	70	107	28	38	66
December	61	81	142	40	30	70	5	3	8	1	—	1	55	81	136	46	31	77
	767	1226	1993	528	445	973	60	44	107	17	6	23	675	1122	1797	475	422	897

Behandelte: 2966

Gestorben: 126   Anderweitig entlassen: 2694   (Entlassen: 2820)

Uebergang in das Jahr 1892	M.	W.	S.	M.	W.	S.
	33	60	93	25	28	53

146

B. Medicinische Abtheilung unter Dr. Cnyrim.

Uebersicht der im Jahre 1891 behandelten Kranken.

Bestand am 1. Januar 1891.		Aufgenommen 1891.		Summa.		Abgang				Verblieben am 1. Jan. 1892.	
						Gestorben		Entlassen.			
M.	W.	M.	W.	M.	W.	M.	W.	M.	W.	M.	W.
67	81	700	1145	767	1226	60	44	674	1122	33	60
148		1845		1993		104		1796		93	
1993						1993					

Uebersicht der Krankheitsfälle.

Namen der Krankheiten.	0—15 M.	0—15 W.	15—30 M.	15—30 W.	30—45 M.	30—45 W.	45—60 M.	45—60 W.	über 60 M.	über 60 W.	Summa M.	Summa W.	Geheilt M.	Geheilt W.	Gebessert o. ungeheilt M.	Gebessert o. ungeheilt W.	Gestorben M.	Gestorben W.	Verblieben in Behandlung M.	Verblieben in Behandlung W.
I. Acute Infectionskrankheiten.																				
Morbilli	1	—	3	—							4	—	4	—						
Scarlatina	1	—	6	20	—	1					7	21	6	20					1	1
Typhus abdom.	—	—	15	35	—	—	—	1			15	36	9	32	2	2	4	2		
Meningit. cerebrospinal			1	2							1	2	1	2						
Meningit. spinal	—		2	—							2	—	1	—			1	—		
Erysipel. facici	—		7	39	1	2	3	1			11	42	11	40						2
Erysip. facici cum Gangraena cutis				1								1		1						
Erysipel. antibrach.	—	—	1	—	—	—					1	—	—	—			1	—		
» cruris			1								1		1							
Infectio generis ignot.	—	—	1								1		1							
Febris septica	—		2	—							2	—	1				1			
Pyaemia nach Abscess im Ileopsoas	—	—	1								1						1			
Pyaemia nach ulcus ventricul. perforat	—		1								1						1			
II. Allgemeinkrankheiten.																				
Leukaemia	—			1							1	—					1			
Anaemia	—		1	3							1	3		2					1	1
Chlorosis	—		83	1								84	—	82						2
Purpura rheumatic.	—		1								1	—	1							

Namen der Krankheiten	Im Alter von Jahren												Entlassen						Verblieben in Behandlung	
	0—15		15—30		30—45		45—60		über 60		Summa		Geheilt		Gebessert o. ungeheilt		Gestorben			
	M.	W.	M.	W.	M.	W.	M.	W.	M.	W.	M.	W.	M.	W.	M.	W.	M.	W.	M.	W.
Defatigatio	—	2	24	56	2	10	2	1	1	—	29	69	28	69	—	—	—	—	1	—
Debilitas	2	3	1	1	2	—	3	2	—	—	8	6	6	6	2	—	—	—	—	—
Lues	—	—	1	6	1	1	—	—	—	—	2	7	—	1	2	6	—	—	—	—
Diabetes mellitus	—	—	—	1	—	—	—	—	—	1	—	2	—	—	—	—	—	2	—	—
Coma diabeticum	—	1	—	—	—	—	—	—	—	—	—	1	—	—	—	—	—	1	—	—
III. Vergiftungen.																				
Alcoholism. acut.	—	—	1	—	1	—	—	—	—	—	2	—	2	—	—	—	—	—	—	—
» chron.	—	—	2	—	1	—	—	—	—	—	3	—	—	—	2	—	—	—	1	—
Delirium tremens	—	—	3	—	4	—	—	—	—	—	7	—	6	—	1	—	—	—	—	—
Intoxicatio saturn.	—	—	7	—	2	—	—	—	—	—	9	—	8	—	1	—	—	—	—	—
» acid. hydrochl.	—	—	1	—	—	—	—	—	—	—	1	—	—	—	—	—	—	—	1	—
» durch Leuchtgas	—	—	1	—	—	—	—	—	—	—	1	—	1	—	—	—	—	—	—	—
Verdacht auf Intoxicat. (Gastroenterit. acuta)	—	—	1	—	—	—	—	—	—	—	1	—	—	—	—	—	1	—	—	—
IV. Krankheiten des Nervensystems.																				
Cephalaea	—	—	1	6	—	—	—	—	—	—	1	6	1	3	—	3	—	—	—	—
Apoplexia cerebri	—	—	—	—	1	1	1	4	2	2	4	7	2	4	1	—	1	3	—	—
Tumor cerebri	—	—	—	—	1	—	—	1	—	—	1	1	—	—	1	—	—	1	—	—
Hydrocephal. chron.	—	—	—	—	—	1	—	—	—	—	—	1	—	—	—	—	—	1	—	—
Meningit. tubercul.	—	3	—	—	—	—	—	—	—	—	—	3	—	—	—	—	—	3	—	—
» purulenta	—	1	—	—	—	—	—	—	—	—	—	1	—	—	—	—	—	1	—	—
Commotio cerebri	—	1	—	—	—	—	—	—	—	—	—	1	—	1	—	—	—	—	—	—
Compressio medullae oblongatae (Caries der Halswirbel)	—	1	—	—	—	—	—	—	—	—	—	1	—	—	—	—	—	1	—	—
Compressionsmyelitis (Caries der Halswirbel)	—	—	1	—	—	—	—	—	—	—	—	1	—	—	—	—	—	1	—	—
Epilepsia	2	—	2	2	1	—	—	—	—	—	5	2	5	2	—	—	—	—	—	—
Postepilept. Irresein	—	—	1	—	—	1	—	—	—	—	1	1	—	—	1	1	—	—	—	—
Hysteria	—	1	54	—	5	—	—	—	—	—	1	59	—	—	1	57	—	—	—	2
Hysteroepilepsia	—	—	—	1	—	—	—	—	—	—	—	1	—	—	—	1	—	—	—	—
Neurasthenia	—	—	4	3	5	—	2	—	—	—	11	3	6	1	5	1	—	—	—	1
Tumor nererasthen.	—	—	—	—	—	—	—	1	—	—	—	1	—	—	—	1	—	—	—	—
Chorea minor	—	1	—	—	—	—	—	—	—	—	—	1	—	—	—	1	—	—	—	—
Tetania	—	4	—	1	—	1	—	—	—	—	—	6	—	—	—	6	—	—	—	—
Neuralgia n. trig.	—	—	1	2	—	1	—	—	—	—	2	2	—	—	2	2	—	—	—	—
» » ischiad.	—	—	1	—	1	—	—	—	—	—	2	—	—	—	2	—	—	—	—	—

Namen der Krankheiten.	0–15 M	0–15 W	15–30 M	15–30 W	30–45 M	30–45 W	45–60 M	45–60 W	über 60 M	über 60 W	Summa M	Summa W	Geheilt M	Geheilt W	Gebessert o. ungeheilt M	Gebessert o. ungeheilt W	Gestorben M	Gestorben W	Verblieben in Behandlung M	Verblieben in Behandlung W
Mogigraphia					1						1		1							
Tabes dorsalis			1	1	1						2	1	2	1						
Arthropathia tabetica					1						1		1							
Amyotrophische Lateralsclerose (Syringomyelie)			1									1							1	
CombinirtePyramidenseitenstrangbahnsclerose			1									1		1						
Hypochondria			1				1				2		1		1					
Melancholia						2					2						2			
Maniakal. Zustand auf hyst. Basis				1							1						1			
Paranoia				1								1						1		
Dementia paralytica			3								3						3			
V. Krankheiten des Circulationssystems.																				
Degeneratio cordis				1							1		1							
Dilatatio cordis				4								4						4		
Insufficient. cordis						1					1							1		
GenuineHypertrophia cordis		1				1					2							2		
Vitium cordis			7	35	2	2			4	1	10	41			9	36		2	1	3
Aneurysma arcus Aortae						1					1						1			
Endocarditis	1		2	6							3	6	2	4			1	2		
» septica								1			1						1			
» maligna (offener duct. Botalli)			1								1						1			
Pericarditis			1	2	1						2	2	1	1	1		1			
Neurosis cordis				1							1					1				
Stenocardia				1							1		1							
Angeborene Enge des Arteriensystems				1							1		1							
Arteriosclerosis						1	1	3	1	2	2	6				1	1	1	1	5
Lymphadenitis			2	2		1					2	3	1	2	1	1				
Lymphangitis								1			1						1			
Phlebitis lienalis tubercul.								1			1						1			
VI. Krankheiten der Respirationsorgane.																				
Paresis palat. moll. nach Angina diphth.			1								1		1							
Abscess. retropharyng.				1							1								1	

Namen der Krankheiten.	0–15 M.	0–15 W.	15–30 M.	15–30 W.	30–45 M.	30–45 W.	45–60 M.	45–60 W.	über 60 M.	über 60 W.	Summa M.	Summa W.	Geheilt M.	Geheilt W.	Gebessert o. ungeheilt M.	Gebessert o. ungeheilt W.	Gestorben M.	Gestorben W.	Verblieben in Behandlung M.	Verblieben in Behandlung W.
Hypertrophie der Rachentonsille			1									1		1						
Angina catarrhal.	1		11	27		1					12	28	12	26						2
» follicul	1	1	40	156		4		1			41	162	41	159				1		2
» diphtherit.			4	15		1					4	16	3	16		1				
» tonsill. absced.	1		8	14		1					9	15	9	15						
Hypertrophia tonsill.			1	3							1	3			1	3				
Laryngitis acuta			13	20	4						17	20	16	20				1		
» tubercul.			2	1	2						4	1					4	1		
Lues laryngis					1						1								1	
Tracheitis acuta			1								1		1							
Bronchitis acuta			50	28	11	1	4	2		1	66	32	65	30					1	2
» chron.			7	9	5	1	7	3	4	1	23	14			22	14			1	
» foetida			2								2								2	
Emphysema pulm.			2	2	1		8	4	4		15	6			12	5	1	1	2	
Asthma bronchial.			1	2				1			1	3			2	1	1			
Pneumonia catarrh.			4	5	1			1			6	5	6	5						
Tubercul. pulmon. chron.	1		99	47	27	11	12	3	1	1	140	62			97	40	38	17	5	5
» miliaris acut.			1		1	3				1	5	1					5	1		
Haemoptoe			22	8	6	1	2				30	9	21	7			2	2	4	
Pneumonia fibrin.			19	15	3			1			23	15	20	15			3			
Pleuropneumonia			3			1					3	1	2	1	1					
Pleuritis sicca			2		3						5		3		2					
» serosa			12	9	2		4				18	9	13	7	4	1	1	1		
» duplex			2	1							2	1			1	1		1		
» haemorrhagic.			1								1				1					
» purulenta			1								1				1					
Pneumothorax			1								1						1			
Abgesackter Pneumothorax			1								1				1					
Pyopneumothorax			1	1				1			2	1				1	1	1		
Gangraena pulm.			1	1				1			2	1					2	1		
VII. Krankheiten der Verdauungsorgane.																				
Parulis			1	2							1	2	1	2						
Stomatitis ulcerosa			2	1							2	1	2	1						
Pharyngitis sicca			1								1		1							
Epistaxis			3								3		3							
Kardialgia			3			1					4		4							
Gastritis acuta	1		25	120	5	9	2	2		1	33	132	32	132					1	

Namen der Krankheiten.	Im Alter von Jahren												Entlassen						Verblieben in Behandlung	
	0—15		15—30		30—45		45—60		über 60		Summa		Geheilt		Gebessert o. ungeheilt		Gestorben			
	M.	W.	M.	W.	M.	W.	M.	W.	M.	W.	M.	W.	M.	W.	M.	W.	M.	W.	M.	W.
Gastritis corrosiva	—	1									—	1					—	1		
Gastritis chron.	—		2	15	2						4	15	1	—	3	15	—	—	—	—
Febris gastrica	—		—	3	—	1					—	4	—	4						
Neurosis gastrica	—		2	1							2	1			—	1	—	—	1	1
Ulcus ventriculi	—		—	16	2	1			—	1	2	18	1	12	—	—	—	1	1	5
Ulcus ventriculi perforat	—		—	3	—						—	3	—	1			—	2	—	—
Ectasia ventricul.	—		2	—	2						—	4	—	4						
Carcinoma ventricul.	—		—		—		—	1	—		1	—					—	1		
Stenosis carcinomat. card.	—		—		—	1					1	—	—	—			—	1		
Enteritis acuta	—		6	9	—	1	—		—	1	7	10	7	7	—	—			—	3
Gastroenteritis acut.	—		12	12	1	2			2	—	13	16	11	15	1	—	—	1	—	1
Enteritis chron.	1		—		1	—					1	1	—	—	1	1				
Enteritis toxica (Ptomain-intoxication)	1		—								1	—	1	—						
Coprostasis	—		18	15	4	3	—				22	18	22	18	—	—				
Obstipatio chron.	—		2	6	—		—		2	—	4	6	3	5	1	1	—	—		
Invagination	—		1	—							1	—	—	—			1	—		
Ascites (causa ignota)	—		—	1	—						—	1	—	—	1	—				
Helminthiasis	—		—	4							—	4	—	4						
Typhlitis	—		—	2							—	2	—	2						
Perityphlitis	—		6	4							6	4	3	2	3	2				
Perforatio process. vermif.	—		1	1							—	2	—	—			2	—		
Peritonitis acuta	—		2	8	—	2					2	10	2	7	—	—	—	3		
» purulenta	—		—	4							—	4	—	—			—	4		
» tuberculosa	—		—	2	—						—	2					—	2		
Icterus catarrh.	—		4	1	—	1					4	2	3	2	1	—	—	—		
Cholelithiasis	—		—	2							—	2	—	2						
Hypertrophia hepat.	—		—		—	2					—	2	—	2	—	—				
Hepar adiposum	1		—		—						—	1	—	1						
Carcinoma duct hepat.	—		—		—		—	1			—	1	—	—			—	—	—	1
Tumor lienis	—		—	1	—						—	1	—	—	1	—				
VIII. Krankheiten der Harn- und Geschlechtsorgane:																				
Nephritis acuta	—		1	—	1	—					—	2	2	—						
» subacuta et chron.	—		3	2	—	1					3	3	—	—	2	2	—	—	1	1
» atrophicans	—		1	1	1	—	1				3	1	—	—	1	—	1	1	1	—
» tuberculosa	—		1	1							—	1	—	—			—	1	—	1
Uraemia	—		—	1	—	1					—	1	—	—			1	1	—	—
Pyelitis	—		—	1							—	1	—	—			—	1		

Namen der Krankheiten	0—15 M.	0—15 W.	15—30 M.	15—30 W.	30—45 M.	30—45 W.	45—60 M.	45—60 W.	über 60 M.	über 60 W.	Summa M.	Summa W.	Geheilt M.	Geheilt W.	Gebessert o. ungeheilt M.	Gebessert o. ungeheilt W.	Gestorben M.	Gestorben W.	Verblieben in Behandlung M.	Verblieben in Behandlung W.
Pyelocystitis	—	—	1	—	—	—	—	—	—	—	—	1	1	—	—	—	—	—	—	—
Ren mobil.	—	—	2	—	—	—	—	—	—	—	2	—	—	—	2	—	—	—	—	—
Amyloidniere	—	—	2	2	—	—	—	—	—	—	2	2	—	—	—	—	2	2	—	—
Cystitis catarrh.	—	—	2	1	—	—	1	1	—	—	3	2	3	2	—	—	—	—	—	—
» gonorrh.	—	—	1	—	—	—	—	—	—	—	1	—	—	—	1	—	—	—	—	—
» purulenta	—	—	1	3	—	—	—	1	—	—	2	3	1	—	1	1	—	—	—	2
Haematuria vesical.	—	—	1	—	—	—	—	—	—	—	1	—	1	—	—	—	—	—	—	—
Gonorrhoea	—	—	4	2	—	1	—	1	—	—	5	3	—	—	5	3	—	—	—	—
Epididymitis gonorrh.	—	—	3	—	1	—	—	1	—	—	5	—	—	—	4	—	1	—	—	—
» tubercul.	—	—	1	—	—	—	—	—	—	—	1	—	—	—	—	—	1	—	—	—
Vaginitis	—	—	—	4	—	—	—	—	—	—	—	4	—	3	—	1	—	—	—	—
Vaginismus	—	—	—	1	—	—	—	—	—	—	—	1	—	—	—	1	—	—	—	—
Bartholinit. abscedens	—	—	—	2	—	—	—	—	—	—	—	2	—	—	—	2	—	—	—	—
Prolapsus vaginae	—	—	—	1	—	—	—	—	—	—	—	1	—	—	—	1	—	—	—	—
Catarrhus cervic. uteri	—	—	—	11	—	1	—	—	—	—	—	12	—	11	—	1	—	—	—	—
Adenom. polyp. cervic. uteri	—	—	—	—	—	1	—	—	—	—	—	1	—	1	—	—	—	—	—	—
Endometritis	—	—	—	5	—	1	—	—	—	—	—	6	—	5	—	1	—	—	—	—
Metritis	—	—	—	8	—	2	—	—	—	—	—	10	—	10	—	—	—	—	—	—
Prolapsus uteri	—	—	—	—	—	2	1	—	—	—	—	3	—	—	—	—	—	3	—	—
Retroflexio »	—	—	—	5	—	1	—	—	—	—	—	6	—	—	—	—	—	6	—	—
Anteflexio »	—	—	—	1	—	—	—	—	—	—	—	1	—	1	—	—	—	—	—	—
Carcinoma »	—	—	—	—	—	—	—	1	—	—	—	1	—	—	—	1	—	—	—	—
Myoma »	—	—	—	—	—	2	—	—	—	—	—	2	—	—	—	2	—	—	—	—
Parametritis	—	—	—	10	—	—	—	—	—	—	—	10	—	9	—	1	—	—	—	—
» purulenta	—	—	—	2	—	—	—	—	—	—	—	2	—	—	—	—	—	2	—	—
» abscedens	—	—	—	1	—	—	—	—	—	—	—	1	—	—	—	1	—	—	—	—
Perimetritis	—	—	—	2	—	—	—	—	—	—	—	2	—	2	—	—	—	—	—	—
Salpingitis pur.	—	—	—	1	—	—	—	—	—	—	—	1	—	—	—	—	—	1	—	—
Oophoritis	—	—	—	2	—	—	—	—	—	—	—	2	—	—	—	2	—	—	—	—
Metrorrhagia	—	—	—	4	—	1	—	—	—	—	—	5	—	5	—	—	—	—	—	—
Menstruationsanom.	—	—	—	2	—	—	—	—	—	—	—	2	—	2	—	—	—	—	—	—
Abortus	—	—	—	5	—	1	—	—	—	—	—	6	—	5	—	—	—	—	—	1
Molimina gravidit.	—	—	—	3	—	—	—	—	—	—	—	3	—	—	—	3	—	—	—	—
IX. Krankheiten der Bewegungsorgane.																				
Polyarthr. acuta	1	—	43	69	10	1	2	—	—	—	56	70	52	65	3	1	—	—	1	4
Polyarthr. chron.	—	—	—	13	1	1	—	—	—	—	1	14	—	—	1	1	—	9	—	4
Gonitis gonorrh.	—	—	—	1	—	—	—	—	—	—	—	1	—	—	—	—	—	1	—	—
Rheumatism. muscul.	1	—	32	36	17	1	9	1	—	—	59	38	54	35	—	—	—	—	5	3

Spaltengruppen: **Im Alter von Jahren** (0—15, 15—30, 30—45, 45—60, über 60, Summa) — **Entlassen** (Geheilt, Gebessert ungeheilt, Gestorben) — **Verblieben in Behandlung**. Jede Gruppe mit M. (Männer) und W. (Weiber).

Namen der Krankheiten	0—15 M.	0—15 W.	15—30 M.	15—30 W.	30—45 M.	30—45 W.	45—60 M.	45—60 W.	über 60 M.	über 60 W.	Summa M.	Summa W.	Geheilt M.	Geheilt W.	Gebessert ungeheilt M.	Gebessert ungeheilt W.	Gestorben M.	Gestorben W.	Verblieben M.	Verblieben W.
Rheumatism. musculo artic.	—	—	1	1	1	1	4	—	—	—	6	2	5	2	1	—	—	—	—	—
« chron	—	—	1	—	—	—	—	—	—	1	1	1	1	—	—	1	—	—	—	—
Lumbago	—	—	2	1	—	—	—	—	—	—	1	2	—	—	1	2	—	—	—	—
Arthritis deformans	—	—	—	—	—	—	1	—	—	—	1	—	—	—	1	—	—	—	—	—
X. Krankheiten des Auges, Ohres und der Nase.																				
Neuritis optica	—	—	1	—	—	—	—	—	—	—	1	—	1	—	—	—	—	—	—	—
Retinitis albumin.	—	—	1	1	—	—	—	—	—	—	1	1	—	—	—	—	—	—	1	1
Iritis serosa	—	—	2	—	—	—	—	—	—	—	2	—	1	—	1	—	—	—	—	—
Dacryocyst. chron.	—	—	—	—	—	—	—	—	—	1	—	1	—	—	—	1	—	—	—	—
Otitis med. acuta	—	—	1	1	—	—	—	—	—	—	1	1	1	1	—	—	—	—	—	—
Strabism. convergens	—	—	1	—	—	—	—	—	—	—	1	—	1	—	—	—	—	—	—	—
XI. Krankheiten der Haut.																				
Eczema impetiginos	—	—	4	1	—	—	—	—	—	—	4	1	4	1	—	—	—	—	—	—
» faciei	—	—	4	1	—	—	—	1	—	—	4	2	4	2	—	—	—	—	—	—
» cruris	—	—	1	1	—	—	—	—	—	—	1	1	1	1	—	—	—	—	—	—
» universale	—	—	4	2	1	—	—	—	—	—	5	2	5	1	—	1	—	—	—	—
Urticaria	—	—	1	2	—	—	—	—	—	—	1	2	1	2	—	—	—	—	—	—
Erythema nodosum	—	—	—	4	—	—	—	—	—	—	—	4	—	4	—	—	—	—	—	—
» mammae	—	—	—	2	—	—	—	—	—	—	—	2	—	2	—	—	—	—	—	—
Pediculosis	—	—	—	4	—	1	—	—	—	—	—	5	—	5	—	—	—	—	—	—
Herpes zoster	—	—	2	—	—	—	—	—	—	—	2	—	2	—	—	—	—	—	—	—
Febris herpetica	—	—	1	2	—	1	—	—	—	—	1	3	1	2	—	—	—	—	—	1
Psoriasis	—	—	2	—	—	—	—	—	—	—	2	—	1	—	1	—	—	—	—	—
Pithyriasis versicolor	—	—	1	3	—	—	—	—	—	—	1	3	1	3	—	—	—	—	—	—
Miliaria	—	—	1	1	—	—	—	—	—	—	1	1	1	1	—	—	—	—	—	—
Schweissfüsse	—	—	2	—	—	—	—	—	—	—	2	—	1	—	1	—	—	—	—	—
Furunkulus	—	—	1	—	—	—	—	—	—	—	1	—	1	—	—	—	—	—	—	—
Phlegmona antibrachii	—	—	1	—	—	—	—	—	—	—	1	—	—	—	1	—	—	—	—	—
XII. Diverse.																				
Spondylitis	—	—	1	1	—	—	—	—	—	—	1	1	—	—	1	1	—	—	—	—
Caries der Halswirbel	—	—	1	1	1	—	—	—	—	—	1	2	—	—	—	—	1	1	1	—
Fract. vertb. colli et thoracis	—	—	—	—	—	—	1	—	—	—	1	—	—	—	—	—	1	—	—	—
Simulatio	—	—	1	—	—	1	—	—	—	—	1	1	1	1	—	—	—	—	—	—
Suicidium	—	—	—	—	—	—	—	—	1	—	1	—	—	—	—	—	1	—	—	—
Tentamen suicidii	—	—	2	—	—	—	1	—	—	—	3	—	3	—	—	—	—	—	—	—
Hochgradige Kyphoscoliose	—	—	—	—	1	—	—	—	—	—	1	—	—	—	—	—	—	—	1	—
Oedema rheumatic.	—	—	1	1	—	—	—	—	—	—	1	1	1	1	—	—	—	—	—	—

Namen der Krankheiten.	Im Alter von Jahren												Entlassen						Verblieben in Behandlung.	
	0—15		15—30		30—45		45—60		über 60		Summa.		Geheilt.		Gebessert o. ungeheilt.		Gestorben.			
	M.	W.	M.	W.	M.	W.	M.	W.	M.	W.	M.	W.	M.	W.	M.	W.	M.	W.	M.	W.
Abscess der Halsdrüse . .	—	—	1	1	—	—	—	—	—	—	1	1	—	—	1	1	—	—	—	—
Abscess der Achseldruse .	—	—	1	—	—	—	—	—	—	—	1	—	—	—	1	—	—	—	—	—
Periarticul. Abscess am Knie nach Typhus abd. . .	—	—	1	—	—	—	—	—	—	—	1	—	1	—	—	—	—	—	—	—
Ulcus cruris varic. . . .	—	—	—	—	2	—	—	—	—	—	2	—	2	—	—	—	—	—	—	—
Pedes plani	1	—	4	2	1	—	—	—	—	—	6	2	6	2	—	—	—	—	—	—
Hernia inguinal incarcerat.	—	—	1	—	—	—	—	—	—	—	1	—	—	—	1	—	—	—	—	—
Gangraena cutis abdominis durch Kälteapplication .	—	—	—	—	1	—	—	—	—	—	1	—	1	—	—	—	—	—	—	—
Periostitis dentis	—	—	1	—	1	—	—	—	—	—	2	—	2	—	—	—	—	—	—	—
Purpura cachectica . . .	—	—	2	—	—	—	—	—	—	—	2	—	2	—	—	—	—	—	—	—
Acromegalie.	—	—	—	—	—	—	—	—	1	—	1	—	1	—	—	—	—	—	—	—

　　Es starben auf der medicinischen Abtheilung im Jahre 1891: 60 Männer und 44 Weiber.

　　1. Typhus abdominalis: 1 M. im Alter von 23 J. mit lentescirenden Darmgeschwüren (Typhus abdom. der VI. Woche) und Perforation eines solchen. Eitrige Peritonitis. Pyaemische, metastat. Stellen in der Leber. Verjauchung der Gallenblase mit Perforation, umschriebener Peritonit. Herd zwischen Gallenblase, Magen und Duodenum. Darmblutung. Decubitus am Kreuzbein und an den Trochanteren.

　　1 M. von 28 J. mit frischen Typhusgeschwüren, vor Eintritt in das Spital, schon 8 Wochen krank gewesen. Zusammenhang unaufgeklärt.

　　1 W. von 18 J. mit Darmgeschwüren, theilweise im Stadium der Schwellung und theilweise offene Geschwüre ohne Schorf. Darmblutung. Kleine Blutungen in Lungen, Leber, Nieren, Blase und Nierenbecken. Fettige Degeneration von Herz und Leber, wie sie in solchem Grade sonst nur bei Phosphorintoxication, resp. acuter gelber Leberatrophie beobachtet wird.

　　1 W. von 24 J. mit eitriger Peritonitis nach Perforation eines Typhusgeschwüres im proc. vermiformis (Typhus abdominal 4 1/2 Woche). Auf der chirurg. Abtheilung 9 Tage nach gemachter Laparotomie und

4 Tage nach erfolgtem Abortus (Ende des 4. Monats) unter zunehmender Schwäche gestorben.

2. Pyaemie: 5 Wochen nach Entbindung: 1 W. v. 25 J. Abscess im Ileopsoas; Venenthromben; pyämische Herde in den Lungen. Kleiner metastat. Herd in der r. Niere.

3. Febris septica: 1 M. v. 19 J. Diphtheritischer Belag auf den Tonsillen, dem weichen Gaumen und im Kehlkopf. Gangränöse Herde im unteren Lappen der linken und im oberen Lappen der rechten Lunge.

4. Postdiphtheritische Syncope? 1 W. Nach Angina tonsillaris Tod auf dem Transport nach dem Spital. Negativer anatomischer Befund.

5. Coma diabeticum: 1 M. v. 20 J.

6. Leukämie: 1 M. von 35 J. Kolossale Vergrösserung der Milz und der Leber. Anschwellung der verschiedenen Lymphdrüsen, z. Theil Verkäsung. Veränderung des Knochenmarks. Rothe Erweichung im r. Linsenkern. Blutung im r. Hoden. Geringe Lungenphthise, z. Th. Verkäsung.

7. Intoxicatio acid. hydrochlor.: 1 W. v. 24 J.

8. Wahrscheinliche Intoxication, ohne bestimmten Nachweis. (Fettleber und Verfettung der Magenschleimhaut): 1 M. v. 19 J.

9. Apoplexia cerebr: 1 M. v. 69 J. mit Atheromatose der Art. carot. und profunda cerebri. Erweichungsherde im r. Thalamus opticus und in den r. Occipitalwindungen.

10. Arteriosclerosis und Insufficienz der Valv. mitralis. Grosse Hämorrhagie in die r. Hirnhälfte: 1 W. v. 44 J.

11. Grosse Blutungen in d. Pons und Durchbruch in die Ventrikel. Alte Erweichungsherde im l. Kleinhirn und im l. Linsenkern: 1 W. v. 47 J.

12. Arteriosclerosis und Endocarditis. Grosse Hämorrhagie in die linke Hirnhälfte: 1 W. von 67 J.

13. Tumor cerebri im pes hippocampi maj. dextr. mit Blutungen im Ammonshorn und der pia mater: 1 W. von 52 J.

14. Hydrocephalus chronicus: 1 W. von 38 J.

15. Psychosis. Sprung aus dem Fenster. Grosse Subduralblutung über der Konvexität und an der Basis des Gehirns. Fractur der 2.—8. Rippe, des sternum, des 2.—4. Brustwirbels. Beiderseits Haemothorax: 1 W. von 53 J.

16. Meningitis: 1 M. von 19 J.

17. Amyotrophische Lateralsklerose (mit Syringomyelie): 1 W. von 19 J.

18. Compressio medullae oblongatae (Caris der Halswirbel): 1 M. von 23 J.

19. Compressionsmyelitis nach ausgedehnter Caries der Halswirbelsäule. (Geringfügige Lungenphthise, tuberculöse Geschwüre in der Rachenwand. Tuberculose im Kehlkopf und in den Bronchialdrüsen): 1 W. von 17 J.

20. Meningitis tuberculosa mit geringer Tuberculose in den Lungen und beiderseitiger tuberculöser fibriuöser Pleuritis: 1 M. v. 15 J.

21. Meningitis tuberculosa mit Phthisis pulmon.: 1 M. von 26 J.

22. Genuine Hypertrophia cordis mit Anasarka: 1 M. von 21 J., mit leichtem Lungenemphysem: 1 M. von 50 J.

23. Insufficientia cordis mit hochgradiger Kyphoskoliose: 1 M. von 56 J.

24. Vitium cordis: 1 W. von 27 J. mit Insuffic. der Aorta und der Mitralklappen und Stenosis ostii veuosi sinistri; 1 W. von 51 J. mit Insuff. und Stenosis v. Mitralis. Lungeninfarct.

25. Endocarditis acuta mit Pericarditis: 1 W. von 17 J.

26. Endocarditis verrucosa der Aortenklappen und Pulmonalklappen (am Uebergreifen auf dieselben) mit weit offenem duct. Botalli und Aneurysma an den Lungenarterienästen. Lungeninfarct. Embolie in der r. Art. fossa Sylvii. Abnorme Endocardialfalte im l. Herzen. Amyloid von Leber, Milz, Niere, Darm. Milzinfarct. Acute Nephritis: 1 W. von 21 J.

27. Endocarditis aortica et Mitralis: 1 W. von 23 J. (Gravida).

28. Endocarditis aortica mit Klappenaneurysma und Erweiterung des Aortenbogens; Lungen- und Niereninfarct. Acute Nephritis: 1 M. von 47 J.

29. Endocarditis septica nach vorausgegangeuem Erysipel. faciei et antibrachii: 1 W. von 52 J.

30. Emphysema pulmonum mit Fettherz: 1 W. von 52 J. und mit Gangraena pulmonum: 1 W. von 69 J.

31. Phthisis pulmonum: 38 M. und 17 W. Darunter ohne besondere Complication 6 M. von 14, 19, 28, 29, 30, 58 J. und 5 W. von 25, 27, 33, 33, 33 J. Mit Phthisis laryngis 4 M. von 22, 23, 35, 37 J. und 1 W. von 23 J. Mit Darmgeschwüren 8 M. von 18, 19 (mit links. doppeltem Ureter), 20 (mit Perforation

und Verklebung des Proc. vermiformis), 23, 30 mit (Magengeschwür), 31 (mit Ulceration der Epiglottis) 33 und 45 J. (mit Lebercirrhose, acuter Nephritis und Lungenembolie) und 2 W. von 16 und 28 J. Mit Phthisis laryngis et intestini: 5 M. von 21, 32 (mit käsiger Pneumonie und Meningitis tubercul. chron.), 41 (mit Thrombose der vena femoralis), 42 und 50 J. (mit grossem Käseherde im hinteren Theil der l. r. Stirnwindung und Phlebitis lienalis tuberculosa. Käseherde in der Leber) und 1 W. von 20 J. Mit Pneumothorax: 1 M. von 21 J. Mit abgesacktem Seropneumothorax und Gangraena pulmon. (verkäste Bronchialdrüsen.): 1 W. von 16 J. Mit Pyopneumothorax: 1 W. von 28 J. und 1 M. von 28 J. (Perforation einer Caverne.)

Phthisis pulmonum. Haemoptoe 1 W. von 27 J. (mit Endocarditis verrucosa) und von 44 J. (geplatztes Aneurysma eines Lungenarterienastes) und 2 M. von 47 J. (geplatztes Aneurysma eines Lungenarterienastes) und 48 J. (ausgeheilte Lungenphthise). Phthisis pulmonum mit käsiger Pneumonie 2 W. von 20 J. (Embolie einiger Lungenarterien) und 32 J. Mit Emphysema pulmon., Fettherz und Fettleber: 1 M. von 30 J. Mit Pericarditis und Degeneratio cordis: 1 M. von 34 J. Mit Tuberculose der Leber und der Mesenterialdrüsen: 1 W. von 45 J. Mit Ectasia ventriculi: 1 M. von 22 J. Mit Amyloid der Leber, Niere, Milz: 1 W. von 24 J. und 2 M. von 23 und 26 J. Mit Nierentuberculose und Epididymitis tubercul.: 1 M. von 27 J.

32. Miliartuberculose: 1 W. von 75 J. und 5 M. von 19, 44 (schwielige Lungenphthise), 48 (in Heilung begriffene Lungenphthise. Einbruchstelle nicht gefunden). 52 und 57 J. (ohne eigentliche Phthise. Kleiner, älterer Herd in der rechten Lunge, an die Pleura heranziehend; exsudative Pleuritis rechts. Punction. Verkäsung und Miliartuberculose im unteren Theil des ductus thoracicus. Geringfügige tuberculöse Darmgeschwüre).

33. Pneumonia fibrinosa: 3 M. von 21, 39 und 45 J.

34. Carcinoma ventriculi mit Stenosis cardiae: 1 M. von 57 J.

35. Intussusception mit Gangraen des Intussusceptum: (Reichliche Polypen im Dünndarm): 1 M. von 25 J.

36. Peritonitis diffusa acuta: 2 W. von 28 und 45 J. (Beide e perforat. proc. vermiform.) und 1 W. von 25 J. mit Amyloid-Niere, -Milz und -Leber.

37. Peritonitis purulenta nach Parametritis puerperalis: 1 W. von 24 J. (mit Pleuritis purulenta) und 1 W. von 24 J. (mit Salpingitis purulenta duplex und Perforation der l. Salpinx).

38. Peritonitis purulenta nach perforirtem Magengeschwür: 1 W. von 18 J. und 1 W. von 25 J. (Subphrenische
Abscesse. Jauchige Phlebitis splenica. Gangraenöse Zerstörung des
unteren Milztheils. Eitrige Embolieen in den Pfortaderästen. Doppelseitige Pleuritis. Leichter Icterus.
39. Nierenschrumpfung mit Herzhypertrophie: 1 W. von
23 J. (Uraemie), Blutung im Endocard. und Nierenbecken und 1 M.
von 24 J. mit bedeutender Hypertrophie des l. Ventrikels und
Dilatation des r. Ventrikels. Hydrothorax.

C. Chirurgische Abtheilung unter Dr. Harbordt.

Uebersicht der im Jahre 1891 behandelten Kranken.

Bestand am 1. Jan. 1891.		Auf- genommen 1891.		Summa.		Abgang						Verblieben am 1. Jan. 1892.	
						Geheilt.		Gebessert od. ungeheilt.		Gestorben.			
M.	W.	M.	W.	M.	W.	M.	W.	M.	W.	M.	W.	M.	W.
39	26	489	419	528	445	388	367	87	55	17	6	25	28
65		908		973		755		142		23		53	
973						973							

A. Verletzungen und Erkrankungen der einzelnen Körpertheile.

I. Kopf und Ohr.

a. Verletzungen:

Fractura complicata cranii 4 (1 c. infractione).

Fractura basis cranii 2.

Iufractio cranii.

Vulnus contusum capitis 16.

Vulnus sclopetrum capitis 3.

Vulnus punctum capitis.

Vulnus caesum capitis.

Contusio capitis 6.

Commotio cerebri 2.

b. Entzündungen:

Otitis externa; media suppurativa.

Empyema antri mastoidei 2.

Furunculus temporu.m

c. Varia:

Eczema auris.

Mischgeschwulst vor dem l. Ohr.

II. Gesicht, Nasenhöhle, Mundhöhle.

a. Verletzungen:

Fractura complicata mandibulae.

Vulnus caesum malae.

Vulnus morsum narium.

Vulnera contusa faciei 5.

Contusio gravis faciei.

Contusio oculorum 4.

Combustio faciei 7.

Vulnus punctum perforans bulbi 2.

b. Entzündungen:

Conjunctivitis catarrhalis 4.

Conjunctivitis phlyktaenulosa 2.

Keratitis parenchymatosa 2.

Ulcus corneae c. Hypopion.

Iritis et Retinitis.

Neuritis optica.

Furunculus labii superioris 2.

Gingivitis abscedens 8.

Periostitis maxillae inferioris 8.

Angina tonsillaris abscedens 2.

c. Varia:

Eczema faciei.

Acne rosacea.

Sarcoma malae.

III. Hals.

a. Verletzungen:

Vulnus punctum colli 3.

Vulnus caesum colli 2.

b. Entzündungen:

Lymphadenitis colli 20.

Abscessus cutan. colli 2.

Abscessus profund. colli 2.
Furunculus cervicis 2.
Perichondritis cartilag. thyrioid.

c. Varia:
Struma parenchymatosa 2.

IV. Wirbelsäule.
a. Verletzungen:
Fractura vertebrae 2.
Contusio columnae vertebrae 5.
Contusio ossis sacri.

b. Entzündungen:
Caries vertebrae.

V. Brust und Rücken:
a. Verletzungen:
Fractura costarum simpl. 3.
Vulnus sclopetr. pectoris 2.
Vulnus punctum dorsi 2.
Vulnus caesum pectoris 2.
Contusio thoracis 19.
Contusio dorsi 3.
Combustio pectoris.

b. Entzündungen:
Empyema thoracis 2.
Caries sterni.
Abscessus tuberculos. pectoris.
Furnuculus pectoris.
Carbunculus pectoris 2.
Mastitis parenchymatosa 4.

VI. Bauch.
a. Verletzungen:
Vulnus sclopetr. abdominis perfor. (Laparotomie †).
Contusio abdominis 6.
Contusio abdominis (Darmperforation; Laparotomie †).

b. Entzündungen:
Lymphadenitis inguinalis absc. 4.
Abscessus perinealis 3.

Perityphlitis abscessus 3.
Peritonitis tuberculosa 2 (Laparotomie).

c. V a r i a.

Hernia inguinalis reponibilis 3.
Hernia scrotalis incarcerata.
Hernia inguinalis omentalis.
Anus praeternaturalis (Darmresection).
Sarcoma retroperitoneale (Laparatomie †).
Carcinoma recti (Exstirpation nach Kraske).
Condylomata lata ad anum.
Fistula recti.

VII. Geschlechtsorgane.

b. E n t z ü n d u n g e n.

Bartholinitis absc. 5.
Parametritis absc.
Parametritis chron.
Endometritis catarrhal. 2.
Orchitis.
Epididymitis gonorrhoica 2.

c. V a r i a :

Hydrocele funiculi spermatici.
Hydrocele canalis nuckii.
Sarcoma ovarii.
Prolapsus uteri et vaginae 6.
Retroflexio uteri.
Fluor albus.

VIII. Becken und Lumbalgegend.

a. V e r l e t z u n g e n :

Fractura simpl. pelvis 2.
Contusio coxae 3.
Contusio pelvis., ossis sacri.

b. E n t z ü n d u n g e n :

Coxitis.
Caries pelvis 2.
Furunculus regionis lumbalis 2.

c. V a r i a :

Coxalgie 3.
Lumbago.

IX. Obere Extremitäten:

a. Verletzungen:

Luxatio humeri subcoracoidea 4.

Fractura humeri simpl. 2.

Fractura antibrachii simpl. 2.

Fractura radii loco classico 5.

Fractura olecrani simpl.

Fractura ulnae simpl.

Fractura compl. antibrachii 3.

Vulnus punct. antibrachii 2; manus 2; digitorum 3.

Vulnus caesum antibrachii 7; cubiti 2; manus 7; digitorum 14.

Vulnus morsum manus; digitorum.

Vulnus sclopetr. digitorum 2.

Vulnus laceratum antibrachii 2; manus 2.

Vulnus scissum antibrachii; manus; digitorum 7.

Vulnus contus antibrachii 2; manus 2; digitorum 4.

Amputatio violenta manus 2; digitorum 5.

Contusio brachii 3; antibrachii 2; cubiti 2; manus et digitorum 7.

Contusio gravis manus 2; digitorum 3.

Distorsio cubiti; manus 2.

Combustio antibrachii 13; manus 6.

b. Entzündungen:

Caries fungosa scapulae; metacarpi.

Osteomyelitis claviculae.

Tendovaginitis crepitans.

Furunculus brachii 4; manus 6.

Abscessus axillaris 6; brachii 2.

Lymphadenitis axillae 3.

Lymphangoitis brachii et antibrachii 3.

Oedema inflammatus brachii 2; antibrachii; manus 4.

Bursitis cubiti.

Phlegmone brachii 2; manus circ. 13; digitorum 7.

Excoriationes manus 7.

Monarthritis manus chron. 4.

Panaritium cutaneum 39; periosteale 8; tendinosum 12; sub ungue.

c. Varia.

Ulcera manus congelatione 3.

Congelatio manum 5.

Perniones manus 2.

Eczema antibrachii 4; manus 6.

Corpus alienum (Nadel) in urethra 2.

Lupus dorsi manus.

Lipom auf der Schulter.

Sarcoma axillae.

Hygrom der Sehnenscheiden 2.

X. Untere Extremitäten.

a. Verletzungen:

Luxatio obturatoria femoris.

Luxatio patellae.

Fractura femoris simpl. 6.

Fractura cruris simpl. 5; inveterata 2.

Fractura malleolorum 5; fibulae 2.

Fractura patellae 2 (Naht der Patella).

Fractura cruris compl. 2.

Vulnus punctum femoris; cruris; pedis 3.

Vulnus caesum femoris; cruris 2; pedis 2.

Vulnus morsum cruris; pedis 2.

Vulnus contusum genu; cruris 5; pedis 5.

Vulnus neglectum pedis 3.

Contusio femoris 2; genu 11; cruris 8; pedis 9; hallucis 3.

Contusio gravis pedis 3; hallucis 4.

Hämarthros genu 3.

Distorsio pedis 19.

Excoriationes pedis 2.

Combustio femoris 2; cruris 3; pedis 29.

b. Entzündungen:

Caries fungosa pedis 2; digitorum pedis 2; calcanei 2.

Osteonecrosis femoris 2.

Lymphangoitis femoris.

Bursitis praepatellaris 42.

Hydarthros genu 5.

Gonitis rheumatica 3.

Tumor albus 3.

Arthritis rheumatica pedis; gonorrhoica pedis.

Abscessus femoris; genu; cruris 2.

Phlegmone circ. cruris 2; pedis 15.

Erysipelas pedis 2.

Ulcus cruris 24; pedis 2.
Erythema oedematos cruris 13; pedis 5.
Pedes plani inflammati 6.
Unguis incarnatus 13.

c. Varia.
Rheumatismus genu 5.
Eczema cruris 4.
Varix cruris 2.
Perniones pedis 2.
Intertrigo inter femora.

XII. Varia.
Defatigatio 3.
Erysipelas migrans 1.
Rheumatismus chron. articulor.
Rheumatismus muscular. 3.
Poliarthritis acuta 3.
Trismus et Tetanus.
Neurosis traumatica.
Eczema universale 5.
Furunculosis 2.
Scabies.
Graviditas.
Angina follicularis.

Im Jahre 1891 ausgeführte Operationen:

I. Am Kopf und Gesicht.
Extraction von Knochensplittern bei Fractura simpl. comminutiva cranii.
Trepanation wegen Infractio cranii.
Aufmeisselung des Antrum mastoideum wegen Empyem 2.
Ecrasement bei Lupus faciei.
Excision eines Wangensarcoms.
Extractio dentium 3.

II. Hals.
Strumectomie bei Struma parenchymat.
Incision, Evidement bei Lymphadenitis colli abscedens 11.
Exstirpation von Drüsen 4.
Incision und Drainage bei Abscessus colli profundus 2.

III. Brust und Rücken.

Resectio costarum 2 (wegen Empyema thoracis).
Evidement bei Caries sterni.

IV. Bauch, Becken, Harn- und Geschlechtsorgane.

Laparotomie 6: 2 wegen Peritonitis tuberculosa. 1 wegen Sarcoma retroperitoneale †. 1 wegen Darmruptur †. 1 wegen Peritonitis in Folge von Perforation des Processus vermiformis durch Typhusgeschwür †.

Darmresection wegen Anus praeternaturalis (geh.). 1 wegen Vulnus sclopetar. perforans abdominis. Naht des Magens †.

Herniotomie 2: 1 wegen Hernia inguinalis, 1 wegen Hernia scrotalis incarcerata.

Exstirpation eines Carcinoma recti (nach Kraske).

Exstirpation einer Hydrocele muliebris.

Exstirpation der Inguinaldrüsen 2.

Incision bei Parametritis absced.

Incision bei Perityphlitis absced. 3.

Spaltung einer Rektalfistel.

Amputation der Portio.

Colporraphia anterior 2.

Curettement des Uterus.

Evidement bei Caries ossis pubis.

Punction bei Ascites.

V. Obere Extremität.

Amputatio humeri (Phlegmone des Arms in Folge von Fractura compl. antibrachii).

Amputatio antibrachii 2 (Zerreissung der Hand).

Amputatio digitorum 2; partiell 9.

Resection der Ulna 2; des Radius (bei Fractura compl. antibrachii).

Reposition bei Luxatio humeri 4.

Plastische Operation an der Hand (Narbencontracturen).

Naht d. Nervus radialis (Stichverletzung).

Naht d. Nervus ulnaris (Schnittwunde am Ellenbogen).

Sehnennaht bei Vulnus caesum manus 5.

Evidement bei Caries 2.

Exstirpation eines Achselhöhlen-Sarcoms.

Exstirpation eines Lipoms d. Schulter.

Exstirpation von Achseldrüsen 3.

Incision und Ecrasement bei Lymphadenitis axillaris 5.

Entfernung eines Holzsplitters aus der Hohlhand.

VI. Untere Extremitäten.

Amputatio femoris 2 (wegen Caries).

Amputatio cruris 3 (2 wegen Caries; 1 wegen Contusio gravis pedis).

Amputatio hallucis 2.

Resectio genu; pedis.

Sequestrotomie am femur nach Fract. complic.

Ecrasement bei Caries femoris 2; pedis 3.

Excision der Bursa praepatellaris 13.

Naht der Patella (Fractur).

Punction und Ausspülung bei Hydarthros genu.

Incision und Ecrasement bei Bubo inguinal. 13.

Extraction des Unguis incarnat. 13.

Suturen bei Stich-, Schnitt- und Quetschwunden 44.

Incisionen bei Abscessen 37.

Incisionen bei Phlegmonen 27.

Incisionen bei Furunceln 17.

Incisionen bei Panaritien 50.

Uebersicht der im Jahre 1891 auf der chirurgischen Abtheilung vorgekommenen Todesfällen.

No.	Name, Alter, Stand.	Tag der Aufnahme	Krankheit.	Tag des Todes.	Bemerkungen.
1	Dorn, A, 47 Jahre, Taglöhner.	8. II. 91.	Zertrümmerung des Gesichts-Schädels.	8. II. 91.	Legalsection.
2	Klein, Anna, 24 Jahre, Magd.	29. I. 91.	Abscessus profundus colli.	11. II. 91.	Sectionsbefund: Phlebitis purulenta Venae iugular intern. Eitriger Thrombus im Sinus transversus Meningitis purulenta.
3	Schmidt, Wilhelm, 38 Jahre, Taglöhner.	21. II. 91.	Combustio faciei, pectoris, brachiorum.	25. II. 91.	Sectionsbefund: Lungenödem, Bronchitis purulenta.
4	Scheich, Joseph, 16 Jahre, Handlanger.	10. III. 91.	Fractura basis cranii.	12. III. 91.	Legalsection.
5	Hoffmann, Susanna, 58 Jahre.	12. III. 91.	Sarcoma retroperitoneale.	13. III. 91.	Wegen Darmstenose Laparotomie.

No.	Name, Alter, Stand.	Tag der Aufnahme	Krankheit.	Tag des Todes.	Bemerkungen.
6	Jäger, Max, 32 Jahre, Brauer.	13. X. 90.	Caries pelvis et columnae vertebralis.	21. III. 91.	Sectionsbefund: Phthisis pulmonum, multiple Knochencaries, Amyloidniere.
7	Strohecker, Cl. 19 Jahre, Taglöhner.	6. IV. 91.	Fractura vertebrae II cervicis.	6. IV. 91.	Moribund eingeliefert. Legalsection.
8	Hecy, 41 Jahre, Fuhrknecht.	21. IV. 91.	Zertrümmerung des Schädels.	21. IV. 91.	Sectionsbefund: Zertrümmerung des Stirnbeins, Siebbeins und Orbitaldaches d. vorderen Gehirnpartien.
9	Köhler, 48 Jahre, Pfarrer.	19. IV. 91.	Fungus d. v. Knies.	26. IV. 91.	Amputatio femoris Phthisis.
10	Strieb, Melchior, 25 Jahre, Arbeiter.	14. V. 91.	Contusio gravis hallucis.	28. V. 91.	Trismus et Tetanus.
11	Rüb, Johann, 55 Jahre, Taglöhner.	5. V. 91.	Fractura pelvis.	31. V. 91.	Sectionsbefund: Aspirationspneumonie, Fractur beider Schambeine, Zerreissung der Harnröhre.
12	Bock, Eva, 25 Jahre, Wärterin.	18. XII. 90	Caries vertebrarum.	15. VI. 91.	Sectionsbefund: Caries vertebrae Vet VI thoracis. Phthisis pulmonum.
13	Berghold, Katharina, 24 Jahre, Magd.	7. V. 90.	Lymphadenitis colli.	21. VI. 91.	Phthisis pulmonum.
14	Reul, Karl, 59 Jahre, Zimmermann.	11. VII. 91.	Commotio cerebri, Contusio columnae vertebralis.	16. VII 91.	Legalsection.
15	Ritter, Sebastian, 14 Jahre, Handlanger.	25. VII. 91.	Fractura basis cranii.	31. VII. 91.	Sectionsbefund: Fractura der Schädelbasis; Eröffnung der Siebbeinhöhle, Eitrige Meningitis.
16	Labosch, Leopold, 49 Jahre, Arbeiter.	24. VIII. 91.	Vulnus sclopet. perforans abdominis.	25. VIII. 91.	Laparotomie: Naht des Magens. Nierenschuss. Collaps.
17	Pfeufer, Valentin, 39 Jahre, Küfer.	9. XI. 90.	Caries pedis et pelvis.	28. VIII. 91.	Sectionsbefund: Verfettung von Herz u. Nieren.
18	Wogfaleh, Franz, 29 Jahre, Knecht.	9. IX. 91.	Darmruptur (Hufschlag).		Laparotomie: Peritonitis stercoralis.
19	Weber, Philipp, 47 Jahre, Maurer.	15. IX. 91	Fractura pelvis.	15. IX. 91.	Legalsection.
20	Jesser, Katharina, 54 Jahre, Köchin.	2. IX. 91.	Sarcoma ovarii.	13. X. 91.	Sectionsbefund: Sarcom d. linken Ovariums. Ovarialcyste rechts.
21	Lingler, Rosa, 24 Jahre, Magd.	28. X. 91.	Darmperforation.	6. XI. 91.	Sectionsbefund: Typhus abdominalis: Geschwüre im Proc. vermiformis; Perforation derselben. Eitrige Peritonitis, Laparotomie; Abort Ende des vierten Monats.

No.	Name, Alter, Stand.	Tag der Aufnahme	Krankheit.	Tag des Todes.	Bemerkungen.
22	Alt, Konrad, 52 Jahre, Maler.	1. XII. 91.	Vulnus s clopetr. temporum.	1. XII. 91.	Moribund einge-liefert. Zertrümmerung beider Hirn-hemisphären.
23	Bier, Johann, 54 Jahre, Fuhr-mann.	22. XII.92.	Pyo-Pneumoth thorax.	24. XII. 91.	Resectio Costae; Thoracocentese

D. Reconvalescenten-Anstalt von Dr. Ohlenschlager.

Pfleglinge fanden Aufnahme wegen	Einweisung				Im Alter von										Entlassung						Verblieben in Behandlung		Summa	
	Hospit.		Stadt		0—15 Jahren		15—30 Jahren		30—45 Jahren		45—60 Jahren		Ueber 60 Jahren		Geheilt		Gebessert		Ungeheilt					
	M.	W.	M.	W.	M.	W.	M.	W.	M.	W.	M.	W.	M.	W.	M.	W.	M.	W.	M.	W.	M.	W.	M.	W.
Reconvalescenz von:																								
gina catarrhalis . . .	1			1	—	1			1						1						1	—		2
gina tonsillaris . . .	4			4	—	4	—	4	—						7						1	—		8
tarrhus laryngealis . .	—	2			—	—	—	2							—	2								2
onchitis acuta . . .	1	11	—	2	2	1	11								1	8						5	1	13
onchitis chronica . . .	—	2	6	9	4	3	—	4	1	1	1	—	2		6	8	—	2	—	1			6	11
pneumonia	2	1	—	4	—	2	1	2			1	1			2	3	1	—	1				2	5
euritis	1	1	1	3	—	1	1	1	1	—	1				2	4							2	4
thma	—		—	2							2	—			—	2								2
spepsia	—		—	1	1										—	1								1
tarrh. ventric. acut. .	4	19	—	2	1	—	3	19	—	—	2	—			4	20	—	—			1		4	21
tarrhus ventric. chron.	—	5	—	2	1	—	6								—	5	—	2						7
ematemesis	—	2	—	1			3								—	2					1	—		3
cus ventriculi	1	8	—				6	1	2						7	1					1	1	1	8
tarrhus intestin. acut.	1	—	1		1	—	1								—	2								2
tarrhus intestin. chron.	—	1	1	1	1	—		2							1	2					1			2
tarrh. gastro-intestin. acut.	—	2	—	2			2	2							—	4								4
tarrh. gastro-intestin chron.	—		—	1							1				—	1								1
bien	—	1			—	1									—	1								1
erityphlitis	—	1					1								—					1				1
ritonitis	—	2							2						—	2								2
rbus Brigthii . . .	—	1	2	1	1	—		1	1						1			1	1	—		1		2
rtus	—	2	—	2			2		2						—	3						1		4

Die Pfleglinge fanden Aufnahme wegen	Einweisung				Im Alter von										Entlassung						Verblieben in Behandlung	
	Hospit.		Stadt		0—15 Jahren		15—30 Jahren		30—45 Jahren		45—60 Jahren		Ueber 60 Jahren		Geheilt		Gebessert		Ungeheilt			
	M.	W.	M.	W.	M.	W.	M.	W.	M.	W.	M.	W.	M.	W.	M.	W.	M.	W.	M.	W.	M.	W.
Menstruatio nimia . . .	—	—	3	—	—	—	2	—	1	—	—	—	—	—	—	—	—	—	1	—	1	1
Rheumatismus muscularis.	—	3	—	1	—	—	—	4	—	—	—	—	—	—	4	—	—	—	—	—	—	—
Rheumatismus acut. art. vag.	—	—	2	1	1	—	1	1	—	—	—	—	—	—	2	1	—	—	—	—	—	—
Influenza	—	5	—	2	—	1	—	6	—	—	—	—	—	—	5	—	—	—	—	—	—	2
Febris gastrica	—	1	—	—	—	—	—	1	—	—	—	—	—	—	1	—	—	—	—	—	—	—
Typhus abdominalis. . .	7	12	—	2	—	1	7	13	—	—	—	—	—	—	7	14	—	—	—	—	—	—
Erysipelas	—	2	—	—	—	—	—	2	—	—	—	—	—	—	—	2	—	—	—	—	—	—
Scarlatina	—	—	4	—	4	—	—	—	—	—	—	—	—	—	4	—	—	—	—	—	—	—
Angina diphtheritica . .	—	10	1	2	1	2	—	10	—	—	—	—	—	—	1	10	—	—	—	—	—	2
Morbilli	—	1	—	—	—	—	—	1	—	—	—	—	—	—	—	1	—	—	—	—	—	—
Cephalaea	—	1	—	—	—	—	—	1	—	—	—	—	—	—	—	1	—	—	—	—	—	—
Meningitis chronic . . .	—	1	—	—	—	—	—	1	—	—	—	—	—	—	—	1	—	—	—	—	—	—
Chorea minor	1	—	—	—	—	—	1	—	—	—	—	—	—	—	1	—	—	—	—	—	—	—
Apoplexia	—	—	1	1	—	—	—	1	—	—	—	—	—	1	1	1	—	—	—	—	—	—
Colica saturnina	1	—	—	—	—	—	—	1	—	—	—	—	—	—	1	—	—	—	—	—	—	—
Otitis interna	—	—	1	—	1	—	—	—	—	—	—	—	—	—	1	—	—	—	—	—	—	—
Epistaxis	—	1	—	—	—	—	—	1	—	—	—	—	—	—	1	—	—	—	—	—	—	—
Gonarthritis	—	—	—	1	—	1	—	—	—	—	—	—	—	—	1	—	—	—	—	—	—	—
Combustio	—	1	—	—	—	—	—	1	—	—	—	—	—	—	—	1	—	—	—	—	—	—
Ulcus varicosum	—	1	—	—	—	—	—	1	—	—	—	—	—	—	—	—	—	1	—	—	—	—
Operatio	—	2	1	4	—	2	1	1	—	—	3	—	—	—	1	5	—	1	—	—	—	—
Defatigatio	2	28	—	8	—	1	2	25	—	8	—	2	—	—	2	32	—	—	—	—	—	—
Chlorosis	—	28	—	27	—	6	—	47	—	2	—	—	—	—	—	51	—	—	—	—	—	—
II. Allgemeiner Schwäche	1	3	8	24	7	16	1	5	1	3	—	1	—	2	9	26	—	1	—	—	—	—
III. Schwächezuständen bei :																						
Hysteria	—	2	—	1	—	—	—	3	—	—	—	—	—	—	—	2	—	—	—	1	—	—
Neurasthenia	4	2	—	1	—	—	2	1	1	1	1	1	—	—	4	3	—	—	—	—	—	—
Anaemia	—	2	2	22	2	5	—	14	—	3	—	2	—	—	2	24	—	—	—	—	—	—
Scrophulosis	—	—	—	1	—	1	—	—	—	—	—	—	—	—	—	1	—	—	—	—	—	—
Rhachitis	—	—	1	1	1	1	—	—	—	—	—	—	—	—	1	1	—	—	—	—	—	—
Phthisis incip.	—	—	—	1	—	—	—	1	—	—	—	—	—	—	—	1	—	—	—	—	—	—
Morbus Basedowii. . . .	—	1	—	—	—	—	—	1	—	—	—	—	—	—	—	—	—	—	—	—	—	—
Vitium cordis.	—	3	1	1	1	—	—	2	—	1	—	—	—	—	3	1	1	—	—	—	—	—
	25	176	31	144	25	35	21	212	7	31	8	17	—	5	53	281	8	11	—	6	—	2

Die Anstalt konnte wegen Einführung der Wasserleitung erst am 5. Juni 1892 eröffnet werden. Letztere direct an den Rohrstrang der städtischen Vogelsberger Wasserleitung anschliessend,

liefert ein vortreffliches Trinkwasser, die Speisung von zwei Wannen-
bädern in zwei abgetrennten geräumigen Badezellen und eine kalte
Hochdruckdouche, die, nur als Regendouche angewandt, mit solcher
Kraft niederströmt, dass die Kälte des Wassers nur im ersten Augenblicke empfunden wird. Daher douchen selbst schwache Anämische und
Chlorotische im Winter mit Vergnügen in den, durch einen Kachel-
ofen wohldurchwärmten Räumen. Die Anstalt wurde auch mit
Wasserclosets versehen, so dass dieselbe nunmehr auch eine den
hygienischen Anforderungen genügende genannt werden kann. Dem
Einfluss der Hydrotherapie ist es wohl auch zu danken, dass wir
ein höheres Durchschnittsgewicht unserer Pfleglinge, als jemals früher,
erreichten. 56 Männer, 320 Weiber, in Summa 376 Pfleglinge,
fanden mit 6791 Verpflegstagen, Aufnahme in der Anstalt. Letztere
vertheilt sich auf Juni mit 674, Juli 863, August 863, September
807, October 681, November 451, December 563, Januar 633, Februar 571, März 685 Verpflegungstagen. 336 Pfleglinge hatten ein
Mehrgewicht von 1675$^3/_4$ Pfd., der Einzelne circa 4·9 Pfd. Zunahme
(1890—91: 4·7), 16 blieben auf ihrem Gewichte stehen, 2 wurden
beim Austritte nicht gewogen, 22 übertragen. Für den einzelnen
Pflegling ergibt sich eine Durchschnittsverpflegungsdauer von etwas
über 18 Tagen, ein Mehrgewicht von 4·7 Pfd. incl. aller bis 1. April
1892 entlassenen Pfleglinge. Die grösste Gewichtszunahme war die bei
Typhus abdominalis von 15 Pfd. in 20 Tagen. Die Zunahme von
2 Rec. bei Ang. catarrh. betrug 6 Pfd., von 8 Rec. bei Ang. tonsill.:
27 Pfd., 2 Rec. Catarrh. laryngealis: 14 Pfd., — 14 Rec. Bronchitis
acuta; 42 Pfd., — 17 Rec. Bronchitis chronica: 74 Pfd., ein Mann
10 Pfd. in 4 Wochen, — 7 Rec. Pneumonia: 29 Pfd., max. 11 Pfd.,
— 6 Rec. Pleuritis: 35 Pfd., max. 9 Pfd., — 2 Asthma Rec.:
8 Pfd., — 1 Dyspepsia Rec.: 3 Pfd., — 25 Catarrh. ventric. acut.
Rec.: 142$^1/_2$ Pfd., max. 11 Pfd. — 7 Catarrh ventric. chron. Rec.:
18 Pfd., max. 5 Pfd., — 2 Haematemesis Rec.: 9 Pfd., — 9 Ulcus
ventriculi Rec.: 34 Pfd., max. 5 Pfd., — 2 Catarrh. intestin. acut.:
12 Pfd., — 3 Catarrh. intestin. chron. 12 Pfd., max. 7 Pfd., —
4 Catarrh. gastro-intestin acut.: 28 Pfd., max. 13 Pfd. in 20 Tagen,
— 1 Catarrh. gastro-intestin. chron.: 10 Pfd. in 19 Tagn, — 1 Colica
Rec.: 8 Pfd. in 20 Tagen, — 1 Perityphlitis Rec.: 3 Pfd., — 2 Peritonitis Rec.: 10 Pfd., — 2 Morbus Brigthii Rec.: 4 Pfd., — 3
Abortus Rec.: 10 Pfd., — 2 Menstruatio nimia Rec.: 6 Pfd., —
4 Rheumatism. muscul.: 22 Pfd., max. 9 Pfd., — 3 Rheumatismus
acut. art. vag.: 24 Pfd., max. 12 Pfd., — 5 Influenza Rec.: 28 Pfd.

max. 8 Pfd., — von 1 Febris gastrica 13 Pfd. in 20 Tagen, — 21
Typhus abdom. Rec.: 180¹/₂ Pfd., 7 M. 67 Pfd. in je 14 Tagen, 15 W.
113¹/₂ Pfd. in 21 Tagen, — 2 Erysipelas: 19 Pfd., — 4 Scarlatina
Rec.: 10 Pfd., — 11 Angina diphtheritica Rec.: 63 Pfd., — 1 Ce-
phalaea Rec.: 3. Pfd., — 1 Meningitis chronic.: 8 Pfd., — 1 Chorea
minor Rec.: 3 Pfd., — 2 Apoplexia Rec.: 6 Pfd., — 1 Colica saturnina Rec.: 3 Pfd., — von 1 Otitis interna 4 Pfd., — 1 Epistaxis
Rec.: 5 Pfd., — 1 Gonarthritis Rec.: 5 Pfd., — 1 Combustio Rec.:
7 Pfd., — Operatio Rec.: 34 Pfd., max. 7 Pfd. in 4 Wochen, — von
38 Defatigatio Rec.: 155 Pfd., max. 9 Pfd. in 20 Tagen, — von 54
Chlorosis Rec.: 236 Pfd., Durchschnittsgewicht 4·4, max. 10 Pfd. in
20 Tagen — 36 an Allgemeiner Schwäche Leidende: 115³/₄ Pfd.,
max. 8 Pfd. in 20 Tagen — Schwächezustände bei Hysterie: 6 Pfd. —
7 Rec. Neurasthenia: 35 Pfd., max. 7 Pfd. in 13 Tagen, — 26 Rec.
Anaemia: 94¹/₂ Pfd., max. 6 Pfd. in 13 Tagen, — 1 Rec. Scrophulosis: 5 Pfd., — 1 Phthisis incip. Rec. 6 Pfd. in 20 Tagen, — 5
Rec. Vitium cordis: 21 Pfd., max. 7 Pfd.

Die Einweisung in die Reconvalescenten-Anstalt, welche nunmehr auf 2 Wochen (nicht 3, wie früher, Verläugerung selbstverständlich vorbehalten) normirt ist, erfolgte durch die Herren Doctoren:
Cnyrim mit 195, — Harbordt 7, — Zimmern 26, — Fester und
Oehler je 10, — Brüll und Hübner je 9, — Keller 8, — Elle,
Lange, Schwenck je 7, — Kühner und J. Schmidt je 5, — Kömpel
und Neumüller je 4 — Bardorff, Bockenheimer, Fürst, Kahn, Kaufmann, Landmann und Wohlfarth je 3, — Bitsch, Eulenstein, Guttenplan, Glöckner, Lampe, Lachmann, Mayer, Nohstadt, Stroh, Schott,
Wirsing, Blumenthal je 2, — Auerbach, Avellis, Cassian, Eulau,
Flesch, Goldbaum, Gottschalk, Jaffé, Löwenthal, Marx, Oppenheimer,
Rehn, Sippel, Heyder, Laquer, Jung-Marchand und De Bary je
1 Pflegling. — Auf Kosten des Hospitals wurden eingewiesen 283
Pfleglinge mit 5116 Tagen, — der Orts-Krankenkasse 75 Pfleglinge
mit 1340 Tagen, — des Armen-Amts 13 Pfleglinge mit 230 Tagen,
der Schneider-Krankenkasse 1 Pflegling mit 14 Tagen, — der Maler-
Krankenkasse 1 Pflegling mit 28 Tagen. — Der Fleischer-Kranken-
kasse 1 Pflegling mit 21 Tagen, — der Conditor-Krankenkasse 1
Pflegling mit 14 Tagen, — der von St. George'schen Stiftung
1 Pflegling mit 28 Tagen. — Der Fleischer-Kranken-

Ungeheilt mussten entlassen werden: Ein Rec. von Bronchitis
chronic. in das Heilige Geist-Hospital, eine Rec. von Pneumonia wegen
Neurasthenia, eine Rec. von Perityphlitis in das Heilige Geist-Hospital,

eine Rec. von Morbus Brigthii wegen Hydrops, eine Rec. von
Hysterie wegen Krämpfen in das Bürger-Hospital. — Nur gebessert
wurden entlassen 2 Rec. von chron. Bronchitis, eine Rec. von Pneumonia (wegen Heimweh), 2 Rec. von Catarrh. ventric. chron., ein
Rec. von Ulcus ventric., eine Rec. von Morbus Brigthi, eine Rec.
von Operatio, eine Rec. von Debilitas, 2 Rec. von Vitium cordis, eine
Rec. von Apoplexia, ein Rec. von Ulcum varicosum. — Verlängerung
des 2 wöchentlichen Aufenthaltes, wegen nicht genügender Erholung wurden nothwendig: bei Bronchitis acuta 3 mal 1 Woche —
Bronchitis chron. 10 $\times$ 1 W., 2 $\times$ 2 W. — Asthma 1 W. —
Pneumonia 2 $\times$ 1 W. — Pleuritis 3 $\times$ 1 W. — Influenza 2 $\times$
1 W. — Catarrhus ventric. acut. 8 $\times$ 1 W. — Catarrhus ventric.
chron. 4 $\times$ 1 W. — Ulcus ventric. 4 $\times$ 1 W., 1 $\times$ 2 W. —
Catarrhus gastro-intestin. acut. 10 $\times$ 1 W., 1 $\times$ 2 W. — Cartarrh.
gastro-intestin. chron. 4 $\times$ 1 W. — Colica 1 W. — Peritonitis
2 $\times$ 1 W. — Morbus Brigthii 2 $\times$ 1 W. — Rheumatismus 6 $\times$
1 W. — Haematemesis 1 W. — Typhus abdominalis 9 $\times$ 1 W.
2 $\times$ 2 W. — Dyspepsia 1 W. — Erysipelas 1 $\times$ 1 W., 1 $\times$
2 W. — Scarlatina 2 $\times$ 1 W. — Angina catarrh. 2 $\times$ 1 W. —
Angina tonsillaris 1 W. — Catarrh. laryngealis 2 $\times$ 1 W. — Diphtheritis 6 $\times$ 1 W. — Morbilli 1 W. — Meningitis 1 W. —
Chlorosis 26 $\times$ 1 W. Otitis interna 1 W. — Operatio 5 $\times$ 1 W.,
1 $\times$ 2 W. — Defatigatio 13 $\times$ 1 W., 14 $\times$ 2 W. — Debilitas
14 $\times$ 1 W., 2 $\times$ 2 W., Neurasthenia 3 $\times$ 1 W., 1 $\times$ 2 W. —
Anaemia 13 $\times$ 1 W. — Scrophulosis 1 W. — Phthisis incip. 1 W.
— Vitum cordis 4 $\times$ 1 W. — Rhachitis 2 $\times$ 2 W. — Gonarthritis 1 W. — Epistaxis 1 W. — Apoplexia 2 $\times$ 2 W. — Morbus
Basedowii 2 W. — Ulcus varicosum 3 W.

Warme Bäder wurden im Juni 187, Juli 120, August 165,
September 134, October 196, November 181, December 230, Januar
260, Februar 204, März 224 gegeben. — Douchen im Juni 227
— Juli 573 — August 165 — September 409 — October 321 —
November 13 — December 43 — Januar 4 — März 44 — Salzbäder im August 72 — September 35 — Oktober 4 — December
18 — Januar 12 — Februar 4 — März 16 — Mainbäder
wurden nur 9 im Juni und 17 im Juli gebraucht, so wenige wie
noch nie zuvor, weil die Wassertemperatur meist unter + 14° R. blieb,
und das Badehäuschen, gerade in den wärmeren Tagen, 2 mal von
Flossen abgetrieben und wieder aufgestellt wurde.

Ueber die Milchnahrung der Mainkur-Pfleglinge ist Folgendes zu berichten. Dem Pflegling wird die Milch· — als Mischmilch von circa 38 Kühen — zunächst immer abgekocht verabfolgt, nicht etwa frischmelkend von einer Kuh. Doch erhalten Pfleglinge, welche als hierfür tauglich erkannt worden, die frischgemolkene Mischmilch, da wir sicher sein können, dass unser durchaus zuverlässiger und erfahrener Gutspächter niemals Milch von einer kranken Kuh nimmt, und eine solche überhaupt nicht in seinem Stalle behält. — Im Falle der Verordnung ausschliesslicher Milch-Nahrung, wird nur abgekochte Milch gegeben. Ein schädigender Einfluss durch die Milch wurde in der Anstalt während 23 Jahren nicht beobachtet. —

Vom 1. Januar 1893 an werden nur noch weibliche Pfleglinge eingewiesen, die männlichen Pfleglinge finden, nach Vertrag mit der Stadt, in der Reconvalescenten-Anstalt Neuenhain Aufnahme. Um nun für die weiblichen Pfleglinge die Durchschnittseinnahme der Nahrung festzustellen, wurde die gesammte feste und flüssige Nahrungseinnahme von 26 Patienten während einer Märzwoche 1892 gewogen, wobei sich herausstellte, dass der einzelne Pflegling, bei einem Durchschnittsgewichte von 104.7 Pfd. — 1345 Gramm feste, 1714 Gramm flüssige (Milch, Fleischbrühe, Suppe, Kaffee, Bier oder Wein) Nahrung in 24 Stunden einnimmt.

3. Dr. Christ's Kinder-Krankenhaus.

Bericht

von

Dr. GLÖCKLER und Dr. ZIMMERN.

I. Uebersicht der im Jahre 1891 behandelten Kranken.

Bestand am 1. Jan. 1891		Aufge- nommen 1891		Summa		Abgang:				Verblieben am 1. Jan. 1892	
						Geheilt		Gestorben			
M.	W.	M.	W.	M.	W.	M.	W.	M.	W.	M.	W.
24	23	198	193	222	216	128	136	73	58	21	22
47		391		438		264		131		43	
438								438			

Von diesen 438 Kindern waren 182 unter 4 und über 12 Jahre alt. Die Anzahl der Verpflegungstage betrug 15 127, so dass also im Durchschnitt auf jedes Kind 37·5 Verpflegtage kommen.

II. Uebersicht der im Jahre 1891 behandelten Krankheitsfälle.

Namen der Krankheiten.	Im Alter von Jahren					Entlassen		
	0—1	1—5	5—10	10—14	Summa.	Geheilt.	Gestorben.	Verblieb. in Behandlg.
Infectionskrankheiten.								
Scharlachfieber	—	3	5	2	10	8	2	—
Diphtheritis	9	190	138	—	337	208	110	19
Typhus	—	2	—	—	2	2	—	—
Syphilis	—	—	1	—	1	1	—	—
Krankheiten des Nervensystems.								
Hirnerschütterung	—	—	1	—	1	1	—	
Hirnhautentzündung	—	2	2	—	4	1	3	
Lähmung nach Diphtheritis	—	—	1	1	2	2	—	—
Krankheiten der Sinnesorgane.								
Entzündung des innern Ohrs	—	—	1	—	1	1	—	
Krankheiten des Gefässsystems.								
Herzfehler	—	—	1	—	1	—	1	—
Herzentzündung	—	—	—	1	1	—	1	—

Namen der Krankheiten.	Im Alter von Jahren					Entlassen		
	0—1	1—5	5—10	10—15	Summa	Geheilt	Gestorben	Verblieb. in Behandlg.
Krankheiten der Respirationsorgane.								
Bronchialkatarrh	—	2	—	1	3	2	—	1
Brustfellentzündung	—	—	3	—	3	3	—	—
Lungenentzündung	1	4	3	—	8	4	2	2
Lungentuberkeln	—	2	—	—	2	—	2	—
Spitzenkatarrh	—	—	3	5	8	7	—	1
Krankheiten der Verdauungsorgane.								
Bauchfellentzündung	—	1	—	—	1	1	—	—
Brechdurchfall	1	1	—	—	2	—	1	—
Darmverschlingung	1	—	—	—	1	—	1	—
Vorfall des Mastdarms	—	1	—	—	1	1	—	—
Krankheiten des Urogenitalsystems.								
Phimosis	—	1	—	—	1	1	—	—
Krankheiten der Bewegungsorgane, der Haut, des Zellgewebes.								
Knochenbruch des Stirnbeins	—	1	—	—	1	1	—	—
» des Unterschenkels . .	—	1	—	—	1	—	—	1
» der Kinnlade	—	—	1	—	1	1	—	—
» des Oberschenkels . . .	—	—	—	2	2	1	—	1
» des Vorderarms . . .	—	—	—	1	1	—	—	1
Knochenfrass der Wirbel	—	1	—	—	1	1	—	—
Knochenhautentzündung	—	1	—	—	1	1	—	—
Hüftgelenkentzündung	—	2	3	—	5	1	3	1
Kniegelenkentzündung	—	1	—	—	1	1	—	—
Fussgelenkentzündung	—	1	—	1	2	1	—	1
Knochenfrass	—	1	2	—	3	1	—	2
Bäckerbein	—	1	—	—	1	1	—	—
Verkrümmung der Beine	—	1	—	—	1	1	—	—
Abscesse	—	4	3	3	10	3	3	4
Ausschlag	—	—	2	—	2	1	—	1
Verbrennung	1	1	2	1	5	2	1	2
Quetschung	—	1	1	—	2	2	—	—
Drüsengeschwüre	—	1	1	2	4	2	—	2
Zellgewebsentzündung	—	1	—	—	1	—	—	1
Fisteln	—	1	—	—	1	—	—	1
Leukämie	—	—	—	1	1	—	—	1
Missbildungen.								
Klumpfuss	1	2	—	—	3	2	—	1
Hasenscharte	1	—	—	—	1	1	—	—
Caput obstipum	—	—	1	—	1	1	—	—
Muttermal	1	—	—	—	1	1	—	—
Verschlossener After	1	—	—	—	1	1	—	—

III. Bericht über die in der Ordinationsstunde behandelten Kinder.

In der täglich mit Ausnahme der Sonntage und Feiertage abgehaltenen Ordinationsstunde wurden im Jahre .1891 im Ganzen 1522 Kinder behandelt und zwar 850 Knaben und 672 Mädchen. Die Art der Erkrankungen ist aus nachfolgender Tabelle zu ersehen.

Uebersicht der in der Ordinationsstunde behandelten Krankheiten.

Namen der Krankheiten.	Knaben	Mädchen	Summa
1. Infectionskrankheiten.			
Diphtheritis	6	7	13
Influenza	7	4	11
Keuchhusten	36	40	76
Masern	3	—	3
Rötheln	1	—	1
Rothlauf	—	2	2
Scharlach	1	2	3
2. Allgemeine Krankheiten.			
Blutarmuth	67	145	212
Rachitis	133	87	220
Scrophulose	32	36	68
Syphilis	2	1	3
Blutfleckenkrankheit	1	—	1
3. Krankheiten des Nervensystems.			
Convulsionen	6	3	9
Epilepsie	3	2	5
Gehirnerschütterung	—	1	1
Lähmung	—	1	1
Stimmritzenkrampf	5	8	13
Veitstanz	1	2	3
Wasserkopf	1	—	1
4. Krankheiten des Gefässsystems.			
Herzfehler	3	2	5
Herzvergrösserung	2	—	2
Lymphgefässentzündung	—	1	1
5. Krankheiten der Athmungsorgane.			
Lungenspitzenkatarrh	10	15	25
Lungenentzündung	4	4	8
Lungentuberkeln	4	1	5
Bronchialkatarrh	53	61	114
Bronchitis	18	20	38

Namen der Krankheiten.	Knaben	Mädchen	Summa
Bronchitis capilläre	9	11	20
Brustfellentzündung	—	1	1
Kehlkopfentzündung	—	1	1
6. Krankheiten der Verdauungsorgane.			
Diarrhöe	54	56	110
Dyspepsie	9	15	24
Magenkatarrh	7	13	20
Brechdurchfall	14	23	37
Verstopfung	2	7	9
Atrophie	15	15	30
Darmkatarrh	13	15	28
Gelbsucht	1	1	2
Mundkatarrh	6	9	15
Kolik	—	1	1
Parulis	1	—	1
Mastdarmvorfall	1	2	3
Erschwertes Zahnen	18	16	34
Mandelentzündung	24	53	77
Leistenbruch	16	2	18
Nabelbruch	11	7	18
Nabelentzündung	1	2	3
Wunde am Gaumen	1	—	1
Retropharyngealabscess	1	—	1
7. Krankheiten der Harn- und Geschlechtsorgane.			
Phimose	5	—	5
Paraphimose	1	—	1
Scheidenkatarrh	—	5	5
Wasserbruch	3	—	3
Eichelentzündung	1	—	1
Blasenschwäche	—	1	1
Oedem des Penis	1	—	1
8. Krankheiten der Haut.			
Ausschlag (Herpes)	1	—	1
» (Prurigo)	5	1	6
» (Eczema)	43	20	63
» (Pemphigus)	3	—	3
Abscess	6	12	18
Zellgewebsentzündung	3	4	7
Frostbeulen	—	3	3
Wundsein	5	7	12
Teleangiektasie	1	1	2

Namen der Krankheiten.	Knaben	Mädchen	Summa
Verbrennung	1	—	1
Furunkel	2	1	3
Warzen	1	—	1
Quetschung	1	1	2
9. Krankheiten der Drüsen.			
Brustdrüsenentzündung	—	1	1
Drüsengeschwulst	4	9	13
Drüsengeschwür	6	7	13
Ohrdrüsengeschwulst	—	1	1
10. Krankheiten der Bewegungsorgane.			
Rheumatismus	4	2	6
Spina ventosa	—	2	2
Bruch des Oberschenkels	—	2	2
» » Vorderarms	1	—	1
» » Schlüsselbeins	1	2	3
Schleimbeutelentzündung	—	1	1
Wirbelentzündung	2	4	6
Caput obstipum	2	—	1
Kniegeschwulst	2	1	3
Gelenkentzündung	2	3	5
Hüftgelenkentzündung	2	1	3
Knochenfrass	8	7	15
Zerrung des Fussgelenks	1	—	1
11. Krankheiten der Sinnesorgane.			
Nasenkatarrh	3	2	5
Bindehautentzündung	—	1	1
Gehörgangentzündung	4	3	7
Nasenpolyp	1	—	1
12. Parasiten.			
Krätze	4	3	7
Bandwurm	2	1	3
Spulwürmer	—	1	1
13. Ohne Erkrankung.			
Aerztlich überwacht	3	3	6

Bericht über die Impfstation.

Es wurden an 13 Tagen zusammen 98 Kinder geimpft, sämmtlich mit Erfolg. Erkrankungen in Folge des Impfens wurden nicht beobachtet; es wurde ausschliesslich animale Lymphe angewandt.

4. Dr. Christ'sche und von Mühlen'sche Entbindungsanstalt.

Bericht

von

Dr. GLÖCKLER und Dr. ZIMMERN.

Es wurden 59 Frauen entbunden und zwar von 29 Knaben und 30 Mädchen. Von den Entbundenen waren 3 zum 1. mal, 16 zum 2. mal, 14 zum 3. mal, 5 zum 4. mal, 5 zum 5. mal, 4 zum 6. mal, 3 zum 7. mal, 2 zum 8. mal, 5 zum 9. mal, 1 zum 10. mal, 1 zum 11. mal Mutter geworden. Unter den Kindern war 1 todtgeborener Knabe, ein anderer starb nach 2 Stunden an Lebensschwäche. Bei den Wöchnerinnen kamen keine Erkrankungen vor.

5. Israelitisches Gemeindehospital.

Bericht

von

Dr. KIRCHHEIM und Dr. HIRSCHBERG.

Uebersicht der im Jahre 1891 behandelten Kranken.

Bestand am 1. Jan. 1891		Aufgenommen 1891		Summa		Abgang						Verblieben am 1. Januar 1892	
						Geheilt		Gebessert o. ungeheilt		Gestorben			
M.	W.	M.	W.	M.	W.	M.	W.	M.	W.	M.	W.	M.	W.
21	18	190	198	211	216	115	129	65	60	22	13	9	14
39		388		427		244		125		35		23	
427						427							

Uebersicht der Krankheitsfälle.

Namen der Krankheiten.	Im Alter von Jahren						Entlassen			Verblieben in Behandlung.
	0—15	15—30	30—45	45—60	Ueber 60	Summa	Geheilt	Gebessert oder ungeheilt	Gestorben	
I. Infectionskrankheiten.										
Morbilli	1	—	—	—	—	1	1	—	—	—
Scarlatina	7	7	—	—	—	14	13	—	—	1
Diphtheria	14	2	1	—	—	17[1])	14	—	3	—
Pertussis	3	—	—	—	—	3	1	—	—	2
Typhus abdominalis	—	2	—	—	—	2	1	—	1[2])	
Erysipelas	2	1	1	—	—	4	3	—	—	1
Rheumatism. artic. acut. . .	—	1	—	—	1	2	1	1	—	
Parotitis epidemica	1	2	—	—	—	3	3	—	—	
II. Allgemeinkrankheiten.										
Anaemia	3	1	—	—	—	4	2	1	—	1
Chlorosis	—	9	1	—	—	10	7	2	—	1
Diabetes mellitus	—	1	1	—	1	3	—	1	2[3])	—
Morphinismus	—	1	—	1	—	2	2	—	—	—
Marasmus senilis	—	—	—	—	3	3	—	1	2[4])	—
Syphilis (tertiaria)	—	—	—	—	1	1	—	—	—	1
Rhachitis	1	—	—	—	—	1	—	1	—	—
Furunculosis	—	1	—	—	—	1	1	—	—	

Namen der Krankheiten.	Im Alter von Jahren						Entlassen			Verblieben in Behandlung.
	0—15	15—30	30—45	45—60	über 60	Summa	Geheilt	Gebessert oder ungeheilt	Gestorben	
III. Krankheiten des Nervensystems.										
Commotio cerebri	1	—			—	1	1	—	—	—
Cephalaea	—	1	—		—	1	1	—	—	—
Ischias	—	—	1	1	—	2	1	1	—	—
Myelitis chronica	—	—	—	—	1	1	—	1	—	
Paralysis infantil	2	—	—	—	—	2	—	2	—	—
Hysteria	2	7	2	4	—	15	7	8	—	
Epilepsia	—	1	1	—	—	2	—	2	—	—
Neurasthenia	—	2	1	2	—	5	—	5	—	—
Dementia senilis.	—	—	—	1	1	2	—	2	—	
Mania acuta	—	1	—	—	—	1	—	1	—	
Melancholia	—	—	—	1	—	1	—	1	—	
IV. Krankheiten des Gefässsystems.										
Vitium cordis	—	1	1	—	2	4	—	3	1	—
Myocarditis chronica	—	—	—	1	—	1	—	—	1[5])	—
Cor adiposum	—	—	—	—	1	1	—	—	1[6])	—
Dilatatio cordis	—	—	—	—	1	1	—	—	1[7])	—
V. Krankheiten d. Respirationsorgane.										
Angina catarrhalis	9	6	—	—	—	15	15	—	—	—
Angina tonsillaris	11	5	—	—	—	16	16	—	—	
Angina phlegmonosa . . .	—	—	1	1	—	2	2	—	—	—
Laryngitis acuta	1	2	—	—	—	3	3	—	—	—
Laryngitis chronica	—	—	1	—	—	1	—	—	—	1
Carcinoma laryngis	—	—	—	—	1	1	—	—	1[8])	—
Bronchitis acuta	2	10	—	—	—	12	12	—	—	—
Bronchitis chronica	—	3	—	3	7	13	—	10	—	3
Haemoptöe	1	2	2	1	—	6	5	—	—	1
Phthisis pulmonum	16	27	6	4	3	56[9])	—	42	9	5
Pneumonia catarrhalis . . .	2	1	1	—	—	4	4	—	—	—
Pneumonia crouposa	2	1	—	—	1	4	3	1	—	—
Pleuritis	2	4	—	—	—	6	4	1	1	—
VI. Krankheiten d. Verdauungsorgane.										
Stomatitis ulcerosa	1	—	—	—	—	1	1	—	—	—
Gastricismus	1	4	1	—	—	6	6	—	—	—
Cardialgia	—	2	—	—	—	2	2	—	—	—

Namen der Krankheiten.	Im Alter von Jahren						Entlassen			Verblieben in Behandlung.
	0—15	15—30	30—45	45—60	Ueber 60	Summa	Geheilt	Gebessert oder ungeheilt	Gestorben	
Ruminatio	—	1	—	—	—	1	1	—	—	—
Vomitus hystericus	—	1	—	—	—	1	—	1	—	—
Ulcus ventriculi rotund	—	1	—	—	—	1	1	—	—	—
Dilatatio ventriculi	—	1	1	—	—	2	—	2	—	—
Carcinoma ventriculi	—	—	1	1	—	2	—	1	1¹⁰)	—
Catarrh. intestinal. acut.	—	2	1	—	—	3	2	—	—	1
Catarrh. intestinal. chronic.	—	—	—	1	—	1	—	1	—	—
Obstipatio	—	—	1	—	—	1	1	—	—	—
Perityphlitis	1	2	—	—	—	3	2	—	1a)	—
Cholelithiasis	—	—	1	1	—	2	1	—	1b)	—
Taenia	—	1	1	—	1	3	3	—	—	—
Hernia incarcerata	—	—	—	—	2	2	—	—	2c)	—
Ileus	—	—	—	1	1	2	—	—	2d)	—
Haemorrhoides	—	1	1	—	—	2	2	—	—	—
Fistula ani	—	1	1	1	—	3	1c)	2	—	—
VII. Krankheiten d. Urogenital-organe.										
Nephritis acuta	1	1	1	—	—	3	3	—	—	—
Nephritis chronica	1	—	1	—	—	2	—	1	1¹¹)	—
Ren mobil.	—	—	1	1	—	2	—	2	—	—
Pyelonephritis	—	1	—	—	2	3	—	2	1f)	—
Strictura urethrae	—	—	—	1	—	1	—	—	—	1
Fistula urethrae	—	—	—	1	—	1	—	1g)	—	—
Enchondroma penis	—	—	—	1	—	1	1h)	—	—	—
Cystitis chronica	—	—	—	—	2	2	—	2	—	—
Hymen imperforatum	—	1	—	—	—	1	1i)	—	—	—
Dysmenorrhoe	—	1	—	—	—	1	1	—	—	—
Metrorrhagia	—	—	2	—	—	2	2	—	—	—
Antiflexio uteri	—	1	—	—	—	1	—	1	—	—
Epithelioma labii	—	—	—	1	—	1	1k)	—	—	—
Endometritis chronica	—	2	—	—	—	2	2	—	—	—
Polypus uteri	—	—	1	—	—	1	1l)	—	—	—
Fibroma uteri	—	—	1	1	1	3	2m)	—	1n)	—
Cystovarium	—	—	—	1	—	1	1o)	—	—	—
Carcinoma uteri	—	—	—	1	—	1	—	—	1	—
Tumor mammae	1	—	—	—	1	2	1p)	1	—	—
VIII. Krankheiten d. Bewegungs-apparates.										
Rheumatismus muscul.	1	1	1	—	2	5	5	—	—	—
Oedema pedum	—	1	—	—	—	1	1	—	—	—

Namen der Krankheiten.	Im Alter von Jahren						Entlassen			Verblieben in Behandlung.
	0—15	15—30	30—45	45—60	über 60	Summa	Geheilt	Gebessert oder ungeheilt	Gestorben	
Pes planus	1	1	—	—	—	2	—	2	—	—
Genu valgum	2	1	—	—	—	3	2q)	1	—	—
Periostitis	1	2	1	—	—	4	3	1	—	—
Synovitis chronica	2	1	1	—	—	4	2	2	—	—
Caries ossium	2	2	1	—	1	6	3r)	3	—	—
Coxitis chronica	—	—	—	2	—	2	—	1	—	1
Sarcoma (femoris, claviculae)	—	1	—	—	1	2	—	1	—	1
IX. Krankheiten der Haut und Drüsen.										
Eczema	4	—	—	2	1	7	5	1	—	1
Lupus faciei	—	—	—	1	—	1	—	1 17)	—	
Herpes circinatus	1	—	—	—	—	1	1	—	—	
Psoriasis	—	1	1	—	—	2	1	1	—	
Urticaria chronica	1	—	—	—	—	1	1	—	—	—
Favus	1	—	—	—	—	1	1	—	—	—
Pemphigus universalis	—	—	—	1	—	1	—	—	1 13)	
Epithelioma faciei	—	—	1	—	—	1	1s)	—	—	
Lipoma nuchae	—	—	1	—	—	1	1t)	—	—	
Furunculus	—	2	—	—	—	2	2	—	—	—
Atheroma capitis	—	—	1	—	—	1	—	—	—	1
Perniones	3	1	—	—	—	4	4	—	—	
Panaritium	—	2	—	2	—	4	4	—	—	
Abscessus	1	6	1	—	3	11	11	—	—	
Ulcera (ped. manus etc.)	2	4	1	3	—	10	10	—	—	—
Lymphadenit. inguinalis	—	1	—	1	—	2	2	—	—	
Tumor glandul. cervical	1	1	—	—	—	2	2u)	—	—	
X. Krankheiten der Augen.										
Iritis chronica	—	—	—	—	1	1	1	—	—	
Embolia arter. central retinae	—	1	—	—	—	1	—	1	—	
XI. Verletzungen.										
Contusio	—	3	1	—	—	4	4	—	—	
Distorsio	1	—	1	—	—	2	2	—	—	
Vulnera	—	7	2	—	1	9	—	—	1v)	
Combustio	—	3	1	—	—	4	4	—	—	
Fractura ossium	1	—	—	—	2	3	3	—	—	
Luxatio humeri	—	—	—	1	—	1	1	—	—	—

Bemerkungen.
A. Medicinische Fälle.
1) Diphtheritis machte durch Fortschreiten des Processes auf den Larynx und dadurch hervorgerufene Laryngostenose in drei Fällen die Tracheotomie erforderlich. Zwei Fälle

verliefen davon günstig, und zwar wurde ein 3jähriges Kind, das sofort nach der Aufnahme wegen hochgradiger Dyspnoe operirt werden musste, geheilt entlassen; ebenso ein Kind im Alter von 4 Jahren, das am 7. Tage nach der Aufnahme tracheotomirt wurde. Trotz mannigfacher Complicationen wie hinzutretende Diphtheritis der Operationswunde, schwere acute Nephritis, und nachdem auch diese glücklich überstanden war, auch noch neue Scharlachinfection, trat schliesslich doch völlige Heilung ein. Hingegen starb ein 6jähriges Mädchen an schwerer Diphtherie, kurz nach vollendeter Operation. Ohne Operation hatten wir noch 2 Todesfälle an Diphtheritis zu beklagen. Ein Mädchen von 13½ Jahren starb, nachdem der diphtheritische Beleg des Halses bereits geschwunden war am 5. Tage des Hospitalaufenthalts an Nephritis acuta und daraus hervorgehenden urämischen Symptomen; desgleichen ein 6jähriges Mädchen nach 14 Tagen des Hospitalaufenthalts, nachdem ebenfalls die Diphtheritis des Halses und der Nase abgelaufen war, durch acute Nephritis, Schlucklähmung und schliesslich Paralysis cordis. Alle übrigen Fälle von echter Diphtherie — deren Diagnose im Hospital eine sehr gewissenhafte sein muss, damit kein Fall von Angina follicularis der Ansteckung auf der Diphtheritisstation ausgesetzt werde — verliefen günstig, ohne dass eine andere örtliche Behandlung als die allgemein übliche mit Gurgelungen und Inhalationen vorgenommen wurde.

2) 23 Jahre altes Mädchen starb nach vorherigem Abortus nach 5tägigem Krankwein, complicirt mit Endometritis.

3) Mann von 45 Jahren starb an Phthisis, sowie einer von 28 Jahren an Coma diabeticum.

4) Eine Frau in den 80er Jahren starb an ausgedehntem Decubitus.

5) Mann von 55 Jahren starb an Arteriosclerosis, Myocardit. chronica, Dilatatio cordis, Hydrops universal.

6) Mann von 61 Jahren Cor adiposum und Bronchiactasien, starb an Lungenoedem

7) Mann von 62 Jahren mit hochgradiger Kyphoscoliose.

8) Exitus lethalis 4½ Monate nach vorgenommener Tracheotomie an Entkräftung.

9) Ende des Jahres 1890 und im Beginn des Jahres 1891 wurden im Ganzen 33 Patienten mit Phthisis pulmonum der Behandlung mit dem Koch'schen Tuberculin unterzogen. Da unsere Beobachtungen in Uebereinstimmung mit den vielfachen anderweitigen Veröffentlichungen waren — einzelne entschiedene Besserungen, fast Heilungen, bei ganz leichten Fällen, im Gegensatze zu andern mit völlig negativem Resultate — glauben wir von der Berichterstattung darüber an dieser Stelle absehen zu sollen. Auch mit der Liebreich'schen Cantharidinbehandlung wurden einige Versuche mit völlig ausbleibendem Erfolge, mitunter sogar bedenklich erscheinenden Nierenreizungen unternommen. Von den der Tuberculinbehandlung unterzogenen Patienten starben zwei an rasch fortschreitender Phthise ohne andere Complication, ohne dass der Behandlung jedoch eine Schuld an dem Ausgang zugeschrieben werden konnte, da dies von Beginn an sehr schwere Fälle waren. Ein Fall von Phthisis laryngis machte die Tracheotomie erforderlich, die darauf eingeleitete Liebreich'sche Cur konnte den Exitus nicht aufhalten. In drei Fällen führte das Hinzutreten einer Meningitis zum Tode, ohne vorherige Tuberculincur. Bei drei Patienten, die eine schwere meist eitrige Pleuritis auf phthisischer Grundlage hatten, musste die Thoracentese ausgeführt werden. Zwei davon konnten mit geheilter Pleuritis entlassen werden, während der dritte der fortschreitenden Lungenphthise erlag.

10) Mann von 55 Jahren starb unter tetanusähnlichen Symptomen.

11) Mann von 33 Jahren starb an Hydrops.

12) Trotz lang fortgesetzter Tuberculinbehandlung schliesslich ungeheilt entlassen.

13) Der Fall von Pemphigus vulgaris universalis betraf eine 48jährige Frau. Bemerkenswerth war, dass dem Ausbruch der Hauterkrankung eine lang andauernde Stomatitis voranging, die trotz aller Medication nicht heilen wollte, und die sich nachträglich als Pemphigus der Schleimhaut erklären liess. Unter Behandlung mit permanenten Bädern waren mitunter fast alle Blasen zur Heilung gekommen, die jedoch nur kurze Zeit Stand hielt, indem stets wieder neue Recidive auftraten. Im Ganzen dauerte die Hauterkrankung drei Monate, bis der Tod durch allgemeine Entkräftung dem Leiden ein Ende machte.

B. Chirurgische und gynäkologische Fälle.

a) Laparotomie zum Zweck der Entleerung eines typhlitischen Abscesses. b) Cholecystotomie. c) 2 Herniotomien. Ein 69jähriger Mann starb 4 Tage nach der Operation, da das incarcerirte Darmstück trotz ganz kurzer Einklemmung gangränös war, während eine 85jährige Frau die Operation gut überstand, und 4 Wochen später dem fortschreitenden Marasmus erlag. d) Wegen Ileus wurde einmal die Operation des anus praeternaturalis bei einem 47jährigen Manne gemacht, sowie bei einer 63jährigen Frau die Resection eines grossen invaginirten Darmstückes ausgeführt. Beide Fälle endeten letal. e) Operation mit dem Thermocauter. f) Nephrectomie wegen tuberculöser Pyelonephritis bei einem 22jährigen Mädchen. Die Diagnose der tuberculösen Pyelitis konnte vor der Operation durch den Nachweis von Tuberkelbacillen im eitrigen Urin mit Sicherheit gestellt werden. g) Operation einer Damm-Mastdarm-Harnröhrenfistel. h) Exstirpation eines Exercierknochens am Penis. i) Spaltung des Hymen imperforatum. k) Exstirpation eines Carcinoms der kleinen Schamlippe. l) Exstirpation eines Uteruspolypen. m) Vaginale Enucleation sehr grosser intrumuraler Uterusmyome. Heilung. n) Exstirpation eines kolossalen Uterusmyom bei einer 71jährigen Frau. Tod durch Entkräftung. o) Ovariotomie bei einer 49jährigen ausserdem noch an Carcinoma uteri leidenden Frau, mit gutem Erfolge ausgeführt. p) Amputatio mammae. q) Osteotomie supracondylica femoris. r) Amputatio pedis, Resectio cubiti sowie mehrere Auslöffelungen wegen Caries. s) Exstirpation eines Epithelioms des Gesichts und plastischer Ersatz aus der Stirnhaut mit vorzüglichem Erfolg. t) Exstirpation. u) Exstirpation tiefliegender Cervicaldrüsen in 2 Fällen. v) Perforirende Schusswunde des Thorax. Exitus in Folge von kolossalem Hautemphysem.

Ausserdem erhielten im Ambulatorium des Hospitals 1350 Patienten unentgeltliche Behandlung, Medicamente, Bandagen etc. und wurde noch eine grosse Anzahl Kranker in ihrer Wohnung auf Rechnung des israelitischen Gemeindehospitals behandelt.

6. Versorgungshaus.

Bericht

von

Dr. LORETZ.

Uebersicht der im Jahre 1891 verpflegten Pfründner.

Bestand am 1. Jan. 1891.		Aufgenommen 1891.		Summa		Abgang						Verblieben am 1. Jan. 1892.	
						freiwillig		Irrenhaus.		Gestorben			
M.	W.	M.	W.	M.	W.	M.	W.	M.	W.	M.	W.	M.	W.
72	78	8	15	80	93	1	—	—	—	11	15	68	78
150		23		173		1				26		146	
173						27							

Uebersicht der Krankheitsfälle.

Namen der Krankheiten.	Im Alter von Jahren					Entlassen			Verblieben in Behandlung
	50—60	60—70	70—80	über 80	Summa	Geheilt	Gebessert od.ungeheilt	Gestorben	
Marasmus senilis	—	3	9	17	29	—	27	2	27
Hemiplegia	—	1	1	—	2	—	2	—	2
Encephalomalacia	—	2	—	—	2	—	1	1	1
Apoplexia cerebri	—	1	1	—	2	—	—	2	—
Neuralgia trigemini. . . .	—	—	—	1	1	1	—	—	—
» temporalis	—	1	—	1	2	2	—	—	—
» intercostalis . . .	—	1	—	1	2	2	—	—	—
» ischiadica	—	1	—	1	2	2	—	—	—
Vertigo	—	2	—	—	2	1	1	—	1
Epilepsia	—	1	—	—	1	—	1	—	1
Hypertrophia cordis	—	3	2	2	7	—	5	2	5
Aneurysma aortae	—	—	1	—	1	—	—	1	—
Vitium cordis	—	—	3	—	3	—	1	2	1
Degen. adip. cordis	—	1	—	1	2	—	—	2	—

Namen der Krankheiten.	Im Alter von Jahren					Entlassen			Verblieben in Behandlung.
	50—60	60—70	70—80	über 80	Summa	Geheilt	Gebessert oder ungeheilt	Gestorben	
Paralysis cordis	—	1	—	—	1	—	—	1	—
Phlebitis	—	1	—	—	1	1	—	—	—
Bronchitis	—	1	10	4	15	10	4	1	4
» chronica	—	1	9	3	13	—	13	—	13
Emphysema pulmonum	—	1	2	—	3	—	2	1	2
Pneumonia	—	—	4	—	4	—	—	4	—
Pleuritis	—	—	1	2	3	3	—	—	—
Tuberculosis pulmonum	1	—	3	—	4	—	2	2	2
» miliaris ac.	—	—	1	—	1	—	—	1	—
Gastricismus	—	7	1	2	10	10	—	—	—
Carcin. ventric.	—	—	—	1	1	—	—	1	—
» oesophagi	—	—	1	—	1	—	—	1	—
Cat. intestini	—	2	5	2	9	9	—	—	—
Typhlitis	—	—	1	—	1	1	—	—	—
Periproctitis	—	1	—	—	1	1	—	—	—
Icterus	—	—	1	—	1	1	—	—	—
Nephritis chr.	—	—	1	—	1	—	—	1	—
Hydrocele	—	—	1	—	1	1	—	—	—
Chron. Rheumatism.	—	2	5	2	9	—	9	—	9
Caries	—	1	—	1	2	—	1	1	1
Furunculus	—	—	1	—	1	1	—	—	—
Pruritus	—	—	1	—	1	1	—	—	—
Eczema	—	1	1	1	3	3	—	—	—
Ulcus cruris	—	1	1	2	4	4	—	—	—
Erysipelas	—	—	—	1	1	1	—	—	—
Contusio	—	—	1	1	2	2	—	—	—
Carcin. epithel.	—	—	—	1	1	1	—	—	—
Vulnus faciei	—	—	1	—	1	1	—	—	—
Fractura redii	—	—	1	—	1	1	—	—	—

7. Diakonissen-Anstalt.

Bericht

von

Dr. ERNST ROEDIGER.

Im Jahre 1891 wurden in der Diakonissen-Anstalt 338 Kranke an 16 647 Tagen verpflegt.

Uebersicht der im Jahre 1891 behandelten Kranken.

Bestand am 1. Jan. 1891		Aufgenommen 1891		Summa		Abgang						Verblieben am 1. Januar 1892	
						Geheilt		Gebessert o. ungeheilt		Gestorben			
M.	W.	M.	W.	M.	W.	M.	W.	M.	W.	M.	W.	M.	W.
22	26	127	138	149	164							—	—
48		265		313		199		63		34		42	
313								338					

Namen der Krankheiten.	Im Alter von Jahren						Entlassen			Verblieben in Behandlung.
	0—15	15—30	30—45	45—60	Ueber 60	Summa	Geheilt	Gebessert oder ungeheilt	Gestorben	
I. Infectionskrankheiten.										
Typhus	—	13	—	—	—	13	9	—	2	2
Erysipelas	—	4	2	1	—	7	6	—	—	1
Rheumatismus acutus . . .	—	7	3	1	—	11	10	—	—	1
Influenza	—	3	—	—	2	5	5	—	—	
Malaria	—	—	1	—	—	1	1	—	—	—
Tetanus	1	—	—	—	—	1	—	—	1	—
II. Allgemeinkrankheiten.										
Pyaemie	—	1	1	1	—	3	3	—	—	—
Chlorose resp. Anaemie . .	—	7	2	1	—	10	8	—	—	2
Debilitas	1	—	—	—	4	5	—	1	2	2
Rhachitis	6	—	—	—	—	6	3	—	—	3
Scrophulose	3	—	—	—	—	3	1	—	—	2
Diabetes	—	—	—	—	1	1	—	—	1	
Subnutritio	—	2	1	—	—	3	3	—	—	
Anilinvergiftung	—	—	—	1	—	1	—	—	1	—

Namen der Krankheiten.	Im Alter von Jahren						Entlassen			Verblieben in Behandlung
	0—15	15—30	30—45	45—60	über 60	Summa	Geheilt	Gebessert oder ungeheilt	Gestorben	
III. Krankheit. d. Nervensystems.										
Meningitis	—	1	—	—	—	1	1	—	—	—
Meningitis tuberculosa	—	—	1	..	—	1	—	—	1	
Apoplexia cerebri	—	—	—	1	1	2	—	2	—	—
Commotio cerebri	—	1	—	—	—	1	—	—	—	1
Hemiplegie	—	—	—	1	—	1	—	—	—	1
Hysterie	—	3	3	.-	—	6	1	5	—	—
Hysteria traumatica	—	—	—	2	—	2	—	—	—	2
Neurasthenie	—	—	2	1	—	3	1	2	—	—
Bulbärparalyse	—	—	—	—	1	1	—	—	1	—
Neuralgie	—	—	—	—	1	1	1	—	—	—
Ischias	—	—	—	—	—	1	1	—	—	—
Mania	—	1	—	—	—	1	—	1	—	—
IV. Krankheit. d. Gefässsystems.										
Vitium cordis	—	—	2	1	—	3	—	—	3	—
Degeneratio cordis adipos	—	—	—	1	—	1	—	—	1	—
Debilitas cordis (weakened heart)	—	—	—	—	2	2	—	—	2	—
Sclerose der Herzgefässe	—	—	—	—	1	1	—	—	—	1
Morbus Basedowii	—	—	1	—	—	1	—	—	1	-
V. Krankheiten der Athmungsorgane.										
Angina tonsillaris	—	4	2	—	—	6	6	—	—	—
Bronchitis acuta	—	2	2	—	1	5	5	—	—	—
» chronica	—	3	4	—	4	11	7	4	—	—
Laryngitis tuberculosa	—	—	4	—	—	4	2	2	—	—
Asthma	—	—	—	—	1	1	1	—	—	—
Pneumonia	—	2	2	1	1	6	6	—	—	—
Haemoptoë	—	1	1	1	—	3	2	1	—	—
Tuberculosis pulmonum	1	13	10	5	—	29	2	17	9	1
Gangräna »	—	1	—	—	—	1	—	—	1	—
Pleuritis	—	5	—	4	—	9	7	—	—	2
Empyema	—	—	1	—	—	1	—	—	1	—
Emphysema pulmonum	—	—	—	2	—	2	—	2	—	—
VI. Krankheiten der Verdauungsorgane.										
Pharyngitis	—	1	—	—	—	1	1	—	—	—
Carcinoma oesophagi	—	—	—	1	—	1	—	—	1	—
Ulcus ventriculi	—	3	3	—	1	7	7	—	—	—

Namen der Krankheiten.	Im Alter von Jahren						Entlassen			Verbleiben in Behandlung
	0—15	15—30	30—45	45—60	Ueber 60	Summa	Geheilt	Gebessert oder ungeheilt	Gestorben	
Carcinoma ventriculi	—	—	1	—	—	1	—	—	1	—
Catarrhus »	—	2	3	2	—	7	6	1	—	—
Febris gastrica	—	1	—	—	—	1	1	—	—	—
Ulcus duodeni	—	1	—	—	—	1	—	—	—	1
Enteritis	—	2	2	—	—	4	3	—	—	1
Obstipatio	—	1	1	1	—	3	2	—	—	1
Helminthiasis	—	1	—	—	—	1	1	—	—	—
Hernia incarcerata	—	—	—	1	2	3	2	—	1	—
Carcinoma recti	—	2	—	—	—	2	—	2	—	—
Haemorrhoides	—	—	—	1	—	1	1	—	—	—
Fistula ani	—	1	—	—	—	1	—	1	—	—
Typhlitis	—	4	—	—	—	4	3	—.	—	1
Cirrhosis hepatis	—	—	—	—	1	1	—	1	—	—
Cholelithyasis	—	—	—	1	—	1	—	1	—	.—
VII. Krankheiten der Uro-genitalorgane.										
Nephritis	—	—	2	2	—	4	—	1	3	—
Ren mobilis	—	—	1	—	—	1	—	—	—	1
Catarrhus vesicae	—	—	1	1	1	3	2	—	—	1
Polypus urethrae	—	—	1	—	1	2	2	—	—	—
Prolapsus uteri	—	1	1	1	1	4	3	1	—	—
Myomata »	—	—	2	—	—	2	2	—	—	—
Retroflexio »	—	—	1	—	—	1	1	—	—	—
Ectropium cervicis	—	—	1	—	—	1	1	—	—	—
Tumor ovarii	—	—	1	—	—	1	1	—	—	—
Ruptura perinei	—	1	—	—	—	1	1	—	—	—
Epididymitis	—	1	—	—	—	1	1	—	—	—
Carcinoma mammae	—	—	2	—	—	2	2	—	—	—
VIII. Krankheiten der Bewegungs-organe.										
Rheumatismus chronicus . .	—	3	1	3	—	7	1	4	—	2
Spondylitis	1	—	2	2	—	5	—	2	1	2
Arthritis pedis	—	—	—	—	1	1	—	1	—	—
Coxitis	—	1	—	—	—	1	—	—	—	1
Ostitis	2	2	1	3	4	12	7	1	—	4
Periostitis	1	—	—	—	—	1	1	—	—	—
Fractura colum. vertebr.	—	—	1	—	—	1	—	1	—	—
Fractura colli femoris . . .	—	—	—	1	—	1	—	1	—	—
Fractura cruris	—	—	1	1	—	2	2	—	—	—
Fractura cruris utriusq. compl.	—	4	—	—	—	4	4	—	—	—

Namen der Krankheiten.	Im Alter von Jahren						Entlassen			Verblieben in Behandlung
	0—15	15—30	30—45	45—60	über 60	Summa.	Geheilt	gebessert oder ungeheilt	Gestorben	
Fractura costae	—	1	—	—	—	1	1	—	—	—
Fractura antibrachii	—	—	1	—	—	1	1	—	—	—
Fractura pedis	—	1	—	—	—	1	1	—	—	—
Gonitis tuberculosa	1	—	—	—	—	1	1	—	—	—
Haemarthros genu	—	—	1	—	—	1	—	—	—	1
Distorsio pedis	—	—	—	1	—	1	1	—	—	—
Osteoma maxill. super . . .	—	1	—	—	—	1	1	—	—	—
IX. Krankheiten der Haut, des Zellgewebes und der Drüsen.										
Carcinoma cutis	—	—	1	—	—	1	—	—	—	1
Ekzema	1	—	2	—	—	3	3	—	—	—
Lupus	—	—	6	—	—	6	—	6	—	—
Tuberculosis cutis	—	1	—	—	—	1	1	—	—	—
Favus	1	—	—	—	—	1	—	—	—	1
Ulcus cruris	—	2	1	3	—	6	4	—	—	2
Abscessus	—	1	1	—	1	3	3	—	—	—
Combustio	—	1	1	2	—	4	3	—	—	1
Verätzung durch Säure resp. Lauge	—	1	—	—	—	1	1	—	—	—
Vulnus	—	2	2	—	1	5	5	—	—	—
Unguis incarnatus	—	1	—	—	—	1	1	—	—	—
Conquassatio	—	1	5	—	—	6	6	—	—	—
Teleangiectasia	1	—	—	—	—	1	1	—	—	—
Panaritium	1	1	—	—	—	2	2	—	—	—
Phlegmone	—	1	—	—	—	1	1	—	—	—
Lymphangitis	—	1	—	—	—	1	1	—	—	—
Lymphadenitis	—	—	1	—	—	1	1	—	—	—
Lymphomata	—	2	1	—	—	3	3	—	—	—
Struma	2	—	—	—	—	2	—	2	—	—
X. Krankheiten der Augen.										
Cataracta senilis	—	—	—	1	5	6	6	—	—	—
XI. Varia.										
Simulatio	—	1	—	—	—	1	1	—	—	—
Summa . .	23	121	98	53	40	338	199	63	31	42
		338						338		

Operationen.

I. An Kopf und Gesicht.

Thermocauterisiren eines Muttermales 1.

Excision einer Narbe am Ange 1.

Excision eines Hautkrebses und Plastik 1.

Entfernung eines Osteoms des Oberkiefers 1.

Doppelseitige Necrotomie wegen ostitis proc. mastoïd 1.

Spaltung und Drainage eines Abscesses hinter dem Auge 1.

Ausschabung eines grösseren aktinomykotischen Herdes am Unterkiefer 1.

Necrotomie wegen ostitis des Oberkiefers 1.

Necrotomie wegen ostitis des Unterkiefers 1.

Exstirpation einer ranula 1.

Staaroperationen 6.

II. Am Halse.

Tracheotomie wegen tuberculosis laryngis 1.

Curettement wegen tuberculosis laryngis 3.

Resection des Schildknorpels wegen Tuberculose 1.

Exstirpation von Lymphomen 1.

III. An Brust und Rücken.

Necrotomie wegen ostitis sterni 2.

Necrotomie wegen caries der Rippe 1.

Thoracocentese wegen Pleuritis 2.

Resectio costarum wegen Empyem 1.

Ablatio mammae und Ausräumung der Achselhöhle wegen carcinom 2.

Sequestrotomie bei Spondylitis 1.

IV. An Bauch, Becken und Urogenitalorganen.

Anlegung eines künstlichen Afters bei eingeklemmtem Bruch 1.

Herniotomie bei eingeklemmtem Bruch 1.

Laparotomie bei innerer Einklemmung 1.

Probelaparotomie bei Darmkrebs 1.

Punction wegen Ascites 1.

Necrotomie wegen ostitis ossis sacri 1.

Ovariotomie 1.

Ovariotomie, doppelseitige 1.
Ausschäluug eines Myoms 2.
Prolapsoperation 2.
Keilexcision wegen Ectropium des Cervix 1.
Perineoplastik 2.
Entfernung von Polypen der Harnröhre 2.
. Entfernung eines Blasensteins 1.

V. An den Extremitäten.

Evidement bei ostitis tuberculosa manus 3.
Necrotomie wegen ostitis femoris 2.
Spaltung und Drainage eines tiefen Abscesses am Oberschenkel 1.
Spaltung und Drainage einer perigonitischen Phlegmone 1.
Anwendung des Thermocauters bei Arthritis genu 2.
Ablatio cruris wegen Gangrän 1.
Extraction von Knochensplitter bei complic. Fractur beider Unter-
    schenkel 1.
Necrotomie wegen ostitis pedis 3.
Emmet'sche Operation bei Unguis incarnatus 1.

Scott'sche Verbände 4.
Gypscorsette 1.

In der Poliklinik der Diakonissen-Anstalt wurden im Jahre 1891
100 Kranke behandelt.

8. Jäger'sches Kindersiechenhaus.

Bericht

von

Dr. ERNST ROEDIGER.

Im Jahre 1891 wurden in dem Jäger'schen Kindersiechenhause 62 Kinder in 7025 Tagen verpflegt.

Uebersicht der im Jahre 1891 behandelten Kranken.

Bestand am 1. Jan. 1891.		Aufgenommen 1891.		Summa.		Abgang.						Verblieben am 1. Jan. 1892.	
						Geheilt.		Gebessert o. ungeheilt.		Gestorben.			
M.	W.	M.	W.	M.	W.	M.	W.	M.	W.	M.	W.	M.	W.
10	8	25	19	35	27	10	11	8	1	5	8	12	7
18		44		62		21		9		13		19	
62								62					

Uebersicht der Krankheitsfälle.

Namen der Krankheiten.	Im Alter von Jahren					Entlassen			Verblieben in Behandlung
	0—3	3—6	6—9	9—12	Summa	Geheilt	Gebessert oder ungeheilt	Gestorben	
Debilitas	—	2	1	—	3	1	1	—	1
Atrophie	3	1	—	—	4	1	—	—	3
Rhachitis	9	7	4	—	20	13	—	—	7
Syphilis	—	—	—	1	1	1	—	—	—
Mikrocephalie	1	—	—	—	1	—	—	—	1
Meningitis tuberculosa	—	1	—	—	1	—	—	1	—
Angeborener Blödsinn	1	1	—	—	2	—	1	—	1
Polyomyelitis anterior	—	—	—	1	1	—	—	—	1
Multiple Tuberculose	1	1	—	1	3	—	1	2	—
Bronchitis diffusa	2	—	—	—	2	—	—	2	—
Pneumonia catarrhalis	1	—	—	—	1	—	—	1	—
Tuberculosis pulmonum	3	4	1	—	8	—	—	7	1
Spondylitis	1	1	—	1	3	—	2	—	1
Coxitis	—	4	1	—	5	—	3	—	2
Gonitis tuberculosa	—	—	—	2	2	2	—	—	—
Tuberculosis ossium	—	—	4	—	4	3	1	—	—
Enuresis nocturna	—	1	—	—	1	—	—	—	1
	22	23	11	6	62	21	9	13	19

9. Clementine-Mädchen-Spital.

Bericht

von

Dr. med. J. de BARY.

Im Jahre 1891 wurden im Ganzen 66 Kranke verpflegt; 50 davon wurden neu aufgenommen, 16 waren aus dem Vorjahre übergegangen. Die Aufnahme betraf 57 Individuen, da eine Kranke im Laufe des Jahres dreimal, drei zweimal theils wegen der gleichen, theils wegen anderer Erkrankung verpflegt wurden.

In Frankfurt wohnhaft waren 46, in benachbarten Orten 20 der Verpflegten. Die Zahl der Verpflegungstage betrug 4795, der kürzeste Aufenthalt war 1 Tag, der längste 365 Tage; die durchschnittliche Verpflegezeit einer Kranken berechnet sich auf 72 Tage. — Diese hohe Ziffer findet ihre Erklärung in dem Umstande, dass fast alle Kranke, bei welchen im December 1891 mit Koch'scher Lymphe die Behandlung eingeleitet war, in diesem Jahre auch nach Aussetzen der Behandlungsmethode noch längere Zeit der Beobachtung wegen in der Anstalt behandelt wurden. — Die mit der Koch'schen Lymphe erzielten Erfolge waren die aus den Veröffentlichungen Anderer genügend bekannten, so dass ich die Aufführung von Einzelheiten unterlassen kann; hervorheben möchte ich nur, dass die Lupösen alle durch spätere chirurgische Eingriffe erst zu wesentlicher Besserung oder Heilung gebracht wurden.

Die verhältnissmässig geringe Aufnahme von Kranken in diesem Jahre hatte neben dem Angeführten ihren Grund in dem Umstande, dass äusserer Verhältnisse wegen im Mai und Juli nur wenige, im Juni gar keine Kranke aufgenommen werden konnten. Trotzdem war der Krankenstand im Ganzen ein hoher, betrug während 30 Tagen des Jahres 17; der geringste Krankenstand mit 5 war während 25 Tagen.

Von den Kranken waren alt:		Aufgenommen wurden:	
unter fünf Jahren	5	im Januar	2
5— 6 Jahre	8	» Februar	2
6— 7 »	4	» März	3
7— 8 »	7	» April	6
8— 9 »	4	» Mai	1
9—10 »	2	» Juli	2
10—11 »	—	» August	12
11—12 »	4	» September	8
12—13 »	15	» October	4
13—14 »	7	» November	3
14—15 »	9	» December	7
wenig über 15 Jahre	1		

Uebersicht der im Jahre 1891 behandelten Kranken.

Bestand am 1. Jan. 1891	Aufgenommen 1891	Summa	Abgang			Verblieben am 1. Januar 1892
			Geheilt	Gebessert o. ungeheilt	Gestorben	
16	50	66	33	15	3	15
66			66			

Uebersicht der im Jahre 1891 behandelten Kranken der medicinischen Abtheilung.

Bestand am 1. Jan. 1891	Aufgenommen 1891	Summa	Abgang			Verblieben am 1. Januar 1892
			Geheilt	Gebessert o. ungeheilt	Gestorben	
3	16	19	8	7	2	2
19			19			

Uebersicht der im Jahre 1891 behandelten Kranken der chirurgischen Abtheilung.

Bestand am 1. Jan. 1891	Aufgenommen 1891	Summa	Abgang			Verblieben am 1. Januar 1892
			Geheilt	Gebessert o. ungeheilt	Gestorben	
13	34	47	25	8	1	13
47			47			

Uebersicht der Krankheitsfälle.

Namen der Krankheiten.	Im Alter von Jahren 1—5	5—10	10—15	Summa	Geheilt	Gebessert oder ungeheilt	Gestorben	Verblieben in Behandlung	Bemerkungen.
I. Allgemeine Krankheiten.									
Anaemia	—	1		1	1			—	
Tuberculosis	—	2	3	5		1	2	2	Die Gestorbenen waren mit Koch'scher Lymphe behandelt.
II. Krankheiten des Nervensystems.									
Hysteria	—		3	3	3		—	—	eine Kranke stammte von dem Alcohol ergebenen Eltern, die andern (2 mal aufgenommen) waren in ihrer Heimath als Wunder angesehen.
Multiple Sclerose	—	—	1	1		1	—	—	
Paralysis spin spast. . . .	—	1		1		1¹)	—	
Morbus Basedowi . . .	—		1	1		1	—	—	¹) Dabei Idiotismus.
III. Krankheiten der Respirationsorgane.									
Emphysema	—	—	1	1	1		—	—	
Empyema	—		1	1	1	—	—	—	Operation.
Bronchitis	1	—		1	1	—	—	—	
IV. Krankheiten des Gefässsystems.									
Vitium cordis	—	—	1	1		1	—	—	
V. Krankheiten der Verdauungsorgane.									
Hypertroph. tonsillar. . .	—	—	1	1		—	—	1	
Catarrh. intestin. . . .	—		1	1	1	—	—	—	
Tumor abdominis (Sarcoma)	1			1		1	—	wahrscheinlich von der linken Niere ausgehend.
VI. Krankheiten der Urogenitalorgane.									
Blennorrh. vaginae . . .	1	—	—	1	1	—	—	—	specifischer Natur.
VII. Krankh. der Bewegungsorgane. (Muskeln, Gelenke, Knochen).									
Rheumatism. artic. afebril.	—	1		1	1	—	—	—	
Spondylitis	—	1	1	2	1	1	—	—	Behandlung im Stehbett.
Scoliosis	—	1		1		1	—	—	Gypscorsette nach längerer Behandlung im Stehbett.
Kypho-Scoliosis	1	—	1	2	1	1	—	—	
Caries proc. mastoid. . . .	1	—	1	2	1	1	—	—	
Periostitis metacarpi V. . .	—		1	1	1²)		—	²) tubere. Natur unter Behandlung mit Koch'scher Lymphe Verschlimmerung, so dass zur Amputation der Finger geschritten werden musste.
Caries costae	2	—		2	1³)	1	—	—	³) Rippenresection.
Coxitis	1	2	—	3	1	—	—	2⁴)	⁴) Mit Tenotamie der Extensoren.

Namen der Krankheiten.	Im Alter von Jahren				Entlassen			Verblieben in Behandlung	Bemerkungen.
	1—5	5—10	10—15	Summa.	Geheilt.	Gebessert od.ungeheilt.	Gestorben.		
Contractur artic. genu . .	—	—	1	1	—	—	1	—	Resection. Septicaemie.
Synovitis artic. genu . . .	—	3	1	4	1¹)	1	—	2	¹) Amputatio cruris.
Genu valgum	2	1	1	4	1²)	—	—	3	²) Osteotomie.
Caries femoris	—	1	—	1	1	—	—	—	
Periostitis femoris	—	1	2	3	—	1	—	2	
Periostitis tibiae.	—	—	1	1	1	—	—	—	
Necrosis tibiae	—	1	—	1	—	—	—	1	
Curvatur. rachit. cruris. .	1	1	—	2	2	—	—	—	2mal Osteoclasie.
Pes equina valgus	—	1	1	2	2	—	—	—	Tenotomie.
Gang. pedium.	—	1	—	1	1	—	—	—	spontane Abstossung sämmtlicher Zehen beider Füsse.
VIII. Krankheiten der Haut.									
Ulcera tuberc. cut.. . . .	—	—	2	2	1	—	—	1²)	beide mit Koch'scher Lymphe behandelt. ²) Hinzutreten von tuberc.Entzündung am 1. Fussgelenke. Amputation.
Lupus	—	—	4	4	3	1	—	—	Bei drei Lupösen war mitKoch'scherLymphe behandelt worden, einer verliess die Anstalt danach anscheinend geheilt, nach wenig Wochen musste ausserhalb dieExcision der kleinen Knoten vorgenommen werden. Bei zwei andern musste nach langfortgesetzter Koch'scher Behandlung die Heilung mit Paquelin u. ChlorzinkÄtzungen bewerkstelligt werden; die eine Kranke befindet sich noch leidlich, die andere ist ausserhalb an allgemeiner Tuberculose gestorben.
Abscess gland. colli . . .	—	—	2	2	2	—	—	—	Incisionen.
Lyphadenomata colli . . .	—	—	2	2	2	—	—	—	Exstirpation.
Eczema.	—	—	1	1	—	—	—	1	
IX. Ohne Krankheit.	—	1	—	1	1	—	—	—	hielt sich während der Anfertigung eines Stützels in der Anstalt auf.
	10	20	36	66	33	15	3	15	
		66				66			

10. Armenklinik.

I. Ambulatorische Klinik.

Es wurden in der Zeit vom 1. Juli 1890 bis zum 30. Juni 1891 im Ambulatorium der Armenklinik im Ganzen 5618 Kranke (2417 männlichen und 3201 weiblichen Geschlechts) behandelt gegen 5349 im Vorjahre.

Die monatliche Aufnahme betrug durchschnittlich 468 Kranke.

Unter diesen standen im Alter von:

0—10 Jahren	540 männl.	und	593 weibl.	Geschlechts	=	1133
10—20 »	571 »	»	737 »	»	=	1308
20—30 »	466 »	»	711 »	»	=	1177
30—40 »	366 »	»	483 »	»	=	849
40—50 »	257 »	»	374 »	»	=	631
50—60 »	148 »	»	195 »	»	=	343
60—70 »	44 »	»	80 »	»	=	124
über 70 »	25 »	»	28 »	»	=	53

Summa: 2417 männl. und 3201 weibl. Geschlechts = 5618

Es litten davon an:

inneren Krankheiten	1430 männl.	und	2246 weibl.	Geschlechts	=	3376
chirurg. »	987 »	»	955 »	»	=	1942

Summa: 2417 männl. und 3201 weibl. Geschlechts = 5618

Aufgenommen wurden:

im Juli	272 männl.	und	393 weibl.	Geschlechts	=	665
» August	222 »	»	314 »	»	=	536
» September	201 »	»	263 »	»	=	464
» October	192 »	»	243 »	»	=	435
» November	193 »	»	229 »	»	=	422
» December	181 »	»	217 »	»	=	398
» Januar	180 »	»	257 »	»	=	437
» Februar	208 »	»	252 »	»	=	460
» März	198 »	»	236 »	»	=	434
» April	177 »	»	292 »	»	=	469
» Mai	176 »	»	216 »	»	=	392
» Juni	217 »	»	289 »	»	=	506

Summa: 2417 männl. und 3201 weibl. Geschlechts = 5618

Von diesen Kranken wohnten:

In Frankfurt . . 1834 männl. und 2698 weibl. Geschl. = 4532

Auswärts . . . 583 » » 503 » » = 1086

Summa: 2417 männl. und 3201 weibl. Geschl. = 5618

II. Stationäre Klinik.

In dem Hospitale der Anstalt fanden vom 1. Juli 1890 bis 30. Juni 1891 172 Personen Verpflegung. Von diesen sind 9 aus dem Vorjahre übertragen. Die Zahl der Neu-Aufgenommenen beträgt sonach 163. In zwei und zwanzig Fällen handelte es sich um Lungenkranke, die von Dr. Vohsen mit Tuberculin-Einspritzungen behandelt wurden.

Von den 172 Verpflegten hatten ihren Wohnsitz in Frankfurt 85, in Hessen-Nassau: 55, in Hessen-Darmstadt: 26, anderwärts: 6. — Männlichen Geschlechts waren 80, weiblichen 92.

Die Zahl der Verpflegungstage betrug:

Bei den bis zum 30. Juni Entlassenen: 4225

» » in Behandlung Gebliebenen: 411

Summa 4636

Die mittlere Aufenthaltszeit berechnet sich auf 27 Tage; die längste betrug 365 Tage; die kürzeste 1 Tag.

Von den Kranken wurden geheilt entlassen 81

gebessert » 53

ungeheilt » 26

gestorben sind 4

übertragen wurden 8

Summa 172

Die Krankheiten, welche die Aufnahme veranlassten, sowie die einzelnen Erfolge der Behandlung und die dabei ausgeführten Operationen sind in nachfolgender Tabelle kurz verzeichnet:

Namen der Krankheiten.	Bestand am 1. Juli 1890.	Neu aufgenommen.	Geheilt.	Gebessert.	Ungeheilt.	Gestorben.	Bestand nm 30. Juni 1891.	Bemerkungen.
I. Kopf, Gesicht und Hals.								
Caries cranii	—	1	—	1	—	—	—	Auskratzung.
Ulcus veli palatin. tuberc. . .	—	1	—	—	—	—	1	Tuberculin-Inject.
Lupus faciei	—	9	—	9	—	—	—	Tuberculin-Inject.
Otitis media et caries proc. mastoid.	—	2	—	2	—	-	—	Auskratzung.
Caries proc. mastoid.	—	1	—	1	—	—	—	Eröffnung des Proc. mastoid.
Periostitis proc. mastoid . . .	—	1	1	—	—	—	—	Jod-Pinselung.
Abscessus colli	—	2	2	—	—	—	—	Incision.
Epulis	—	1	1	—	—	—	—	Incision.
Lymphoma colli	—	4	3	1	—	—	—	Exstirpation.
Strumitis.	—	1	—	—	—	1	—	Incis.; Drainage.
Abscessus glandul. colli . . .	—	1	1	—	—	—	—	Incision.
Glandul. colli tumef.	—	2	2	—	—	—	—	Exstirpation.
II. Rumpf und Genitalien.								
Spondylitis cervic.	—	1	—	—	1	—	—	Extension.
Caries sterni.	—	2	2	—	—	—	—	Excochleatio.
Carcinoma mammae.	—	3	3	—	—	—	—	Amputatio.
Kyphose	—	1	—	1	—	—	—	Gyps-Corset.
Caries costarum.	—	4	2	2	—	—	—	Resectio costarum.
Contusio costarum	—	1	1	—	—	—	—	
Caries scapulae.	—	1	1	—	—	—	—	Resectio scapulae.
Hydronephrosis	—	1	—	1	—	—	—	
Hernia incarcerata	—	3	3	—	—	—	—	Herniotomie.
Hernia dupl. incarcer.	—	1	—	—	—	1	—	Moribund aufgen.
Vulnus perinei	—	1	1	—	—	—	—	Sutur.
Vulnus ad anum	—	1	1	—	—	—	—	Sutur; Verband.
Ectopia vesicae	—	1	—	1	—	—	—	Plastik.
Hydrocele	—	4	—	4	—	—	—	Punction; Inject.
Peritonitis exsudativa	—	1	—	—	—	—	1	Laparotomie.
Cystitis	—	1	—	1	—	—	—	Irrigation.
Prolapsus recti ex haemorrh. .	—	2	—	2	—	—	—	Paquelin.
Fistula ani.	—	2	1	—	—	—	1	Discision.
Neuroma cicatr. abdom. . . .	—	1	1	—	—	—	—	Excision; Laparotomie.
Tuberculos. peritonei	—	1	1	—	—	—	—	Laparotomie.
Carcinoma uteri	—	2	—	2	—	—	—	Curettement.
Metrorrhagie	—	5	5	—	—	—	—	Curettement.
Prolapsus uteri	—	3	2	1	—	—	—	Colporrhaphie.
Papillomata vaginae.	—	1	1	—	—	—	—	Ablatio.
Sarcoma ovarii	—	1	1	—	—	—	—	Laparotomie.

Namen der Krankheiten.	Bestand am 1. Juli 1890.	Neu auf-genommen.	Geheilt.	Gebessert.	Ungeheilt.	Gestorben.	Bestand am 30. Juni 1891.	Bemerkungen.
Phimosis	—	1	1	—	—	—	—	Discision; Sutur.
Kystoma ovarii	—	2	1	—	—	1	—	Ovariotomie.
Dystokia	—	1	1	—	—	—	—	Abortus artific.
Endometritis chronica	—	1	—	1	—	—	—	Amput. port. vag.
Spondylarthrocace lumb.	1	—	—	1	—	—	—	Extensions-Verband.
III. Arme und Beine.								
Caries manus	2	—	2	—	—	—	—	Sequestrotomie.
Contusio manus	1	—	1	—	—	—	—	Fixations-Verb.
Vulnera caesa manus	—	1	1	—	—	—	—	Verband; Sutur.
Phlegmone antibrachii	—	1	1	—	—	—	—	Incision.
Fractura radii	—	1	1	—	—	—	—	Gypsverband.
Caries multiplex	—	2	—	2	—	—	—	Excychleatio.
Lymphangoitis antibrachii	—	1	1	—	—	—	—	Verband.
Pflegmone manus	—	2	2	—	—	—	—	Incision u. Drainage.
Abscessus tuberc. olecrani	—	3	—	3	—	—	—	Incision;Auskratzung.
Tendovaginitis antibrachii tuberc.	—	1	—	1	—	—	—	Excochleatio.
Abscessus femoris tubercul.	2	—	1	1	—	—	—	Incision u. Drainage.
Tumor articulat. pedis	1	—	—	1	—	—	—	Gypsverband.
Fistula tibiae	1	—	—	—	—	—	1	Sequestrotomie.
Ulcus cruris simpl.	1	—	1	—	—	—	—	Salbenverband.
Genu valgum	—	4	4	—	—	—	—	Osteotomie.
Phlegmone genu	—	2	2	—	—	—	—	Incision.
Phlegmone pedis	—	—	—	—	—	—	—	Incision u. Drainage.
Pes planus	—	1	—	1	—	—	—	
Unguis incarn. pedis	—	5	5	—	—	—	—	Excision.
Gonitis simpl.	—	5	5	—	—	—	—	Compressions-Verband.
Coxitis tuberculos.	—	2	1	—	1	—	—	Resectio coxae; Tuberc. Inj.
Bursitis praepatell.	—	1	1	—	—	—	—	Compressions-Verband.
Curvatura femoris rhach.	—	1	1	—	—	—	—	Osteotomie.
Caries pedis	—	2	—	1	1	—	—	Auskratzung.
Ulcera crur. tuberc.	—	1	—	1	—	—	—	Tubercul.-Inject.
Gonitis tuberculosa	—	4	—	—	4	—	—	Tubercul.-Inject.
Pes valgus duplex	—	1	—	1	—	—	—	Gypsverband.
Abscessus region. inguinal.	—	1	1	—	—	—	—	Incision.
Tendovaginit. ped. tuberc.	—	2	—	1	—	—	1	Excochleatio.
Caries cruris	—	2	—	2	—	—	—	Auskratzung.
Curvat. rhach. fem. dupl.	—	3	2	—	—	—	1	Osteotomie.
Neuritis nerv. peronei	—	1	1	—	—	—	—	Galvanisation.

Namen der Krankheiten.	Bestand am 1. Juli 1890.	Neu aufgenommen.	Geheilt.	Gebessert.	Ungeheilt.	Gestorben.	Bestand am 30. Juni 1891.	Bemerkungen.
IV. Innere Krankheiten.								
Rhachitis	—	1	—	1	—	—	—	
Pleuritis exsudativa	—	2	2	—	—	—	—	Punction.
Gastrocatarrhus.	—	3	3	—	—	—	—	
Tremor hystericus	—	1	—	—	—	—	1	Galvanisation.
Poliomyelitis ant. subacut. . .	—	1	—	1	—	—	—	Galvanisation.
Phthisis pulmonum	—	22	1	2	19	—	—	
Rheumatismus muscul.	—	1	1	—	—	—	—	
Bronchitis chron.	—	2	—	2	—	—	—	
Pneumonia	—	1	1	—	—	—	—	
Phthisis laryngis	—	1	—	1	—	—	—	
Tuberculos. univers.	—	1	—	—	—	1	—	
Cholelithiasis	—	1	—	—	—	—	1	
Summa . .	9	163	81	53	26	4	8	
	172				172			

Die tabellarisch zusammengestellten mannigfaltigen chirurgischen Maassnahmen sind grössten Theils glücklich verlaufen. Dagegen hat sich, entsprechend den auch an vielen andern Orten gemachten Erfahrungen, das mit lebhafter Begeisterung begrüsste Koch'sche Heilverfahren der Tuberculin-Injection gegen die Tuberculose in unserer Anstalt nur wenig bewährt. Von den mit Lungen- und Kehlkopfschwindsucht behafteten und dieser Behandlung unterworfenen 22 Patienten haben wir einen wirklich bisher andauernden Heilerfolg nur bei einer Patientin erzielt. Eine dauernde Besserung ist bei Zweien erreicht worden, deren Zustand sich während der Injectionen zum Guten wendete und nach Beendigung des 2, bezw. 3 Monate fortgesetzten Verfahrens bis heute ein befriedigender ist, ohne dass gerade von einer Heilung gesprochen werden könnte. Sechs Fälle der angeführten 22 waren mit Kehlkopftuberculose neben der Lungentuberculose behaftet. In diesen wurden zwar Heilungen bestehender Geschwüre, jedoch weder dauernde Abnahme der Infiltrate noch ein Stillstand der Erkrankung beobachtet. Ein Fall von Infiltration der linken Spitze, der einzige unter den behandelten, bei dem von beginnender Phthise zu reden war, machte unter den Injectionen mit kleinen Dosen (Maximum 0.03 einmal, sonst 0.001—0.003) rapide Fortschritte und endete Mitte des Jahres 1891 ausserhalb der Klinik tödtlich. — In den übrigen Fällen konnte der gewöhnliche Verlauf nicht aufgehalten werden, die Kranken zeigten bei ihrer Entlassung bei 1—3 monatlicher Behandlung im Wesentlichen das gleiche Verhalten, wie beim Beginne der Cur.

Auch bei den tuberculösen Knochenerkrankungen haben wir das Tuberculin in einer Reihe von Fällen, die sich in der Tabelle verzeichnet finden, versucht; aber auch hier waren die Resultate nicht anders, wie bei der inneren Tuberculose. Bei Haut-Tuberculose (Lupus) war der Erfolg ebenfalls nur ein vorübergehender.

Von den Todesfällen betraf der eine eine 53jährige Frau, die unter den Erscheinungen einer Hirnentzündung an acuter Miliartuberculose zu Grunde ging. (Die Betreffende war übrigens nicht mit Tuberculin-Injectionen behandelt worden.) Bei dem andern handelte es sich um eine 82jährige Frau, die wegen einer gewaltigen, mehrkammerigen Ovarien-Geschwulst operirt wurde, aber den operativen Eingriff, der absolut nothwendig ward, in Folge hohen Alters nicht überstehen konnte. Der dritte Todesfall ereignete sich bei einem 67jährigen Manne, der mit einem eingeklemmten Bruche sterbend in's Hospital von auswärts gebracht wurde. Schliesslich ging ein Fall von Kropfoperation tödtlich aus durch eine Aderentzündung, die sich im Laufe der Krankheit gebildet hatte.

11. Frankfurter Augen-Heilanstalt.

Allerheiligenstrasse 19a.

Bericht

von

Dr. KRÜGER.

Vom 1. Januar bis 31. December 1891 wurden 3231 Augenkranke behandelt, davon 2982 ambulatorisch, 249 stationär.

**Kurze Uebersicht über die vom 1. Januar bis 31. December 1891
beobachteten Krankheiten.**

1) Krankheiten der Bindehaut 1167
   (darunter Augenentzündung der Neugeborenen 12)
2) Krankheiten der Hornhaut 786
   (darunter fremde Körper in der Hornhaut 189).
3) Krankheiten der Lederhaut 13
4)   »   der Regenbogenhaut 87
5)   »   der Aderhaut 75
6) Glaukom (grüner Staar) 13
7) Krankheiten des Sehnervs und der Netzhaut 71
8) Sehschwäche (Amblyopie) 45
9) Absolute Erblindung (schwarzer Staar) 13
10) Krankheiten der Linse (grauer Staar) 187
11)   »   des Glaskörpers 41
12)   des Augapfels 23
13)   »   der Refraction 471
    (Kurzsichtigkeit, Uebersichtigkeit, Astigmatismus).
14) Krankheiten der Accommodation 183
    (Weitsichtigkeit, Lähmung der Accommodation, Linsenmangel).
15) Krankheiten der Augenmuskeln und ihrer Nerven . . . 65
    (Lähmungen, Schielen, Schwäche der geraden inneren Augen-
    muskeln, Augenzittern).
16) Krankheiten der Thränenorgane 178
    (Thränensack-Entzündung, Thränenfistel, Verengung und Ver-
    wachsung des Thränen-Nasencanals etc.).
17) Krankheiten der Augenlider 594
18)   »   der Augenhöhle 3

12. Dr. Steffan'sche Augen-Heilanstalt 1890/91.

Bericht

von

Dr. STEFFAN*).

In dem Zeitraum vom 1. April 1890 bis 1. April 1891 kamen 5650**) Augenkranke in Behandlung: 2215 in meiner Privat-Anstalt (Krögerstrasse 8) und 3435 in meiner Armen-Klinik (Holzgraben 16).

Uebersicht
der vom 1. April 1890 bis 1. April 1891 an 5650 Augenkranken zur Beobachtung gekommenen und behandelten Augenkrankheiten.

	Privat-Anstalt	Armen-Klinik	Summa.
I. Augenlider.			
Blepharoadenitis	164	236	400
Hordeolum	55	52	107
Chalazion	34	34	68
Oedema palpebrae	12	4	16
Eczema palp.	9	6	15
Abscessus palp.	2	6	8
Apoplexia subcut. palp.	3	4	7
Emphysema subcut. palp.	1	2	3
Contusio palp.	5	8	13
Combustio palp.	1	10	11
Vulnus palp.	1	4	5
Ectropium	—	4	4
Entropium	4	4	8
Trichiasis	9	39	48
Symblepharon	2	2	4
Lagophthalmus durch Lidnarben	—	4	4
Verruca palp.	4	4	8
Transport . .	306	423	729

*) Vergl. den 29. Jahresbericht der Dr. Steffan'schen Augen-Heilanstanlt 1890/91, erschienen im September 1891.
**) In dem 29jährigen Zeitraum von 1. April 1862 bis 1. April 1891 zusammen 124120 Patienten; davon kommen 60769 auf meine Privat-Anstalt und 63351 auf meine Armen-Augenklinik.

	Privat-Anstalt	Armen-Klinik	Summa.
Transport . .	306	423	729
Carcinoma palp.	—	1	1
Milium palp.	3	1	4
Tumor cysticus palp.	2	—	2
Adenoma palp.	2	2	4
Angioma palp	—	1	1
Atheroma	—	1	1
Subcutan gewachsene Cilien	2	—	2
Ptosis adiposa sic dicta	—	1	1
Epicanthus cong.	—	1	1
Summa . .	315	431	746

II. Bindehaut.

	Privat-Anstalt	Armen-Klinik	Summa.
Conjunctivitis catarrhalis.	272	490	762
Anm. 20mal in Form von Conj. follicularis und 9mal in Form eines sog. Frühjahrcatarrhes			
Conj. traumatica	106	142	248
Anm. 2mal Fremdkörper in der Augapfelbindehaut, 5mal einfache Verletzungen derselben.			
Conj. phlyctaenulosa	51	215	266
Conj. granulosa	15	113	128
Anm. Davon 27 mit Keratitis superficialis (17mal zugleich Conjunctivalvernarbung), 12 mit Ulcus corneae (10mal zugleich Conjunctivalvernarbung), 4 mit Maculae oder Leucomata corneae (3mal zugleich Conjunctivalvernarbung), 3 mit Leucoma corneae adhaerens (alle 3 Fälle mit Conjunctivalvernarbung), 24 mit einfacher Conjunctivalvernarbung und 19 mit Conjunctivalvernarbung und consecutiver Trichiasis.			
Conj. blennorrhoica	4	21	25
Anm. Darunter 20 Neugeborene und 1 Conj. gonorrhoica.			
Conj. membranacea s. crouposa	—	3	3
Apoplexia subconjunctivalis	26	50	76
Oedema conj. bulbi	4	—	4
Lymphangiectasia conj. bulbi	2	1	3
Pterygium	—	5	5
Pinguecula	4	2	6
Polypus conj.	1	2	3
Summa . .	485	1044	1529

III. Hornhaut.

	Privat-Anstalt	Armen-Klinik	Summa.
Keratitis superficialis	55	198	253
Anm. 4mal in Form eines Herpes corneae, und 6mal in Form der Kerat. exulcerans dendritica.			
Keratitis traumatica	101	433	534
Anm. Darunter 415mal ein Fremdkörper in der Cornea.			
Kerat. diffusa	5	11	16
Kerat. profunda s. Descemetitis	—	2	2
Transport . .	161	644	805

	Privat-Anstalt	Armen-Klinik	Summa.
Transport . .	161	644	805
Kerat. suppurativa:			
a) Ulcus corneae circumscriptum	30	128	158
b) Ulcus corneae serpens	—	1	1
c) Abscessus corneae	3	15	18
Maculae et Leucomata corneae	86	213	299
Leucoma corneae adhaerens	12	34	46
Staphyloma corneae	—	2	2
Keratoconus	1	—	1
Tumor corneae (Sarcoma melanodes)	—	1	1
Summa . .	293	1038	1331
IV. Lederhaut.			
Episcleritis	13	9	22
Anm. 3mal Knotenform und 19mal diffuse Form.			
Staphiloma sclerae anticum	—	3	3
Summa . .	13	12	25
V. Gefässhaut,			
d. h. Regenbogenhaut, Ciliarkörper und Aderhaut.			
Hyphäma traum.	—	2	2
Prolapsus iridis traum.	2	3	5
Iridodialysis traum.	—	3	3
Corp. alien. in iride	1	—	1
Ruptura iridis traum.	—	1	1
Ruptura chorioideae tram.	1	—	1
Iritis	11	22	33
Iridocyclitis	3	7	10
Iridocyclitis oder Iridocyclo chorioiditis glaucomatosa			
(sog. Glaucom)	8	5	13
Anm. 1mal Glaucoma infl. acut., 2mal Glaucoma infl. chron., 8mal Glaucoma chron. simpl. und 2mal Glaucoma consec.			
Iridocyclochorioiditis	3	11	14
Chorioiditis chron. disseminata	7	12	19
Chorioiditis chron. circumscripta	4	7	11
Anm. 5mal in Macula lutea.			
Sclerotica chorioiditis posterior	186	93	279
Anm. Davon 28 progressivae.			
Synechiae posteriores	7	6	13
Paresis musc. sphinct. iridis s. Mydriasis	—	3	3
Anm. Alle e causa traumatica.			
Sarcoma chorioideae	1	—	1
Membrana pupillaris perseverans	3	—	3
Irideremia totalis cong.	—	1	1
Transport . .	237	176	413

	Privat-Anstalt	Armen-Klinik	Summa.
Transport . .	237	176	413
Heterochromia iridis cong.	—	2	2
Coloboma iridis cong.	1	1	2
Coloboma chorioideae cong.	2	—	2
Anm. In macula lutea.			
Coloboma chorioideae et vaginae nervi optici cong. .	—	1	1
Coloboma iridis, chorioideae et vaginae nervi optici cong.	—	1	1
Summa . .	240	181	421
VI. Netzhaut und Sehnerv.			
Apoplexiae retinae	4	2	6
Retinitis apoplectica	1	1	2
Retinitis exsudativa	1	—	1
Anm. e causa specifica.			
Retinitis e morbo Brightii	2	—	2
Retinitis pigmentosa	3	1	4
Anm. 1mal ohne Pigment.			
Neuritis optica	8	10	18
Ablutio retinae	3	5	8
Hemeralopia	—	1	1
Anm. c. Xerosi conjunctivae.			
Hyperaesthesia retinae	1	1	2
Angeborne Anomalien des Farbensinnes (sog. Farbenblindheit oder Daltonismus)	2	3	5
Embolia arteriae centralis retinae.	4	—	4
Anm. 2mal nur partiell.			
Amblyopia et Amaurosis e causa extraoculari:			
a) Amblyopia congenita	128	102	230
b) Amblyopia { mit freiem Gesichtsfelde .	12	39	51
Anm. Davon 17 einseitig (8mal Atrophia n. optici) und 34 doppelseitig (9mal Atrophia nn. opticorum).			
mit peripherer Gesichtsfeldbeschränkung	8	2	10
Davon 3 einseitig (mit Atrophia n. optici) und 7 doppelseitig (5mal Atrophia nn. opticorum.			
in Form eines centralen Scotomes	3	1	4
Anm. Einseitig (2mal mit Atrophia n. optici).			
c) Gleichseitige Hemianopia beider Augen durch Lähmung des gegenüberliegenden Tractus opticus	7	—	7
Anm. 1mal c. Atrophia nn. opticorum.			
d) Amaurosis partialis fugax (Flimmerscotom) . .	3	—	3
e) Amaurosis e causa intracraniali	1	1	2
Anm. Mit Atrophia nn. opticorum.			
Summa . .	191	169	360

	Privat-Anstalt	Armen-Klinik	Summa.
VII. Krystalllinse.			
Luxatio lentis	3	2	5
Anm. 7mal doppelseitig (1mal congenital und 1mal spontan) und 3mal einseitig (1mal spontan und 2mal e causa traumatica).			
Cataracta traumatica	—	7	7
Catar. zonularis	7	9	16
Anm. 1mal einseitig.			
Catar. corticalis post.	1	1	2
Catar. lenticularis punctiformis	4	1	5
Catar. mollis	2	2	4
Anm. 1mal in Folge von Diabetes.			
Catar. sinilis semi-mollis et dura	118	87	205
Catar. capsulo-lenticularis	1	—	1
Catar. polaris ant. (incl. pyramidalis)	—	1	1
Catar. accreta	6	3	9
Catar. secundaria	2	4	6
Summa . .	144	117	261
VIII. Glaskörper.			
Mouches volantes ohne Befund	11	8	19
Glaskörpermembranen	12	6	18
Anm. Davon 8 mit Sclerotico chorioiditis post.			
Blutergüsse in den Glaskörper	—	3	3
Synchisis scintillans	1	—	1
Summa . .	24	17	41
IX. Augapfel.			
Contusio bulbi	—	1	1
Vulnus perforans bulbi	—	4	4
Anm. Dabei 1mal Eindringen eines Fremdkörpers in den Augapfel.			
Hydrophthalmus	2	2	4
Hämophthalmus	2	—	2
Atrophia bulbi	5	20	25
Anophthalmus	4	8	12
Anm. Stets in Folge von Operation.			
Microphthalmus cong.	1	—	1
Summa . .	14	35	49
X. Refractionsanomalien.			
Myopia	455	223	678
Anm. Davon 269 mit Sclerotico-chorioiditis post. und zwar 28mal in progressiver Form.			
Hypermetropia	237	291	528
Transport . .	692	514	1206

	Privat-Anstalt	Armen-Klinik	Summa.
Transport . .	692	514	1206
Astigmatismus regularis pathologicus	57	1	58
Anisometropia	173	18	191
Summa . .	922	533	1455

XI. Accommodationsanomalien.

a) Von Seiten der Linse:

Presbyopia	337	281	618

Anm. Gleichzeitiger Refractionszustand: 323mal Emmetropia (incl. Hypermetropia latens), 17mal Myopia, 264mal Hypermetropia manif., 5mal Astigmatismus regul. pathol. und 9mal Anisometropia.

Aphakia	13	18	31

Anm. 27mal in Folge von Operation und 4mal in Folge einer Verletzung.

b) Von Seiten des Ciliarmuskels:

Paresis musculi ciliaris	12	8	20

Anm. 11mal doppelseitig (9mal in Folge von Diphtheritis) und 9mal einseitig (4mal mit Mydriasis.)

Summa . .	362	307	669

XII. Aeussere Augen-Muskeln und Nerven.

Strabismus concomitans convergens	44	56	100
Strab. convergens paralyticus	—	1	1
Strab. sursum vergens	1	—	1
Strab. divergens	16	10	26
Paresis nervi abducentis	9	5	14

Anm. 1mal doppelseitig nach Diphtheritis.

Paresis n. trochlearis	2	3	5
Paresis n. oculomotorii	5	2	7
Insufficientia musc. rect. internorum	48	1	48

Anm. Gleichzeitiger Refractionszustand: 8mal Emmetropia (incl. Hypermetropia latens), 39mal Myopia und 2mal Astigmatismus regul. pathol.

Insufficientia musc. rect. externorum	1	—	1
Paresis musc. levatoris palp. sup. s. Ptosis	2	4	6
Paresis musc. orbicularis palpebrar. s. Lagophthalmus paralyticus	2	1	3
Spasmus musc. orbicularis palp. s. Blepharospasmus	20	13	33
Nystagmus	9	6	15
Neuralgia supraorbitalis	4	5	9
Neuralgia ciliaris	1	1	2
Neuralgia n. trigemini	—	1	1
Herpes zoster ophthalmicus	3	—	3
Summa . .	167	109	276

	Privat-Anstalt	Armen-Klinik	Summa.
XIII. Thränenorgane.			
Dacryocystitis chronica	23	50	73
Anm. 3mal einseitig congenital.			
Dacryocystitis acuta phlegmonosa	1	10	11
Stenosis ductus nasolacrymalis	63	62	125
Summa . .	87	122	209
XIV. Augenhöhle.			
Periostitis orbitae	—	1	1
Caries orbitae	2	—	2
Exophthalmus	4	1	5
Anm. 4mal in Folge von M. Basedowii.			
Summa . .	6	2	8

Uebersicht.
der vom 1. April 1890 bis 1. April 1891 vorgenommenen Operationen.

	Ganzer Erfolg	Halber Erfolg	Kein Erfolg	Summa.
Staaroperationen:				
Extraction mittelst flachen Lappenschnittes . . .	25	—	—	25
Einfache Discision	1	—	—	1
Punction der vorderen Kapsel als Mittel künstlicher Staarreifung	2	—	—	2
Anm. Stets nach vorausgeschickter Iridectomia.				
Discision eines Nachstaares	2	—	1	3
Iridectomia:				
a) als künstliche Pupillenbildung	1	—	—	1
b) als Heilmittel bei Entzündung	3	—	—	3
c) als Vorbereitung zur Staaroperation	27	—	—	27
Abtragung eines Prolapsus iridis	4	—	—	4
Entfernung eines Fremdkörpers aus der vorderen Kammer	1	—	—	1
Keratotomia bei Ulcus corn. serpens.	8	—	—	8
Staphylomoperation	2	—	—	2
Abtragung einer Hornhautgeschwulst	2	—	—	2
Schuloperationen:				
a) mittelst Rücklagerung	21	—	—	21
b) mittelst Vernähung	1	—	—	1
Enucleatio bulbi	5	—	—	5
Entropiumoperation	1	—	—	1
Pterygiumoperation	1	—	—	1
Entfernung von Lidgeschwülsten	24	—	—	24
Anm. Darunter 1 Blutgeschwulst (Thermokaustik).				
Entfernung einer Kugel aus der Augenhöhle. . . .	1	—	—	1
Verschiedene kleine Operationen, soweit sie sich überhaupt aufgezeichnet finden (Entfernung fremder Körper aus der Cornea 415mal, desgl. aus der Augapfelbindehaut 2mal, desgl. eines Schrotes aus dem Lide 1mal, Spaltung und Entleerung von Chalazien 56mal, Spaltung der Thränenröhrchen 29mal, Abtragung von Conjunctivalpolypen 2mal, Entfernung subcutan gewachsener Cilien 1mal, Spaltung einer Lymphangiectasia conj. bulbi 1mal, Anlegung einer Lidnath 1mal)	508	—	—	508
Summa . .	635	—	1	636

Die rechte Randklammer fasst die oberen Gruppen zusammen: 31 und 31.

13. Augenheilanstalt in Sachsenhausen.
(Oppenheimerstrasse 29.)

Bericht

über das dreizehnte Geschäftsjahr vom 1. Mai 1890 bis 30. April 1891

von

Dr. med. AUGUST CARL.

Im vergangenen Geschäftsjahr betrug die Zahl der ambulanten Patienten 1959. Die folgende kleine Tabelle gibt eine Uebersicht über die seit Eröffnung der Poliklinik während der einzelnen Jahre aufgetretene Frequenz:

Im I. Jahre	. . . .	820
» II. »	. . . .	790
» III. »	. . . .	770
» IV. »	. . . .	883
» V. »	. . . .	857
» VI. »	. . . .	1059
» VII. »	. . . .	1091
» VIII. »	. . . .	1094
» IX. »	. . . .	1296
» X. »	. . . .	1618
» XI. »	. . . .	1919
» XII. »	. . . .	2100
» XIII. »	. . . .	1959

Summa 16256

14. Dr. Bockenheimer's chirurgische Klinik.

Auszug aus dem im Juni 1892 veröffentlichten Berichte des
Herrn Sanitätsrath Dr. BOCKENHEIMER.

In dem 25. Jahrgange der Klinik, dem Jahre 1891 wurde die Klinik von 5069 Patienten besucht, von denen auf die ambulatorische Klinik

2702 männl., 1113 weibl. zus. 3815 und auf die stationäre Klinik
1004   »   250   »   » 1254 mithin auf die Gesammtfrequenz

3706   »   1363   »   » 5069 Patienten entfallen.

Nach den einzelnen Krankheitsgruppen vertheilen sich dieselben auf

	Erwachsene.		Kinder.		Zus.		Total.
	M.	W.	M.	W.	M.	W.	
1. Krankheiten der Augen .	53	12	5	13	58	25	83
2. Krankheiten der Ohren .	67	19	13	14	80	33	113
3. Hautkrankheiten	218	75	47	31	265	106	371
4. Sexuelle Erkrankungen .	653	13	8	2	661	15	676
5. Neurosen	77	33	7	5	84	38	122
6. Hernien	68	7	9	1	77	8	85
7. Wunden, Geschwüre, Geschwülste, fremde Körper, Defecte	608	218	68	58	676	276	952
8. Krankheiten der Knochen, Gelenke, Muskeln u. Sehnen	514	168	64	36	578	204	782
9. Gynäkologische Fälle . .	—	192	—	14	—	206	206
10. Interne Erkrankungen . .	1082	345	131	102	1213	447	1660
11. Psychosen	7	1	—	—	7	1	8
12. Attestausstellungen . . .	6	3	1	1	7	4	11
Zusammen	3353	1086	353	277	3706	1363	5069

4439 Erw.   630 Kinder   5069 zus.

Die in die stationäre Klinik aufgenommenen Patienten beanspruchten im Ganzen 40 465 Verpflegungstage und zwar 31 386 für männliche und 9079 für die weibliche Abtheilung, die durchschnittliche Verpflegungsdauer betrug demnach 32·3 Tage.

Die Tuberculinbehandlung, welcher sich im Beginne des Berichtsjahres 59 Kranke unterzogen, ergab unbefriedigende Resultate.

Zusammenstellung der im Jahre 1891 vollzogenen
Operationen.

	Erwachsene.		Kinder.		Zus.		Total.
	M.	W.	M.	W.	M.	W.	
Entfernung von Fremdkörpern aus der Cornea	4	—	—	—	4	—	4
Incision eines Hordeolum	1	—	—	—	1	—	1
Exstirpation einer Cyste d. ob. Augenlides	—	—	—	1	—	1	1
Entfernung von Cerumenpfröpfen	—	—	—	—	—	—	—
Exstirpation eines Ohrpolypen	1	—	—	—	1	—	1
Punction des Trommelfells	1	—	—	—	1	—	1
Abtragung einer Verruca	2	—	1	—	3	—	3
Abtragung spitzer Condylome	5	1	—	—	5	1	6
Eröffnung von Bubonen	9	1	—	—	9	1	10
Exstirpation eines Hodens	2	—	—	—	2	—	2
Amputatio penis	1	—	—	—	1	—	1
Katheterismus bei Stricturen der Urethra und Hypertrophie der Prostata	48	—	—	—	48	—	48
Medianschnitt bei Strictur der Urethra	5	—	—	—	5	—	5
Lithotomie (Medianschnitt)	1	—	—	—	1	—	1
Phimosisoperationen	42	—	3	—	45	—	45
Reposition der Paraphimosis	9	—	—	—	9	—	9
Exstirpation von Neuromen	4	—	—	—	4	—	4
Exstirpation von Balggeschwülsten	17	2	—	—	17	2	19
„ der Halsdrüsen bei Lymphom	9	3	1	—	10	3	13
„ von Limpomen	2	1	—	—	2	1	3
„ der Glandula thyreoidea bei Struma	1	2	—	—	1	2	3
„ von Papillomen	2	1	—	—	2	1	3
„ eines Epithelioms der Unterlippe	1	—	—	—	1	—	1
„ der Tonsillen und der Parotis bei Carcinom mit Resection des Unterkiefers	—	1	—	—	—	1	1
„ eines Lymphosarkoms	2	—	—	—	2	—	2
„ eines Lymphangioms	2	—	—	1	2	1	3
„ eines Cornu cutaneum	—	1	—	—	—	1	1
„ einer Rachentonsille	—	—	1	—	1	—	1
„ eines cystischen Tumors des Oberkiefers	—	—	—	1	—	1	1
„ eines Colloidcyste der Gl. thyreoidea	1	—	—	—	1	—	1
Transport	172	13	6	3	178	16	194

	Erwachsene.		Kinder.		Zus.		Total.
	M.	W.	M.	W.	M.	W.	
Transport . .	172	13	6	3	178	16	194
Laparotomie b. Fibrosarkom d. Lig. latum	--	1	—	—	—	1	1
„ bei retroperitonealem Fibrosarkom (Recidiv) . .	—	1	—	—	—	1	1
Laparotomie bei Peritonitis tuberculosa	—	—	2	1	2	1	3
Resection des Darmes bei Carcinom . .	—	1	—	—	—	1	1
Myomotomie.	—	1	—	—	—	1	1
Ovariotomie	—	1	—	—	—	1	1
Amputatio mammae	—	3	—	—	—	3	3
Exstirpation eines Carcinoma vulvae . .	—	1	—	—	—	1	1
Discision des Cervix uteri	—	3	—	—	—	3	3
Kolporrhaphia posterior mit Perineoplastik	—	3	—	—	—	3	3
Exstirpation eines Uteruspolypen . . .	—	1	—	—	—	1	1
Operation einer Fistula vesico-vaginalis .	—	1	—	—	—	1	1
„ „ „ recto-vaginalis .	—	2	—	—	—	2	2
Herniotomie	1	2	—	—	1	2	3
Punction der Hydrocele	15	—	—	—	15	—	15
Radicaloperation der Hydrocele . . .	2	—	—	—	2	—	2
„ der Haematocele . . .	1	—	—	—	1	—	1
Nahtanlegung bei Wunden	12	4	2	—	14	4	18
Ligatur der Arteria cubitalis	1	—	—	—	1	—	1
Incision eines Blutextravasates	1	—	—	—	1	—	1
Extraction der Kugel bei Schussverletzung	2	—	1	—	3	—	3
„ von Fremdkörpern (Nadeln, Splittern) aus Nase, Hand, Urethra etc.	5	3	—	—	5	3	8
Incision von Abscessen z. Th. mit Ausslöffelung	104	32	9	14	113	46	159
Incision von Panaritien	14	20	—	1	14	21	35
Extraction eines Unguis incarnatus . .	8	2	—	—	8	2	10
Kreuzförmige Incisionen bei Carbunkel .	4	—	—	—	4	—	4
Spaltung von Mastdarmfisteln	8	—	—	—	8	—	8
Incision bei perityphlitischem Abscess .	—	1	—	—	—	1	1
Kauterisation	4	3	1	2	5	5	10
Neurectomie.	1	1	—	—	1	1	2
Rhinoplastik	2	—	—	—	2	—	2
Partielle Resection des Septum narium bei Scoliosis desselben	—	—	—	1	—	1	1
Punction bei Ascites	10	3	—	—	10	3	13
Sehnennaht	1	1	—	—	1	1	2
Uranoplastik	—	1	—	—	—	1	1
Operation des Os leporinum	—	—	1	—	1	—	1
Knochennaht bei Fractur der Patella und des Unterkiefers	2	—	—	—	2	—	2
Amputation der Finger	4	—	—	1	4	1	4
Transport . .	374	105	22	23	396	128	524

	Erwachsene. M.	W.	Kinder. M.	W.	Zus. M.	W.	Total.
Transport . .	374	105	22	23	396	128	524
Amputation des Oberschenkels	1	1	1	—	2	1	3
„ „ Unterschenkels . . .	2	1	—	1	2	3	5
„ „ Fusses nach Pirogoff .	—	1	—	—	—	1	1
„ der Zehen und des halben Metatarsus.	1	—	—	—	1	—	1
Auslöffelung verschiedener Knochen . .	3	4	3	1	6	5	11
Necrotomie der Tibia	2	1	—	—	2	1	3
Extraction von Sequestern	1	1	—	—	1	1	2
Resection der Nasenmuscheln	—	1	—	—	—	1	1
„ „ Rippen	2	—	—	—	2	—	2
„ des Metacarpus	1	—	1	—	2	—	2
„ der Phalangen	3	2	—	—	3	2	5
„ des Radius	1	—	—	—	1	—	1
„ der Capitul. metacarpi pollicis bei Luxation	1	—	—	—	1	—	1
„ des Unterkiefers bei Cyste desselben	—	1	—	—	—	1	1
„ des Femur in continuo . . .	1	—	—	—	1	—	1
„ der Tibia	—	1	—	—	—	1	1
„ des Metatarsus	1	1	—	—	1	1	2
„ „ Ellbogengelenks	—	2	—	—	—	2	2
„ „ Hüftgelenks	—	—	2	—	2	—	2
„ „ Kniegelenks	1	—	1	—	2	—	2
„ „ Fussgelenks	—	1	—	1	—	2	2
„ „ Sterno-Claviculargelenks .	1	—	—	—	1	—	1
Empyemoperation mit Resection der Rippen	1	—	—	1	1	1	2
Streckung bei Contratur im Kniegelenk .	1	1	—	—	1	1	2
Reposition von Luxationen	7	—	—	—	7	—	7
Anlegung von Extensions- und Schienenverbänden bei Fracturen	23	5	7	2	30	7	37
Tenotomie der Tendo Achillis	—	1	1	2	1	3	4
Punction bei Bursitis praepatellaris . .	1	2	—	—	1	2	3
„ von Sehnenganglien	2	2	—	1	2	3	5
Exstirpation der Bursa praepatellaris . .	1	1	—	—	1	1	2
Tonsillotomie	—	—	—	1	—	1	1
Sondirung bei Stenose des Oesophagus .	2	—	—	—	2	—	2
Lavatio ventriculi	3	—	—	—	3	—	3
Incision des Frenulum linguae	—	—	1	2	1	2	3
Keilexcision bei Pes valgus	2	—	—	—	2	—	2
Extraction cariöser Zähne	3	—	1	—	4	—	4
Tracheotomie	1	—	2	1	4	1	5
Zusammen	444	136	42	36	486	172	658

Zusammenstellung

Namen der Krankheiten.	0—5 M.	0—5 W.	5—10 M.	5—10 W.	10—20 M.	10—20 W.	20—30 M.	20—30 W.
Hypertrophie der Prostata. Cystitis purulenta.....	—	—	—	—	—	—	1	—
Carcinom der Tonsillen u. der Parotis........	—	—	—	—	—	—	—	—
Carcinom der Achseldrüsen	—	—	—	—	—	—	—	—
Sarcom der Glutaealgegend	—	—	—	—	—	—	—	—
Retroperitoneales Fibrosarcom	—	—	—	—	—	—	—	—
Carbunkel der Oberlippe. Pleuropneumonie beiderseits Septicaemie	—	—	—	—	—	—	1	—
Phlegmone der l. Hand u. d. Vorderarmes nr. Septicaemie	—	—	—	—	—	—	—	—
Fractur des 4. u. 5. Brustwirbels. Ruptur d. Gallenblase. Peritonitis	—	—	—	—	—	—	—	—
Caries des Kniegelenks. Haemophilie	—	—	—	—	1	—	—	—
Caries versch. Knochen. Tuberculosis pulmonum....	—	—	—	—	—	—	—	—
Caries der Rippen	—	—	—	—	—	—	—	—
Carcinoma uteri	—	—	—	—	—	—	—	—
Sarcoma uteri. Hydrops ascites...........	—	—	—	—	—	—	—	—
Fibromyoma cystic. uteri	—	—	—	—	—	—	—	—
Sarcoom der Ovarien. Hydrops ascites	—	—	—	—	—	—	—	1
Parametritis. Peritonitis	—	—	—	—	—	—	—	1
Typhus abdominalis	—	—	—	—	—	—	—	—
Scarlatina	—	—	—	—	1	—	—	—
Scarlatina. Meningitis tuberculosa	—	—	—	—	—	—	—	1
Rheumat. artic. acut. Pneumonia hypostatica	—	—	—	—	—	—	—	—
Meningitis tuberculosa. Tub. Gehirnabscess. Peritonitis tuberculosa.	—	—	1	—	—	—	—	—
Meningitis tubercul. Tuberculosis pulmonum	—	—	—	—	—	—	1	—
Insufficienz der Valvula mitralis	—	—	—	—	—	—	2	2
Insufficienz und Stenose der Valvula mitralis	—	—	—	—	1	—	—	—
Atherom der Arterien. Hypertrophia cordis	—	—	—	—	—	—	—	—
Laryngitis crouposa	1	—	—	—	—	—	—	—
Pneumonia crouposa	—	—	—	—	—	—	—	—
Tuberculosis pulmonum	—	—	—	—	1	2	3	7 4
Miliartuberculose	—	—	—	—	—	—	—	1
Bronchopneumonie..	—	—	—	—	—	—	—	—
Pleuropneumonie	—	—	—	—	1	—	—	—
Nephritis acuta	1	—	—	—	—	—	1	—
Nephritis chronica	—	—	—	—	1	—	—	—
Carcinoma ventriculi et hepatis	—	—	—	—	—	—	—	—
Carcinoma hepatis	—	—	—	—	—	—	—	—
Carcinoma der Leber u. des Colon transversum	—	—	—	—	—	—	—	—
Carcinoma recti, ventriculi, hepatis et prostatae	—	—	—	—	—	—	—	—
Carcinoma oesophagi. Tuberculosis pulmonum	—	—	—	—	—	—	—	—
Ruptur des Dünndarms Peritonitis	—	—	—	—	—	—	—	—
	2	—	1	1	7	3	13	10

der Todesfälle.

30—49		40—50		50—60		über 60		Summa		Verpflegtage		Bemerkungen und Operationen.
M.	W.	M.	W.	M.	W.	M.	W.	M.	W.	M.	W.	
—	—	—	—	—	—	—	—	1	—	6	—	Medianschnitt.
—	1	—	—	—	—	—	—	—	1	—	5	Exstirpation. Resection d. Unterkiefers. Ligatur der Carotis.
—	—	—	1	—	—	—	—	1	—	51	—	
—	—	—	—	1	—	—	—	1	—	1	—	Exstirpation.
—	—	—	—	—	—	1	—	1	—	—	13	Laparotomie.
—	—	—	—	—	—	—	—	1	—	11	—	Incisionen.
—	—	—	1	—	—	—	—	1	—	1	—	Incisionen.
1	—	—	—	—	—	—	—	1	—	4	—	
—	—	—	—	—	—	—	—	1	—	9	—	Resection des Kniegelenks.
—	—	1	—	—	—	—	—	—	1	—	24	
—	—	1	—	—	—	1	—	1	—	11	—	Resection.
—	—	1	—	—	2	—	—	3	—	—	143	
—	—	—	—	—	—	1	—	—	1	—	5	Punction des Abdomens.
—	—	—	—	—	—	1	—	1	—	—	11	Myomotomie.
—	—	—	—	—	—	—	—	1	—	—	6	Ovariotomie.
—	1	—	—	—	—	—	—	2	—	—	42	2 Incisionen.
—	—	1	—	—	—	—	—	1	—	—	10	
—	—	—	—	—	—	—	—	1	—	2	—	
—	—	—	—	—	—	—	—	1	—	—	44	
—	—	—	—	1	—	—	—	1	—	—	3	
—	—	—	—	—	—	—	—	1	—	9	—	
—	—	—	—	—	—	—	—	1	—	14	—	
—	—	2	—	—	—	—	—	4	2	78	94	7 Punctionen des Abdomens.
—	—	—	—	1	—	1	1	3	1	66	3	
—	—	—	—	—	—	1	—	—	1	—	4	
—	—	—	—	1	—	—	—	1	—	2	—	1 Tracheotomie.
1	—	—	—	—	—	—	1	2	1	8	1	
5	4	5	—	2	2	—	—	21	14	1166	569	1 Tracheotomie.
—	—	—	—	—	—	—	—	—	1	—	5	
2	—	—	—	—	—	—	—	2	—	27	—	
—	—	—	—	—	—	—	—	1	—	14	—	
—	—	—	—	—	—	—	—	2	—	45	—	
—	—	—	1	—	—	—	—	2	—	156	—	
—	—	—	—	—	—	1	—	1	—	17	—	
—	—	—	1	—	—	1	—	2	—	31	—	
—	—	—	—	—	1	—	—	—	1	—	5	Darmresection.
1	—	—	—	—	—	—	—	1	—	12	—	
—	—	1	—	—	—	—	—	1	—	7	—	
—	—	1	—	—	—	—	—	1	—	3	—	
10	8	13	1	5	7	4	5	55	35	1751	987	

15. Chirurgische Privatklinik von Dr. L. Rehn,
Escheraheimer Landstrasse 80.

Bericht
über die Zeit vom 1. Juli 1891 bis 30. Juni 1892
von
Dr. OTTO GUNZ.

Chirurgische Poliklinik.

In der Zeit vom 1. Juli 1891 bis zum 30. Juni 1892 wurde die chirurgische Poliklinik von 660 Kranken (359 männlichen und 301 weiblichen Geschlechts) besucht.

Unter diesen standen im Alter von:

0—15 Jahren	211
15—30 Jahren	211
30—45 Jahren	120
45—60 Jahren	92
Ueber 60 Jahren	26
Summa	660 Patienten.

Die Zahl des Zugangs der poliklinischen Patienten vertheilte sich auf die einzelnen Monate folgendermassen:

Monat	Männl.	Weibl.	Summa	Monat	Männl.	Weibl.	Summa
Juli	47	45	92	Januar	20	22	42
August	32	33	65	Februar	36	36	72
September	27	28	55	März	26	18	44
October	22	18	40	April	38	21	59
November	21	15	36	Mai	43	23	66
December	14	18	32	Juni	33	24	57
Summa	163	157	320	Summa	196	144	340

Uebersicht der im Jahre 1891/92 behandelten Kranken.

Bestand am 1. Juli 1891.		Aufgenommen 1891/92.		Summa		Abgang						Bestand am 30. Juni 1892.	
						Geheilt.		Gebessert.		Gestorben.			
M.	W.	M.	W.	M.	W.	M.	W.	M.	W.	M.	W.	M.	W.
2	—	220	196	222	196	206	176	4	5	7	8	5	7
2		416		418		382		9		15		12	
418													

Ausserdem 8 Personen zur Begleitung.

Uebersicht der Krankheitsfälle.

Namen der Krankheiten.	Im Alter von Jahren						Entlassen			Bestand
	0—15	15—30	30—45	45—60	über 60	Summa	Geheilt	Gebessert	Gestorben	
I. Kopf und Ohr.										
1. Verletzungen:										
Quetschwunde des Schädels	—	1	—	—	—	1	1	—	—	
Schusswunde am os parietale	—	1	—	—	—	1	1	—	—	—
2. Entzündliche Processe und Folgen derselben:										
Caries des Proc. mastoideus	—	1	—	—	—	1	1	—	—	—
Drüsenabscess hinter dem Ohre . . .	2	—	—	—	—	2	2	—	—	
Otitis media	1	1	—	—	—	2	2	—	—	
Tuberculose der Ohrmuschel	—	1	—	—	—	1	1	—	—	
Tuberculose der Stirnhöhle	—	—	1	—	—	1	1	—	—	
3. Geschwülste:										
Balggeschwulst am Kopf	—	—	3	—	—	3	3	—	—	
Othämatom	—	1	1	—	—	2	2	—	—	—
Carcinom der Ohrmuschel	—	—	—	1	—	1	1	—	—	
4. Missbildungen:										
Abstehende Ohren	—	1	—	—	—	1	1	—	—	
II. Gesicht, Nasen-, Mund- und Rachenhöhle.										
1. Verletzungen:										
Durchbeissung der Zunge	2	—	—	—	—	2	2	—	—	
2. Entzündliche Processe.										
Zahnfistel	4	3	2	1	—	10	10	—	—	—
Drüsentuberculose der Kiefer	2	2	3	—	—	7	7	—	—	
Nekrose des Oberkiefers	2	—	1	—	—	3	3	—	—	

Namen der Krankheiten.	Im Alter von Jahren						Entlassen			Bestand
	0—15	15—30	30—45	45—60	über 60	Summa	Geheilt	Gebessert	Gestorben	
Lupus der Unterkiefergegend	—	1	—	—	—	1	1	—	—	—
Ulcus rodens der Wange	—	—	1	—	—	1	1	—	—	—
Phlegmone der Wange	—	—	1	—	—	1	1	—	—	..
Periostitis des Unterkiefers	—	1	—	—	—	1	1	—	—	—
Phlebolith in der Oberlippe	—	—	—	1	—	1	1	—	—	—
Mandelhypertrophie	—	1	—	—	—	1	1	—	—	—
3. Geschwülste:										
Atherom der Wange	2	—	1	—	—	3	3	—	—	—
Atherom der Schläfe	—	1	—	—	—	1	1	—	..	—
Atherom der Nase	—	1	1	—	—	2	1	—	—	—
Atherom des Unterkiefers	—	—	1	—	—	1	1	—	—	—
Angiom der Wange	2	—	—	—	—	2	2	—	—	—
Angiom der Nase	1	—	—	—	—	1	1	—	—	—
Angiom der Stirn	1	—	—	—	—	1	1	—	—	—
Carcinom der Wange	—	—	—	1	1	2	2	—	—	—
Carcinom der Stirn	—	—	—	—	3	3	3	—	—	—
Carcinom der Unterlippe	—	—	—	—	2	2	2	—	—	—
Carcinom der Nase	—	—	—	1	—	1	1	—	—	—
Carcinom der Zunge	—	1	—	—	—	1	1	—	—	—
Epitheliom der Schläfe	—	—	1	—	—	1	1	—	—	—
Fibrom der Wange	—	1	—	—	—	1	1	—	—	—
Lipom der Orbita	—	—	1	—	—	1	1	—	—	—
Naevus pil. der Wange	1	—	—	—	—	1	1	—	—	—
Papillom der Lippen	—	—	1	1	—	2	2	—	—	—
Sarkom des Oberkiefers	—	—	1	1	—	2	2	—	—	—
4. Varia.										
Ectropium des Augenlides	1	—	1	—	—	2	2	—	—	—
Gaumenspalte	1	—	—	—	—	1	—	1	—	—
Schiefstand des Septum nar. ...	—	1	—	—	—	1	1	—	—	—
Gesichtsneuralgie	—	1	—	—	—	1	1	—	—	—
III. Hals und Nacken.										
1. Entzündliche Processe:										
Phlegmone des Halses	1	—	—	1	—	2	2	—	—	—
Furunkel des Nackens	1	2	—	—	—	3	3	—	—	—
Retropharyngealabscess	1	—	—	—	—	1	1	—	—	—
Tuberculose des Larynx	—	4	2	1	—	7	6	—	—	1
Tuberculose der Halsdrüsen	10	15	5	1	1	32	31	—	—	1
2. Geschwülste:										
Lipom des Nackens	—	—	—	1	—	1	1	—	—	—
Carcinom am Hals	—	—	—	1	—	1	1	—	—	—

Namen der Krankheiten.	0—15	15—30	30—45	45—60	über 60	Summa	Geheilt	Gebessert	Gestorben	Bestand
Carcinom der Schilddrüse	—	—	—	1	—	1	1	—	—	—
Sarkom der Lymphdrüsen	1	—	—	—	—	1	1	—	—	—
Carcinom des Larynx i.	—	—	—	1	—	1	—	—	1	—
Struma cystica	1	1	—	2	—	4	2	—	—	2
Morbus Basedowii	—	1	—	—	—	1	—	—	1	—
IV. Wirbelsäule.										
Spina bifida	1	—	—	—	—	1	1	—	—	—
V. Thorax.										
1. Verletzungen:										
Verbrennung der Schultern	1	—	—	—	—	1	1	—	—	—
2. Entzündliche Processe:										
Achseldrüsenabscess nach Panaritium	2	1	—	—	—	3	3	—	—	—
Achseldrüsentuberculose	1	2	—	—	—	3	3	—	—	—
Abscess des Rückens	1	—	—	—	—	1	1	—	—	—
Mastitis	—	1	—	—	—	1	1	—	—	—
Tuberculöser Abscess der Mamma	—	—	1	—	—	1	1	—	—	—
Empyem	5	—	—	—	—	5	4	—	1	—
Empyema tub. mit Durchbruch nach aussen	—	—	1	—	—	1	—	—	—	1
Lungenabscess	—	—	1	—	1	2	1	—	1	—
3. Geschwülste:										
Angiom der Brust	1	—	—	—	—	1	1	—	—	—
Angiom des Rückens	1	—	—	—	—	1	1	—	—	—
Atherom der Brust	—	—	1	—	—	1	1	—	—	—
Atherom des Rückens	—	1	—	1	—	2	2	—	—	—
Cyste der Brustdrüse	—	1	1	—	—	2	2	—	—	—
Fibroadenom der Brust	—	1	—	—	—	1	1	—	—	—
Lipom des Rückens	—	1	—	—	—	1	1	—	—	—
Carcinom-Recidiv der Achseldrüsen	—	—	1	—	—	1	1	—	—	—
Carcinom der Brust	—	1	1	6	3	11	10	—	1	—
Sarkom der Supraclaviculardrüsen	—	—	—	2	—	2	1	1	—	—
VI. Abdomen und Rectum.										
1. Entzündliche Processe:										
Peritonitis pur. et tuberc.	3	2	—	—	—	5	3	—	2	—
Leberabscess	—	—	1	1	—	2	1	—	1	··
Lebercirrhose	—	—	—	1	—	1	1	—	—	—
Cholelithiasis	—	1	—	1	—	2	2	—	···	—
Empyem der Gallenblase	—	—	1	—	—	1	—	—	1	···
Typhlitis	—	1	—	—	—	1	—	—	—	1
Darmfistel	—	1	—	—	—	1	1	—	—	—

Namen der Krankheiten.	Im Alter von Jahren						Entlassen			Bestand
	0—15	15—30	30—45	45—60	über 60	Summa	Geheilt	Gebessert	Gestorben	
Acuter Darmverschluss	—	—	1	1	1	3	2	—	—	1
Bauchbruch	1	1	2	1	1	6	4	—	2	—
Eingeklemmter Leistenbruch	2	—	—	2	1	5	4	—	1	—
2. Geschwülste:										
Angiom der Bauchwand	1	—	—	—	—	1	1	—	—	—
Carcinom des coecum	—	—	1	—	—	1	—	—	1	—
3. Krankheiten des Anus und Rectum:										
Carcinoma recti	—	—	1	—	1	2	—	—	1	1
Mastdarmstenose	1	1	—	—	—	2	2	—	—	—
Mastdarmfistel	—	1	2	1	1	5	5	—	—	—
Mastdarmgeschwür	—	1	—	—	—	1	1	—	—	—
Fremdkörper hinter dem Mastdarm	1	—	—	—	—	1	1	—	—	—
Hämorrhoiden	—	1	3	—	—	4	4	—	—	—
Prolapsus ani	1	—	—	—	—	1	1	—	—	—
Krampf des M. sphincter ani	—	—	—	—	1	1	1	—	—	—
VII. Harnorgane.										
1. Nieren:										
Perinephritischer Abscess	—	—	1	—	—	1	1	—	—	—
Nierentumor	—	—	—	1	—	1	—	—	—	1
Wanderniere	—	1	—	—	—	1	1	—	—	—
2. Harnblase:										
Blasentumor	—	—	—	—	1	1	—	—	1	—
Blasenblutung	—	—	—	1	—	1	—	—	—	1
VIII. Männliche Geschlechtsorgane.										
1. Entzündliche Processe:										
Abscess der Prostata	—	1	—	—	—	1	1	—	—	—
Tuberculose des Nebenhodens	—	1	—	—	—	1	1	—	—	—
2. Geschwülste:										
Gummata des Hodens	—	—	1	—	—	1	1	—	—	—
Carcinom des Hodens	—	—	—	1	—	1	1	—	—	—
Hydrocele	2	1	—	—	—	3	3	—	—	—
Spermatocele	—	—	—	1	—	1	1	—	—	—
3. Varia.										
Hypospadie	1	—	—	—	—	1	1	—	—	—
Phimosis	22	3	1	—	—	26	26	—	—	—
IX. Weibliche Geschlechtsorgane.										
Cyste des Lig. lat. uteri	—	—	—	1	—	1	1	—	—	—
Ovarialcyste mit Stieldrehung	—	—	1	—	—	1	1	—	—	—

Namen der Krankheiten.	0—15	15—30	30—45	45—60	über 60	Summa	Geheilt	Gebessert	Gestorben	Bestand
X. Becken und Lumbalgegend.										
1. Entzündliche Processe:										
Abscess im M. Psoas	—	—	1	—	—	1	1	—	—	
Abscess in der Lumbalgegend	—	—	1	—	—	1	1	—	—	
Abscess im M. Glutaeus max.	—	—	—	1	—	1	1	—	—	
Abscess im Perineum	—	1	—	—	—	1	1	—	—	
Beckenabscess.	—	—	1	—	—	1	—	1	—	
Nekrose des Schambeins . . : . . .	—	—	1	—	—	1	1	—	—	
2. Geschwülste:										
Atherom der Glutäalgegend	—	—	—	1	—	1	—	—	—	1
XI. Obere Extremitäten.										
1. Verletzungen:										
Fractur des Humerus	—	—	1	—	—	1	1	—	—	..
Fractur des Radius	1	—	—	1	—	2	2	—	—	
Luxation des Daumens	1	—	—	—	—	1	1	—	—	
Subluxation des Mittelfingers	1	—	—	—	—	1	1	—	—	
Fremdkörper in der Hand	—	2	2	—	—	4	4	—	—	
Schussverletzung der Hand	—	1	—	—	—	1	1	—	—	
Sehnendurchschneidung an der Hand .	—	—	1	—	—	1	1	—	—	
2. Entzündungen der Knochen und Gelenke:										
Synarthrose des Schultergelenks . . .	—	—	2	2	—	4	4	—	—	
Synarthrose des Ellenbogengelenks . .	—	—	—	1	—	1	1	—	—	
Synarthrose des Handgelenks	—	1	—	—	—	1	1	—	—	
Periostitis des Unterarms	—	—	1	—	—	1	1	—	—	
Nekrose des Unterarms	—	—	1	—	—	1	1	—	—	
Nekrose der Fingerphalanx	—	1	—	1	—	2	2	—	—	
Caries tub. des Olecranon	—	—	1	—	—	1	1	—	—	
Eiterung im Interphalangealgelenk . .	—	—	—	1	—	1	1	—	—	
Tuberculose des Schultergelenks . . .	1	—	—	—	—	1	1	—	—	
Tuberculose des Ellenbogens	—	—	1	—	2	3	3	—	—	
Tuberculose der Ulna	1	—	—	—	—	1	1	—	—	
Tuberculose des Handgelenks	—	1	—	—	—	1	1	—	—	
Tuberculose der Mittelhand	2	—	—	—	—	2	2	—	—	
Tuberculose der Finger	2	1	—	1	—	4	4	—	—	
3. Entzündliche Processe der Weichtheile:										
Phlegmone des Oberarms	—	—	1	—	—	1	1	—	—	
Phlegmone des Daumenballens . . .	—	1	—	2	—	3	3	—	—	
Phlegmone der Finger	—	—	—	3	—	3	3	—	—	

Namen der Krankheiten.	Im Alter von Jahren						Entlassen			Bestand
	0—15	15—30	30—45	45—60	über 60	Summa	Geheilt	Gebessert	Gestorben	
Panaritium	—	1	1	—	—	2	2	—	—	—
Sehnenscheidenentzündung der Hand .	—	1	—	—	—	1	1	—	—	—
Abscess an der Schulter	2	—	—	—	—	2	2	—	—	—
Abscess am Vorderarm	—	1	—	—	—	1	1	—	—	—
Abscess an der Hand	—	—	1	1	—	2	2	—	—	—
Sehnenverwachsung	—	1	—	—	—	1	1	—	—	—
Blutblase am Finger	—	—	1	—	—	1	1	—	—	—
Nagelbettentzündung	1	—	—	—	—	1	1	—	—	—
Tuberculose am Oberarm	1	—	—	—	—	1	1	—	—	—
Tuberculose der Cubitaldrüsen . . .	2	1	—	—	—	3	3	—	—	—
Tuberculose des Handrückens . . .	—	—	1	—	—	1	1	—	—	—
4. Geschwülste:										
Ganglion der Hand	—	—	2	—	—	2	2	—	—	—
Fibrom der Hand	—	—	—	1	—	1	1	—	—	—
Carcinom des Handrückens	—	—	—	—	1	1	1	—	—	—
Sarkom der Handfläche	—	—	1	—	—	1	1	—	—	—
5. Varia:										
Wachsthumsstörung des Radius durch Epiphysendivulsion	1	—	—	—	—	1	1	—	—	—
Ueberzählige Finger	2	—	—	—	—	2	2	—	—	—
XII. Untere Extremitäten.										
1. Verletzungen:										
Muskelzerreissung am Fuss	—	1	—	—	—	1	1	—	—	—
2. Entzündungen der Knochen und Gelenke.										
Coxitis	1	—	1	—	—	2	1	1	—	—
Traum. Kniegelenksentzündung . . .	1	—	1	—	—	2	2	—	—	—
Hydrops des Kniegelenks	—	1	—	—	—	1	1	—	—	—
Tuberculose des Kniegelenks	3	2	2	—	—	7	6	1	—	—
Tuberculose der Tibia	—	1	—	—	—	1	1	—	—	—
Tuberculose des Fussgelenks	2	1	3	1	—	7	4	3	—	—
Tuberculose des Mittelfusses	3	—	—	—	—	3	3	—	—	—
Tuberculose der Zehe	1	—	—	—	—	1	1	—	—	—
Nekrose der Femur. Epiphyse	1	—	—	—	—	1	1	—	—	—
3. Entzündliche Processe der Weichtheile.										
Bubones	1	5	3	—	—	9	9	—	—	—
Ulcera cruris	—	2	—	—	—	2	1	1	—	—
Varices	—	1	—	1	—	2	2	—	—	—
Phlegmone des Unterschenkels . . .	—	—	1	—	—	1	1	—	—	—

Namen der Krankheiten.	Im Alter von Jahren						Entlassen			Bestand
	0—15	15—30	30—45	45—60	über 60	Summa	Geheilt	Gebessert	Gestorben	
Carbunkel des Unterschenkels	—	—	1	1	—	2	2	—	—	—
Eiterung in der Kniekehle	1	—	1	—	—	2	2	—	—	—
Abscess an der Hüfte	2	—	—	—	1	3	3	—	—	—
Tuberculose des Unterschenkels . . .	1	—	—	—	—	1	1	—	—	—
4. Geschwülste.										
Exostosis bursata des Oberschenkels .	1	—	—	—	—	1	1	—	—	—
Hautcarcinom des Unterschenkels . .	—	—	—	1	—	1	—	—	—	1
Carcinom der Zehe	—	—	—	1	—	1	1	—	—	—
Sarkom der Leistendrüsen	—	—	1	—	—	1	1	—	—	—
Sarkom des Unterschenkels	—	—	1	—	—	1	1	—	—	—
Lupus hypertroph. der Zehe	—	1	—	—	—	1	1	—	—	—
5. Varia.										
Loslösung des Meniscus int. im Kniegelenk	—	1	—	—	—	1	1	—	—	—
Hypertroph. Kniegelenkszotten . . .	—	—	1	—	—	1	1	—	—	—
Pseudarthrose des Unterschenkels . .	—	—	—	1	—	1	1	—	—	—
Rachitis der Unterschenkel	2	—	—	—	—	2	2	—	—	—
Genua vara	1	—	—	—	—	1	1	—	—	—
Klumpfuss	4	—	—	—	—	4	4	—	—	—
Plattfuss	1	—	—	—	—	1	1	—	—	—
Pedes calcaneovalgi	2	—	—	—	—	2	2	—	—	—
Gangrän der gr. Zehe	—	—	—	—	1	1	1	—	—	—
Contractur der Zehe	1	—	—	—	—	1	1	—	—	—
Unguis incarnatus	—	2	—	1	—	3	3	—	—	—
Congen. Luxation der Hüfte	1	—	—	—	—	1	1	—	—	—
Summa .	132	101	88	63	23	407	371	9	15	12

Ausserdem: XIII.: Zur Beobachtung: 11, davon geheilt: 11.
XIV.: Zur Begleitung: 8.

Gesammtsumme der Heilungen: 418.

Uebersicht der Todesfälle.

Krankheit	Exitus in Folge von	Bemerkungen	Section
Netzbruch	Peritonitis	Operation: Laparotomie	—
Carcinoma, coli descend.	Herzschwäche	Operation: Darmresection. Das Carcinom war in d. untern Theil der Flexur invaginirt	—
Carcinoma laryngis	Weiterschreiten des Krebses 8 Monate nach der Operation	Operation: Tracheotomie. Total Exstirpation wegen vorgeschrittener Erkrankung nicht mehr möglich	Zerstörung d. Kehlkopfes. Herde in der Lunge
Tumor der Blase	Herzschwäche	Pat. kam fast ausgeblutet zur Operation	—
Leberabscess	Fettherz. Collaps	Pat. war septisch, Herzthätigkeit äusserst elend, durch Excitantien nicht zu heben	—
Carcinoma coeci	Herzschwäche	Operation: Laparotomie. Pat. kam sehr kachectisch in die Klinik	—
Peritonitis tubercul.	Herzschwäche	Operation: Bauchschnitt. Extreme Kachexie in Folge von Darmtuberculose	—
Hernia ing. incarcer.	Collaps	Pat. schon bei der Aufnahme in die Klinik moribund.	—
Empyem der Gallenblase	Collaps	Operation: Laparotomie	Die Section ergab keinerlei Ursache des Exitus
Carcinoma mammae	Collaps	Operation: Amputation der Brust	—
Peritonitis perforat.	Debilitas cordis	Pat. wurde in moribundem Zustand in die Klinik gebracht	—
Lungenabscess	Herzlähmung	—	Zahlreiche grössere und kleinere Abscesse in beiden Lungen
Pleuritis pur.	Debilitas cordis	Aeusserste Kachexie	—
Bauchbruch	Debilitas cordis	Bei der Operation zeigte sich ein sehr ausgedehntes Magencarcinom	—
Morbus Basedowii	Herzlähmung	Exitus blitzartig, ohne vorhergehende Anzeichen.	Bei d. Section (Prf. Weigert) fand sich keinerlei Anhaltspunkt für d. Exitus.

16. Dr. S. Herxheimer's Poliklinik für Hautkranke.

Bericht

von

Dr. S. und Dr. K. HERXHEIMER.

Im Jahre 1891 sind 1412 Patienten neu zugegangen. 10 derselben glaubten an Syphilis zu leiden oder waren Angehörige von Syphilitischen, wurden jedoch bei der Untersuchung als gesund befunden. 48 weitere Personen wurden wegen nicht in unser Gebiet gehöriger Erkrankungen an andere Aerzte verwiesen.

A. Hautkranke:

Namen der Krankheiten:	M.	W.	Namen der Krankheiten:	M.	W.
Varicella	1	—	Prurigo	1	1
Hyperidrosis	—	5	Milien	1	—
Hemiidrosis faciei	—	1	Acne vulgaris	39	15
Atheroma	3	—	Acne frontalis	2	—
Erythema	2	1	Acne rosacea	19	12
Erythema multiforme	8	7	Sycosis simplex	17	—
Herpes iris	1	—	Sycosis introit. nar.	2	1
Urticaria	14	8	Purpura simpl.	3	1
Oedema perstans. fac.	2	1	Purpura rheumat.	1	1
Lymphangitis	—	1	Tyloma	1	—
Dermatitis	2	2	Verrucae	6	5
Erysipeloid	—	1	Verruc. plan. juvenil.	—	4
Combustio	1	4	Mollusc. contagios.	1	1
Congelatio	5	2	Ichthyosis simplex	4	3
Perniones	—	7	Ichthyosis cornea	1	—
Herpes labialis	—	7	Paronychia	—	3
Herpes progenitalis	2	—	Sclerodermia	—	2
Herpes Zoster	7	2	Atrophia cutan	1	—
Psoriasis	18	16	Vitiligo	1	1
Lichen pilaris	1	—	Alopecia areata	7	4
Eczema	220	206	Alopecia pityrodes	4	9
Elephantiasis Arabum	2	—	Trichorrhexis nodosa	1	—
Excoriationes	13	14	Plica polonica	—	1

Namen der Krankheiten:	M.	W.	Namen der Krankheiten:	M.	W.
Cicatrix	—	1	Abscessus	6	11
Xanthoma	1	1	Glandul. intumid.	7	8
Varices	—	2	Furunculi	17	3
Lupus erythematosus.	—	4	Pruritus	13	8
Lupus vulgaris	6	9	Scabies	81	41
Tuberculos. cutan.	—	2	Morpiones	2	—
Scrofuloderma	2	1	Favus	1	—
Naevus	2	2	Herpes tonsur.	78	17
Ulcus rodens	1	1	Sycos. parasit.	15	—
Carcinoma	2	2	Pityriasis versic.	7	2
Keloide	1	1	Impetigo contag.	27	12
Ulcera	12	36	Leucoplakia	1	—
Vulnera cutanea	5	2	Haemorrhoiden	1	—

B. Venerische und Syphilitische:

Namen der Krankheiten:	M.	W.	Namen der Krankheiten:	M.	W.
Pollutiones	1	—	Blenn. ur. chr. cum acumin.	3	2
Balanoposthitis	2	—	Blenn. ur. chr. cum pa-		
Oedema praeputii	2	—	raurethr.	1	—
Blennorrhoea ur. ac. sine			Blenn. ur. chr. cum. epi-		
complic.	25	—	didym.	2	—
Blennorrhoea ur. ac. cum			Blenn. ur. chr. cum pro-		
Blenn. cervic.	—	2	statit.	1	—
Blenn. ur. ac. c. phimos	2	—	Blenn. ur. chr. cum cystit.	2	—
Blenn. ur. ac. c. bub. inguin.	3	—	Erosiones genital.	1	—
Blenn. ur. ac. c. epididym.	3	—	Condylomat. acuminat.	3	—
Blenn. ur. chr. sine compl.	22	—	Ulcus molle	1	—
Blenn. ur. chr. cum Blenn.			Ulcus molle cum bubon..	1	1
cervic.	—	6	Ulcus induratum	11	1
Blenn. ur. chr. cum Neur.			Syphilis acquisita	74	68
sexual.	3	—	Syphilis hereditaria	7	7

Hemiidrosis faciei: Ein 26jähriges Mädchen litt seit
früher Kindheit an Schwitzen der linken Gesichtshälfte. Der Schweiss
tritt daselbst ein, sobald es heiss wird, wobei die linke Seite des
Gesichts sich röthet. Schweiss und Röthe genau bis zur Mittellinie. L.
Pupille etwas grösser als die r. L. Pupille reagirt etwas langsamer.
Im vorigen Jahre Verlust des Gehörs auf beiden Ohren 14 Tage
lang nach Influenza. Sonst gesund.

Erythema multiforme: Bemerkenswerth sind folgende Fälle:
1) Eine 26jährige Kutschersfrau litt seit 2 Monaten an starken Gelenkschmerzen. Seit 5 Wochen Ausschlag, Fieber, Halsschmerzen. Seit mehreren Tagen Husten. Gesicht, Ohren, Händerücken und Vorderarme mit grossen, vielfach confluirten, flachen Scheiben und Knötchen bedeckt. Weicher Gaumen stark geröthet. 2) 22jähriger lediger Tüncher. Vor etwa 6 Jahren begann der jetzige Ausschlag. Seit 2 Jahren cessirte derselbe, um vor etwa 8 Tagen wieder zu kommen. Die Form desselben ist papulös. Die Grösse der Papeln schwankt zwischen 50- Pfennigstück- und Markstückgrösse. Der Sitz ist auf den Extremitäten, namentlich auf den unteren, aber auch auf Bauch und Nates. Patient wurde zum Militär einberufen, jedoch wegen seines Ausschlages bald wieder entlassen, worauf wir eine Kur mit Natr. salicylic. einleiteten, da neue Eruptionen sich immer wiederholten; da auf beiden Malleoli interni durch Druck die Efflorescenzen ulcerirten, wurde hier ein Verband mit Zink- Dermatol- Lanolin verordnet.

Oedema perstans faciei: 41jähriger Schmied aus Aschaffenburg. Vor 3½ Jahren »Flechten« im Gesicht, die mehrere Monate lang dauerten. Nach der Heilung derselben der jetzige Zustand. Augenlider beiderseits, beide Wangen, Nase, Oberlippe und beide Ohrmuscheln unförmlich verdickt, so daß das Gesicht einen blöden, an Myxoedem erinnernden Ausdruck erhält. Die verdickten Teile elastisch hart, geröthet. Meatus auditorius beiderseits, namentlich links, sehr eng durch die Schwellung, so daß das Gehör erheblich verschlechtert ist. Die Behandlung besteht hauptsächlich in Massage und Scarificationen.

Herpes Zoster: 40jähriger Brauer. Am 24. August Druck auf der Brust, besonders beim Athmen. Am 27. August plötzlich Nachts Frost, später Hitze, Druck in der Magengegend, auf Brust, im Kreuz, Nacken, Kopf, Stirn. Vom 27.—28. August Blutspucken mit Speichel vermischt. Am 28. August Röthe und Bläschen an der Nase, am 29. August am Auge. Seitdem daselbst Schmerz. Status vom 31. August: Auf dem r. Nasenflügel mehrere gelb zum Theil eintrocknende Bläschen auf geröther und geschwollener Umgebung. Naseneingang geröthet, schuppend. Derselbe Zustand, nur mit reichlicheren Bläschen, auf der linken Seite. Auf der Stirn dicht vor der Haargrenze kleine Gruppen gelblicher eintrocknender Bläschen rechts, geringer auf der rechten Schläfe, zahlreiche Gruppen in der rechten Braue, auf dem rechten oberen Lid

und nach aussen von demselben, ebenso auf dem rechten unteren
Lid mit Schwellung beider Lider und stark geröteter Conjunctiva.
Lymphdrüse vor der rechten Parotis geschwollen und bei Druck
schmerzhaft. Am 9. September Heilung bis auf einige Krusten in
der rechten Braue. Die Therapie bestand in Umschlägen mit Liquor
Burowi.

Eczema:

Alter:	M.	W.	Total.
Von 1—6 Monat	8	7	15
» 6—12 »	10	10	20
» 1—2 Jahre	11	6	17
» 2—3 »	10	3	13
» 3—4 »	5	3	8
» 4—5 »	2	3	5
Total:	46	32	78

Alter:	M.	W.	Total.
Von 5—10 Jahre	13	15	28
» 10—15 »	17	23	40
» 15—20 »	21	27	48
» 20—30 »	43	48	91
» 30—40 »	33	21	54
» 40—50 »	29	18	57
» 50—60 »	14	19	33
» 60—70 »	2	2	4
» 70—80 »	2	1	3
Total:	220	206	426

Ichthyosis localis: 20jähriges Dienstmädchen. Im
August 1890 bemerkte Patient zuerst am letzten Gliede des rechten
Mittelfingers an dessen Ulnarseite ein wie eine Warze aussehendes
»Pöckchen«. Dasselbe wurde bald von mehreren kleineren umgeben,
sie confluirten und so kam der jetzige am 20. Januar aufgenommene,
Status: Der Mittelfinger und der 4. Finger der rechten Hand weisen
an den einander zugekehrten Rändern schmutziggraue, hahnen-
kammartig hervorragende, mit rauher Oberfläche versehene warzen-
artige Hervorragungen auf, die sich nach beiden Seiten hin ab-
flachen und dort glänzend werden. In diesem glänzenden Rande
reihenförmig gestellte schwarze punktförmige Verfärbungen. Die
Affection ist überall von geröteter Haut umgeben. Die mikroskopische Exploration eines excidirten Stückchens ergab eine

colossal vergrösserte Hornschicht mit darin eingelagerten grossen eigenthümlichen Zellen, deren Natur sich nicht feststellen liess. Im Corium kaum nennenswerthe Veränderungen. Durch Salicylpraeparate wurde eine Abstossung der Horngebilde erreicht.

Sclerodermia: 22jährige ledige Schneiderin. Die Affection begann im 12. Jahre auf der Vorderfläche des linken Unterschenkels. Die befallenen Stellen waren im Anfang empfindlich, juckten, ragten über die übrige Haut hervor. — Auf der Vorderfläche des linken Unterschenkels beginnt in der Höhe der Knöchel ein mehrere Finger breiter, braungelber bis brauner Streifen harter Haut, die nicht verschieblich ist, und endet handbreit unter dem Knie, um ebenso hoch oberhalb des Knies sich fortzusetzen und mehr nach innen sich wendend bis nahezu zur Inguinalgegend zu gehen. Dieselbe Veränderung findet sich über den falschen Rippen linkerseits in der Breite von 3 Fingern. Gegen Ende des Jahres ist die Affection erheblich gebessert; zwar ist die Haut am Unterschenkel immer noch unverschieblich, aber ohne Infiltration, und am Oberschenkel kann man den Streifen auf der Innenseite kaum noch fühlen. Der Plaque über den falschen Rippen weist nur noch atrophische, etwas pigmentirte Haut auf.

Plica polonica. Der Eigenthümlichkeit halber sei hier eines Weichselzopfs Erwähnung gethan bei einem 25jährigen, aus Ostpreussen stammenden Mädchen.

Syphilis: 1. 9jähriges Mädchen. Vater starb 40 Jahre alt in einer Irrenanstalt, Mutter an Halsschwindsucht. Patientin konnte als kleines Kind nur schwer laufen, war später augen- und gelenkleidend. Vor 2 Jahren Beginn der jetzigen Erkrankung im Hals, wo sehr bald eine Perforation statthatte. Zeitweilig Nachtkopfschmerz, Stirne bombé, 2 grosse, mittlere obere Schneidezähne, die getrennt stehen und unten am freien Rande gerippt sind, nach unten convergirend. Auf der Zunge epithelfreie Stellen, am rechten Rand eine kleine weissliche. Der vordere rechte Gaumenbogen bildet einen Vorhang durch Verwachsung nach unten. Der grösste Theil des weichen Gaumens fehlt ganz, statt dessen sieht man eine zerklüftete, mit grünlichen Massen bedeckte Fläche. Auf der Stirne mitten oben sowie auf der Nase eine grössere Anzahl flacher, erbsengrosser und kleinerer, weisser, runder Närbchen. Patientin wurde durch Einreibungen mit Mollin Hg. und lokal mit Arg. nitric. behandelt.

2. 49jährige verwittwete Näherin. Anamnese völlig negativ. Patientin wurde uns zugeschickt wegen eines Geschwüres am rechten Zungengaumenbogen. Dasselbe ist zwanzigpfennigstückgross, oval, von gelblichem Aussehen, mit infiltrirtem Rande. Auf der Vorderseite des rechten Unterschenkels tuberöses Syphilid. Auf Stirn und Kopf, zum Theil auch auf der Nase disseminirt Acne luetica. Heilung aller Erscheinungen auf 140,0 J K. in 5 Monaten.

3. 23jähriger lediger Taglöhner bemerkte vor 14 Tagen eine wunde Stelle im linken Mundwinkel, Schwellung an dem gleichen Kieferwinkel. Zugleich Kopfschmerz, Frost und Hitze 8 Tage lang. Seit 2 Tagen Ausschlag. Geschwürige Initialsclerose an dem linken Mundwinkel, ziemlich weit sich nach innen auf die Schleimhaut erstreckend. Eigrosse fluktuirende, dazu gehörige Drüsenschwellung, zahlreiche, zum Theil schuppende, zum Theil mit Krüstchen bedeckte lenticuläre Papeln. Penis und Leisten völlig frei. Später nässende Papeln ad anum. Nach 60 Einreibungen von je 2,0 alles geschwunden.

4. 30jährige Portefeuillersfrau. Anfang Januar 1891 wund am Rand der grossen Schamlippen, mit Sublimatumschlägen behandelt. Anfang April Halsbeschwerden und Ausschlag wie jetzt. Seit 14 Tagen Tag und Nacht Kopfschmerzen und Ohnmachtsanfälle. Sieben Jahre verheirathet, 5 gesunde Kinder. Im April erhielt sie 30 Einreibungen à 1,0 grauer Salbe. Beide Nasenflügel, sowie die Mitte des Kinns von einer mit Jodtinctur gefärbten höckerigen Kruste eingenommen, eine solche auch oben am linken Oberschenkel. Gravida im siebenten Monat. In der linken Palma manus eine kreisrunde Kruste. Beide vordere Gaumenbogen mit weisslich grauem Belag. 24./V. in der Kinngrube frambösieartige Wucherung nach Entfernung der Krusten. 8./VI. seit mehreren Tagen Speichelfluss nach Beginn von Einreibungen à 2,0 Mollin Hg. 22./VI. Schlafstörungen und Kopfschmerz. 26./VI. nach Abführmittel Kopfschmerzen gebessert. 8./VII. Entbindung: Kind anscheinend gesund. J K., welches bis zum Jahresschluss weiter genommen wird.

5. 36jähriger Portefeuiller, Ehemann der vorigen. Im Juni 90 Geschwür am Penis, äusserlich behandelt. Patient will keinen Ausschlag sondern später nur eine wunde Stelle am After gehabt haben. Jetzt weist er eine kreisrunde, röthliche Narbe auf dem Rücken des Penisstamms auf, sowie multiple, indolente, stark geschwollene Drüsen in beiden Leisten, an beiden Ellbogen, am Hals beiderseits und hinter den Ohren. Behandlung durch Einreibungen mit Mollin Hg.

6. 23jähriger lediger Kutscher. Gegen Ende Februar bemerkte er Geschwülste am Penis, mit denen er etwa 14 Tage nachher in die Poliklinik kam. An der Vorhaut drei sich hart anfühlende, fünfzigpfennigstückgrosse, dunkelrothe Geschwülstchen. Keine Leistendrüsen. Circumcision des Praeputium Anfang März. Am 26./V. klein-papulöses, zum Theil fleckiges Exanthem, sowie Plaques an den Seitenräudern der Zunge. Der weiche Gaumen und der hintere Theil des harten Gaumens mit scharfer Abgrenzung nach vorn sark geröthet. Drüsenschwellung am Hals beiderseits, 30 Einreibungen mit Mollin Hg, à 2,0. Bis Jahresschluss kein Recidiv.

7. 29jähriger, lediger Goldarbeiter. Am 7./VII wurde constatirt ein Primaeraffect an der Glans penis, Drüsenschwellung in der rechten Leiste, Roseola universalis, Plaques an beiden Zungenrändern. Der Primaeraffect besteht seit 14 Tagen, L. C. vor 6 Wochen. Alle Erscheinungen schwanden nach 6 Injectionen von Hg. salicyl. 1 : 10. 10./XI. Nach längerer Pause, in welcher sich Patient regelmässig allwöchentlich untersuchen liess, heute Roseola recidiva universalis, geheilt durch 4 Injectionen Hg. salicyl. 1 : 10.

8. 27jähriger lediger Kutscher. Auf der rechten Seite der Oberlippe fünfzigpfennigstückgrosse, keilförmige, hart anzufühlende ulcerirte Geschwulst. Am rechten Unterkieferrand eine kleine harte, indolente Drüse. Der Rumpf bedeckt mit Pityriasis versicolor, dazwischen deutlich eine grosse Anzahl dunkelrother Papeln. Patient entzog sich der Behandlung.

9. 34jährige verheirathete Taglöhnerin. Während ihrer dritten Gravidität litt sie an Kopf- und Gliederschmerzen, Haarausfall; vorher war sie stets gesund gewesen. Vor zwei Jahren hatte sie Geschwüre an Unterschenkeln und Armen, wovon jetzt noch die Narben sichtbar sind. Tuberculo-ulceröses Syphilid am rechten Ellbogen und Rücken des rechten Daumens, das in 7 Wochen unter Empl. Hg. und bei dem Gebrauch von JK. geheilt war. Ihre ersten beiden Kinder leben und sind gesund. Das 3te starb fünf Wochen alt an Durchfall. Das 6te kam abgestorben, ausgetragen zur Welt. Das 5te jetzt 8jährig hatte Ausschlag; in seinen beiden ersten Lebensjahren stets kränklich. — Stirne gewölbt, Gesicht asymmetrisch. Narben auf der Zunge, am weichen Gaumen, Munwinkeln. Obere Schneidezähne fehlen. Oberarmknochen am unteren Ende verdickt, Oberschenkel nach aussen gekrümmt, rechtes Schienbein in der Mitte verdickt. Das 6te Kind litt bald nach der Geburt an Erscheinungen im Mund. Gewölbte Stirne, unregelmässiger

Schädel. Narben auf der Stirne, den Wangen, rechten Wade. Das
7te kam angeblich gesund zur Welt, starb 5 Monate alt an Blut-
armuth. Das 8te starb 5 Monate alt. Das 9te ist immer kränklich, hat oft Krämpfe und soll neun Mal Lungenentzündung gehabt
haben. Extremitätenknochen gekrümmt, Stirne gewölbt. Das 10te
13 Monate alt, ist ziemlich gut genährt, leidet an Urtic. recidiv.

10. 41jähriger verheiratheter Taglöhner. Die jetzige Affection
besteht seit 3 Wochen. Sie zeigte sich ursprünglich als kleines
Bläschen, wie das seit seiner Infection jedes Jahr zweimal aufgetreten
war. Der Sitz ist die frühere Initialclerose. Tiefes speckiges Geschwür mit harter Umgebung in ziemlicher Ausdehnung und mit
hartem Grund. Der Sitz ist mitten oben im Sulcus, etwas auf die
Glans penis übergehend. In der linken Leiste eine indolente, mandel-
grosse Drüse. Nach 14 Tagen zeigten sich 2 speckige erbsengrosse
Geschwüre an der Innenfläche des Praeputiums. Gleichzeitig abend-
icher Kopfschmerz, aber kein Fieber. Heilung in 3 Monaten nach
60,0 J K. und entsprechender localer Behandlung.

17. Carolinum.

Bericht

von

Dr. OEHLER.

Die von Fräulein Luise von Rothschild zum Andenken an ihren im Jahre 1886 gestorbenen Vater Carl von Rothschild gegründete Klinik Carolinum, Bürgerstrasse 7, gewährte im Jahre 1891 im ärztlichen Ambulatorium 1664 Patienten freie Berathung und Behandlung. Genannte 1664 Patienten erforderten 5742 Consultationen.

Zur Aufnahme in die stationäre Abtheilung kamen 40 Patienten (18 männlich, 22 weiblich) die Mehrzahl zum Zweck der Operation. Operationen in Narkose wurden gemacht: 30 bei Patienten der stationären Abtheilung, 30 bei Patienten in der Ambulanz, hiervon 8 Fälle mit Bromäthyluarkose.

Die Operationen waren der Mehrzahl nach aus dem Gebiet der kleinen Chirurgie, nämlich:

Incisionen von Abscessen, Phlegmonen u. s. w.	12
Ausschabung von Knochen und Drüsentuberculosen	32
ferner: Geschwulstexstirpationen	4
Trepanation des Process. mastoid	2
Amputation der Hand	2
Exarticulation eines Fingers	1
Osteotomie bei Genu valgum	1
Necrotomie am Unterkiefer	1
Pleuraschnitt bei ampyem	1
Excision eines Fremdkörpers	1
Exstirpation einer Kropfcyste	1
Einrichtung eines luxirten Oberarms	1
Untersuchung in Narkose	1

Zusammen 60

In der Anstalt starben im Jahr 1891:

1 Frau   von 33 Jahren an Lungentzündung
1 Mann   »   23   »   » Lungenschwindsucht
1 Mädchen »   1   »   » Empyem u. Pericarditis
1 Mann   »   26   »   » Becken caries.

In der Zahnklinik wurden im Jahre 1891 6090 Consultationen ertheilt:

Es wurden 6202 Zähne ausgezogen
»   »   273 Zähne plombirt
»   »   12 Ersatzstücke geliefert.

Bei 26 Patienten wurde zum Zweck mehrfacher Extractionen die Chloroformnarkose eingeleitet.

Fünfter Theil.

Aerztlicher Verein.

1. Jahresbericht über die Thätigkeit des Aerztlichen Vereins zu Frankfurt a. M. im Jahre 1891.

Von

Dr. med. KARL STAHL.

Das 46. Jahr seit Bestehen des Vereins zeigte ebenso wie die früheren eine sehr rege Thätigkeit, die sich sowohl auf wissenschaftliche Fragen als auf sonstige Interessen des ärztlichen Standes bezog. Besonders hervorzuheben sind die wiederholten Mittheilungen verschiedener Collegen über die Erfahrungen mit dem Koch'schen Mittel bei Tuberkulose in Spitälern sowohl als in der Privatpraxis; desgleichen mit dem Liebreich'schen Mittel bei Kehlkopftuberkulose. Von grosser Wichtigkeit für die Vereinsthätigkeit war ferner die im Sommer des Jahres in hiesiger Stadt abgehaltene elektrotechnische Ausstellung, welcher nach einem einleitenden Vortrag im Verein von den Vereinsmitgliedern ein gemeinschaftlicher Besuch unter Führung der Herren DDr. Edinger, Laquer, Vohsen und Zahnarzt Haas abgestattet wurde. Ausserdem gab die Ausstellung Veranlassung zu einem Besuch zahlreicher Gäste, welche nach Schluss der Naturforscher-Versammlung zu Halle die Ausstellung besichtigten, wobei sie vom Vorstand des Vereins sowohl als von den im Vorstand der Ausstellung befindlichen Mitgliedern des Aerztlichen Vereins auf's Beste unterstützt wurden.

Den Vorstand bildeten die Herren DDr. Fridberg als I., Glöckler als II. Vorsitzender, Stahl und Jaffé als I. und II. Schriftführer. Der Ausschuss setzte sich zusammen aus den Herren DDr. Sioli, E. Schott und Pinner.

Die Mitgliederzahl betrug zu Beginn des Jahres 210, nämlich 146 ordentliche und 64 ausserordentliche. Gestorben sind die ordent-

lichen Mitglieder DDr. Buchka, Bernhard und Stricker. Ihr Andenken
wurde in üblicher Weise durch den Vorsitzenden geehrt durch einen
Nachruf in der Vereinssitzung, sowie durch Kranzspenden bei der
Beerdigung, welcher zahlreiche Kollegen beiwohnten. Ausgetreten
sind die ordentlichen Mitglieder DDr. Stein wegen dauernder Krank-
heit (kurz darauf verstorben), Lotz, Libbertz, Nönchen, Krauss und
Orthenberger wegen Wegzugs. — Eingetreten sind als ordentliche
Mitglieder die DDr. Stroh, Wittzack, Lampe, Thalmessinger, Aug.
Knoblauch, Rich. Stern, Avellis, Cahen-Brach, Kaiser, Gust. Spiess,
Gunz, Schick, Bergmann, Stawitz, Fromm, als ausserordentliche
Mitglieder die DDr. Robert (Assistenzarzt 81. Inf.-Rgt.), Werner
(Assistenzarzt 81. Inf.-Reg.), Middeldorpf (Hanau), Kramer (Assistenz-
arzt am Bürgerspital), Hess (Falkenstein), Hanau (Bockenheim),
Knauf (Isenburg), Laupus (Assistenzarzt von Dr. H. Nebel), Friedlieb
(Homburg) und Zahnarzt Haas (Frankfurt). Am Schluss des Jahres
betrug demnach die Zahl der ordentlichen Mitglieder 152, der
ausserordentlichen 74.

Im Lauf des Jahres fanden 21 ordentliche und 1 ausserordentliche Sitzung statt unter lebhafter Betheiligung der Mitglieder.
Durch die Vereinsferien fielen die 2. Juli- und 1. Augustsitzung aus.

Zu den früheren Mitgliedern für die Kommission zur Vor-
bereitung der Instruction der Delegirten des Aerztetages (DDr.
Cnyrim, Fridberg, Loretz, Marcus) wurde Dr. Wohlfahrt hinzuge-
wählt. Als Delegirter zum Aerztetag wurde Dr. Cnyrim und als
Stellvertreter Dr. Marcus gewählt. Zu Mitgliedern der Bibliotheks-
Commission wurden die DDr. Körner (als Vorsitzender), Ebenau,
Edinger, Schwenck und Prof. Weigert auf 3 Jahre ernannt, zum
Revisor der Bibliothek Dr. Körner. Die durch die Dr. Senckeu-
berg'sche Administration vollzogene Ernennung des Dr. Schwenck
zum ersten Bibliothekar an Stelle des verstorbenen Dr. Stricker,
sowie die Ernennung des schon seither an der Bibliothek thätig
gewesenen Docenten der Botanik Dr. phil. Jännicke zum zweiten
Bibliothekar wurde dem Verein mitgetheilt und von demselben gut-
geheissen. In der letzten Vereinssitzung wurden für das Jahr 1892
die DDr. Harbordt zum 2. Vorsitzenden, Sippel zum 2. Schriftführer
und die DDr. Bärwindt, Lange, de Bary in den Ausschuss gewählt.

Im Lauf des Sommers beglückwünschte der Verein Herrn Geh.
Rath Dr. Bode sen. in Nauheim zu seinem 50jährigen Doctorjubiläum durch ein Schreiben, sowie Herrn Geh. Rath Virchow
in Berlin zu seinem 70. Geburtstag durch ein Telegramm.

Das Stiftungsfest des Vereins wurde am 3. November im Frankfurter Hof gefeiert. Auch in diesem Jahre wurde der Zuschuss für den Jahresbericht in bisheriger Höhe von den städtischen Behörden in dankenswerther Weise bewilligt.

Vorträge.

Dr. Altschul. Ueber kryptogenetische Septico-Pyaemie:

Im Anschluss an einen von ihm beobachteten Fall bespricht Vortragender die Diagnostik und rechtfertigt die in seinem Fall gestellte Diagnose. In Bezug auf die Therapie erwähnt derselbe, dass die Antipyretica fast ganz im Stich liessen, während die Kochsalzinfusionen fast lebensrettend wirkten. Redner bezieht sich in seinem Vortrag vielfach auf eine Monographie von Dennig, über welche er gleichzeitig referirt.

Dr. Bresgen. Ueber Anwendung verschiedener Anilinfarbstoffe bei Nasen-, Hals- und Ohrenleiden:

Hauptsächlich angewandt wurden das Hexaaethylviolet und Methylenblau, welche die Brennkur sehr abkürzen. Bei Lupus der Nase und Rachenschleimhaut wirkten beide Mittel günstig, bei Tuberkulose des Kehlkopfs besonders Hexaaethyl, während bei Stichlung der Mandeln Methylenblau besser wirkte. Bei veralteter Mittelohr-Entzündung wirkten eingeführte Stückchen von Hexaaethyl gut.

Derselbe. Ueber Entfernung von Fremdkörpern der Nase:

Vortr. warnt sowohl vor Versuchen, den Fremdkörper in den Hals zu stoßen, als vor Anwendung der Kornzange. Das Wichtigste sei Cocainisirung. Als Instrumente empfiehlt er eine von ihm angegebene Zange resp. Pincette, welche er demonstrirt.

Dr. Cnyrim. Ergebnisse der Tuberkulin-Behandlung auf der inneren Abtheilung des Heiligen Geist-Spitals:

Die schwersten Fälle wurden ausgeschlossen. Von 10 leichteren Fällen wurden 9 entschieden gebessert zum Theil nach vorübergehender Verschlimmerung des Lungenbefunds. Von 6 mittelschweren Fällen wurden 2 gebessert, 2 verschlimmert, 2 blieben unverändert. Von 15 schwereren Fällen wurde keiner gebessert, 5 verschlechtert (darunter 2 Todesfälle). Die Section ergab neben alten Processen zerstreute Tuberkelknötchen, deren Alter der Zeit der Injectionen etwa entsprach. Im Anschluss daran bespricht

Redner die Resultate der Discussion über Tuberkulin-Behandlung in Wiesbaden.

Dr. Edinger. Ueber einige schmerzhafte Erkrankungen des Centralnervensystems mit anatomischen Demonstrationen:

Zum Beweis, dass auch Erkrankung der Nervenwurzeln Schmerz erzeugt, führt Vortr. 5 Fälle von daselbst sitzenden Geschwülsten aus seiner Beobachtung an. Die Diagnose stützte sich auf die gemischten Symptome motorischer und sensibler Natur. Auch für Entstehung des Schmerzes von den centralen Ganglien aus, führt Redner Beweise an.

Derselbe. Einleitendes zur Besichtigung der Electromedicinischen Ausstellung:

Nach Erläuterung der Begriffe der elektrischen Spannung, des Widerstands und der Stromstärke geht Vortr. auf die therapeutische Verwendung des constanten und inducirten Stromes über. Die Anwendung beginnt mit schwachen Strömen, die allmälig gesteigert werden. Das Reguliren geschieht durch den Rheostaten, das Messen der Stromstärke durch den Galvanometer. Zum Schluss erläutert Vortr. den Transformator, die Gleichstrom- und Wechselstrommaschinen, den Elektromotor und Akkumulator. Vorzeigen einer Bogenlampe und einer Dynamomaschine in Thätigkeit.

Prof. Dr. Flesch. Topographisch-statistische Untersuchungen über Diphtherie und Scharlach in Frankfurt a. M. in den Jahren 89 u. 90.

An einem Material von 1700 Diphtherie- und 1000 Scharlachfällen, welche er in Tabellen und Tafeln eingetragen, sucht Redner darzuthun, dass beide Krankheiten von atmosphärischen Einflüssen unabhängig sind, und dass Diphtherie als Dichtigkeits-, Scharlach als Verkehrskrankheit anzusehen sei.

Dr. Kirchheim. Ueber seine Erfahrungen bei der Koch'schen Behandlung:

27 Fälle mit 409 Injectionen. Bei einer Anfangsdosis von ¹/₂ bis 1 Milligramm und langsamer Steigerung sah er nie bedenkliche Symtome. Das Reactionsfieber war sehr verschieden, der Einfluss auf den Bacillenbefund schwer zu beurtheilen. Mehrfach beobachtet wurden neu auftretende Verdichtungen des Lungengewebes und Drüsenanschwellung. Redner nimmt, entgegen Koch, eine Gewöhnung an das Mittel an.

Dr. Laquer. Ueber Compression der Cauda equina: Mit Vorstellung des betreffenden Falles:

Unter Hinweis auf die modernen Fortschritte der Rückenmarkschirurgie, besonders durch Horsley, berichtet Vortr. über den 19jährigen Patienten, schildert die Symptome, welche vorwiegend in nach dem Knie ausstrahlenden Kreuzschmerzen, Parese der Blase und des Mastdarmes, sowie Schwinden der Sehnenreflexe bestanden. Dabei bestand grosse Empfindlichkeit des Kreuzbeins und leichte Lendenkyphose. Bei der von Dr. L. Rehn vorgenommenen Operation (s. Krankengeschichten) wurde ein Lymphangioma cavernosum aus dem Sakralcanal entfernt. Daselbe hatte seinen Sitz hinter der dura. Vorzüglicher Erfolg. Vortr. räth in entsprechenden Fällen entschieden zur Operation.

Dr. H. Nebel. Ueber die Bedeutung, Handhabung und Indication für die Behandlung mittelst Bewegung und Massage. Im Druck erschienen bei J. F. Bergmann, Wiesbaden 1891.

Dr. H. Rehn. Ueber örtliche Behandlung der Rachendiphtherie mit liqu. ferr. sesquichlor:

Redner hat, seit er das Mittel pur oder in geringer Verdünnung örtlich anwendet bei gleichzeitiger innerer Darreichung in $1/2$ % Lösung, keinen Fortschritt auf den larynx mehr beobachtet. Bedingung ist frühzeitige und consequente Anwendung. Bestätigt wird die Wirksamkeit des Mittels durch die Löffler'schen Versuche.

Dr. L. Rehn. Ueber Luxatio obturatoria paralytica im Anschluss an 2 entsprechende Fälle. Die blutige Reposition machte einen vorderen und hinteren Schnitt, sowie zahlreiche Muskeldurchschneidungen, in einem Fall auch Trennung der fascia lata und des lig. teres nöthig. Nachbehandlung mit Maschine. Redner hält die paralytische Luxation im Gegensatz zu Verneuil für recht selten.

Die blutige Reposition sei meist die richtige Therapie. — Erläuterung an Photographien.

Dr. M. Schmidt. Ueber Tuberkulinbehandlung und Anwendung des Liebreich'schen Mittels bei Kehlkopfphthyse:

Von 20 mit Tuberkulin behandelten Fällen sind 18 geheilt, darunter 6 mit Geschwürbildung. Vortr. tritt entschieden für Anwendung kleinster Dosen ein. — Ueber die Cantharidinbehand-

lung äussert sich Redner nur reservirt: Von 20 Fällen wurden 4
mit Stimmbandgeschwüren geheilt unter Verschlechterung des Allge-
meinbefindens. 8 Fälle wurden ohne oder mit schlechtem Erfolg
behandelt. 2 Patienten mit Chorditis vocalis wurden rasch geheilt.
Auch hier ist vor zu grossen Dosen zu warnen (Albuminurie, Anurie).

Dr. Sippel. Ueber Hämophilie der Neugeborenen:
Gestützt auf einen Fall hält Vortr. die Nabelblutung entgegen
der gewöhnlichen Annahme häufig für arteriell und empfiehlt zur
Unterbindung der Arterie die Laparotomie, welche in seinem Fall
verweigert wurde. Die Section ergab Veränderung der linken
Nabelarterie.

Dr. Vohsen. Ueber seine Erfahrungen mit Tuberkulin:
Bei 26 Fällen keine Heilung, 6 mal Besserung des Lungenbefunds, 6 mal Besserung des larynx, 1 mal des Ohrs (operirte Caries),
1 mal des Darms. 8 Fälle unverändert, 11 Verschlechterung, 6 Todesfälle. — Alle Fälle mit Cavernen zeigten bedrohliche Erscheinungen,
Darmtuberkulose meist Verschlimmerung. — Als diagnostisches
Mittel hält Vortr. das Mittel nicht für sicher.

Prof. Dr. Weigert. Ueber Miliartuberkulose: Der
Tuberkelbaccillus ist das Charakteristische für den Tuberkel, von
welchem sich exsudative Processe nicht trennen lassen. Bedingung
für die Entstehung der miliaren Knötchen ist erstens, dass die
Menge des Gifts räumlich kleiner ist als das Knötchen und zweitens,
dass das Milium nicht zu weit über seine Grenze Giftwirkung
erzeugt. Den miliaren Charakter verliert der Tuberkel, wenn
grössere Giftmengen auftreten. Bei Tuberkulose der serösen Häute
verschmelzen nachträglich die Exsudativ-Zonen der einzelnen Knötchen.

Diffuse Entzündung kann auch entstehen dadurch, dass die
Giftwirkung weiter reicht, erstens durch langes Bestehen der Veränderung, zweitens durch Fehlen der Abkapselung, drittens durch
stärkere Virulenz des Gifts.

Dr. Wittzack. Ueber die Behandlung des chroni-
schen Blasenkartarrhs:
Nachdem Vortr. für die Spülungen des Blasenkartarrhs beim
Mann die einzelnen Mittel besprochen, empfiehlt er, die Spülungen
nicht zu häufig und selbst mit längeren Unterbrechungen zu machen.
— Von inneren Mitteln sei die Salicylsäure am besten. Als Trink-
quelle sei neben Wildungen, Weilbach zu empfehlen. Bei dem
Katarrh der weiblichen Harnblase sei die Harnröhrendehnung das

souveräne Mittel, oder wenn diese nicht zum Ziel führe, die Cys-
totomie, wobei Vortr. die Anlegung einer Gegenöffnung am Abdomen
empfiehlt. Der tuberkulose Blasenkatarrh müsse chirurgisch behandelt werden.

Berichte.

Dr. Cnyrim: Bericht über den Aerztetag (s. ärztliches
Vereinsblatt).

Dr. Marcus. Ueber die neuerschienenen Arbeiten aus dem
Reichsgesundheitsamt Bd. VII, Heft 1, 2, 3 (s. ärztliches Vereinsblatt, Juni- und November-Nummer).

Dr. Spiess. Ueber die Untersuchungen der Drr.
Lepsius und Libbertz betr. die Wirkung der hiesigen
Klärbecken:

In der Abflussgallerie waren die suspendirten Stoffe fast ganz
beseitigt (bis auf 10%), die gelösten Stoffe fast unverändert (75%).
Das Abflusswasser war trotz Verschiedenheit des Eintrittswassers
fast immer gleich. Das chemische Verhalten des Abflusswassers
war fast dasselbe, gleichgültig ob nur mechanische oder auch
chemische Reinigung stattgefunden hatte. — Die bakteriologischen
Untersuchungen ergaben Gleichbleiben resp. Vermehrung der Bakterien bei nur mechanischer Klärung, vorübergehende Abnahme
derselben bei Anwendung von Chemikalien. — Das Mainwasser zeigt
oberhalb und unterhalb der Einmündung der Klärbecken keinen
wesentlichen Unterschied, eine Verunreinigung des Mainwassers findet
also nicht statt.

Krankengeschichten.

Dr. Avellis. Halbseitige Paralyse und Anaesthesie des Kehlkopfs mit ausgebreiteter Anaesthesie und Analgesie der Haut bei einem
50 jährigen Bauer in Folge von Trauma. Die ursprünglich auf die
linke Körperhälfte beschränkte Erkrankung ergriff später auch einen
Theil der rechten Seite. Durch Suggestion wurde die hysterische Affection
beseitigt mit Ausnahme der Paralyse und Anaesthesie des Kehlkopfs
und Gaumens, welcher offenbar eine Nervendegeneration zu Grunde lag.

Dr. Demmer. Innere Incarceration bei einer 37 jährigen Frau
nach Peritonitis. Heilung durch Laparotomie, wobei nach Even-
tration des ganzen Dünndarms zwei feste Stränge an der Leber und
im Douglas getrennt wurden.

Dr. Harbordt. Anus praeternaturalis bei einer 45jährigen Frau, welche 10 Tage nach der Einklemmung mit jauchiger Phlegmone in's Spital kam. Nach Abstossung des gangraenösen Gewebes, Darmresection, Heilung.

Derselbe. Schussverletzung von Magen und Niere. Grosse Schwierigkeit machte die Naht der hinteren Magenwunde. Der Nierenschuss war nicht diagnostisirt. Tod durch Shock.

Dr. Marcus. Rasch entstandener bedeutender Decubitus bei einer hereditär nicht belasteten jungen Primipara, deren Urin $7/10$ % Zucker enthielt.

Dr. Middeldorpf. Krankengeschichte eines Mannes, dessen Blase ein abgebrochenes Kathederstück enthielt. Diagnose und Operation war nur durch Cystoscopie möglich.

Dr. Pinner. Fall von Sectio alta: 65jähriger Mann, der schon zweimal lithotripsirt war. Operation nach Trendelenburg. Die Sectio mediana empfiehlt Vortr. nur bei uncomplicirten Fällen und kleinen Steinen, sonst immer die Sectio alta.

Dr. L. Rehn. Operationsgeschichte des von Dr. Laquer vorgestellten Kranken mit Compression der cauda equina (s. unter Vorträgen). Es handelte sich um ein Lymphangioma cavernosum (Weigert), das nach Aufmeisselung des Sakralcanals unter starker Blutung durch Scheere und scharfen Löffel entfernt wurde. Guter Verlauf.

Dr. M. Schmidt. Krankengeschichte des verstorbenen Collegen Dr. Buchka.

Dr. O. Wolff. Tuberkulöse Erkrankung der Siebbeinzellen, durch Koch'sche Injectionen geheilt: 18jährige Dame, unter den Erscheinungen der Ozaena erkrankt; dabei leichte Veränderung der linken Lungenspitze. Die Behandlung bestand, abgesehen von den Injectionen, nur im Erweitern und Offenhalten des $1/2$ cm langen Knochencanals.

Krankenvorstellungen.

Dr. Sigm. Auerbach. Zwei von Dr. L. Rehn operativ behandelte Fälle von Lungenabscess mit Gangrän. Die Indication war gegeben durch die Dauer und Schwere der Erkrankung. Im einen Fall (Abscess im Mittellappen) wurde ein Stück der fünften, im zweiten von der neunten Rippe resecirt. Directe Verwachsung der Pleura an der kranken Stelle fand sich nicht. Die Höhle wurde drainirt resp. tamponirt. In beiden Fällen guter Erfolg.

Dr. Avellis. Doppelseitige Lähmung beider m. postici des Kehlkopfs im Zusammenhang mit Tabes (Lues) machte durch hinzutretenden Katarrh die Tracheotomie nöthig. Es handelt sich um eine Degeneration des vagus und accessorius.

Dr. de Bary. Zwei Fälle von Lupus, mit Koch'schen Einspritzungen behandelt, die schon früher vorgestellt waren (s. vor. Jahresbericht).

Dr. Carl. Hydrophthalmus congenitus bei einem' 5 Monate alten Kind durch intrauterin beginnende Erkrankung des Auges. Durch Iridectomie wurde rasche Aufhellung der Hornhaut und Rückgang der Ectasie bewirkt.

Dr. Cnyrim. Tetanie bei einem 19jährigen Patienten. Vortr. schildert die Tetanie als eine Neurose, welche anfallsweise auftretende tonische Contractionen einzelner Muskelgruppen mache bei vollständigem Wohlbefinden in den Intervallen. In diesen bestehe nur erhöhte Erregbarkeit der Nerven. Aethiologie unbekannt. Prognose gut.

Tabetische Gelenkaffection bei einem 49jährigen Mann mit bedeutender Deformität beider Kniegelenke mit abnormer Stellung und Beweglichkeit des Unterschenkels bei vollständiger Schmerzlosigeit. Als Entstehungsursache nimmt Vortragender ausser Analgesie abnorme Brüchigkeit an.

Acromegalie bei einer 63jähr. Frau mit bedeutender Veränderung der Füsse, Hände und eines Theils des Gesichts. Durch Betheiligung der Zunge Veränderung der Sprache und Stimme. Wirbelsäule und Thorax wenig verändert.

Prof. Flesch. Hochsitzender' Tumor des rectum, complicirt durch Hemiparese in Folge von Apoplexie. Letztere contraindicirt die Operation.

Dr. K. Herxheimer. Luetisches Geschwür am linken Auge und der Wange bei gleichzeitiger Caries am Nasenbein (Spätlues), 64jährige Frau.

Irisgumma bei einem 37jährigen Mann, dessen Primäraffect am Kinn sass.

Zwei Fälle Ichtyosis.

Acutes Eczem, vom Hals auf den Stamm fortschreitend.

Fall von Sclerodermie, durch graue Quecksilbersalbe geheilt.

Unförmige Verdickung der Wangen, Augenlider, Lippen und Ohren (Oedema stabile).

Lichen scrophulosorum bei einem 10jährigen Knaben.

16

Dr. Krüger. Tuberculose der Iris bei einen 2jährigen Kinde. Die Knötchen der Iris und die gleichzeitige Veränderung der Hornhaut lassen die Diagnose schwanken zwischen gummöser Entzündung, Granulom und Tuberculose.

Dr. Landmann. Rechtsseitige Radialislähmung nach Verletzung. Heilung durch Nervennaht, wenn auch die Wiederherstellung der Mobilität erst nach langer Zeit zu erwarten ist.

Dr. Pinner. Fall von Gastroenterostomie bei einer 34jährigen Frau, ausgeführt wegen Carcinom des pylorus. Wegen Schwellung der Drüsen wurde die Exstirpation unterlassen. Seit der Operation Zunahme des Körpergewichts um 16 Pfund.

Dr. L. Rehn. Fall von Struma, bei dem nach Ausschälung eines retrosternalen Lappens und Tracheotomie die Intubation wegen eines retrolaryngealen Strumalappens nöthig wurde.

Exstirpation der Gallenblase mit Extraction von 5 Steinen aus dem ductus choled. Glatter Verlauf.

Magenfistel wegen Carcinom des oesophagus. Operation nach Hahn, nur wurde die Fistel im 7. Intercostalraum angelegt. Glatte Heilung.

Gallenblasen-Dünndarmfistel, angelegt wegen vollständigen Choledochusverschlusses in Folge eines höckerigen Lebertumors. Die Operation geschah einseitig und stellte eine Communication der Gallenblase mit dem jejunum her. Patient ist bedeutend gebessert. Die Indication zur Operation beschränkt Vortr. auf Tumoren und unheilbare Gallenfisteln.

Dr. Roediger. Actinomycose bei einem jungen Menschen. Im Unterkieferabscess fanden sich erst 3 Wochen nach der Spaltung die charakteristischen Strahlenpilze.

Dr. Sippel. Tiefe Einschnürung des Unterschenkels durch amniotische Stränge bei einem 5/4 Jahre alten Kind. Gleichzeitig leichte Einschnürung am Finger.

Dr. Tacke. 21jähr. Mädchen, seit 8 Wochen an Phthyse erkrankt, bei welchem nach Koch'scher Behandlung wesentliche Besserung des Lungenbefunds.

Präparate.

Dr. Demmer. Aetzschorf des Uterus nach Aetzung mit Chlorzink (Musculatur und Anfangsstück der Tube.)

Prof. Dr. Flesch. Zwei Abortiveier, das eine schon länger abgestorben, das andere der fünften Woche entsprechend.

Grosses Uteruscarcinom.

Herz eines 13jährigen Kindes mit Stenose der pulmonalis, Stenose und Insufficiens der tricuspidalis und weitem foramen ovale.

Lunge eines 9monatlichen Kindes mit grossen Cavernen und Durchbruch einer Lymphdrüse nach dem Bronchus.

Mischung von Fleisch und Blasenmola.

Gonokokken aus dem Vaginalsecret eines 2jährigen Kindes.

Dr. Gottschalk. Grosses ligamentär entwickeltes Uterusmyom (Oper.). — Fibrös entarteter Uterus, gewonnen durch Sectio caesarea Gleichzeitig bestand placenta praevia.

Dr. Harbordt. Tabetische Kniegelenksaffection.

Dr. Kahn. Partielle Occlusion des Dünndarms bei einem 4 Wochen alten Kinde.

Dr. Landmann. Präparate und Culturen von Typhusbacillen, aus dem Roseolatblut eines Typhuskranken entnommen.

Mikroskopische Präparate von Milzbrandbacillen in Colonien auf Nährsubstanzen.

Reinkulturen und mikroskopische Präparate von Staphylococcus aureus, citreus, albus und cereus flavus, sowie Micrococcus prodigiosus.

Dr. Louis Rehn. Dermoid der Blase (Oper.).

Dr. Sippel. Uterus, einige Jahre nach conservativem Kaiserschnitt der Leiche entnommen, zeigt entsprechend dem Schnitt aussen Verdickung des Peritonäum, innen eine seichte Furche.

Abortivei, das 13 Monate im Uterus zurückgehalten war.

Fingergliedgrosser Polyp des Uterus, der den Verblutungstod zur Folge hatte.

Solider Tumor des linken Ovariums mit mehrfachen Thrombosen (Oper.).

Subseröses Myom des Uterus, operirt mit Erhaltung des Uterus.

Submuköses Myom des Uterus, gewonnen durch Abtragen des Uterus.

Traubenmole vom vierten Monat der Gravidität (Eiweiss im Urin).

Foetus papyraceus, durch Absterben der einen Zwillingsfrucht im fünften Monat.

Dr. Stahl. Uterusmyom, das, im Becken festgekeilt, mit Erhaltung des Uterus entfernt wurde.

Dr. Vohsen. Cavernöses Felsenbein mit grossen nekrotischen Parthien in der Nähe der carotis.

Prof. Dr. Weigert. Mola carnosa.

Carcinoma penis.

Endocarditis mitralis und tricuspidalis.

Myoma cysticum mit starken Verkalkungen.

Gallertcarcinom des Magens.

Dermoidcyste des Ovariums.

Leberkrebs mit krebsiger Thrombose der Pfortader.

Akute Miliartuberculose, entstanden durch Phlebitis tubercul. pulmon.

Gelenke mit typischer Harnsäuregicht, theilweise exulcerirt.

Tiefsitzender Halstumor (Oper.). Frische Endocarditis tricuspid. und mitralis, von einem Phthysiker stammend.

Zahlreiche Rachengeschwüre tuberculöser Natur.

Tuberculöser larynx ohne Lungenbefund.

Lymphosarcom der Achselhöhle.

Carcinom des coecum.

Milz von einem Leukämischen, bei welchem charakteristische Knochenerkrankungen bestanden.

Caries der Brustwirbelsäule mit Durchbruch nach dem oesophagus.

Perforirendes Duodenalgeschwür und Magengeschwüre.

Genitaltuberculose.

Tuberculose der prostata, Blasengeschwüre. Dabei kolossales Blasendiverdikel, Tod durch Miliartuberculose. Ulcerationen der Gallenblase.

Perforation des proc. vermiformis.

Thrombose der vena jugularis interna.

Uterus bicornis bei Fehlen der linken Niere und des linken Ureters.

Narben des processus vermiformis mit Hydrops desselben.

Perforation des process. vermiformis Aneurysma der Lungenarterie bei einem Tuberculösen.

Angeborene Stenose der Pulmonalarterie.

Tumor der dura mater. Ovarientumor mit infarct ähnlichen Stellen bei Axendrehung.

Sehr grosse Invagination der flexura sigmoides.

Innere Incarceration durch Peritonäalabschnürung.

Schussverletzung von Magen und Niere.

Angeborene Divertikelbildung des Dünndarms, entstanden durch länger bestehende Verbindung des Darms mit dem Darmnabel.

Pulsionsdivertikelbildung entstanden analog den Aneurysmen.

Pulsionsdivertikel des duodenum (Sitz stets am divert. Vateri).

Verletzung des Darms durch Hufschlag. Tod durch Peritonitis.

Carcinom der flexura sigmoidea mit gleichzeitigem Durchbruch und Abknickung des coecum.

Endocarditis aortica mit Insufficiens.

Fall von Lymphosarcoma der Mediastinaldrüsen mit Wucherung in die vena cava super. und Lungenvenen. Infarct der Niere und Nebenniere. Zugleich Tumor im Lendenmark.

Carcinom des peritonaeum, ausgehend von einem Carcinom des corpus uteri. Gleichzeitig Myombildungen am Uterus und Enchondrom der Lunge.

Mikrocephales Gehirn, bei welchem an Stelle der Central-windungen tiefe Furchen. Nebennieren normal, Nieren sehr klein.

Carcinom des oesophagus. Lungengangrän.

Myom des linken Ovariums.

Käsige Osteomyelitis am unteren Tibiaende mit periostitischer Knochenverdickung.

Lungentuberculose bei einem Kind, bedingt durch Durchbruch einer käsigen Bronchialdrüse nach dem Bronchus.

Weit offener ductus Botalli. Endocarditis und Endarteritis pulmonalis, Endocarditis aortica.

Zwei Lungenaterien aneurysmen (nicht tuberculös). Infarcte der Lunge. Amyloid der Milz mit Infarct.

Schussverletzung des Schädels.

Herztuberkel.

Struma bei morbus Basedowii.

Sehr hochgradige Intussusception bei einem Kinde.

Nierenschrumpfung mit Hypertrophie des linken Ventrikels.

Chronische Nephritis mit sehr hochgradiger Hypertrophie des gesammten Herzens.

Kurze Mittheilungen.

Dr. Altschul. Ueber Aethylchlorid und dessen Anwendung zur localen Anästhesie, bei Neuralgien u. s. w.

Dr. Graudhomme. Ueber Anzeige von ansteckenden Krankheiten.

Dr. Kühner. Ueber die Tendenz seines Buches »Haudbuch der Naturheilkunde auf wissenschaftlicher Basis.« — Programm der Zeitschrift »Gesundheit«.

Dr. H. Rehn. Ueber die Gründung eines Asyls für Kinder von 6—8 Jahren in Soden.

Instrumente und Apparate.

Dr. Altschul, Kochsalzinfusionsapparat nach Sali.

Dr. Carl, von ihm erfundener, von Blänsdorf ausgeführter Apparat zur Bestimmung der Sehschärfe nach dem Princip des Einzelbuchstabens.

Dr. Demmer, von ihm modificirte Deschamp'sche Nadel.

Dr. Edinger, selbstconstruirter Apparat zum Zeichnen mikroskopischer Präparate.

Dr. Fridberg, Gummihandschuhe der Firma Weil.

Dr. Harbordt, Apparat zum Chloroformiren von Kappeler.

Dr. W. Hirsch, von ihm verbesserte, gut desinficirbare Pravaz'sche Spritze.

Turnlehrer Mayer, Turnapparate.

Dr. M. Schmidt, Nasenröhrchen von Feldbausch. — Autolaryngoskop.

Dr. Vohsen, Gaumenhaken von Hofmann.

Dr. Wittzack, Blasenspiegel.

2. Bericht über die Vermehrung der Bibliothek des Aerztlichen Vereins

von

Dr. O. KOERNER.

Auf Anregung des Vorsitzenden, Herrn Dr. Fridberg, wählte der Verein im October 1891 eine Commission zur Vorberathung und Ueberwachung der Bibliotheks-Angelegenheiten. Dieselbe besteht aus den Herren Ebenau, Edinger, Koerner (Vorsitzender), Schwenk und Weigert. Auf Anregung dieser Commission wurden vom Vereine angeschafft:

1) Die zu Virchow's Jubiläum erschienenen Festschriften (Beiträge der Assistenten und »Internationale Beiträge zur wissenschaftlichen Medicin«.

2) Baumgarten's Jahresberichte über die Fortschritte in der Lehre von den pathogenen Mikroorganismen.

Die alte Auflage von Hirsch's Handbuch der historisch-geographischen Pathologie aus dem Jahr 1860 wurde durch die neueste ersetzt.

Die vorhandenen erheblichen Lücken in den Tageblättern der Naturforscher-Versammlungen, in den Berichten über die internationalen medicinischen Congresse und über die Congresse für innere Medicin wurden fast vollständig durch Geschenke ausgefüllt.

In dem Lesezimmer der Bibliothek wurde ein Büchergestell angebracht, auf welchem die Nachschlagewerke (Index catologue, Index medicus, Jahrbücher von Schmidt, sowie von Canstadt, Virchow, Hirsch) aufgestellt wurden.

Ferner wurden Verhandlungen mit dem Buchhändler Herrn Alt angeknüpft, welche dazu führten, dass vom 1. Januar 1892 an die neuesten Nummern einer Anzahl von Zeitschriften im Lesezimmer der Bibliothek je 8 Tage lang aufgelegt werden. Vorerst werden aufgelegt: Virchow's Archiv, Berliner klinische, Deutsche medicinische, Wiener klinische, Wiener medicinische, Münchener medicinische Wochenschrift und Volkmann's klinische Vorträge.

Ausser den regelmässigen Eingängen und Fortsetzungen sind folgende Geschenke zu verzeichnen:

Von den Verfassern:

P e r l i a, Ansicht des Mittel- und Zwischenhirns eines Kindes mit congenitaler Amaurose.

S c h ü t z, Richtigstellung zum Artikel »Der heutige Stand der Krebsfrage« von Alberts.

S c h l e s i n g e r, Aerztliches Hülfsbüchlein.

A u e r b a c h, Beitrag zur Kenntniss der ascendirenden Degeneration des Rückenmarks und zur Anatomie der Kleinhirnseitenstrangbahn.

S c h o t t, Zur Casuistik der congenitalen Dextrocardie.

D e r s e l b e, Zur Differenzialdiagnose des Pericardialexsudates und der Herzdilatation.

A l z h e i m e r, Ueber einen Fall von spinaler progressiver Muskelatrophie.

W o l f, O., Hörprüfungsworte und ihr differenzialdiagnostischer Werth.

K o e r n e r, Untersuchungen über Wachsthumsstörung und Missgestaltung des Oberkiefers und der Nase in Folge von Behinderung der Nasenathmung.

N e b e l, H., Behandlung mittels Bewegung und Massage.

B r e s g e n, Krankheits- und Behandlungslehre der Nasen-, Mund- und Rachenhöhle.

A v e l l i s, Tuberculöse Larynxgeschwülste.

Von Herrn Dr. A l t s c h u l:

L a u c e r e a u x, Leçons de clinique medicale.

M a r i l l i e r, Les halucinations télépathiques.

M o n o d, Les mesures sanitaires en Angleterre.

S c h ü l l e r, Neue Behandlungsmethode der Tuberculose.

L i n d e m a n n, Denkschrift über das öffentliche Gesundheitswesen Helgolands für 1886—89.

S o m m a, Dell'anenia splenica infantile.

Von Herrn Sanitätsrath Dr. S p i e s s:

v. F r i s c h, die Behandlung der Wuthkrankheit.

C u s t e r, Oeffentliche und private Gesundheitspflege.

R e i s s n e r, Zur Geschichte und Statistik der Menschenblattern im Grossherzogthum Hessen.

G o p p e l s r o e d e r, Ueber Feuerbestattung.

F r ö l i c h, Militärmedizin.

B ü t s c h l i, Ueber den Bau der Bakterien.

Die Grippe-Epidemie im deutschen Heere 1889/90.

Emmerich und Trillich, Anleitung zu hygienischen Untersuchungen.

Kratz, Materialien zu einer Geschichte der Influenza.

Neidhardt, Die Influenza-Epidemie 1889/90 im Grossherzogthum Hessen.

Wehrli, Eine Typhusepidemie in Folge von Brunneninfection.

Seitz, Bakteriologische Studien zur Typhus-Aetiologie.

Perran, La inoculacion preventiva contra el cólera.

Graetzer, Lebensbilder schlesischer Aerzte.

Reincke, Der Typhus in Hamburg.

Morache, Traité d'hygiène militaire.

Medicinische Monatsschrift 1890.

Prager medicinische Wochenschrift 1885 bis 1890.

Journal des sociétés scientifiques.

Gazette médicale de Paris VII.

Militärarzt 1890.

Index medicus Bd. XI. u. XII.

Von Herrn Dr. Körner:

British Medical Journal 1887 bis 1890.

Tageblatt der Naturforscher-Versammlungen Köln 1888 und Heidelberg 1889.

Von Herrn Dr. Edinger:

Tageblatt der Naturforscher-Versammlung Salzburg.   Verhandlungen des Congresses für innere Medicin II, IV, VI, VII, X.

Von Herrn Professor Dr. Weigert:

Tageblatt der Naturforscher-Versammlungen München 1877, Eisenach 1882, Freiburg 1883, Strassburg 1885, Bremen 1890.

Congrès périodique international des sciences médicales.   Compte-rendu. 1884. 4. Bd.

Von Herrn Sanitätsrath Dr. Moritz Schmidt:

Verhandlungen des Congresses für innere Medicin V, IX.

Von Herrn Dr. Sippel:

Schröder, Der schwangere und kreissende Uterus.

3. Ordentliche Mitglieder des Aerztlichen Vereins im Jahre 1891.

(Verein gegründet im Jahre 1845.)

No.	Namen	Promovirt	In Folge Staats-examen recipirt	In Frank-furt als Arzt niedergel.	Mitglied des Aerztl. Vereins
1	Dr. Hoffmann, Heinrich, Geh. San.-Rath .	1833	1834	1834	1845
2	» Flesch, Johann Gustav Adolf	1839	1841	1841	1846
3	» Passavant, Gustav, Sanitätsrath . . .	1840	1841	1842	1847
4	» Stiebel, Fritz	1847	1847	1847	1853
5	» Schmidt, Jean, Sanitätsrath	1853	1855	1855	1855
6	» Neubürger, Theodor	1853	1854	1854	1855
7	» Ohlenschlager, Fritz.	1855	1857	1858	1858
8	» Cnyrim, Victor.	1855	1857	1857	1858
9	» Stern, Bernhard	1856	1857	1857	1858
10	» Spiess, Alexander, Sanitätsrath, Stadtarzt	1856	1857	1859	1859
11	» Marx, August	1857	1858	1858	1859
12	» Neumüller, Hermann	1859	1860	1860	1860
13	» Steffan, Philipp	1860	1861	1861	1861
14	» Deichler, Johann Christian	1860	1861	1861	1862
15	» Hirsch, Marcus	1861	1862	1862	1862
16	» Schmidt, Moritz, Sanitätsrath	1860	1861	1862	1862
17	» Bardorff, Carl.	1861	1863	1863	1863
18	» Schott, Eugen	1860	1864	1864	1864
19	» Marcus, Emanuel.	1860	1860	1864	1864
20	» Bockenheimer, Jac. Herm., Sanitätsrath	1861	1863	1863	1864
21	» Altschul, Gabriel Gustav.	1862	1862	1864	1864
22	» de Bary, Jacob.	1864	1865	1865	1865
23	» Wirsing, Paul.	1863	1865	1865	1865
24	» Kirchheim, Simon	1864	1865	1865	1865
25	» Glöckler, Alexander	1864	1865	1866	1866
26	» Mappes, Georg.	1866	1867	1867	1867
27	» Vömel, Heinrich	1866	1867	1867	1868
28	» Loretz, Wilhelm Emil	1866	1867	1868	1869
29	» Krüger, Gustav	1864	1865	1869	1869
30	» Wolf, Oscar	1866	1867	1870	1870
31	» Fridberg, Robert	1867	1867	1870	1870
32	» Cohn, Emanuel.	1866	1867	1867	1870
33	» Fritsch, Philipp	1866	1870	1871	1871
34	» Harbordt, Adolf.	1867	1868	1869	1871
35	» Levy, Jacob	1853	1854	1871	1871
36	» Blumenthal, Ernst	1869	1869	1871	1872
37	» Rehn, Heinrich	1856	1857	1872	1872
38	» Hirschberg, Max	1866	1867	1873	1873
39	» Jung-Marchand, August	1870	1872	1872	1873
40	» von Pander, Eduard, Russ. Hofrath . .	1861	1854	1866	1873

No.	Namen	Promovirt	In Folge Staats-examen recipirt	In Frank-furt als Arzt niedergel.	Mitglied des Aerztl. Vereins
41	Dr. Herxheimer, Salomon, Sanitätsrath . .	1865	1866	1874	1874
42	» Wenz, Emil	1857	1858	1858	1874
43	» Klingelhöffer, August, Sanitätsrath, Kreisphysikus	1870	1870	1874	1875
44	» Roth, Heinrich	1873	1874	1876	1876
45	» Rosenbaum, Elieser	1874	1876	1876	1876
46	» Jaffé, Theodor	1873	1874	1876	1876
47	» Bresgen, Max	1872	1873	1877	1877
48	» Sommerlat, Ludwig	1876	1874	1876	1877
49	» Hesse, Georg	1876	1875	1877	1877
50	» Gross, Albert	1860	1860	1877	1877
51	» Stahl, Carl	1870	1872	1877	1878
52	» Lange, Oscar	1875	1875	1878	1878
53	» Carl, August	1874	1875	1878	1878
54	» Küppers, Marcus	1873	1874	1874	1878
55	» Sippel, Albert	1875	1875	1878	1878
56	» Kaufmann, Carl	1874	1875	1879	1879
57	» Bitsch, Wilhelm	1878	1878	1880	1881
58	» Zimmern, Siegmund	1865	1866	1881	1881
59	» Rennert, Otto	1878	1878	1880	1881
60	» Lachmann, Bernhard	1876	1877	1881	1881
61	» Schwenck, Friedrich	1854	1855	1855	1882
62	» Fester, Otto	1877	1877	1890	1882
63	» Rehn, Louis	1875	1874	1882	1882
64	» Auerbach, Leopold	1880	1880	1881	1882
65	» Löb, Michael	1866	1866	1882	1882
66	» Edinger, Ludwig	1876	1877	1883	1883
67	» Brüll, Max	1880	1880	1883	1883
68	» Laquer, Leopold	1879	1880	1883	1883
69	» Eiser, Otto Heinrich	1855	1856	1857	1883
70	» Nohstadt, Rudolf	1879	1879	1879	1883
71	» Eulenstein, Heinrich	1882	1883	1883	1883
72	» Pinner, Oscar	1875	1875	1883	1883
73	» Elle, Johannes	1882	1882	1883	1884
74	» Bärwindt, Franz	1883	1880	1880	1884
75	» Fürst, Bernhard	1883	1883	1884	1884
76	» Eulau, Siegmund	1883	1882	1884	1884
77	» Seligmann, Heinrich	1881	1882	1884	1884
78	» Guttenplan, Julius	1883	1883	1884	1884
79	» Kühner, August	1859	1860	1884	1885
80	» Hesndörfer, Julius	1883	1883	1884	1885
81	» Oberföll, August	1882	1882	—	1885
82	» Wohlfarth, Ernst	1876	1876	1876	1885

No.	Namen	Promovirt	In Folge Staats-examen recipirt	In Frankfurt als Arzt niedergel.	Mitglied des Aerztl. Vereins
83	Dr. Weigert, Carl, Professor	1866	1867	1885	1885
84	» Gebhardt, Johann Friedrich	1873	1874	1883	1885
85	» Körner, Otto	1882	1883	1885	1885
86	» Vohsen, Carl	1882	1883	1885	1885
87	» Schütz, Joseph	1882	1883	1885	1885
88	» Mayer, Karl	1883	1882	1885	1885
89	» Oehler, Rudolf	1884	1883	1885	1885
90	» Ebenau, Friedrich	1875	1875	1885	1885
91	» Gottschalk, Joseph	1883	1882	1886	1886
92	» Schott, Theodor	1877	1877	1886	1886
93	» Schmidt, Julius	1881	1881	1886	1886
94	» Perlia, Richard	1882	1882	1886	1886
95	» Günzburg, Alfred	1885	1885	1886	1886
96	» Levi, Gustav	1886	1886	1886	1886
97	» Rosenmeyer, Ludwig	1881	1881	1886	1886
98	» Löwenthal, Leo	1885	1886	1886	1886
99	» Wallach, Emil	1879	1878	1886	1886
100	» Asch, Ernst	1884	1886	1887	1887
101	» Oppenheimer, Oscar	1884	1883	1887	1887
102	» Scriba, Eugen	1884	1884	1887	1887
103	» Herxheimer, Karl	1884	1885	1887	1887
104	» Hübner, Emil	1886	1885	1887	1887
105	» Schlesinger, Hermann	1879	1879	1887	1887
106	» Rödiger, Ernst	1885	1884	1887	1887
107	» Krebs, Friedrich	1886	1886	1887	1888
108	» Kuthe, R. Th. L., Oberstabsarzt a. D.	1858	1860	1882	1888
109	» Mayer, Heinrich	1886	1887	1888	1888
110	» Flesch, Max, Professor	1872	1873	1888	1888
111	» Kirberger, Emil	1885	1885	1888	1888
112	» Cassian, Carl	1884	1884	1888	1888
113	» Rosengart, Josef	1887	1884	1888	1888
114	» Wolff, Ludwig	1885	1885	1888	1888
115	» Landmann, Gustav	1885	1885	1886	1888
116	» Neubürger, Otto	1887	1888	1888	1888
117	» Sioli, Emil Franz	1875	1876	1888	1888
118	» Kahn, Ernst	1888	1885	1888	1888
119	» Müller, Heinrich	1873	1873	1884	1888
120	» Demmer, Theodor	1838	1883	1889	1889
121	» Friedlaender, Julius	1884	1884	1889	1889
122	» Nebel, Hermann	1877	1878	1889	1889
123	» Seuffert, Theodor	1881	1881	1889	1889
124	» Nissel, Franz Alexander	1885	1884	1889	1889
125	» Walter, Leopold	1879	1879	1889	1889

No.	Namen	Promovirt	In Folge Staatsexamen recipirt	In Frankfurt als Arzt niedergel.	Mitglied des Aerztl. Vereins
126	Dr. Jourdan, Adolf	1888	1888	1889	1889
127	» Grandhomme, Wilh., Sanitätsrath, Kreisphysikus	1860	1860	1889	1889
128	» Hirsch, Raphael	1888	1888	1890	1890
129	» Hirsch, Wolff	1888	1889	1890	1890
130	» Ettlinger, Albert.	1884	1885	1890	1890
131	» Zopff, Philipp	—	1889	1890	1890
132	» Weber	1888	1888	1890	1890
133	» Kömpel, Eduard	1888	1888	1890	1890
134	» von Wild, Rudolf.	1887	1887	1890	1890
135	» Heyder, Carl Heinrich.	1889	1889	1890	1890
136	» Simon, Elias	1888	1889	1890	1890
137	» Nebel, August	1886	1886	1890	1890
138	» Stroh, Wilhelm	1888	1888	1890	1891
139	» Wittzack, Hermann	1883	1883	1890	1891
140	» Lampé, Eduard	—	—	—	—
141	» Thalmessinger, Viktor	1888	1889	1891	1891
142	» Knoblauch, August	1888	1887	1891	1891
143	» Stern, Richard	1889	1889	1891	1891
144	» Avellis, Georg	1888	1888	1890	1891
145	» Cahen-Brach, Eugen	1887	1887	1891	1891
146	» Kaiser, Ludwig	1890	1890	1891	1891
147	» Spiess, Gustav	1890	1890	1891	1891
148	» Gunz, Otto	1891	1889	1891	1891
149	» Schick, Heinrich	1883	1883	1891	1891
150	» Bergmann, Ignaz	1889	1889	1891	1891
151	» Stawitz, Paul	1889	1891	1891	1891
152	» Fromm, Emil	—	1886	1891	1891

4. Angaben der neu eingetretenen ordentlichen Mitglieder über ihren Lebenslauf.

Dr. med. Julius Ascher,

geboren am 11. December 1858 zu Schwerin a. Warthe, absolvirte das Gymnasium zu Charlottenburg und bezog im Jahre 1880 die Universität Berlin. Daselbst promovirte er im Sommersemester 1885 auf Grund der Dissertation: die Antisepsis in der Augenheilkunde und legte im Wintersemester 1885/86 die medicinische Staatsprüfung ab. Nach längerer Thätigkeit in der Dr. Gutmann'schen Augenklinik zu Berlin, besuchte er die Universitäten Wien und Jena und liess sich dann in Landsberg a. W. nieder, wo er seit 1888 eine Augenklinik leitete. Im Jahre 1891 verfasste er die Brochure: Der Krankentransport im Kriege und Anfangs 1892 siedelte er nach Frankfurt a. M. über.

Dr. G. Avellis,

geboren 6. Mai 1864 in Forst i. Lausitz, besuchte das Gymnasium in Cottbus, studirte in Breslau, wo ich das Tent. phys. bestand, in Berlin, Freiburg und Giessen, wo ich das Staatsexamen absolvirte. Nach einem mehrmonatlichen Aufenthalt als Volontär in Strassburg wurde ich Assistenzarzt von Geh. Med. Prof. Riegel und seit dem 1. Januar 1890 Assistent von Herrn Dr. Moritz Schmidt-Metzler. Am 1. Juni 1890 habe ich mich hier als praktischer Arzt und Specialist niedergelassen, die Assistentenstelle bei Sanitätsrath Schmidt aber noch beibehalten.

Dr. Leopold Badt,

geboren am 24. Mai 1864 zu Rogasen, Provinz Posen, besuchte ich vom 8. Lebensjahre das dortige Gymnasium und machte im Jahre 1883 mein Abiturienten-Examen, studirte dann 8 Semester in Berlin, 2 Semester in Würzburg, promovirte in Würzburg im Jahre 1887 mit einer Arbeit: Ueber das Jodol und wurde am 2. Februar 1888 pract. Arzt. Vom April bis October 1888 diente ich als Einjährig-Freiwilliger im 9. bayer. Infanterie-Regiment in Würzburg, vom 1. November 1888 bis 1. Mai 1889 als einjähriger Arzt und bis 12. Juni als Unterarzt beim 87. Infanterie-Regiment in Mainz, liess mich dann in Alzey (Rheinhessen) nieder und bekam im September 1889 eine Assistenzarztstelle in Professor Schweningers Sanatorium in Heidelberg, wo ich bis Ende September 1890 blieb. Dann ging ich für den Winter nach Montreux und liess mich im Februar 1891 als Arzt in Kreuznach nieder. Im November nahm ich die ärztliche Leitung von Bad Assmannshausen a. Rh. an; da die Anstalt nur im Sommer geöffnet ist, verlegte ich für den Winter meinen Wohnsitz von Kreuznach nach Frankfurt a. M., um am 1. Mai nach Assmannshausen zu gehen.

In meinem Militärverhältniss bin ich Assistenzarzt I. Classe der Reserve.

Ignatz Bergmann,

wurde am 25. November 1861 in Ostrowo, Kr. Adelnau, geboren, erhielt am Johannes-Gymnasium in Breslau das Zeugniss der Reife, studirte Medicin in Berlin und Breslau, an welch' letzterer Universität er sein Staatsexamen 1889 absolvirte, promovirte in Leipzig mit einer Arbeit: »Ueber Hirnerscheinungen im Frühstadium der Lues« und liess sich nach einer ungefähr einjährigen Ausbildungszeit in Berlin, zuerst in Wittenheim bei Mülhausen i. Els. und am 15. October 1891 in Frankfurt a. M. als Arzt nieder.

Dr. Eugen Cahen-Brach,

geboren am 25. März 1863 zu Saarlouis in Rheinpreussen, absolvirte ich Ostern 1882 am städtischen Gymnasium zu Frankfurt a. M. Nachdem ich meine Studienzeit in Heidelberg, München und Würzburg zugebracht, bestand ich an letzterer Universität im Winter 1886/87 das Rigorosum und Staatsexamen. Darauf genügte ich meiner Militärpflicht und arbeitete im Jahre 1888 mehrere Monate am pathologischen Institut dahier, versah $^{1}/_{4}$ Jahr lang die Stelle eines Assistenzarztes am Heilig-Geist-Spital, später die eines internen Arztes an der Winckel'schen Frauenklinik zu München. Von Ostern 1889 bis Herbst 1891 war ich ein Jahr lang Assistent an der Münchener Universitäts-Kinderklinik, dann bis zu meiner Uebersiedelung nach Frankfurt a. M. als Hülfsarzt am Anna-Kinderspital zu Graz thätig. Dem Heere gehöre ich als Assistenzarzt I. Classe der Linie an.

Dr. Ferdinand v. Flammerdinghe,

geb. am 11. Juni 1863 zu Mainz, absolvirte das hiesige städtische Gymnasium im Jahre 1883, bezog hierauf die Universitäten Heidelberg Freiburg, Berlin und Würzburg. An letztgenannter Hochschule legte er im Jahr 1885 die ärztliche Vorprüfung ab, promovirte 1887 und bestand die Approbationsprüfung am 3. Januar 1888. Hierauf bekleidete er vom 1. Mai 1888 bis 1. October 1890 die Stelle eines Assistenzarztes am Hospital zum Heiligen Geist (und zwar ein Jahr an der chirurgischen und anderthalb Jahre an der medicinischen Abtheilung) und liess sich October 1890 hierselbst als pract. Arzt nieder.

Dr. med. Emil Fromm,

wurde am 3. Februar 1862 zu Guben als der Sohn des Gymnasial-
lehrers Th. Fromm geboren. Er besuchte das Gymnasium seiner Vaterstadt und bezog von Michaelis 1881 an mit dem Zeugniss der Reife
die Universitäten Greifswald, Marburg, Berlin und Erlangen, um
Medicin zu studiren. Nach vollendetem med. Staatsexamen im Frühjahr 1886 arbeitete er einige Zeit im bakteriologischen Institut zu
Berlin und widmete sich dann dem Specialstudium der Augenheilkunde. Nachdem er bis zum Herbst 1890 als Assistent an den königlichen Universitäts-Augenkliniken in Erlangen und Breslau thätig
gewesen war, liess er sich im October 1891 in Frankfurt a. M. als
Specialarzt für Augenkrankheiten nieder.

Otto Joseph Gustav Gunz.

Ich bin am 21. Februar 1864 zu Hannover geboren als Sohn
des Kgl. preussischen Kammersängers Dr. Gustav Gunz und dessen
Gattin Rosa, geb. Asser. Meine Schulbildung genoss ich auf dem
Lyceum I. zu Hannover, welches ich von 1870 an besuchte und
Ostern 1883 mit dem Zeugniss der Reife verliess. Vom Sommersemester 1883 bis incl. Sommersemester 1885 studirte ich in Göttingen, wo ich am 5. August das Tentamen physicum bestand.
Während des Winters 1885/86 diente ich als Einjährig-Freiwilliger
im hannover'schen Füsilier-Regiment »Feldmarschall Prinz Albrecht
von Preussen« No. 73 zu Hannover. Später bezog ich folgende
Universitäten: Sommersemester 1886 und Wintersemester 1886/87
Strassburg i. Els. Sommersemester 1887 Berlin. Wintersemester
1887/88 bis incl. Wintersemester 1888/89 Strassburg i. Els.

Mein Staatsexamen absolvirte ich am 22. Februar 1889 in Strassburg i. Els. und promovirte ebendaselbst am 20. Februar 1890: das
Thema der Doctor-Dissertation war »Beschreibung eines Falles von
protrahirter Geburt«.

Von April bis August 1890 war ich als Assistenzarzt an der
Dr. Driver'schen Lungenheilanstalt in Reiboldsgrün.

Von dann an bis Februar 1891 war ich Assistent des Herrn
Dr. O. Harnapp in Leipzig-Plagwitz und zugleich Assistent am
Plagwitzer Krankenhaus. Von Februar bis Ende Mai 1891 absol-

virte ich eine Reserveübung behufs Erlangung der Qualification zum
Assistenzarzt in Bautzen; mein Patent als Kgl. Sächs. Assistenzarzt
II. Classe der Reserve erhielt ich am 1. October.

Seit 1. Juni 1891 bin ich Assistent des Herrn Dr. med. Louis
Rehn in dessen Privatklinik.

Dr. Ludwig Kaiser,

geb. am 5. Juli 1863 zu Vacha im Grossherzogthum Weimar, besuchte das Gymnasium zu Eisenach, studirte zu Leipzig vom Sommersemester 1885 bis Wintersemester 1886/87; bestand daselbst die ärztliche
Vorprüfung, bezog darauf die Universität München, verblieb dorten
während zwei Semester. Den Rest der academ. Studienzeit in Leipzig
zubringend bestand ich daselbst die ärztliche Approbationsprüfung
am 8. Februar 1890 und promovirte am 22. März 1890. Im Sommer
semester 1890 war ich Cursist an der Wiener Hochschule, vom October
bis December 1890 Volontärarzt an der Provinzial-Hebammenlehr- und
Entbindungs-Anstalt in Hannover. Im Sommersemester 1891 theils
Cursist an der Berliner Hochschule, theils Volontärarzt am Urban-
krankenhaus zu Berlin. Am 1. Juli 1891 habe ich mich hier als prakt.
Arzt niedergelassen.

Dr. August Knoblauch,

Sohn des Kgl. Sanitätsraths Dr. Alexander Knoblauch, geb. am
8. Januar 1863 zu Frankfurt a. M., besuchte die hiesige »Musterschule«, die er Ostern 1881 mit dem dem Reifezeugniss verliess, und
absolvirte Ostern 1882, durch Privatunterricht vorbereitet, das Gym-
nasialmaturitätsexamen zu Fulda. Medicinische Studien in Berlin,
Bonn, Heidelberg und Strassburg von Sommersemester 1882 bis
Sommersemester 1886. Physicum in Bonn am 8. Februar 1884;
Staatsexamen in Heidelberg (Approbation vom 10. August 1887);
medicinisches Doctorexamen ebendaselbst 4. Februar 1888.

Im Sommersemester 1888 Besuch der psychiatrischen und Nerven-
Kliniken und Polikliniken von Westphal und Mendel in Berlin. Vom
20. August bis 30. November 1888 als Hülfsarzt an der städt. Irrenanstalt in Frankfurt a. M., vom 1. December 1888 bis 31. März
1891 als Assistent an der psychiatrischen Universitätsklinik in Heidelberg thätig. Im Militärverhältniss Assistenzarzt 1. Classe der Reserve.
Niederlassung in Frankfurt a. M. im April 1891.

Dr. Eduard Lampé.

Ein Lebenslauf ist nicht eingegangen.   Red.

Dr. Ludwig Emil Mehler,

geboren am 25. November 1867 zu Frankfurt a. M., besuchte nach
elementarer Vorbildung das hiesige städtische Gymnasium von Ostern
1878 bis Herbst 1886, um nach bestandenem Abiturientenexamen
die Universität Würzburg zu beziehen. Dort bestand er Herbst 1888
das Physicum, studirte dann von Herbst 1888 bis Ostern 1890 in Berlin,
um dann wieder bis Schluss seiner Studien in Würzburg zu hören.
Im Juni 1890 promovirte er und wurde am 3. Juli 1891 approbirt.
Am 1. Februar liess er sich hier als praktischer Arzt nieder.

Dr. Heinrich Schick,

Ich wurde geboren am 8. Januar 1858 als Sohn des luth. Pfarrers
Friedr. Schick zu Laubach in Oberhessen und erhielt bis zum
14. Jahre Privatunterricht; dann besuchte ich die Gymnasien zu
Fulda und Marburg und bestand an letzterem Ostern 1878 die Maturitätsprüfung. In Marburg studirte ich Medicin von Ostern 1878
bis Herbst 1882, bestand 1880 das Tentam. phys., in Winter 1882/83
das Staats- und Doctorexamen. Vom 1. April 1883 wurde ich
Assistenzarzt der Universitäts-Augenklinik des Herrn Prof. Schmidt-
Rimpler in Marburg und in dieser Stellung schrieb ich die im
Archiv für Opthalmologie (1885) veröffentlichte Arbeit »Experimen-
telle Beiträge zur Lehre vom Flüssigkeitswechsel im Auge.« Ostern
1885 erhielt ich von der medic. Facultät ein Reisestipendium, mittelst
dessen ich noch ein halbes Jahr die Kliniken in Jena, Berlin, Prag
und Wien besuchte und liess mich am 1. October 1885 als prakt.
Arzt in Odenkirchen bei M.-Gladbach nieder. Schon nach ½ Jahre
siedelte ich als Specialarzt nach M.-Gladbach selbst über; aber schon
nach 4 Jahren zwang mich meine Gesundheit, diese Stellung aufzu-
geben. Ein und dreiviertel Jahre konnte ich gar nicht practiciren,
sondern lebte nur der Pflege meiner Gesundheit, bis ich mich am
1. October 1892 hier in Frankfurt von Neuem meinem Berufe als
Arzt widmen konnte.

Militärverhältniss: Als Einjährig-Freiwilliger diente ich
unter der Waffe im Hess. Jägerbat. Nr. 11 im Winter 1880/81, als
Einj.-Freiw. Arzt im Winter 1884/85 zu Marburg und Frankfurt a. M.
Im Juli 1885 erhielt ich das Patent als Sanitätsoffizier.

Dr. Gustav Adolf Spiess,

geboren am 18. November 1862 zu Frankfurt a. M., Sohn des hiesigen Stadtarztes San.-Rath Dr. Alex. Spiess, besuchte nach bestandenem Abiturientenexamen am hiesigen Gymnasium Ostern 1884 die Universität; studirte in Heidelberg, Strassburg i. E. und Leipzig, an welch letzterer Universität er am 10. Februar 1890 das Staatsexamen beendigte und im September 1890 promovirte. Nach längerem Aufenthalte in Berlin, Paris und London behufs Fortsetzung seiner Studien liess er sich im November 1891 als prakt. Arzt und gleichzeitig als Assistent bei San.-Rath Prof. Dr. Moritz Schmidt nieder.

Dr. Stawitz,

Im Jahre 1860 zu Warlubien in Westpreussen als der Sohn des Königl. Eisenbahn-Secretärs R. Stawitz geboren, besuchte die Gymnasien zu Thorn und Bromberg, absolvirte 1885 auf letzterem, studirte zu Halle, Leipzig und Würzburg, promovirte an letzterer Universität am 20. November 1889, absolvirte Januar 1891. Ausser ärztlichen Vertretungen genügte noch meiner Militärpflicht und stehe im Reserveverhältniss als Assistenzarzt II. Classe. November 1891 habe ich mich dahier als praktischer Arzt niedergelassen.

Dr. R. Stern,

geboren zu Frankfurt a. M. als Sohn des praktischen Arztes Dr. Bernhard Stern, den 15. Juli 1865. Ich besuchte 4 Jahre das Philanthropin und 8 Jahre das städt. Gymnasium und verliess das letztere Ostern 1884 mit dem Zeugniss der Reife. Ich diente darauf in Freiburg i. B. als Einj.-Freiw. und liess mich dort als stud. med. immatriculiren. Weiterhin studirte ich in Heidelberg (Mich. 1884 bis Ostern 1886), Bern (Ostern 1886 bis Ostern 1887), Berlin (Sommersemester 1887) und wieder Heidelberg (Mich. 1887 bis Mich. 1888). Im Winter 1888/89 absolvirte ich die ärztliche Staatsprüfung, am 9. Januar 1889 das Doctor-Examen; als Dissertation reichte ich die kurz vorher von der Facultät preisgekrönte Arbeit ein, deren Thema lautete: »Durch welche Mittel kann man das Entstehen von pseudomembranösen Verwachsungen bei intraperitonealen Wunden verhindern?« Vom 1. Februar 1889 an genügte ich dem Rest meiner Dienstpflicht in Strassburg i. E. als Einj.-Freiw.

Arzt und Unterarzt und ging dann im Herbst dieses Jahres an die
königliche medicinische Universitäts - Klinik in Königsberg i. Pr.
(Prof. Lichtheim), wo ich, Anfangs als Volontär, später als Assistenz-
Arzt, bis zu meiner Niederlassung hierselbst (April 1891) blieb.

Dr. Stroh,

geboren zu Gross-Steinheim den 21. April 1862, besuchte das Gymnasium
zu Hanau, das er Ostern 1883 mit dem Zeugniss der Reife verliess,
bezog dann die Universität Giessen, wurde daselbst approbirt und
promovirte im December 1888.

Dr. Victor Thalmessinger.

Ich bin am 5. August 1865 zu Ulm a. D. in Württemberg
als der Sohn des Bankiers Nathan Thalmessinger geboren. Ich bin
mosaischer Confession. Mit dem 6. Lebensjahre kam ich in die
Elementarschule zu Ulm, in welcher ich zwei Jahre verblieb; hieran
schloss sich der zehnjährige Besuch des Ulmer Gymnasiums, so dass
ich im Herbst 1883 das Zeugniss der Reife erhielt. Alsdann diente
ich vom 1. October 1883 bis 1. April 1884 ein halbes Jahr unter der
Waffe beim 6. Infanterie-Regiment zu Ulm. Im Frühjahr 1884
bezog ich die Universität München und verbrachte daselbst auch noch
das W.-S. 1884/85; S.-S. 1885 in Freiburg i. Br. und W.-S. 1885/86
in Erlangen, allwo ich am Schlusse des Semesters das tentamen
physicum absolvirte; S.-S. 1886 und W.-S. 1886/87 wiederum in
München und von S.-S. 1887 bis W.-S. 1888/89 incl. in Würzburg. Bei
der letztgenannten Facultät promovirte ich im Sommer 1888 zum
Doctor der Medicin; im darauffolgenden W.-S., von Anfang Januar
bis Anfang April, legte ich ebendaselbst meine Staatsprüfung ab.
Meine Doctordissertation hatte als Thema »über gleichzeitiges Vorkommen von Carcinom und Sarkom«, als Promotor fungirte Herr
Prof. Schönborn. Nach Beendigung meiner Universitätsstudien diente
ich das zweite Halbjahr als Einjährig-Freiwilliger Arzt in Ulm ab.
Hierauf folgte ein 1¼jähriger Besuch der Wiener Hochschule,
allwo ich durch Besuch der betr. Kurse und Kliniken meine
Kenntnisse zu erweitern versuchte. Eine sechswöchentliche Unterbrechung erlitt dieser Besuch durch Einberufung zur Reserve behufs
Beförderung zum Assistenzarzt. Anfangs April d. J. liess ich mich
als praktischer Arzt hier, Schweizerstrasse 46, nieder.

Dr. med. Wittzack.

Ich, Hermann Wittzack, prakt. Arzt und Dr. med. zu Frankfurt a. M., wurde geboren am 11. April 1856 zu Templin i. d. Uckermark, wo mein Vater praktischer Arzt und mein Grossvater Kgl. Sanitätsrath und Kreisphysikus des Kreises Templin war. Bis zu meinem 10. Lebensjahr erhielt ich in meinem elterlichen Hause Privatunterricht und besuchte von Ostern 1866 bis Michaelis 1872 das Vitzthumsche Gymnasium zu Dresden, von Michaelis 1872 bis Ostern 1877 das Gymnasium zu Greifenberg i. P., welch letzteres ich Ostern 1877 mit dem Zeugniss der Reife verliess. Ich studirte in Breslau, Würzburg und Königsberg Medicin, wo mir im Jahre 1881 die Hülfsarztstelle an der dortigen städtischen Krankenanstalt, unter der Direction der Professoren DDr. Meschede und Schneider stehend, übertragen wurde. Nachdem ich mir hier nach neunmonatlicher Beschäftigung einen schweren Flecktyphus zugezogen hatte, verliess ich nach meiner Genesung dies Krankenhaus und bestand 1882/83 in Rostock mein medicinisches Staatsexamen und promovirte in München. Bis Ostern 1884 war ich Assistenzarzt bei verschiedenen praktischen Aerzten und wurde von hier ab Schiffsarzt beim Norddeutschen Lloyd zu Bremen. Nach 5 überseeischen Reisen (2 nach Nord- und 3 nach Südamerika) studirte ich von Ostern 1885 bis 1. December desselben Jahres zu meiner weiteren Ausbildung auf verschiedenen Hochschulen, wo ich mich hauptsächlich mit chirurgischen Studien befasste. Am 11. December 1885 liess ich mich in Wallau, Kreis Wiesbaden, nieder und verliess diesen Wirkungskreis im October 1889, von wo ab ich mich in Wiesbaden und in Berlin mit Studien über Haut- und Blasenkrankheiten, welch letztere mich von jeher besonders interessirten, beschäftigte. Ende 1890 liess ich mich in Frankfurt a. M. als Specialarzt für vorgenannte Krankheiten nieder.

4. Nekrologe.

Dr. med. Wilhelm Friedrich Carl Stricker †.

»Wenn ich im Nachstehenden eine Episode aus meinem Leben vorführe, so geschieht es um ein Bild zu fixiren, dessen Charakter in schroffem Widerspruch zu dem genusssüchtigen Geiste der Gegenwart steht«.

Diese Worte, mit denen Dr. Stricker die Aufzeichnungen über einen Abschnitt seines Lebens beginnt, lassen sich in einem weiteren Sinne auf den gesammten Verlauf desselben ausdehnen. Eine stille, bescheidene, gemütbreiche Gelehrtennatur suchte und fand ihre Befriedigung inmitten trauter Häuslichkeit in emsigem Studium und unermüdlichem Schaffensdrang, nicht in dem Erjagen materieller Güter. Die Arbeit eines halben Jahrhunderts erstreckte sich über viele Gebiete der Wissenschaft: Medicin, Statistik, Ethnologie, Geschichte, Geographie, denen sich werthvolle Beiträge zur Goetheforschung und noch werthvollere über die Vergangenheit seiner Vaterstadt anschlossen. An 102 Zeitschriften und Zeitungen Deutschlands war er eifriger Mitarbeiter, von 12 grösseren Werken Verfasser. Schon diese äussere Fülle wissenschaftlichen Materials macht eine Besprechung in engem Rahmen schwierig. Gegenüber so vielfältigen und verschiedenfachen Bestrebungen ist es nöthig, die Grundzüge und die Uebergänge der Entwicklung in Dr. Stricker's Lebensgang zusammenzustellen. Dieser Pflicht hat der Unterzeichnete in dem Bericht der Senckenbergischen naturforschenden Gesellschaft von 1891 zu genügen versucht. Die Aufgabe des ärztlichen Nachrufs ist es, die ärztliche Wirksamkeit des Verstorbenen hervortreten zu lassen und seine übrige Thätigkeit als Hintergrund zu weben.

Wilhelm Stricker wurde am 7. Juni 1816 zu Frankfurt im Hause seines Grossvaters, des Pfarrers Hufnagel, der mit Goethe eng befreundet war, geboren. 1830 starben der Grossvater, sowie der Vater, der im Hause Manskopf angestellt war, ziemlich gleichzeitig. Drei Jahre später siedelte er mit der Mutter nach Kreuznach über. 1835 begann er seine Studien auf der medico-chirurgischen Akademie zu Dresden unter der Leitung des Prof. Friedr. Aug. v. Ammon, eines Verwandten, dessen Einfluss auf ihn nachhaltig, besonders in der Richtung der Augenheilkunde, wirkte, und seine ersten schriftstellerischen Versuche hervorgerufen hat (1837 in F. A. v. Ammon's Zeitschrift für Ophthalmologie: Versuche über die Verpflanzung der Hornhaut, 1838 drei Fälle von Melanosis bulbi). 1837 siedelte er nach Göttingen über. Trotz der drückenden Luft, die nach dem Staatsstreich und der Entfernung der sieben Professoren über dem wissenschaftlichen Leben jener Universität lag, arbeitete er fleissig und erhielt in der Preisfrage: de functionibus et morbis partium organi auditus das Accesit. Nach einjährigem Aufenthalte in Berlin promovirte er am 17. August 1839 mit den Ergebnissen der Göttinger Preisarbeit (Evolutionis auris per animalium seriem brevis historia). Er verdankte es der ganz besonderen Freundlichkeit Johannes Müllers vorzeitig zur Prüfung zugelassen zu werden, allerdings mit dem einschränkenden Gelöbniss, niemals in Preussen zu practiciren. Am Abend nach der Promotion trat er zur Begleitung eines leidenden jungen Frankfurters, du Fay, eine Reise nach Italien an, die ihn bis nach Palermo führte. Ihre Erinnerungen sind der Schmuck seines Lebens geblieben. Nicht die Reize der Natur allein wirkten auf sein empfängliches Gemüth, sondern auch die Meisterwerke der Kunst, deren Verständniss ihm in anregendem Verkehr mit den deutschen Malern in Rom und Neapel geläutert wurde, sowie die Baudenkmäler, die letzten Zeugen einer grossen Vergangenheit. Diese Eindrücke suchte er geistig zu verarbeiten; aus ihnen gehen die Veröffentlichungen der nächsten Jahre in zahlreichen Zeitschriften hervor. Mitte 1840 kehrte er nach Berlin zurück, wo mit Schönleins Berufung ein heller Stern der klinischen Wissenschaft erglänzte. Den Sommer 1841 verbrachte er in Paris mit dem Besuche der Kliniken Cruveilhiers, Chassaignacs, Piorry's u. A. und kehrte befriedigt von der Menge des Materials, von der grossartigen Oeffentlichkeit und Unentgeltlichkeit der gebotenen Hilfsmittel, aber enttäuscht durch das Chaos des klinischen Unterrichts und das System wissenschaftlichen Naschens nach Dresden als Assistent F. A. v. Ammon's zurück. Obwohl er bereits am 11. und 12. Mai 1841 in seiner Vaterstadt das Staatsexamen bestanden hatte, unterzog er sich nochmals der sächsischen Staatsprüfung. Aber die Voraussetzungen der Erlangung einer ärztlichen Praxis erfüllten sich nicht. Unbefriedigt wandte sich sein Thätigkeitstrieb der Literatur und Politik zu. Die in Preussen abgebrochene politische Bewegung setzte sich in Sachsen fort. In enger Verbindung mit Arnold Ruge,

Biedermann und Robert Blum schrieb er mit der Unterschrift
»Patriota« zahlreiche Beiträge grossdeutscher Tendenz für deren
Zeitschriften. Auf Empfehlung v. Ammon's begleitete er Anfangs
1844 den erkrankten Grafen Wilhelm v. Reichenbach nach Italien
in eifrigem Verkehr mit Künstler- und Gelehrtenkreisen, besonders
mit dem Aesthetiker Vischer und dem Kardinal Mezzofanti. Am
17. Juni 1844 trat er in die Reihen der 83 Aerzte seiner Vaterstadt. Das Streben nach Beschäftigung führte ihn 1845 im Verein
mit Dr. Appia und Dr. G. Passavant zur Gründung der Augenheil-
Anstalt und im folgenden Jahre in die Armenklinik an Stelle des
als Lehrer der Anatomie berufenen Dr. Heinr. Hoffmann, sowie zur
Ueberuahme einer unbesoldeten, nach vieler Mühe endlich erlangten
Armenarztstelle des Heiligen Geisthospitals. Von unbesoldeten
Aemtern gesellten sich ferner das des Arztes der Taubstummen-Anstalt,
des evangelisch-lutherischen Almosenkastens, sowie das eines frei-
willigen Bibliothekars an der Senckenbergischen Bibliothek hinzu,
in die er vom physikalischen Vereine mit Dr. Kloss abgeordnet
worden war. An dem aufblühenden Vereinsleben Frankfurts nahm
er regen Antheil, besonders an dem des geographischen Vereins;
im Anfang mit Schilderungen seiner italienischen Reisen, später mit
den Ergebnissen seiner Arbeiten über die Ausbreitung der Deutschen
und ihre Sprachgrenzen. Parallel diesen Bestrebungen ging ihre
literarische Verwerthung; die geographischen und deutschthümlichen
Vorträge erschienen im Druck und wurden zu ausführlichen, zahlreichen Werken erweitert. Medicinisch war er nach zwei Richtungen
literarisch thätig: nach der oculistischen unter der Nachwirkung des
v. Ammon'schen Einflusses und nach der medicinisch geographischen,
zu welcher ihn seine eigenartige Begabung, die Zusammenfassung
des mit Ameisenfleiss gesammelten Materials hinwies.

Der ersteren Richtung gehören »die Krankheiten des Linsen-
systems nach physiologischen Grundsätzen« (1845) an, ein preis-
gekröntes Werk, zu welchem die von den Annales d'oculistique
in Brüssel »über Natur und Sitz des grauen Staars« gestellte
Preisaufgabe Veranlassung gegeben hatte, und welches Arlt (Augenkrankheiten II 263) »ausgezeichnet« nennt. Der letzteren »sein
Reisehandbuch für Aerzte und Naturforscher, zugleich als Versuch eines Wörterbuches der medicinischen Geographie« (1845),
eine Umarbeitung des 1841 erschienenen Reisetaschenbuchs. Es ist
dies einer der ersten Versuche in alphabetischer Ordnung das für
den Arzt und Naturforscher Wissenswerthe über Bäder und Kurorte

der ganzen civilisirten Erde, über Kranken- und Armenhäuser, mineralogische Forschungen, über Vereine und deren Zeitschriften zusammenzutragen, in 1900 Artikeln, ohne jede Mitarbeiterschaft, mit einem die gesammte Fachliteratur umspannenden Fleisse. In gleichem Sinne erschien 1847 seine »Geschichte der Heilkunde und der verwandten Wissenschaften in Frankfurt«, welche die Volkskrankheiten, Medicinalverfassung, medicinische Polizei- und Staatsarzneikunde, die Heil- und Wohlthätigkeits-Anstalten, sowie die Biographien sämmtlicher Aerzte und Naturforscher Frankfurts umfasst. Ueber den Studien der Vergangenheit vergass er die Strömungen der Gegenwart nicht. Nach der ersten Germanistenversammlung, die am 24. Sept. 1846 im Kaisersaal tagte, bemühte er sich — im Anschluss an seine früheren deutschthümlichen Bestrebungen — den daselbst kundgegebenen Wunsch, »die Unterdrückung jedes Keimes deutschen Wesens zu verhindern« in seiner »Germania, Archiv zur Kenntniss des deutschen Elements in allen Ländern der Erde« (2 Jahrgänge) zu erfüllen und trat 1848, angeregt von den Verhandlungen der Paulskirche und von dem Verkehr mit F. Bassermann, F. Vischer, Ruge, E. M. Arndt und Welcker für die Interessen der deutschen Colonisation und Auswanderung in seinem Organ »der deutsche Auswanderer« ein. In seiner Lebensstellung erfolgte insofern eine Besserung, als er 1854 zum zweiten, 1863 zum ersten Bibliothekar der Senckenbergischen Bibliothek ernannt wurde. Seinem unermüdlichen Fleisse erschlossen sich die Fundgruben derselben. Es war keine Sucht Curiosa zusammenzutragen. So anscheinend verschiedenartig und kaleidoskopisch auch die Arbeiten sich über viele Gebiete verbreiteten, so ist doch ein innerer Zusammenhang in ihnen nachweisbar; sie bewegen sich nach fest vorgeschriebenen Linien. Häufig kehrt dasselbe Thema zurück, zu welchem stets neues Material beigebracht wird. So in der Frage der Vaccination und Revaccination, die oftmals besprochen wird und in welcher er mit seinen »Studien über Menschenblattern 1861 von der Société médicale zu Genf einen Preis, eine goldene Médaille d'Encouragement in künstlerischer Ausstattung erhielt; an diese Studien reihen sich die späteren über Pockenpoesie und Impfdramen an. So »die Wirkungen des Blitzes auf den menschlichen Körper«, eine Arbeit, die Billroth (Handbuch der Chirurgie I. Bd. 2. A. S. 21) eine vortreffliche nennt, die in erweiterter Form in der Sammlung von Virchow und Holtzendorff und in vielen kleineren Artikeln medicinischer Zeitschriften fortgesetzt wird. Nur dem unwissenschaft-

lichen Geiste werden diese Studien trocken erscheinen, die trotz
der Mosaikarbeit der Forschung einen werthvollen, planmässig erworbenen Inhalt besitzen. Für sie gilt das Wort des Aesthetikers
Vischer in einem Briefe an den befreundeten Stricker: »Mit Ihrem
reinlichen Fleiss sind alle Daten zusammengestellt, man darf so zu
sagen nur schütteln, um den ästhetischen Gehalt aus dem Stoffe
sich entgegen schäumen zu sehen.« Wohl lagen diese historischen,
compilatorischen Arbeiten nicht in der Richtung der Zeit, die die
Einzelbeobachtung, die Einzelforschung begünstigt. Es wird aber
immer werthvoll bleiben das Verständniss der Gegenwart aus der
Erhaltung der Vergangenheit zu vervollkommnen, die Entwicklung
wissenschaftlicher Fragen auf ihre Quellen zurückzuführen und
die häufig abgebrochenen Brücken der getrennten wissenschaftlichen Gebiete wiederherzustellen. »Es wird dabei der Geist der
Zeiten klar, und der Zusammenhang, den die Medicin mit der
Richtung der Zeitepoche gehabt hat.« Von diesem Gesichtspunkt
aus sind die Studien zu würdigen, die er in 105 Beiträgen in
Virchow's Archiv und zahlreichen Artikeln in 18 medicinischen
Zeitschriften und Eucyclopädien, Jahresberichten, vielen Monographien
(davon 7 in der Virchow-Holtzendorff'schen Sammlung) veröffentlicht
hat, und die in einigen grösseren Werken wie: »Beiträge zur ärztlichen Kulturgeschichte (1865), Entwicklung der populären Belehrung
und Naturkunde in Frankfurt 1879/80« niedergelegt sind; — Bausteine
auf dem spärlich angebauten Gebiete der Geschichte der Medicin.
So viele räumlich und zeitlich getrennte Gebiete die unermüdete
Feder streifte, bei keinem weilte sie lieber als dem der geliebten
Vaterstadt, sowohl bei der Schilderung ihrer Aerzte, ihrer früheren
sanitären Einrichtungen, ihrer Krankheitsgeisseln, als bei der Er-
gründung ihrer Vergangenheit und bei den Beiträgen zur Kenntniss
des Dichtergenius ihres grössten Sohnes. In seinen Arbeiten über
Frankfurts Vergangenheit wurzeln seine besten Bestrebungen; sie
erhoben sich mit erneuter Kraft, sowie sie sich dem Boden der
Heimath näherten. Ihre Würdigung, die Besprechung der zahlreichen Beiträge in den Veröffentlichungen des hiesigen Vereins für
Geschichte und Alterthumskunde, sowie vieler historischen Zeitschriften, sowie sein Werk über Neuere Geschichte Frankfurts
1806—1866 (1881) muss füglich in einem eigenen weitgespannten
Rahmen der fachmännischen Bearbeitung überlassen werden.

Das Bild seiner medicinischen literarischen Wirksamkeit würde
unvollständig sein, wenn nicht zwei Lieblingsseiten desselben hervor-

gehoben würden: Die biographische und die popularisirende. Für
erstere lieferte er so zahlreiche eingehende Biographien von Aerzten
Deutschlands und Frankfurts, jährliche Uebersichten der Verlustlisten
der Aerzte und Naturforscher in Virchow's Archiv und vielen
anderen medicinischen Journalen, die Bearbeitung von 114 Namen
des biographischen Lexicons (Wien 1884—1887), dass er mit Recht
Deutschlands fleissigster medicinischer Biograph genannt werden konnte.
Für die popularisirende Richtung sprechen seine »Lebensregeln zum
Schutze gegen die Cholera« (1854), sowie die 115 physiologisch-
diätetischen Briefe, die er von 1865—89 im Schwäbischen Mercur
veröffentlicht hat. Sie geben ein rühmliches Zeugniss von dem Vor-
wärtsschreiten des Verfassers mit den Fortschritten der Wissenschaft
und von einer durchdachten Stellungsnahme zu denselben bis zu den
neuesten Errungenschaften der Koch'schen Forschungen. Zu gleicher
Zeit aber von seiner idealen Auffassung des ärztlichen Berufes, sowie
von dem Bemühen die ärztliche Forschung für das Wohl der
arbeitenden Klassen nutzbar zu machen. Die Aufsätze »über Ernährung der Arbeiterfamilien, über die Frage der Armen- und
Arbeiterwohnungen, in Verbindung mit der Erkrankungs- und Sterblichkeitsziffer« (Virchow's Archiv Bd. XVII) zeigen den Forscher der
vergangenen Zeit in engstem Zusammenhang mit den bewegenden
Fragen der Gegenwart. Neben dieser staunenerregenden Thätigkeit
widmete er sich der ärztlichen, ganz besonders der armenärztlichen
Praxis, die er mit Menschenfreundlichkeit und Sanftmuth 41 ¹/₄ Jahr
ausgeübt hat. An dem ärztlichen Vereine nahm er regen Antheil, sowohl
mit Vorträgen und Mittheilungen, als an dessen Ehrenämtern: 1852 war
er dessen Schriftführer, 1875 dessen Vorsitzender. Die Anerkennung,
die er in seinem arbeitsreichen, viel verzweigten Wirken gesät hatte,
wurde ihm in reicher Ernte bei dem Feste seines 50jährigen Doctorjubiläums zu Theil, das er gemeinsam mit seinem Studiengenossen
J. G. Flesch am 17. August 1889 feierte. Die gelehrten Vereine
Frankfurts, in erster Reihe und Herzlichkeit die ärztliche Genossen-
schaft, die weitesten Kreise der Stadt und weit über die Mauern
derselben hinaus viele wissenschaftliche Körperschaften und hervorragende Forscher des Vaterlandes und des Auslandes wetteiferten,
dem verdienten Jubilare ihre Glückwünsche und ihre Huldigung
darzubringen. Die Erinnerung an diesen goldenen Tag verklärte
mit lichtem Glanz den kurzen Rest seines Lebensabends. Am
4. März 1890 erlag er einem plötzlichen Schlaganfall. An seiner
Bahre trauerten seine Kinder, eine in London verheirathete Tochter,

sowie 2 Söhne, von denen einer hiesiger Kaufmann, der andere in
Biebrich a. Rh. Arzt ist. Sein Andenken möge fortleben in den Worten,
die Virchow, im Auftrage der Berliner medicinischen Gesellschaft
an den Jubilar gerichtet hat: »Sie haben in Ihrer Vaterstadt jene
schöne Tradition lebendig erhalten, welche das Verständniss der
Gegenwart in der Erforschung der Vergangenheit sucht, jene Leistung,
die in Ihrem grossen Landsmanne Goethe einen so mächtigen Banner-
träger gefunden hat. Mitten aus der praktischen Thätigkeit heraus
sind Sie wieder zu gelehrten Studien zurückgekehrt, und indem Sie
das heimathliche Gemeinwesen in seinen medicinischen Beziehungen
schilderten, haben Sie zugleich der Geschichte unserer Wissenschaft
wesentliche Bereicherungen gespendet. Nehmen Sie auf ein so
langes und ruhmvolles Wirken zurückblickend, unseren warmen
Dank dazu, dass Sie unentwegt der Sache der Wissenschaft und der
unabhängigen Forschung treu geblieben sind.«

Dr. Emanuel Cohn.

Dr. Adolf Buchka †.

Am 13. Februar 1891 verschied nach fast einjähriger Erkrankung,
ferne von der Heimath in Palermo, wo er Heilung zu finden
hoffte, in den Armen seiner an das Todtenbett geeilten Eltern
Dr. Adolf Buchka.

Allzufrüh setzte der Tod seiner regen Thätigkeit, die sich besonders auf chirurgischem Gebiete erprobte, ein Ende. Schwer traf
der Schlag die Eltern, die in ihm das letzte Kind, den einzigen
Sohn, verloren, die Gattin und zwei hoffnungsvolle Kinder, die den
Gatten und Vater nicht mehr wiedersehen sollten, seine Freunde
und Collegen, namentlich den Schreiber dieser Zeilen, der in dem
Verstorbenen einen stets bereiten Helfer und Vertreter verloren, sowie
das Aerzte-Collegium der Armenklinik, der Buchka eine längere Reihe
von Jahren mit unermüdlicher Ausdauer seine Kräfte geliehen hat.

Buchka, der Sohn des hiesigen Apothekers Franz Buchka,
wurde am 13. Mai 1853 geboren, besuchte 1859—1862 die Musterschule, trat dann in das Gymnasium und verblieb daselbst bis Ostern
1869. Der Vater hatte gewünscht, dass der Sohn den väterlichen
Beruf ergreife und so kam B. 1869 in die Apotheke zu Sachsenhausen in die Lehre, allein dort fand er keine rechte Freude an

seinem Berufe, namentlich soll ihn die dem Lehrling gestellte Aufgabe die Pharmakopoe zu übersetzen sehr gelangweilt haben und so gelang es ihm den väterlichen Consens zum Studium der Medicin zu erlangen und dreiviertel Jahr nach seinem Austritt wieder in das Gymnasium einzutreten, das er mit vorzüglichen Zeugnissen Ostern 1871 verliess, um sich zunächst nach Marburg zu wenden. Er verblieb daselbst drei Semester, verbrachte den Winter 1872/73 in Würzburg und machte dann das Physicum in Marburg am 17. März 1873. Ostern 1873 bezog er die Universität Tübingen, wo besonders Bruns, Jürgensen und Säxinger seine Lehrer waren, bestánd daselbst Staats- und Doctorexamen mit ersten Noten und promovirte ebenda am 17. August 1876. Seine Dissertation behandelte die Exstirpation des Zungenkrebses.

Unterdessen hatte er die grossen Ferien von 1873 am Genfer See verbracht, um sich im Französischen zu vervollkommnen und dieselbe Zeit 1874 benutzt, um in Strassburg bei Lacoeur Augenheilkunde zu studiren. October 1876 bis Ostern 1877 weilte B. in Wien auf Billroth's Klinik, um seiner ausgesprochenen Neigung für Chirurgie Rechnung zu tragen. Nach Frankfurt zurückgekehrt, bekleidete er die Stelle eines Assistenzarztes der chirurgischen Abtheilung des Heilig-Geist-Hospitals unter Dr. Harbordt anderthalb Jahre lang.

October 1878 ging B. nach Paris und Januar 1879 nach London zum Besuch der dortigen Hospitäler. Im März desselben Jahres verliess er England, um nach einer Reise an die Riviera, Neapel und Rom sich wieder nach Wien zu wenden, diesmal um hauptsächlich gynäkologische Studien zu treiben.

So vorbereitet, wie es wenigen Collegen vergönnt ist, trat Buchka im October 1879 in seiner Vaterstadt in die ärztliche Praxis, in der er sich rasch emporarbeitete. Sein Schaffenstrieb und die Neigung zur operativen Chirurgie führte ihn in die Armenklinik, deren Vorstand ihn schon am 1. Juli 1880 zum ständigen Assistenten ernannte. Bald erkannten die Collegen seine Tüchtigkeit in der Chirurgie und so wurde ihm lange vor seiner Wahl in den Vorstand der Klinik, die nach Dr. H. Schmidt's Tode, erst am 16. März 1889 stattfand, gerne von den älteren Collegen die Vertretung in der stationären Abtheilung überwiesen und hier fand er ein reiches Feld für seine Lieblingsbeschäftigung. Seine Geschicklichkeit, seine Ruhe und Ausdauer bei den vielen Operationen, die seiner Hand anvertraut worden, werden immer von den überlebenden Collegen in dankbarer Erinnerung bewahrt bleiben, wie auch die glücklich von ihm Operirten sein Gedächtniss hochhalten werden. Aber auch seine Privatpraxis mehrte sich bald und so konnte B. frohgemuth in die Zukunft blicken, um so mehr, als ihn seine musikalische Bildung und sein musikalisches Talent (er war trefflicher Violinspieler) Eingang und Beliebtheit in geselligen Kreisen, überall wo er als Student und Arzt verkehrte, verschaffte.

Ende 1889 hatte er einen anscheinend leichten Influenza-Anfall überstanden; er arbeitete, trotzdem er sich nicht recht erholen wollte, angestrengt weiter. Mitte März 1890 glaubte er sich endlich doch eine Erholungsreise gönnen zu müssen. Beim Abschied von einem seiner Freunde wurde von demselben, dem die angestrengte Athmung auffiel, durch eine erstmalige ärztliche Untersuchung ein rechtsseitiges Pleura Exsudat verbunden mit leichter Fieberbewegung festgestellt. Die Reise unterblieb und der Patient wanderte ins Bett. Nach mehrmonatlichem Krankenlager ging der sehr von Kräften Gekommene nach Baden-Baden, später nach Meran und des anhaltend schlechten Wetters daselbst wegen nach Palermo. Dort wurden zum ersten Male Tuberkelbacillen im Sputum constatirt. Buchka liess sich sofort Tuberkulin-Injectionen machen, die, wie es scheint, den Verlauf der Krankheit, nachdem in seiner letzten Lebenswoche noch eine Peritonitis eintrat, nur noch beschleunigten und so liess der klarblickende, keinen Augenblick über seinen Zustand sich täuschen lassende Arzt seine Eltern kommen, um von ihnen Abschied für dieses Leben zu nehmen.

Ob das tödtliche Leiden schon früher einen versteckten Sitz gehabt hat, oder ob die durch die Influenza prädisponirte Lunge einer neuen Infection nicht genügenden Widerstand bot, liess sich nicht feststellen. Buchka hatte als Student mehrere langwierige Catarrhe überstanden, die ihn ein ernsteres Leiden befürchten liessen, auch ist er wegen allgemeiner Körperschwäche und Athembeschwerden militärdienstfrei geworden, sicher aber ist, dass er vor der Erkrankung an Influenza viel kräftiger geworden war und blühend aussah, so dass Niemand einen so raschen Verfall ahnen konnte.

Ein tragisches Geschick wollte, dass die sterbliche Hülle Buchka's, der im Leben ein eifriger Förderer der Feuerbestattung war, auf fremdem Boden der Erde übergeben werden musste, doch hat er hierzu ausdrücklich seine Zustimmung gegeben.

Möge ihm die fremde Erde leicht sein, seine Freunde aber sein Andenken stets in Ehren halten.

Dr. Wirsing.

Dr. Siegmund Theodor Stein †.

Am 27. September 1891, an demselben Tage, wo zum ersten
Male zur Entscheidung wichtiger elektrotherapeutischer Fragen eine
Reihe von Professoren und Aerzten in Frankfurt in der Internationalen
Elektrischen Ausstellung zusammentrat, ist ein um die Verwendung
der Elektricität für Heilzwecke verdienter Frankfurter Arzt, Dr. Stein,
aus dem Leben geschieden. Er war zu Burgkundstadt in Bayern am
2. April 1840 geboren, lebte seit seinem zweiten Lebensjahre in Frankfurt, wo sein Vater als Rabbiner thätig war. Er hat erst Physik und
Chemie, später Medicin studirt, 1862 wurde er Dr. phil., 1864 Dr. med.
In demselben Jahre liess er sich unter die Zahl der Frankfurter Aerzte
aufnehmen. Er machte die Feldzüge 1866 und 1871 als Württem-
bergischer Feldspitals-Arzt mit. Stein hat sich auf den verschie-
dentlichen Gebieten literarisch versucht, zuerst auf dem der Anatomie
und der Parasiten-Lehre; sehr schön ist sein 1882 erschienenes
Werk »Entwicklungsgeschichte und Parasitismus der menschlichen
Cestoden« (mit 79 Textillustr. u. 14 photogr. Tafeln). Dann bear-
beitete er die Lehre von der Photographie; sein Buch: »Das Licht
im Dienste wissenschaftlicher Forschung« erschien in 3 Auflagen
und brachte ihm den Titel eines »K. Württ. Hofrath« sowie zahlreiche sonstige Auszeichnungen ein. Endlich rührt von ihm ein
»Lehrbuch über allgemeine Elektrisation des menschlichen Körpers«
her, welches zum ersten Male in Deutschland die Anwendung der
Reibungs-Elektricität zu ärztlichen Zwecken warm empfiehlt. In dem
letzten Jahre vornehmlich mit Arbeiten über Elektrotechnik be-
schäftigt, bemühte er sich um die Verbreitung elektrotechnischer
Kenntnisse in weiteren Kreisen, begründete aus diesem Grunde die
»Elektrotechnische Gesellschaft« zu Frankfurt a. M. 1881 und die
»Elektrische Rundschau«, die jetzt von Prof. Krebs redigirt wird. —
An den früheren elektrischen Ausstellungen, besonders derjenigen zu
Wien, hat er durch Ausstellung verschiedener von ihm verbesserter
Apparate zu galvanotherapeutischen, galvanokaustischen und Beleuch-
tungs-Zwecken und durch gemeinverständliche Vorträge thätigen
Antheil genommen; der literarischen und praktischen Verwerthung
von neuen Entdeckungen für das tägliche Leben und für die ärztliche Praxis hat er sich mit besonderer Vorliebe gewidmet. In den
letzten Jahren hat ihn von der Ausübung seiner ärztlichen Thätigkeit und von der persönlichen Betheiligung an der elektrischen Ausstellung zu Frankfurt sein zunehmendes körperliches Leiden zurück-

gehalten. — Stein war ein vielseitiger Schriftsteller und gewandter
Redner; lebhaften Geistes hat er besonders durch Vorträge und
feuilletonistische Arbeiten auf weite Volkskreise zu wirken gesucht.
Im ärztlichen Verein, welchem er bis kurz vor seinem Tode angehört
hat, pflegte er seine Demonstrationen und Vorträge vorzugsweise aus
seinem Specialgebiet, der Elektrotechnik und der Elektrotherapie, zu
wählen.   Allgemein anerkannt war sein unermüdlicher Fleiss, dem
aber durch ein schweres, langjähriges Leiden ein allzufrühes Ziel
gesetzt wurde.

Dr. H. Bernhard †.

Am 20. Februar 1891 verschied in Frankfurt a. M. College
Bernhard. Geboren am 25. October 1853 als Sohn des Rechts-
anwalts Dr. Johann Bernhard, besuchte er das Gymnasium seiner
Vaterstadt und studierte in Tübingen und Würzburg, wo er 1888
das Staatsexamen ablegte und auf Grund einer Arbeit »über Athe-
tose« promovirte.   1883 traf ich mit dem alten Schulkameraden als
Assistenten am Hospital zum heiligen Geist wieder zusammen. Sein
durch eine in früher Jugend entstandene Kyphoskoliose schwacher
Körper war wohl dem Hospitaldienste gewachsen, nicht aber den
Mühseligkeiten der Praxis an einer freien Kasse, die Bernhard 1885
übernahm.   Diese Thätigkeit schuf ihm zwar die Grundlage zu seiner
kurzen, glücklichen Ehe, doch die Berufsfreude erwuchs ihm aus der
sich allmählich vergrössernden Privatpraxis. Im Januar 1890 wurde
Bernhard von der Influenza, der sich eine Bronchopneumonie anschloss, ergriffen. Kaum genesen ging er wieder seinem Berufe nach,
bis Insufficienz des Herzens Albuminurie hervorrief und ihn einem
langsamen, qualvollen Tode zuführte.

Die Wenigen, die dem Verstorbenen im Leben näher getreten
sind, werden stets in Liebe seiner selbstlosen Pflichttreue, seines bescheidenen Wesens und seines guten, meist harmlosen, zuweilen
sarkastischen Humors gedenken.

Dr. Baerwindt.

JAHRESBERICHT

UEBER DIE

VERWALTUNG DES MEDICINALWESENS

DIE

KRANKEN-ANSTALTEN

UND DIE

OEFFENTLICHEN GESUNDHEITSVERHAELTNISSE

DER

STADT FRANKFURT A. M.

———

HERAUSGEGEBEN

VON DEM

AERZTLICHEN VEREIN.

- -

XXXVI. JAHRGANG 1892.

FRANKFURT A. M.

J. D. SAUERLAENDER'S VERLAG.

1893.

INHALT.

Fünfter Theil.

Aerztlicher Verein.

Erster Theil.

Die meteorologischen Verhältnisse Frankfurts
im Jahre 1892,

dargestellt von

Stadtarzt Dr. ALEXANDER SPIESS.

Der **Luftdruck** des Jahres 1892 betrug im Mittel 752·0 mm, blieb somit 1·2 mm unter dem Durchschnitt der 40 Jahre 1851—1890, der 753·2 mm beträgt. Für die einzelnen Monate ergeben sich folgende Zahlen:

Monate.	Mittel aller tägl. Beobachtungen, 6 Uhr, 2 Uhr, 10 Uhr.	Höchster Stand.	Niedrigster Stand.
Januar	750·0 mm	761·9 (26)	734·9 (14)
Februar	747·5 »	763·5 (10)	731·9 (17)
März	752·2 »	765·4 (18)	735·4 (14)
April	751·6 »	762·7 (1)	738·9 (13)
Mai	752·4 »	759·2 (8)	743·7 (3)
Juni	752·6 »	759·4 (8)	744·1 (23)
Juli	752·5 »	759·9 (1)	743·2 (12)
August	752·2 »	758·2 (21)	746·2 (19)
September	753·9 »	760·8 (18)	746·9 (3)
October	748·5 »	757·3 (26)	737·6 (22)
November	756·9 »	767·5 (28)	743·9 (1)
December	753·3 »	764·6 (17)	739·5 (4)
Jahresdurchschn.	752·0 mm	—	—

Ein Vergleich mit dem Durchschnitt der 40 Jahre 1851—1890 ergibt:

	Jahr.	Winter.*)	Frühling.	Sommer.	Herbst.
40jähriger Durchschnitt .	753·2	754·6	751·7	753·2	753·4
1892	752·0	751·0	752·1	752·4	753·1
Differenz . . . . . {+ {−	1·2	3·6	0·4	0·8	0·3

	Januar.	Februar.	März.	April.	Mai.	Juni.	Juli.	August.	September.	October.	November.	December.
40jähriger Durchschnitt.	755·1	754·4	751·7	751·5	751·8	753·3	753·2	753·1	754·1	753·2	752·9	754·2
1892	750·0	747·5	752·2	751·6	752·4	752·6	752·5	752·2	753·9	748·5	756·9	753·3
Differ. {+ {−	5·1	6·9	0·5	0·1	0·6	0·7	0·7	0·9	0·2	4·7	4·0	0·9

Das Jahresmittel des Luftdrucks war, wie die vorstehende
Tabelle zeigt, nicht unbedeutend niedriger als der Durchschnitt der
40 Jahre 1851—1890. Namentlich in den ersten beiden Monaten,
die nach dem Durchschnitte die höchsten mittleren Barometerstände
haben, stand das Barometer meist sehr tief, war aber, wie dies in
den Wintermonaten der Fall zu sein pflegt, mehrfach starken und
raschen Schwankungen ausgesetzt. In den eigentlichen Frühjahrsmonaten war der Barometerstand, wenn auch namentlich zu Anfang
noch immer bedeutenden Schwankungen unterworfen, im Mittel
ein ziemlich normaler, während er von Mitte des Jahres bis zu
dessen Ende fast immer unter Mittel sich bewegte, und namentlich
im October, in welchem die in den Sommermonaten wie in der Regel sehr geringen Schwankungen wieder jäher und rascher zu werden
anfingen, der mittlere Barometerstand ein sehr tiefer war. Eine Ausnahme von diesem tiefen Barometerstand der zweiten Jahreshälfte
machte nur der November, der bei geringen Schwankungen im
Mittel einen Barometerstand hatte, der den 40jährigen Durchschnitt

---

*) Winter bedeutet hier, wie in allen ähnlichen Tabellen: December 1891, Januar
und Februar 1892. Es entsprechen deshalb die Zahlen der einzelnen Jahreszeiten meist nicht
denen des ganzen Jahres. December 1891 betrug der mittlere Barometerstand: 755·5 mm.

um 4·0 mm übertraf. Abnormen Hoch- oder Tiefstand zeigte aber kein Monat des verflossenen Jahres.

Die **Barometerschwankungen** waren am bedeutendsten im Februar: 32·6 mm, am geringsten im August: 12·0 mm.

Der **höchste Barometerstand** des Jahres betrug 767·5 mm am 28. November, der **niedrigste Barometerstand** war 731·9 mm am 17. Februar. Die gesammten Schwankungen des Jahres 1892 betrugen somit 36·6 mm. Das Tagesmaximum des Barometerstands betrug 766·7 mm am 28. November, das Tagesminimum 733·8 mm am 17. Februar.

Einen Vergleich des mittleren Barometerstandes des Jahres 1892 mit den 25 vorhergehenden Jahren gibt folgende Zusammenstellung:

Jahre.	Jahres-Mittel.	Höchster Stand.	Niedrigster Stand.
1867	752·5	770·7 ($^2/_3$)	728·5 ($^6/_2$)
1868	753·3	767·9 ($^{10}/_2$)	728·7 ($^8/_3$)
1869	753·0	769·7 ($^{19}/_1$)	728·4 ($^2/_3$)
1870	753·9	769·8 ($^1/_{10}$)	730·5 ($^9/_{10}$)
1871	754·4	770·0 ($^1/_3$)	735·9 ($^3/_{10}$)
1872	751·6	765·8 ($^8/_{11}$)	730·7 ($^{10}/_{12}$)
1873	754·5	774·0 ($^{19}/_2$)	724·8 ($^{20}/_1$)
1874	755·6	772·2 ($^{11}/_2$)	729·5 ($^9/_{12}$)
1875	755·4	773·3 ($^{31}/_1$)	728·7 ($^{11}/_{11}$)
1876	752·7	773·4 ($^{24}/_1$)	728·7 ($^{12}/_3$)
1877	753·0	770·4 ($^{22}/_1$)	731·9 ($^{25}/_{11}$)
1878	752·6	770·5 ($^{13}/_1$)	728·3 ($^{29}/_3$)
1879	752·6	777·3 ($^{23}/_{12}$)	727·8 ($^{17}/_2$)
1880	754·2	772·0 ($^7/_1$)	730·6 ($^{19}/_{11}$)
1881	752·5	770·1 ($^6/_1$)	729·7 ($^{11}/_2$)
1882	752·7	776·7 ($^{16}/_1$)	730·7 ($^{26}/_3$)
1883	752·8	771·1 ($^{23}/_2$)	732·7 ($^{26}/_3$)
1884	753·4	769·7 ($^{19}/_1$)	723·8 ($^{26}/_{12}$)
1885	751·9	766·8 ($^{16}/_{12}$)	730·4 ($^6/_{12}$)
1886	751·7	772·8 ($^8/_2$)	724·0 ($^8/_{12}$)
1887	753·3	770·7 ($^{27}/_2$)	731·4 ($^6/_1$)
1888	752·5	769·2 ($^{13}/_1$)	730·0 ($^{29}/_3$)
1889	752·3	771·2 ($^{20}/_{11}$)	730·2 ($^9/_2$)
1890	752·6	770·7 ($^7/_1$)	726·3 ($_{13}/_1$)
1891	753·0	771·0 ($^{20}/_{12}$)	731·1 ($^{13}/_{12}$)
1892	752·0	767·5 ($^{28}/_{11}$)	731·9 ($^{17}/_2$)
40jähriger Durchschnitt	753·2	—	—

Die mittlere **Temperatur** des Jahres 1892 betrug $+$ 9·0⁰ C., genau wie im Vorjahr, blieb somit hinter dem Durchschnitt der 40 Jahre 1851—1890, der 9·7⁰ C. beträgt, um 0·7⁰ zurück. Für die einzelnen Monate gibt die folgende Tabelle das Nähere:

Monate.	Mittel aller tägl. Beobachtungen, 6 Uhr, 2 Uhr, 10 Uhr.	Höchster Stand.	Niedrigster Stand.
Januar	— 0·1⁰C.	+ 10·0 (30)	— 13·0 (22)
Februar . . .	+ 2·4⁰C.	+ 9·7 (24)	— 13·1 (18)
März	+ 2·5⁰C.	+ 17·7 (27)	— 8·0 (48)
April	+ 9·1⁰C.	+ 24·0 (6)	0·0 (20)
Mai	+ 14·2⁰C.	+ 34·8 (28)	+ 0·8 (8)
Juni	+ 16·8⁰C.	+ 32·2 (28)	+ 6·8 (14)
Juli	+ 17·5⁰C.	+ 32·3 (3)	+ 9·7 (23)
August	+ 19·7⁰C.	+ 36·8 (18)	+ 8·5 (6)
September . .	+ 14·7⁰C.	+ 24·7 (27)	+ 6·1 (19)
October . . .	+ 8·1⁰C.	+ 21·8 (1)	— 1·6 (27)
November . .	+ 4·6⁰C.	+ 12·3 (1)	— 3·4 (27)
December . . .	— 1·0⁰C.	+ 9·0 (16)	— 10·1 (25·29)
Jahresdurchschnitt	+ 9·0⁰C.	—	—

Ein Vergleich mit dem Durchschnitt der 40 Jahre 1851—1890 ergibt:

	Jahr.	Winter.*)	Frühling.	Sommer.	Herbst.
40jähriger Durchschnitt	+9·7	+ 1·0	+ 9·5	+ 18·6	+ 9·7
1892	+9·0	+ 1·8	+ 8·6	+ 18·0	+ 9·1
Differenz	$\big\{ \genfrac{}{}{0pt}{}{+}{}$ 0·7	0·8	0·9	0·6	0·6

	Januar.	Februar.	März.	April.	Mai.	Juni.	Juli.	August.	September.	October.	November.	December.
40jähr. Durchschnitt	+0·5	+1·9	+4·7	+9·7	+14·0	+17·8	+19·4	+18·6	+15·0	+9·6	+4·3	+0·9
1892	—0·1	+2·4	+2·5	+9·1	+14·2	+16·8	+17·5	+19·7	+14·7	+8·1	+4·6	—1·0
Diff. $\big\{$		0·5		0·2			1·1				0·3	
	0·6		2·2	0·6	1·0	1·9		0·3	1·5			1·9

*) December 1891 betrug die mittlere Temperatur + 3·2⁰ C.

Die **Temperatur** betrug im Mittel des Jahres 9·0° C, fast genau so viel, wie in den drei letzten Jahren (1891: 9·0° C, 1890 u. 1889: 8·9° C) und blieb dadurch ebenfalls wieder ziemlich bedeutend hinter dem Durchschnitt der 40 Jahre 1851—1890, der 9·7° C. beträgt, zurück. Es gehört somit das Jahr 1892 wieder, wie die 5 letzten Vorjahre zu den kühleren Jahren, indem in den vorhergegangenen 40 Jahren nur in 10 Jahren eine gleich niedere oder noch etwas niedrigere, dagegen in 30 Jahren eine höhere Jahrestemperatur war; und unter diesen 10 kältesten Jahren sind die 5 letzten Jahre, 1887—1891, denen sich nunmehr das Jahr 1892 hinzugesellt. Das kälteste Jahr jener ganzen Periode war das Jahr 1871 mit einer Jahrestemperatur von nur 8·2° C., während das wärmste Jahr, 1868, eine solche von 11·3° C. hatte.

Von den einzelnen Jahreszeiten hatte nur der Winter eine Mitteltemperatur, die etwas über dem Durchschnitt war und zwar wesentlich in Folge des milden December 1891; in den anderen Jahreszeiten war die mittlere Temperatur stets unter dem Durchschnitt. Die relativ kältesten Monate waren der März, dem sich Juli und December und dann der October anschloss, der relativ wärmste der August.

Das Jahr hatte mit einigen milden Tagen begonnen, denen aber sehr bald helles Frostwetter folgte, bis in der dritten Januar-Dekade Thauwetter eintrat, das auch ziemlich den ganzen Februar anhielt, unterbrochen nur durch eine kurze Frostperiode in der Mitte des Monats. Dagegen brachte der März vorwiegend helles, trockenes und sonniges Wetter, in der ersten Monatshälfte noch mit strenger Kälte, in der zweiten Hälfte mit ungewöhnlicher Wärme, die ähnlich bis Mitte April anhielt. Dann aber schlug das Wetter um, wurde kalt und unfreundlich und im Mai wie im Juni wechselten wiederholt Kälte und grosse Hitze in schroffen Gegensätzen. Auch der Juli hatte zwischen zwei warmen Perioden zu Anfang und zu Ende des Monats eine trübe kühle Periode in der Mitte, während umgekehrt der August zwischen kühlem Anfang und Ende eine ungewöhnliche heisse Periode mit wolkenlosem Himmel hatte, die etwa vom 14. bis 24. August dauerte und an den Tagen des 17. bis 19. einen hier unbekannten Hitzegrad erreichte. Gegen Ende des Monats liess die Hitze nach, der September fing kühl an, brachte aber bald schönes, warmes Herbstwetter, das noch bis in den October währte, um dann kühlem Wetter zu weichen, dem sich der December mit stets zunehmendem Frost anschloss.

Die **höchste Temperatur** des Jahres brachte die heisse Periode im August. Der heisseste Tag des Jahres war der 17. August mit einer mittleren Tagestemperatur von 27·9 ° C. und einem höchsten Thermometerstand im Jahr von 36·8⁰ C. Eine Temperatur von dieser Höhe ist in den letzten 40 Jahren (ältere Beobachtungen stehen mir nicht zur Verfügung) nicht beobachtet worden; die bis dahin grösste Hitze war 36·6⁰ C. am 21. Juli 1865. — Der **kälteste Tag** des Jahres war der 21. Januar mit einer Tagestemperatur von — 8·3⁰ C., während den tiefsten Thermometerstand im Jahr von — 13·0⁰, der 18. Februar brachte. — Die ganze **Temperaturdifferenz** des Jahres 1892 betrug somit 49·9⁰ C. (gegen 45·5 im Vorjahr).

Einen Vergleich der Temperaturverhältnisse des Jahres 1892 mit denjenigen der 25 vorhergegangenen Jahre gibt folgende Tabelle:

Jahre.	Jahres-Mittel.	Höchster Stand.	Niedrigster Stand.
1867	+ 9·7⁰ C.	+ 32·0⁰ (²⁰/₈)	— 15·8⁰ (¹⁰/₁₂)
1868	+ 11·3⁰ C.	+ 33·8⁰ (²²/₇)	— 8·8⁰ (²/₁)
1869	+ 9·8⁰ C.	+ 33·4⁰ (²⁴/₇)	— 15·0⁰ (²³/₁)
1870	+ 8·9⁰ C.	+ 35·0⁰ (¹¹/₇)	— 18·3⁰ (²⁵/₁₂)
1871	+ 8·2⁰ C.	+ 31·0⁰ (¹³/₈)	— 19·5⁰ (³/₁)
1872	+ 10·7⁰ C.	+ 34·1⁰ (²⁸/₇)	— 6·3⁰ (¹/₁)
1873	+ 10·4⁰ C.	+ 31·9⁰ (⁸/₈)	— 8·1⁰ (²/₂)
1874	+ 9·8⁰ C.	+ 33·4⁰ (⁹/₇)	— 13·8⁰ (²⁹/₁₂)
1875	+ 9·6⁰ C.	+ 33·8⁰ (¹⁸/₈)	— 16·0⁰ (¹⁰/₁₂)
1876	+ 10·1⁰ C.	+ 33·1⁰ (¹⁵/₈)	— 13·3⁰ (¹⁰/₁)
1877	+ 10·1⁰ C.	+ 33·6⁰ (¹²/₆)	— 11·0⁰ (²/₃)
1878	+ 10·0⁰ C.	+ 29·9⁰ (²³/₇)	— 9·8⁰ (¹²/₁)
1879	+ 8·3⁰ C.	+ 32·4⁰ (³/₈)	— 18·8⁰ (¹⁰/₁₂)
1880	+ 10·2⁰ C.	+ 32·0⁰ (¹⁷/₇)	— 19·2⁰ (²⁰/₁)
1881	+ 9·4⁰ C.	+ 36·2⁰ (²⁰/₇)	— 20·0⁰ (¹⁶/₁)
1882	+ 10·0⁰ C.	+ 30·2⁰ (²⁴/₆)	— 7·4⁰ (⁴/₂)
1883	+ 9·7⁰ C.	+ 32·0⁰ (⁴/₇)	— 9·5⁰ (⁸/₁₂)
1884	+ 10·3⁰ C.	+ 34·1⁰ (¹³/₇)	— 8·4⁰ (²⁶/₁₁)
1885	+ 9·2⁰ C.	+ 31·0⁰ (²⁶/₆)	— 14·8⁰ (¹²/₁₂)
1886	+ 9·8⁰ C.	+ 31·7⁰(²²/₇,¹⁰/₈)	— 11·9⁰ (¹²/₁)
1887	+ 8·4⁰ C.	+ 32·8⁰ (³⁰/₇)	— 17·6⁰ (²⁹/₁₂)
1888	+ 8·5⁰ C.	+ 30·6⁰ (⁴/₆)	— 19·2⁰ (¹/₁)
1889	+ 8·9⁰ C.	+ 32·8⁰ (²/₆)	— 16·7⁰ (¹³/₂)
1890	+ 8·9⁰ C.	+ 31·4⁰ (¹⁵/₇)	— 15·2⁰ (³⁰/₁₂)
1891	+ 9·0⁰ C.	+ 32·2⁰ (¹/₇)	— 13·3⁰ (¹⁶/₁)
1892	+ 9·0⁰ C.	+ 36·8⁰ (¹⁸/₈)	— 13·1⁰ (¹⁸/₂)
40j.Durchschn.	+ 9·7⁰ C.	—	—

Frosttage, d. h. Tage, an denen das Thermometer unter den Gefrierpunkt ging, hatte dieses Jahr 81 (gegen den Durchschnitt von 77), und zwar in den ersten Monaten 46 (gegen 49) und in den letzten Monaten 35 (gegen 28); die meisten Frosttage, 25, hatte der December, der Januar hatte deren 20. — **Eistage,** Tage, an denen das Thermometer auch um Mittag nicht über 0 ° hinaufging, hatte dieses Jahr 27 (gegen 22 im Durchschnitt), 10 im Januar, 3 im Februar und 4 im März, dann 1 im November und 8 im December. — **Sommertage,** d. h. Tage, an denen das Thermometer über 25°C. steigt, hatte das Jahr 1892 44 (gegen 42 im Durchschnitt), davon 8 im Mai, 7 im Juni, 12 im Juli und 17 im August.

Die **Witterung** des Jahres 1892 war, was die heiteren und trüben Tage betrifft, in so fern eine nicht normale, als die Zahl der heiteren Tage 165 betrug, 34 mehr als im Durchschnitt der letzten 40 Jahre, die Zahl der trüben Tage nur 201 war, gegenüber dem Durchschnitt von 235 Tagen. Die Zahl von 165 heiteren Tagen im Jahr ist in den letzten 40 Jahren nur ein einziges Mal übertroffen worden, und zwar vom Jahre 1874, das 178 heitere und 187 trübe Tage hatte. Die Zahl der heiteren Tage, die im Ganzen den Durchschnitt der letzten 40 Jahre bedeutend übertroffen hat, hat dies in allen Jahreszeiten gethan, ganz besonders im Frühling und Sommer. Aber auch in den einzelnen Monaten, mit einziger Ausnahme des Februar, war die Zahl der heiteren Tage eine mehr oder minder erhöhte. Am meisten war dies im März der Fall, der absolut und relativ die meisten heiteren Tage hatte, fast doppelt soviele als ihm nach dem 40jährigen Durchschnitt zukommen. Ihm schliessen sich Juli und August an, die zwar immer zu den Monaten gehören, die die meisten heiteren Tage haben, die aber in diesem Jahr auch ihren hohen Durchschnitt noch wesentlich übertroffen haben. Auch im December war die in der Regel sehr geringe Zahl von heiteren Tagen fast verdoppelt. Dagegen war sie im Februar auf die Hälfte gesunken; der Februar hatte absolut und relativ die geringste Zahl heiterer Tage. Das Verhältniss der heiteren und trüben Tage nach den einzelnen Jahreszeiten und Monaten gibt die folgende Tabelle:

Dr. A. Spiess,

Heitere Tage.

	Jahr.	Winter.*)	Frühling.	Sommer.	Herbst.
40jähriger Durchschnitt.	131	21	39	40	31
1892	165	23	53	53	34
Differenz . . . . . {+ / −}	34	2	14	13	3

	Januar.	Februar.	März.	April.	Mai.	Juni.	Juli.	August.	September.	October.	November.	December.
40jähriger Durchschnitt	7	8	11	14	14	12	14	11	14	11	6	6
1892	10	4	20	17	16	14	20	19	15	12	7	11
Differenz {+ / −}	3	4	9	3	2	2	6	5	1	1	1	5

Trübe Tage.

	Jahr.	Winter.*)	Frühling.	Sommer.	Herbst.
40jähriger Durchschnitt .	235	70	53	52	60
1892	201	68	39	39	57
Differenz . . . . . {+ / −}	34	2	14	13	3

	Januar.	Februar.	März.	April.	Mai.	Juni.	Juli.	August.	September.	October.	November.	December.
40jähriger Durchschnitt	24	21	20	16	17	18	17	17	16	20	24	25
1892	21	25	11	13	15	16	11	12	15	19	23	20
Differenz {+ / −}	3	4	9	3	2	2	6	5	1	1	1	5

*) December 1891 war die Zahl der heiteren Tage = 9, der trüben = 22.

Was die in den einzelnen Monaten herrschende **Windrichtung** betrifft, so war diese bei den drei täglichen Beobachtungen:

	N	NO	O	SO	S	SW	W	NW	Windstille.	Mittlere Windstärke.
Januar . .	3	16	8	1	3	38	11	5	8	1·1
Februar. .	2	16	14	2	7	24	10	5	7	1·1
März. . .	9	26	29	2	8	14	4	0	1	1·3
April. . .	20	18	20	0	4	14	7	7	—	1·2
Mai . . .	16	15	14	2	4	22	6	13	1	1·4
Juni . . .	12	13	11	1	9	29	5	9	1	1·3
Juli . . .	15	19	13	3	4	23	10	5	1	1·1
August . .	10	9	8	0	6	45	8	6	1	1·1
September.	12	1	11	0	9	40	3	3	11	0·9
October . .	12	9	13	3	14	27	3	1	11	1·1
November .	0	8	37	12	3	10	2	1	17	0·8
December .	3	21	1	2	4	39	5	1	17	0·9
Jahr . . .	114	171	179	28	75	325	74	56	76	1·1
In Proc. .	10·4	15·6	16·3	2·6	6·8	29·6	6·7	5·1	6·9	
			44·9				48·2			

Einen Vergleich mit dem Durchschnitt der letzten 15 Jahre (vor dieser Zeit wurden die Windbeobachtungen des Physikalischen Vereins anders registrirt, so dass ein directer Vergleich nicht angängig ist) gibt die folgende Tabelle:

In Procenten:	N.	NO.	O.	SO.	S.	SW.	W.	NW.	Windstille
15jähriger Durchschnitt	9·7	14·5	13·0	4·0	7·7	26·9	11·6	4·1	8·5
1892	10·4	15·6	16·3	2·6	6·8	29·6	6·7	5·1	6·9
Differenz +	0·7	1·1	3·3			2·7		1·0	
—				1·4	0·9		4·9		1·6

Nach dem 15jährigen Durchschnitt kommen somit auf Nord- und Ostwinde 41·2%, auf Süd- und Ostwinde 50·3%, auf Windstille 8·5%, im Jahr 1892 kamen auf Nord- und Ostwinde 44·9%, auf Süd- und Westwinde 48·2%, auf Windstille 6·9%. Lässt man die Beobachtungen von Windstille ausser Rechnung so kommen auf

	im Durchschnitt	1892
Nord- und Ostwinde . .	45·0%	48·1%
Süd- und Westwinde . .	55·0%	51·9%

Die Zahl der **Regen- und Schneetage** betrug im Jahre 1892 169, gegenüber dem Durchschnitt von 162, wie des Näheren die folgende Tabelle zeigt:

Zahl der Regen- und Schneetage.

	Jahr.	Winter. *)	Frühling.	Sommer.	Herbst.
40jähriger Durchschnitt .	162	40	40	42	40
1892	169	55	27	40	51
Differenz . . . . . {+	7	15			11
{−			13	2	

	Januar.	Februar.	März.	April.	Mai.	Juni.	Juli.	August.	September.	October.	November.	December.
40jähriger Durchschnitt	13	12	14	12	14	14	15	13	12	13	15	15
1892	17	17	8	10	9	16	11	13	15	19	17	17
Differenz {+	4	5				2		0	3	6	2	2
{−			6	2	5		4	0				

Nach dem Durchschnitt der 40 Jahre 1851—1890 kommen auf ein Jahr 162 Tage mit Niederschlägen, d. h. 135 reine Regentage und 27 Tage, an denen es schneit, event. regnet und schneit. Im Jahre 1892 war diese Zahl eine etwas erhöhte, statt 162 hatte das Jahr 169 Tage mit Niederschlägen und zwar kommen von diesen 169 Regen- und Schneetagen 131 auf Tage, an denen es nur regnete, 12 auf Tage, an denen es regnete und schneite und 26 auf Tage, an denen es nur schneite. Nach dem Durchschnitt schneit es in Frankfurt an 27 Tagen, in diesem Jahre schneite es an 38 Tagen, von denen 24 den ersten 5 Monaten des Jahres angehörten (letzter Schneeflocken am 6. Mai), 14 den beiden letzten Monaten (erster Schneeflocken am 22. October). — Die wenigsten Tage mit Niederschlägen hatten die Monate März bis Mai, denen sich Juli und August anschlossen, die meisten Regentage, absolut wie relativ der October und ihm ähnlich die beiden ersten und die beiden letzten Monate des Jahres.

---

*) December 1891 war die Zahl der Regen- und Schneetage = 21.

Die **Regenmenge** des Jahres 1892 betrug 418·6 mm. Das Nähere, betr. der einzelnen Monate, gibt die folgende Tabelle:

Regenmenge in Millimeter.

	Jahr.	Winter.*)	Frühling.	Sommer.	Herbst.
40jähriger Durchschnitt	627·2	128·4	129·7	214·4	154·7
1892	418·6	136·1	54·9	129·7	118·8
Differenz . . . {+ {−	208·6	7·7	74·8	84·7	35·9

	Januar.	Februar.	März.	April.	Mai.	Juni.
40jähriger Durchschnitt	44·4	32·8	40·7	35·0	54·0	71·8
1892	36·3	35·9	31·1	7·7	16·1	64·4
Differenz . . . {+ {−	8·1	3·1	9·6	27·3	37·9	7·4

	Juli.	August.	Septbr.	October.	Novbr.	Decbr.
40jähriger Durchschnitt	80·0	62·6	44·7	56·9	53·1	51·2
1892	35·9	29·4	45·5	52·6	20·7	43·0
Differenz . . . {+ {−	44·1	33·2	0·8	4·3	32·4	8·2

Die Menge der Niederschläge des Jahres 1892 betrug nur 418·6 mm, 208·6 mm weniger, als der Durchschnitt der 40 Jahre 1851—1890, sodass nur genau ²/₃ der normalen Regenmenge fielen. Es gehört hierdurch das Jahr 1892 zu den aller regenärmsten Jahren, in dem seit dem Jahr 1851 nur ein einziges Jahr war, in dem die Gesammt-Niederschlagsmenge noch eine etwas geringere war. Es ist dies das Jahr 1864 mit nur 366·3 mm.

Im September entsprach die Regenmenge ziemlich genau dem Durchschnitt. im Februar war sie eine mässig erhöhte. Dagegen

---

*) December 1891 betrug die Menge der Niederschläge = 63·9 mm.

blieb sie in allen übrigen Monaten unter dem Durchschnitt, meist recht bedeutend und Frühjahr und Sommer waren ungewöhnlich trocken, ersteres hatte nur etwa 42%, der Sommer 60% der ihnen nach dem Durchschnitte zukommenden Regenmenge. Die absolut regenärmsten Monate waren April und Mai mit zusammen 23·8 mm Regen statt 89·0 mm. Der Juni kam dann nahezu auf seine normale Menge, während Juli und August wieder sehr bedeutend hinter dieser zurückblieben, indem sie statt 142·6 mm Regen nur 65·3 mm, also noch nicht die Hälfte lieferten; und ähnlich war das Verhältniss auch im November.

Gewitter hatte das Jahr 1892 an 18 Tagen, statt des Durchschnitts von 21 Tagen. Die meisten, je 4, hatten Juni und September, je 3 Juli und August und 1 der Mai. Das erste, sehr kurze Gewitter brachte der 28. März, die beiden letzten der 1. und 3. October.

Hagel fiel nur an einem Tag, dem 30. November. **Reif** wurde an 36 Tagen beobachtet; wovon 16 den vier ersten und 20 den drei letzten Monaten des Jahres angehörten, **Nebel** an 40 Tagen, die sich über alle Monate mit Ausnahme von April, Mai und Juli vertheilen, und **Thau** an 46 Tagen der Monate Mai bis November.

Schnee fiel, wie oben erwähnt, an 38 Tagen, von denen 24 den fünf ersten und 14 den drei letzten Monaten des Jahres angehörten. Zu Anfang war die Schneemenge stets nur eine geringe: es lag eine Schneedecke vom 7. bis 24. Januar, die am 15. und 16. Januar mit 8 cm ihr Maximum erreichte. Im Februar lag vom 15. bis 22. Schnee mit einer Maximalhöhe von 12 cm am 18. Februar; im März lag nur am 10. und 11. Schnee in geringer Menge. Wie der letzte Schnee im April und Mai nicht liegen blieb, so war es auch mit dem ersten Schnee im October und erst der December brachte wieder reichlichen Schnee, so dass vom 8.—12. eine Schneedecke lag, die am 10. mit 8 cm ihr Maximum erreichte.

Zweiter Theil.

Bevölkerungs-Statistik für Frankfurt am Main
im Jahre 1892
von
Stadtarzt Dr. ALEXANDER SPIESS.

Uebersicht des Standes und der Bewegung der Bevölkerung der Stadt Frankfurt im Jahre 1892.

Der Stand der Bevölkerung war durch die Volkszählung vom 1. December 1890 festgestellt und betrug an jenem Tage (einschliesslich 1716 Mann activen kasernirten Militärs) 180 020 und zwar 85 427 männlichen und 94 593 weiblichen Geschlechts. Hieraus liess sich nach Analogie der Zunahme des letzten Jahres für 1. Januar 1892 eine ortsanwesende Bevölkerung von rund 185 000 berechnen.

Die Bewegung der Bevölkerung gestaltete sich im Jahre 1892 wie folgt: Es betrug die Zahl der

Lebendgeborenen	5180
Gestorbenen	3732
Mithin Ueberschuss der Geburten . . .	1448
Zugezogen	53 686
Weggezogen *) . . . . ca.	50 388
Mithin Ueberschuss der Zugezogenen . .	3298
Also Zunahme der Bevölkerung . .	4746

Die Bevölkerungsziffer vom 1. Januar 1892 zu 185 000 angenommen, ergäbe sich somit für 1. Januar 1893 eine Bevölkerungsziffer von 189 746 oder rund 190 000 und als mittlere Bevölkerungsziffer des Jahres 1892: 188 000, eine Zahl, die allen folgenden Berechnungen zu Grunde gelegt ist.

Das Nähere über die Bewegung der Bevölkerung im Jahre 1892 ergeben die folgenden Tabellen, die, soweit sie sich auf das Jahr 1892 beziehen, den von dem städtischen statistischen Amte veröffentlichten »Tabellarischen Uebersichten betr. den Civilstand der Stadt Frankfurt a. M. im Jahre 1892« entnommen sind.

---

*) Da nach den Ermittelungen der letzten Jahre von den Wegziehenden ca. 2½—3% nicht abgemeldet werden, sind der Zahl der wirklich Abgemeldeten von 49 188 noch 1200 zugerechnet und so die Zahl der Weggezogenen zu ca. 50 388 angenommen.

Lebend- und Todtgeborene

nach Geschlecht und Legitimität für die einzelnen Monate des Jahres 1892.

Monate.	Ehelich Geborene.									Unehelich Geborene.									Lebend-geborene.			Todt-geborene.			Gesammt-zahl.		
	Lebend-geborene.			Todt-geborene.			Zusammen.			Lebend-geborene.			Todt-gebor.			Zusammen.											
	M.	W.	Zus.	M.	W.	Zus.	M.	W.	Zus.	M.	W.	Zus.	M.	W.	Zu.	M.	W.	Zus.	M.	W.	Zus.	M.	W.	Zus.	M.	W.	Zus.
Januar	189	206	395	1	4	5	190	210	400	22	25	47	2	—	2	24	25	49	211	231	442	3	4	7	214	235	449
Februar	180	182	362	3	5	8	183	187	370	32	33	65	3	1	4	35	34	69	212	215	427	6	6	12	218	221	439
März	214	172	386	7	4	11	221	176	397	21	28	49	—	1	1	21	29	50	235	200	435	7	5	12	242	205	447
April	204	197	401	5	5	10	209	202	411	26	18	44	2	1	3	28	19	47	230	215	445	7	6	13	237	221	458
Mai	193	212	405	5	10	15	198	222	420	32	24	56	—	—	—	32	24	56	225	236	461	5	10	15	230	246	476
Juni	176	179	355	5	3	8	181	182	363	37	23	60	—	1	1	37	24	61	213	202	415	5	4	9	218	206	424
Juli	184	193	377	8	4	12	192	197	389	25	23	48	1	1	2	26	24	50	209	216	425	9	5	14	218	221	439
August	203	175	378	4	5	9	207	180	387	36	29	65	—	1	1	36	30	66	239	204	443	4	6	10	243	210	453
September	189	176	365	6	2	8	195	178	373	24	28	52	1	1	2	25	29	54	213	204	417	7	3	10	220	207	427
October	208	165	373	3	5	8	211	170	381	37	26	63	1	1	2	38	27	65	245	191	436	4	6	10	249	197	446
November	183	183	366	8	6	14	191	189	380	14	25	39	1	1	2	15	26	41	197	208	405	9	7	16	206	215	421
December	200	183	383	11	8	19	211	191	402	28	18	46	—	—	—	28	18	46	228	201	429	11	8	19	239	209	448
Zusammen	2323	2223	4546	66	61	127	2389	2284	4673	334	300	634	11	9	20	345	309	654	2657	2523	5180	77	70	147	2734	2593	5327

Bemerkungen: Die Mütter von 122 unehelich Geborenen (76 Knaben und 46 Mädchen) waren von hier gebürtig. Die Anerkennung der Vaterschaft unehelicher Kinder fand statt in 80 Fällen (bei 48 Knaben und 32 Mädchen). Zwillingspaare wurden 56 geboren (17 nur Knaben, 16 nur Mädchen und 23 Knaben und Mädchen), zusammen 57 Knaben und 55 Mädchen.

Nach des Vaters Tode wurden 9 Kinder geboren (5 Knaben und 4 Mädchen).

Verstorbene, ausschliesslich der Todtgeborenen, nach Geschlecht, erreichtem Lebensalter und Familienstand.

Monate	0–1		1–5		5–10		10–15		15–20		20–30		30–40		40–50		50–60		60–70		70–80		80–90		über 90		Gesammtzahl		
	m	w	m	w	m	w	m	w	m	w	m	w	m	w	m	w	m	w	m	w	m	w	m	w	m	w	m	w	Zus.
Januar	80	24	26	25	6	8	6	4	5	4	10	5	11	12	22	14	16	12	13	13	8	16	4	4	—	—	157	149	306
Februar	28	30	33	28	8	5	4	1	3	1	5	3	12	19	23	16	16	19	15	12	10	18	4	6	—	1	155	163	318
März	49	41	37	40	10	8	1	2	4	3	8	4	18	15	13	13	22	14	19	14	13	18	4	7	—	—	197	211	408
April	65	38	53	47	13	13	—	2	3	3	8	5	14	16	19	13	18	18	26	18	13	18	7	9	1	—	230	202	432
Mai	39	38	37	52	5	7	1	1	5	2	9	6	17	13	22	8	10	10	18	18	16	14	4	4	—	—	186	191	377
Juni	33	30	25	28	6	8	—	2	8	8	9	10	20	13	16	17	12	12	7	10	14	21	2	2	—	2	154	139	298
Juli	40	44	20	14	5	7	1	1	2	1	11	6	14	6	21	9	13	11	7	7	13	9	2	4	—	—	140	129	269
August	87	75	17	28	8	4	2	2	4	3	17	6	8	5	13	15	6	13	10	9	13	13	5	5	—	—	184	179	363
September	57	35	18	17	8	2	1	1	3	3	8	8	10	10	13	9	16	12	9	14	4	7	1	1	—	—	158	103	261
October	36	30	17	10	2	6	4	4	2	2	10	6	5	5	18	7	17	9	16	14	12	12	6	5	—	—	135	114	249
November	26	18	18	24	6	3	3	3	2	6	5	5	11	11	15	15	13	13	11	9	12	10	4	4	—	—	112	102	214
December	31	25	17	14	3	3	1	1	6	3	3	3	15	13	19	9	12	10	18	12	11	6	4	3	—	—	137	105	242
Gesammtzahl	521	423	308	315	66	61	33	25	34	40	100	86	150	144	212	138	171	148	172	178	138	170	42	58	1	3	1945	1787	3732

Davon waren:

Familienstand	0–1		1–5		5–10		10–15		15–20		20–30		30–40		40–50		50–60		60–70		70–80		80–90		über 90		Gesammtzahl		
	m	w	m	w	m	w	m	w	m	w	m	w	m	w	m	w	m	w	m	w	m	w	m	w	m	w	m	w	Zus.
ledig	521	423	308	315	66	61	33	25	34	40	80	66	46	33	35	15	17	28	17	41	12	9	3	9	—	—	1172	1065	2237
verheirathet	—	—	—	—	—	—	—	—	—	—	18	18	96	100	159	107	129	69	107	51	72	33	13	4	—	—	594	382	976
verw. oder gesch.	—	—	—	—	—	—	—	—	—	—	2	2	8	11	18	16	25	51	48	86	49	128	26	45	3	3	179	340	519

Von je 100 Verstorbenen entfallen auf die einzelnen Altersgruppen:

Geschlecht	0–1	1–5	5–10	10–15	15–20	20–30	30–40	40–50	50–60	60–70	70–80	80–90	über 90
m.	26.8	15.8	3.4	1.7	1.8	5.1	7.7	10.9	8.8	8.8	6.8	2.9	0.1
w.	28.7	17.6	3.4	1.2	2.2	4.8	8.4	7.7	8.3	10.0	9.5	3.2	0.1
zus.	25.3	16.7	3.4	1.5	2.0	5.0	7.9	9.4	8.5	9.4	8.1	2.7	0.1

Das Verhältniss der Ebeschliessungeu, Geburten und Todesfälle zu der Bevölkerungszahl im Jahre 1892 und zum Vergleich damit die entsprechenden Zahlen in den 20 vorhergegangenen Jahren zeigt die folgende Tabelle:

Eheschliessungen, Geburten und Todesfälle 1872—1892.

Jahr.	Gesammt-bevölkerung im Jahresmittel.	Eheschliessungen		Geburten		Todesfälle	
		Zahl.	auf 1000 Lebende.	incl. Todtgebor.	auf 1000 Lebende.	excl. Todtgebor.	auf 1000 Lebende.
1872	93 606	951	10·2	2894	30·9	1856	19·8
1873	96 690	1090	11·3	2769	28·6	2008	20·8
1874	99 370	1230	12·4	3008	30·3	2062	20·8
1875	102 100	1358	13·3	3226	31·6	2066	20·2
1876	105 210	1365	13·0	3445	32·7	2150	20·4
1877	121 370	1359	11·2	4339	35·8	2392	19·7
1878	126 080	1179	9·4	4324	34·3	2615	20·7
1879	129 610	1203	9·3	4416	34·1	2715	21·0
1880	134 430	1224	9·1	4423	32·9	2755	20·5
1881	138 760	1234	8·9	4424	31·9	2653	19·1
1882	141 350	1308	9·3	4313	30·5	2851	20·2
1883	145 400	1322	9·1	4269	29·4	2803	19·3
1884	150 260	1340	8·9	4280	28·5	2994	19·9
1885	153 000	1447	9·8	4290	28·0	3033	19·8
1886	156 000	1486	9·5	4347	27·9	3050	19·6
1887	159 000	1609	10·1	4432	27·9	3134	19·7
1888	164 000	1604	9·8	4620	28·2	3053	18·6
1889	171 000	1796	10·5	4814	28·2	3397	19·9
1890	177 700	1868	10·5	4741	26·7	3305	18·6
1891	182 500	1874	10·3	5294	29·0	3367	18·4
1892	188 000	1903	10·1	5327	28·3	3732	19·9
Durchschnitt 1851—90	—	—	8·6	—	27·2	—	19·3

Die vorstehende Tabelle zeigt zunächst, dass die **Eheschliessungen,** die nach der bedeutenden Steigerung der Jahre 1872—1877 einen beträchtlichen Rückgang erfahren hatten, seit einigen Jahren wieder in geringer Zunahme begriffen und im Jahre 1892 der Verhältnisszahl der Vorjahre ziemlich gleichgekommen sind.

In Betreff der **Geburten** zeigt die Tabelle ebenfalls eine stete Zunahme bis in die zweite Hälfte der 70er Jahre — sehr erklärlicher Weise fällt das Maximum der Geburten etwas später als das der Eheschliessungen — und von da an eine regelmässige Abnahme, die die Geburtsziffer von 35·8 per Mille im Jahre 1877 auf 26·7 per Mille im Jahr 1890 heruntergebracht hat. Demgegenüber zeigte das Jahr 1891 wieder eine Steigerung auf 29·0 per Mille, das Jahr 1892 schloss sich mit 28·3 per Mille diesem an.

Einen Vergleich der Geburten des Jahres 1892 mit den Geburten der vorhergegangenen 20 Jahre ergibt die folgende Tabelle:

Geburten in den Jahren 1872—1892.

Jahr.	Zahl.	Männl.	Weibl.	Lebend-geborene.	Todt-geb.	Ehelich.	Unehe-lich.
1872	2894	1533	1361	2795	99	2521	373
1873	2769	1455	1314	2675	94	2425	344
1874	3008	1484	1524	2905	103	2629	379
1875	3226	1601	1625	3118	108	2866	360
1876	3445	1800	1645	3313	132	3041	404
1877	4339	2206	2133	4185	154	3942	397
1878	4324	2159	2165	4173	151	3851	473
1879	4416	2286	2130	4250	166	3979	437
1880	4423	2278	2145	4264	159	3979	444
1881	4424	2247	2177	4270	154	3927	497
1882	4313	2170	2143	4156	157	3850	463
1883	4269	2241	2028	4101	168	3818	451
1884	4280	2188	2092	4129	151	3846	434
1885	4290	2230	2060	4140	150	3820	470
1886	4347	2200	2147	4182	165	3879	468
1887	4432	2257	2175	4263	169	3943	489
1888	4620	2377	2243	4481	139	4136	484
1889	4814	2475	2339	4665	149	4274	540
1890	4741	2357	2384	4603	138	4213	528
1891	5294	2666	2628	5162	132	4703	591
1892	5327	2734	2593	5180	147	4673	654
40jähriger Durchschnitt °/₀₀	—	511·3	488·7	963·0	37·0	870·3	129·7
1892 °/₀₀	—	513·2	486·8	972·4	27·6	877·2	122·8
		1000·0		1000·0		1000·0	

Nach den Geschlechtern getrennt kommen auf die 5327 Geburten dieses Jahres 2734 männliche und 2593 weibliche oder 513·2%/oo männliche und 486·8%/oo weibliche, mithin übertraf entsprechend der Regel die Zahl der männlichen Geburten die der weiblichen. Nach dem Durchschnitt der 40 Jahre 1851—1890 kommen nämlich auf 511·3 männliche 488·7 weibliche Geburten, mithin auf 100 weibliche 104·6 männliche; dieses Jahr kamen auf 100 weibliche nur 105·4 männliche Geburten. Das stärkste Ueberwiegen der männlichen Geburten in den letzten 40 Jahren kam 1861 vor, in welchem Jahre auf 100 weibliche 117·7 männliche Geburten kamen, während das umgekehrte Verhältniss am stärksten im Jahre 1857 ausgeprägt war, in welchem auf 100 weibliche nur 92·7 männliche Geburten kamen; nur in 8 der letzten 42 Jahren haben die weiblichen Geburten überwogen.

Die Zahl der Todtgeborenen betrug dieses Jahr 147 oder 27·6%/oo aller Geburten, was wesentlich unter dem Durchschnitt der letzten 40 Jahre ist. Mit der Zunahme der Zahl der Eheschliessungen und damit der ehelichen Geburten hatte die Zahl der Todtgeborenen stetig abgenommen: im ersten Decennium 1851—1860 betrug ihre Zahl 43·4%/oo, im zweiten Decennium 1861—1870 39·7%/oo, im Decennium 1871—1880 35·5%/oo und im letzten Decennium 1881—1890 nur 34·6%/oo. Demgegenüber stellt sich das Jahr 1892 mit 27·6%/oo Todtgeburten noch wesentlich günstiger.

Die Zahl der unehelichen Geburten hatte in den 60er und 70er Jahren ständig abgenommen, in den 80er Jahren aber ist sie, entsprechend der Abnahme der Eheschliessungen wieder gestiegen. Diese Zunahme macht sich auch in den letzten Jahren noch bemerklich. Im Jahre 1892 kamen auf 877·2 eheliche 122·8 uneheliche Geburten. Es stellt sich das Verhältniss der ehelichen Geburten zu den unehelichen in den letzten 42 Jahren wie folgt:

1851—55	837·7%/oo eheliche		162·3%/oo	uneheliche
1856—60	818·0 »	»	182·0 »	»
1861—65	799·7 »	»	200·3 »	
1866—70	836·1 »	» ·	163·9 »	
1871—75	874·0 »	»	126·0 »	
1876—80	897·1 »	»	102·9 »	
1881—85	892·7 »	»	107·3 »	
1886—90	890·7 »	»	109·3 »	
1891	888·4 »	»	111·6 »	
1892	877·4 »	»	122·8 »	

Was die Vertheilung der Geburten auf die einzelnen Stadt-theile*) betrifft, sowie deren Verhältniss zur Einwohnerzahl, so gibt hierüber die folgende Zusammenstellung Aufklärung, bei welcher die Geburten (um den Einfluss der Entbindungsanstalten auszu-schliessen) denjenigen Stadttheilen zugezählt sind, in welchem die Mutter vor der Entbindung gewohnt hat.

Stadttheile:

Altstadt . . . . . ca.	27 890 Einw.	853 Geburten	=	30·6⁰/oo
Westliche Neustadt . .	11 760 »	201 »	=	17·1 »
Nördliche » . .	9 840 »	207 »	=	21·0 »
Oestliche » . .	14 400 »	368 »	=	25·6 »
Südwestliche Aussenstadt	8 130 »	259 »	=	31·9 »
Westliche »	6 860 »	115 »	=	13·3 »
Nordwestliche »	13 050 »	233 »	=	17·9 »
Nördliche »	21 450 »	610 »	=	28·4 »
Nordöstliche »	23 470 »	746 »	=	31·7 »
Oestliche »	14 670 »	392 »	=	26·7 »
Bornheim	10 850 »	432 »	=	31·6 »
Inneres Sachsenhausen .	11 300 »	382 »	=	31·9 »
Aeusseres » .	14 330 »	435 »	=	30·4 »

Zusammen . ca. 188 000 Einw. 5233 Geburten = 27·8⁰/oo
Ohne Wohnungsangabe
bezw. nach Ausw. gehörig — 94 » = —

Ueberhaupt . — 5327 » = 28·3⁰/oo

Die Zahl der Geburten war wie stets am relativ geringsten in der westlichen Aussenstadt, dem Villenviertel, sie betrug nur 13·3

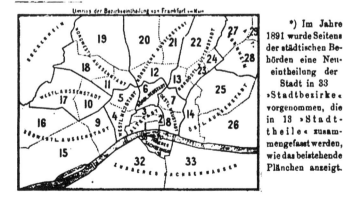

*) Im Jahre 1891 wurde Seitens der städtischen Behörden eine Neu-eintheilung der Stadt in 33 »Stadtbezirke« vorgenommen, die in 13 »Stadt-theile« zusam-mengefasst werden, wie das beistehende Plänchen anzeigt.

per Mille. Auch in den meisten übrigen Theilen der Aussenstadt
blieb sie unter Mittel, eine Ausnahme machen hier nur die südwestliche Aussenstadt (Gutleutstrasse und die Strassen um die Infanterie-Kaserne) und die nordöstliche Aussenstadt, der früher grossentheils zu Bornheim gerechnete Stadttheil der Bornheimer Haide und
Umgebung. Es folgt dann die Neustadt mit 21·6o/oo, hierauf die
Altstadt und das äussere Sachsenhausen mit 30·6 und 30·4 per
Mille, dann Bornheim, das in der Regel die höchste Geburtsziffer
hat, mit 31·6%oo und schliesslich das innere Sachsenhausen mit 31·9
per Mille.

Die Geburtsziffer der ganzen Stadt im Jahre 1892 betrug 28·3
per Mille und schwankte in den einzelnen Monaten zwischen 27·3
per Mille im November und 29·8 per Mille im Mai.

Von den 5327 Geburten des Jahres 1892 sind 4888 in den
Wohnungen der betr. Mütter und 439 in Anstalten erfolgt und
zwar 313 in den beiden öffentlichen Entbindungsanstalten (der
städtischen und der Dr. Christ'schen Entbindungsanstalt), 13 in anderen Krankenhäusern und 113 in Privat-Entbindungsanstalten von
Hebammen. Von diesen 439 in Anstalten geborenen Kindern waren
322 uneheliche; die in den Privat-Entbindungsanstalten der Hebammen geborenen 113 Kinder waren sämmtlich uneheliche.

Die Zahl der **Todesfälle** hat im Jahre 1892 (ausschliesslich
147 Todtgeburten) 3732 = 19·9%oo · der Bevölkerung betragen,
eine Verhältnisszahl die noch etwas höher ist, als die Durchschnitts-
zahl der 40 Jahre 1851—1890, die 19·3%oo beträgt und nicht un-
beträchtlich höher als in den beiden letzten besonders günstigen
Jahren.

Was das Geschlecht der Todesfälle des Jahres 1892 betrifft,
so kommen, bei Ausschluss von 147 Todtgeburten, auf 1945 Todesfälle beim männlichen Geschlecht nur 1787 Todesfälle beim weiblichen Geschlechte, also auf 1000 männliche 919 weibliche. Es
stellt sich hierdurch das Sterblichkeitsverhältniss für das weibliche
Geschlecht etwas ungünstiger, als wie es in den letzten Jahren hier
beobachtet worden ist. Es waren nämlich im Durchschnitt der letzten 10 Jahre auf je 1000 Todesfälle bei Männern 879 Todesfälle
bei Weibern gekommen, im Jahr 1892: 919. Da nun aber nach
der letzten Volkszählung in Frankfurt bei der Gesammtbevölkerung
(incl. Militär) auf 1000 Männer 1107 Weiber kommen, so stellt

sich das Sterblichkeitsverhältniss der beiden Geschlechter zu einander
so, dass im Jahre 1892 auf

> 1000 Lebende überhaupt 19·9 Todesfälle
> 1000 » Männer 21·8 »
> 1000 » Frauen 18·1 »

kommen. Es verhielt sich somit die Sterblichkeit des weiblichen
Geschlechtes zu der des männlichen Geschlechtes wie 100 zu 120
(im Vorjahre wie 100 zu 127), d. h. die Sterblichkeit beim männlichen Geschlecht war um ein Fünftel grösser, als die des weiblichen
Geschlechts, ein Verhältniss, das für das weibliche Geschlecht etwas
ungünstiger ist, als die letzten Jahre.

Was das Alter betrifft, in welchem die Todesfälle vorgekommen sind, so gibt hierüber die folgende Zusammenstellung genauere Auskunft.

Es kamen nämlich in der Altersclasse von

0— 1 Jahr auf ca.	4 040	Lebende	944	Todesfälle	=	233·5	⁰/₀₀
1— 5 » » »	13 520	»	623	»	=	46·1	»
5—15 » » »	31 280	»	185	»	=	5·9	»
15—20 » » »	21 340	»	74	»	=	3·5	»
20—30 » » »	44 180	»	186	»	=	4·2	»
30—40 » » »	29 860	»	294	»	=	9·8	»
40—60 » » »	34 250	»	669	»	=	19·5	»
60—80 » » »	9 020	»	653	»	=	72·4	»
über 80 » » »	510	»	104	»	=	204·9	»

Zusammen auf 188 000 Lebende 3732 Todesfälle = 19·9⁰/₀₀

Die vorstehende Tabelle zeigt wie stets den sehr bedeutenden
Unterschied der Sterblichkeit in den verschiedenen Altersclassen, der
von 3·5⁰/₀₀ bis 233·5⁰/₀₀ schwankt. Nach der Regel kommen die
meisten Todesfälle bei den über 80 Jahre Alten vor, direct danach
aber, und meist in kaum geringerem Maasse, die Todesfälle bei
Kindern im ersten Lebensjahr. Dieses Jahr zeigten die Kinder im
ersten Lebensjahr die grösste Sterblichkeit, nämlich 233·5⁰/₀₀ oder
nahezu ¹/₄ aller im ersten Lebensjahr stehenden Kinder; die Todesfälle der über 80 Jahre Alten betrugen 204·9⁰/₀₀ der in diesen Jahren
Stehenden. Die diesjährige Zahl von 233·5⁰/₀₀ Todesfälle der im
ersten Lebensjahr stehenden Kinder ist wesentlich höher als der
Durchschnitt, denn es kommen nach dem 40jährigen Durchschnitt
der Jahre 1851—1890 auf 1000 Lebende im ersten Jahre nur 206·4
Todesfälle unter 1 Jahr.

Im Vergleich zu den lebend Geborenen stellt sich das Jahr 1892 für die Todesfälle im ersten Lebensjahr wie folgt: Nach dem 40jährigen Durchschnitt kommen auf 1000 lebend Geborene 177·2 Todesfälle im ersten Lebensjahr, im Jahre 1892 betrug diese Zahl 182·2%, mithin ebenfalls mehr als der Durchschnitt angibt.

Was nun die Vertheilung der Todesfälle des Jahres 1892 auf die einzelnen Stadttheile betrifft, in denen die Verstorbenen erkrankt waren, so kamen auf die

Stadttheile:

Altstadt . . . . . mit ca. 27 890 Einw.	661 Todesfälle	= 23·7%
Westliche Neustadt » » 11 760 »	144	»	= 12·2 »
Nördliche » » » 9 840 »	170	»	= 17·3 »
Oestliche » » » 14 400 »	263	»	= 18·3 »
Südwestl. Aussenstadt » » 8 130 »	132	»	= 16·2 »
Westliche » » » 6 860 »	64	»	= 9·3 »
Nordwestl. » » » 13 050 »	170	»	= 13·0 »
Nördliche » » » 21 450 »	380	»	= 17·7 »
Nordöstliche » » » 23 470 »	502	»	= 21·4 »
Oestliche » » » 14 670 »	219	»	= 14·9 »
Bornheim » » 10 850 »	284	»	= 26·2 »
Inneres Sachsenhausen » » 11 300 »	266	»	= 23·5 »
Aeusseres » » » 14 330 »	289	»	= 20·2 »

Zusammen mit ca. 188 000 Einw. 3544 Todesfälle = 18·9%

Nach auswärts gehörig u.
mit unbekannt. Wohnung   —   188   »

Zusammen   —   3732 Todesfälle = 19·9%

Die günstigsten Sterblichkeitsverhältnisse zeigten wie stets die westlichen Stadttheile der Neustadt und Aussenstadt, die ungünstigsten die Altstadt und das innere Sachsenhausen und ganz besonders Bornheim, das bei der Mortalitätsziffer in der Regel obenansteht.

Die Sterblichkeitsziffer der ganzen Stadt im Jahre 1892 betrug 19·9 per Mille und schwankte in den einzelnen Monaten zwischen 13·9 per Mille im November und 28·0 per Mille im April.

Von den 3732 Todesfällen des Jahres 1892 sind 2820 in den Wohnungen der Betreffenden und 912 in den verschiedenen Kranken- und Siechenhäusern erfolgt.

II. Die Gesundheits- und Sterblichkeits-Verhältnisse in Frankfurt a. M. im Jahre 1892.

Die Gesundheitsverhältnisse Frankfurts waren im Jahre 1892 nicht so günstig, wie in den vorhergegangenen Jahren, die Sterblichkeit war etwas grösser wie in den beiden letzten, allerdings besonders günstigen Jahren, entfernte sich aber vom Durchschnitt nicht weit. Nach dem Durchschnitt der 40 Jahre 1851—1890 beträgt die Sterblichkeitsziffer Frankfurts 19·3, im Jahre 1892 war sie 19·9 (s. oben S. 20).

Die Ursache der etwas erhöhten Sterblichkeit war einmal die noch immer sehr grosse Zahl von Diphtherie-Todesfällen, dann eine sehr ausgedehnte Masern epidemie, die von Beginn des Jahres bis zum Hochsommer herrschte und schliesslich die bedeutende Ausdehnung, die Influenza in den Wintermonaten gewann. Dadurch waren die Gesundheitsverhältnisse in den Winter- und ersten Frühjahrsmonaten ziemlich ungünstige. Ihnen gegenüber traten die andern Infectionskrankheiten wie Scharlach, Typhus und Keuchhusten sehr in den Hintergrund. Cholera, deren Einschleppung den ganzen Spätsommer und Herbst befürchtet werden musste, kam nicht in die Stadt und nur 3 auf einem niederländischen Kahn eingebrachte Fälle kamen im städtischen Hafen zum Ausbruch. Im Uebrigen waren die Gesundheitsverhältnisse normale, die Steigerung der Respirationskrankheiten in den Frühjahrsmonaten traten wie immer auf und ebenso die Zunahme der Magen- und Darmaffectionen im Spätsommer, speciell nach der ungewöhnlichen Hitze des August, die zum Glück nicht lange anhielt, so dass, da die Vormonate nicht heiss waren, die Sterblichkeit an Krankheiten der Verdauungsorgane keine ungewöhnlich hohe war.

In Folgendem werden nun des Näheren die einzelnen Krankheiten und ihr Antheil an der Gesammtsterblichkeit des Jahres 1892 besprochen werden.

Die Zahl der in den einzelnen Monaten des Jahres 1892 an den wichtigsten Krankheiten Verstorbenen erhellt aus folgender Tabelle:

Todesursache:	Januar	Februar	März	April	Mai	Juni	Juli	August	September	October	November	December	Summa
Angeborne Lebensschwäche	4	3	7	14	12	7	7	16	11	11	10	8	110
Altersschwäche	10	7	18	17	17	8	12	10	6	9	6	8	128
Selbstmord	5	3	8	9	7	6	8	2	2	5	1	5	66
Mord, Todtschlag	3	—	1	2	1	2	—	3	2	—	1	2	17
Unglücksfall	2	3	—	2	4	5	4	7	12	3	2	6	50
Zymotische Krankheiten.													
Variola	—	—	—	—	—	—	—	—	—	—	—	—	
Morbilli	2	7	33	44	30	13	5	2	1	—	—	-	137
Scarlatina		1	1	1	—	1	—	1	1	—	—	1	7
Diphtheria	21	24	16	41	26	28	20	16	16	12	24	20	264
Pertussis	5	5	2	5	5	—	2	—	2	3	2	1	32
Typhus	—	—	1	2	—	2	2	3	3	1	—	1	15
Dysenteria	—	—	—	1	—	—	—	1	—	—	—	—	2
Influenza	3	14	28	21	1	3	1	—	—	—	—	—	71
Cholera asiatica	—	—	—	—	—	—	—	—	—	3	—	—	3
Febris puerperalis	1	2	2	1	—	—	1	—	1	—	1	—	9
Erysipelas	1	3	2	1	5	4	1	1	—	—	—	—	18
Meningitis cerebro-spinalis					—	—							
Rheumatismus acutus	—	—	—	—	1	2	—	1	—	—	1	1	6
Andere vorherrschende Krankheiten.													
Meningitis tuberculosa	7	7	6	2	6	6	7	7	2	7	8	3	68
Apoplexia cerebri sanguin.	17	12	12	11	13	14	7	15	14	13	14	14	156
Eclampsia parturientium			1	—	1		—	—	1	—	2	—	
Bronchitis	15	11	20	16	12	5	5	4	4	7	6	6	111
Pneumonia	31	35	57	55	48	33	15	11	8	15	10	21	339
Phthisis pulmonum	64	53	54	55	58	45	37	45	39	25	30	42	547
Laryngismus stridulus	1	9	6	8	9	1	—	4	2	1	7	4	
Croup	—	—	3	2	2	3	—	—	—	1	2	1	14
Catarrhus gastro-intest. etc.	7	5	8	13	6	18	41	98	46	25	6	5	278
Atrophia	7	9	12	8	7	7	15	23	15	14	8	7	127
Sonstige Krankheiten.	97	105	110	101	106	80	79	88	73	94	78	86	1097
Todesfälle zusammen	306	318	408	432	377	293	269	363	261	249	214	242	3732
Darunter an Krankheiten d.													
Gehirns u. Rückenmarks	46	39	52	41	51	37	19	54	35	38	39	38	489
Herz und Gefässe	25	23	17	26	20	17	19	23	17	28	16	19	250
Respirationsorgane	118	117	154	142	135	89	60	65	55	51	55	84	1125
Unterleibsorgane	32	31	40	31	29	45	75	130	76	56	23	25	593

Einen Vergleich mit den 10 vorhergehenden Jahren und mit dem 40jährigen Durchschnitt der Jahre 1851—1890 gibt folgende Tabelle:

Todesursache:	1882	1883	1884	1885	1886	1887	1888	1889	1890	1891	1892	Auf 100 000 Einw. starben im 40jähr. Durchschnitt 1851—90	1892	Differenz
Angeborne Lebensschwäche	99	80	107	105	93	105	95	99	90	82	110	64·8	58·5	—
Altersschwäche	117	153	103	108	123	128	132	132	120	144	128	79·0	68·1	—
Selbstmord	45	52	46	58	57	62	67	63	64	78	66	35·5	35·1	—
Mord, Todtschlag . . .	3	6	4	4	1	11	9	13	10	12	17	3·0	9·1	+
Unglücksfall	30	35	46	53	42	38	48	40	57	45	50	29·3	26·6	—
Zymotische Krankheiten.														
Variola	—	9	—	1	—	—	—	—	—	—	—	5·2	—	
Morbilli	18	2	39	39	6	74	4	117	1	1	137	19·7	72·9	+
Scarlatina	95	30	25	17	11	34	32	23	43	22	7	24·1	3·7	—
Diphtheria	40	35	72	76	110	212	157	221	279	280	264	41·3	140·4	+
Pertussis	58	28	59	53	56	20	62	18	62	38	32	29·2	17·0	—
Typhus	22	13	18	20	18	10	14	15	14	11	15	39·8	8·0	—
Dysenteria	1	—	—	—	—	—	—	—	—	—	2	2·8	1·1	—
Influenza	—	—	—	—	—	—	10	50	5	71		37·8		
Cholera asiatica . . .	—	—	—	1	—	—	—	—			3	1·6		
Febris puerperalis . . .	8	13	10	2	9	4	9	2	6	8	9	8·7	4·8	—
Erysipelas	14	9	12	21	13	11	15	16	9	14	18	9·0	9·6	+
Meningitis cerebro-spinalis	3	3	2	7	6	2	4	5	5	1	—	3·1	—	
Rheumatismus acutus . .	9	6	7	8	11	9	5	4	8	12	6	5·9	3·2	—
Andere vorherrschende Krankheiten.														
Meningitis tuberculosa . .	75	63	61	67	62	70	56	62	73	63	68	41·8	36·2	—
Apoplexia cerebri sanguin.	110	149	125	116	112	138	118	109	125	153	156	80·3	83·0	+
Eclampsia parturientium .	2	—	1	3	2	—	—	1	—	—	5	0·9	2·7	+
Bronchitis	98	85	111	90	100	109	185	116	107	100	111	59·7	59·0	—
Pneumonia	177	185	197	196	197	189	242	255	246	202	339	133·5	180·3	+
Phthisis pulmonum . . .	556	566	582	644	600	576	558	611	618	617	547	371·9	291·0	—
Laryngismus stridulus . .	30	35	41	43	60	49	55	47	46	57	55	16·8	29·2	+
Croup	13	6	11	10	13	18	6	8	6	5	14	10·8	7·4	—
Catarrhus gastro-intest. etc.	226	252	242	225	282	227	201	301	220	292	278	131·3	147·9	+
Atrophia	121	105	117	92	115	102	98	130	100	101	127	74·4	67·6	—
Sonstige Krankheiten.	881	883	956	1008	950	950	931	978	946	1024	1097			
Todesfälle zusammen . .	2851	2803	2994	3033	3050	3134	3058	3397	3305	3367	3732	1934·3	1985·1	
Darunter an Krankheiten d.														
Gehirns u. Rückenmarks	415	435	433	440	427	437	361	378	384	433	489	272·0	260·1	—
Herz und Gefässe . . .	162	180	182	189	179	211	211	230	222	242	250	106·5	133·0	+
Respirationsorgane . .	920	914	968	1038	1041	1009	1013	1083	1086	1004	1125	650·1	598·4	—
Unterleibsorgane . . .	495	500	527	503	580	491	474	615	506	604	593	311·0	315·4	+

Aus vorstehender Tabelle ergibt sich, dass auch im Jahre 1892
wie schon in den Vorjahren, unter den zymotischen Krankheiten
Diphtherie weitaus die meisten Todesfälle bedingte und ihren Durchschnitt um das Vierfache übertroffen hat, wenn auch ein geringer
Rückgang in den beiden letzten Jahren constatirt werden kann;
ausserdem herrschte in der ersten Jahreshälfte eine Masernepidemie
und ebenfalls ziemlich ausgebreitete Influenza. Alle übrigen Infectionskrankheiten blieben hinter ihrem Durchschnitt zurück, namentlich
war Scharlach und ebenso Typhus sehr selten, Blattern fehlten ganz,
wie seit 7 Jahren.

Unter den anderen Krankheiten blieben Bronchitis, Croup und
Phthise unter ihrem Durchschnitt, Pneumonie und Laryngismus
stridulus übertrafen denselben ziemlich bedeutend. Auch die Intestinalerkrankungen waren etwas häufiger als in der Regel. Das Nähere
wird bei den einzelnen Krankheiten zur Erörterung kommen.

An **angeborener Lebensschwäche** sind 110 Kinder gestorben
(66 Knaben und 44 Mädchen). Nach dem Alter geordnet waren
von diesen

          77 in der 1. Woche gestorben (44 am 1. Tag)
          23 »   » 2.   »   »
           7 »   » 3.   »
           3 »   » 4.   »
         ———
         110

Es kommt somit über ein Drittel aller dieser Todesfälle auf
den ersten Tag, über zwei Drittel auf die erste Woche und etwa
ein Viertel auf die zweite bis vierte Woche. Von allen im Jahre
1892 lebend Geborenen sind 0·8% am ersten Tag, 1·5% innerhalb
der ersten Woche wieder gestorben.

Einschliesslich dieser an angeborener Lebensschwäche bald nach
der Geburt wieder Verstorbenen betrug die Zahl der **im ersten
Lebensjahr Verstorbenen** 944, (521 Knaben und 423 Mädchen).
Es sind dies 25·3% aller Todesfälle, 23·4% aller im ersten Jahr
stehenden Lebenden und 18·2% aller im Jahre 1892 lebend Geborenen.

Wie sich diese 944 Todesfälle im ersten Jahr nach den hauptsächlichsten Krankheiten, dem Alter der Kinder und den einzelnen
Monaten, in welchen die Todesfälle erfolgt sind, vertheilen, zeigen
die nachstehenden Tabellen:

Todesfälle im ersten Lebensjahre.

Krankheiten.	Es starben im Alter von — Monaten												Summa.
---	0—1	1—2	2—3	3—4	4—5	5—6	6—7	7—8	8—9	9—10	10—11	11—12	
Angeborene Lebensschwäche	110	—	—	—	—	—	—	—	—	—	—	—	110
Morbilli	—	—	1	1	1	3	1	3	7	5	5	8	35
Scarlatina	—	—	—	—	—	—	—	—	—	—	—	—	—
Diphtheria	—	—	—	—	1	—	—	1	1	8	2	2	15
Tussis convulsiva	1	1	1	—	1	2	5	3	—	1	1	1	17
Meningitis tuberculosa	—	3	1	1	2	3	4	3	2	1	3	—	23
Convulsiones	10	3	7	5	9	5	2	1	2	5	1	5	55
Bronchitis	2	7	1	4	6	2	3	3	1	4	6	3	42
Pneumonia	2	5	4	4	6	13	4	11	15	9	6	8	87
Phthisis pulmonum	1	—	—	1	1	—	2	1	3	4	1	2	16
Laryngismus stridulus	2	2	4	9	8	5	3	3	4	—	1	1	42
Angina membranacea	—	—	—	—	—	—	—	1	—	—	—	1	2
Catarrhus intestinalis	23	35	32	27	16	20	11	13	3	6	2	3	191
Cholera nostras	8	5	8	7	7	9	4	5	3	2	1	5	64
Atrophia	26	32	17	11	7	4	5	4	3	3	1	5	118
Syphilis congenita	4	5	1	3	—	—	—	—	1	—	—	—	14
Andere Krankheiten	37	13	6	5	9	5	8	7	7	7	7	2	113
	226	111	83	78	74	71	52	59	52	55	37	46	944

Krankheiten.	Es starben im Monat												Summa.
---	Jan.	Febr.	März	April	Mai	Juni	Juli	Aug.	Sept.	Oct.	Nov.	Dec.	
Angeborene Lebensschwäche	4	3	7	14	12	7	7	16	11	11	10	8	110
Morbilli	—	2	7	12	9	3	1	—	1	—	—	—	35
Scarlatina	—	—	—	—	—	—	—	—	—	—	—	—	—
Diphtheria	2	—	1	3	2	2	—	1	—	1	1	2	15
Tussis convulsiva	3	2	1	4	1	—	1	—	1	2	1	1	17
Meningitis tuberculosa	3	—	2	—	—	3	4	3	2	—	3	3	23
Convulsiones	3	9	7	6	5	2	2	9	2	2	1	7	55
Bronchitis	5	5	10	4	4	4	—	3	1	—	3	3	42
Pneumonia	5	8	18	15	10	9	9	2	2	3	2	4	87
Phthisis pulmonum	—	2	1	3	2	—	2	2	1	—	—	3	16
Laryngismus stridulus	3	6	6	7	8	—	—	2	2	—	4	4	42
Angina membranacea	—	—	1	—	—	—	1	—	—	—	—	—	2
Catarrhus intestinalis	5	4	8	11	3	14	31	56	29	20	5	5	191
Cholera nostras	—	—	—	1	2	—	8	33	16	4	—	—	64
Atrophia	7	9	10	8	4	5	14	23	15	14	2	7	118
Syphilis congenita	3	1	2	—	—	—	2	—	—	3	3	—	14
Andere Krankheiten	11	7	9	15	15	13	3	12	9	6	4	9	113
	54	58	90	103	77	63	84	162	92	66	39	56	944

Ueber das Verhältniss der Kindersterblichkeit zur Gesammtsterblichkeit im abgelaufenen Jahr, sowie über deren Verhalten im
Vergleich zu früheren Jahren, ist bereits oben (pag. 21) berichtet.

Was das Alter betrifft, in welchem die im ersten Lebensjahr
verstorbenen Kinder standen, so kommt, wie immer, weitaus der
grösste Theil auf die im ersten Monat wieder Verstorbenen. Es
sind im ersten Monat 226 Kinder gestorben, so dass vor Ablauf
des ersten Monats 4·4% aller lebend Geborenen wieder gestorben
sind und fast ¼ 23·9% aller im ersten Lebensjahr Verstorbenen,
beides Verhältnisse, wie sie ganz ähnlich alle die letzten Jahre gewesen sind. Im zweiten Monat, in welchem alle an angeborener
Lebensschwäche wieder Verstorbenen in Wegfall kommen, ist die
Sterblichkeit selbstverständlich schon eine wesentlich geringere, sie
betrug 111, und so nahm in den weiteren Monaten die Sterblichkeit bis zum Ende des ersten Jahres mehr und mehr ab, so dass
auf den zwölften Monat nur etwa ⅛ der Todesfälle des ersten
Monats entfallen.

Es kamen

auf die ersten   drei Lebensmonate 420 Todesfälle = 44·5%
  »   » zweiten   »   »   223   »   = 23·6 »
  »   » dritten   »   163   »   = 17·3 »
  »   » vierten   »   »   138   »   = 14·6 »
aller im ersten Lebensjahr Gestorbenen.

In Bezug auf die Monate, in denen die Todesfälle vorkamen,
stimmt das Jahr 1892 nicht mit der Regel überein. Es nimmt
nämlich nach dem 40jährigen Durchschnitt die Kindersterblichkeit
den ganzen Winter und Frühling hindurch langsam und gleichmässig zu, bis sie im Juli ihr Maximum erreicht, um dann rasch
auf ihr Minimum im November zu fallen, von welchem an dann
die Steigerung wieder beginnt. In diesem Jahr war es anders: Die
Kindersterblichkeit stieg den Winter hindurch, erreichte ihr Maximum
im April, fiel dann die beiden nächsten Monate in Folge der kühlen
Witterung um im Juli eine zweite Steigerung zu beginnen, die in
dem sehr heissen August ihren Höhepunkt erreichte und nun in
normaler Weise bis zum November wieder fiel.

Von Krankheiten, denen die Kinder im ersten Lebensjahr
erlegen sind, standen wie immer obenan die Krankheiten der Verdauungsorgane, denen von den 944 Kindern 380 = 40·3% zum
Opfer gefallen sind; sie sind mit Ausnahme von 7 sämmtlich an

Magen- und Darmcatarrh, Brechruhr und Atrophie
gestorben, die wir in der Regel so auch in diesem Jahre besonders
den kleinsten Kindern verderblich waren.

Es kamen auf Kinder

in den ersten drei Lebensmonaten 186 Todesfälle = 49·9%
» » zweiten » » 108 » = 28·9 »
» » dritten » 51 » = 13·7 »
» » vierten » » 28 » = 7·5 »

aller an Magen- und Darmcatarrh, Brechruhr und Atrophie verstorbenen Kinder unter 1 Jahr.

In der Regel kommen von den an Verdauungsstörungen gestorbenen Kindern über die Hälfte auf das dritte Quartal, auch so
in diesem Jahr: von den 373 an Verdauungsstörungen gestorbenen
Kindern unter 1 Jahr kommen 225 = 60·3%, mithin mehr als die
Hälfte, auf das Quartal Juli bis September, während das erste und
zweite Quartal nur 43 und 48 Todesfälle an Verdauungsstörungen
= 11·5% und 12·9% hatte.

Die Krankheiten der Respirationsorgane, die jene
eben erwähnte Krankheitsclasse bei der allgemeinen Sterblichkeit
um mehr als das Doppelte übertreffen, bleiben bei der Kindersterblichkeit sehr bedeutend hinter ihr zurück. Die Zahl der ihnen
erlegenen Kinder unter 1 Jahr betrug zusammen 192 = 20·3%
aller im ersten Lebensjahr verstorbenen Kinder; davon starben 42
an Bronchitis und 87 an Pneumonie, 16 an Lungenschwindsucht, 42 an Laryngismus stridulus (im Vorjahr
46) und 2 an Croup.

Nächst den Brustkrankheiten ist als häufigste Todesursache
Convulsionen angegeben mit 55 Todesfällen, an Meningitis
tuberculosa sind 23 Kinder gestorben.

Von den constitutionellen Krankheiten ist nur Lues
congenita zu erwähnen, ihr sind 14 Kinder in den ersten Lebensmonaten erlegen.

Von den zymotischen Krankheiten waren es diesmal
Masern, die bei den Kindern im ersten Lebensjahr die meisten
Opfer forderte, nämlich 35 von 137 überhaupt an Masern Ge-
storbenen. An Keuchhusten sind 17, an Diphtherie 15
Kinder im ersten Lebensjahr gestorben (von 214 überhaupt daran
Gestorbenen), an Erysipelas 12 Kinder, 8 Kinder unter 1 Jahr
an Influenza und 1 Kind an asiatischer Cholera.

Die Zahl der an **Altersschwäche** Gestorbenen betrug 128 (52 Männer und 76 Weiber) = 68·1 Todesfälle auf 100 000 Lebende. Unter ihnen waren 57 zwischen 70 und 80 Jahren und 55 zwischen 80 und 90 Jahren; 14 waren jünger als 70 Jahre, 2 älter als 90 Jahre, der älteste ein 93jähriger Wittwer. Ausser diesen 2 an Altersschwäche Gestorbenen sind im Jahre 1892 noch 2 über 90 Jahre alte Personen gestorben, eine 91jährige Frau an Lungenentzündung und ein 92jähriger Mann an Herzerweiterung.

Die Zahl der **Selbstmorde** war im Jahre 1892 wieder etwas geringer als im Vorjahr; sie betrug 66 gegen 78 im Vorjahr, entsprechend dem Verhältniss von 35·1 Selbstmorde auf 100 000 Lebende, während dies Verhältniss im Durchschnitt der 40 Jahre 1851 bis 1890 35·5 beträgt. Von den 66 Selbstmördern gehörten 49 dem männlichen und 17 dem weiblichen Geschlecht an, es kam somit ein weiblicher Selbstmörder auf 2·9 männliche, wesentlich anders als nach dem Durchschnitt der 40 Jahre 1851 bis 1890, nach welchem erst auf 4·4 männliche ein weiblicher Selbstmörder kommt. — Die meisten Selbstmorde geschahen dieses Jahr durch Erhängen, indem 21 (20 Männer und 1 Frau) diese Todesart wählten, durch Ertränken nahmen sich 18 (10 Männer und 8 Frauen), durch Erschiessen 14 (13 Männer und 1 Frau) das Leben; 9 Personen vergifteten sich, 2 stürzten sich aus dem Fenster, 1 liess sich durch einen Eisenbahnzug überfahren und 1 schnitt sich die Halsadern durch.

Mord wurde in 17 Fällen verübt, darunter 15 Kindsmorde, die durch Erstickung oder Erdrosselung ausgeführt wurden. Ferner wurde ein 48jähriger Taglöhner mit einem Beil erschlagen und ein 41jähriger Schreiner wurde erstochen.

Die Zahl der **Unglücksfälle** mit tödtlichem Ausgang betrug im Jahre 1892 50, entsprechend 26·6 Todesfällen durch Verunglückung auf 100 000 Lebende, während dies Verhältniss im Durchschnitt der 40 Jahre 1851 bis 1890 29·3 beträgt. Die meisten Unglücksfälle mit tödtlichem Ausgang, 16, waren, wie gewöhnlich, durch Sturz erfolgt, 12 Personen sind ertrunken, 4 Personen verloren durch Quetschung, 6 durch Ueberfahren, 1 durch Vergiften, 9 durch Verbrennen und 2 kleine Kinder durch Ersticken ihr Leben.

Infections- und Allgemeine Krankheiten.

An **Variola** ist im Jahr 1892, wie schon seit 7 Jahren, kein Erkrankungs- oder Todesfall vorgekommen.

Masern herrschten im Jahre 1892 in Frankfurt als ausgebreitete Epidemie. Nachdem die letzte Masernepidemie zu Beginn des Herbstes 1889 erloschen war, fehlten Masern in den Jahren 1890 und 1891 gänzlich und erst zu Beginn des Jahres 1892 entwickelte sich wieder eine Epidemie, welche die erste Hälfte des Jahres über herrschte, in den Monaten März bis Mai ihren Höhepunkt erreichte und etwa im August erlosch. Die Gesammtzahl der während dieser Zeit an Masern gestorbenen Kinder betrug 137, weitaus die meisten Opfer, die bisher eine Masernepidemie hier gefordert hatte. Allerdings war auch zwischen der letzten und der vorletzten Epidemie ein Zwischenraum von 3 Jahren, während bei den vorhergehenden Epidemieen nur ein solcher von 2 Jahren gewesen war, wodurch diesmal die Zahl der empfänglichen Kinder wohl eine wesentlich grössere war als früher. In der vorletzten Masernepidemie waren 117, in den beiden vorhergegangenen nur je 74 Kinder an Masern gestorben. Die meisten Todesfälle, 36, kamen wie auch in der letzten Epidemie in Bornheim vor, 30 in der fast 3mal so bevölkerten Altstadt, die wenigsten, nur 10, in der inneren Neustadt. Wie immer betrafen die Todesfälle an Masern, vorwiegend Kinder im vorschulpflichtigen Alter: von den 137 gestorbenen Kindern standen 35 im ersten Lebensjahr und nur 2, ein 7- und ein 8jähriges Kind waren bereits im schulpflichtigen Alter.

Scharlach ist seit der sehr heftigen Scharlachepidemie der Jahre 1861 bis 1863 in Frankfurt nicht mehr erloschen, und hat in den verschiedenen Jahren bald mehr, bald weniger Opfer gefordert; die wenigsten Todesfälle eines Jahres in dieser Zeit waren 4 im Jahre 1872, die meisten, 95, im Jahr 1882. Seit diesem letztgenannten Jahr ist die Zahl der Scharlach-Todesfälle zwar stets eine wesentlich geringere gewesen, aber seit jener mörderischen Epidemie hatte noch kein Jahr so wenige Scharlach-Todesfälle wie das Jahr 1892, nämlich nur 7 = 3·7 auf 100 000 Lebende, während nach dem Durchschnitt der 40 Jahre 1851—1890 auf 100 000 Lebende jährlich 24·1 Scharlach-Todesfälle kommen. Von den 7 Scharlach-Todesfällen, die in 7 verschiedenen Monaten vorkommen, 4 im ersten und 3 im zweiten Halbjahr, betrafen sämmtlich Kinder zwischen 1 und 12 Jahren.

Diphtherie, die seit ihrem ersten Erscheinen in den 60er Jahren in Frankfurt nie in Form stärkerer Epidemieen aufgetreten war, zeigt seit der Mitte der 80er Jahre aus nicht aufgeklärter Ursache eine beträchtliche Zunahme, die von 76 Todesfällen im Jahr 1885 allmählich auf 279 im Jahr 1890 und auf 280 in 1891 gestiegen war.

Das Jahr 1892 brachte einen gelinden Rückgang auf 264 Diphtherietodesfälle, von denen das erste Halbjahr 156, das zweite Halbjahr in Folge des alljährlichen Herbstnachlasses nur 108 hatte. Die Zunahme der Diphtherie in den letzten Jahren ergibt sich aus folgender Zusammenstellung: Es kamen auf 100 000 Lebende

$$\begin{aligned}
1865-1875: \quad & 18\cdot1 \text{ Diphtherie-Todesfälle} \\
1875-1885: \quad & 38\cdot8 \qquad » \\
1885-1890: \quad & 119\cdot1 \\
1891: \quad & 153\cdot4 \\
1892: \quad & 140\cdot4 \qquad »
\end{aligned}$$

Das bis jetzt schlimmste Jahr, 1890, hatte 157·0 Diphtherie-Todesfälle auf 100 000 Lebende, das Jahr 1891 zeigte gegen das Vorjahr einen geringen Rückgang auf 153·4 und einen weiteren Rückgang zeigt das Jahr 1892 mit 140·4.

Was die Vertheilung der Diphtherie-Todesfälle auf die einzelnen Stadttheile betrifft, so kamen, den O r t d e r E r k r a n k u n g als massgebend genommen, auf die

Altstadt	A	mit ca. 27 890 Einw.	34 =121·9	auf 100 000 Einw.				
Westl. Neustadt WN	»	» 11 760	»	6 = 51·0	»	»	»
Nördl. » NN	»	» 9 840	»	14 =142·3	»	»	»
Oestl. » ON	»	» 14 400	»	13 = 90·3	»	»	»
Südw. Aussenst. SWA	»	» 8 130	»	2 = 24·6	»	»	»
Westl. » WA	»	» 6 860	»	2 = 29·2	»	»	»
Nordw. » NWA	»	» 13 050	»	9 = 69·0	»	»	»
Nördl. » NA	»	» 21 450	»	27 =125·9	»	»	»
Nordöstl. » NOA	»	» 23 470	»	49 =208·8	»	»	»
Oestliche » OA	»	» 14 670	»	21 =143·2	»	»	»
Bornheim B	»	» 10 850	»	48 =442·4	»	»	»
Inner. Sachsenh. S	»	» 11 300	»	12 =106·2	»	»	»
Aeusser. » SA	»	» 14 330	»	9 = 62·8	»	»	»

188 000 Einw. 246 =130·8 auf 100 000 Einw.

Auswärts erkrankt 18

264 =140·4 auf 100 000 Einw.

Einen Vergleich der Diphtherietodesfälle nach den Stadttheilen gibt für die letzten 6 Jahre die folgende graphische Darstellung:

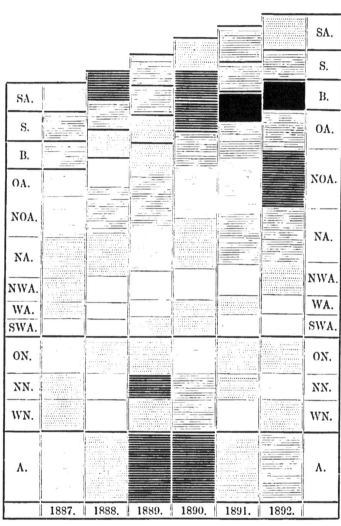

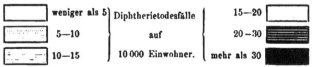

weniger als 5	Diphtherietodesfälle	15—20
5—10	auf	20—30
10—15	10 000 Einwohner.	mehr als 30

Die vorstehenden Zusammenstellungen zeigen den sehr bedeutenden Unterschied der in Bezug auf die Ausbreitung der Diphtherie in den einzelnen Stadttheilen besteht. Weit allen voran steht der Stadttheil Bornheim (das frühere »alte Bornheim«; der bisher mit zu Bornheim gezählte Stadttheil der Bornheimer Haide bildet jetzt im Wesentlichen die nordöstliche Aussenstadt). In Bornheim kommen auf 100 000 Lebende berechnet 442·4 Diphtherietodesfälle, und ihm am nächsten steht die früher zu Bornheim gerechnete nordöstliche Aussenstadt mit 208·8 und dann die anstossende östliche Aussenstadt mit 143·2 Todesfällen auf 100 000 Lebende. Mithin ist es der ganze nordöstliche Theil der Stadt, der im letzten Jahre, wie auch schon in den beiden Vorjahren, die meisten Diphtherietodesfälle hatte, während im Jahre 1889 umgekehrt Bornheim die geringste, die Altstadt die grösste Diphtheriesterblichkeit und im Jahre 1888 Sachsenhausen relativ die meisten Diphtherietodesfälle hatte, ein Beweis, dass die Oertlichkeit auf die Ausbreitung der Diphtherie, wenn überhaupt, dann jedenfalls nur einen sehr untergeordneten Einfluss ausübt.

Was das Alter der an Diphtherie Verstorbenen betrifft, so waren es, wie in der Regel, fast ausschliesslich Kinder, die der Krankheit erlegen sind: 145 von ihnen standen im ersten Lebensjahr, 226 dagegen waren Kinder zwischen 1 und 10 Jahren und 15 ältere Kinder. Bei Leuten über 15 Jahren kamen 8 Diphtherietodesfälle vor, die älteste an Diphtherie Gestorbene war eine 42jährige Frau.

Keuchhusten ist im Jahre 1892 wie im Vorjahre ziemlich selten gewesen. Im Jahre 1891 hatte er 38 Todesfälle = 20·8 Todesfällen auf 100 000 Lebende bedingt, im Jahre 1892 nur 32 = 17·0 Todesfällen auf 100 000 Lebende, wesentlich weniger als im Durchschnitt der letzten 40 Jahre, der 29·2 beträgt. Von diesen 32 kamen 22 im ersten Halbjahre vor, 10 im zweiten Halbjahre; die Monate Juni und August waren ganz ohne Keuchhustentodesfälle. Wie stets betrafen die Keuchhusten-Todesfälle fast ausschliesslich Kinder im frühesten Lebensalter: 17 von den 32 Gestorbenen standen im ersten Jahre, 11 im zweiten und 3 im dritten Lebensjahre und nur eines der an Keuchhusten gestorbenen Kinder war älter, nämlich 5 Jahre.

Typhus war bekanntlich in all den letzten Jahren in Frankfurt viel seltener als früher gewesen. Es kamen nämlich

1851—1860 auf 100 000 Lebende 86·0 Typhustodesfälle
1861—1875 »   »   »   58·9   »
1876—1880 »   »   20·9
1881—1885 »   »   12·2
1886—1890 »   »   »   8·6
1891   »   »   »   6·0

Im Jahre 1892 betrug diese Verhältnisszahl 8·0, war also wieder um ein Geringes höher. Die Zahl der im Jahre 1892 an Typhus Verstorbenen beträgt 15, gegen 11 im Vorjahre, von denen 5 auf das erste und 10 auf das zweite Halbjahr kommen. Vier Monate waren ganz ohne Typhus-Todesfall, die meisten, 3, hatten August und September. Von den 15 Todesfällen, die fast ausschliesslich Personen in den mittleren Jahren betrafen, kamen 3 bei Leuten vor, die auswärts erkrankt und krank hierher gebracht waren. Von den übrigen waren 2 in der Innenstadt, 7 in der Aussenstadt, und 2 in Bornheim und 1 im äusseren Sachsenhausen erkrankt.

Influenza, die im Herbste 1889 ihre Wanderung über die Erde begann, ergriff Frankfurt in der ersten Hälfte December jenes Jahres, erreichte gegen Mitte Januar 1890 den Höhepunkt ihrer Verbreitung, nahm dann ab und konnte in der zweiten Hälfte Februar als erloschen angesehen werden, nachdem sie 60 Todesfälle verursacht hatte; bis zum Ende des Jahres 1890 kamen weitere Todesfälle an Influenza nicht vor. Im Jahre 1891 traten in den Monaten März und April vereinzelte Influenzafälle auf und unter den Todesfällen sind 5 als solche bezeichnet. Das Jahr 1892 hingegen brachte in den Monaten Januar bis Juli wieder zahlreiche Influenzafälle, von denen 71 tödtlich endeten, mehr als bei ihrem ersten Auftreten im Winter 1889/90. Die meisten Todesfälle hatte der März, 28, im April sind 21 und im Februar 14, in den anderen Monaten nur vereinzelte Influenzatodesfälle vorgekommen. Von den Gestorbenen waren 14 Kinder, der Rest über 30 Jahre alte Personen.

An **Cholera asiatica** sind 3 Personen gestorben. Auf einem aus Holland gekommenen Schiff im städtischen Hafen starb am 11. October ein 3jähriges Kind an echter Cholera. Nachdem hierauf die ganze Besatzung des Schiffes zur Beobachtung ins städtische Krankenhaus aufgenommen worden war, starben hier am 15.

und 16. October noch 2 Geschwister des ersterwähnten Knaben. Weitere Choleraerkrankungen kamen in Frankfurt nicht zur Beobachtung.

An **Dysenterie,** woran seit 7 Jahren kein Todesfall vorgekommen war, sind im Jahre 1892 zwei Personen gestorben, ein Mann im April und eine Frau im August. — An **Febris puerperalis** sind 9 Frauen gestorben (gegen 8 im Vorjahr), nur etwa die Hälfte des 40jährigen Durchschnitts. — Todesfälle an **Erysipelas** hatte das Jahr 1892 18, die sich auf die 8 ersten Monate des Jahres vertheilen: 6 von ihnen betrafen Erwachsene, 12 Kinder. — An **Meningitis cerebrospinalis** ist im Jahre 1892 kein Todesfall vorgekommen. — **Rheumatismus acutus** endete in 6, **Diabetes mellitus** in 19 Fällen tödtlich (gegen 18 im Vorjahr), und an **Syphilis** starben 16 Kinder, (14 im ersten und 2 im zweiten Lebensjahr) und 1 Erwachsener. — An **Carcinose** der verschiedenen Körpertheile sind im Ganzen 180 Personen gestorben (gegen 193 im Vorjahre), 50 Männer und 130 Weiber = 95·8 Todesfälle an Krebs auf 100 000 Lebende. Die Organe, in denen Carcinome am häufigsten auftraten, waren, wie immer, die Verdauungsorgane, auf welche 94 Todesfälle (42 M. und 52 W.) kommen, und zwar 43 mal Magenkrebs, 18 mal Leberkrebs, 19 mal Darmkrebs (darunter 7 mal Mastdarmkrebs), 8 mal Krebs der Speiseröhre, 1 mal Zungenkrebs, und 5 mal Krebs des Bauchfelles. Ihnen am nächsten an Häufigkeit kommen die Carcinome der weiblichen Geschlechtsorgane mit 61 Todesfällen, und zwar 38 mal Gebärmutterkrebs, 18 mal Brustkrebs und 5 mal Eierstockkrebs. Die übrigen 25 Fälle betreffen Carcinome verschiedener sonstiger Körpertheile und allgemeine Carcinose.

Localisirte Krankheiten.

Die **Krankheiten des Nervensystems,** die in der zweiten Hälfte der 70er Jahre eine starke Zunahme erfahren hatten, von 265·7 Todesfällen auf 100 000 Lebende im Jahre 1874 bis zu 352·6 im Jahre 1879, zeigen vom Jahr 1880 an einen Rückgang auf 266·8 im Durchschnitt der letzten 10 Jahre, und diesem Rückgang reiht sich das Jahr 1892 mit 489 Todesfällen = 260·1 auf 100 000 Lebende an, blieb also noch mehr wie in den 10 Jahren vorher hinter dem Durchschnitt des vorhergegangenen Quinquenniums mit

318·0 Todesfällen auf 100 000 Lebende und auch hinter dem Durchschnitt der 40 Jahre 1851—1890 mit 272·0 Todesfällen auf 100 000 Lebende zurück.

Unter den Krankheiten des Nervensystems forderte, wie in der Regel, A p o p l e x i a c e r e b r i s a n g u i n e a die meisten Opfer; ihr erlagen 156 (89 Männer und 67 Weiber) = 83·0 auf 100 000 Lebende; es ist dies etwas mehr als der Durchschnitt der 40 Jahre 1851—1890, der 80·3 auf 100 000 Lebende beträgt. — Nach den Jahreszeiten waren die Todesfälle so vertheilt, dass das erste Halbjahr 79, das zweite 77 hatte. Von den 156 an Hirnschlag Verstorbenen standen die meisten, 52, zwischen 60 und 70 Jahren, 39 zwischen 70 und 80 Jahren, 23 zwischen 50 und 60 Jahren und 24 zwischen 40 und 50 Jahren; nur 3 waren über 80 Jahre alt und 15 waren jünger als 50 Jahre.

An M e n i n g i t i s t u b e r c u l o s a (Hydrocephalus acutus) sind 66 Kinder gestorben, und 2 Erwachsene, zusammen 68 = 36·2 Todesfälle auf 100 000 Lebende, was unter dem Durchschnitt der letzten 40 Jahre von 41·8 blieb. Von den 68 Todesfällen betrafen 56 Kinder unter 5 Jahren, darunter 23 im ersten Lebensjahr stehende. — An einfacher M e n i n g i t i s sind 84 Personen gestorben. Ferner sind 76 Kinder ohne nähere Angabe an E c l a m p s i a, C o n v u l s i o n e s gestorben; an E c l a m p s i a p a r t u r i e n t i u m sind 5 Frauen gestorben. — An R ü c k e n m a r k s k r a n k h e i t e n sind 27 Personen gestorben.

An **Krankheiten des Gefässsystems** sind im abgelaufenen Jahr 250 Personen gestorben (123 Männer und 127 Weiber), gegen 242 im Vorjahr = 132·0 Todesfälle auf 100 000 Lebende. Die Krankheiten des Gefässsystems, also speciell die Herzkrankheiten, haben in den letzten Decennien ständig zugenommen von 63·3 Todesfällen auf 100 000 Lebende im ersten Quinquennium der 50er Jahre bis auf 128·2 der letzten 5 Jahre 1885—1890, 132·6 im Vorjahr und nur 133·0 im Jahr 1892.

Von den 250 Todesfällen an Krankheiten des Gefässsystems waren 87mal organische H e r z f e h l e r, 76mal H e r z l ä h m u n g, 25mal H e r z - u n d H e r z b e u t e l e n t z ü n d u n g Ursache des Todes.

An **Krankheiten der Respirationsorgane** starben im Ganzen 1125 Personen (617 Männer und 508 Weiber) gegen 1004 im Vorjahr und entsprechend dem Verhältniss von 598·4 Todesfällen an Krankheiten der Respirationsorgane auf 100 000 Lebende, während diese Verhältnisszahl nach dem 40jährigen Durchschnitt 650·1 beträgt.

Weitaus den Haupttheil der Todesfälle dieser Krankheitsclasse bedingt, wie stets, die Lungenschwindsucht; die Zahl der an ihr Verstorbenen betrug im Jahre 1891: 547 = 291·0 auf 100 000 Lebende. Die Zunahme der Todesfälle an Phthisis (Lungenschwindsucht und acute Miliartuberculose zusammen), wie sie in den letzten Jahrzehnten statthatte, hat im letzten Quinqennium wieder eine Abnahme erfahren, der sich das Jahr 1892 in hervorragender Weise anschliesst; eine gleich geringe Schwindsuchtsterblichkeit wie 1892 ist seit Jahrzehnten nicht dagewesen. Es starben an Schwindsucht:

1851—1860	von 100 000 Lebenden			335·0
1861—1870	»	»	»	364·1
1871—1880	»	»		391·7
1881—1885	»	»	»	392·3
1886—1890	»	»	»	365·3
1891	»	»	»	338·1
1892	»	»	»	291·0

Speciell die 7 letzten Jahre zeigen einen ständigen Rückgang der Schwindsuchtstodesfälle, von 400·9 im Jahr 1886 auf 368·0, 344·9, 358·3, 357·3 und 338·1 im vorletzten Jahr und nun auf 291·0 im Jahr 1892.

Die meisten Schwindsuchtstodesfälle kamen im Winter vor, 171 = 31·3%, und im Frühjahr, 158 = 28·9%, während der Sommer 121 = 22·1% und der Herbst nur 97 = 17·7% aller Schwindsuchtstodesfälle hatte; in der Regel kommen die meisten Schwindsuchtstodesfälle im Frühjahrsquartal vor.

Was das Alter betrifft, so waren

Kinder (unter 15 Jahren)	66 = 12·1%	(1891 10·0%)
Erwachsene	435 = 79·5%	(» 81·9%)
Greise (über 60 Jahren)	46 = 8·4%	(» 8·1%)

Die Zahl der Todesfälle an Pneumonie war im Jahre 1892 eine sehr grosse, sie hat 339 betragen gegen 202 im Vorjahr und 246 im Jahre 1890, also wesentlich mehr. Die Todesfälle entsprachen dem Verhältniss von 180·3 Todesfällen auf 100 000 Lebende, während nach dem 40jährigen Durchschnitt das Verhältniss nur 133·5 beträgt. Es kamen hiervon die meisten Todesfälle entsprechend der Regel, auf das zweite Quartal, nämlich 136, auf das erste Quartal 123, auf das dritte 34 und auf das letzte Quartal 46 Todesfälle an Lungenentzündung. Nach dem Durchschnitt kommen auf das erste Halbjahr 66·7% auf das zweite Halbjahr 33·3% der Pneumonietodesfälle, 1892 kamen auf das erste Halbjahr 259 =76·4%, auf das zweite Halbjahr 80 =23·6%.

Bronchitis ist im Jahre 1892 seltener Todesursache gewesen als in den Vorjahren, wenn auch immer noch häufiger als in früheren Jahrzehnten. Die bedeutende Zunahme der Todesfälle an Bronchitis in den letzten Decennien, die mit der Zunahme der Kinder überhaupt zusammenfällt, hält trotzdem noch immer an. Es betrugen die Todesfälle an Bronchitis:

1851—1860	auf 100 000 Lebende		34·3
1861—1870	»	»	»	51·8
1871—1880	»	»	63·5
1881—1885	»	»	67·4
1886—1890	»	»	69·0
1891	»	»	54·8
1892	»	»	»	59·0

Die Zahl der im Jahre 1892 an Bronchitis Verstorbenen betrug 111, von denen 78 an acuter Bronchitis (gegen 68 im Vorjahre) und 33 an chronischer Bronchitis (im Vorjahre 35) gestorben sind. Unter diesen waren 60 Kinder unter 6 Jahren und 51 ältere Leute.

Croup war in den letzten Jahren wesentlich seltener als in den 50er und auch noch in den 60er Jahren aufgetreten, das Jahr 1892 zeigte wieder eine geringe Zunahme; es kamen

1851—1860	auf 100 000 Lebende		20·5 Crouptodesfälle
1861—1870	»	»	»	13·8	»
1871—1880	»	»	8·8
1881—1890	»	»	6·3
1891	»	»	2·7
1892	»	»	»	7·4	»

Im Jahr 1892 betrug die Zahl der Todesfälle an Croup 14 und betrafen sie nur Kinder unter 10 Jahren.

Die Zahl der Todesfälle an Laryngismus stridulus nimmt in den letzten Jahren stetig zu, die Zahl der im Jahr 1892 an Kehlkopfkrampf verstorbenen Kinder betrug 55 = 29·2 auf 100 000 Lebende, während in dem letzten, ungünstigsten Decennium 1881—

1890 deren Zahl 27·5, im Decennium 1871—80 13·8 und in den
50er und 60er Jahren nur ca. 5—6 auf 100 000 Lebende betragen
hatte. Die Mehrzahl der Verstorbenen war, wie stets, unter
1 Jahr alt; ihrer waren 42, die 13 anderen standen im zweiten
Lebensjahr.

An **Krankheiten der Verdauungsorgane** sind im vergangenen
Jahr 593 Personen gestorben (302 Männer und 291 Weiber) = 315·4 auf
100 000 Lebende, gegenüber dem Durchschnitt der 40 Jahre 1851
bis 1890 von 312·9. Nachdem die Zahl der Todesfälle von 181·8
auf 100 000 Lebende zu Anfang der 50er Jahre bis auf mehr als
das Doppelte, nämlich auf 384·9 als Durchschnitt der 5 Jahre
1871—1875 gestiegen war, trat in der Mitte der 70er Jahre eine
Wendung zum Bessern ein, die trotz der Hinzunahme des kinderreichen Bornheims hinter der Verhältnisszahl der Jahre 1871—1875
von 384·9 ziemlich bedeutend zurückblieb und die auch noch
anhält.

Es betrugen die Todesfälle an Krankheiten der Verdauungsorgane:

1851—1860 auf 100 000 Lebende			189·9
1861—1870 »	»	»	296·3
1871—1880 »	»	»	375·7
1881—1890 »	»	⸜	333·2
1891	»	»	331·0
1892	»	»	315·4

Das Jahr 1892 stellt sich somit noch günstiger als das Vorjahr und
günstiger als der Durchschnitt der letzten 10 Jahre.

Den Hauptfactor des wechselnden Verhaltens der Classe der
Unterleibskrankheiten bilden stets die fast ausschliesslich dem frühesten Kindesalter zukommenden Magen- und Darmcatarrhe und
die durch sie bedingte Atrophie. Von den 593 Todesfällen dieser
Classe betreffen 397 = 66·9% Kinder, die den eben erwähnten
Krankheiten zum Opfer gefallen sind. Im Ganzen sind an M a g e n -
und D a r m c a t a r r h 207 (darunter 200 Kinder und 7 Erwachsene)
gestorben, an B r e c h r u h r 70 Kinder und 1 Erwachsene und an
A t r o p h i e 127 Kinder. Die Summe dieser Todesfälle 405 = 215·5
auf 100 000 Lebende, genau so viel wie im Vorjahr, ist eine so geringe Zahl, wie sie seit der Mitte der 60er Jahre nicht mehr vorgekommen ist. Die entsprechenden Verhältnisszahlen betrugen

$$1851—1860 = 89\cdot2 \text{ auf } 100\,000 \text{ Lebende}$$
$$1861—1870 = 194\cdot5 \quad » \quad » \quad »$$
$$1871—1880 = 267\cdot9 \quad » \quad »$$
$$1881—1890 = 225\cdot9 \quad » \quad »$$
$$1891 \quad\ = 215\cdot3 \quad » \quad »$$
$$1892 \quad\ = 215\cdot1 \quad » \quad » \quad »$$

Bei keiner anderen Krankheitsclasse ist die Zahl der Todesfälle in den einzelnen Stadttheilen eine so verschiedene, und zwar in Folge der verschiedenen Wohlhabenheit; und dies in einem alle Jahre ziemlich gleichbleibenden Verhältniss. Je ärmer die Bevölkerung eines Stadttheils, oder je grösser der Kinderreichthum, um so grösser die Sterblichkeit an Magen-Darmcatarrh, Brechruhr und Atrophie, wie dies für 1892 die folgende Zusammenstellung wieder zeigt. Es kamen Todesfälle durch vorerwähnte Krankheiten auf die

Altstadt	mit ca.	27 890 Einw.	97=347·8 auf 100 000 Einw.			
Westl. Neustadt	» »	11 760 »	9= 76·5 »	»	»
Nördl. »	» » »	9 840 »	19=193·1 »	»	»
Oestl. »	» » »	14 400 »	27=187·5 »	»	»
Südw. Aussenstadt	» »	8 130 »	14=172·2 »	»	»
Westl. »	» » »	6 860 »	3= 43·7 »	»	»
Nordw. »	» » »	13 050 »	5= 38·3 »	»	»
Nördl. »	» » »	21 450 »	34=158·5 »	»	»
Nordöstl. »	» » »	23 470 »	64=272·7 »	»	»
Oestl. »	» » »	14 670 »	20=136·3 »	»	»
Bornheim »	» » »	10 850 »	34=313·4 »	»	»
Inneres Sachsenh. »	» »	11 300 »	43=380·6 »	»	»
Aeusseres »	» » »	14 330 »	36=251·2 »	»	»

188 000 Einw. 405=215·1 auf 100 000 Einw.

Es hatte im abgelaufenen Jahr wie im Vorjahr, das innere Sachsenhausen die grösste Sterblichkeit, ihm folgen die Altstadt und Bornheim, mithin die 3 Stadttheile, die den ärmsten Theil der Bevölkerung mit den schlechtesten Wohnungs- und Ernährungsverhältnissen beherbergen. Aus demselben Grunde stellt sich am günstigsten die westliche Neustadt und besonders die westliche und nordwestliche Aussenstadt.

Unter den 188 übrigen durch Unterleibsaffectionen veranlassten Todesfällen sind, wie oben erwähnt, 94 durch Krebs der verschiedenen Unterleibsorgane bedingt, 6 durch Magengeschwür, 13 durch Darmeinklemmung oder Darmverschlingung, 41

durch Peritonitis und an Leberkrankheiten sind einschliesslich der 18 an Leberkrebs Verstorbenen 36 Personen gestorben, darunter 4 an Gelbsucht, 1 an Leberentzündung und 13 an anderen
Leberkrankheiten.

Unter den **Krankheiten der Harnwerkzeuge** nehmen, wie
immer, die verschiedenen Formen von Nephritis incl. Morbus
Brightii die erste Stelle ein mit 104 Todesfällen, 4 mehr als im
Vorjahr. Von sonstigen Krankheiten der Harnwerkzeuge führten
5 mal Cystitis, 2 mal Blasenkrebs, 1 mal Nierenkrebs
und 6 mal sonstige Nierenkrankheiten zum Tode.

An **Krankheiten der weiblichen Geschlechts-Organe** sind
(ausschliesslich der bereits erwähnten 9 Fälle von Puerperalfieber)
70 Frauen gestorben, darunter 3 an Uterusblutungen, 2 an
Gebärmutterentzündung,   2   an   Eierstockerkran-
kungen, eine an Lungenembolie 10 Tage nach der Niederkunft
und eine an Bauchhöhlenschwangerschaft; die übrigen 61 an
Krebsleiden: 38 an Gebärmutterkrebs, 18 an Brustkrebs und 5 an Eierstockkrebs.

Von **Krankheiten der Bewegungswerkzeuge** forderte, wie
immer, Caries die meisten Opfer, 14; ausserdem kamen 2 Todesfälle an Ostitis vor, 2 an Arthritis deformans und 1 an
Osteomalacie.

An **Hautkrankheiten** starben 10 Personen: 4 an Phlegmone,
1 Säugling an Sklerodermie, 1 Kind an Eczem, 1 an Pemphigus,
1 an Frunculose, ein 3jähriges Mädchen an Gürtelrose und
1 82jähriger Mann an Carbunkel.

III. Tabellarische Uebersicht der im Jahre 1892 in Frankfurt vorgekommenen Todesfälle.

(Aus den in Verbindung mit dem Stadtarzte durch das Statistische Amt der Stadt bearbeiteten Tabellarischen Uebersichten betr. den Civilstand der Stadt Frankfurt a. M. im Jahre 1892.)

Die folgenden Tabellen bringen die Uebersichten der im Jahre 1892 in Frankfurt vorgekommenen Todesfälle ausschliesslich der Todtgeburten und zwar:

1. nach Todesursachen (Krankheitsclassen und Geschlecht,
2. nach den Todesursachen und dem erreichten Lebensalter,
3. nach den Todesursachen und den Monaten, in welchen die Todesfälle stattfanden, und
4. nach den Todesursachen und den Stadttheilen, in welchen die Erkrankungen *) erfolgten.

I. Uebersicht nach den Todesursachen (Krankheitsclassen) und dem Geschlecht.

		M.	W.	Zus.
I.	Gestorben an angeborener Lebensschwäche .	66	44	110
II.	Altersschwäche.	52	76	128
III.	Gewaltsamer Tod	99	34	133
IV.	Infections- und allgemeine Krankheiten . .	326	360	686
V.	Localisirte Krankheiten:			
	Krankheiten des Nervensystems	273	216	489
	» » Gefässsystems	123	127	250
	» der Athmungswerkzeuge . .	617	508	1125
	» Verdauungswerkzeuge .	302	291	593
	» Harnwerkzeuge	77	41	118
	» weibl. Geschlechtswerkz .	—	70	70
	» Bewegungswerkzeuge . .	5	14	19
	» » Haut	4	6	10
VI.	Tod aus unbekannter Ursache	1	—	1
		1945	1787	3732

*) In der letzten Tabelle sind, soweit thunlich, die Todesfälle den Stadttheilen, resp. Oertlichkeiten zugewiesen, in welchen die Erkrankungen erfolgten; weil dadurch allein das sonst störende Verhältniss der grösseren Hospitäler ausgeschlossen werden kann und weil ferner hierdurch ersichtlich ist, wie gross bei den einzelnen Krankheiten der Antheil ist, den die krank Zugereisten an der Sterblichkeit haben.

2. Uebersicht nach den Todesursachen

Todesursachen.	0—1 Jahre			1—5 Jahre			5—10 Jahre			10—15 Jahre			15—20 Jahre			20—30 Jahre		
	m.	w.	zus.	m.	w.	zus.	m.	w.	zus.	m.	w.	zus.	m.	w.	zus.	m.	w.	zus.
geborene Lebensschwäche . .	66	44	110	—	—	—	—	—	—	—	—	—	—	—	—	—	—	—
tersschwäche	—	—	—															
lbstmord				—	—	—	—	—	—	—	—	—	4	1	5	12	8	20
)rd	8	7	15	—	—	—												
glücksfall	1	1	2	5	4	9	6	—	6	4	—	4	2	1	3	6	1	7
fections- u. allgem. Krkh.																		
fluenza	5	3	8	2	2	4	1	1	2									
orbilli	19	16	35	42	54	96	4	2	6	1	—	1						
arlatina.	—	—	—	1	2	3	1	2	3	1	—	1						
phtheria	10	5	15	84	88	72	20	34	54	11	4	15	2	1	3	2	2	4
rtussis	7	10	17	7	7	14	—	1	1									
phus.	—	—	—	1	—	1	—	1	1	1	1	2	1	1	2	2	1	3
senteria																		
olera asiatica.	—	1	1	1	—	1	—	—	—	—	—	—	1	—	1	—	—	—
drophobia																		
bris puerperalis				—	—	—				—	—	—	1	1		3	3	
ysipelas	4	8	12	—	—	—	—	—	—	—	—	—	—	—	—	1	1	
eningitis cerebro-spinalis . . .																		
eumatismus acutus . . .	—	—	—	—	—	—	1	—	1	1	1		1	1		1	—	1
berculosis miliaris acuta . . .	—	1	1	—	1	1	1	—	1	1			1					7
abetes mellitus								1	1									1
nstige allgemeine Krankheiten.	15	9	24	8	12	20	—	3	3	—	2	2	1	1	2			4
Localisirte Krankheiten.																		
eningitis tuberculosa	13	10	23	13	20	33	4	2	6	1	3	4						2
poplexia cerebri sanguinea . .	—	1	1	—	—	—	1	—	1	—	...		1	—	1			1
lampsia	40	15	55	9	9	18	1	2	3	—	—	—						
lampsia parturientium	—	—	—										1	1				3
nstige Krankheiten des Gehirns	24	15	39	16	20	36	5	1	6	1	1	2	3	1	4			5
ankheiten des Rückenmarks .	1	—	1	—	1	1												2
ankh. des Herzens u. der Gefässe	5	2	7	3	1	4	2	1	3	3	4	7	3	3	6			13
onchitis acuta	16	26	42	7	10	17	1	—	1									
onchitis chronica																		
eumonia	52	35	87	56	45	01	4	1	5	2	—	2	2	1	3	3	8	
thisis pulmonum	11	5	16	18	12	30	4	3	7	3	7	10	6	21	27	37	81	
ryngismus stridulus	20	22	42	6	7	13												
gina membranacea	1	1	2	5	3	8	3	—	3									
nstige Lungenkrankheiten . .	—	2	2	1	1	2	2	—	2									
ankheiten des Rippenfells . .	—	1	1	2	—	2	—	1	1	1	—	1	1	1	2			
tarrhus gastro-intestinalis . .	04	87	191	6	3	9												
olera nostras	30	34	64	3	3	6												
rophia	61	57	118	3	6	9												
nst. Krnkh. d. Verdauungscanals	3	1	4	1	—	1	—	1	1	—	1	1	1	3	4	1	3	
ankheiten des Bauchfells . .	1	—	1	4	1	5	2	1	3	3	1	4	2	1	3	4	6	
» der Leber	2	—	2	—	—	—	1	—	1	1	—	1						
» von Milz und Pankreas .																		
» der Harnwerkzeuge . .	—	1	1	3	1	4	3	2	5	—	1	1	4	—	4	3	9	
» der Geschlechtswerkzeuge																1	1	
» der Bewegungswerkzeuge.	—	—	—	—	1	1	—	1	1	1	—	1	—	1	1			2
» der Haut	2	3	5	1	1	2												
)d aus unbekannter Ursache .																		
Zusammen	521	423	944	308	315	623	66	61	127	33	25	58	34	40	74	100	86	186

d dem erreichten Lebensalter.

w.	zus.	40–50 Jahre m.	w.	zus.	50–60 Jahre m.	w.	zus.	60–70 Jahre m.	w.	zus.	70–80 Jahre m.	w.	zus.	80–90 Jahre m.	w.	zus.	90–100 Jahre m.	w.	zus.	Ueberhaupt m.	w.	zus.	Ordn.-Nr.
		—	—	—	—	—	—	—	—	—	—	—	—	—	—	—	—	—	—	66	44	110	1
		—	—	—	1	1	1	7	6	13	19	38	57	24	31	55	2	—	2	52	76	128	2
		14	1	15	7	2	9	2	1	3	1	—	1	—	—	—	—	—	—	49	17	66	3
		2	—	2	—	—	—	—	—	—	—	—	—	—	—	—	—	—	—	10	7	17	4
		2	1	3	4	1	5	3	—	3	—	—	—	—	—	—	—	—	—	40	10	50	5
		4	1	5	9	4	13	8	8	16	6	6	12	1	5	6	—	—	—	37	34	71	6a
		—	—	—	—	—	—	—	—	—	—	—	—	—	—	—	—	—	—	65	72	137	7
		—	—	—	—	—	—	—	—	—	—	—	—	—	—	—	—	—	—	3	4	7	8
		—	—	—	—	1	1	—	—	—	—	—	—	—	—	—	—	—	—	129	135	264	9
		—	—	—	—	—	—	—	—	—	—	—	—	—	—	—	—	—	—	14	18	32	10
1		2	1	3	1	1	2	—	—	—	—	—	—	—	—	—	—	—	—	9	6	15	11
1		—	—	—	—	1	1	—	—	—	—	—	—	—	—	—	—	—	—	1	1	2	12
		—	—	—	—	—	—	—	—	—	—	—	—	—	—	—	—	—	—	2	1	3	13
5	5	—	—	—	—	—	—	—	—	—	—	—	—	—	—	—	—	—	—	—	—	—	14
—	3	—	—	—	—	—	—	—	—	—	—	—	—	—	—	—	—	—	—	—	9	9	15
		1	—	1	—	—	—	1	—	1	—	—	—	—	—	—	—	—	—	9	9	18	16
		—	—	—	—	—	—	—	—	—	—	—	—	—	—	—	—	—	—	—	—	—	17
1		—	—	—	—	—	—	1	1	—	—	—	—	—	—	—	—	—	—	3	3	6	18
1		1	—	1	1	—	1	1	1	—	—	—	—	—	—	—	—	—	—	5	9	14	19
—		1	1	2	1	2	3	9	2	11	1	—	1	—	—	—	—	—	—	13	6	19	20
		5	5	10	3	5	8	—	6	6	—	1	1	1	—	1	—	—	—	36	53	89	21
		—	—	—	—	—	—	—	—	—	—	—	—	—	—	—	—	—	—	31	37	68	22
**		15	9	24	11	12	23	34	18	52	21	18	39	—	3	3	—	—	—	89	67	156	23
		—	—	—	—	—	—	—	—	—	—	—	—	—	—	—	—	—	—	50	26	76	24
		—	1	1	—	—	—	—	—	—	—	—	—	—	—	—	—	—	—	5	5		25
		17	7	24	8	3	11	6	8	14	4	6	10	1	3	4	—	—	—	91	76	167	26
		—	2	2	2	1	3	4	1	5	3	—	3	—	—	—	—	—	—	12	5	17	27
		22	11	33	27	23	50	21	26	47	17	35	52	3	6	9	1	—	1	123	127	250	28
		—	—	—	—	2	2	4	3	7	—	6	6	1	2	3	—	—	—	31	47	78	29
		—	1	1	2	1	3	5	10	15	5	8	13	1	—	1	—	—	—	13	20	33	30
		14	7	21	10	10	20	13	18	31	16	17	33	5	2	7	—	1	1	191	148	339	31
		73	38	111	43	23	66	18	15	33	7	3	10	1	1	2	—	—	—	306	227	533	32
		—	—	—	—	—	—	—	—	—	—	—	—	—	—	—	—	—	—	26	29	55	33
		—	—	—	—	—	—	—	—	—	—	—	—	—	—	—	—	—	—	9	5	14	34
		5	2	7	9	2	12	5	4	9	5	7	12	—	1	1	—	—	—	28	22	50	35
		3	1	4	2	1	3	2	1	3	—	4	4	—	—	—	—	—	—	13	10	23	36
		—	—	—	—	—	—	1	1	2	2	2	4	—	—	—	—	—	—	114	93	207	37
		—	—	—	—	—	—	—	1	1	1	—	1	—	—	—	—	—	—	34	37	71	38
		—	—	—	—	—	—	—	—	—	—	—	—	—	—	—	—	—	—	64	63	127	39
		8	7	15	11	13	24	13	21	34	9	6	15	1	1	2	—	—	—	50	54	104	40
		1	6	7	2	1	3	5	3	8	—	3	3	—	1	1	—	—	—	23	25	48	41
		1	5	6	2	5	7	2	3	5	5	2	7	2	1	3	—	—	—	17	19	36	42
		—	—	—	—	—	—	—	—	—	—	—	—	—	—	—	—	—	—	—	—	—	43
		19	8	27	13	11	24	9	5	14	11	3	14	—	—	—	—	—	—	77	41	118	44
		—	19	19	—	21	21	—	15	15	—	3	3	—	—	—	—	—	—	—	70	70	45
		2	3	5	—	3	3	—	—	—	—	2	2	—	1	1	—	—	—	5	14	19	46
		—	—	—	—	—	—	1	—	1	—	—	—	1	—	1	—	—	—	4	6	10	47
		—	—	—	1	—	1	—	—	—	—	—	—	1	—	1	—	—	—	1	—	1	48
144	294	212	138	350	171	148	319	172	178	350	133	170	303	42	58	100	3	1	4	1945	1787	3732	

3. Uebersicht nach den Todesursachen und den

Ordn-Nr.	Todesursachen.	Januar.			Febr.			März.			April.			Mai.		
		m.	w.	zus.	m.	w.	zus.	m.	w.	zus.	m.	w.	zus.	m.	w.	zus.
1	Angeborene Lebensschwäche . .	2	2	4	1	2	3	2	5	7	10	4	14	5	7	12
2	Altersschwäche	5	5	10	2	5	7	5	13	18	6	11	17	6	11	17
3	Selbstmord	5	—	5	2	1	3	5	3	8	6	3	9	7	—	7
4	Mord.	1	2	3	—	—	—	1	—	1	1	1	2	—	1	1
5	Unglücksfall	1	1	2	2	1	3	—	—	—	2	—	2	4	—	4
	Infections- u. allgem. Krkh.															
6	Influenza	1	2	3	5	9	14	19	9	28	10	11	21	1	—	1
7	Morbilli	1	1	2	3	4	7	16	17	33	23	21	44	11	19	30
8	Scarlatina	—	—	—	1	—	1	—	1	1	—	1	1	—	—	—
9	Diphtheria	13	8	21	12	12	24	6	10	16	20	21	41	10	16	26
10	Pertussis	1	4	5	5	—	5	—	2	2	3	2	5	1	4	5
11	Typhus	—	—	—	—	—	—	—	1	1	1	1	2	—	—	—
12	Dysenteria	—	—	—	—	—	—	—	—	—	1	—	1	—	—	—
13	Cholera asiatica	—	—	—	—	—	—	—	—	—	—	—	—	—	—	—
14	Hydrophobia	—	—	—	—	—	—	—	—	—	—	—	—	—	—	—
15	Febris puerperalis	—	1	1	—	2	2	—	2	2	—	1	1	—	—	—
16	Erysipelas	—	1	1	1	2	3	1	1	2	1	—	1	4	1	5
17	Meningitis cerebro-spinalis . . .	—	—	—	—	—	—	—	—	—	—	—	—	—	—	—
18	Rheumatismus acutus	—	—	—	—	—	—	—	—	—	—	—	—	1	1	1
19	Tuberculosis miliaris acuta . . .	—	1	1	—	2	2	—	1	1	1	2	3	—	—	—
20	Diabetes mellitus	—	1	1	1	1	2	—	1	1	1	1	2	4	—	4
21	Sonstige allgemeine Krankheiten	2	7	9	1	5	6	2	2	4	7	5	12	4	5	9
	Localisirte Krankheiten.															
22	Meningitis tuberculosa	3	4	7	4	3	7	4	2	6	2	—	2	6	—	6
23	Apoplexia cerebri sanguinea . .	9	8	17	5	7	12	4	8	12	7	4	11	9	4	13
24	Eclampsia	4	1	5	5	5	10	10	3	13	6	—	6	6	3	9
25	Eclampsia parturientium							1		1				—	1	1
26	Sonstige Krankheiten des Gehirns	11	6	17	6	3	9	11	8	19	10	11	21	9	11	20
27	Krankheiten des Rückenmarks .	—	—	—	—	1	1	1	—	1	—	1	1	1	1	2
28	Krankh. d. Herzens u. d. Gefässe	12	13	25	10	13	23	6	11	17	14	12	26	9	11	20
29	Bronchitis acuta	4	8	12	2	6	8	7	7	14	5	7	12	3	5	8
30	Bronchitis chronica	1	2	3	1	2	3	1	5	6	2	2	4	1	3	4
31	Pneumonia	17	14	31	14	21	35	34	23	57	28	27	55	25	20	45
32	Phthisis pulmonum	32	31	63	33	18	51	34	19	53	25	27	52	27	31	58
33	Laryngismus stridulus	2	2	4	4	5	9	2	4	6	6	2	8	1	1	2
34	Angina membranacea	—	—	—	—	—	—	2	1	3	1	1	2	1	1	2
35	Sonstige Lungenkrankheiten . .	2	1	3	5	3	8	3	9	12	6	2	8	3	1	4
36	Krankheiten des Rippenfells . .	2	—	2	1	2	3	—	3	3	1	—	1	1	1	2
37	Catarrhus gastro-intestinalis . .	3	4	7	3	2	5	4	4	8	5	6	11	2	1	3
38	Cholera nostras	—	—	—	—	—	—	—	—	—	2	—	2	2	1	3
39	Atrophia	5	2	7	3	6	9	2	10	12	5	3	8	4	3	7
40	Sonst. Krnkh. d. Verdauungscanals	4	4	8	7	4	11	5	3	8	4	2	6	6	3	9
41	Krankheiten des Bauchfells. . .	4	4	8	2	2	4	3	5	8	—	2	2	3	—	3
42	» der Leber.	—	2	2	2	—	2	1	3	4	2	—	2	2	—	2
43	» von Milz und Pankreas .	—	—	—	—	—	—	—	—	—	—	—	—	—	—	—
44	» der Harnwerkzeuge . . .	9	2	11	11	6	17	6	6	12	3	1	4	5	3	8
45	» der Geschlechtswerkzeuge	—	4	4	—	7	7	—	5	5	—	6	6	—	3	3
46	» der Bewegungswerkzeuge.	1	1	2	—	1	1	—	1	1	1	1	2	—	—	—
47	» der Haut	—	—	—	1	—	1	—	2	2	1	1	2	1	1	2
48	Tod aus unbekannter Ursache. .	—	—	—	—	—	—	—	—	—	—	—	—	1	—	1
	Zusammen	157	149	306	155	163	318	197	211	408	230	202	432	186	191	377

naten, in welchen die Todesfälle stattfanden.

mi.		Juli.			Aug.			Sept.			Octbr.			Novbr.			Decbr.			Ueberhaupt			Ordn.-Nr.
w.	zus.	m.	w.	zus.	m.	w.	zus.	m.	w.	zus.	m.	w.	zus.	m.	w.	zus.	m.	w.	zus.	m.	w.	zus.	
	7	6	1	7	11	5	16	8	3	11	5	6	11	8	2	10	4	4	8	66	44	110	1
	8	5	7	12	2	8	10	4	2	6	4	5	9	3	3	6	6	2	8	52	76	128	2
	6	4	4	8	3	4	7	2	—	2	5	—	5	1	—	1	4	1	5	49	17	66	3
	2	—	—	—	2	1	3	2	—	2	—	—	—	1	—	1	2	—	2	10	7	17	4
	5	2	2	4	6	1	7	11	1	12	3	—	3	2	—	2	3	3	6	40	10	50	5
	3	1	—	1	—	—	—	—	—	—	—	—	—	—	—	—	—	—	—	37	34	71	6a
	13	3	2	5	—	2	2	1	—	1	—	—	—	—	—	—	—	—	—	65	72	137	7
	1	—	—	—	1	—	1	8	1	1	—	—	—	1	—	1	—	1	1	3	4	7	8
	28	10	4	20	6	10	16	8	8	16	7	5	12	8	10	24	9	11	20	129	135	264	9
	—	1	1	2	—	—	—	—	2	2	1	2	3	1	1	2	1	—	1	14	18	32	10
	2	1	1	2	2	1	3	2	1	3	1	—	1	—	—	—	—	1	1	9	6	15	11
	—	—	—	—	—	1	1	—	—	—	—	—	—	—	—	—	—	—	—	1	1	2	12
	—	—	—	—	—	—	—	—	—	—	2	1	3	—	—	—	—	—	—	2	1	3	13
	—	—	—	—	—	—	—	—	—	—	—	—	—	—	—	—	—	—	—	—	—	—	14
	—	—	1	1	—	—	—	—	1	1	—	—	—	—	1	1	—	—	—	—	9	9	15
	4	—	1	1	1	—	1	—	—	—	—	—	—	—	—	—	—	—	—	9	9	18	16
	—	—	—	—	—	—	—	—	—	—	—	—	—	—	—	—	—	—	—	—	—	—	17
	2	—	—	—	1	—	1	—	—	—	—	—	—	1	—	1	—	1	1	3	3	6	18
	2	—	—	—	1	1	2	—	1	1	—	—	—	2	—	2	—	1	1	5	9	14	19
	—	—	—	—	1	—	1	3	—	3	—	—	—	1	1	2	2	1	3	13	6	19	20
	9	4	9	13	2	2	4	1	3	4	4	2	6	2	6	8	4	1	5	36	53	89	21
	6	3	4	7	2	5	7	1	1	2	3	4	7	5	3	8	2	1	3	31	37	68	22
	14	4	3	7	9	6	15	9	5	14	6	7	13	9	5	14	8	6	14	89	67	156	23
	2	1	2	3	6	4	10	2	1	3	2	1	3	2	1	3	6	3	9	50	26	76	24
	—	—	—	—	—	—	—	1	—	1	—	—	—	—	2	2	—	—	—	5	—	5	25
	12	1	1	2	10	11	21	7	4	11	9	4	13	5	6	11	6	5	11	91	76	167	26
	3	—	—	1	—	1	1	2	2	4	2	—	2	1	—	1	—	1	1	12	5	17	27
9/5	17	10	9	19	8	15	23	10	7	17	15	13	28	9	7	16	12	7	19	123	127	250	28
	5	—	—	—	2	2	4	2	—	—	—	1	1	4	2	6	2	3	5	31	47	78	29
	—	3	2	5	—	—	—	—	1	1	4	2	6	—	—	—	—	1	1	13	20	33	30
9/20	33	7	8	15	8	3	11	6	2	8	11	4	15	4	6	10	10	11	21	191	148	339	31
	43	20	17	37	25	18	43	29	9	38	11	14	25	18	10	28	29	13	42	306	227	533	32
1	1	—	—	—	2	2	4	1	1	2	—	1	1	3	4	7	1	3	4	26	29	55	33
1	3	—	—	1	—	—	—	1	—	1	1	—	1	1	1	2	1	—	1	9	5	14	34
1	2	—	—	2	—	2	2	1	1	2	1	1	2	1	1	2	—	4	4	28	22	50	35
	2	2	—	2	—	1	1	—	1	1	—	—	—	—	—	—	4	2	6	13	10	23	36
9	17	15	16	31	36	28	64	19	11	30	13	7	20	4	2	6	2	3	5	111	93	207	37
	3	3	7	10	13	21	34	10	6	16	2	3	5	—	—	—	—	—	—	31	37	71	38
1/5	7	7	8	15	14	9	23	7	8	15	6	8	14	1	2	3	4	3	7	64	63	127	39
6	9	4	3	7	1	3	4	3	7	10	6	7	13	3	8	11	3	5	8	50	54	104	40
3	7	4	2	6	—	1	1	3	2	5	2	1	3	1	—	1	—	—	—	23	25	48	41
	4	4	2	6	2	2	4	—	—	—	—	1	1	1	1	2	2	3	5	17	19	36	42
	—	—	—	—	—	—	—	—	—	—	—	—	—	—	—	—	—	—	—	—	—	—	43
6	11	7	3	10	6	4	10	2	—	2	8	6	14	10	1	11	5	3	8	77	41	118	44
3/1	1	—	7	7	—	4	4	—	9	9	—	7	7	—	6	6	—	5	5	—	70	70	45
1	1	1	2	3	—	1	1	1	—	1	1	1	2	—	4	4	—	1	1	5	14	19	46
	—	—	—	—	1	1	—	1	—	1	—	—	—	—	—	—	—	1	1	4	6	10	47
	—	—	—	—	—	1	1	—	—	—	—	—	—	—	—	—	—	—	—	1	—	1	48
39	293	140	129	269	184	179	363	158	103	261	135	114	249	112	102	214	137	105	242	1945	1787	3732	

4. Uebersicht nach Todesursachen und Stadttheilen.

(Die Sterbefälle erscheinen soweit thunlich den Stadttheilen zugewiesen, in welchen d: Erkrankung erfolgte.)

Ordnungs-Nr.	Todesursachen.	Altstadt	Neustadt westliche	Neustadt nördliche	Neustadt östliche	Ausse südöstliche	westliche	nord-westliche	lt nord-östliche	östliche	Borsheim	Sachsenb. Innere	Aussere	Nach Auswärts gehörig.	Mit unbekannter
1	Angeborene Lebensschwäche . .	15	5	5	9	3	3	4	9	14	7	17	8	9	2
2	Altersschwäche	17	9	7	16	4	3	6	15	14	17	4	4	8	4
3	Selbstmord	9	—	3	2	5	3	6	5	8	4	1	3	2	9
4	Mord	1	—	—	1	—	—	1	1	—	1	—	1	—	1
5	Unglücksfall	6	3	1	1	1	—	2	3	7	2	2	3	2	6
	Infections- und allgem. Krankheiten.														
6	Influenza	15	4	6	5	5	3	3	10	10	5	3	1	1	
7	Morbilli	30	1	2	7	3	—	—	13	17	3	20	18	23	
8	Scarlatina	1	1	—	—	—	—	1	—	2	1	1	—	—	
9	Diphtheria	34	6	14	13	2	2	9	27	49	21	48	12	9	
10	Pertussis	5	—	—	2	1	1	—	2	9	1	2	5	4	—
11	Typhus	1	1	—	—	3	1	1	2	—	—	2	—	1	3
12	Dysenteria	1	—	—	—	—	—	—	—	—	—	—	—	—	1
13	Cholera asiatica	—	—	—	—	3*)	—	—	—	—	—	—	—	—	—
14	Hydrophobia														
15	Febris puerperalis	1	—	—	2	—	1	1	—	1	—	1	—	2	—
16	Erysipelas	4	—	2	1	—	—	—	2	5	—	3	—	—	1
17	Meningitis cerebro-spinalis . . .														
18	Rheumatismus acutus	2	—	—	—	—	—	1	3	—	—	—	—	—	—
19	Tuberculosis miliaris acuta . . .	2	1	1	2	—	—	—	1	1	—	2	1	—	3
20	Diabetes mellitus	5	—	—	3	—	3	3	—	1	2	—	1	—	—
21	Sonstige allgemeine Krankheiten	9	3	3	2	8	1	4	10	17	4	3	8	11	6
	Localisirte Krankheiten.														
22	Meningitis tuberculosa	17	3	1	4	3	1	1	8	9	2	7	6	5	1
23	Apoplexia cerebri sanguinea . .	17	9	5	10	9	9	10	23	20	5	10	6	15	7
24	Eclampsia	13	3	7	7	2	1	3	6	10	4	4	9	7	—
25	Eclampsia parturientium . . .	—	1	—	1	—	—	—	1	1	—	—	—	—	1
26	Sonstige Krankheiten d. Gehirns	33	7	9	10	6	5	9	15	18	14	7	9	14	10
27	Krankheiten des Rückenmarks .	1	—	2	2	—	—	2	1	2	2	1	—	2	2
28	» d. Herzens u. d. Gefässe	25	12	8	16	13	8	30	30	29	13	13	15	17	21
29	Bronchitis acuta	15	5	2	6	3	1	3	6	10	4	7	8	8	—
30	Bronchitis chronica	4	3	3	2	—	1	1	8	4	—	6	—	1	—
31	Pneumonia	69	11	16	29	7	4	15	30	48	24	22	30	26	8
32	Phthisis pulmonum	120	18	29	48	17	3	13	51	56	34	30	45	42	27
33	Laryngismus stridulus	7	3	1	7	3	—	1	5	12	2	9	4	1	—
34	Angina membranacea	3	2	—	—	1	—	—	1	1	—	2	2	2	—
35	Sonstige Lungenkrankheiten . .	16	3	1	3	1	—	—	8	7	1	4	3	2	1
36	Krankheiten des Rippenfells . .	5	—	—	—	—	—	3	2	3	3	—	—	2	1
37	Catarrhus gastro-intestinalis . .	53	6	10	11	10	3	3	19	28	12	16	17	19	—
38	Cholera nostras	15	2	4	6	1	—	1	6	9	1	3	17	6	—
39	Atrophia	29	4	1	5	10	3	1	9	27	7	15	9	11	—
40	Sonst. Krankh. d. Verdauungscanals	14	7	4	5	7	1	7	12	15	5	8	6	8	5
41	Krankheiten des Bauchfells . . .	7	3	4	2	3	1	5	5	5	2	2	2	4	3
42	» der Leber	6	3	2	1	1	1	1	2	6	—	2	1	4	
43	» v. Milz u. Pankreas .														
44	» der Harnwerkzeuge . .	22	3	6	5	1	2	10	12	18	6	7	9	12	5
45	» d. Geschlechtswerkzeuge	8	3	3	6	2	2	8	12	7	2	2	9	4	
46	» d. Bewegungswerkzeuge	3	1	1	—	1	—	—	5	2	1	—	—	2	3
47	» der Haut	1	1	2	2	—	—	1	1	—	—	—	—	1	1
48	Tod aus unbekannter Ursache .	—	—	1	—	—	—	—	1	—	—	—	—	1	1
	Zusammen . . .	661	14												

Dritter Theil.

Oeffentliche Gesundheitspflege.

Das Städtische Sanitätswesen

von

Stadtarzt Dr. A. SPIESS.

A. Der städtische Gesundheitsrath.

In der Zusammensetzung des städtischen Gesundheitsrathes trat im Rechnungsjahr 1892/93 eine Veränderung ein, indem Herr Prof. Dr. Noll, am 14. Januar 1893 gestorben ist und an seine Stelle durch Magistratsbeschluss vom 24. Februar 1893 Herr Stadtschulrath Bornemann für den Rest der Amtsdauer des Herrn Prof. Noll, mithin bis zum 31. December 1895, zum Mitglied des städtischen Gesundheitsraths gewählt wurde.

Die wichtigsten Gegenstände, die den städtischen Gesundheitsrath im Jahre 1892/93 beschäftigten, waren die folgenden:

1. Cholera.

In der Sitzung vom 21. Juli 1892 beschloss der Gesundheitsrath die Niedersetzung einer Commission, die die in den Jahren 1884 und 1886 Seitens des Gesundheitsrathes aufgestellten »Maassregeln zur Verhütung der Cholera-Ausbreitung in hiesiger Stadt« einer Revision unterziehen und dem Gesundheitsrath demnächst weitere Vorschläge in dieser Richtung machen sollte und erwählte in dieselbe auf Vorschlag des Vorsitzenden die Herren Prof. Dr. Weigert, Dr. Marcus und Stadtarzt Dr. Spiess.

In den Sitzungen des städtischen Gesundheitsrathes vom 12. und 13. August berichtete der Stadtarzt Namens der Commission über die zu ergreifenden Maassregeln. Jeder der einzelnen Paragraphen wurde einer eingehenden Discussion unterzogen und wurden mannigfache Abänderungen und Zusätze Seitens einzelner Mitglieder beantragt und grösstentheils auch angenommen.

Es lauteten hiernach die:

A. Maassregeln,
die von den städtischen Behörden zu ergreifen sind.

1. Brunnen.

Alle öffentlichen Pumpbrunnen*) sind sogleich zu schliessen. Wo es erforderlich erscheint, sollen in der Nähe dieser geschlossenen Brunnen Hydranten der Trinkwasserleitung provisorisch als Ventilbrunnen benutzbar gemacht werden.

Gleichzeitig ist bei Königlichem Polizei-Präsidium Antrag zu stellen, dass dasselbe die sämmtlichen noch vorhandenen Privatbrunnen in bewohnten Stadttheilen schliessen lasse.

2. Alte Kanäle.

Die wenigen kurzen alten Kanäle, die noch in der Frankfurter Altstadt zwischen Saalgasse und alten Mainzergasse und dem Mainkai bestehen und deren Sohle in Folge der Stauung des Maines bei allen unter Wasser steht, sind Seitens des Tiefbau-Amtes wiederholt durchzuspülen und die Closetschüsseln und Fallrohre mittels Kalkmilch zu desinficiren.

3. Aborte.

In denjenigen Häusern der Stadt, die noch nicht an das städtische Canalnetz angeschlossen sind sind die Abortverhältnisse durch Beamte des Tiefbauamtes einer steten besonderen Beaufsichtigung und wenn nöthig einer zwangsweisen Reinigung zu unterziehen.

Ferner ist zu veranlassen, dass die in den einzelnen Strassen noch vorhandenen Abtrittskübel täglich abgeholt, nach Desinfection des Inhaltes mittels Kalkmilch gegen neue mit Kalkmilch aussen und innen frisch gestrichene Kübel ausgewechselt und getrennt von dem übrigen Kehricht abgefahren werden.

Des Weiteren ist zu veranlassen, dass für die Aborte an Baustellen zur Benutzung der Arbeiter ausschliesslich Kübel (Petroleumfässer oder dergleichen) verwendet werden, die ebenfalls täglich in vorbeschriebener Weise mit Kalkmilch (ungefähr ebensoviel Kalkmilch wie Abfallstoffe) desinficirt und an dazu bestimmte Punkte abgefahren werden, wo deren Inhalt zu vergraben ist. Der genauen Durchführung dieser Maassregel ist Seitens der Baupolizei die grösste Aufmerksamkeit zuzuwenden.

Bei Rohrlatrinen ist ein öfteres Ablassen, Spülen und Füllen anzuordnen.

4. Kehricht.

Kehrichtabladeplätze innerhalb der Stadt sind nicht zu dulden und jede Ansammlung von Kehricht ist zu verbieten. Bei eventuellem Ausbruch einer Choleraepidemie in der Stadt muss die Kehrichtabfuhr, namentlich in der inneren Stadt, häufiger als zweimal wöchentlich erfolgen und alles Durchsuchen von angesammeltem Kehricht ist zu untersagen.

---

*) Nach den Mittheilungen des Tiefbauamtes bestehen zur Zeit noch 29 betriebsfähige öffentliche Brunnen, und zwar 2 in Sachsenhausen, 3 im nordöstlichen Bornheim, 11 in der Frankfurter und 13 in der Sachsenhäuser Gemarkung.

5. Nahrungsmittel.

Die Marktpolizei ist anzuweisen, der Beschaffenheit der zu Markt gebrachten Nahrungsmittel besondere Aufmerksamkeit zuzuwenden.

6. Hospitalaufnahme.

Die Aufnahme Cholerakranker und Choleraverdächtiger darf nur in das städtische Krankenhaus oder in sonstige ausschliesslich zur Aufnahme Cholerakranker bestimmte Räume erfolgen und nicht in die anderen hiesigen Hospitäler.

Es erscheint im sanitären Interesse zweckmässig, dass auch cholerakranke Soldaten der Garnison Frankfurt im städtischen Krankenhause Aufnahme finden.

7. Krankentransport.

Sofort bei dem Auftreten der ersten Cholerafälle in der Stadt sind genügende Transportmittel für Cholerakranke zur Verfügung zu halten, und in verschiedenen Theilen der Stadt so aufzustellen, dass sie mit Telephon erreichbar sind und ist wegen der eventuellen Bedienung derselben Vorsorge zu treffen.

8. Beerdigungswesen.

Choleraleichen müssen auf ärztliche Bescheinigung hin ohne jegliche Formalität jederzeit direct in die Leichenhäuser der betreffenden Friedhöfe zur Beisetzung übergeführt werden können.

B. Belehrung
über das Wesen der Cholera und das während der Cholerazeit zu beobachtende Verhalten.

1. Der Ansteckungsstoff der Cholera befindet sich in den Ausleerungen der Kranken, kann mit diesen auf und in andere Personen und die mannigfachsten Gegenstände gerathen und mit denselben verschleppt werden. Solche Gegenstände sind beispielsweise Wäsche, Kleider, Speisen, Obst, Wasser, Milch und andere Getränke; mit ihnen allen kann, auch wenn an oder in ihnen nur die geringsten, für die natürlichen Sinne nicht wahrnehmbaren Spuren der Ausleerungen vorhanden sind, die Seuche weiter verbreitet werden.

2. Die Ausbreitung nach anderen Orten geschieht daher leicht zunächst dadurch, dass Cholerakranke oder krank gewesene Personen, oder solche, welche mit denselben in Berührung gekommen sind, den bisherigen Aufenthaltsort verlassen, um vermeintlich der an ihm herrschenden Gefahr zu entgehen. Hiervor ist um so mehr zu warnen, als man bei dem Verlassen bereits angesteckt sein kann und man andererseits durch eine geeignete Lebens-Weise und Befolgung der nachstehenden Vorsichtsmaassregeln besser in der gewohnten Häuslichkeit als in der Fremde und zumal auf der Reise sich zu schützen vermag.

3. Jeder, der sich nicht der Gefahr aussetzen will, dass die Krankheit in sein Haus eingeschleppt wird, hüte sich, Menschen, die aus Choleraorten kommen, bei sich aufzunehmen. Schon nach dem Auftreten der ersten Cholerafälle in einem Orte sind die von daher kommenden Personen als solche anzusehen, welche möglicherweise den Krankheitskeim mit sich führen.

4. In Cholerazeiten soll man eine möglichst geregelte Lebensweise führen. Die Erfahrung hat gelehrt, dass alle Störungen der Verdauung die Erkrankung an Cholera vorzugsweise begünstigen. Man hüte sich deswegen vor allem, was Verdauungsstörungen hervorrufen kann, wie Uebermaass von Essen und Trinken, Genuss von schwerverdaulichen Speisen.

Ganz besonders ist alles zu vermeiden, was Durchfall verursacht oder den Magen verdirbt. Tritt dennoch Durchfall ein, dann ist so früh wie möglich ärztlicher Rath einzuholen.

5. Man geniesse keine Nahrungsmittel, welche aus einem Hause kommen, in welchem Cholera herrscht.

Solche Nahrungsmittel, durch welche die Krankheit leicht übertragen werden kann, z. B. Obst, Gemüse, Milch, Butter, frischer Käse, sind zu vermeiden oder nur in gekochtem Zustande zu geniessen. Insbesondere wird vor dem Gebrauch ungekochter Milch gewarnt.

6. Alles Wasser, welches durch Koth, Urin, Küchenabgänge oder sonstige Schmutzstoffe verunreinigt sein könnte, ist strengstens zu vermeiden. Verdächtig in diesem Sinne ist alles Brunnenwasser und das Mainwasser und ist, wo dessen Genuss nicht vermieden werden kann, das Wasser vor dem Gebrauch mindestens $^1/_4$ Stunde unter heftigem Brodeln zu kochen. Hierauf werden namentlich die Besitzer von Privatpumpbrunnen und diejenigen aufmerksam gemacht, welche in der Nähe des Maines oder auf dem Main beschäftigt sind· (Schiffer, Flösser etc.)

Als besonders gefährlich gilt Wasser, das durch Auswurfstoffe von Cholerakranken in irgend einer Weise verunreinigt ist. In Bezug hierauf ist die Aufmerksamkeit vorzugsweise dahin zu richten, dass Cholera-Ausleerungen und ebenso die vom Reinigen der Gefässe und beschmutzter Wäsche herrührende Spülwässer, nicht in die Brunnen und Gewässer, auch nicht einmal in deren Nähe gelangen.

Was hier vom Wasser gesagt ist, gilt aber nicht allein vom Trinkwasser, sondern auch von allem zum Hausgebrauch dienenden Wasser weil im Wasser befindliche Krankheitsstoffe auch durch das zum Spülen der Küchengeräthe, zum Reinigen und Kochen der Speisen, zum Waschen, Baden u. s. w. dienende Wasser dem menschlichen Körper zugeführt werden können.

Ueberhaupt ist dringend vor dem Glauben zu warnen, dass das Trinkwasser allein als der Träger des Krankheitsstoffes anzusehen sei, und dass man schon vollkommen geschützt sei, wenn man nur untadelhaftes Wasser oder nur gekochtes Wasser trinkt.

7. In Betreff der Aborte ist Seitens der Hausbewohner strengstens darauf zu achten, dass die Schüsseln der Wasserclosets stets rein gehalten werden und die hierzu benutzten Bürsten nicht zum Trocknen hingehängt, sondern in einem Topf mit 5%iger Carbollösung gestellt werden (5 Teile s. g. 100%ige Carbolsäure in 100 Theilen heissem Wasser oder besser in 100 Theilen heisser 8%iger Schmierseifenlösung unter fortwährendem Umrühren gegossen).

Auch wird auf den häufig mangelhaften Zustand der Closetschüsselspülung und dessen oft sehr leichte Abhülfe aufmerksam gemacht.

Die Sitzbretter werden durch Abwaschen mit Schmierseifenlösung gereinigt. (3 Theile Schmierseife in 100 Theilen heissen Wassers gelöst).

Die Senkgruben und Abtrittsgruben sind möglichst bald zu entleeren und zu reinigen und deren Boden, Wände und Gewölbe mit Kalkmilch abzubürsten. (Die Herstellung von Kalkmilch geschieht in der Weise, dass in das zur Mischung bestimmte Gefäss ³/₄ Liter Wasser gegossen werden und dann 1 Liter zerkleinerter reiner gebrannter Kalk hineingelegt wird. Nachdem der Kalk das Wasser aufgesogen hat und dabei zu Pulver zerfallen ist, wird er mit weiteren 3¹/₄ Liter Wasser zu Kalkmilch verrührt, die alsdann in einem gut geschlossenen Gefässe aufzubewahren und vor dem Gebrauch umzuschütteln ist.)

In jede Sitzöffnung eines Aborts ist täglich 1 Liter Kalkmilch zu giessen.

Alle Sinkkasten in Kellern und alle Syphons an Plätzen, wo sie der Austrocknung ausgesetzt sind, müssen wöchentlich mit je einem Eimer Wasser durchgespült werden.

8. Jede Anhäufung von K e h r i c h t in und bei bewohnten Häusern ist thunlichst zu vermeiden. Namentlich sind Kehrichtschachte in den Häusern häufig, mindestens zweimal in der Woche zu entleeren.

9. J e d e r C h o l e r a k r a n k e kann der A u s g a n g s p u n k t f ü r d i e w e i t e r e A u s b r e i t u n g der Krankheit werden, und es ist deswegen rathsam, die Kranken, soweit es irgend angängig ist, nicht im Hause zu pflegen, sondern einem K r a n k e n h a u s e zu übergeben. Ist dies nicht ausführbar, dann halte man wenigstens jeden unnöthigen Verkehr von dem Kranken fern.

10. Es b e s u c h e N i e m a n d, den nicht seine Pflicht dahin führt, ein C h o l e r a h a u s. Ebenso besuche man zur Cholerazeit k e i n e O r t e, w o g r ö s s e r e A n h ä u f u n g e n v o n M e n s c h e n s t a t t f i n d e n. (Jahrmärkte, grössere Lustbarkeiten u. s. w.).

11. In Räumlichkeiten, in welchen sich C h o l e r a k r a n k e befinden, s o l l man k e i n e S p e i s e n o d e r G e t r ä n k e z u s i c h n e h m e n, auch nicht rauchen.

12. Die flüssigen Abgänge der Cholerakranken (Erbrochenes, Stuhlgang) müssen in Gefässen aufgefangen werden. Sie dürfen nicht gleich in Aborte gegossen werden, sondern müssen in den Gefässen mit Kalkmilch (s. § 7 alinea 4) — ungefähr gleiche Theile Kalkmilch und Abgänge — gemischt, mindestens eine Stunde in dieser Mischung stehen bleiben, erst dann sind sie als unschädlich in die Aborte zu giessen.

13. Da die Ausleerungen der Cholerakranken besonders gefährlich sind, so sind die damit beschmutzten K l e i d e r und die W ä s c h e entweder sofort zu verbrennen oder in folgender Weise zu d e s i n f i c i r e n: Bett- und Leibwäsche, sowie andere Kleidungsstücke, w e l c h e g e w a s c h e n w e r d e n k ö n n e n, sind sofort, nachdem sie beschmutzt sind, in ein Gefäss mit S c h m i e r s e i f e n l ö s u n g (siehe oben § 7 alinea 3) oder mit 5°/₀iger C a r b o l l ö s u n g (siehe oben § 7 alinea 1) zu stecken und in der Seifenlösung mindestens 24, in der Carbolsäure mindestens 12 Stunden zu belassen, ehe sie im Wasser gespült und weiter gereinigt oder der städtischen Desinfectionsanstalt übergeben werden.

14. Alle mit dem Kranken in Berührung gekommenen Gegenstände, welche nicht vernichtet oder gewaschen werden, sind zur Unschädlichmachung der »städtischen Desinfections-'Anstalt« im städtischen Krankenhause, Gartenstrasse 229, zu übergeben. Die genannte Anstalt wird die betreffenden Gegenstände auf schriftliche oder telephonische (von jedem Polizei-Revier mögliche) Aufforderung abholen und zurückbringen lassen. Ebenso sind nach Be-

endigung des Krankheitsfalles die Wände und Fussböden der Krankenzimmer, nicht transportirbare Gegenstände etc. durch die städtische Desinfections-Anstalt desinficiren zu lassen.

15. Diejenigen, welche mit dem Cholerakranken oder dessen Bett und Bekleidung in Berührung gekommen sind, sollen die Hände alsdann durch gründliches Waschen mit Carbolsäurelösung (siehe oben § 7 alinea 1) desinficiren. Ganz besonders ist dies erforderlich, wenn eine Verunreinigung mit den Ausleerungen des Kranken stattgefunden hat. Ausdrücklich wird noch gewarnt, mit ungereinigten Händen Speisen zu berühren oder Gegenstände in den Mund zu bringen, welche im Krankenraum verunreinigt sein können, z. B. Ess- und Trinkgeschirr, Cigarren.

16. Wenn ein Todesfall eintritt, ist die Leiche sobald als irgend möglich aus der Behausung zu entfernen und in ein Leichenhaus zu bringen, das Waschen der Leiche darf im Sterbehause nicht vorgenommen werden.

Das Leichenbegängniss ist so einfach als möglich einzurichten. Das Gefolge betrete das Sterbehaus nicht.

17. Kleidungsstücke, Wäsche und sonstige Gebrauchsgegenstände von Cholerakranken oder Leichen dürfen unter keinen Umständen in Benutzung genommen oder an andere abgegeben werden, ehe sie desinficirt sind. Namentlich dürfen sie nicht undesinficirt nach anderen Orten verschickt werden.

Den Empfängern von Sendungen, welche derartige Gegenstände aus Choleraorten erhalten, wird dringend gerathen, dieselben sofort möglichst der städtischen Desinfectionsanstalt zu übergeben oder unter den nöthigen Vorsichtsmaassregeln selbst zu desinficiren.

Cholerawäsche soll nur dann zur Reinigung angenommen werden, wenn dieselbe zuvor desinficirt ist.

18. Andere Schutzmittel gegen Cholera, als die hier genannten kennt man nicht, und es wird vom Gebrauch der in Cholerazeiten regelmässig angepriesenen medikamentösen Schutzmitteln (Choleratropfen, Choleraschnaps etc.) abgerathen.

Es erfolgte hierauf Beschluss, die »Maassregeln zur Verhütung der Cholera-Ausbreitung in hiesiger Stadt« dem Magistrat mit dem Ersuchen zu überreichen, für den Fall des Näherrückens der Choleragefahr für hiesige Stadt, die unter A bezeichneten Maassregeln veranlassen, die unter B bezeichneten aber, womöglich in Gemeinschaft mit Königl. Polizei-Präsidium, in geeigneter Weise zur Kenntniss des Publikums bringen zu wollen.

In Betreff der von den Städtischen Behörden veranlassten Maassregeln siehe unten den Bericht des Stadtarztes an den Magistrat vom 13. Februar 1893 betr. die seitens der städtischen Behörden im Jahre 1892 ergriffenen Maassnahmen zur Bekämpfung der Cholera.

2. Maassregeln zur Verhütung der Schwindsucht.

Der Magistrat überwies einem ihm zugegangenen Bericht des Stadtarztes betr. Maassregeln zur Verhütung der Schwindsucht dem Gesundheitsrath zur Aeusserung. Nachdem der Gesundheitsrath den ihm vorgelegten Bericht im Einzelnen durchberathen hatte, wurden die »Maassregeln« in folgender Fassung angenommen:

Maassregeln
gegen Verbreitung der Schwindsucht.

Lungen- und Kehlkopf-Schwindsucht (Tuberkulose) wird durch die im Husten-Auswurf der Kranken enthaltenen Tuberkelbazillen auf Gesunde übertragen, wenn der Auswurf eintrocknet, verstäubt und so eingeathmet wird Auch Durchfälle solcher Kranken können in gleicher Weise schädlich wirken.

Unschädlichmachung jener Auswurfstoffe verhindert die Verbreitung der Schwindsucht, schützt die Gesunden gegen die Kranken. Um das Eintrocknen zu verhüten, soll der Schwindsüchtige, ja jeder Huster (Hustenkranke wissen oft nicht, dass sie bereits Tuberkelbazillen aushusten) seinen Auswurf in mit wenig Wasser, besser noch mit Chlorcalcium oder Salzwasser, gefüllte Gefässe (Speinäpfe, Speigläser) entleeren. Diese Füllung empfiehlt sich, weil so dem Gefrieren der Gefässe und dem Trinken durch Hausthiere vorgebeugt wird. Kein Huster darf auf den Fussboden oder in das Taschentuch speien. Zur Aufnahme des Auswurfes sind in den Wohnungen Hustenkranker, übrigens in allen Häusern, auf den Treppenabsätzen, besonders aber in solchen Gebäuden und Räumen, welche dem öffentlichen Verkehr dienen (Gast- und Speisehäuser, Vergnügungslokale, Versammlungsräume aller Art, Schulanstalten etc.), 20 bis 25 Centimeter im Durchmesser weite, 5 Centimeter hohe Spucknäpfe mit glattem, wenig umgebogenem Rande, aus starkem glatten Glase, Porzellan, Steingut, emaillirtem Eisen, ein bis zwei Centimeter hoch mit Wasser gefüllt, für öffentliche Verkehrsstätten mit der deutlich lesbaren Ueberschrift an der Wand etc.

Spucknapf

in reichlicher Anzahl aufzustellen. Verdunstetes Wasser ist zu ersetzen; gegen Verschütten des Inhalts beim Anstossen oder Umstossen empfiehlt sich eine geeignete Befestigung oder Form der Gefässe. Die Speigefässe werden in den Abort entleert und täglich mit siedendem Wasser gereinigt.

Reinlichkeit aller Orten ist die erste Bedingung für eine erfolgreiche öffentliche Gesundheitspflege; Schwindsüchtige haben sich der Reinlichkeit besonders zu befleissigen.

Wohn- und Schlafräume Schwindsüchtiger sollen nur mit waschbaren Vorhängen, Tischdecken und dergl. ausgestattet, ohne Teppiche am Fussboden, ohne Läufer aus Wollstoffen auf den zuführenden Treppen gelassen werden und möglichst wenig Polstermöbel mit waschbaren, leicht abnehmbaren Bezügen (Staubkappen) enthalten; federnde eiserne Gartenmöbel mit waschbaren Decken oder beweglichen Polstern ersetzen am besten die Polstermöbel und erleichtern Reinigung und Desinfection der Räume und deren Ausstattung. Bettvorleger sollen aus waschbarem Jutestoff hergestellt sein.

Täglich ist der ganze Fussboden jener Räume zur Entfernung des Staubes feucht aufzuwischen und auch im Winter mindestens eine Stunde zu durchlüften; wöchentlich sollen die Räume von Grund aus gereinigt und alle drei Monate nach den Vorschriften der Anweisung zum Desinfections-verfahren bei Volkskrankheiten vom 7. Februar 1887 desinficirt werden.

Eine weitere Quelle der Uebertragung von Schwindsucht kann ungekochte Milch sein, vor deren Genuss wird daher gewarnt.

Die Erfüllung dieser Vorschriften, insbesondere die unschädliche Beseitigung der Auswurfstoffe macht den Verkehr der Gesunden mit Schwindsuchtskranken unbedenklich und verhütet die Verbreitung dieser verheerenden Volkskrankheit.

Möge Jedermann nach seinen Verhältnissen dazu mitwirken.

Der Gesundheitsrath stellte darauf an den Magistrat das Ersuchen, derselbe wolle

1. die »Maassregeln« allein oder in Verbindung mit Königlichem Polizei-Präsidium zunächst monatlich einmal im Amtsblatt zur allgemeinen Kenntniss bringen;

2. einige Exemplare dieser in Plakatform gedruckten »Maassregeln« jedem städtischen Amt, jeder Schule, jedem Hospital mit dem Ersuchen zu schicken, dieselben an geeigneter Stelle anzuheften;

3. für sämmtliche städtischen Aemter, besonders aber für diejenigen, bei denen ein Verkehr des Publikums stattfindet, geeignete mit Wasser, besser noch mit Salzwasser, gefüllte Spucknäpfe aufstellen lassen und den betreffenden Aemtern zur Pflicht machen, für grösste Reinlichkeit der Spucknäpfe zu sorgen.

Die betreffende Veröffentlichung Seitens des Königl. Polizeipräsidiums und des Magistrats erfolgte erstmals am 22. August 1892.

3. Strassenreinigung.

In der Sitzung vom 23. Juni 1892 beschloss der Gesundheitsrath auf einen Antrag von Dr. med. Cnyrim die Aufmerksamkeit des Magistrats auf die Schädlichkeit des Strassenstaubes und namentlich auf dessen Aufwirbeln beim Kehren der Strassen zu lenken und den Wunsch auszusprechen, der Magistrat möge ihm Gelegenheit geben, die Frage eingehend zu erörtern.

Mittels Protocollauszug vom 26. August 1892 theilte hierauf der Magistrat dem Gesundheitsrath einen in Folge vorstehenden Beschlusses vom Feuer- und Fuhramt eingeforderten Bericht betr.

»Maassregeln zur Beseitigung des Strassenstaubes« zur Kenntnissnahme und Aeusserung mit.

Der Gesundheitsrath übergab den Bericht einer aus den Herren Dr. Cnyrim, Baurath Lindley und Stadtarzt Dr. Spiess bestehenden Commission zur Vorberathung. Die Commission (Berichterstatter Baurath Lindley) erstattete ein eingehendes Gutachten, welches die für die verschiedenen Arten der Strassenherstellung verschiedene Reinigungsarten beleuchtete und im Einzelnen bestimmte Anträge hierfür stellte, denen sich der Gesundheitsrath anschloss. Er übergab das Gutachten dem Magistrat mit dem Ersuchen zustimmenden Falles die betreffenden Amtsstellen zur Aeusserung darüber zu veranlassen, in welcher Weise die angedeuteten Ziele am Besten erreicht werden können.

4. Chemisches Untersuchungsamt und bacteriologische Station.

Der Magistrat forderte mittelst Protokollauszugs vom 6. Februar 1893 den Gesundheitsrath auf über einen Bericht des Gewerbe- und Verkehrs-Amtes vom 10. December v. Js. und des Tiefbauamtes vom 31. Januar ds. Js. betreffend die Errichtung eines chemischen Untersuchungsamtes, sowie über einen Bericht des Armenamts vom 24. December v. Js., betreffend die Errichtung einer bacteriologischen Station bei dem städtischen Krankenhaus, sich gutachtlich zu äussern.

Nach einer kurzen Generaldiscussion wurden die Berichte einer Commission bestehend aus den Herren Professor Dr. Weigert, Dr. Fresenius, Baurath Lindley, Dr. Marcus und Stadtarzt Dr. Spiess, zur Vorberathung überwiesen.

Auf Grund eingehenden Berichtes dieser Commission (Berichterstatter Stadtarzt Dr. Spiess) beschloss der Gesundheitsrath dem Magistrat den Bericht zu überweisen und zu beantragen:

1. der Magistrat wolle der Errichtung einer bacteriologischen Station im städtischen Krankenhaus, gemäss Bericht des Armenamts vom 24. December v. Js. beistimmen,

2. der Magistrat wolle in Betreff der Errichtung eines städtischen Untersuchungsamtes mit dem Vorstand des Physikalischen Vereins betreffs Uebernahme einer solchen, unter städtischer Controle stehenden Anstalt in Verhandlung treten.

B. Stadtarzt.

Wenn auch im Grossen und Ganzen die Thätigkeit des Stadtarztes im Rechnungsjahr 1892/93 sich wesentlich in den Grenzen
bewegte, die sich während des nunmehr zehnjährigen Bestehens dieser
Stelle herausgebildet haben, so kamen doch immerhin auch einzelne
neue Zweige zu dessen Thätigkeit hinzu.

Hier war es in erster Linie die **Cholera**, die, wenn sie auch
im abgelaufenen Jahr die Stadt Frankfurt nicht ergriff, doch die
Vorbereitung ausgedehnter Abwehrungsmaassregeln nothwendig machte,
die im Sommer und Herbste die Thätigkeit des Stadtarztes in hohem
Grade in Anspruch nahm, in vielfacher Beziehung allerdings nur in
Ausführung der von den staatlichen Behörden getroffenen, sehr weit-
gehenden Anordnungen. Die betreffenden Maassnahmen und Vorbereitungen, die sich im Wesentlichen auf die Herstellung genügender
Hospitalräume zur Aufnahme Cholerakranker oder Choleraverdächtiger
und auf die vorbereitenden Schritte zur eventuellen gänzlichen Evacuirung des städtischen Krankenhauses zum Zwecke der ausschliess-
lichen Benutzung für Cholerakranke, — auf die erforderlichen Trans-
portgelegenheiten Cholerakranker oder Choleraverdächtiger vom Bahnhof und ev. aus der Stadt nach dem Krankenhaus sowie Anschaffung,
Aufstellung und Bedienung dieser Krankenwagen, — auf die Erweiterung der Desinfectionseinrichtungen und die Vermehrung der
Zahl der Wohnungsdesinfectoren, — auf Herstellung und Einrichtung
einer bacteriologischen Station, — auf die Maassnahmen zur Ueberwachung des Hafenverkehrs u. A. bezogen, finden sich in dem unten
abgedruckten Bericht des Stadtarztes an den Magistrat eingehend
geschildert.

Auch sonst bot das **städtische Krankenhaus,** das im abgelaufenen Jahre seinem abschliessenden Ausbau zugeführt wurde, Gelegenheit zu vielfachem Eingreifen des Stadtarztes. Es bezog sich dies auf
den Ausbau und die innere Einrichtung der chirurgischen Abtheilung,
sowie des neuen Abtheilungsgebäudes für innere Kranke, auf die
Einrichtung einer Kinderstation im Obergeschoss des Hauptbaues
(der bisherigen Verwalterwohnung), auf die Aenderung der Heizungs-

und Lüftungsanlagen im Gebäude für Infectionskrankheiten, die Herstellung weiterer Tageräume an den Krankensälen des Hauptgebäudes, die Anschaffung und Aufstellung eines zweiten (transportablen) Desinfectionsofens etc. Ferner wurde auf Antrag des Stadtarztes beschlossen, statt der für Cholerazwecke beabsichtigten Holzbaracke 3 Döcker'sche transportable Lazarethbaracken zu 20 Betten anzuschaffen, so dass jetzt das städtische Krankenhaus mit der einen bereits vorher angeschafften nunmehr 4 Döcker'sche Baracken mit zusammen 80 Betten zur jederzeitigen und jederörtlichen Benutzung hat. Mit Hülfe zweier dieser gelang es endlich auch wieder die seit einigen Jahren wegen Raummangels im Armenhaus provisorisch eingerichteten Krankenräume in das Krankenhaus, wohin sie gehören, zurückzuverlegen.

Ein Antrag des Herrn Dr. v. Pander, seine pneumatische Anstalt für das Krankenhaus zu übernehmen, wurde vom Stadtarzt in Gemeinschaft mit Baudeputation und Tiefbauamt eingehend geprüft, musste aber schliesslich wegen räumlicher Verhältnisse abgelehnt werden.

Des Weiteren beschäftigten den Stadtarzt die Einrichtung der bacteriologischen Station und die Aufstellung einer Instruction für deren Benutzung, ferner die Frage der Anstellung von Volontärärzten und von Assistenzärzten mit Probezeit, und die Kostverhältnisse im Krankenhaus, speciell die allzureichlich verordnete Extrakost. Durch vergleichende Zusammenstellung der Extrakostverordnung in anderen hiesigen Hospitälern und Anwendung dieser Grundsätze gelang es, die Extrakost im städtischen Krankenhaus allmählich wesentlich zu vermindern, was ebenso sehr im pekuniären als namentlich auch im Interesse einer richtigen Zubereitung und Verabreichung der Normalkost gelegen ist.

Das Wartepersonal im städtischen Krankenhaus konnte auf die Dauer den heutigen Ansprüchen nicht mehr genügen und war es wesentlich die Aufgabe des Stadtarztes Verhandlungen mit dem Vorstand des Vaterländischen Frauenvereins zu führen, der nunmehr die neu zu eröffnende chirurgische Abtheilung mit »Schwestern vom rothen Kreuz« versorgen wird.

Auf Wunsch des Herrn Oberbürgermeister verfasste der Stadtarzt eine Zusammenstellung aller bis jetzt für das städtische Krankenhaus aufgewandter Kosten, die sich auf M. 2 006 460 oder für jedes der Betten auf M. 4333 stellen.

In Betreff der nicht städtischen Hospitäler hatte, neben der regelmässigen Controle der in ihnen befindlichen Alumnen, der Stadtarzt über einzelne bauliche Veränderungen und Errichtung von Neubauten in denselben Gutachten abzugeben und erstattete im Auftrag des Oberbürgermeisters eingehend Bericht über die Gesundheits- und Krankenhausverhältnisse Bockenheims.

Im **Armenwesen** bewegte sich Thätigkeit wesentlich in den bisherigen Grenzen und betraf die sehr vielfachen sanitären Fragen, die hier unablässig vorkommen, sowie den Verkehr mit den Armenärzten. Neu trat hierzu nur die Ehinger'sche Stiftung zur Vertheilung von Brennholz, in deren Verwaltung der Stadtarzt eintrat.

Im **Schulwesen** blieb die Thätigkeit des Stadtarztes ebenfalls ziemlich die gleiche wie bisher, eine von demselben wiederholt erbetene Weiterentwicklung liess sich nicht ermöglichen, im Gegentheil war eher ein Rückschritt in so fern zu bemerken, als es sich noch immer nicht ermöglichen liess, den Stadtarzt zum Mitglied der Schulbehörden zu machen und manche früher dem Stadtarzte zukommende Verrichtungen im Schulwesen nun naturgemäss durch den Schulrath besorgt werden. Immerhin wurde bei allen sanitären Fragen der Stadtarzt ad hoc zu den Sitzungen der Schulbehörden zugezogen, namentlich bei der Feststellung der Pläne für die Neubauten verschiedener Schulen. Ausserdem hatte er neben den zahlreichen laufenden Untersuchungen von Lehrern und Schülern mitzuwirken bei der Auswahl der Kinder für die Stottercourse und für die Hilfsschule für Schwachsinnige, — der Anschaffung und Umstellung von Subsellien, — der Anschaffung von Rettungskosten für die Turnhallen und der Einrichtung von Coursen über Rettungswesen für Turnlehrer, die durch die Herren Physicus Dr. Grandhomme und Dr. Pinner abgehalten wurden, — die Versuche der Einführung der Steilschrift in einigen Classen, von deren ausgezeichneten Wirkung auf die Haltung der Schüler man sich leicht überzeugen kann, u. A.

Von **sonstigen Gegenständen**, über welche der Stadtarzt auf Verlangen des Oberbürgermeisters oder der verschiedenen Amtsstellen Gutachten abgegeben hat, oder bei welchen er in anderer Weise thätig war, seien noch erwähnt: Maassregeln zur Verhütung der Schwindsucht und Aufstellung von Spucknäpfen auf allen städtischen Aemtern; Wöchentliche Morbiditätsberichte aus den hiesigen Hospitälern an das kaiserliche Gesundheitsamt; Verabfolgung von Leichen

an die Universität Marburg zu Lehrzwecken; Desinfection bei Strassen-
Canalbauten; Heizung der Pferdebahnwagen; Eine zu erlassende
Polizeiverordnung betr. Reinigung der Trinkgefässe in Schankwirth-
schaften; Die Untersuchung von Wildschweinen auf Trichinen; Die
neueren Methoden der Vernichtung gefallener Thiere oder bean-
standeter Schlachtthiere, zu welchem Zweck der Stadtarzt den dies-
bezüglichen Versuchen in Karlsruhe beiwohnte u. A.

Ausserdem machte im Auftrag des Oberbürgermeisters der Stadtarzt in Gemeinschaft mit Herrn Baurath Behnke und dem Vorsteher
des statistischen Amtes, Herrn Dr. Bleicher, Vorarbeiten zu einer
Statistik des Wohnens in Frankfurt.

Zahlreich, wie immer, war die Zahl der von auswärts an den
Magistrat gerichteten **Anfragen,** die dem Stadtarzt zum Entwurf
eines Antwortschreibens oder zu directer Erledigung überwiesen
wurden; sie bezogen sich im abgelaufenen Jahr auf Krankenhausbau,
Krankenhauskosten, Krankentransport, Cholerabaraken, Kostverhältnisse im Kranken- und Armenhaus, Desinfectionsapparate, Gemeinde-
hebammen, öffentliches Brausebad und Schulbäder etc.

Die **Medicinalstatistik** Frankfurts wurde auch im abgelaufenen
Jahre in bisheriger Weise in Gemeinschaft mit dem städtischen
Statistischen Amte durch den Stadtarzt bearbeitet.

C. Die städtischen Armenärzte.

Mit Beginn des Rechnungsjahres 1892/93 wurde die Stadt in Uebereinstimmung mit den neuen Stadtbezirken in 25 Armendistricte eingetheilt, wie die nebenstehende Tabelle angibt.

Die Zahl der im Laufe des Rechnungsjahres 1892/93 auf städtische Kosten durch die Armenärzte behandelten oder ihnen zur Behandlung überwiesenen Personen betrug 2978 (951 M. und 2027 W.) gegen 2646 (872 M. und 1774 W.) im Vorjahr, mithin eine Zunahme von 332.

Die Zahl der den Armenärzten zur Behandlung überwiesenen Kranken hatte betragen:

1883/84 : 3790	1888/89 : 2838
1884/85 : 3896	1889/90 : 2893
1885/86 : 3404	1890/91 : 2653
1886/87 : 3341	1891/92 : 2646
1887/88 : 3325	1892/93 : 2978

Von den 2978 Behandelten waren:

122 = 4·1 % Kinder im ersten Lebensjahre,
741 = 24·9 % Kinder von 1—15 Jahren,
1718 = 57·7 % Erwachsene von 15—60 Jahren,
397 = 13·3 % über 60 Jahre alte.

Von den 2978 Behandelten wurden:

1460 = 49·0 % geheilt entlassen,
320 = 10·7 % ungeheilt entlassen,
95 = 3·2 % sind verzogen,
387 = 13·0 % wurden in ein Hospital eingewiesen,
113 = 3·8 % sind gestorben,
317 = 10·7 % kamen nicht zu eigentlicher Behandlung,
286 = 9·6 % verblieben am 1. April 1893 in Behandlung.

Das Genauere in Betreff der Art und des Ausgangs der Erkrankungen ergeben die folgenden Tabellen:

Uebersicht der Kranken nach den Districten, nach Geschlecht, Alter, Zugang und Ausgang.

Armen-district	Armenarzt	Zsm.	Geschlecht M.	Geschlecht W.	0-1	1-5	5-15	15-20	20-40	40-60	üb. 60	von 1891/92	neu	zusamt Distr.	geh.	un-geh.	ver-zogen	in ein Hosp.	gest.	nicht geh.	ver-bleib.
I.	Dr. Bardorff	317	120	197	17	40	43	5	68	107	37	4	313	—	185	29	2	32	16	43	10
II.	» Fester	163	51	112	9	10	15	7	43	61	18	—	163	—	52	3	9	27	7	40	25
III.	» Bardorff.	176	61	115	8	22	19	8	45	56	18	10	166	—	87	18	3	25	13	23	7
IV.	» Fester	185	57	128	2	19	20	1	41	77	25	3	182	—	75	8	9	32	4	31	26
V.	» Bardorff.	152	71	81	5	10	23	4	31	51	16	5	147	—	90	23	2	10	3	19	4
VI.	» Fester.	103	31	77	6	9	6	1	32	42	15	14	91	—	46	5	6	20	3	16	12
VII.	» Zimmern	15	11	15	—	2	2	—	2	8	8	1	14	—	5	—	1	3	1	2	3
VIII.	» Zimmern	75	20	64	—	2	9	7	18	31	8	18	57	—	45	3	1	11	2	4	3
IX.	» Krug	85	20	65	—	2	5	2	14	43	21	2	83	—	45	6	2	15	2	4	9
X.	» Krug	87	19	68	—	—	7	1	23	34	15	20	67	—	38	8	4	7	3	8	10
XI.	» Kühner	101	22	79	3	2	4	4	26	43	19	4	97	—	39	16	5	14	—	23	22
XII.	» Kühner	41	22	19	4	5	—	—	11	28	5	2	39	—	19	5	2	7	3	1	1
XIII.	» Kühner	74	18	56	4	1	—	1	25	17	15	6	63	5	17	15	3	7	1	33	—
XIV.	» Zimmern	37	12	25	—	4	7	—	8	17	7	5	32	—	14	—	2	8	—	33	9
XV.	» Krug	113	20	93	3	5	11	1	18	53	22	13	100	—	57	12	3	9	4	7	22
XVI.	» Kömpel	126	33	93	4	11	10	2	31	47	21	1	126	—	41	27	2	10	4	2	35
XVII.	» Kömpel	113	38	75	4	15	13	2	30	42	10	1	112	—	44	15	7	15	6	5	17
XVIII.	» Keller	102	28	74	5	15	23	1	18	26	14	—	97	5	49	27	11	11	5	3	6
XIX.	» Keller	260	97	163	14	73	73	—	37	51	12	—	260	—	183	36	4	17	11	3	7
XX.	» Keller	116	56	90	15	24	33	3	12	43	16	7	109	—	90	25	4	14	5	2	6
XXI.	» Kömpel	90	21	69	2	5	6	2	18	35	22	1	89	—	22	11	7	19	2	2	29
XXII.	» Klingelhöffer	129	39	90	10	17	21	1	19	43	16	6	123	—	75	12	5	21	8	9	4
XXIII.	» Neumüller	131	45	86	7	26	23	2	25	28	21	10	121	—	67	9	2	21	5	13	11
XXIV.	» Klingelhöffer	66	21	45	1	10	12	2	15	16	10	7	59	—	84	8	2	17	4	13	5
XXV.	» Neumüller.	86	38	48	2	11	16	3	10	31	13	7	83	—	41	6	1	15	2	15	6
		2978	951	2027	122	346	395	61	630	1027	307	142	2831	5	1460	320	95	387	113	317	286
			2978				2978						2978					2978			

Uebersicht der Kranken nach den Krankheiten.

Krankheiten.	Zus.	Geschlecht.		Alter						
		M.	W.	0—1	1—5	5—15	15—20	20—40	40—60	über 60
Altersschwäche.	41	7	34	—	—	—	—	—	4	37
Infectionskrankheiten.										
Influenza	56	14	42	2	3	11	—	11	22	7
Morbilli	139	65	74	16	59	63	—	1	—	—
Scarlatina	7	3	4	1	2	4	—	—	—	—
Diphtheria	38	11	27	—	10	22	—	3	2	1
Andere acute Exantheme	10	7	3	1	4	5	—	—	—	—
Pertussis	27	11	16	6	15	6	—	—	—	—
Typhus	4	2	2	—	1	1	—	2	—	—
Febris puerperalis	1	—	1	—	—	—	1	—	—	—
Erysipelas	16	4	12	—	—	4	2	1	6	3
Rheumatismus acutus	25	12	13	—	—	4	1	10	7	3
Allgemeinkrankheiten.										
Scrophulosis	16	5	11	2	5	7	—	1	1	—
Rhachitis	17	8	9	5	12	—	—	—	—	—
Debilitas	12	2	10	—	—	1	—	1	9	1
Anaemia	126	10	116	1	—	17	9	51	46	2
Chlorosis	27	—	27	—	—	17	4	5	1	—
Syphilis	26	13	13	2	1	—	1	13	7	2
Hydrops	11	2	9	—	1	—	—	—	5	5
Alcoholismus	16	13	3	—	—	—	—	2	14	—
Bleivergiftung	2	1	1	—	—	—	—	—	2	—
Sonstige Vergiftungen	2	1	1	—	—	—	—	2	—	—
And. Allgemeinkrankh.	5	1	4	—	—	1	—	—	1	3
Localisirte Krankheiten.										
Krankheiten des Nervensystems.										
Meningitis	4	3	1	2	1	1	—	—	—	—
Apoplexia cerebri sang.	13	7	6	—	—	—	—	—	10	3
Convulsiones	4	—	4	3	1	—	—	—	—	—
Epilepsia	23	9	14	—	—	2	3	10	8	—
Neuralgia	27	3	24	—	—	1	—	6	16	4
Hysteria	15	—	15	—	—	—	—	7	7	1
Geisteskrankheiten	17	12	5	—	1	2	—	9	5	—
Lähmungen	11	5	6	—	—	1	—	1	6	3
Sonst.Gehirnkrankheiten	19	7	12	—	—	1	—	4	13	1
Rückenmarkskrankheit	21	12	9	—	—	1	—	5	13	2
Krankheiten des Gefässsystems.										
Krankheiten des Herzens.	38	13	25	—	—	2	2	7	22	5
Krankheiten der Blutgefässe	22	1	21	—	—	—	—	4	13	5
Krankheiten der Lymphgefässe und Drüsen.	18	6	12	—	4	7	—	1	5	1

Geschlecht, Alter, Zugang und Ausgang.

Zugang			Ausgang							Krankheiten.
von 1891/92	neu.	a and. Distr.	geh.	un-geh.	ver-zog.	in Hosp.	gest.	nicht beh.	verbl.	
3	38	—	2	12	3	2	5	8	9	**Altersschwäche.**
										Infectionskrankheiten.
4	52	—	43	—	—	7	3	1	2	Influenza.
2	137	—	118	2	1	7	10	1	—	Morbilli
—	7	—	6	—	—	—	-	1	—	Scarlatina.
1	37	—	26	—	1	8	2	1	—	Diptheria.
—	10	—	10	—	—	—	—	—	—	Andere acute Exantheme.
—	27	—	19	1	—	4	2	—	1	Pertussis.
—	4	—	2	—	—	2	—	—	—	Typhus.
—	1	—	—	—	—	1	—	—	—	Febris puerperalis.
3	13	—	11	1	—	4	—	—	—	Erysipelas.
1	24	—	13	1	1	9	—	—	1	Rheumatismus acutus.
										Allgemeinkrankheiten.
—	16	—	4	4	3	3	—	—	2	Scrophulosis.
2	15	—	7	2	1	3	—	—	4	Rhachitis.
—	12	—	1	—	1	2	—	8	—	Debilitas.
16	110	—	74	15	6	1	—	14	16	Anaemia.
—	27	—	16	1	1	—	—	5	4	Chlorosis.
1	25	—	5	4	—	12	—	2	3	Syphilis.
—	11	—	3	—	—	6	1	1	—	Hydrops.
—	16	—	—	6	—	3	—	7	—	Alcoholismus.
—	2	—	—	1	—	1	—	—	—	Bleivergiftung.
1	1	—	1	—	—	—	1	—	—	Sonstige Vergiftungen.
—	5	—	1	2	—	—	—	—	2	And. Allgemeinkrankheit.
										Localisirte Krankheiten.
										Krankheiten des Nervensystems.
—	4	—	—	—	—	1	3	—	—	Meningitis.
1	12	—	—	4	—	3	1	4	1	Apoplexia cerebri sang.
—	4	—	1	1	—	—	2	—	—	Convulsiones.
—	23	—	4	5	2	5	—	4	3	Epilepsia.
4	23	—	17	2	1	—	—	1	6	Neuralgia.
3	12	—	3	4	2	1	—	2	3	Hysteria.
—	17	—	2	2	—	5	—	8	—	Geisteskrankheiten.
4	7	—	1	4	—	2	—	3	1	Lähmungen.
2	17	—	4	5	1	1	—	5	3	Sonst. Gehirnkrankheiten
—	21	—	3	3	2	7	2	2	2	Rückenmarkskrankheit.
										Krankheiten des Gefässsystems.
3	35	—	4	10	1	10	4	6	3	Krankheiten des Herzens
—	22	—	6	3	1	2	2	6	3	Krankheiten der Blutgefässe.
—	18	—	11	—	—	2	—	1	4	Krankheiten der Lymphgefässe und Drüsen

Krankheiten.	Zsm.	Geschlecht.		Alter						
		M.	W.	0—1	1—5	5—15	15—20	20—40	40—60	über 60
Krkh. d. Athmungsorg.										
Bronchitis, Catarrhus..	437	147	290	—	99	32	8	51	149	98
Pneumonia	55	29	26	9	19	11	2	2	7	5
Phthisis pulmonum ..	229	121	108	—	2	8	7	104	97	11
Laryngismus stridulus	8	4	4	7	1	—	—	—	—	—
Laryngitis crouposa ..	2	2	—	—	—	2	—	.	—	—
Angina	50	22	28	—	7	31	2	6	2	2
Asthma	35	13	22	—	—	—	—	5	18	12
Sonstige Krankheiten der Athmungsorgane . . .	18	10	8	—	1	1	—	1	9	6
Rippenfellentzündung .	21	9	12	—	1	3	—	6	10	1
Krkh.d.Verdauungsorg.										
Catarrhus gastro-intestin.	161	47	114	40	36	21	—	28	24	12
Atrophia	8	3	5	6	1	—	—	—	1	—
Gastricismus	92	12	80	4	4	12	—	17	35	20
Hernia	26	8	18	—	—	—	—	3	17	6
Helminthiasis	2	—	2	—	—	—	—	—	—	2
Sonstige Krankheiten des Darmtractus	80	14	66	1	5	7	2	24	29	12
Krankheiten d. Bauchfells	5	—	5	—	—	2	—	1	2	—
Krankheiten der Leber .	19	5	14	—	—	1	—	7	8	3
Krankheiten der Harn- u. Geschlechtsorgane.										
Krankheiten der Nieren	15	4	11	—	2	1	—	3	8	1
Krankheiten der Blase .	18	8	10	—	—	2	1	—	9	6
Krankh.d.Geschlechtsorg.	138	9	129	—	1	3	1	73	53	7
Krkh.d.Bewegungsorg.										
Rheumatismus	259	57	202	—	1	5	1	42	157	53
Entzündl. Affectionen der Knochen und Gelenke	65	23	42	—	3	9	3	12	25	13
Knochenbruch	10	6	4	—	1	3	—	2	1	3
Verrenkung	11	5	6	—	—	—	—	4	5	2
Contusion	21	11	10	—	—	5	—	6	7	3
Sonstige Krankheiten der Bewegungsorgane ..	25	1	24	1	1	1	4	11	6	1
Krankheiten der Haut.										
Entzündl.Hautaffectionen	19	11	8	—	1	7	1	2	6	—
Chron. Hautausschläge .	52	20	32	5	11	11	—	10	11	4
Krätze	18	9	9	—	1	6	—	6	1	—
Abscesse	23	9	14	2	3	4	—	5	6	3
Geschwüre	48	7	41	—	—	1	2	6	27	12
Wunden	24	13	11	1	1	10	2	5	4	1
Krkh.d.Sinnesorgane.										
Krankheiten der Augen.	36	12	24	2	7	7	1	6	11	2
Krankheiten der Ohren.	25	12	13	2	6	7	—	2	6	2
Nicht krank gewesen. .	67	18	49	1	4	2	1	24	30	5
	2978	951	2027	122	346	395	61	680	1027	397
		2978				2978				

Zugang			Ausgang							Krankheiten.
von 1891/92	neu.	a and. Distr.	geb.	un- geh.	ver- zog.	in Hosp.	gest.	nicht beh.	verbl.	
										Krkh. d. Athmungsorg.
42	392	3	301	39	19	19	7	1	51	Bronchitis, Catarrhus.
1	54	—	38	1	—	6	7	1	2	Pneumonia.
10	219	—	—	39	7	75	31	20	57	Phthisis pulmonum.
1	7	—	4	1	1	1	—	—	1	Laryngismus stridulus.
—	2	—	2	—	—	—	—	—	—	Laryngitis crouposa.
—	50	⋅	45	1	—	1	—	3	—	Angina.
2	33	—	3	12	2	4	—	2	12	Asthma.
1	17	—	5	8	—	2	1	1	1	{ Sonstige Krankheiten der Athmungsorgane.
—	21	—	10	—	—	7	—	2	2	Rippenfellentzündung.
										Krkh. d. Verdauungsorg.
2	159	—	130	2	1	10	14	1	3	Catarrhus gastro-intestin.
—	8	—	1	—	—	—	6	1	—	Atrophia.
11	81	—	70	5	2	2	—	7	6	Gastricismus.
—	26	—	2	7	—	—	—	15	2	Hernia.
—	2	—	2	—	—	—	—	—	—	Helminthiasis.
3	77	—	52	6	4	11	—	2	5	{ Sonstige Krankheiten des Darmtractus.
—	5	—	1	1	—	2	—	—	1	Krankheit. d. Bauchfells.
1	18	—	3	2	2	6	2	1	3	Krankheiten der Leber.
										Krankheiten der Harn- u. Geschlechtsorgane.
2	13	—	4	3	—	1	3	2	2	Krankheiten der Nieren.
2	16	—	6	5	1	3	—	1	2	Krankheiten der Blase.
—	138	—	50	19	9	33	2	14	11	Krkh. d. Geschlechtsorg.
										Krkh. d. Bewegungsorg.
—	257	2	137	30	12	18	—	33	29	Rheumatismus.
5	60	—	9	13	3	17	1	15	7	{ Entzündl. Affectionen der Knochen und Gelenke.
1	9	—	2	3	—	3	—	2	—	Knochenbruch.
—	11	—	7	1	—	2	—	1	—	Verrenkung.
—	21	—	15	—	—	4	—	2	—	Contusion.
—	25	—	6	5	1	1	—	10	2	{ Sonstige Krankheiten der Bewegungsorgane.
										Krankheiten der Haut.
3	16	—	15	1	1	2	—	—	—	Entzündl. Hautaffectionen
—	52	—	36	5	—	3	1	5	2	Chron. Hautausschläge.
—	18	—	9	—	—	9	—	—	—	Krätze.
—	23	—	12	—	—	8	—	1	2	Abscesse.
4	44	—	20	4	2	10	—	5	7	Geschwüre.
—	24	—	15	1	—	6	—	1	1	Wunden.
										Krkh. d. Sinnesorgane.
—	36	—	14	9	—	5	—	6	2	Krankheiten der Augen.
—	25	—	16	2	—	2	—	4	1	Krankheiten der Ohren.
—	67	—	—	—	—	—	—	67	—	**Nicht krank gewesen.**
142	2831	5	1460	320	95	387	113	317	286	
2978			2978							

Aus vorseitiger Tabelle ist ersichtlich, welche Arten von Krank-
heiten die Armenärzte beschäftigen. Von den 2870 Kranken (bei
Ausschluss der 41 an Altersschwäche Leidenden und der 67 vom
Arzt als nicht krank Befundenen) haben gelitten an

Infectionskrankheiten	323 =	11·3 %
Allgemeinkrankheiten	260 =	9·1 »
Krankheiten des Nervensystems . . .	154 =	5·3 »
» » Gefässsystems	78 =	2·7 »
» der Athmungsorgane . .	855 =	29·8 »
» » Verdauungsorgane . .	393 =	13·7 »
» » Harn- und Geschl.-Org.	171 =	6·0 »
» »: Bewegungsorgane . .	391 =	13·6 »
» » Haut	184 =	6·4 »
» » Sinnesorgane	61 =	2·1 »
	2870 =	100·0 %

Unter den Infectionskrankheiten nahmen in diesem Jahr
Masern mit 139, Influenza mit 56 und Diphtherie mit 38 Kranken
die ersten Stellen ein, an Scharlach wurden 7 Kinder behandelt;
ferner kamen 27 Kinder mit Keuchhusten zur Behandlung, 4 Personen
mit Typhus, 25 mit acutem Gelenkrheumatismus, 16 mit Erysipel
und 1 Frau mit Puerperalfieber.

Unter den Allgemeinkrankheiten nimmt Scrophulose und
Rhachitis mit 33 Fällen eine hervorragende Stelle ein, sehr gross
ist auch die Zahl der an Blutleere Leidenden, 126, darunter 116
Frauen, während 27 Mädchen und Frauen, an Bleichsucht leidend,
zur Behandlung kamen. Von 26 an Syphilis Erkrankten wurden
12 in das städtische Krankenhaus eingewiesen.

Unter den Localerkrankungen kommen natürlich in erster
Linie die Krankheiten der Athmungsorgane, und hier, fast die Hälfte
aller Krankheiten dieser Classe ausmachend, Catarrhe der Luftwege
an welcher 437 Personen, 15·2 % aller in Behandlung Gekommenen
litten, und Lungenschwindsucht, mit 229 = 8·0 % aller Erkrankten.
Besonders häufig waren dann noch Magen- und Darmcatarrh und
Gastricismus mit 253, Muskelrheumatismus mit 259 vertreten.

Ueber die Zahl der von den Armenärzten in den einzelnen
Districten gemachten Besuche und über die dem Armenamt durch
den einzelnen Kranken erwachsenen Kosten gibt die gegenüberstehende Tabelle Aufschluss:

Allgemeine Uebersicht der Thätigkeit der Armenärzte im Rechnungsjahr 1892—93.

Armen-District.	Zahl der behandelten Kranken.	Besuche im Hause des Kranken.	Consultat. im Hause des Arztes.	Besuche u. Consultat zusammen. 3 C. = 1 B.	Arzneien. M.	Pf.	Bandagen, chirur. Behandlung etc. M.	Pf.	Zusammen. M.	Pf.	für ärztl. Behandlung. M.	Pf.	für Arzneien. M.	Pf.	für Bandagen, chir. Behandlung etc. M.	Pf.	Zusammen. M.	Pf.
I.	317	1274	886	1569	354	06	38	55	392	61	1	55	1	12	—	12	2	79
II.	163	254	564	442	356	61	27	50	384	11	2	19	1	18	—	17	4	54
III.	176	723	514	894	182	63	49	80	232	43	1	55	1	04	—	28	2	87
IV.	185	276	636	488	395	63	53	65	449	28	2	19	2	14	—	29	4	62
V.	152	553	396	685	116	58	27	50	144	03	1	55	—	77	—	18	2	50
VI.	108	163	345	278	166	91	18	35	185	26	2	90	1	55	—	17	3	91
VII.	15	32	83	60	56	60	5	50	62	10	7	90	3	77	—	37	12	04
VIII.	75	123	375	248	229	46	18	—	247	46	3	50	8	06	—	24	11	20
IX.	85	111	171	168	92	05	27	50	119	55	3	50	—	08	—	32	4	90
X.	87	239	170	296	141	26	31	50	172	76	4	63	1	62	—	36	5	48
XI.	101	124	171	181	71	35	18	—	89	35	4	63	—	71	—	18	5	52
XII.	41	65	68	88	26	58	23	50	50	08	4	90	—	65	—	57	5	85
XIII.	74	148	103	182	36	65	23	—	59	65	4	63	2	50	—	31	5	44
XIV.	37	61	183	122	107	98	6	—	114	48	3	90	1	92	—	18	11	—
XV.	113	836	262	423	218	08	58	95	276	98	3	50	3	93	—	52	5	95
XVI.	126	894	764	1149	243	50	38	60	282	10	3	04	3	93	—	31	5	28
XVII.	118	715	588	894	428	58	32	55	461	13	3	04	3	79	—	29	7	12
XVIII.	102	581	435	726	350	66	27	25	377	91	1	97	3	44	—	27	5	68
XIX.	260	1603	1215	2008	987	16	48	75	1035	91	1	97	3	79	—	19	5	95
XX.	146	1022	757	1274	681	78	32	50	714	28	3	97	4	67	—	22	6	86
XXI.	90	641	485	503	263	46	58	37	321	83	3	04	2	93	—	65	6	62
XXII.	129	323	404	458	243	30	56	50	299	80	5	13	1	89	—	44	6	46
XXIII.	131	707	308	810	327	82	46	25	374	07	4	60	2	50	—	35	7	45
XXIV.	66	234	163	298	113	71	7	35	121	06	4	13	1	72	—	11	6	96
XXV.	86	269	299	369	141	86	14	50	156	36	5	60	1	65	—	17	6	42
	2978	11471	10295	14903	6334	16	790	42	7124	58	3	02	2	18		27	5	42

Aus vorseitiger Tabelle ist ersichtlich, dass im Durchschnitt
jeder der 2978 den Armenärzten zur Behandlung Zugewiesenen
5·42 M. Kosten verursacht hat, die sich zusammensetzen aus 3·02 M.
Honorar für den 'Armenarzt, 2·13 M. für Arzneien und 0·27 M. für
Bandagen etc. und chirurgische Hilfeleistung. Diese einzelnen Posten
gestalteten sich in den verschiedenen Districten sehr verschieden:
der Armenarzt erhielt am meisten im VII., VIII. und XIV. District
7·90 M. für jeden Kranken, am wenigsten 1·55 M., im I., III. und
V. District. An Arzneien schwanken die Ausgaben zwischen 4·67 M.
für den Kranken im XX. District und 0·50 M. in dem XIII. District.

Zum Schlusse möge noch ein Vergleich der diesjährigen Verpflegten, der Verpflegungstage und Verpflegungskosten mit den drei
Vorjahren zugefügt werden.

Es betrugen:

	1889/90	1890/91	1891/92	1892/93
Die Zahl der zugewies. Kranken	2 893	2653	2646	2 978
» » » einzelnen Besuche	10 875	8983	9610	11 471
» » » Consultationen .	10 769	8987	9379	10 295
Die Ausgaben betrugen:	M.	M.	M.	M.
für die Armenärzte . . .	9000·00	9000·00	9000·00	9000·00
» Arzneien und Bandagen.	7127·35	6847·72	7196·33	7124·58
zusammen per Kopf . . .	5·57	5·96	6·16	5·42

Die Cholera im Jahre 1892.

1. Bericht des Stadtarztes an den Magistrat betr. die seitens der städtischen Behörden im Jahre 1892 ergriffenen Maassnahmen zur Bekämpfung der Cholera.

Als im Sommer des Jahres 1892 die Cholera im südlichen Russland sich immer weiter ausbreitete und der deutschen Grenze näher und näher kam, und man in Folge dessen in Deutschland daran denken musste, Massregeln zur Verhütung der Ausbreitung der Cholera zu treffen, trat die gleiche Pflicht auch. an die Behörden der Stadt Frankfurt a. M. heran. Denn wenn bisher auch bei keiner früheren Epidemie die Cholera in Frankfurt, trotz wiederholten Einschleppungen, Fuss fassen konnte, so dürfte dies keinen Grund abgeben, dass man sich in Frankfurt nicht ebenso wie in jeder anderen Stadt zu einer Bekämpfung der Cholera rüstete, zumal zur Zeit die rein contagionistischen Anschauungen der Berliner Schule sämmtliche Vorbeugungsmassregeln gegen die Seuche in der Richtung beeinflussen, dass die Ansicht besteht, dass alle Städte, namentlich solche, die an bedeutenden Verkehrsstrassen liegen, der gleichen Gefahr einer Einschleppung und Ausbreitung der Cholera ausgesetzt sind.

Wenn auch der wesentlichste Theil der Masnahmen zur Bekämpfung der Cholera Kgl. Polizeipräsidium zukommt, da dieses z. Z. die gesammte Sanitätspolizei in Frankfurt verwaltet, so blieb doch immerhin auch den städtischen Behörden noch mancherlei zu thun, wenn vielleicht auch weniger, wie in vielen anderen Städten, da Frankfurt durch Erbauung einer ausgezeichneten Canalisation, durch Beschaffung guten und genügend reichlichen Trinkwassers und manche andere hygienische Verbesserung in seiner Friedensthätigkeit gegen Seuchengefahr nicht lässig war.

Trotz des äusserst heftigen Auftretens der Cholera in Hamburg und der Verbreitung auf einige benachbarte Theile Norddeutschlands ist die Stadt Frankfurt im Jahre 1892 von Cholera verschont geblieben. Da aber die Cholera noch nie, wenn sie nach Europa kam,

in einem Jahre wieder erlosch, sondern stets eine Reihe von Jahren
hinter einander auftrat, so liegt, zumal sie auch in diesem Winter
nicht ganz verschwunden ist, die Gefahr sehr nahe, dass sie im
kommenden Jahre weitere Fortschritte in Deutschland macht. Deshalb
muss auch die Stadt Frankfurt, wie im Vorjahr, zu ihrer Bekämpfung
gerüstet sein.

Es schien mir daher angezeigt, die im Jahre 1892 von den
städtischen Behörden Frankfurts ergriffenen Massregeln zur Abwehr
der Cholera zusammen zu stellen, um an Handen dieser im kommenden Jahr vorzugehen. Allerdings umfassen sie nur einen Theil
der zur Bekämpfung der Cholera ergriffenen Massregeln, da ein
grosser Theil dieser vom Kgl. Polizeipräsidium veranlasst worden ist.
Vielfach natürlich berühren sie sich oder greifen in einander über, was
insofern aber zu keinerlei Misshelligkeiten führte, als die städtischen Behörden und Kgl. Polizeipräsidium stets im besten Einvernehmen handelten.

Zu einer nach dem Regulativ vom 8. August 1835 von dem
Kgl. Polizeipräsidenten einberufenen Sanitätscommission ent-
sandte der Magistrat als Vertreter der städtischen Behörden die
Herren Stadtrath Senator Dr. v. Oven, Stadtbaurath Behnke,
Stadtbaurath Lindley, Stadtarzt Dr. Spiess und die Mitglieder des
städtischen Gesundheitsraths Dr. Marcus und Prof. Dr. Weigert.

_____

Das Näherrücken der Cholera gegen die Grenzen Deutschlands
im Sommer des Vorjahres veranlasste den städtischen Gesundheitsrath am 21. Juli v. J. zu einer Sitzung zusammenzutreten,
um zu erwägen, ob es nicht an der Zeit sei, die bei dem Näherrücken der Choleragefahr etwa zu ergreifenden Massregeln zu erörtern.
Da der Gesundheitsrath diese Frage bejahte, wurde eine aus den
Herren Dr. Marcus, Prof. Dr. Weigert und Stadtarzt Dr. Spiess
zusammengesetzte Commission beauftragt, die in den Jahren 1884
und 1886 aus dem gleichen Anlass Seitens des Gesundheitsraths aufgestellten »Massregeln zur Verhütung der Cholera in hiesiger Stadt«
einer Revision zu unterziehen und dem Gesundheitsrath demnächst
weitere Vorschläge in dieser Richtung zu machen.

Diese Vorschläge wurden in zwei Sitzungen des Gesundheitsrathes vom 12./13. August eingehend berathen und es erfolgte alsdann Beschluss, die von dem städtischen Gesundheitsrath aufgestellten
»Massregeln zur Verhütung der Choleraausbreitung
in hiesiger Stadt« (s. oben S. 49) dem Magistrat mit dem Ersuchen
zu überreichen, für den Fall des Näherrückens der Choleragefahr die

unter A bezeichneten »Massregeln, die von den städtischen Behörden zu ergreifen sind«, zu veranlassen, die unter B bezeichnete »Belehrung über das Wesen der Cholera und das während der Cholerazeit zu beobachtende Verhalten«, womöglich in Gemeinschaft mit Kgl. Polizeipräsidium, in geeigneter Weise zur Kenntniss des Publikums bringen zu wollen.

Der Magistrat trat in seiner Sitzung vom 19. August diesem Antrage des städtischen Gesundheitsraths bei, überwies die unter A bezeichneten »Massregeln« den städtischen Amtsstellen, deren Zuständigkeit sie betreffen, zur Kenntnissnahme und Nachachtung, event. zu weiterem Bericht wegen besonderer Veranstaltungen oder Vorbereitungen und trat in Betreff der vom Gesundheitsrath aufgestellten »Belehrung« zum Zweck gemeinsamer Veröffentlichung mit Kgl. Polizeipräsidium in Unterhandlung.

Die »Massregeln, die von den städtischen Behörden zu ergreifen sind« beziehen sich auf 1. Brunnen, — 2. Alte Canäle, — 3. Aborte, — 4. Kehricht, — 5. Nahrungsmittel, — 6. Hospitalaufnahme, — 7. Krankentransport, — 8. Beerdigungswesen — und wurden dem Armenamt, der Baudeputation, dem Tiefbauamt, dem Feuer- und Fuhramt, dem Gewerbe- und Verkehrsamt und der Friedhofscommission überwiesen.

Die »Belehrung über das Wesen der Cholera und das während der Cholerazeit zu beobachtende Verhalten«, wurde nachdem Kgl. Polizeipräsidium mit einer gemeinsamen Veröffentlichung sich einverstanden erklärt, dem Magistrat auch darin beigestimmt hatte, dass mit der Veröffentlichung dieser Belehrung gewartet werde, bis die Gefahr der Einschleppung der Seuche unmittelbar drohe, in Plakatform gedruckt und zum Anschlagen an den öffentlichen Säulen und Anschlagbrettern bereit gehalten.

Die Veröffentlichung mittels Anschlags erfolgte am 15. Oktober, als der erste Cholerafall auf einem im städtischen Hafen befindlichen Schiff festgestellt war.

Die genaueren Mittheilungen über die Seitens der städtischen Behörden ergriffenen Massregeln zur Bekämpfung der Cholera erfolgen nunmehr in der vorstehend angegebenen Reihenfolge, wie sie in dem Bericht des städtischen Gesundheitsrath aufgeführt sind, denen sich noch zwei weitere Abschnitte: 9. Desinfection — und 10. Verkehr zu Land und zu Wasser — anschliessen werden.

1. Brunnen. Trinkwasser und Flusswasser.

Nach Beschluss des städtischen Gesundheitsraths sollten alle
öffentlichen Pumpbrunnen sogleich geschlossen und wo es erforderlich
erscheint, in der Nähe dieser geschlossenen Brunnen Hydranten der
Trinkwasserleitung provisorisch als Ventilbrunnen benutzbar gemacht
werden; auch sollte bei Königl. Polizeipräsidium der Antrag gestellt
werden, dass dasselbe die sämmtlichen noch vorhandenen Privatbrunnen in bewohnten Stadttheilen schliessen lasse.

Durch Protokollauszug Magistrats vom 19. August No. 1290
wurde das Tiefbauamt beauftragt, eine besondere Untersuchung und
Prüfung anstellen zu lassen, ob und welche der öffentlichen
Brunnen den obwaltenden Verhältnissen nach dem Gebrauche
überlassen werden können und diese Untersuchung bei eintretender
Epidemie zeitweilig zu erneuern.

Es bestanden zu der Zeit im Ortsbering der Stadt Frankfurt noch
28 öffentliche Pumpbrunnen, die von den Herren Popp und Becker
auf ihre chemischen und bacteriologischen Eigenschaften untersucht
wurden. Das Resultat dieser Untersuchungen war, dass das Wasser in

    7 Brunnen unbrauchbar,
    6   »   verdächtig,
    8   »   brauchbar und
    7   »   gut

befunden wurde. In Folge dessen wurden die 13 erst erwähnten
Brunnen durch Beschluss des Tiefbauamtes vom 14. September sofort
geschlossen.

Gleichzeitig wurden durch Beschluss Tiefbauamts vom 25. August
No. 463 den Beamten des Tiefbauamtes genaue Vorschriften gegeben, die sich auf regelmässige Besichtigung der öffentlichen
Pumpbrunnen, wiederholte Untersuchungen des Wassers, Ersetzen
verdächtiger Brunnen durch Hydranten der Trinkwasserleitung,
Sorge für Reinhaltung des Brunnens und seiner Umgebung, sowie
gehörige Abwässerung der letzteren etc. beziehen.

Durch Protokollauszug Magistrats vom 30. September No. 1628
wurde auf Schreiben des Königl. Polizeipräsidiums vom 26. September
II. S. N. 14849 betr. Nothwendigkeit der Untersuchung sämmtlicher Privatbrunnen, das Tiefbauamt angewiesen, das Wasser von
Privatbrunnen auf bewohnten Liegenschaften, zunächst soweit ein
öffentliches dringendes Interesse bestehe, in Bezug auf gesundheits-
schädliche Beschaffenheit untersuchen zu lassen.

Zu diesem Zweck wurde eine Commission gebildet aus den Herren Stadtbaurath Lindley, Stadtarzt Dr. Spiess, Betriebsinspector Weber und den Chemikern Popp und Becker, Dr. Homeyer, Dr. de Neufville, Dr. Löwe und Dr. Reiss und Fritzmann, denen später noch für bacteriologische Untersuchungen Dr. Landmann hinzutrat. Die betr. Chemiker mit Ausnahme des Herrn Dr. Löwe übernahmen je einen bestimmten Stadttheil zur Untersuchung.

Die Zahl der so zu untersuchenden Privatbrunnen betrug 1792. Es wurde eine Vereinbarung getroffen, das Wasser auf Ammoniak und salpetrige Säure qualitativ, auf organische Substanzen und Chlor quantitativ, auf Bacterien quantitativ und qualitativ zu untersuchen; doch soll sich die bacteriologische Untersuchung nur auf solche Brunnen erstrecken, die chemisch unverdächtig oder nicht zu beanstanden seien, nicht auch auf alle diejenigen, die schon auf Grund chemischer Untersuchung als zur Trinkwasserbeschaffung ungeeignet erfunden sind.

Die Commission hielt eine Reihe von Sitzungen, in denen die Methoden der Beurtheilung und Vergleichung besprochen, auch über die Resultate im Allgemeinen berichtet wurde, doch kamen die Untersuchungen, namentlich auch wegen des früh eingetretenen Frostes, im Jahre 1892 noch zu keinem Abschluss.

In Bezug auf die Trinkwasserleitung wurden ebenfalls Seitens des Tiefbauamtes durch Beschluss vom 25. August Nr. 463 genaue Vorschriften erlassen, die den Zutritt zu den Hochbehältern in Frankfurt und Sachsenhausen sowie zu den Quellenkammern im Vogelsgebirg und zu den Fassungsanlagen der Waldwasserleitung genau regeln und auf das geringste Maass beschränken, unter Berücksichtigung aller Vorsichtsmassregeln, auch eine strenge Controle des Gesundheitszustandes der Arbeiter bei den Wasserwerken, mit täglicher Berichterstattung an das Tiefbauamt, einführen. Diese Vorschriften wurden sogleich nach Bekanntwerden des ersten Cholerafalles im städtischen Krankenhaus durch Beschluss des Tiefbauamtes vom 17. October Nr. I, 4185 noch verschärft und ergänzt.

In Bezug auf das Flusswasser wurde Seitens des Tiefbauamtes (25. August No. 463) angeordnet, dass, sobald oberhalb Frankfurts oder in der Stadt selbst Cholerafälle vorkommen, auf den Hydranten längs des zu Schiffszwecken benutzten Mainufers Hydrantenständer zur Entnahme von Quellwasser aufgestellt werden sollen, auch wurden durch Schreiben vom 10. October I No. 3881 die mit

der Bedienung der Mainwasserständer Bediensteten auf die Gefährlichkeit des Genusses von Mainwasser noch besonders · aufmerksam
gemacht. — Nach Auftreten des ersten Cholerafalles aber wurde
durch Verfügung des Tiefbauamtes vom 17. October (I. No. 4185)
der Betrieb der Mainwasserpumpen gänzlich eingestellt, das Fluss-
wasserreservoir ausgespült und mit der Trinkwasserleitung verbunden,
so dass nunmehr alle Hydranten der Mainwasserleitung Quell- resp.
Grundwasser aus der Waldwasserleitung führten.

Ferner wurden die öffentlichen B a d e a n s t a l t e n darauf hin
untersucht, ob sie Mainwasser zu ihren Bädern benutzten und wo
dies der Fall war, wurden die betr. Flusswasserleitungen Seitens des
Tiefbauamtes plombirt und somit in sämmtlichen Badeanstalten die
ausschliessliche Benutzung von Quell- oder Tiefbrunnenwasser erzielt.

2. Canäle.

Der städtische Gesundheitsrath hatte sein Augenmerk nur auf
die wenigen kurzen a l t e n C a n ä l e, die noch in der Frankfurter
Altstadt zwischen Saalgasse und alten Mainzergasse und dem Mainkai
bestehen, und deren Sohle in Folge der Stauung des Maines bei allen
unter Wasser steht, gerichtet und beantragt, dass dieselben Seitens
des Tiefbauamtes wiederholt durchgespült und die Closetschüsseln und
Fallrohre mittels Kalkmilch desinficirt würden. Diesem Verlangen
ist Seitens des Tiefbauamtes entsprochen worden.

Das Tiebauamt hat aber auch in Betreff der n e u e n C a n ä l e
für seine Bediensteten genaue Verfügungen erlassen. Die Vorschriften
vom 25. August (No. 463) ordnen an, dass Stauungen zur Spülung
der Canäle zu unterlassen oder auf die kürzeste Zeit zu beschränken
seien und dass für eine ausreichende, kräftige Spülung der Siele
durch Zuführung von Flusswasser, event. unter Zuhülfenahme der
Quellwasserleitung gesorgt werde ; dass den Sielarbeitern der Eintritt
in das Sielwasser zu verbieten, bezw. auf das Nothwendigste zu beschränken sei, dass Kleider, Stiefel und Hände nach dem Betreten
der Canäle auf das Sorgfältigste zu reinigen und zu desinficiren seien etc.

Nach dem Bekanntwerden des ersten Cholerafalles im städtischen
Krankenhause wurden diese Vorschriften durch Beschluss vom 17. October
(No. I. 4185) noch verschärft und wurde das Betreten des Haupt-
canals Sachsenhausens vom städtischen Krankenhaus abwärts ganz
verboten.

Gleichzeitig erliess das Tiefbauamt auch für den Betrieb der
K l ä r b e c k e n besondere Vorschriften, die sich auf die Auswahl nur

der kräftigsten und gesündesten Leute für den Dienst in den Ein-
laufkammern, auf deren Kleiderwechsel, Reinigung und Desinficirung
vor Verlassen des Platzes und die ständige Ueberwachung ihres
Gesundheitszustandes, ferner auf das Betreten der Klärbecken, welches
für das Publikum gänzlich verboten wurde, u. A. m. beziehen.

Auch den Schlammlagern bei den Klärbecken wurde be-
sondere Aufmerksamkeit zugewandt und der Schlamm wurde auf
Grund einer Beschwerde der Gemeinde Niederrad nur an solche
Fuhrwerksbesitzer abgegeben, welche sich verpflichten, ihre Schlamm-
wagen nicht durch die bewohnten Strassen Niederrads zu fahren (s.
Schreiben Tiefbauamts vom 6. September No. 985).

3. Aborte.

In Bezug auf Aborte hatte der städtische Gesundheitsrath beantragt,

1. dass in denjenigen Häusern der Stadt, welche noch nicht
an das städtische Canalnetz angeschlossen seien, die Abortverhältnisse durch Beamte des Tiefbauamtes einer steten besonderen
Beaufsichtigung und wenn nöthig einer zwangsweisen Reinigung zu
unterziehen seien;

2. dass die in einigen Strassen noch vorhandenen Abtrittskübel täglich abgeholt, nach Desinfection des Inhalts mittels Kalkmilch gegen andere mit Kalkmilch aussen und innen frisch gestrichene Kübel ausgewechselt und getrennt von dem übrigen Kehricht
abgefahren werden;

3. dass für die Aborte an Baustellen zur Benutzung
der Arbeiter ausschliesslich Kübel (Petroleumfässer oder dgl.) verwendet werden, die ebenfalls täglich mit Kalkmilch desinficirt und
an dazu bestimmte Punkte abgefahren werden, wo deren Inhal
zu vergraben sei;

4. dass für Rohrlatrinen ein öfteres Ablassen, Spülen und
Füllen anzuordnen sei.

Der Magistrat trat diesen Anträgen bei und verwies No. 1 und 4
an das Tiefbauamt, No. 2 an das Feuer- und Fuhramt und No. 3
an die Baudeputation.

Zu 1 und 4. Eine regelmässige Beaufsichtigung und Reinigung
der Closets in Häusern, die nicht an das Canalnetz angeschlossen
sind, durch Beamte des Tiefbauamtes trat noch nicht in Thätigkeit
und wurde zunächst eine genaue Aufnahme aller solcher Häuser angeordnet. Ferner wurden zwei Ingenieure der Betriebsabtheilung des

Tiefbauamtes zur regelmässigen Besichtigung der Rohrlatrinen in den Schulen abgeordnet, mit der Weisung dafür zu sorgen, dass die Latrinen nach jeder Schulpause, im Minimum aber 4 mal am Tage abgelassen und mit frischem Wasser gefüllt, auch Unreinlichkeiten der Aborte dem Pedellen sogleich gemeldet werden.

Zu 2, Kübelabfuhr. Es waren z. Z. noch 96 Kübel in 80 Häusern*) (51 in der Altstadt, 15 in der Neustadt und 14 im alten Sachsenhausen) vorhanden, die regelmässig durch das Feuer- und Fuhramt entleert werden. Um dem Verlangen des Gesundheits- raths betr. täglicher Entleerung und Auswechselung der Kübel zu entsprechen, hat der Magistrat mittels Beschluss vom 26. August No. 1343 das Feuer- und Fuhramt aufgefordert, wegen getrennter Abfuhr der Kübel und Desinfection derselben die nöthigen Vor- bereitungen zu treffen und gleichzeitig an Königl. Polizeipräsidium das Ersuchen gerichtet, die Hausbesitzer der noch mit Kübeln versehenen Häuser zu veranlassen, sich behufs Auswechselung für einen für ihre Räumlichkeit passenden zweiten Kübel zu sorgen.

Das Feuer- und Fuhramt beschloss hierauf am 27. August No. 873,

a. zwei leichtere Pritschenwagen derart herstellen zu lassen, dass dieselben binnen kürzester Zeit als geschlossene zum Transport der Kübelgefässe geeignete, vollkommen undurchlässige Abfuhrwagen eingerichtet werden können;

b. den Fuhrunternehmer Schultheis zu verpflichten die tägliche Abfuhr des Kübels mittels dieser Wagen nach den Kehrichtablade- plätzen zum Preise von M. 12 per Wagen zu besorgen, auch die Entleerung der Kübel und deren Desinfection mittels Kalkmilch auf den Ausladeplätzen unter Beihülfe eines zuverlässigen bediensteten Beamten des Feuer- und Fuhramts vornehmen zu lassen;

c. an Königl. Polizeipräsidium das Ersuchen zu richten, die Inhaber der Kübel anzuhalten, den Inhalt der letzteren mit gelöschtem Kalk oder Torfmüll derart zu überschütten, dass beim Abholen der Kübel ein Ueberlaufen ausgeschlossen sei.

Da das Feuer- und Fuhramt diese Beschlüsse nur als solche ansah, die beim Auftreten von Cholera in Frankfurt in Anwendung gelangen sollten, kamen dieselben nicht zur Ausführung und wurden die Kübel den ganzen Herbst hindurch wie bisher mit dem übrigen

---

*) Die Zahl der Kübel hat sich seit jener Zeit durch Niederlegen des Holzhausengässchens, der Judenmauer und der Häuser an der Dreikönigskirche auf 77 Kübel in 66 Häusern vermindert.

Kehricht zusammen abgefahren, was nach Ansicht der städtischen
Behörden durchaus zulässig erschien, da der in Wagen entleerte
Kübelinhalt alsbald durch die Kohlenasche absorbirt werde.
Zu 3, Aborte an Baustellen. Die Baudeputation trat mit
Königl. Polizeipräsidium in Verbindung behuf strenger Controle der
Aborte auf Baustellen, theilte mit, dass die Baupolizei eine Ueber-
wachung der Aborte bei Neubauten angeordnet habe und ersuchte
Königl. Polizeipräsidium die diesseitigen Beamten bei der Controle durch
die Revierpolizei unterstützen zu lassen, auch die Reviermannschaft
zu regelmässigen Revisionen veranlassen zu wollen, zumal diese Controle
weniger eine baupolizeiliche als eine gesundheitspolizeiliche sei.

4. Kehricht.

Der städtische Gesundheitsrath hatte beim Magistrat beantragt,
es möge

1. jede Ansammlung von Kehricht innerhalb der Stadt verboten werden und

2. bei eventuellem Ausbruch einer Choleraepidemie in der Stadt
die Kehrichtabfuhr, namentlich in der inneren Stadt, häufiger als
zweimal wöchentlich erfolgen und alles Durchsuchen von angesammeltem Kehricht (Kehrichthaufen) untersagt werden.

Da Cholera in der Stadt nicht vorkam, sind auch Seitens des
Feuer- und Fuhramtes in Betreff der Kehrichtabfuhr besondere
Massregeln nicht ergriffen worden. Eine Ansammlung von Kehricht
findet übrigens innerhalb der Stadt nirgends mehr statt und die von
4 Stellen der Stadt aufgestellten verschlossenen Wagen zur Entleerung der Karren der Strassenwärter werden jede Nacht abgefahren.

5. Nahrungsmittel.

Der Gesundheitsrath hatte beantragt, die städtische Marktpolizei
anzuweisen, der Beschaffenheit der zu Markt gebrachten Nahrungsmittel besondere Aufmerksamkeit zuzuwenden.

Obwohl die Beaufsichtigung des Handels mit Nahrungsmitteln
Sache der Sanitätspolizei, also des Königl. Polizeipräsidiums ist,
hat doch das Gewerbe- und Verkehrsamt am 25. August Schreiben
an die Marktverwaltung erlassen, in welchem diese angewiesen wird,
auch ihrerseits der Beschaffenheit der zu Markt gebrachten Lebens-
mittel besondere Aufmerksamkeit zuzuwenden. Ferner hat dasselbe Amt
in Folge eines Schreibens Königl. Polizeipräsidiums vom 5. September
die Marktbeamten angewiesen, darauf zu achten, dass nicht beim

Aufladen der Abfälle Gemüse- und Obstreste von dritten Personen weggenommen werden, sowie den in der Markthalle diensthabenden Schutzmann auf feilgebotenes, unreifes Obst aufmerksam zu machen.

6. Hospitalaufnahme.

In Bezug auf die Aufnahme Cholerakranker in Hospitäler hatte der Gesundheitsrath beantragt, es mögen

1. Cholerakranke und Choleraverdächtige nur in das städtische Krankenhaus oder in andere ausschliesslich zur Aufnahme Cholerakranker bestimmte Räume und nicht aber in die übrigen hiesigen Hospitäler eingewiesen werden und

2. auch cholerakranke Soldaten der Garnison Frankfurt im städtischen Krankenhaus Aufnahme finden.

Was zunächst den letzteren Punkt betrifft, so haben wiederholte Verhandlungen mit der hiesigen Commandantur zu einem Uebereinkommen geführt, wonach die Stadt sich bereit erklärt, gegen Vergütung von M 3 per Kopf und Tag (ausschliesslich der Kosten für Desinfection, Beerdigung etc.) aus der in hiesiger Stadt einkasernirten Garnison in die städtischen, für Cholerazwecke hergerichteten Heilanstalten Cholerakranke in vereinzelten Fällen aufzunehmen, ohne dass der Magistrat eine desfallsige Verbindlichkeit anerkenne und übernehme und dass bei fortschreitender Epidemie diese Bereitwilligkeit der Erwägung unterliegen müsse, ob die städtischen Räume genügen, um noch länger kranke Militärpersonen aufzunehmen. Des weiteren wurde festgestellt, dass zu diesen Militärpersonen, für welche der Magistrat Hospitalaufnahme zugesagt habe, auch diejenigen Militärpersonen gehören sollen, welche nach Frankfurt beurlaubt sind und bei ihren Angehörigen erkranken und ebenso diejenigen, welche mit der Eisenbahn ankommen und auf den Bahnhöfen für an Cholera krank befunden werden, desgleichen auch die cholerakranken oder choleraverdächtigen Familienangehörige von Soldaten. — Ausserdem wurde durch Schreiben Königl. Stadtcommandantur vom 25. August No. 1248 und Schreiben des Armenamts vom 2. September No. 8508 genaue Vereinbarung getroffen betr. Abholung und Rücklieferung erkrankter Militärpersonen, Desinfection der mitgebrachten Kleidungsstücke, Ueberführung von Leichen u. dgl.

In ähnlicher Weise wurde durch Magistratsbeschluss vom 2. September No. 2813 der Gemeinde Niederrad auf deren Ansuchen die Bereitwilligkeit ausgesprochen, Cholerakranke von »Niederrad« in einzelnen Fällen im städtischen Krankenhaus zuzulassen, aber in der Voraussetzung, dass Niederrad schon jetzt gleich die erforderlichen Vorkehrungen zur Ueberbringung ihrer Kranken in einem dortigen Lazareth treffe.

Was nun die Aufnahme Cholerakranker oder Choleraverdächtiger in hiesige Spitäler betrifft, so war man einig darüber, dass solche Kranken ausschliesslich in dem städtischen Krankenhaus oder in eigens errichteten Cholerahospitälern, nicht aber in den übrigen hiesigen Krankenhäusern Aufnahme finden sollten. Um den hierzu erforderlichen Raum sicher zu stellen, wurde beschlossen

1. zunächst den nordwestlichen Theil des Krankenhausareals, der ohnehin durch eine Mauer von den übrigen Gebäulichkeiten des Krankenhauses getrennt ist, als Choleralazareth einzurichten. Hier stehen das seit 8 Jahren für Blattern nicht benutzte Blatternhaus mit 34 Betten, eine Döcker'sche Baracke für 20 Betten und 2 Räume des Beobachtungspavillons mit 4 Betten, also zusammen 58 Betten;

2. noch 3 weitere Döcker'sche Baracken zu 20 Betten anzuschaffen und diese je nach Bedürfniss beim städtischen Krankenhaus oder an beliebig anderer Stelle, etwa im Nordosten der Stadt, aufzustellen;

3. im Nothfalle die beiden übrigen Krankengebäude mit zusammen 192 Betten für Cholerazwecke zu benutzen und die im Krankenhaus befindlichen Kranken so lange in den anderen hiesigen Hospitälern und in einem der städtischen Quartierhäuser unterzubringen.

Die Zahl der in kürzester Zeit für Cholerakranke verfügbaren Betten betrug somit

im Blatternhaus	34	Betten
im Beobachtungsgebäude	4	»
in 4 Döcker'schen Baracken	80	»
im Hauptgebäude	146	»
im Infectionsgebäude	46	»

mithin zusammen 310 Betten, womit die Krankenhauscommission glaubte, zunächst für alle Vorkommenheiten genügend gerüstet zu sein. Sollte wider alles Erwarten auch dies nicht genügen, so würde zur Errichtung weiterer hölzernen Baracken geschritten werden müssen.

In den vorerwähnten Massnahmen zur Beschaffung der erforderlichen Räume für Cholerakranke ist in einem Punkt von den Be-

schlüssen des Magistrats abgegangen worden. Derselbe hatte mittels
Protokollauszugs vom 2. September No. 1383 die Baudeputation
angewiesen, Vertrag über eilfertige Errichtung von Cholerabaracken
auf von der Stadtkämmerei bereitzustellenden Grundstücken mit
einem Bauunternehmer abzuschliessen. Es wurden dahin gehende
Verhandlungen mit Herren Gebr. Helfmann gepflogen und deren
Vorschläge (M. 20 000 für jede Baracke und M. 3500, resp. M. 2500
auf jeden Fall zu zahlende Entschädigung, wenn die Baracken nicht
gebaut würden) wurden dem Stadtarzt zur Aeusserung vorgelegt.

Derselbe äusserte sich d. d. 2. September dahin, dass in Anbetracht

1. dass bei der beabsichtigten Benutzung des ganzen
städtischen Krankenhauses zu Cholerazwecken und bei der von Tag
zu Tag abnehmenden Choleragefahr für dieses Jahr die Benutzung
weiterer Baracken vermuthlich nicht erforderlich werden werde,

2. dass, da noch nie eine Choleraepidemie in Europa nur 1 Jahr
gedauert habe, man im nächsten Jahre in ähnlicher Weise cholera-
bereit sein und ev. Baracken zur Hand haben müsse,

3. dass für das Geld für eine Helfmann'sche Baracke mit 20
Betten, also für M. 20 000, man 3 Döcker'sche Baracken mit zusammen 60 Betten erhalten könne,

4. dass Döcker'sche Baracken jederzeit an jeder beliebigen Stelle
aufgestellt werden können, die Helfmann'sche Baracke aber nur da
benutzt werden könne, wo sie einmal aufgestellt sei,

es ihm zweckmässiger erscheine, 3 Döcker'sche Doppelbaracken
anzuschaffen, selbst wenn deren Lieferung noch einige Zeit dauern
werde.

In Folge dieses Gutachtens wurde Seitens der Baudeputation der
Vertrag mit Gebr. Helfmann nicht abgeschlossen, dagegen bei Christoph &
Unmack in Niesky, Oberlausitz, drei Doppelbaracken zu je 20 Betten
bestellt. So ist nunmehr die Stadt im Besitz von 4 Doppelbaracken
zu je 20 Betten, die zu jeder Zeit und an jedem Ort zu Kranken-
oder anderen Zwecken innerhalb weniger Tage aufgestellt werden
können. Zur Zeit ist eine dieser Baracken auf dem Grundstück des
städtischen Krankenhauses aufgestellt, die 3 andern werden in Kisten
wohl verpackt auf dem städtischen Bauhof aufbewahrt.

Was die Ausstattung verfügbarer Räume betrifft, so würde nur
zu ganz geringem Theil (Baracken) zu den Beständen der städtischen
Militärcommission Zuflucht genommen werden müssen, alle übrigen
Räume sind vollständig eingerichtet.

Um eine möglicher Weise nothwendig werdende Entleerung des ganzen städtischen Krankenhauses behufs Aufnahme Cholerakranker zu erleichtern, wurden während einer Reihe von Wochen von den Armenärzten, wie dem Armenamt keine Kranken in das städtische Krankenhaus eingewiesen mit Ausnahme von an Syphilis, Brechdurchfall und acuten Infectionskrankheiten Leidenden.

Zur ärztlichen Leitung der Cholerastation wurde vom 2. September an Herr Dr. Landmann angestellt, mit der Verpflichtung, alle in das Krankenhaus als cholerakrank oder choleraverdächtig oder zur Beobachtung Eingewiesenen zu behandeln und ferner die erforderlichen bacteriologischen Untersuchungen für das städtische Krankenhaus vorzunehmen.

Es war nämlich Seitens Königl. Polizeipräsidiums mittels Schreibens vom 31. August dem Magistrat aufgegeben worden, die zu bacteriologischen Untersuchungen bei Choleraverdächtigen und Cholerakranken nöthigen Apparate und Instrumente anzuschaffen. Dem entsprechend wurden die erforderlichen Apparate und Instrumente angeschafft, drei freie Räume im Beobachtungspavillon mit den nöthigen Einrichtungen, Gas- und Wasserleitungen versehen, und auf diese Weise eine vollständig ausgestattete bacteriologische Station eingerichtet, die sich bei den später vorkommenden Cholerafällen, noch mehr aber bei den zahlreich eingelieferten Choleraverdächtigen unter der sachkundigen Leitung des Herrn Dr. Landmann trefflich bewährt hat.

Was nun die Benutzung der im städtischen Krankenhaus hergestellten Choleraabtheilung betrifft, so ist darüber Folgendes zu bemerken.

Wirkliche Cholerafälle kamen im Krankenhaus nur 2 vor. Nachdem am 11. October dem holländischen Schiffer B. Reinders auf seinem im Hafenbecken liegenden Schiff »Auf Wiedersehen« ein ca. 3 jähriges Kind gestorben war und die Section, sowie die bacteriologische Untersuchung unzweifelhaft als Todesursache Cholera asiatica ergeben hatte, wurde am Mittag des 13. October die ganze Besatzung des betr. Schiffes, Herr und Frau Reinders und 5 lebende Kinder zur Beobachtung in das städtische Krankenhaus gebracht und in dem sog. Blatternhaus aufgenommen. Hier erkrankten alsbald zwei weitere Kinder des Reinders, ein 15 jähriger Sohn, der am Morgen des 15. October und ein achtmonatliches Kind, das am 16. October gestorben ist, beide ebenfalls an echter Cholera, wie die bacteriologische Untersuchung ergab.

Außer diesen 2 wirklich Cholerakranken und den 5 übrigen Choleraverdächtigen, aber nicht erkrankten Familien-Angehörigen derselben, die bis zum 24. October, also 11 Tage, zur Beobachtung im städtischen Krankenhaus blieben, kamen als Choleraverdächtig, d. h. an Brechruhr oder dergl. leidend in der Zeit vom 2. September bis 5. December noch weitere 56 Personen mit 496 Verpflegungstagen auf die Choleraabtheilung, die dann am 5. December geschlossen werden konnte.

7. Krankentransport.

Der städtische Gesundheitsrath hatte verlangt, dass sofort bei dem Auftreten der ersten Cholerafälle in der Stadt genügende Transportmittel für Cholerakranke zur Verfügung zu halten und in verschiedenen Theilen der Stadt so aufzustellen seien, dass sie mit Telephon erreichbar seien.

Laut Beschluss Magistrats vom 2. September No. 1383 wurde das Armenamt ermächtigt, die zum Transport der an Cholera Erkrankten oder dieser Krankheit Verdächtigen erforderlichen Wagen anzuschaffen und deren Bedienung sicher zu stellen.

In Folge dieses Beschlusses wurden durch das Armenamt bei Herrn Benj. Roth Söhne zwei grosse alte Wagen gekauft und zu Krankenwagen umgebaut und ferner ein Krankenwagen nach Hamburger Modell bei S. Halle in Lemgo (Lippe) bestellt.

Auf diese Weise gelangte das Armenamt in den Besitz von

5 Transportwagen mit Pferdebespannung,
3 Transportwagen zum Drücken,

zusammen also 8 Transportwagen zu eventueller Beförderung Cholerakranker. Die Wagen fanden zunächst Aufstellung im städtischen Krankenhaus, doch war Vorsorge getroffen, dass sobald Cholerafälle in der Stadt vorkämen, zwei der Wagen mit Pferdebespannung in dem v. Rothschild'schen Stall am Luisenhof eingestellt würden. Für diese beiden Wagen war betr. Bespannung und Bedienung mit der Fuhrparkverwaltung des Luisenhofs ein Abkommen getroffen, während die Wagen im städtischen Krankenhaus durch Bedienstete dieser Anstalt event. mit Zuhülfenahme weiterer Pferde der Herren Benj. Roth Söhne erfolgen sollte.

Da Cholerafälle in der Stadt nicht vorkamen, unterblieb die Aufstellung von Krankentransportwagen vom Luisenhof und erfolgte die Abholung Choleraverdächtiger aus der Stadt, vom Bahnhof oder dem Hafen vom städtischen Krankenhaus aus.

8. Beerdigungswesen.

Der Gesundheitsrath hatte beantragt, dass Vorsorge getroffen werde, dass Choleraleichen auf ärztliche Bescheinigung hin ohne jegliche Formalität jederzeit direct in die Leichenhäuser der betr. Friedhöfe zur Beisetzung übergeführt werden können.

Diesem Antrag gemäss ertheilte der Magistrat der Friedhofscommission entsprechende Anweisung.

Ausserdem hat die Friedhofscommission wie das Standesamt durch ev. Vermehrung ihres Personals, wie durch Herstellung einer grösseren Anzahl Gräber, durch Sicherung von Hülfstodtengräben, durch Bestimmung eines abgetrennten Raumes zur Abfertigung der Anzeige Choleraverstorbener und durch Vorsorge für weitere Leichentransportgelegenheiten sich, glücklicherweise umsonst, gerüstet, den beim Ausbrechen einer Choleraepidemie vermehrten Ansprüchen genügen zu können.

9. Desinfection.

Die Desinfections-Einrichtungen befinden sich in einem Zustande, dass es zunächst nicht nöthig erschien mit Hinblick auf die Cholera weiter gehende Anschaffung zu machen. Im städtischen Krankenhaus befindet sich ein grosser Desinfections-Apparat von Oscar Schimmel in Chemnitz und in Anbetracht, dass dieser Apparat nun schon seit 8 Jahren ununterbrochen in Thätigkeit ist, und reparaturbedürftig wurde, war im letzten Sommer ein zweiter, nahezu ebenso grosser, aber transportabler Desinfectionsapparat von Schimmel angeschafft worden, so dass jetzt nach Reparatur des älteren Apparates 2 Schimmel'sche Desinfectionsöfen grössten Formats zur Verfügung stehen, und zwar nöthigen Falles ausschliesslich für die Zwecke des städtischen Krankenhauses, da die hier bisher besorgte Desinfection für Private vorübergehend von den anderen grösseren Hospitälern übernommen werden könnte, die sämmtlich mit guten neuen Desinfectionsapparaten versehen sind.

Weniger genügend waren die Einrichtungen für Wohnungsdesinfection. Bisher hatte die städtische Desinfectionsanstalt im Krankenhaus nur 2 geschulte Wohnungsdesinfectoren, was, solange die Desinfection in Frankfurt noch nicht wie in Berlin und anderen Orten obligatorisch ist, stets genügte. Für den etwaigen Ausbruch einer Choleraepidemie in hiesiger Stadt würden dieselben allerdings nicht ausreichen und es wurde deshalb durch Magistratsbeschluss

vom 2. September No. 1383 das Armenamt ermächtigt die nöthigen
Desinfectoren anzunehmen und wegen Heranziehung von Personal
zu diesem Dienste mit dem Feuer- und Fuhramte sich zu benehmen.
In Folge dieser Ermächtigung beschloss das Armenamt neben den
2 geschulten Wohnungsdesinfectoren des städtischen Krankenhauses
weitere 8 Leute, die das Feuer- und Fuhramt hierfür zur Verfügung
gestellt hatte, in der Wohnungsdesinfection ausbilden und mit
dem nöthigen Material und der erforderlichen Kleidung ausrüsten zu
lassen. Dies geschah und wurden die betreffenden 8 Leute Seitens
des Verwalters des Krankenhauses sowohl theoretisch wie praktisch
in der Desinfection ausgebildet.

Weiter zu gehen hatten die städtischen Behörden keine Veranlassung. Auf ein Schreiben des Königl. Polizeipräsidiums vom 30. August
an das Armenamt, worin dasselbe mittheilte, dass es für Bockenheim
eine Anzahl Namen von zur Vornahme der nothwendigen Desinfectionen
bestellten »Desinfecteuren« öffentlich bekannt gegeben habe und dies
dem Armenamt zur Nachahmung angezeigte, antwortete das Armenamt auf ein Gutachten des Stadtarztes hin, dass die Stadt nur für
die im Krankenhaus ausgebildeten städtischen Desinfectoren die Verantwortung übernehmen könne und für weitere Desinfectoren etwa
zur Abortsdesinfection zu sorgen, wohl Sache der Sanitätspolizei sei.

Dagegen wurde einem Ansuchen der Direction der Trambahngesellschaft in der Weise entsprochen, dass 2 Angestellte der Trambahn im städtischen Krankenhaus behufs Vornahme der Desinfection
der Wartehäuschen und der Trambahnwagen als Desinfectoren ausgebildet würden.

Das einzige Mal, dass die Desinfectoren für Cholerazwecke in
Thätigkeit traten, war, als am 16. October durch städtische Desinfectoren unter Aufsicht des dazu von Königl. Polizeipräsidium bestimmten
Herrn Dr. Benecke das Schiff des holländischen Schiffers Reinders,
auf welchem ein Kind an Cholera erkrankt und gestorben war,
(s. oben) desinficirt wurde. Das Schiff hatte 3100 Ctr. Torfstreu
für die hiesige Trambahn geladen. Dasselbe wurde aus dem Schiff
in trockne luftige Räume gebracht, blieb hier verschlossen 6 Wochen
unangerührt liegen und wurde dann der Trambahngesellschaft zur
Benutzung ausgeliefert.

Seiten des Armenamtes wurde auf Anregung eines Beschlusses
der Reichs-Cholera-Commission bei den städtischen Behörden der Antrag gestellt, ihm einen Credit zur Verfügung zu stellen, um Un-
bemittelten für Beschädigung oder Vernichtung von zur Desinfection

übergebenen Gegenständen eine entsprechende Entschädigung zu gewähren. Der Credit wurde auch Seitens der städtischen Behörden bewilligt, doch wurden Ansprüche an denselben nicht erhoben.

10. Verkehr zu Land und Wasser.

Da die Ausbreitung der Cholera hauptsächlich durch den menschlichen Verkehr bewirkt wird, war es selbstverständlich, dass Seitens der Behörden ganz besonders dem Verkehr auf den Eisenbahnen und den Flüssen Aufmerksamkeit zugewandt wurde und ein grosser Theil der vom Reich wie in den Einzelstaaten erlassenen Choleraverfügungen beziehen sich auf eine Ueberwachung des menschlichen Verkehrs.

Lag diese auch wesentlich in den Händen der Staatsregierung, hier Königl. Polizeipräsidiums, so wurde doch auch in mannigfacher Beziehung die Mitwirkung der städtischen Behörden erforderlich.

In Bezug auf den Eisenbahnverkehr erstreckte sich die Mitwirkung der städtischen Amtsstellen auf die Abholung Cholerakranker oder Choleraverdächtiger, ev. deren Angehöriger von der Eisenbahn durch die städtischen Krankentransportwagen und auf das Verlangen Königl. Polizeipräsidiums vom 17. September II No. 14325 betreffs Beschaffung eines Raumes für die vorgeschriebene Untersuchung der aus Choleraorten kommenden Sendungen durch Organe der Ortspolizeibehörde, ein Verlangen dem der Magistrat zu entsprechen nicht in der Lage war, da das vom Königl. Polizeipräsidium vorgeschlagene alte Schlachthaus nach seiner Lage im ältesten, sanitär ungünstigsten Theile der Stadt dazu ungeeignet erscheine, die städtischen Quartierhäuser aber z. Z. durch Truppen stark in Anspruch genommen wurden.

In Betreff der Ueberwachung des Verkehrs im städtischen Hafen haben wiederholt eingehende Berathungen zwischen Vertretern der Königl. Regierung und des Magistrats, bezw. der städtischen Hafencommission stattgefunden, die sich wesentlich auf die Untersuchung von Menschen und Waaren der zu Berg kommenden Schiffe, auf die ärztliche Beaufsichtigung aller im hiesigen Hafen liegenden Schiffe etc. bezogen, wobei vielfach die Königl. Beamten und commandirten Aerzte auf die thätige Unterstützung der städtischen Hafenbeamten angewiesen waren. Auch wurden entsprechende Vorschriften vereinbart für die Untersuchung und Ueberwachung der zu Thal fahrenden Schiffe, für den Fall, dass auch am Obermain Cholerafälle vorkämen.

Die durch vorerwähnte Massregeln der Stadt erwachsenen Kosten stellen sich wie folgt:

zu 1. Brunnen.

Da die Untersuchungen der Brunnen noch nicht abgeschlossen sind, können die betreffenden Kosten noch nicht angegeben werden.

zu 4. Kehricht.

Für Herrichtung von Kehrichtwagen zur getrennten Kübelabfuhr (durch das Feuer- und Fuhramt verausgabt). . . . . · . . . . M.   939·75

zu 6. Hospitalaufnahme.

Für Ankauf von 3 Baracken . . . . » 19 721·30
» ärztliches und Wartepersonal . . . . . » 1 255·—
» Herrichtung des Frankensteiner Hofes . . » 189·—
» Herstellung der bacteriologischen Station . » 1 400·13

zu 7. Krankentransport.

Für Anschaffung von Krankenwagen . . . . » 3 751·60
» Wagenschuppen . . . . » 1 907·63
» Pferde-Miethe . . . . » 86·50

zu 9. Desinfection.

Für Anschaffung von Desinfectionsgeräthschaften » 2 853·04
» Hülfsdesinfectoren . . . . » 104·—
Verschiedenes . . . . » 83·04

Zusammen M. 32290·99

Von diesen M. 32 290·99 ist weitaus der grösste Theil von bleibendem Nutzen für die Stadt, die in Zukunft der erneuten Gefahr eines Seuchenausbruches weit besser gerüstet, als bisher, entgegentreten kann. Hierher gehören die Kosten für

die Baracken . . . . M. 19 721·30
die bacteriologische Station . . » 1 400·13
die Krankenwagen und Schuppen » 5 659·23
die Desinfectionsgeräthschaften . » 2 853·04
die Kübelabfuhrwagen . . . . » 939·75

M. 30 573·45,

so dass nur M. 1717·54 als unwiderbringliche Ausgaben anzusehen sind, wobei allerdings die nicht unbeträchtlichen Ausgaben für Brunnenuntersuchung nicht mitgerechnet sind.

Der Stadtarzt
Dr. Spiess.

2. Auszug aus dem Cholera-Berichte des Kgl. Kreisphysikus Sanitätsrath Dr. Grandhomme.

Ausser den im Berichte des Stadtarztes an den Magistrat mitgetheilten Massnahmen zur Bekämpfung der Cholera wurden Seitens
der Kgl. Regierung, resp. des Polizei-Präsidiums und Physikats weiterhin angeordnet:

1. Meldung aller Brechdurchfälle mit Ausnahme der Kinder
   unter 2 Jahren an den Kreisphysikus und durch diesen an
   den Regierungsmedicinalrath.

   Gemeldet wurden vom 12. August bis 31. December
   146 Brechdurchfälle, und zwar

im August	23
» September	84
» October	25
» November	11
» December	3.

   Von diesen Fällen verliefen nur zwei tödtlich, der eine
   bei einer alten, mit chronischem Magencartarrh behafteten
   Frau und der andere bei einem Manne von 62 Jahren,
   welcher in der letzten Zeit seine Wohnung kaum mehr
   verlassen hatte.
2. Aerztliche Ueberwachung des Bahnhofs und des Hafens.
3. Desinfection der öffentlichen Bedürfnissanstalten.
4. Aufnahme aller bei den Apothekern und Droguisten lagernden
   Bestände an Desinfectionsmitteln.

———

Ueber die hier eingeschleppten Cholera-Fälle ist Folgendes
zu berichten:

Der Fischer Rynders, welcher mit seiner Frau und seinen
6 Kindern sein eigenes Haus auf Allemelö in Holland bewohnt, fuhr
am 3. October auf dem mit Torfstreu beladenen Schiffe »Wiedersehen« von Millingen ab nach Frankfurt.

Bei der Abfahrt war, wie dies durch einen Arzt festgestellt
wurde, der Gesundheitszustand sowohl der Familie Rynders als auch
des Ortes ein guter.

Der Wohn- und Schlafraum auf dem Schiffe, auf welchem ausser der Familie Rynders Niemand war, bestand aus einem engen Bretterverschlag, in welchem auch gekocht wurde.

Die Nahrung bestand aus Suppenfleisch, Gemüse und Kartoffeln. Obst wurde keines gegessen. Sowohl die Bereitung der Speisen als auch das Reinigen der Geschirre geschah mittelst Rhein- bezw. Mainwasser. Auch zum Waschen wurde solches Wasser benutzt.

Das kleinste, 9 Monate alte Kind, trank an der Mutter und erhielt ausserdem abgekochte Kuhmilch. Das Trinkwasser wurde bis Coblenz direct dem Rheine entnommen; bei dieser Stadt füllte Rynders sein Wasserfass, dessen Inhalt bis Frankfurt reichte.

Er verliess das Schiff nur einigemal, um Einkäufe von Lebensmitteln zu machen, besorgte diese Käufe stets allein und wurde nur einmal, und zwar in Ruhrort, von seinem Sohne Heinrich begleitet.

Aerztlich wurde das Schiff unterwegs 6 mal revidirt und zwar in Wesel, Ruhrort, Duisburg, Düsseldorf, Köln und Mainz. Der betr. Arzt war stets an Bord, besichtigte die Wohnung und überzeugte sich von dem Gesundheitszustand der Insassen. Die Landung in Frankfurt erfolgte am 8. October.

In der Nähe von Kostheim, also am 6. oder 7. October, erkrankte das 3½ Jahre alte Kind Gerrit an Erbrechen und Durchfall. Bald nach der Ankunft, also am 8. October, wurde ärztliche Hülfe in Anspruch genommen. Nach dem Bericht dieses Arztes war das Kind schwächlich gebaut, sah blass aus und hatte etwas eingefallene Augen und Wangen. Der Schädel war rhachitisch geformt. Die Zunge war belegt, Herz und Lungen waren gesund. Der Leib war aufgetrieben, jedoch nicht druckempfindlich, der Puls schnell und von normaler Spannung. Die Nacht vom 8./9. verlief gut, ohne Erbrechen und ohne Durchfall. Im Laufe des 9. October trat etwas Erbrechen und 3—4 malige Entleerung von gelbem dünnem Koth auf. Ebenso verlief der 10. und 11. October, der Puls war jedoch weniger schnell und das Kind wurde schlafsüchtig. Am 12. Morgens 5 Uhr erfolgte der Tod.

Die Behandlung bestand in der Verwendung von kalter abgekochter Milch und einer Verdünnung von Salzsäure mit einem Tropfen Opium-Tinctur.

Die am Vormittag des 13. October von Herrn Dr. Landmann und mir unter Zuziehung der behandelnden Aerzte vorgenommene Section und die bakteriologische Untersuchung des Darm-Inhalts ergab als Todesursache Cholera asiatica.

Am Nachmittage des 14. October erkrankte im städtischen Krankenhause, in welches am 13. die nunmehr noch aus 7 Köpfen bestehende Familie Rynders war gebracht worden, der 15jährige Heinrich Rynders und die 9 Monate alte Johanna Rynders.

Auch in diesen Fällen ergab die bakteriologische Untersuchung unzweifelhafte Cholera asiatica.

Nach dieser Geschichtserzählung war die Familie Rynders am 3. October gesund auf das Schiff gegangen. Der Vater hatte dasselbe während der 5tägigen Fahrt einigemal, der Sohn Heinrich einmal und die anderen Familienglieder gar nicht verlassen. Zu den letzteren gehört das am 6. oder 7. October erkrankte 3½jährige Kind, welches am Morgen den 12. October, also nach ca. 5tägiger Krankheit verstarb. Nach Lage der Sache musste demnach bei ihm als Ursache der Erkrankung eine Infection mit Rheinwasser angenommen werden.

Die zweite Erkrankung betrifft den 15jährigen Heinrich Rynders. Derselbe erkrankte, und zwar plötzlich, am 14. October, also 2 Tage nach dem Tode seines Bruders. Hier ist die Möglichkeit einer Infection sowohl durch directe Berührung der Abgänge des Bruders als auch indirect durch das Mainwasser, in welches zweifelsohne Abgänge des Gerrit Rynders gelangt waren, gegeben.

Das 9monatliche Kind erhielt zwar seine meiste Nahrung direct von der Mutter; allein nebenbei bekam es Milch und zwar aus einer Tasse, welche mit Mainwasser gereinigt wurde. Bei ihm kann die Infection durch diese Umstände, möglicherweise auch durch das Waschen des Gesichts mit Mainwasser entstanden sein.

Die klinischen Beobachtungen waren nur bei Heinrich Rynders charakteristisch, während die Erkrankungen der kleineren Kinder sich von dem Bilde eines gewöhnlichen Darm-Catarrhs nicht unterschieden.

Ebenso waren die Sectionsergebnisse auch nur bei Heinrich Rynders deutlich ausgesprochen, während der Befund von zähem gelbem Koth bei dem Kinde Gerrit und von exquisit gelben Kothmassen im Darme des Kindes Johanna in Verbindung mit starker Füllung der Gallenblase nicht zu den gewöhnlichen Sectionsresultaten gehört.

Mittheilungen des Physicats.

Von

Kreisphysicus Sanitätsrath Dr. GRANDHOMME.

I. Aerzte.

Die Zahl der Aerzte betrug am 1 Januar 1892 . . 191

1892 verstarben 3 }
verzogen   3 } 6

185

1892 zugezogen 30

Ende 1892 vorhanden 215

1890 kam 1 Arzt auf 1000 Einwohner
1891 » » » » 940 »
1892 » » » » 874 »

II. Infectionskrankheiten.

Ausser den 3 eingeschleppten Fällen von Cholera (siehe besonderen Bericht) wurden folgende Erkrankungen an Infectionskrankheiten gemeldet:

Diphtheritis, gemeldet 850, gestorben 264
Scharlach   »   295,   »   7
Typhus   »   76,   »   15
Masern   »   3034,   »   137
Wochenbettfieber »   19,   »   9

Typhus.

Von den Erkrankten waren:

47 Dienstboten
14 Hausfrauen
2 Männer
5 kleine und
8 schulpflichtige Kinder,

ein für die Dienstboten so hoher Procentsatz, dass von vornherein
der Verdacht einer Infection durch die Beschäftigung nahe liegt.
Bei 7 dieser Fälle konute die Ansteckung durch inficirte Milch nachgewiesen werden.

Ende Juli erkrankte die 33jährige Frau des Milchhändlers M., in der Glauburgstrasse. M. bezieht den grössten Theil seiner Milch von dem Hofgut B. in Oberhessen. Fast zur selben Zeit erkrankten die 10- resp. 14jährigen Geschwister E. in der Allerheiligenstrasse deren Eltern die Milch aus dem M.'schen Geschäft bezogen. Anfangs August erkrankten die Milchburschen E. und R. aus dem Milchgeschäft G. in der kleinen Eschenheimerstrasse, welches seine Milch ebenfalls zum grössten Theil aus dem Hofgut B. erhielt, sowie der Metzger P. in der Neuhofstrasse, der seine Milch aus dem zuletzt genannten Geschäfte bekommt. Schliesslich erkrankte Anfangs September das Dienstmädchen Sch. aus der B.'schen Milchhandlung in der Börnestrasse, welche ebenfalls ihre Milch aus dem Hofgut B. erhält.

In keinem der genannten Häuser ergab die Besichtigung irgend welche Anhaltspunkte für die Möglichkeit der localen Entstehung der Krankheit.

Auf eine bereits bei der Erkrankung der Frau M. an das zuständige Grossherzogliche Kreisamt gerichtete Anfrage erfolgte Anfangs die Antwort, dass von Erkrankungen an Typhus auf dem B.'schen Hofgute nichts bekannt sei. Später jedoch wurde constatirt dass auf demselben im März 1 und im August und September je 2 Fälle von Typhus aufgetreten waren und das Wasser eines Brunnens sich als Infectionsquelle erwiesen hatte. Die in dem hygienischen Institut der Universität Giessen vorgenommene Untersuchung hatte zwar keine Typhus-Bacillen, jedoch eine hochgradige Verunreinigung durch organische Substanzen ergeben.

Alle diese Erkrankten hatten ungekochte Milch genossen. Die Fälle bieten einen neuen Beweis für die Nothwendigkeit der von der Aerztekammer unserer Provinz in Vorschlag gebrachten strengen Controle des Milchhandels sowie für die Nothwendigkeit der Anzeigepflicht für Typhus.

Diphtheritis.

Die 850 Erkrankungen vertheilten sich auf die einzelnen Stadttheile so, dass auf 1000 Einwohner:

in der Innenstadt 3·2 Fälle
in der Aussenstadt 3·6 Fälle
in Bornheim 16·0 Fälle
in Sachsenhausen 4·4 Fälle

kamen, ein Ergebniss, das vielleicht wegen der nicht in allen Stadttheilen gleich regen Betheiligung der Aerzte an den Meldungen nicht
zuverlässig ist. In 12 Häusern wurde wegen Häufung der Fälle oder
wegen Meldung von sanitären Missständen eine Localbesichtigung
nöthig. Es konnte jedoch nirgends ein aetiologisches Moment für
das Auftreten der ersten Fälle aufgefunden, jedoch fast stets die
Verbreitung von Familie zu Familie nachgewiesen werden.

Scharlach.

Die gemeldeten Fälle vertheilten sich gleichmässig über die
ganze Stadt, an keiner Stelle wurde eine Häufung derselben beobachtet. Auf 1000 Einwohner kamen:

in der Innenstadt 1·75
in der Aussenstadt 1·02
in Bornheim 3·1
in Sachsenhausen 1·6 Fälle.

III. Bericht über die im Stadtkreis Frankfurt a. M. im Jahre 1892 vollzogenen Impfungen.

1. Impfung.

Die Zahl der im Stadtkreis Frankfurt im Jahre 1892 zur
Erstimpfung vorzustellenden Kinder betrug einschliesslich 884 im
Laufe des Jahres ungeimpft zugezogener impfpflichtiger Kinder 7051.
Von diesen sind im Laufe des Jahres 428 ungeimpft gestorben,
890 ungeimpft nach Auswärts verzogen und 68 waren bereits im
Vorjahr mit Erfolg geimpft worden. Es blieben somit für 1892
impfpflichtig: 5665 Kinder.

Von diesen 5665 impfpflichtigen Kindern sind

geimpft . . . . 3329 = 58·8%
blieben somit ungeimpft . . . . 2336 = 41·2%
<u></u>
5665

Von den 3329 geimpften Kindern wurden

mit Erfolg geimpft . . . . 3192 = 95·9%
ohne Erfolg geimpft . . . . 137 = 4·1%
<u></u>
3329

in öffentlichen Terminen geimpft . . . 2094 = 62·9%
privatim geimpft . . . . 1235 = 37·1%
<u></u>
3329

und zwar wurden

	in öffentlichen Terminen	privatim
mit Erfolg geimpft .	2018 = 96·4%	1174 = 95·1%
ohne Erfolg geimpft .	76 = 3·6%	61 = 4·9%
	2094	1235

Von den 2336 ungeimpft gebliebenen Kindern wurden nicht geimpft

auf Grund ärztlichen Zeugnisses . . . . 1707 = 73·1%
vorschriftswidrig der Impfung entzogen . 629 = 26·9%

2336

Von den 5665 impfpflichtigen Kindern wurden somit der Impfung vorschriftswidrig entzogen: 629 = 11·1%.

Gegen die beiden Vorjahre stellen sich die diesjährigen Ergebnisse wie folgt. Es waren von allen Impfpflichtigen

geimpft

	1890		1891		1892	
mit Erfolg	56·8%	} 58·8%	63·7%	} 65·5%	56·4%	} 58·8%
ohne Erfolg	2·0%		1·8%		2·4%	

nicht geimpft

auf Grund ärztlichen Zeugnisses	28·8%	} 41·2%	27·3%	} 34·5%	30·1%	} 41·2%
vorschriftswidrig entzogen .	12·4%		7·2%		11·1%	

Hiernach stellt sich das Jahr 1892 in jeder Beziehung ungünstiger als das Vorjahr: die Zahl der Geimpften, die im Jahr 1891 65·5% (im Jahr 1890 allerdings auch nur 58·8%) aller Impfpflichtigen betragen hatte, ist im abgelaufenen Jahr wieder auf 58·8% heruntergegangen, und die Zahl der der Impfung vorschriftswidrig Entzogenen ist von 7·2% im Vorjahr auf 11·1% im Jahre 1892 hinaufgegangen.

Als Impflymphe wurde ausnahmslos Thierlymphe angewandt.

2. Schulimpfung (Revaccination).

Die Zahl der im Jahre 1892 revaccinationspflichtigen Kinder im Stadtkreis Frankfurt betrug 3837.

Von diesen 3837 revaccinationspflichtigen Kindern sind

revaccinirt . . . . 3196 = 83·3%
blieben somit unrevaccinirt . . . . . 641 = 16·7%

3837

Von den 3196 revaccinirten Kindern wurden

mit Erfolg revaccinirt . . . . 2502 = 78·3%
ohne Erfolg revaccinirt . . . . . . 694 = 21·7%

3196

in öffentlichen Terminen revaccinirt . . 2918 = 91·3%
privatim revaccinirt . . . . 278 = 8·7%
 _____
3196

und zwar wurden   in öffentlichen Terminen   privatim
mit Erfolg revaccinirt. 2290 = 78·5%   212 = 76·3%
ohne Erfolg revaccinirt   628 = 21·5%   66 = 23·7%
 _____   ____
2918   278

Von den 641 unrevaccinirt gebliebenen Schulkindern wurden nicht revaccinirt

auf Grund ärztlichen Zeugnisses . . . . 116 = 18·1%
wegen Aufhörens des Schulbesuches oder
   weil nicht aufzufinden . . . . 147 = 22·9%
vorschriftswidrig der Impfung entzogen . 378 = 59·0%
 ____
641

Von den 3837 revaccinationspflichtigen Kindern wurden der Revaccination somit entzogen: 378 = 9·9%.

Gegen die beiden Vorjahre stellten sich die diesjährigen Ergebnisse wie folgt: Es waren von allen Revaccinationspflichtigen

revaccinirt   1890   1891   1892
mit Erfolg . . . . 60·7%} 85·1% 73·3%} 92·5% 65·2%} 83·3%
ohne Erfolg . . . . 24·4%}   19·2%}   18·1%}

nicht revaccinirt

auf Grund ärztlicher Zeugnisse . . 3·6%}   3·7%}   3·0%}
wegen Aufhörens d. Schulbesuchs etc. 3·1%} 14·9% 3·6%} 7·5% 3·8%} 16·7%
vorschriftswidrig entzogen . . . 8·2%}   0·2%}   9·9%}

Auch die Zahl der Revaccinirten zeigte im Jahr 1892 eine Abnahme gegen die beiden Vorjahre von 85·1% und 92·5% auf 83·3%. Unter ihnen waren im Jahr 1892 18·1% Impfungen ohne Erfolg, etwas weniger als in den beiden Vorjahren. Sehr ungünstig hingegen gestaltete sich im abgelaufenen Jahr das Verhältniss der der Wiederimpfung vorschriftswidrig Entzogenen. Ihre Zahl hatte in der letzten Zeit von Jahr zu Jahr abgenommen: 1887 hatte sie noch 21·2% aller Revaccinationspflichtigen betragen, in den beiden folgenden Jahren war sie auf 9·2% und 9·1%, 1890 auf 8·2%, im Jahr 1891 sogar auf 0·2% heruntergegangen, und nun betrug sie 1892 wieder 9·9%!

Als Impflymphe wurde auch bei den Revaccinationen in allen Fällen Thierlymphe verwandt.

Vierter Theil.

Leistungen der Hospitäler.

I. Städtische Hospitäler.

1. Das städtische Krankenhaus.

Bericht
von
Sanitätsrath Dr. KNOBLAUCH, Dr. L. REHN u. Dr. LANDMANN.

Uebersicht der im Jahre 1892/93 behandelten Kranken.

Bestand am 1. April 1892.		Auf- genommen 1892/93.		Summa.		Abgang						Verblieben am 1. April 1893.	
						Geheilt.		Gebessert o. ungeheilt.		Gestorben.			
M.	W.	M.	W.	M.	W.	M.	W.	M.	W.	M.	W.	M.	W.
97	81	1735	971	1832	1052	1381	771	214	100	111	83	126	98
178		2706		2884		2152		314		194		224	
2884						2884							

A. Medicinische Abtheilung unter Sanitätsrath Dr. Knoblauch.

Uebersicht der im Jahre 1892/93 behandelten Kranken der medicinischen Abtheilung.

Bestand am 1. April 1892.		Auf- genommen 1892/93.		Summa.		Abgang						Verblieben am 1. April 1893.	
						Geheilt.		Gebessert od. ungeheilt.		Gestorben.			
M.	W.	M.	W.	M.	W.	M.	W.	M.	W.	M.	W.	M.	W.
73	67	1378	807	1451	874	1122	663	164	83	80	50	85	78
140		2185		2325		1785		247		130		163	
2325						2325							

Uebersicht der Krankheitsfälle.

Namen der Krankheiten.	Im Alter von Jahren						Entlassen			Verblieben in Behandlung
	0—15	15—30	30—45	45—60	über 60	Summa	Geheilt	Gebessert oder ungeheilt	Gestorben	
I. Infectionskrankheiten.										
Morbilli	20	6	—	—	—	26	21	1	4	—
Scarlatina	7	3	—	—	—	10	8	—	1	1
Diphtherie	49	22	4	—	—	75	59	5	11	—
Pertussis	8	—	—	—	—	8	6	1	—	1
Typhus	1	10	1	—	—	12	8	—	1	3
Cholera asiatica (s. S. 115).										
Febris intermittens	—	2	—	—	—	2	2	—	—	—
Febris puerperalis	—	1	—	—	—	1	—	—	1	—
Erysipelas	1	5	1	1	1	9	9	—	—	—
Rheumatismus acutus	13	5	5	—	—	23	15	5	—	3
Influenza	—	2	1	—	—	3	3	—	—	—
II. Allgemeinkrankheiten.										
Pyaemia	1	—	1	—	—	2	1	—	1	—
Septicaemia	—	1	—	—	—	1	—	—	1	—
Anaemia	—	1	1	2	—	4	2	—	—	2
Anaemia perniciosa	—	—	2	—	—	2	—	1	1	—
Chlorosis	—	2	—	—	—	2	2	—	—	—
Inanitio, Debilitas, Lassitudo	1	1	—	1	—	3	2	—	1	—
Rhachitis	6	—	—	—	—	6	2	—	4	—
Syphilis	6	137	23	4	—	170	142	11	3	14
Carcinosis universalis	—	—	—	1	—	1	—	—	1	—
Marasmus	—	—	—	—	2	2	—	2	—	—
Diabetes mellitus	—	1	—	2	—	3	—	1	—	2
Alcoholismus	—	—	2	2	—	4	3	1	—	—
Bleivergiftung und andere	—	1	—	—	—	1	1	—	—	—
Morbus maculosus Werlhofi	—	1	—	—	—	1	1	—	—	—
III. Krankheiten des Nervensystemes.										
Meningitis	—	1	—	—	—	1	—	—	—	1
Meningitis tuberculosa	1	1	—	—	—	2	—	—	2	—
Apoplexia cerebri	—	—	—	1	—	1	—	1	—	—
Tumor cerebri	—	—	—	1	—	1	—	—	1	—
Convulsiones; Eclampsia	1	—	—	—	—	1	1	—	—	—
Epilepsia	1	3	1	—	—	5	—	4	—	1
Hysteria	—	6	4	1	—	11	5	2	—	4

Namen der Krankheiten.	Im Alter von Jahren						Entlassen			Verblieben in Behandlung
	0—15	15—30	30—45	45—60	Ueber 60	Summa	Geheilt	Gebessert od. ungeheilt	Gestorben	
Neurasthenia	—	1	—	1	—	2	—	2	—	—
Cephalaea	—	2	1	1	—	4	3	1	—	—
Psychopathia	—	3	1	1	—	5	2	2	—	1
Hypochondria	—	—	—	1	—	1	—	1	—	—
Myelitis	—	1	1	—	—	2	2	—	—	—
Sclerosis medullae spinalis	—	—	—	1	—	1	—	—	—	1
Paralysis spinalis	—	3	1	4	—	8	—	4	1	3
Tabes dorsualis	—	1	—	2	—	7	—	5	—	2
Andere Krankheiten des Rückenmarkes	—	—	1	—	—	1	—	1	—	—
Krankheiten der per. Nerven	—	—	1	—	1	2	1	1	—	—
IV. Krankheiten des Gefässsystemes.										
Vitium cordis	2	3	4	7	—	16	—	8	6	2
Hypertrophia cordis	—	1	—	1	—	2	2	—	—	—
Myocarditis	—	1	—	—	—	1	1	—	—	—
Endocarditis	—	1	—	2	—	3	—	—	3	—
Krankheiten der Arterien	—	—	1	—	—	1	—	1	—	—
Krankheiten der Venen	—	—	1	—	—	1	1	—	—	—
Krankkeiten der Lymphgef.	—	5	1	—	—	6	5	1	—	—
V. Krankheiten der Respirationsorgane.										
Angina catarrhalis	1	3	6	1	1	12	9	1	2	—
Angina tonsillaris	1	11	—	—	—	12	10	—	—	2
Catarrhus pulmonum	6	24	16	4	2	52	44	4	—	4
Bronchitis acuta	4	10	5	12	8	39	24	9	2	4
Laryngitis acuta	4	3	—	—	—	7	6	1	—	—
Laryngitis chronica	—	1	—	—	—	1	—	—	—	1
Laryngismus stridulus	2	—	—	—	—	2	—	—	—	2
Pneumonia	9	11	6	1	4	31	20	—	10	1
Tuberculosis pulmonum	3	45	64	33	6	151	—	62	47	42
Emphysema pulmonum	—	1	1	3	—	5	3	2	—	—
Pleuritis	1	3	6	1	1	12	9	1	2	—
VI. Krankheiten der Verdauungsorgane.										
Parulis, Stomatitis, Parotitis	—	2	1	—	—	3	3	—	—	—
Pharyngitis	2	12	1	—	—	15	15	—	—	—
Carcinoma oesophagi	—	—	—	1	—	1	—	—	1	—
Cardialgia	—	2	—	—	—	2	1	1	—	—

Namen der Krankheiten.	Im Alter von Jahren						Entlassen			Verblieben in Behandlung
	0—15	15—30	30—45	45—60	über 60	Summa	Geheilt	Gebessert o. ungeheilt	Gestorben	
Ulcus ventriculi	—	2	—	—	—	2	2	—	—	—
Haematemesis	—	1	—	—	1	2	1	1	—	—
Dilatatio ventriculi . . .	—	1	1	—	—	2	1	1	—	—
Carcinoma ventriculi . . .	—	—	—	1	2	3	—	1	2	—
Catarrhus ventriculi . . .	3	8	2	3	1	17	14	1	—	2
Gastritis	—	3	2	—	—	5	3	—	1	1
Gastricismus	—	1	—	1	—	2	2	—	—	—
Catarrhus intestinorum . .	7	6	6	3	1	23	19	1	2	1
Enteritis	1	1	1	1	2	6	2	1	3	—
Febris gastrica	2	1	—	—	—	3	3	—	—	—
Cholera nostras	1	—	3	2	—	6	5	—	1	—
Obstructio	—	1	1	—	—	2	2	—	—	—
Tumores et Carcin. intestin. .	—	—	—	2	—	2	—	2	—	—
Peritonitis	—	1	—	—	—	1	—	—	1	—
Icterus	—	—	1	—	—	1	—	1	—	—
Hepatitis et Hypertroph. hepat.	—	1	—	—	—	1	—	—	—	1
Carcinoma hepatis . . .	—	—	—	2	1	3	—	—	3	—
Cirrhosis hepatis . . .	—	1	1	1	—	3	—	1	2	—
VII. Krankheiten der Urogenital-organe.										
Nephritis	2	4	4	1	1	12	6	2	1	3
Morbus Brightii . . .	—	—	2	—	—	2	1	1	—	—
Cystitis, Paral. et Carcin. ves.	—	1	2	1	5	9	4	4	1	—
Spasm. ves. et Strictur ur. .	—	—	—	1	—	1	1	—	—	—
Balanitis, Blennorrhoea virilis	1	79	8	1	—	89	66	16	—	7
Epididymitis	—	45	7	—	—	52	36	16	—	—
Blennorrhoea vaginae etc. .	2	225	16	—	—	243	211	11	—	21
Metritis, Peri-et Parametritis	—	12	2	1	—	15	12	2	1	—
Carcinoma uteri . . .	—	—	2	4	—	6	—	4	2	—
Retroflexio et Prolaps. uteri .	—	1	—	—	—	1	1	—	—	—
Ovariitis	—	2	—	—	—	2	2	—	—	—
Ulcera et mala non specif.genit	1	38	6	—	—	45	40	4	—	1
Ulcera chancrosa . . .	—	85	7	—	—	92	76	8	—	8
Bubones	—	19	4	—	—	23	18	4	—	1
VIII. Krankheiten der Bewegungsorgane.										
Rheumatismus musculorum .	—	36	18	21	3	78	64	7	—	7
Osteitis	—	1	—	1	1	3	1	2	—	—
Inflamatio articulat. . . .	—	6	3	1	2	12	7	2	—	3

Namen der Krankheiten.	Im Alter von Jahren						Entlassen			Verblieben in Behandlung
	0—15	15—30	30—45	45—60	über 60	Summa	Geheilt.	Gebessert o. ungeheilt	Gestorben	
IX. Hautkrankheiten.										
Krätze	51	467	64	30	5	617	617	—	—	—
Acute Dermatonosen . .	9	23	7	2	—	41	37	4	—	—
Chronische Dermatonosen .	3	22	4	1	—	30	17	3	—	10
X. Krankheiten der Augen.										
Ophthalmia	3	1	1	1	—	6	6	—	—	—
XI. Traumata . . .	1	—	—	—	—	1	—	—	1	—
XII. Keine Krankheiten .	16	31	4	2	3	56	54	1	1	—
XIII. Sonstiges.										
a) Tumor lienis	1	—	—	—	—	1	—	1	—	—
b) Sarcoma renum	1	—	—	—	—	1	—	1	—	—
c) Schrumpfniere	—	—	—	1	1	2	—	1	1	—

B. Chirurgische Abtheilung unter Dr. Louis Rehn.

Uebersicht der im Jahre 1892/93 behandelten Kranken der chirurgischen Abtheilung.

Bestand am 1. April 1892.		Auf- genommen 1892/93.		Summa.		Abgang						Verblieben am 1. April 1893.	
						Geheilt.		Gebessert od. ungeheilt.		Gestorben.			
M.	W.	M.	W.	M.	W.	M.	W.	M.	W.	M.	W.	M.	W.
24	11	329	129	353	143	234	78	48	13	30	32	41	20
38		458		496		312		61		62		61	
496						496							

Uebersicht der Krankheitsfälle.

Namen der Krankheiten.	Im Alter von Jahren						Entlassen			Verblieben in Behandlung
	0—15	16—30	31—45	46—60	über 60	Summa	Geheilt	Gebessert oder ungeheilt.	Gestorben	
I. Kopf und Ohr.										
Otitis media	1	5	—	—	—	6	2	2	1	1
Furunkel und Abscesse am Gehörgang, Kopf u. Oberlippe	2	2	—	—	—	4	4	—	—	—
Erysipel an Kopf und Ohr .	—	—	1	1	—	2	2	—	—	—
Atherom hinter dem Ohr . .	—	1	—	—	—	1	1	—	—	—
Dakryocistitis, Thränenbein-tuberculose, Conjunctivitis scrophulosa.	1	—	1	—	—	2	1	—	1	—
Contusionen und Weichtheils-wunden am Kopf, Jochbein-gegend, Stirn, Schläfe, Augenlid.	1	4	9	4	1	19	16	3	—	—
Parotisfistel nach Verletzung.	—	1	—	—	—	1	1	—	—	—
Schussverletzung der Schläfe.	—	1	—	—	—	1	1	—	—	—
Fracturen und Infractionen der Schädelbasis, des Stirnbeins, des Scheitelbeins mit u. ohne intracranielle Haematome, theilweise complicirt . . .	—	4	1	2	—	7	2	—	4	1
Fxophthalmus duplex (tumor?)	—	1	—	—	—	1	—	1	—	—
II. Nasen-, Mund- und Rachenhöhle, Gesicht.										
Epulis, Parulis, Stomatitis .	—	3	—	1	—	4	4	—	—	—
Tonsillitis abscedens et hyper-trophica.	2	3	—	—	—	—	—	5	5	—
Submaxillärer Abscess. . . .	—	1	—	—	—	1	1	—	—	—
Epistaxis	—	—	2	—	—	2	2	—	—	—
Contusion d. Gesichts u. der Nase	—	2	—	1	—	3	3	—	—	—
Uranoschisma congenitum, Lu-pus nasi	—	1	2	—	—	3	1	2	—	—
III. Hals und Nacken.										
Diphtherische Larynxstenose und Masernoroup	36	—	—	—	—	36	9	1	24	2
Tuberculose der Halslymph-drüsen u. d. Cartilaga thy-reoidea	3	6	1	1	—	11	9	1	—	1

Namen der Krankheiten.	Im Alter von Jahren						Entlassen			Verblieben in Behandlung.
	0—15	16—30	31—45	46—60	über 60	Summa.	Geheilt.	Gebessert o. ungeheilt.	Gestorben.	
Kinnabscess u. Periostitis d. Unterkiefers	3	—	—	—	—	3	3	—	—	—
Luetischer Halslymphdrüsenabscess	—	1	—	—	—	1	1	—	—	—
Schnittwunden am Hals	—	—	—	1	—	1	1	—	—	—
Struma mit Trachealstenose	—	1	—	1	—	2	2	—	—	—
Struma bei Morbus Basedowi	—	—	1	—	—	1	—	—	1	—
Sarkom am Hals	3	—	—	—	—	3	—	2	1	—
Erschwertes Décanulement	2	1	—	—	—	3	2	—	—	1
IV. Wirbelsäule.										
Tiefer Halswirbelabscess	—	—	1	—	—	1	1	—	—	—
Tuberculose der Hals-, Lenden- und Brustwirbel	1	1	—	1	—	3	—	2	—	1
Bruch der Wirbelsäule	—	1	—	—	—	1	1	—	—	—
Compressionsmyelitis nach Splitterfractur des IX. Brustwirbels	—	1	—	—		1	—	1	—	—
V. Thorax.										
Mastitis simplex et tuberculosa	—	2	—	—	—	2	1	1	—	—
Epyem- und tiefe Pectoralphlegmone	1	—	—	1	—	2	2	—	—	—
Tuberculöse Achseldrüsen	—	4	—	—	—	4	4	—	—	—
Tuberculosis sterni, Rückencarbunkel	—	2	2	—	—	4	3	—	—	1
Vereiterung d. Sternoclaviculargelenk	—	1	—	—	—	1	1	—	—	—
Gangraina pulmonis	—	—	1	—	—	1	—	—	1	—
Contusio et fractura costarum	—	1	—	1	—	2	2	—	—	—
Contusio thoracis mit Herzruptur	—	—	1	—	—	1	—	—	1	—
Carcinoma et Cystosarkoma mammae	—	1	1	2	1	5	2	—	3	—
Carcinoma cutis axillae	—	—	—	—	1	1	—	—	—	1
Sarkoma mediastini	—	—	—	1	—	1	—	—	1	—
Fistel und Narbencontractur in der Achselhöhle	—	—	—	1	1	2	1	1	—	—
VI. Abdomen u. Rectum.										
Typhlitis, auch mit Perforation	1	2	—	—	—	3	1	—	2	—
Adhaesiones ventriculi	—	—	—	1	—	1	—	1	—	—

Namen der Krankheiten.	Im Alter von Jahren						Entlassen			Verblieben in Behandlung
	0—15	16—30	31—45	46—60	über 60	Summa	Geheilt	Gebessert o. ungeheilt.	Gestorben	
Cholelithiasis	—	—	1	—	—	1	—	—	1	—
Darmstenose durch Hydronephrose und Darmtumor	—	—	—	2	—	2	1	—	—	1
Retrorectaler und retroperitonealer tuberculöser Abscess	1	1	—	—	—	2	—	1	1	—
Intraperitonealer u. periproktitischer Abscess	—	1	—	1	—	2	—	1	1	—
Darm- und Netztuberculose	1	—	1	—	—	2	—	2	—	—
Strictura recti tuberculosa	—	1	—	1	—	2	—	1	—	1
Haemorrhoidalknoten	—	—	2	—	—	2	2	—	—	—
Leber- und Nierenruptur	—	1	—	—	—	1	—	—	1	—
Sarkom der Milz	1	—	—	—	—	1	—	1	—	—
Carcinoma pylori, recti ilei et omenti	—	—	2	2	—	4	—	—	3	1
Netzhernie vortäuschendes Angiom	—	1	—	—	—	1	1	—	—	—
Fistelnim Hypogastrium, meist nach Kothabscessen	—	1	—	2	1	4	2	2	—	—
Intraperitoneale Cyste	—	—	—	1	—	1	1	—	—	—
Invaginatio ileocolica chronica	1	—	—	—	—	1	—	—	—	1
Inguinal- und Cruralhernien, theils incarcerirt, theils mit Peritonitis	1	—	2	1	2	6	2	1	3	—
VII. Harnorgane.										
Ren mobilis	—	1	—	—	—	1	1	—	—	—
Nephrolithiasis, Nierenabscess	—	3	—	2	—	5	2	2	1	—
Blasenblutung, Fremdkörper	—	—	1	—	1	2	2	—	—	—
Abscessus urethrae	—	—	—	1	—	1·	—	—	1	—
Urinfistel	—	—	—	1	—	1	1	—	—	—
Cystitis bei Urethralstrictur	—	—	—	—	2	2	—	—	—	2
VIII. Geschlechtsorgane.										
Syphilis u. Tuberculosis testis	1	—	—	1	—	2	2	—	—	—
Spermoto-Hydrocele testis	—	1	—	—	1	2	2	—	—	—
Hydrocele funiculi spermatici	1	—	—	—	—	1	1	—	—	—
Phimosis praeputii Hypospadis	—	2	1	—	—	3	3	—	—	—
Endometritis puerperalis et catarrhalis	—	4	1	—	—	5	1	—	1	3
Parametritis, Oophoritis	—	2	—	—	—	2	1	—	—	1
Cystoma ovarii (13 Kilo)	—	—	—	1	—	1	1	—	—	—

Namen der Krankheiten.	Im Alter von Jahren						Entlassen			Verblieben in Behandlung.
	0—15	16—30	31—45	46—60	über 60	Summa.	Geheilt.	Gebessert o. ungeheilt.	Gestorben.	
Carcinoma uteri	—	—	1	—	1	2	—	2	—	—
Abortus Placenta adhaereus	—	2	—	—	—	2	2	—	—	—
IX. Becken und Lumbalgegend.										
Contusio ossis sacri et pelvis	—	4	—	—	—	4	4	—	—	—
Haematom der Glutaealgegend	—	—	—	—	1	1	1	—	—	—
Phlegmone et tuberculosis ossis sacri	—	1	1	—	—	2	—	—	1	1
X. Obere Extremitäten.										
Fracturen d. Radius, d. Radius u. d. Ulna, d. Olecranon, d. humerus, d. Clavicula, des os metacarpi III	—	4	4	1	5	14	9	1	1	3
Luxationen des Radius, des Humerus	—	1	2	—	—	3	2	—	—	1
Contusion an Hand- u. Schultergelenk	—	2	1	—	—	3	2	1	—	—
Zerquetschung des Arms, der Hand, d. Ellbogen, einzelner Finger	1	3	1	—	—	5	4	1	—	—
Callus hypertrophicus radii	—	1	—	—	—	1	1	—	—	—
Weichtheilswunden an Hand und Arm	1	4	—	1	—	6	4	1	—	1
Verletzung der Arteria radialis	—	—	—	1	—	1	1	—	—	—
Erfrierung von Fingern	—	1	—	1	1	3	1	1	—	1
Furunkel, Phlegmonen, Lymphangoitis d. Hand, d. Arms, der Achselhöhle, der Finger	1	12	9	2	2	26	23	1	—	2
Amputationsneurome am Arm	—	—	2	—	—	2	—	2	—	—
Tuberculöser Abscess am Humerus	—	1	—	—	—	1	—	1	—	—
Fistel am Humerus	—	—	1	—	—	1	—	1	—	—
Tuberculose einzelner Handwurzelknochen, des Metacarpus, d. Ellbogengelenks, d. Schultergelenks, d. Olecranon	1	4	1	4	2	12	8	3	—	1
Cavernöses Angiom d. Hand	1	—	—	—	—	1	1	—	—	—
Beugesehnenverwachsung d. Hand	—	1	—	—	—	1	1	—	—	—

Namen der Krankheiten.	Im Alter von Jahren						Entlassen			Verbliebon in Behandlung.
	0—15	16—30	31—45	46—60	über 60	Summa.	Geheilt.	Gebessert o. ungeheilt.	Gestorben.	
XI. Untere Extremitäten.										
Ulcera cruris et pedis	—	21	8	12	3	44	34	4	1	5
Wunde Amputationsstümpfe .	—	—	1	—	—	1	—	—	—	1
Erfrierung u. Verbrennung d. Füsse u. des Unterschenkels (II. u. III. Grads)	2	6	1	1	—	10	8	—	—	2
Contusionen und Wunden am Fuss, Unterschenkel, Hüfte, Glutaeus	—	5	1	1	—	7	7	—	—	—
Distorsio und Zermalmung des Fusses	—	—	2	2	—	4	4	—	—	—
Alte Schusswunde am Femur	—	—	—	—	1	1	1	—	—	—
Haemarthros genu	—	1	—	—	—	1	1	—	—	—
Fracturen d. Malleolen, d. Tibia, Tibia u. Fibula, d. Femur und des Oberschenkelhalses	2	7	3	2	2	16	12	—	—	4
Peroneuslähmung nach Tibiafractur	—	—	1	—	—	1	—	1	—	—
Unguis incarnatus	—	2	—	—	—	2	2	—	—	—
Gelenkganglion u. Schwellung am Fuss	—	4	—	—	—	4	2	—	—	2
Vereiterung des Knies, Fussgelenks	—	1	1	—	—	2	1	—	—	1
Entzündlicher Plattfuss . . .	—	2	—	—	—	2	2	—	—	—
Knochenfistel am Fuss . . .	—	—	—	2	—	2	2	—	—	—
Abscessus Periostitis Erysipelas cruris	—	1	2	—	1	4	3	—	1	—
Diabetische Fussphlegmone .	—	1	—	—	1	2	1	—	1	—
Phlegmone und Abscess an Ober- und Unterschenkel .	1	3	2	1	—	7	5	—	1	1
Achillodynie und Ischias . .	—	1	1	—	—	2	1	—	—	1
Oedem des Beines	—	1	—	—	2	3	3	—	—	—
Phlegmone, Hydrops Bursitis genu	—	2	5	2	1	10	7	1	—	2
Ankylose und tabische Kniegelenkserkrankung	—	—	—	1	1	2	—	1	—	1
Luxation des Kniegelenksmeniscus	—	—	1	1	—	2	1	—	—	1
Coxitis, Gelenkmäuse im Hüftgelenk	—	2	—	—	—	2	1	—	—	1

Namen der Krankheiten.	Im Alter von Jahren						Entlassen			Verblieben in Behandlung.
	0—15	16—30	31—45	46—60	Ueber 60.	Summa.	Geheilt.	Gebessert o. ungeheilt.	Gestorben.	
Tuberculose d. Fusses, d. Knie- und Fussgelenks, des Knie- gelenks, des Hüftgelenks .	6	10	1	1	1	19	9	2	1	7
Bubones	—	11	1	1	—	13	11	2	—	—
Pesequinus paralyticus . . .	—	1	—	—	—	1	1	—	—	—
Pes varo-equinus	—	1	—	—	—	1	1	—	—	—
Sarcoma femoris	—	—	—	1	—	1	—	—	—	1
XII. Verschiedenes.										
Marasmus senilis	—	—	—	—	1	1	—	1	—	—
Multiple Knochentuberculose .	1	—	1	—	—	2	—	—	1	1
Conamen suicidii d. Ertränken	—	—	1	—	—	1	1	—	—	—
Postscabiöse Furunkel	—	7	1	—	—	8	7	1	—	—
Kinder in Begleitung d. Mütter	2	—	—	—	—	2	1	—	1	—
Zur Beobachtung auf Epilepsie, Simulation, traumatische Neurose	—	—	6	—	—	6	—	5	—	1
	83	201	100	75	37	496	312	61	62	61

Uebersicht der Todesfälle.

Krankheit.	Summa.	Todesursache und Bemerkungen.
I. Verletzungen.		
1) Schädelbruch durch Fall	3	1 an Meningitis purul. 1 an Commotio cerebri.
2) Contusio thoracis, Herz- ruptur	1	innere Verblutung.
3) Oberarm-, Ellbogen-, Beckenbruch . . .	1	Fettembolie in der Lunge.
4) Haematome supradurale	1	† ohne zur Besinnung zu kommen.
5) Leber- u. Nierenruptur	1	Verblutung nach 10 Minuten. Abriss d. rechten Leberlappens. Riss durch die rechte Niere.
II. Entzündungen. A. Acute.		
1) Diphtheria laryngis. Larynxstenose . . .	20	theils sehr schwere septische Formen. — 1 Kind bereits erstickt hereingebracht. — 3 Kinder verstarben an Paralysis cordis. 4 gingen an Uraemie zu Grunde, die übrigen daran, dass der diphtherische Process auf die Lungen überging

Krankheit.	Summa.	Todesursache und Bemerkungen.
2) Maserncroup. Larynx-stenose	4	3 Kinder verstarben an Lobulärpneumonien.
3) Lymphangoitis purulenta des Beins . .	1	Septicaemie.
4) Intraperitonealer Kothabscess	1	Peritonitis. Bereits mit ausgesprochener Peritonitis eingeliefert.
5) Abscessus urethrae mit Pyelonephritis. . .	1	Septicopyaemie.
6) Pyelonephritis . . .	1	† an Tub. pulm. und Pyaemie.
7) Phlegmone der Kreuzbeingegend . . .	1	† Inanition. Amyloide Degeneration der Leber und Milz.
8) Erysipeles cruris . .	1	† an Herzparalyse bei starkem Alkoholismus.
9) Endometritis puerperalis	1	Acute Sepsis, septische Lungenmetastasen.
B. Chronische.		
1) Multiple Knochentuberculose	1	† an allgemeiner Tuberculose.
2) Coxitistuberculose . .	1	† an Miliartuberculose fast sämmtlicher Organe.
3) Tuberculöser retroperitonealer Abscess . .	1	Tubentuberculose und Tuberculose des Beckenbindegewebes mit Uebergreifen auf den Darm.
4) Otitis media, Hirnabscess	1	Durchbruch in d. r. Seitenventrikel. Plötzlicher Tod 12 Stunden nach dem Eintritt.
5) Diabetische Phlegmone am Fuss	1	† im Coma diabeticum.
6) Dakryocystitis tubercul.	1	† post puerperium an Lungentuberculose.
7) Peris paratyphlitis . .	2	Perforatio process. vermiformis. Perforatio peritonitis.
8) Gangraena pulmonum .	1	Moribund eingeliefert.
III. Tumoren.		
1) Carcinoma mammae .	3	Cachexie. In allen Fällen zahlreiche Metastasen in der Leber.
2) Carcinom des Darms und des Netzes . .	1	† an Cachexie.
3) Sarkom des vorderen Mediastinum . . .	1	Metastasen in Lunge und Leber.
4) Sarcoma pulm. . . .	1	
5) Carcinoma pylori subphrenischer Abscess .	1	† an Inanition.
6) Inoperabeles Sarkom der Halsgegend. . . .	1	Cachexie. Zahlreiche Metastasen.
7) Carcinoma pylori et hepatis	1	„

Krankheit.	Summa.	Todesursache und Bemerkungen.
IV. Verschiedenes.		
Hernia incarcerata inguinalis	2	† an Peritonitis. Beide fast moribund eingeliefert.
Hernia incarcerata cruralis	1	Bereits mit peritonitischen Erscheinungen eingeliefert.
Struma bei Basedowscher Krankheit	1	Strumektomia unilateralis. †anPneumon.duplex.
Cholelithiasis	1	† an Mitralinsufficienz.
Paedatrophie	1	Nicht ganz ausgetragenes Kind.
	62	

Operationsstatistik 1892/93.

Operation	Krankheit	Summa	Geheilt	Gebessert oder Recidiv	Gestorben	Blieben in Behandlung.
Naht resp. Anfrischung und Naht (Secundärnaht)	15 Quetsch-, Hieb-, Stichwunden an Nase und Wange, Hand, Rücken, Kopf, Stirn, Hals, Augenlid . . .	21	15			
	5 Incisionswunden an Brust, Zehe, Arm . .		4	1		
	1 Urinfistel		1			
Incisionen, einfache und multiple, Auskratzng tubercul. u. anderer Abscesse, Ausmeisselung cariöser Knochenherde, Drainage	30 Bei Furunkeln, Panaritien, Abscessen der Achselhöhle, Mastitis, Angina, Phlegmonen der Hände, des Kinns, Arms, Auges, Fusses, Halses; Musculus pectoralis, Abscess der Urethra, Periphlebitis, periproktitischem u. submaxillärem Abscess; Eiterung im Sternoclavicular-Gelenk		26	3	1 an Pyaemie.	
	3 Otitis media		1	1	1 an Gehirnabscess.	

Operation	Krankheit	Summa	Geheilt	Gebessert oder Recidiv	Gestorben	Blieben in Behandlung
	17 Tubercul. Abscesse u. Fisteln am Ellbogen, Femur, Daumen, Sternum Hüftgelenk, Knie, Kreuzbein, Rectum, Fussgelenk, Humeruskopf. . . .	60	9	4		4
	3 Bei Bubonen		3			
	2 Diphtherischer und diabetischer Phlegmone		1		1 Im coma diabeticum.	
	3 Bei Haematomen am Glutaeus, Kniegelenk, nach Spermatocele .		3			
	2 Bei Arthritis genu purulenta, Fistel im Hüftgelenk.		1			1
Incisionen behufs Entfernung von Fremdkörp. als Glassplitter und Ligaturen, Revolverprojectil	3 Bei Parotiscyste und Radicaloperation einer Hernia inguinalis nach Bassini, Schussverletzung der Wange	3	3			
Extraperitoneale u. parasacrale Incisionen	2 Bei Paratyphlitis und Parametritis puerperalis.	2		1	1 an Pyaemie.	
Loslösung bindegewebiger Stränge vom Nervus ischiadicus u. von der Vena femoralis	2 Bei alter Schusswunde am Oberschenkel, bei Oedem des Beins	2	1	1		
Curettement u. Irrigation	6 Endometritis	6	2	2		2
Placentarlösung	1 Placenta adhaerens .	1	1			
Tracheotomien	35 Bei Diphtherie und Masern	35	9		24	2
Loslösung der Trachea	3 Erschwertes Décannlement.	3	1	1		1

Operation	Krankheit	Summa	Geheilt	Gebessert oder Recidiv	Gestorben	Blieben in Behandlung
Gefässligaturen	3 Arterienverletzungen	3	3			
Punctionen resp. Punction mit Jodoformglycerin-Injection	3 Bei Hydrops genu u. Femurabscess. . . .	3	2	1		
Extractionen vom Nagel resp. cariöser Zähne	4 Bei unguis incarnatus und caries dentium .	4	4			
Urethrotomia interna	1 Strictura urethrae. .	1				1
Aufmeisselung d. Wirbelcanals	1 Compressions myelitis nach Splitterfractur des IX. Brustwirbels	1		1		
Entspannungsschnitte	1 Bei Uranoschisma congenit.	1		1		
Resection des Semilunarknorpels	2 Luxation des Kniesemilunarknorpels .	2	1			1
Stellungscorrecturen, theils blutig, theils unblutig, Contentifverbände	3 Bei entzündlichem Plattfuss, bei pes varoequinus duplex Contractur im Kniegelenk	3	2	1		
Excochleation u. Verschorfung mit dem Pacquelin	1 Carcinoma uteri inoperabili (Blutung) .	1		1		
Durchtrennung d. oberflächlichen und tiefen Beugersehne digiti IV. Naht	1 Verwachsung der hoch- und tiefliegenden Beugersehne des IV. Fingers	1	1			
Radicaloperation	1 Spermatocele funiculi spermatici . . .	1	1			
Hautplastik in der Achselhöhle	2 Bei Narbencontractur und Hautdefect. . .	2	2			

Operation.	Krankheit	Summa	Geheilt	Gebessert oder Recidiv	Gestorben	Blieben in Behandlung
Elevation und partielle Abmeisselung d. Schläfenbeins	1 Complicirte Impressionsfractur des Schläfenbeins. . . .	1	1			
Trepanationen zur Entfernung von intracraniellen Haematomen	2 Fractura cranii complicata . . . . . . 1 Schussverletzung der Schläfe	3	1 1		1 .	
Transplantation von Epithelläppchen meist vom Oberschenkel	20 10 Ulcera cruris . . 10 sonstige Hautdefecte an verschiedenen Stellen . . .	20	14	6		
Sectio alto	2 Bei Strictura urethrae und corpus alienum in der Blase	2	1		.	1
Herniotomien	2 Bei incarcerirter Crural- u. Inguninalhernie	2			2 † an Peritonitis.	
Nephrotomie und Nephroraphie	4 Pyelonephritis (3). . Wanderniere (1) . .	4	2		2 † an Sepsis.	
Exstirpation ächter Geschwülste, entzündlicher Processe und Retentionsgeschwülste	2 Carcinoma mammae 1 Cystosarkoma mammae . . . . 1 Sarkom am Hals . . 1 Meibhomitis . . . . 1 Epulis . . . . 5 Bubonen . . . . . . 11 tuberculöse Achsel- u. Halslymphdrüsen 1 Atherom hinter dem Ohre . . . . . . 1 Granulom am Dünndarm . . . . . . 2 Hämorrhoidalknoten 2 Hypertrophia tonsillarum . . . . 1 Condylomata accuminata . . . . . 2 Ulcus durum	43	33	4	. 3	3

Operation	Krankheit	Summa	Geheilt	Gebessert oder Recidiv	Gestorben	Blieben in Behandlung
	2 Ulcus tuberculosum frontis et femoris . .					
	2 Struma bei Morbus Basedowi					
	1 Ganglion des talona-viculargelenks . . .					
	1 Cavernöses Angiom im Bruchsack . . .					
	2 Gelenkkörper im Knie und Hüftgelenk					
	3 vereiterte Knie-gelenksschleimbeutel					
	1 Vereitertes Hoden-gumma					
Laparatomien	2 Kothfistel					
	3 Recidivirende Peri-typhlitis					
Exstirpation	1 Gallencyste					
	1 Ovarialcyste					
Gastroente-rostomie	1 Carcinoma pylori . .					
	1 Ascites bei Carcinose					
Incision	2 seröses peritoniti-sches Exsudat . . .					
	1 Tuberculose d. Netzes und Peritoneum . .					
Desinragina-tion	1 Invaginatio ileocolica chronica.	18	4	3	9	2
Gallenblasen-fistel	1 Gallensteine					
Darmsection	1 Dünndarmtumor-stenose					
Lösung von Adhaesionen des Magens	1 Adhaesiones ventri-culi					
	1 Carcimona ventriculi, adhaesionen c. hepate					
Darmnaht	1 Darmfistel					
Einrichtung und Contitif-verband bei Fracturen u. Luxationen	Brüche					
	2 des Radius					
	2 cruris					
	1 Olecranons	9	7			2
	2 der Malleolen . . .					
	2 Luxationen des hu-merus und Radius .					
Knochennaht mit Silber-draht	1 fractura cubiti . . .	2	1			1
	1 Tuberculoses pedis .					

Operation	Krankheit	Summa	Geheilt	Gebessert oder Recidiv	Gestorben	blieben in Behandlung
Einrichtung, Gypsverband	1 eingekeilter Femurbruch	1	1			
Extensionsverband	1 fractura humeri complicata	1	1			
Einlegen eines Elfenbeinzapfens	3 fractura cruris complicata	3				5
Resectionen:	bei Tuberculose					
	1 des Metatarsus . . .					
	3 genu					
	6 pedis					
	1 des Oberschenkelkopfes.					
	1 hallucis valgi . . .	17	6	3	1	7
	1 der Zehen bei Erfrierung					
	1 des Daumengelenks .					
	1 bei Kallus hypertrophicus radii . . .					
	1 bei Neuromen des plex. bracchialis . .					
	1 recti bei Strictur . .					
Amputationen:						
femoris.	1 Bei Kniegelenkstuberkulose.					
cruris.	4 Bei Caries und Erfrierung	7	2		.	5
humeri	1 tuberculosis cubiti .					
digitorum.	1 Abquetschung des III., IV. u. V. Fingers					
Exarticulationen:						
Coxae	1 sarcoma femoris . .					
humeri	1 Zermalmung des Humerus.					
pedis	1 Zermalmung des Fusses.					
nach Chopart	1 Frostgangrain des Fusses.	7	3			4
indicis	1 Zerquetschung des Index					
der Zehen	1 Frostgangrain der Zehen					
des Phalanx III d. Index	1 Frostgangrain des Index					

C. Cholera-Abtheilung unter Dr. Landmann.

Uebersicht der im Jahre 1892/93 behandelten Kranken der Cholera-Abtheilung.

Bestand am 1. April 1892		Auf- genommen 1892/93		Summa		Abgang						Verblieben am 1. April 1893	
						Geheilt		Gebessert o. ungeheilt		Gestorben			
M.	W.	M.	W.	M.	W.	M.	W.	M.	W.	M.	W.	M.	W.
—	—	28	35	28	35	25	30	2	4	1	1	—	—
—		63		63		55		6		2		—	
63								63					

Auf der Cholera-Abtheilung des städtischen Krankenhauses kamen zur Aufnahme: 1) alle mit der Diagnose Brechdurchfall eingewiesenen Kranken; 2) die zur Beobachtung eingewiesenen gesunden Personen, welche mit Cholerakranken in Verbindung gestanden hatten; 3) alle ohne Diagnose eingelieferten Kranken, welche nach ihrer Aussage an Brechdurchfall litten. Von den 63 eingetretenen Personen litten an keiner Krankheit 6, an Cholera asiatica 2, an Brechdurchfall 51, an anderen Krankheiten 6, und zwar je eine an Eklampsie, Pericarditis, Nephritis, Gastritis, Pleuritis exsudativa, Peritonitis acuta. Von den beiden Cholerafällen verlief der eine unter dem typischen Bild binnen 20 Stunden tödtlich, während das 9monatliche Kind, Rynders während des Lebens weder Erbrechen noch Diarrhoe zeigte, so dass die Diagnose auf Cholera nur auf Grund der bacteriologischen Untersuchung zu stellen war.

Unter den 51 Erkrankungen von Brechdurchfall befand sich eine Anzahl leichtester Fälle mit sicher nachgewiesener Krankheitsursache. Bei 35 Kranken wurde die bacteriologische Untersuchung der Darmentleerungen nothwendig um Cholera mit Sicherheit ausschliessen zu können.

2. Krankenabtheilung des Städtischen Armenhauses.

Bericht

von

Dr. BAERWALD.

Uebersicht der im Jahre 1892/93 behandelten Kranken.

Bestand am 1. April 1892.		Aufgenommen 1892/93.		Summa.		Abgang						Verblieben am 1. April 1893.	
						Geheilt		Gebessert od. ungeheilt.		Gestorben.			
M.	W.	M.	W.	M.	W.	M.	W.	M.	W.	M.	W.	M.	W.
85	30	143	92	178	122	60	22	85	56	16	18	17	26
65		235		300		82		141		34		43	
300						300							

Uebersicht der Krankheitsfälle.

Namen der Krankheiten.	Im Alter von Jahren						Entlassen			Verblieben in Behandlung
	0—15	15—30	30—45	45—60	Ueber 60	Summa	Geheilt	Gebessert oder ungeheilt.	Gestorben	
I. Allgemeinkrankheiten.										
Anämie	—	2	2	—	—	4	1	2	—	1
Marasmus senilis . . .	—	—	—	—	14	14	—	2	4	8
Alcoholismus chronicus . .	—	—	—	1	3	4	—	3	—	1
Syphilis congenit. . . .	4	—	—	—	—	4	—	—	4	—
„ secund. . . .	—	1	—	—	—	1	—	1	—	—
„ tert. . . .	—	—	—	1	—	1	—	1	—	—
Diabetes mellitus . . .	—	—	—	1	1	—	1	—	—	
II. Nervenkrankheiten.										
Apoplexia cerebri . . .	—	—	—	—	6	6	—	1	2	3
Hydrocephalus internus . .	—	—	—	1	—	1	—	—	1	—
Sklerosis multiplex . .	—	—	3	—	—	3	—	1	—	2
Tabes dorsalis	—	—	2	6	2	10	—	2	2	6
Paralysis progressiva . .	—	—	1	1	—	2	—	1	—	1
Hemiparese bei tertiär. Lues .	—	1	—	—	—	1	—	1	—	—
Paralysis agitans . . .	—	—	—	2	—	2	—	—	2	—
Neurasthenie	—	—	2	—	—	2	—	2	—	—

Namen der Krankheiten.	0—15	15—30	30—45	45—60	über 60	Summa	Geheilt	gebessert oder ungeheilt	Gestorben	Verblieben in Behandlung
Hysteria	—	—	1	1	—	2	—	2	—	—
Epilepsia	—	1	—	1	—	2	—	2	—	—
Hysteria et Morphinismus	—	1	—	—	—	1	—	1	—	—
Hysterisches Irresein	—	—	—	1	—	1	—	1	—	—
Postepilept. Irresein	—	—	—	2	—	2	—	2	—	—
Dementia senilis	—	—	—	—	4	4	—	1	1	2
„ apoplectica	—	—	—	—	4	4	—	—	—	4
Paranoia	—	—	—	1	—	1	—	—	—	1
Secund. Verrücktheit	—	—	—	—	1	1	—	1	—	—
Neuralgia trigemini	—	—	—	1	1	2	—	1	—	1
Ichias	—	1	2	—	—	3	—	2	—	1
Myxoedema	—	—	—	—	1	1	—	—	1	—
III. Infectionskrankheiten.										
Rheumatismus artic. acut.	—	—	3	—	—	3	3	—	—	—
Febris puerperalis	—	1	—	—	—	1	—	1	—	—
IV. Krankheit. d. Gefässsystems.										
Insufficientia valvulae mitralis	—	1	—	—	—	1	—	1	—	—
Insuff. et Stenosis valv. mitralis	—	—	—	—	2	2	—	—	—	2
Insuff. valvul. aorticae	—	—	—	—	1	1	—	1	—	—
Insuff. valvulae mitralis et aorticae	—	—	—	—	1	1	—	—	1	—
Arteriosklerosis univers.	—	—	—	1	1	2	—	—	2	—
V. Krankheiten der Athmungsorgane.										
Angina follicularis	—	2	—	—	—	2	2	—	—	—
Bronchitis acuta	—	1	2	—	—	3	3	—	—	—
„ chronica	—	1	—	4	1	6	1	4	—	1
Asthma bronchiale	—	—	—	3	2	5	1	4	—	—
Emphysema pulmonum	—	—	—	2	1	3	—	3	—	—
Reconvalescenz nach Pneumonie	—	2	1	—	—	3	3	—	—	—
Tuberculosis laryngis	—	1	1	1	—	3	—	1	2	—
„ pulmonum	—	5	11	7	1	24	—	20	3	2
VI. Krankheiten der Verdauungsorgane.										
Gastritis	—	1	—	1	4	6	5	1	—	—
Gastroenteritis	1	1	—	—	2	4	4	—	—	—
Ulcus ventriculi	—	1	—	—	1	2	—	1	—	1
Dilatatio ventriculi	—	—	—	—	1	1	—	—	—	1

Namen der Krankheiten.	Im Alter von Jahren					Entlassen			Verblieben in Behandlung
	0—15	15—30	30—45	45—60	Ueber 60	Summa	Geheilt	Gebessert oder ungeheilt	Gestorben	
Carcinoma ventriculi . . .	—	—	—	—	1	1	—	—	1	
Carcinoma hepatis (nach Carcinoma mammae) . . .	—	—	—	—	1	1	—	—	1	—
Reconvalescent nach Resection eines Darmtumors . . .	—	1	—	—	—	1	—	1	—	—
Hernia inguinalis duplex. .	—	1	1	—	—	2	—	2	—	
Strictura Recti gonorrhoica (?)	—	—	—	—	1	1	—	—	1*)	
VII. Krankheiten des Urogenitalsystems.										
Retentio urinae.	—	—	—	—	1	1	—	1	—	—
Hydrocele testis	—	—	—	—	1	1	1	—	—	—
Reconvalesc. nach Sectio alto	—	—	—	1	—	1	1	—	—	—
Endometritis cervicis . . .	—	—	2	—	—	2	1	1	—	—
Metrorrhagia	—	—	1	—	—	1	—	1	—	
Inversio uteri	—	—	—	—	1	1	—	1	—	
Prolapsus uteri.	—	—	1	—	—	1	—	1	—	
Carcinoma uteri	—	—	2	2	—	4	—	—	3	1
Nephritis chronica. . . .	—	1	—	1	—	2	—	2	—	
VIII. Krankheiten der Bewegungsorgane.										
Vulnus manus	—	3	1	1	1	6	5	1	—	—
Phlegmone manus	—	—	—	2	—	2	2	—	—	—
Combustio manus	—	1	—	—	—	1	1	—	—	—
Congelatio digitum . . .	—	3	1	2	—	6	5	1	—	—
Fractura Radii	—	—	—	—	1	1	—	1	—	—
Fractura Radii et Ulnae . .	—	1	—	—	—	1	—	1	—	—
Hieb- und Stichwunden am Vorderarm	—	2	—	—	—	2	—	2	—	—
Tuberc. Abscess am Ellenbogen	—	—	—	1	—	1	—	1	—	—
Contractur des Ellenbogengelenks (Tub. pulm.) . .	—	—	—	1	—	1	—	—	1	—
Reconvalesc. nach Amputatio humeri	—	—	—	—	1	1	—	—	1	—
Narbencontractur der Achselhöhle nach Verbrennung .	—	—	—	—	1	1	1	—	—	—
Entzündung des Sterno Clavicular-Gelenks	—	1	—	—	—	1	—	1	—	—
Vulnus pedis	—	4	1	1	—	6	6	—	—	—
Phlegmone pedis	—	1	—	—	—	1	—	1	—	—
Congelatio pedis	—	2	—	—	—	2	2	—	—	—

*) Gestorben an hochgradiger Lungenphthise.

Namen der Krankheiten.	Im Alter von Jahren						Entlassen			Verblieben in Behandlung
	0—15	15—30	30—45	45—60	über 60	Summa	Geheilt	Gebessert oder ungeheilt	Gestorben	
Distorsio pedis	—	—	—	1	—	1	1	—	--	--
Dolores ex pede plano . .	—	1	1	—	—	2	2	—	—	—
Mittelfusszehengelenks-Entzündung	—	1	—	—	—	1	1	—	—	—
Fussgelenksentzündung . .	—	1	—	--	—	1	1	—	—	—
Reconvalescent nach Operation des Pes equino-varus paralyticus	—	1	—	—	—	1	1	—	—	—
Ulcera cruris	—	14	1	3	1	19	14	4	—	1
Gonitis serosa	—	2	1	—	—	3	2	1	—	—
Gonitis hämorrhagia . . .	—	1	—	1	—	2	1	1	—	—
Tuberc. Abscess am Oberschenkel	—	—	1	—	—	1	1	—	—	—
Fractura colli femoris. . .	—	—	—	—	1	1	—	—	1	—
Phlebitis cruris.	—	—	1	—	—	1	1	—	—	—
Contusion der Hüfte . . .	—	—	—	1	—	1	1	—	—	—
Lumbago	—	—	1	—	—	1	1	—	—	—
Rheumatismus musculorum .	—	—	—	1	—	1	1	—	—	—
Rheumatismus articul. chron.	—	2	—	2	—	4	-	3	—	1
Arthritis chronica. . . .	—	—	2	—	—	2	—	2	—	—
Polyarthritis gonorrhoica .	—	2	7	—	—	9	1	8	—	—
Multiple Knochentuberculose.	—	1	—	—	—	1	—	1	—	—

IX. Diverse Erkrankungen.

Namen der Krankheiten.	Im Alter von Jahren						Entlassen			Verblieben in Behandlung
Colossales Sarcom der Haut des Rückens, ausgehend von Axillar-Drüsen	—	—	—	—	1	1	—	1	—	—
Melanosarcoma faciei . . .	1	—	—	—	—	1	—	1	—	—
Carcinoma faciei	—	—	—	1	—	1	—	--	1	—
Trichiasis, Keratitis . . .	—	1	—	—	—	1	1	—	—	—
Carbunculus.	—	—	1	—	—	1	1	—	—	—
Psoriasis univers.	—	—	1	—	—	1	1	—	—	—
Milliaria crystallina ad faciem et manum	—	—	—	1	—	1	1	—	—	—
Mehrfache Amputationen wegen Caries.	—	—	1	—	2	3	—	—	—	3
Reconvalescent n. Laparotomie wegen Adhaesionen d. Netzes	—	—	—	—	1	1	—	—	—	1
Reconvalescent nach Resection des vereiterten Sternoclavicular-Gelenkes	—	1	—	—	—	1	1	—	—	—

Ausser den in vorstehender Aufstellung angeführten Krauken wurden noch 34 Fusskranke behandelt, welche sämmtlich auf der Krankenabtheilung und zwar 3—20 Tage lang verpflegt wurden.

Die Abtheilung für Unreine war das ganze Berichtsjahr hindurch stark belegt. Sie umfasst 8 Betten für Männer und 9 für Frauen. Am Schlusse des Berichtsjahres mussten, weil die Station keinen weiteren Platz bot, mehrfach unreine Frauen provisorisch im städtischen Krankenhause untergebracht werden.

Auf Beschluss des Armen-Amts wurden, um Platz für den Mehrbedarf an Betten für Häuslinge zu schaffen, am 15. Februar 1893 20 Männer und 18 Frauen nach dem städtischen Krankenhause verlegt. Es wurden hierzu fast sämmtliche Phthisiker, die Fusskranken, sowie solche Kranken ausgesucht, welche eventuell mehrmals am Tage ärztlicher Hülfe bedurften.

Ausser diesen 38 Kranken wurden im Laufe des Jahres noch 20 Kranke zur Heilung dem städtischen Krankenhause zugewiesen. Nach der Irrenanstalt mussten aus dem Armenhause 14 Patienten, maniakalische und melancholische, verbracht werden.

Anderen Hospitälern wurden 4 Kranke zugeführt. Alle diese Kranken sind unter den 141 ungeheilt resp. nur gebessert entlassenen mit einbegriffen, woraus sich diese hohe Ziffer zum Theil erklärt.

3. Städtische Entbindungsanstalt und Frauenklinik.

Bericht

von

Dr. VÖMEL.

Im Jahre 1892 wurden aufgenommen 328
Vom Jahre 1891 übertragen 9
                                                          ___
                                                          337
Hiervon wurden entlassen
   a) Gesund 299
   b) Gebessert 13
   c) Ungeheilt 6
   d) Hiesigen Hospitälern überwiesen 5
     und zwar dem städt. Krankenhaus 1 wegen Gonorrhoe,
     1 wegen Parametritis (dieselbe hatte heimlich geboren,
     ihr Kind getödtet und war dann der Anstalt über-
     wiesen worden), 1 Gravida wegen ulcus ventriculi, 1 wegen
     Phthisis pulmonum, der Irrenanstalt 1 Gravida wegen
     Geistesstörung.
   e) Gestorben 5
     1 Wöchnerin, die am 7. Tage nach normaler leichter
     Geburt an Peritonitis diffusa purulenta erkrankte, für
     deren Entstehung die Sektion geborstene rechtsseitige
     Pyosalpinx ergab, starb am 13. Tage post partum,
     3 starben an Eclampsie.
     1 Frau mit hochgradiger Osteomalacie und sehr ent-
     kräftet starb, nachdem das Kind noch vor Ablauf der
     normalen Schwangerschaftszeit (eben wegen der hoch-
     gradigen Schwäche der Mutter) durch Sectio caesarea
     nach Porro entwickelt und glatte reaktionslose Heilung
     erfolgt war, an Marasmus, das Kind wurde gesund
     entlassen.
   f. Auf 1893 übertragen 9
                                                          ___
                                                          337

In der Anstalt selbst wurden entbunden (incl. 13 Abortus) 258
Von 1891 übertragene Wöchnerinnen , ...   9
Nach ausserhalb erfolgter Niederkunft verpflegt   24
In der gynäkologischen Abtheilung behandelt (excl. Ambulatorium) 37
Auf 1893 übertragen   9
                                                         ———
                                                         337

Von besonderen Vorkommnissen sind zu erwähnen:

1. Abortus   13
2. Künstlicher Abort wegen hochgradig osteomalacischer
   Beckenenge   1
3. Frühgeburten 16
4. Künstliche Frühgeburten   3
   bei Pelvis plana; nur einmal wurde ein Kind am
   Leben erhalten, in den beiden anderen Fällen
   starben die Kinder in Folge Nabelschnurvorfalles bei
   Fuss- und Steisslage intra partum ab. Wochenbetten
   normal.
5. Zwillingsgeburten   5
   a) 1. Kind, Schädellage, spontan; 2. Kind wegen
      Nabelschnurvorfall, Wendung auf den Fuss und
      Extraction.
   b) 1. Kind, Schädellage; 2. Kind, Steisslage.
   c) 1. Kind, Schädellage, Forceps; 2. Kind, Querlage,
      Wendung und Extraction.
   d) u. e) Beide Kinder Schädellage, spontan.
      Sämmtliche Kinder, mit Ausnahme eines faultodten,
      lebend, Wochenbetten normal.
6. Fusslage . . . .
   3 Kinder faultodt, lues; eines lebend.
7. Steisslage . . . .
   2 Kinder faultodt, 1 Kind starb während der sehr
   schwierigen Extraktion (Pelvis plana); die übrigen
   lebend.
8. Querlage   3
   Zweimal combinirte Wendung auf den Kopf und
   Spontangeburt in dieser Lage, einmal auf den Fuss;
   Kinder lebend, Wochenbetten normal.
9. Stirnlage, spontane Geburt, Kind lebend . . . . .
10. Vorderscheitellage   3
    einmal spontan, zweimal Forceps.

11. Placenta praevia 3
    2 Kinder (Frühgeburten) todt, I lebend. Wochen-
    betten fieberfrei.
12. Eclampsie 5
    a) Accouchement forcé; Forceps. Mutter und Kind gesund.
    b) Zwillinge: I. Forceps; II. Wendung auf den
       Fuss; Kinder frühgeboren, todt; Mutter am
       3. Tage gestorben, ohne zum Bewusstsein ge-
       kommen zu sein.
    c) Forceps; Mutter und Kind gesund.
    d) Mutter mit Lungenödem zur Anstalt gebracht, mit
       Zange entbunden, starb bald darauf, Kind todt.
    e) Pelvis plana (C. v. = 8,5 C.), nach dem ersten An-
       fall Kraniotomie. Die Anfälle sistirten nicht, Tod
       am 3. Tag.
13. Forceps 10
14. Kephalotripsie 3
    Mit Ausnahme des Falles mit Eclampsie. Wochen-
    betten normal.
15. Sectio caesarea . . . . ₁
    nach Porro wegen absoluter osteomalacischer Becken-
    enge (s. oben).
16. Evidement 10
17. Kolporrhaphie 2
18. Perineoplastik 4
19. Metritis chronica 1
20. Endometritis 4
21. Dysmenorrhoe 3
22. Ovarialneuralgie 1
23. Tumor abdominalis 2
24. Leukorrhoe (Anaemie) 2
25. Carcinoma uteri 2
26. Hysterie 3
27. Mastitis 3
    Der höchste Stand der gleichzeitig Verpflegten betrug Februar
20, der niederste im Juli 5.
    In der ersten Classe wurden verpflegt 1
    »   »   zweiten »   · »   »   12
    »   »   dritten »   »   »   324
                                            _____
                                              337

Die durchschnittliche Aufenthaltsdauer betrug 12·4 Tage.

Kinder wurden in der Anstalt geboren	249
Ausser der Anstalt	20
Uebertragen von 1891	3
	272

Davon wurden gesund entlassen		233
In der Anstalt starben }(grösstentheils Frühgeburten){ . . .	8
Todtgeboren		23
Uebertragen auf 1893		8
		272

Davon waren Knaben	137
» » Mädchen	135
	272

4. Anstalt für Irre und Epileptische.

Bericht

über die Zeit vom 1. April 1892 bis 31. März 1893

von

Director Dr. SIOLI.

Jahrestabelle der Krankenbewegung nach Klassen.

	I. Klasse		II. Klasse		III. Klasse		Zusammen		Summa
	M.	W.	M.	W.	M.	W.	M.	W.	
Bestand am 1. April 1892	11	13	25	23	64	86	100	122	222
Aufgenommen bis 31. März 1893	18	15	25	19	125	93	168	127	295
Es wurden also zusammen verpflegt	29	28	50	42	189	179	268	249	517
Der Abgang betrug	13	13	15	17	106	90	134	120	254
so dass am 31. März 1893 als Bestand verblieben	16	15	35	25	83	89	134	129	263

Der Krankenbestand hat sich mithin am Schluss des Berichtsjahres um 41 Kranke vermehrt, von denen 7 auf die erste, 12 auf die zweite und 22 auf die dritte Klasse kommen. Unter letzteren befanden sich am 1. April 1892 17, am 1. April 1893 14 auf eigene Kosten verpflegte Kranke. Diese Vermehrung des Krankenbestandes konnte erst im letzten Vierteljahr des Berichtsjahres eintreten, da wir noch bis Ende des Jahres 1892 fortwährend mit den Schwierigkeiten, die der Umbau verursachte, zu kämpfen hatten und noch im Spätherbst 1892 wegen Ueberfüllung der Abtheilungen 29 weibliche und 12 männliche Kranke in Privatanstalten am Rhein evacuiren mussten. Die Uebergabe der neuen Abtheilungen fand im December 1892 statt; seitdem stieg der Bestand schnell, so dass er Ende März die obige höchste Höhe erreichte.

Die Zahl der auf Kosten der Stadt verpflegten Kranken (sog. Aerarkranke) betrug am 1. April 1892 in der hiesigen Anstalt 133, ausserhalb derselben 142, am 1. April 1893 in der hiesigen Anstalt 158, in auswärtigen Anstalten 150.

Die gesammte Krankenbewegung nach Krankheitsformen gestaltete sich folgendermassen:

Gesammte Krankenbewegung nach Krankheitsformen.

Tabelle I.

Diagnose.	Bestand am 1.April 1892		Zu-gang		Abgang								Bestand am 31. März 1893	
					Geheilt		Ge-bessert		Un-geheilt		Ge-storben			
	M.	Fr.	M.	Fr.	M.	Fr.	M.	Fr.	M.	Fr.	M.	Fr.	M.	Fr.
1. Vorübergehender pathologischer Affectzustand . .	—	—	—	2	—	1	—	1	—	—	—	—	—	—
2. Cerebrasthenie	—	—	1	4	—	2	1	1	—	—	—	—	—	1
3. Irresein mit Zwangsvorstellungen	—	—	—	1	—	—	—	—	—	—	—	—	—	1
4. Melancholie	1	1	1	6	2	5	—	—	—	—	—	—	—	2
5. Hypochondrie	—	—	1	2	—	—	—	1	—	—	—	—	1	1
6. Manie	—	—	1	1	—	—	—	—	—	1	—	—	1	—
7. Acute Verwirrtheit . . .	—	1	1	6	1	3	—	—	—	1	—	—	—	3
8. Erschöpfungspsychose. . .	—	—	3	—	1	—	—	—	—	—	2	—	—	—
9. Acute hallucinatorische Verrücktheit	—	9	6	10	2	5	—	3	—	2	—	—	4	9
10. Acute stuporöse Verrücktheit (Katatonie) . . .	—	—	1	—	1	—	—	—	—	—	—	—	—	—
11. Hebephrenie	1	1	—	—	—	—	—	—	—	—	—	1	—	1
12. Hysterisches Irresein . . .	—	1	—	1	—	—	—	—	—	—	—	—	—	2
13. Chronische Verrücktheit .	26	36	20	22	—	—	7	7	13	10	—	—	26	41
14. Originäre Verrücktheit . .	2	—	4	—	—	—	1	—	—	1	—	—	4	—
15. Periodische Manie	2	1	1	4	—	—	—	3	1	—	—	—	2	2
16. Circuläres Irresein . . .	—	6	—	6	—	—	—	4	—	1	—	—	—	7
17. Chronische Demenz . .	19	26	7	4	—	—	1	1	2	7	2	1	21	21
18. Erbliche degenerative Seelenstörung	2	2	3	2	—	—	1	1	1	—	—	—	3	3
19. Erregungszustand bei erblich degenerativer Seelenstörung.	—	1	1	—	1	1	—	—	—	—	—	—	—	—
20. Imbecillität, Imbecillität leichteren Grades (Moral insanity)	2	4	18	5	—	—	4	2	8	3	—	1	8	3
21. Erregungszustand bei Imbecillen	1	1	—	—	1	1	—	—	—	—	—	—	—	—
22. Chronische Verrücktheit bei Moral insanity	—	2	—	—	—	—	—	—	—	—	—	—	—	2
23. Idiotie	—	2	7	1	—	—	—	—	2	2	1	—	4	1
24. Dementia paralytica . . .	28	15	48	17	—	—	8	2	8	11	23	8	37	11

Diagnose	Bestand am 1. April 1892		Zugang		Abgang Geheilt		Gebessert		Ungeheilt		Gestorben		Bestand am 31.März 1893	
	M.	Fr.	M.	Fr.	M.	Fr.	M.	Fr.	M.	Fr.	M.	Fr.	M.	Fr.
25. Tabes mit Demenz . . .	—	—	—	1	—	—	—	—	—	—	—	—	—	1
26. Aphasie	1	1	—	—	—	—	—	—	—	1	—	—	1	—
27. Disseminirte Sclerose. . .	—	1	—	—	—	—	—	—	—	—	—	1	—	—
28. Dementia aus Gehirnherderkrankungen	2	—	3	3	—	—	—	—	1	—	3	—	1	3
29. Dementia senilis	2	4	6	11	—	—	—	—	2	—	1	8	5	7
30. Chorea gravis	—	—	1	—	—	—	—	—	—	—	1	—	—	—
31. Delirium febrile	—	—	—	1	—	—	—	—	—	—	—	1	—	—
32. Delirium bei Schädelbruch und Hirnverletzung . .	—	—	—	1	—	—	—	—	—	—	—	1	—	—
33. Delirium bei tuberculöser Meningitis	—	—	—	1	—	—	—	—	—	—	—	1	—	—
34. Chronisches Delirium bei Herzfehler.	—	—	1	—	—	—	—	—	—	—	1	—	—	—
35. Traumatische Neuropsychose	1	—	1	—	—	—	1	—	1	—	—	—	—	—
36. Epilepsie mit Seelenstörung	6	6	9	10	1	—	4	5	1	4	—	1	9	6
37. Hysteroepilepsie	1	1	4	1	—	—	4	1	1	—	—	—	—	1
38. Einfacher Alkoholismus. .	—	—	1	—	1	—	—	—	—	—	—	—	—	—
39. Delirium tremens	—	—	7	—	5	—	—	—	—	—	1	—	1	—
40. Acute alkoholistische Verrücktheit	—	—	3	1	1	—	2	1	—	—	—	—	—	—
41. Chronischer Alkoholismus .	2	—	6	2	—	1	5	—	—	—	—	—	3	—
42. Chronische alkoholistische Verrücktheit.	1	—	1	—	—	—	1	—	—	—	—	—	1	—
43. Urämie.	—	—	—	1	—	—	—	—	—	—	—	1	—	—
44. Nicht geisteskrank . .	—	—												
	100	122	168	127	17	19	40	33	42	43	34	25	131	129

Der Zugang ist hiernach wieder etwas gestiegen und hat 295 Fälle erreicht; unter denselben behielt die Dementia paralytica den vorjährigen Procentsatz, 33% der Männer und 12% der Frauen, ungefähr bei; während die Fälle von Imbecillität mit Vergehungen gegen Ordnung und Gesetz (moral insanity) fast ums Doppelte gestiegen sind.

Die Zahl der möglicherweise heilbaren Fälle beträgt unter den Aufnahmen etwa 20 Männer und 31 Frauen, also erheblich weniger als vergangenes Jahr, dagegen ist die Zahl der geheilt resp. gebessert Entlassenen gegen das vergangene Jahr etwas gestiegen.

Die Zahl der rein alkoholistischen Erkrankungen betrug in diesem Jahr 7% des Gesammtzugangs, also etwa so viel wie im vergangenen Jahr mit 6%.

Zum Vergleich der Diagnosen mit dem Alter und der Erblichkeit s. Tabelle II.

Krankheitsform, Alter und Erblichkeit der Aufgenommenen.

Diagnose	Ge-schlecht	Alter									Summa M. / Fr.		Davon erblich belastet
		0—10	10—20	20—30	30—40	40—50	50—60	60—70	70—80	80—90	M.	Fr.	
1. Vorübergehender pathologischer Affectzustand	Männer	—	—	—	—	—	—	—	—	—	—		—
	Frauen	—	1	—	—	1	—	—	—	—		2	2
2. Cerebrasthenie	Männer	—	—	—	—	1	—	—	—	—	1		1
	Frauen	—	—	2	2	—	—	—	—	—		4	3
3. Irresein mit Zwangsvorstellungen	Männer	—	—	—	—	—	—	—	—	—	—		—
	Frauen	—	—	—	1	—	—	—	—	—		1	1
4. Melancholie	Männer	—	—	—	—	1	—	—	—	—	1		1
	Frauen	—	—	—	1	2	2	1	—	—		6	3
5. Hypochondrie	Männer	—	—	—	1	—	—	—	—	—	1		—
	Frauen	—	—	—	—	—	2	—	—	—		2	1
6. Manie	Männer	1	—	—	—	—	—	—	—	—	1		1
	Frauen	—	—	1	—	—	—	—	—	—		1	1
7. Acute Verwirrtheit . .	Männer	—	—	—	1	—	—	—	—	—	1		1
	Frauen	—	—	1	1	2	1	1	—	—		6	3
8. Erschöpfungspsychose .	Männer	—	—	—	—	1	1	1	—	—	3		—
	Frauen	—	—	—	—	—	—	—	—	—		—	—
9. Acute hallucinatorische Verrücktheit . . .	Männer	—	—	4	1	—	—	1	—	—	6		3
	Frauen	—	—	6	—	3	—	1	—	—		10	4
10. Acute stuporöse Verrücktheit (Katatonie) . .	Männer	—	1	—	—	—	—	—	—	—	1		—
	Frauen	—	—	—	—	—	—	—	—	—		—	—
11. Hysterisches Irresein .	Männer	—	—	—	—	—	—	—	—	—			—
	Frauen	—	—	—	—	1	—	—	—	—		1	—
12. Chronische Verrücktheit	Männer	—	—	4	6	6	8	—	1	—	20		14
	Frauen	—	—	7	4	6	2	1	2	—		22	13
13. Originäre Verrücktheit .	Männer	—	2	2	—	—	—	—	—	—	4		2
	Frauen	—	—	—	—	—	—	—	—	—		—	—
14. Periodische Manie . .	Männer	—	—	—	1	—	—	—	—	—	1		—
	Frauen	—	—	—	1	2	1	—	—	—		4	4
15. Circuläres Irresein	Männer	—	—	—	—	—	—	—	—	—			—
	Frauen	—	1	2	1	—	1	—	1	—		6	6

Diagnose	Ge-schlecht	Alter									Summa		Davon erblich belastet
		0—10	10—20	20—30	30—40	40—50	50—60	60—70	70—80	80—90	M.	Fr.	
16. Chronische Demenz . .	Männer	—	—	2	2	2	1	—	—	—	7	—	4
	Frauen	—	—	—	—	3	1	—	—	—	—	4	3
17. Erblich degenerative Seelenstörung . . .	Männer	—	—	1	2	1	—	—	—	—	4	—	4
	Frauen	—	—	2	—	—	—	—	—	—	—	2	2
18. Chronisches Delirium bei Herzfehler	Männer	—	—	—	—	1	—	—	—	—	1	—	—
	Frauen	—	—	—	—	—	—	—	—	—	—	—	—
19. Schädelbruch, Delirium cerebri	Männer	—	—	—	—	—	—	—	—	—	—	—	—
	Frauen	—	—	—	—	—	1	—	—	—	—	1	—
20. Einfache Imbecillität, Imbecillität leichteren Grades (moral insanity)	Männer	—	3	6	6	3	—	—	—	—	18	—	14
	Frauen	—	1	2	2	—	—	—	—	—	—	5	4
21. Idiotie	Männer	1	3	2	1	—	—	—	—	—	7	—	2
	Frauen	—	1	—	—	—	—	—	—	—	—	1	1
22. Dementia paralytica . .	Männer	—	—	4	18	17	9	—	—	—	48	—	21
	Frauen	—	—	1	8	7	1	—	—	—	—	17	7
23. Tabes dorsalis mit Dementia	Männer	—	—	—	—	—	—	—	—	—	—	—	—
	Frauen	—	—	—	—	—	—	1	—	—	—	1	1
24. Dementia aus Gehirnherderkrankungen . .	Männer	—	—	1	1	1	—	—	—	—	3	—	1
	Frauen	—	—	—	—	—	3	—	—	—	—	3	2
25. Dementia senilis . . .	Männer	—	—	—	—	—	1	2	2	1	6	—	2
	Frauen	—	—	—	—	—	—	3	5	3	—	11	7
26. Chorea gravis	Männer	—	1	—	—	—	—	—	—	—	1	—	—
	Frauen	—	—	—	—	—	—	—	—	—	—	—	—
27. Traumatische Neuropsychose	Männer	—	1	—	—	—	—	—	—	—	1	—	—
	Frauen	—	—	—	—	—	—	—	—	—	—	—	—
28. Epilepsie mit Seelenstörung	Männer	—	—	2	3	3	1	—	—	—	9	—	4
	Frauen	—	—	2	3	3	2	—	—	—	—	10	6
29. Hysteroepilepsie . . .	Männer	—	1	3	—	—	—	—	—	—	4	—	3
	Frauen	—	1	—	—	—	—	—	—	—	—	1	1
30. Einfacher Alkoholismus	Männer	—	—	—	—	1	—	—	—	—	1	—	1
	Frauen	—	—	—	—	—	—	—	—	—	—	—	—
31. Delirium tremens . . .	Männer	—	—	—	2	2	3	—	—	—	7	—	3
	Frauen	—	—	—	—	—	—	—	—	—	—	—	—
32. Acute alkoholistische Verrücktheit	Männer	—	—	—	2	1	—	—	—	—	3	—	2
	Frauen	—	—	—	1	—	—	—	—	—	—	1	—

---

130   Dr. Sioli,

Diagnose.	Ge-schlecht	0–10	10–20	20–30	30–40	40–50	50–60	60–70	70–80	80–90	Summa M.	Fr.	Davon erblich belastet
33. Chronischer Alkoholismus	Männer	—	—	—	—	3	3	—	—	—	6	—	3
	Frauen	—	—	—	1	—	1	—	—	—	—	2	1
34. Chronische alkoholische Verrücktheit	Männer	—	—	—	—	—	1	—	—	—	1	—	—
	Frauen	—	—	—	—	—	—	—	—	—	—	—	—
35. Urämie	Männer	—	—	—	—	—	—	—	—	—	—	—	—
	Frauen	—	—	—	1	—	—	—	—	—	—	1	1
36. Delirium bei tuberkulöser Meningitis	Männer	—	—	—	—	—	—	—	—	—	—	—	—
	Frauen	—	—	1	—	—	—	—	—	—	—	1	—
37. Delirium febrile bei Septico pyaemie	Männer	—	—	—	—	—	—	—	—	—	—	—	—
	Frauen	—	—	1	—	—	—	—	—	—	—	1	—
38. Nicht geisteskrank	Männer	—	—	1	—	—	—	—	—	—	1	—	—
	Frauen	—	—	—	—	—	—	—	—	—	—	—	—
Zusammen		1	17	61	74	71	41	12	11	4	168	127	164

Hiernach ist die Zahl der erblich Veranlagten überhaupt 164, von 295 Aufgenommenen, da aber hiervon bei 34 Kranken die Familienverhältnisse unbekannt blieben, so ist die Zahl der erblich Veranlagten auf 62.8 % zu berechnen.

Die Bewegung der in auswärtigen Anstalten untergebrachten Kranken gestaltete sich folgendermassen:

Am 1. April 1893 befanden sich in:

	M.	Fr.	Ge-storben	In die Anstalt zurück-gekehrt	Ent-lassen	Neu über-führt	Schlussbestand am 1. April 1893 M.	Fr.
Alexianer Anstalt München-Gladbach	22	—	7	2	—	12	25	—
Alexianer Anstalt Crefeld	21	—	1	—	—	—	20	—
» » Aachen	12	—	—	—	—	—	12	—
Alexianer Anstalt Katzen-ellenbogen	1	—	—	—	—	—	1	—
Valentinshaus zu Kiedrich	—	33	4	1	1	7	—	34
Ursulinerinnen zu Neuss	—	25	2	2	1	—	—	20
Dr. Colmans Bendorf	—	17	3	—	—	13	—	27
St. Bernardin	—	3	—	—	—	—	—	3
Merxhausen	—	1	—	—	—	—	—	1
Frau Kempf, Bornheim	—	5	—	—	—	—	—	5
Simon, Hausen	—	2	—	—	—	—	—	2
Summa	56	26	17	5	2	32	58	92

Todesursache	Dementia paralytica M.	Dementia paralytica Fr.	Dementia senilis M.	Dementia senilis Fr.	Dementia b.Hirnbl.-erkran-kungen M.	Dementia b.Hirnbl.-erkran-kungen Fr.	Melancholie M.	Melancholie Scleroso Fr.	Delirium Chron. bei Herz-insufficienz M.	Delirium bei Herz-insufficienz Fr.	Delirium bei tuber-culoser Meningitis M.	Delirium bei tuber-culoser Meningitis Fr.	Delirium b. Hirnver-letzung u. Schädel-bruch M.	Delirium b. Hirnver-letzung u. Schädel-bruch Fr.	Delirium febrile M.	Delirium febrile Fr.	Seelen-störung mit Epilepsie M.	Seelen-störung mit Epilepsie Fr.	Delirium potatorum M.	Delirium potatorum Fr.	Alkoholis-mus chronicus M.	Alkoholis-mus chronicus Fr.	Uraemie M.	Uraemie Fr.	Chorea M.	Chorea Fr.	Idiotie M.	Idiotie Fr.	Morphius-mus Moral Insanity M.	Morphius-mus Moral Insanity Fr.	Summa M.	Summa Fr.
Hirnlähmung	9	6	1																						1				1		11	8
Paralytischer Anfall	5	5			2	1																									5	1
Embolische Erweichung																																
Tumor cerebri																															2	
Bruch des Schädels, Zer-trümmerung d.Gehirns									1					1																	1	1
Multiple Sclerose								1										1													1	1
Meningitis tuberculosa												1																			1	
Status epilepticus																																
Phthisis pulmonum	1	1																													2	4
Pneumonia cruposa	1	4					1			1										1		1						1			4	4
Pneumonia lobularis																															3	1
Myodegeneratio	1																				1										3	1
Nephritis interstitialis	1																														1	1
Pyelonephritis			1																												1	
Darmcatarrh																1															1	
Carcinoma uteri																																
Blutung aus einem Ge-schwür am Zungen-grund	1														1																1	1
Septicopyämie				1																												1
Marasmus senilis																																1
Parotitis septica																															1	
Farnlis, Abscess in der hinteren Rachenwand		1																					1									1
Metastase im Gehirn																															1	
Summa.	23/2		1	6	3		1		1			1		1	1		1			1	1		1			1	1				54/25

Form der Psychose	Chronische Demenz M.	Chronische Demenz Fr.	Hebe-phrenie M.	Hebe-phrenie Fr.

Die Zahl der auf städtische Kosten verpflegten Kranken hat sich mithin im Berichtsjahr ebenso wie im Jahr vorher, um 33 vermehrt; sie ist von 275 auf 308 gestiegen.

Die Zahl der Gestorbenen beträgt 59 = 11·4% der Gesammtzahl der Verpflegten.

Zu der Tabelle der Todesursachen ist zu bemerken, dass der Fall von Schädelbruch wegen complicirender Delirien zur Anstalt gebracht wurde und dass die beiden Fälle von Lungenphthise im letzten Stadium der Krankheit in die Anstalt eingebracht wurden. s. Tabelle III.

II. Nichtstädtische Krankenhäuser.

I. Dr. Senckenberg'sches Bürgerhospital.

Bericht

von

Sanitätsrath Dr. JEAN SCHMIDT und Dr. FRIEDR. EBENAU.

Uebersicht der im Jahre 1892 behandelten Kranken.

Bestand am 1. Jan. 1892.		Auf- genommen 1892.		Summa.		Abgang						Verblieben am 31. Dec. 1892.	
						Geheilt.		Gebessert o. ungeheilt.		Gestorben.			
M.	W.	M.	W.	M.	W.	M.	W.	M.	W.	M.	W.	M.	W.
54	33	611	311	665	344	374	158	183	101	70	57	38	28
87		922		1009		532		284		127		66	
1009								1009					

A. Medicinische Abtheilung unter Sanitätsrath Dr. Jean Schmidt.

Uebersicht der im Jahre 1892 behandelten Kranken der medicinischen Abtheilung.

Bestand am 1. Januar 1892.		Auf- genommen 1892.		Summa.		Abgang						Verblieben am 31. Dec. 1892.	
						Geheilt.		Gebessert o. ungeheilt.		Gestorben.			
M.	W.	M.	W.	M.	W.	M.	W.	M.	W.	M.	W.	M.	W.
28	20	331	192	359	212	167	78	115	74	60	43	17	17
48		523		571		245		189		103		34	
571								571					

Namen der Krankheiten.	Im Alter von Jahren						Entlassen			Verblieben in Behandlung.
	0—15	16—30	31—45	46—60	über 60	Summa.	Geheilt.	Gebessert o. ungeheilt.	Gestorben.	
I. Infectionskrankheiten.										
Morbilli	—	1	—	—	—	1	1	—	—	—
Scarlatina	—	1	—	—	—	1	1	—	—	—
Erysipelas	—	6	2	4	—	12	11	—	—	1
Diphtherie	—	6	—	—	2	8	7	—	1	—
Typhus abdominalis	—	15	—	—	—	15	13	—	—	2
» exanthematicus . . .	—	1	—	—	—	1	1	—	—	—
Rheumatismus articulorum acutus .	3	26	6	8	3	46	35	7	—	4
Septico-Pyaemie	—	1	—	—	—	1	—	—	1	—
Influenza.	—	4	—	2	—	6	6	—	—	—
Pertussis.	2	—	—	—	—	2	1	1	—	—
II. Allgemeinkrankheiten.										
Anaemie	—	1	—	—	—	1	1	—	—	—
Chlorose	—	7	—	—	—	7	3	4	—	—
Defatigatio	—	5	3	3	3	14	10	3	—	1
Marasmus senilis	—	—	—	3	6	9	—	7	2	—
Diabetes mellitus	—	—	—	1	—	1	—	1	—	—
Alkoholismus	—	—	1	—	—	1	—	1	—	—
Phosphorvergiftung	—	1	—	—	—	1	—	—	—	1
Osteomalacie	—	—	—	1	—	1	—	1	—	—
Purpura haemorrhagica . . .	—	—	—	—	1	1	—	1	—	—
Epistaxis	—	1	—	—	—	1	1	—	—	—
Syphilis	—	2	—	1	—	3	2	—	—	1
III. Krankheiten des Nervensystems.										
Meningitis	—	—	—	1	—	1	—	—	1	—
» tuberculosa.	1	—	—	—	—	1	—	—	1	—
Apoplexia cerebri	—	—	2	3	4	9	2	5	2	—
Hemiplegia	—	—	—	1	—	1	—	1	—	—
Hydrocephalus chronicus . . .	—	1	—	—	—	1	—	—	1	—
Multiple Sklerose	—	—	—	—	1	1	—	—	1	—
Tabes dorsalis	—	—	3	1	2	6	—	3	3	—
Spastische Spinalparalyse . . .	—	—	1	1	1	3	—	2	1	—
Syringomyelie	—	1	—	—	—	1	—	—	—	1
Cephalalgie	—	1	1	2	—	4	2	2	—	—
Epilepsie.	—	2	1	—	1	4	—	4	—	—
Hysterie	—	1	1	—	—	2	1	1	—	—
Neurasthenie	—	—	—	5	—	5	5	—	—	—
Neurosis traumatica	—	—	1	—	—	1	1	—	—	—
Delirium tremens	—	—	1	1	—	2	1	1	—	—

Namen der Krankheiten.	Im Alter von Jahren						Entlassen			Verblieben in Behandlung.
	0—15	16—30	31—45	46—60	über 60	Summa.	Geheilt.	Gebessert o. ungeheilt.	Gestorben.	
Dementia paralytica	—	—	—	2	—	2	—	2	—	—
Dementia senilis	—	—	—	1	—	1	—	1	—	—
Melancholia	—	—	—	1	—	1	—	1	—	—
Neuralgia intercostalis	—	2	—	—	1	3	2	1	—	—
Ischias	—	1	3	4	—	8	7	1	—	—
Atrophia Nervi optici	—	—	1	—	—	1	—	1	—	—
IV. Krankheiten des Gefässsystems.										
Endocarditis	1	3	—	—	1	5	—	4	—	1
Vitium cordis	1	3	5	2	1	12	—	9	2	1
Atheromatosis	—	—	—	2	2	4	—	1	2	1
Pericarditis	—	—	—	—	2	2	—	—	1	1
Adipositas cordis	—	—	—	1	—	1	—	1	—	—
Palpitationes cordis	—	1	1	—	—	2	1	1	—	—
V. Krankheiten der Athmungsorgane.										
Angina	2	4	2	1	—	9	9	—	—	—
Angina abscedens	—	—	2	—	—	2	2	—	—	—
Laryngitis acuta	2	1	1	—	—	4	2	1	—	1
» chronica	—	—	1	—	—	1	—	1	—	—
Bronchitis acuta	—	9	7	3	—	19	16	2	—	1
» chronica	—	1	9	9	11	30	6	15	7	2
Pneumonia crouposa	—	7	4	1	3	15	10	1	3	1
» catarrhalis	—	1	—	—	—	1	—	—	1	—
Pleuropneumonie	—	2	—	—	—	2	2	—	—	—
Haemoptoe	—	4	4	—	1	9	—	7	—	2
Tuberculosis pulmonum	2	27	29	17	5	80	—	29	49	2
Pleuritis sicca	—	2	2	—	—	4	3	1	—	—
» exsudativa	—	—	1	3	6	10	2	5	3	—
Hydro-Pneumothorax	—	—	1	1	—	2	—	—	2	—
Asthma bronchiale	—	—	2	1	—	3	—	3	—	—
Emphysema pulmonum	—	—	1	—	—	1	—	1	—	—
Mediastinaltumor	—	—	2	—	—	2	—	1	1	—
Carcinoma pulmonum	—	—	—	—	1	1	—	—	1	—
VI. Krankheiten der Verdauungsorgane.										
Pharyngitis	—	1	—	1	—	2	1	1	—	—
Ulcus ventriculi	—	5	2	—	—	7	5	1	—	1
Gastralgie	—	—	—	1	—	1	1	—	—	—
Catarrhus ventriculi acutus	2	4	3	2	—	11	11	—	—	—
» » chronicus	—	6	2	1	3	12	5	7	—	—
Hyperemesis gravidarum	—	—	1	—	—	1	1	—	—	—

Namen der Krankheiten.	Im Alter von Jahren						Entlassen			Verblieben in Behandlung.
	0—15	16—30	31—45	46—60	über 60	Summa.	Geheilt.	Gebessert o. ungeheilt.	Gestorben.	
Carcinoma ventriculi	—	—	—	1	5	6	—	4	2	—
» jejuni	—	—	—	—	1	1	—	—	—	1
» oesophagi	—	—	—	1	—	1	—	—	1	—
Catarrhus gastro-intestinalis . . .	—	13	7	4	—	24	21	3	—	—
Obstipatio	—	1	—	—	—	1	1	—	—	—
Taenia	1	—	—	—	—	1	—	1	—	—
Perityphlitis.	—	1	1	1	—	3	1	1	—	1
Icterus catarrhalis	—	—	3	—	—	3	—	2	—	1
Colica saturnina	—	1	—	—	—	1	1	—	—	—
Cholelithiasis	—	1	—	—	—	1	—	1	—	—
Leberabscess.	—	—	—	—	1	1	—	—	1	—
Carcinoma hepatis	—	—	—	1	—	1	—	—	1	—
Cirrhosis »	—	—	1	1	3	5	—	4	1	—
Peritonitis	—	1	1	—	1	3	2	—	1	—
Darmpolyp	—	—	1	—	—	1	—	1	—	—
VII. Krankheiten der Urogenitalorgane.										
Nephritis acuta.	—	2	—	—	—	2	1	—	1	—
» haemorrhagica . . .	—	1	—	—	—	1	—	1	—	—
» chronica.	—	1	2	4	1	8	—	3	5	—
Uraemie	—	2	—	1	—	3	1	—	1	1
Cystitis	—	—	1	1	—	2	—	2	—	—
Pyelonephritis	—	—	1	1	—	2	—	1	1	—
Metrorrhagie	—	2	1	—	—	3	1	2	—	—
Dysmenorrhoe	—	—	1	—	—	1	—	1	—	—
Myoma uteri	—	—	1	1	—	2	—	1	—	1
Carcinoma uteri	—	—	—	2	—	2	—	1	1	—
» ovarii	—	—	—	1	—	1	—	—	1	—
Para- u. Perimetritis	—	1	—	—	—	1	1	—	—	—
Epididymitis	—	—	1	—	—	1	1	—	—	—
Gonorrhoe	—	2	—	—	—	2	—	2	—	—
VIII. Krankheiten der Bewegungsorgane.										
Muskelrheumatismus	—	6	5	1	1	13	10	3	—	—
Chronischer Gelenkrheumatismus .	—	4	6	12	1	23	12	9	—	2
Coccygodynie	—	1	—	—	—	1	—	—	—	1
IX. Krankheiten der Haut.										
Psoriasis.	—	—	—	2	—	2	—	2	—	—
Herpes labialis	—	1	—	—	—	1	—	—	—	1
» intercostalis	—	1	—	—	—	1	1	—	—	—
Summa .	17	209	142	127	76	571	245	189	103	34

B. Chirurgische Abtheilung unter Dr. Friedr. Ebenau.

Uebersicht der im Jahre 1892 behandelten Kranken der chirurgischen Abtheilung.

Körpergegend.	I. Verletzung. und deren nächstl. Folg.	davon gestorben.	II. Entzündng. und deren nächstl. Folg.	davon gestorben.	III. Ge-schwülste.	davon gestorben.	IV. Ver-schiedenes.	davon gestorben.	Zu-sammen. Be-handelt.	Ge-storben.
I. Kopf und Ohr .	12	1	6	1	1	—	—	—	19	2
II. Gesicht, Nase, Mund	4	—	13	—	9	—	—	—	26	—
III. Hals und Nacken	2	—	5	1	17	—	—	—	24	1
IV. Wirbelsäule . . .	1	—	6	2	—	—	—	—	7	2
V. Brust und Rücken	19	2	7	—	6	—	—	—	32	2
VI. Bauch und Rectum	1	—	13	2	10	4	8	1	32	7
VII. Harnorgane . . .	1	—	8	3	1	—	1	—	11	3
VIII. Männliche Geschlechtsorgane .	—	—	9	—	—	—	4	—	13	—
IX. Weibliche Geschlechtsorgane .	—	—	5	—	6	2	5	—	16	2
X. Becken und Lumbalgegend . . .	3	—	10	—	—	—	—	—	13	—
XI. Obere Extremitäten	54	—	52	2	3	—	—	—	109	2
XII. Untere Extremitäten	72	1	61	2	—	—	4	—	137	3
Zusammen . .	169	4	195	13	53	6	22	1	439	24

Specielles.

I. **Kopf und Ohr.** 1. Verletzungen: 9 M., 3 W. Weichtheilwunden 7, Contus. 3, fract. cranii 2 († 1). 2. Entzündungen: 5 M., 1 W. Otitis media 3 († 1 Meningitis), car. proc. mast. 2, Ostitis 1. 3. Geschwülste: 1 M. (tumor cerebri).

II. **Gesicht, Mund- und Nasenhöhle.** 1. Verletzungen: 4 M. (Weichtheilwunden.) 2. Entzündungen: 12 M., 1 W. furunc. lab. 2., Parulis 4, Ekzem 1, herp. zost. 1, Phlegm. 1, Periost. mandib. 3, Parotitis 1. 3. Geschwülste: 8 M., 1 W. carcin. 6, lupus 1, sarkom. nerv. opt. 1., Cyste 1. ·

III. **Hals und Nacken.** 1. Verletzungen: 2 M. (couam. snicid.).
2. Entzündungen: 4 M., 1 W. Lymphadenitis 2, Phlegm. 1,
tubercul. Larynx-Stenose 2 († 1). 3. Geschwülste: 12 M., 5 W.
Lymphomata 16, carcin. 1.

IV. **Wirbelsäule.** 1. Verletzungen: 1 M. (contus.). 2. Entzündungen: 3 M., 3 W. car. vertebr. 6 († 2).

V. **Brust und Rücken.** 1. Verletzungen: 16 M., 3 W. Stichwunden 3 († 1), Schusswunde 1, Contus. 11, Combust. 2 († 1),
fract. cost. 2. 2. Entzündungen: 5 M., 2. W. Car. cost. 4,
Tubercul. mamm. 1, Pyopneumoth. tuberc. 1, Decub. 1.
3. Geschwülste: 6 W. fibr. mamm. 1, sark. mamm. 1, carcin.
mamm. 3, Lipom 1.

VI. **Bauch und Rectum.** 1. Verletzungen: 1 W. (contus.).
2. Entzündungen: 10 M., 3 W. fist. ani 9, Tuberc. intest. 2
(† 1), Periton. perfor. 1 (†), Stenos. recti 1. 3. Geschwülste:
4 M., 6 W. Lipom 1, carc. recti 4, periton. 1 (†), ventric. 1 (†),
coeci 1 (†), vesic. fell. 1 (†), polyp. recti 1. 4. Verschiedenes:
6 M., 2 W. Hern. ing. 2, iug. incarc. 2, umbil. incarc. 1 (†),
nodul. haemorrh. 3.

VII. **Harnorgane.** 1. Verletzungen: 1. M. (rupt. urethrae).
2. Entzündungen: 8 M. (Cystitis, † 3). 3. Geschwülste: 1 W. (carc.
vesic.). 4. Verschiedenes: 1 W. (Hydronephr. einer Wanderniere).

VIII. **Männliche Geschlechtsorgane.** 1. Entzündungen: 9.
herp. praeput. 1, gonorrh. 3, hydrocele 2, orchitis 3. 2. Verschiedenes: 4. phimos. 3, paraphim. 1.

IX. **Weibliche Geschlechtsorgane.** 1. Entzündungen: 5.
Parametr. 1, Endometr. 1, fluor alb. 2, Phlegm. nach Ovariot. 1.
2. Geschwülste: 6. carcin. uteri 2 († 2), myom. uteri 2, cyst.
parovar. 1, gravid. tub. 1. 3. Verschiedenes: 5. Abortus 3,
Prolaps. ut. et vag. 2.

X. **Becken- und Lumbalgegend.** 1. Verletzungen: 3 W.
fract. pelvis 2, contus. 1. 2. Entzündungen: 7 M., 3 W.
car. pelvis 1, bub. iuguin. 9.

XI. **Obere Extremitäten:** 1. Verletzungen: 45 M., 9 W.
Quetsch-, Stich- und Schnittwunden 17, congel. 3, corp. al. 2,
contus. et distors. 15, fract. phal. 2, metac. 1, rad. 4, antebrach. 2,
hum. 3, clavic. 1, lux. hum. 3, clavic. 1. 2. Entzündungen:
26 M., 26 W. Panarit. 28, Phlegm. 11, Ekz. 1, fur. 1, nekr.
phal. 1, bub. axill. 4, bursit. olecr. 1, car. man. 4 († 2),
car. cub. 1. 3. Geschwülste: 1 M., 2 W. carc. axill. 1, Warzen 2.

XII. Untere Extremitäten. 1. Verletzungen: 60 M., 12 W.
Wunden 25, contus. et distors. 26, fract. mall. 10, tib. 1, fib. 2,
crur. 1, fem. 1, fem. compi. 1, colli fem. 1 (†), Nekr. tib.
traum. 1, Gonitis traum. 2, haemarthr. genus 1.   2. Entzündungen: 39 M., 22 W. fur. et phlegm. 8, ulc. crur. 15 († 1),
Ung. incarn. 4, lymphang. 9, tendovag. 2, diabet. Gangräu 1,
burs. praepat. 2, gonitis 3, gonit. tub. 6, coxit. 1, arthr. def. 1,
contract. e causa centr. 1, Osteomyel. tib 2, fib. 1, fem. 1,
Periost. tib. 1, fem. 1, Car. digit. 1, calcan. 1 (†).   3. Verschiedenes: 4 M. (pes valg. 2, Gelenkmaus im Knie 1, clavus 1).

Operationen.

I. Trepan. proc. mast. 3, Trepan. cran. (tum. cerebri), 1, Exstirp.
cyst. 1.

II. Exstirp. carcin. 1, Eviscer. orbit. 1.

III. Exstirp. lymphom. 16, lipom. 1, carcin. 1, Tracheot. (Tuberc
laryng.) 2.

IV. Onkotomie 1.

V. Amput. mamm. carcin. 4, Exstirp. fibr. mamm. 1, lipom. 1.

VI. Herniot. 2, Colot. 2, Fist. ani 3, Exstirp. carc. recti 1, nodul
haemorrh. 3, lipom. 1, Cholecystot. 1.

VII. Sectio alta (Cathet. post.) 1, Urethrot. ext. 2.

VIII. Radicaloper. d. Hydrocele 2.

IX. Colporhaph. 4, Laparot. bei gravid. tubar. 1.

X. Exstirp. bubon. ing. 4, glandul. carcin. 1, Sarkom. ing. 1.

XI. Exartic. digit. 6, Nekrot. phal. 1, Sehnennaht 3, Exstirp. bubon.
axill. 4, carcin. axill. 1, Resect. man. 1, cubit. 1.

XII. Ung. incarn. 4, Nekrot. fib. 1, tib. 1, Exart. dig. 1, Amput.
fem. 4, Resect. cox. 1, Arthrot. genus 3.
Incisionen, Evidements, Transplant. etc.

Todesfälle.

1. 64jähr. M. Aufn. 4./1. 92 wegen Hypertr. prostat. † 12./1. an
Bronchopneumonie.

2. 63jähr. M. Aufn. 23./12. 91. † 12./1. Tubercul. intestin. Fistula
ileo-recto-vesic. Cystitis diphther.

3. 74jähr. W. Aufn. 8.|10. 91 mit fract. colli fem. † 25./1.
Bronchopneum. Schrumpfniere.

4. 42jähr. W. Aufn. 23./1. 92 mit Periton. perfor. nach Perityphlitis. † 26./1.

5. 55jähr. W. Aufn. 3./3. 92. Hern. umbil. incarc. Peritonitis. † 4./3.

6. 46jähr. M. Aufn. 30./3. 92 wegen Cystitis chron. † 1./4. Meningitis chron., Hydroceph.

7. 65jähr. M. Aufn. 20./4. 92 wegen falschen Wegs bei Hypertr.
prost. Sectio alta. † 3./5. an Inanition. Keine Obd.

8. 34jähr. M. Aufn. 10./5. 92. † 12./5. Mening. purul. ex otit.
chron. Trep. proc. mast. ohne Erfolg.

9. 47jähr. W. Aufn. 12./12. 91. † 25./6. Caries vertebr., Com-
pressious-Myelitis.

10. 19jähr. W. Aufn. 23./10. 91. † 28./6. Caries vertebr. Tubercul. pulm.

11. 17jähr. W. Aufn. 1./7. 92. † 2./7. Fract. cran. Haematoma
durae matr. et cerebri.

12. 41jähr. M. Aufn. 25./7. 92. † 4./8. Stichverletzung des Herzens.

13. 49jähr. W. Aufn. 18./8. 92. † 19./8. Carcin. vesic. fell., hepat.,
duodeni, coli.

14. 30jähr. W. Aufn. 17./8. 92. † 21./8. Ausgedehnte Verbrennung.

15. 40jähr. M. Aufn. 21./1. 92. † 6./9. Caries artic. manus. Tuberc.
pulm. et laryng.

16. 49jähr. W. Aufn. 12./9. 92. † 18./9. Carcin. uteri, periton.,
hepat., pulmon.

17. 61jähr. W. Aufn. 9./7. 92 wegen ulc. crur. † 26./9. Carcin.
ventric. et hepat.

18. 56jähr. W. Aufn. 26./8. 92 wegen carcin. coeci. Phlegm.
stercor. † 28./9.

19. 37jähr. W. Aufn. 12./9. 92. † 21./10. Carcin. uteri et vesic.
Hydronephr.

20. 37jähr. M. Aufn. 7./11. 92 wegen Larynx-Stenose durch Tuberc.
Tracheot. † 5. 12. Tuberc. pulm. et intest.

21. 69jähr. W. Aufn. 19./11. 92. † 19./12. Carcin. vesic. fell. et
hepat. Cystitis, Pyelonephr.

22. 74jähr. M. Aufn. 7./11. 92 wegen caries calcan. † 22./12. an
Apopl. cerebri.

23. 65jähr. M. Aufn. 23./12. 92. † 26./12. Carcin. periton. Keine Obd.

24. 33jähr. W. Aufn. 22./1. 92 wegen Car. artic. man. † 29./12.
Haemorrhag. in Meninx und Gehirn.

2. Hospital zum Heiligen Geist.

Bericht

von

Dr. CNYRIM, Dr. HARBORDT und Dr. OHLENSCHLAGER.

A. Allgemeiner Bericht.

Uebersicht der im Jahre 1892 behandelten Kranken.

Bestand am 1. Jan. 1892.		Auf- genommen 1892.		Summa.		Abgang.				Verblieben am 1. Jan. 1893.	
						Geheilt oder anderw. entlass.		Gestorben.			
M.	W.	M.	W.	M.	W.	M.	W.	M.	W.	M.	W.
63	83	1443	1731	1506	1814	1362	1661	66	38	93	100
146		3174		3320		3023		104		193	
3320							3320				

Unter den 3127 Entlassenen verhalten sich die geheilt oder anderweitig Entlassenen zu den Verstorbenen folgendermassen:

	Medicin. Abth.		Chirurg. Abth.		Kranke überhaupt
	Männer	Weiber	Männer	Weiber	
	%	%	%	%	%
Gestorben	6·55	2·59	2·11	1·36	3·44
Geheilt od. anderweitig entlassen	93·45	97·41	97·89	98·64	96·56
	100·00	100·00	100·00	100·00	100·00

Die Zahl der Verpflegungstage betrug 67625, der höchste Krankenstand war am 21. Januar 1892 mit 220 Patienten, der niedrigste am 31. Juli und 21. August mit je 123 Patienten.

Durchschnittlich wurden täglich 185·27 Patienten verpflegt.

Die durchschnittliche Verpflegungsdauer betrug 21·55 Tage.

B. Medicinische Abtheilung unter Dr. Cnyrim.

Uebersicht der im Jahre 1892 behandelten Kranken.

Bestand am 1. Januar 1892.		Aufgenommen 1892.		Summa.		Abgang				Verblieben am 1. Jan. 1893.	
						Gestorben		Entlassen.			
M.	W.	M.	W.	M.	W.	M.	W.	M.	W.	M.	W.
38	55	898	1285	936	1340	54	32	825	1236	57	72
93		2183		2276		86		2061		129	
2276						2276					

Uebersicht der Krankheitsfälle.

Namen der Krankheiten.	Im Alter von Jahren												Summa.		Entlassen						Verblieben in Behandlung.	
	0—15		15—30		30—45		45—60		über 60						Geheilt.		Gebessert o. ungeheilt.		Gestorben			
	M.	W.	M.	W.	M	W	M.	W.	M.	W.			M.	W.	M.	W.	M.	W.	M.	W.	M.	W.
I. Acute Infectionskrankheiten.																						
Morbilli	10	12	1	—					—				11	12	11	12	—		—		—	—
Scarlatina	—	3	3										3	3	2	3	—		—		1	—
Febris infectiosa generis ignoti . .		1											—	1	—	1	—		—			
Typhus abdominalis . .	1	17	23	1	1		—	—					18	25	16	20	—	—	2	1	—	4
Febris intermittens . . .		2	1	1		—	—						3	1	2	1	—		—		1	
Meningitis cerebrospinalis	1		—			—	—						1	—	1	—	—		—		—	
Ephemera		1			—		—						—	1	—	1	—		—		—	
Erysipelas cruris				—		1	—						—	1	—	1	—		—			
Erysipelas faciei	—	16	57	—	1	1	2		—				17	60	16	57	—	—	—		1	3
Influenza		6	7	1	2	—		—					7	9	7	9	—	—	—			
Tetanus non traumaticus (Pneumonia crouposa)	—			—	1		—						1	—	1	—	—		—			
Pyämia	—	1	—										1	—	—		—		1			
II. Allgemeinkrankheiten.																						
Anaemia			6	2	—		—						2	6	2	4	—	—	—		—	2
Chlorosis	1	—	47	1	—		—						—	49	—	46	—	—	—		—	3
Purpura rheumatica . . .	—		3										—	3	—	3	—		—			
Hydrämia	—		1		—		—						—	1	—	1	—		—		—	
Defatigatio	—	44	103	5	12		2						51	115	50	114	—		—		1	1
Debilitas	—	6	9	—	2	3							9	11	8	11	—		—		1	—

Namen der Krankheiten.	0—15 M.	0—15 W.	15—30 M.	15—30 W.	30—45 M.	30—45 W.	45—60 M.	45—60 W.	über 60 M.	über 60 W.	Summa M.	Summa W.	Geheilt M.	Geheilt W.	Gebessert o. ungeheilt M.	Gebessert o. ungeheilt W.	Gestorben M.	Gestorben W.	Verblieben in Behandlung M.	Verblieben in Behandlung W.
Simulatio	—	—	1	—	—	—	—	—	—	—	1	—	—	—	—	—	—	—	—	—
Diabetes mellitus	—	—	1	—	—	—	—	—	—	—	1	—	—	—	1	—	—	—	—	—
Lues	—	—	7	—	—	—	—	—	—	—	7	—	—	—	7	—	—	—	—	—
III. Vergiftungen.																				
Alcoholismus acutus	—	—	2	2	—	—	—	—	—	—	4	—	4	—	—	—	—	—	—	—
Alcoholismus chronicus	—	—	1	3	—	—	—	—	—	—	3	1	—	—	2	1	1	—	—	—
Delirium tremens	—	—	—	—	1	—	—	—	—	—	1	—	—	—	1	—	—	—	—	—
Intoxicatio saturnina	—	—	7	1	3	3	1	—	—	—	11	4	9	4	1	—	1	—	—	—
Phosphorvergiftung	—	—	—	—	—	1	—	—	—	—	1	—	—	—	—	—	1	—	—	—
Oxalsäurevergiftung	—	—	1	—	—	—	—	—	—	—	1	—	1	—	—	—	—	—	—	—
IV. Krankheiten des Nervensystems.																				
Cephalea	—	—	5	1	3	1	—	1	1	—	8	3	8	3	—	—	—	—	—	—
Apoplexia cerebri	—	—	—	—	—	—	1	1	—	—	1	1	—	—	—	—	1	1	—	—
Meningitis tuberculosa	—	1	—	—	—	—	—	—	—	—	1	—	—	—	—	—	1	—	—	—
Epilepsia	—	—	2	2	3	—	2	—	—	—	7	2	—	—	7	1	—	—	—	1
Status postepilepticus	—	—	1	—	—	—	—	—	—	—	1	—	1	—	—	—	—	—	—	—
Hysteria	—	—	—	28	—	11	—	—	—	—	—	39	—	—	—	35	—	—	—	4
Neurasthenia	—	—	10	2	3	—	2	—	—	—	15	2	—	—	15	2	—	—	—	—
Chorea	—	—	—	2	—	—	—	—	—	—	—	2	—	—	2	—	—	—	—	—
Tetania	—	—	—	—	—	1	—	—	—	—	—	1	—	1	—	—	—	—	—	—
Neuralgia nervi ulnaris	—	—	—	—	1	—	—	—	—	—	—	1	—	—	—	1	—	—	—	—
Neuralgia nervi trigemini	—	—	1	2	—	—	—	—	—	—	1	2	—	—	1	2	—	—	—	—
Intercostalneuralgie	—	—	—	—	—	1	—	—	—	—	1	—	1	—	—	—	—	—	—	—
Paresis nervi facialis	—	—	—	—	—	1	—	—	—	—	1	—	1	—	—	—	—	—	—	—
Psychosis	—	—	1	1	1	—	2	—	—	—	1	4	—	—	1	4	—	—	—	—
Hypochondria	—	—	—	—	—	—	—	1	—	—	1	—	1	—	—	—	—	—	—	—
Morbus Basedowii	—	—	—	2	—	1	—	—	—	—	—	3	—	—	—	3	—	—	—	—
Dementia	—	—	—	1	1	—	—	—	—	—	1	1	1	1	—	—	—	—	—	—
Encephalomalacia embolica	—	—	—	—	—	1	—	—	—	—	—	1	—	—	—	—	—	1	—	—
Syringomyelia	—	—	—	1	—	—	—	—	—	—	—	1	—	—	1	—	—	—	—	—
Multiple Sclerose	—	—	—	1	—	—	—	—	—	—	—	1	—	—	1	—	—	—	—	—
Gehirncyste u. absteigende Degeneration der Pyramidenbahnen	—	—	—	1	—	—	—	—	—	—	—	1	—	—	—	—	—	1	—	—
Neuritis multiplex	—	—	—	—	—	—	—	1	—	—	1	—	1	—	—	—	—	—	—	1
Amyotrophische Lateralsclerose	—	—	1	—	—	—	—	—	—	—	1	—	—	—	—	—	1	—	—	—
Tabes dorsalis	—	—	—	—	1	—	—	—	—	—	1	—	—	—	—	—	1	—	—	—

Namen der Krankheiten.	0—15		15—30		30—45		45—60		über 60		Summa.		Geheilt.		Gebessert o. ungeheilt.		Gestorben		Verblieben in Behandlung	
	M.	W.	M.	W.	M.	W.	M.	W.	M.	W.	M.	W.	M.	W.	M.	W.	M.	W.	M.	W.
V. Krankheiten des Circulations-Systems.																				
Vitium cordis	—	15	28	4	4	—	—	—	—	—	19	32	—	—	13	31	2	—	4	1
Endocarditis	—	5	9	—	—	—	—	—	—	—	5	9	5	6	—	—	—	—	—	3
Herzverfettung	—	—	—	—	—	—	—	—	1	—	—	1	—	—	—	—	1	—	—	—
Dilatatio cordis	—	—	3	1	—	—	—	—	—	—	1	3	—	—	1	3	—	—	—	—
Arteriosclerosis	—	—	—	—	—	—	—	—	1	2	1	2	—	—	—	1	—	2	—	—
Neurosis cordis	—	—	2	—	—	—	—	—	—	—	2	—	2	—	—	—	—	—	—	—
Genuine Herzhypertrophie	—	—	—	—	—	1	—	—	—	—	—	—	—	—	—	—	—	—	1	—
Pericarditis	—	—	1	2	—	—	—	—	—	—	1	2	—	—	—	—	1	—	1	—
Pericardialverwachsungen	—	—	—	—	—	—	—	2	1	1	3	1	—	—	1	—	2	1	—	—
Tuberculöse Pericarditis	—	1	—	—	—	—	—	—	—	—	1	—	—	—	—	—	1	—	—	—
Lymphadenitis	—	—	2	—	—	—	—	—	—	—	—	2	—	—	—	1	1	—	—	—
Lymphangitis	—	1	—	—	—	—	—	—	—	—	1	—	1	—	—	—	—	—	—	—
Phlebitis	—	—	1	—	—	—	—	—	—	—	1	—	—	—	—	—	1	—	—	—
VI. Krankheiten der Respirationsorgane.																				
Angina catarrhalis	—	—	10	29	1	—	—	—	—	—	11	29	11	29	—	—	—	—	—	—
Angina follicularis	—	1	34	198	3	6	—	—	—	—	37	205	35	199	—	—	—	—	2	6
Angina diphtheritica	1	—	6	15	—	—	—	—	—	—	7	15	5	15	—	—	1	—	1	—
Angina tons. abscedens	—	—	12	15	1	—	—	—	—	—	13	15	13	15	—	—	—	—	—	—
Tonsillitis ulcerosa	—	—	1	—	—	—	—	1	—	—	—	2	—	2	—	—	—	—	—	—
Rinitis acuta	—	1	—	—	—	—	—	—	—	—	1	—	1	—	—	—	—	—	—	—
Laryngitis acuta	1	—	18	14	2	1	—	—	—	—	21	15	19	12	—	—	—	—	2	3
Laryngitis chronica	—	—	1	—	—	—	—	—	—	—	—	1	—	—	1	—	—	—	—	—
Laryngitis tuberculosa excl. der mit Phthisis pulm. verbundenen	—	1	—	—	—	—	—	—	—	—	1	—	—	—	1	—	—	—	—	—
Aphonia hysterica	—	—	1	1	—	—	—	—	—	—	1	1	1	1	—	—	—	—	—	—
Bronchitis acuta	82	72	18	11	11	1	1	1	1	—	112	85	111	82	—	—	—	—	1	3
Bronchitis chronica	—	—	3	—	4	2	9	1	4	2	20	5	15	3	4	2	—	—	1	—
Bronchitis foetida	—	—	2	—	1	—	—	—	—	—	3	—	3	—	—	—	—	—	—	—
Emphysema pulmonum	—	—	—	—	2	—	5	—	5	2	12	2	—	—	—	—	12	1	—	1
Chalicosis pulmonum	—	—	1	—	—	—	—	—	—	—	1	—	—	—	—	—	1	—	—	—
Asthma bronchiale	—	—	1	—	1	—	—	—	—	—	—	2	—	—	—	—	2	—	—	—
Pneumonia fibrinosa	—	—	23	7	10	2	3	1	—	1	36	11	25	10	—	—	5	1	6	—
Pleuropneumonia	—	—	6	2	2	1	—	1	—	—	8	4	7	3	—	—	1	—	—	1
Indurirende Pneumonie	—	—	—	—	—	—	1	—	—	1	1	1	—	—	—	—	—	—	1	1
Pneumonia catarrhalis	—	—	6	13	5	3	—	1	—	—	11	17	8	17	—	—	—	—	3	—

Namen der Krankheiten.	0—15 M	W	15—30 M	W	30—45 M	W	45—60 M	W	über 60 M	W	Summa M	W	Geheilt M	W	Gebessert o. ungeheilt M	W	Gestorben M	W	Verblieben in Behandlung M	W
Aspirationspneumonie . .	1	—	1	—	1	—	—	—	—	—	3	—					3	—		
Pleuritis sicca			1	2	1	—	—	—	—	—	2	2	2	1	—	—	—	—	—	1
Pleuritis serosa	—	—	4	3	4	1	1	—	—	—	9	4	7	4	1	—	—	—	1	—
Pleuritis duplex	—	—	—	—	2	—	—	—	—	—	2	—	—	—	2	—	—	—	—	—
Pleuritis purulenta . . .	—	—	1	—	—	—	—	—	—	—	1	—	—	—	1	—	—	—	—	—
Pyopneumothorax . . .	—	—	1	—	—	—	—	—	—	—	1	—	—	—	—	—	1	—	—	—
Hämathothorax	—	—	1	—	—	—	—	—	—	—	1	—	1	—	—	—	—	—	—	—
Phthisis pulmonum . . .	1	—	49	28	29	15	6	—	—	—	2	85	45	—	—	—	54	28	22	11	9	6
Tuberculosis miliaris acuta	—	—	—	1	3	—	—	2	3	3	—	—	—	3	2	—	1				
Hämoptoe	—	—	4	4	4	2	1	—	—	—	9	6	8	5	—	—	—	1	1	—
Pyämischer Lungenabscess	—	—	—	—	—	—	—	1	—	—	1	—	—	—	—	—	1	—	—	—
VII. Krankheiten der Verdauungsorgane.																				
Parulis	—	—	—	4	—	—	—	—	—	—	—	4	—	4	—	—	—	—	—	—
Stomatitis ulcerosa . . .	—	—	2	4	1	1	—	—	—	—	3	5	3	5	—	—	—	—	—	—
Stomatitis aphthosa . .	—	—	—	1	—	—	—	—	—	—	1	—	1	—	—	—	—	—	—	—
Gingivitis	—	—	—	1	—	—	—	—	—	—	1	—	1	—	—	—	—	—	—	—
Strictura oesophagi carcinomatosa	—	—	—	—	—	1	—	—	—	—	1	—	—	—	—	—	1	—	—	—
Cardialgia	—	—	—	—	1	—	—	—	—	—	1	—	1	—	—	—	—	—	—	—
Gastritis acuta	—	—	31	83	5	15	1	2	3	—	40	100	39	95	—	—	—	—	1	5
Gastritis chronica . . .	—	—	7	5	1	1	—	1	—	—	8	7	6	5	—	—	—	—	2	2
Ectasia ventriculi . . .	—	—	2	1	1	—	—	—	—	—	3	1	3	1	—	—	—	—	—	—
Dyspepsia nervosa . . .	—	—	2	3	1	—	—	—	—	—	3	3	3	3	—	—	—	—	—	—
Hyperemesis gravidae . .	—	—	—	1	—	—	—	—	—	—	1	—	1	—	—	—	—	—	—	—
Febris gastrica . . .	—	—	2	1	1	—	—	—	—	—	3	1	3	1	—	—	—	—	—	—
Gastroenteritis acuta . .	—	—	9	15	2	5	1	—	—	1	13	20	12	18	—	—	—	—	1	2
Ulcus ventriculi	—	—	1	24	1	3	—	—	—	—	2	27	2	25	—	—	—	—	—	2
Hämatemesis	—	—	—	1	—	—	—	—	—	—	1	—	1	—	—	—	—	—	—	—
Enteritis acuta	—	—	9	2	1	—	—	—	—	—	10	2	8	2	—	—	—	—	2	—
Enteritis hämorrhagica .	—	—	—	1	—	—	—	—	—	—	1	—	1	—	—	—	—	—	—	—
Enteritis chronica . .	—	—	—	1	—	1	—	—	—	—	2	—	1	—	—	—	—	—	1	—
Proctitis	1	—	—	—	—	—	—	—	—	—	1	—	1	—	—	—	—	—	—	—
Proctitis crouposa . . .	—	—	—	—	—	—	—	1	—	—	1	—	—	—	—	—	—	—	1	—
Coprostasis	—	—	6	14	—	—	1	—	—	—	7	14	7	14	—	—	—	—	—	—
Obstipatio	—	—	1	6	1	2	—	—	—	—	2	8	2	7	—	—	—	—	—	1
Ascites (causa ignota) . .	—	—	—	—	—	1	—	—	—	—	1	—	—	—	1	—	—	—	—	—
Helminthiasis	—	—	5	5	1	—	—	—	—	—	6	5	6	5	—	—	—	—	—	—
Typhlitis et Perityphlitis acuta	—	—	1	7	—	—	—	—	—	—	1	7	—	—	—	—	—	—	—	1

Namen der Krankheiten.	0—15 M.	0—15 W.	15—30 M.	15—30 W.	30—45 M.	30—45 W.	45—60 M.	45—60 W.	über 60 M.	über 60 W.	Summa M.	Summa W.	Geheilt M.	Geheilt W.	Gebessert u. ungeheilt M.	Gebessert u. ungeheilt W.	Gestorben M.	Gestorben W.	Verblieben in Behandlung M.	Verblieben in Behandlung W.
Stenosis carcinomatosa ductus hepatici . . .	—				1	—			1	—		—					1	—		
Peritonitis acuta . . .			5	1	1	—			1	6		—	4				1	3	—	
Multiple peritonitische Abscesse			1		—				1			—					1	—		
Peritonitis subacuta . .			—		—		1		1			—					1			
Peritonitis circumscripta .			2						2			—					2			
Peritonitis tuberculosa . .			—	1					1			—					—	1		
Icterus catarrhalis . . .	7	2						—	7	2	7	1	—		—				1	
Cholelithiasis			1	2	—				3		3	—								
Cirrhosis hepatis . . .	—	1					1		—	1									
Echinococcus hepatis . .			1				1			—	1								
Colica intestinalis . .	2	—	1	1	—	1	—	4	1	4	1	—						
Abdominaltumoren . .	—	1	—		—		1		—	1	—						
Volvulus	—		1	—		1		—			1	—						
VIII. Krankheiten der Harn- und Geschlechtsorgane.																				
Nephritis acuta	—	5	4	—	—		—		5	4	3	2	—	2	—		2	—	
Nephritis subacuta et chron.	—	—	2	8	2	—	—		4	8	—	—	1	6	1	—	2	2	
Nephritis atrophicans . .	1	2	1	—	—		2	2	—	—							
Pyonephrose	—	1				1		—		1	—						
Pyelitis	1	—	—			1		—		1	—						
Ren mobilis	3	—	1	—		—	4		—		4	—					
Amyloidniere	—	1	—				1	—		—	1	—					
Cystitis catarrhalis . .	1	3	—				1	3	—	—	3	—	1	—		
Cystitis gonorrhoica . .	2	—		—		2		—		2	—					
Cystitis purulenta . .	1	—	1	—	—		1	1	—	1	1	—				
Gonorrhoea	5	6	—		—	5	6	—	5	6	—					
Epidydmitis gonorrhoica .	1	—				1	—	1	—						
Blasenlähmung . . .	1	—			1	—	1	—						
Paralysis vesicae . . .	—	—	1	—	—		1	—	1	—					
Strictura urethrae . .	—	1	—	1	—	—		2	—	2	—				
Vaginitis	2	—			2	—	2	—					
Prolapsus vaginae . .	1	—		—		1	—	1	—				
Descensus vaginae . .	1	—	—		1	—	1	—				
Endometritis cervicis . .	4	1			5	—	5	—				
Metritis	1	—	—		1	—	1	—				
Descensus uteri . . .	1	—			1	—	1	—				
Retroflexio uteri . . .	2				2	—	2	—				
Carcinoma uteri . . .			1			—	1	—	—	1	—			

Namen der Krankheiten.	0–15 M	0–15 W	15–30 M	15–30 W	30–45 M	30–45 W	45–60 M	45–60 W	über 60 M	über 60 W	Summa M	Summa W	Geheilt M	Geheilt W	Gebessert o. ungeheilt M	Gebessert o. ungeheilt W	Gestorben M	Gestorben W	Verblieben in Behandlung M	Verblieben in Behandlung W
Myoma uteri	—	—	—	—	—	1	—	1	—	—	—	2	—	—	—	2	—	—	—	—
Parametritis	—	—	—	8	—	2	—	1	—	—	—	11	—	4	—	6	—	—	—	1
Perimetritis	—	—	—	2	—	1	—	—	—	—	—	3	—	1	—	1	—	—	—	1
Metrorrhagia	—	—	—	6	—	2	—	—	—	—	—	8	—	8	—	—	—	—	—	—
Menorrhagia	—	—	—	1	—	—	—	—	—	—	—	1	—	1	—	—	—	—	—	—
Menstruationsanomalien	—	—	—	4	—	3	—	—	—	—	—	7	—	5	—	—	—	—	—	2
Molimina graviditatis	—	—	—	1	—	—	—	—	—	—	—	1	—	1	—	—	—	—	—	—
Urogenitaltuberculose	—	—	—	2	—	—	—	—	—	—	—	2	—	—	—	—	—	1	—	1
Ovarialcyste	—	—	—	1	—	—	—	—	—	—	—	1	—	—	—	1	—	—	—	—
Tumor ovarii	—	—	—	1	—	—	—	—	—	—	—	1	—	—	—	—	—	—	—	1
Abortus	—	—	—	8	—	2	—	—	—	—	—	10	—	—	—	—	—	—	—	—

IX. Krankheiten der Bewegungsorgane.

Namen der Krankheiten.	0–15 M	0–15 W	15–30 M	15–30 W	30–45 M	30–45 W	45–60 M	45–60 W	über 60 M	über 60 W	Summa M	Summa W	Geheilt M	Geheilt W	Gebessert o. ungeheilt M	Gebessert o. ungeheilt W	Gestorben M	Gestorben W	Verblieben in Behandlung M	Verblieben in Behandlung W
Polyarthritis acuta	—	—	45	65	6	7	—	1	1	—	52	76	47	73	1	—	—	—	4	3
Polyarthritis chronica	—	—	4	8	3	4	—	—	1	—	10	12	—	—	10	10	—	—	—	2
Rheumatismus muscularis acutus	—	1	31	31	22	5	15	4	3	—	71	41	69	41	—	—	—	—	2	—
Rheumatismus chronicus	—	—	—	—	5	1	1	1	1	—	7	1	—	—	7	1	—	—	—	—
Hydarthros genu	—	1	—	—	—	—	—	—	—	—	1	—	1	—	—	—	—	—	—	—
Coccygodynia	—	—	1	1	—	—	—	—	—	—	1	1	1	1	—	—	—	—	—	—
Ischias	—	—	—	—	2	—	1	—	—	—	3	—	3	—	—	—	—	—	—	—

X. Krankheiten des Auges, Ohres und der Nase.

Namen der Krankheiten.	0–15 M	0–15 W	15–30 M	15–30 W	30–45 M	30–45 W	45–60 M	45–60 W	über 60 M	über 60 W	Summa M	Summa W	Geheilt M	Geheilt W	Gebessert o. ungeheilt M	Gebessert o. ungeheilt W	Gestorben M	Gestorben W	Verblieben in Behandlung M	Verblieben in Behandlung W
Otitis externa	—	—	—	1	1	—	—	—	—	—	2	—	2	—	—	—	—	—	—	—
Otitis media acuta	—	—	1	1	—	—	—	—	—	—	1	1	1	1	—	—	—	—	—	—
Otitis media chronica	—	—	1	—	—	—	—	—	—	—	1	—	—	—	1	—	—	—	—	—
Epistaxis	—	—	1	1	—	—	—	—	—	—	1	1	1	1	—	—	—	—	—	—

XI. Krankheiten der Haut.

Namen der Krankheiten.	0–15 M	0–15 W	15–30 M	15–30 W	30–45 M	30–45 W	45–60 M	45–60 W	über 60 M	über 60 W	Summa M	Summa W	Geheilt M	Geheilt W	Gebessert o. ungeheilt M	Gebessert o. ungeheilt W	Gestorben M	Gestorben W	Verblieben in Behandlung M	Verblieben in Behandlung W
Eczema	—	1	5	5	—	1	—	—	—	—	6	6	6	6	—	—	—	—	—	—
Urticaria	—	—	2	2	—	—	—	—	—	—	2	2	2	2	—	—	—	—	—	—
Scabies	—	—	—	2	—	—	—	—	—	—	—	2	—	—	—	2	—	—	—	—
Pediculosis	—	—	—	1	—	—	—	—	—	—	—	1	—	1	—	—	—	—	—	—
Herpes zoster	—	—	1	1	—	—	—	1	—	—	2	1	2	—	—	—	—	—	—	1
Febris herpetica	—	—	1	—	—	—	—	1	—	—	2	—	2	—	—	—	—	—	—	—
Psoriasis	—	—	3	—	—	—	—	—	—	—	3	—	3	—	—	—	—	—	—	—
Dermatitis jodica	—	—	1	—	—	—	—	—	—	—	1	—	1	—	—	—	—	—	—	—
Purpura	—	—	2	—	—	—	—	—	—	—	2	—	1	—	1	—	—	—	—	—
Erythema	—	—	7	—	1	—	—	—	—	—	8	—	8	—	—	—	—	—	—	—

Namen der Krankheiten.	0—15 W.	0—15 M.	15—30 W.	15—30 M.	30—45 W.	30—45 M.	45—60 W.	45—60 M.	über 60 W.	über 60 M.	Summa M.	Summa W.	Geheilt M.	Geheilt W.	Gebessert ungeheilt M.	Gebessert ungeheilt W.	Gestorben M.	Gestorben W.	Verblieben in Behandlung M.	W.
XII. Diversa.																				
Pes valgus	—	5	2	—	—	—	—	—	—	—	5	2	—	—	5	2	—	—	—	—
Fistula ani	—	1	—	—	—	—	—	—	—	—	1	—	—	—	1	—	—	—	—	—
Ulcus cruris	—	—	—	—	—	—	1	—	—	—	—	1	—	—	1	—	—	—	—	—
Osteomyelitis acuta	—	1	—	—	—	—	—	—	—	—	1	—	—	—	1	—	—	—	—	—
Coxitis	—	1	—	—	—	—	—	—	—	—	1	—	—	—	1	—	—	—	—	—
Stirnhöhlenabscess	—	—	1	—	—	—	—	—	—	—	1	—	—	—	1	—	—	—	—	—
Varices	—	—	1	—	1	—	2	—	1	—	5	—	—	—	5	—	—	—	—	—
Tendovaginitis	—	—	1	—	—	—	—	—	—	—	1	—	1	—	—	—	—	—	—	—
Contusio costarum	—	1	—	—	—	—	—	—	—	—	1	—	1	—	—	—	—	—	—	—
Zur Beobachtung auf Erwerbsfähigkeit	—	2	—	—	—	—	—	—	—	—	2	—	—	—	—	—	—	—	—	—
Genu valgum	—	2	—	—	—	—	—	—	—	—	2	—	—	—	2	—	—	—	—	—
Distorsio pedis	—	—	—	—	1	—	—	—	—	—	1	—	1	—	—	—	—	—	—	—
Bursitis praepatellaris	—	—	1	—	—	—	—	—	—	—	1	—	—	—	1	—	—	—	—	—
Pes planus inflammatus	—	—	1	—	—	—	—	—	—	—	1	—	1	—	—	—	—	—	—	—
Combustio faucium	—	—	1	—	—	—	—	—	—	—	1	—	—	—	1	—	—	—	—	—
Tentamen suicidii	—	—	3	—	—	—	1	—	—	—	4	—	4	—	—	—	—	—	—	—

Es starben auf der medicinischen Abtheilung im Jahre 1892: 54 Männer, 32 Weiber.

1. **Typhus abdominalis**: 1 M. im Alter von 18 J. nach wiederholter profuser Darmblutung. Aspirationspneumonie. 1 W. von 24 J. Schwellung und Verkäsung der Mesenterialdrüsen. Acute Nephritis. Paechymeningitis hämorrhagica. 1. M. von 28. J. Ausgedehnte pneumonische Infiltration, Kehlkopfgeschwüre.

2. **Proctitis crouposa**: 1 W. von 50 J. (Croupöse Dickdarm und Mastdarmentzündung. Starke Milzschwellung. Gallensteine. Atrophie des Herzens.)

3. **Diphtheritis faucium**: 1 M. von 14 Jahren. (Abgelaufene Diphtheritis, Aspirationspneumonie, doppelseitige Pleuritis. Vereiterte Submaxillardrüsen.)

4. **Pyämia**: 1 M. von 25 J. (Epidermisabhebung mit hämorrhagischem Inhalt am unteren Ende der l. Achillessehne, Schwellung der l. Leistendrüsen mit eitriger Periadenitis, Uebergreifen auf die Venen. Phlebitis mit leichter Thrombose. Metastatischer Abscess

der Lunge. Metastatisch-hämorrhagisch eitrige Herde am Hals, vorderem Mediastinum, rechtem Handgelenk und Wade.

5. Intoxicatio mit Schwefelsäure 1 M. von 44 J.

6. Intoxication mit Phosphorsäure 1 M. von 33 J.

7. Vitium cordis: 1 M. von 31 J. (Insufficientia et Stenosis Valvulae Mitralis) Hämorrhagia cerebri (embolische Erweichung der l. Grosshirnhemissphäre) 1 M. von 53 J. Insufficientia Valv. Mitralis. (Hydrops, Anasarca. Stauungsorgane.)

1. W. von 26 J. Stenosis ostii ven. sinistri.

1 M. von 19 J. (Endocarditis Aortae et Mitralis, starke Herzhypertrophie, Ascites. Stauungs-Milz, -Leber-, Nieren.

1 M. von 79 J. Verwachsung des Herzbeutels mit dem Herzen (Hydrops, Ascites, Hydrothorax). Geringe Lungenphthise.

1 M. von 31 J. Endocarditis aortae et Mitralis (Cor bovinum). Verfettung der Herzmuskulatur, braune Induration der Lunge, Stauungsleber, -Milz, Anämische Stauungsniere, Obliteration d. r. Arteria fossae Sylvii. Erweichung der Inselgegend und Nachbarschaft. Graue Degeneration der Pyramidenbahnen.

8. Pericarditis chronica: 1 W. von 74 J. (mit Verwachsung des Pericards mit dem Herzen. Hydrothorax Anasarca) Melanotische Bronchialdrüsen mit Durchbruch in die Trachea.

9. Arteriosclerosis: 1 W. von 64 J. (Starke Hypertrophie des Herzens, Stauungsorgane. Rechtsseitiger Lungeninfarct. Kleine Erweichungsheerde im Gehirn.)

1 W. von 80 J. (Myocarditis chronica. Herzaneurytmen. Leichte Pericarditis. Kleine Erweichungsheerde im Gehirn. Carcinoma pylori.)

1 M. von 84 J. (Hypertrophie d. l. Ventrikels. Altersschrumpfniere.)

1 W. von 66 J. Myocarditis. Pneumonie im r. Mittel- u. Oberlappen.

10. Apoplexia cerebri I M. von 63 J. 1 M. von 43 J. (Kleine Cyste rechts in der unteren Hälfte des Pons, eine kleinere links. Absteigende Degeneration der Pyramidenbahnen. Eitrige Herde an der Nierenrinde. Geringe Pyelitis.)

1 W. von 47 J. (mit Hypertrophie des l. Ventrikels. Atrophie d. Nervi optici. Atherom der Arterien bes. der Gehirngefässe.)

11. Hämorrhagia cerebri: 1 W. von 59 J. (Atherose der Hirnarterien. Verschluckungspneumonie. Perforation der Gallenblase nach dem Duodanum.)

12. Pneumonia crouposa: 1 M. von 22 J. (Gesammte linke Lunge u. ein Theil der rechten. Atelectase des l. Unterlappens.)

1 M. von 54 J. mit Emphysema pulmonum. 1 M. von 31 J. mit geringer Pericarditis. 1 M. von 20 J. mit Nephritis acuta. 1 M. von 31 J.

13. Aspirationspneumonie: 1 M. von 25 J. mit jauchigem Empyem rechts. Multiple abgesackte peritonitische Abscesse.

14. IndurirendePneumonie: 1 W. von 62 J. mit Einengung der Arteria pulm. durch indurirende Lymphdrüsen.

15. Abscess der rechten Lunge: 1 W. von 47 J. (Phlegmone der rechten Wade. Linksseitige Lobularpneumonie.)

16. Emphysema pulmonum: 1 W. von 73 J. Hypertrophia ventr. dextr. Atherom der Aorta.) 1 M. von 45 J. (Schwielige Lungenphthise. Hypertrophie des r. Ventrikels. Embolie von Lungenarterien, Lungeninfarct - Milzinfarct, Niereninfarct, Stauungsmilz, -Leber, -Nieren. Tuberc. Darmgeschwüre.

17. Phthisis pulmonum: 22 M. und 11 W. Darunter ohne besondere Complication: 11 M. von 38, 37, 33, 39, 16, 25, 27, 16; 28, 21, 31 J. 5 W. von 22, 35, 30, 17, 17 J.

Phthisis pulmonum 1 W. von 22 J. (Tuberculöse Darmgeschwüre.) 1 M. von 41 J. (Schwielige Pleuritis rechts. Käsige Pneumonie im r. Oberlappen. Paechymeningitis hämorrhagha.) 1 M. von 37 J. (Doppelseitige tuberculöse Pleuritis. Kehlkopf- und Darmgeschwüre. Interstitielle Orchitis rechts.) 1 W. von 18 J. (Hämoptoe. Käsige Pneumonie Darmgeschwüre.) 1 M. von 22J. (Ausgedehnte käsige Lobularpneumonie. Ausgedehnte Tracheal- u. Darmgeschwüre. Pleuritis duplex.) 1 M. von 37 J. (Tuberculöse Darmgeschwüre. Perforation eines Geschwürs im Process vermiformis in die Bauchhöhle. Jauchige Peritonitis.) 1 M. von 25 J. (mit doppelseitiger fibrinöser Pleuritis. Fibrinöse tuberculöse Pericarditis mit Verfettung d. Musculatur.) 1 W. von 42 J. (Schwielige rechtsseitige Pleuritis. Kehlkopf- u. Darmgeschwüre. Endocarditis mitralis acuta Nephritis acuta.) 1 M. von 24 J. (Tracheal-, Kehlkopf- u. Darmgeschwüre. Niereninfarcte. Vereinzelte Nieren- u. Lebertuberkel.) 1 M. von 24 J. (Kehlkopf und Darmgeschwüre.) 1 M. von 29 J. (Rechtsseitiger Pyopneumothorax. Linksseitig hämorrhagische Pleuritis. Verkäsung der Bronchial-, Mesenterial- und Portaldrüsen. Käsiger Knoten im unteren Theil des auct. thoracic. Tuberculöse Darm- und Kehlkopfgeschwüre.) 1 M. von 32 J. (Ausgedehnte Darmgeschwüre. Perforation eines solchen im Coecum. Foudroyante Peritonitis.) 1 W. von 65 J. (Acute allgemeine Miliartuberculose. Tuberkel in Lunge, Milz, Niere, Herz. Tuberculöse Pleuritis et Peritonitis. Tubentuberculose. Tuberc. d. Ductus thoracicus.) 1 M. von 22 J. (Pneumonia caseosa.) 1 M. von 26 J. (Tuberculose Darmgeschwüre

Meningitis tuberculosa.) 1 M. von 41 J. (Chalicosis beider Lungen. Caverne im rechten Unterlappen.) 1 M. von 27 J. (Hochgradige käsige Pneumonie der ganzen r. Lunge, Cavernenbildung.) 1 W. von 62 J. (Tuberculöse Darmgeschwüre. Fungöse Entzündung der r. Handwurzelknochen. Fistulöse Gänge am l. Unterkiefer. Schwartige tuberculöse rechtsseitige Pleuritis. Veraltete Tuberkel in Milz, Leber, Niere.) 1 M. von 20 J. (Meningitis tuberculosa. Darmgeschwüre. Spärliche dissem. Tuberkel in Milz und Niere.) 1 M. von 29 J. (Alte Pleuritis adhaesiva destra mit Schwielen, hochgradig verkäste Tuberculose d. Ductus thoracicus. Acute Miliartuberculose.) 1 W. von 25 J. (Metatasen iu Herz, Leber, Milz, Nieren, Dura mater.)

18. Acute allgemeine Miliartuberculose: 1 M. von 32 J. Phlebitis pulmonalis sinistra. Tuberkeln iu Lungen, Milz, Nieren, linker Chorcoidea. Meningen. 1 M. von 44 J. Verkäste Bronchialdrüsen mit Uebergang auf d. Ductus thoracicus. 1 W. von 62 J. ohne Phthisis.

19. Peritonitis diffusa acuta: 1 W. von 22 J.

20. Peritonitis tuberculosa: 1 W. von 24 J. (Uterus und Tuben tuberculose.) 1 M. von 62 J. (mit Tuberculose d. process. vermiformis. Geringe schwielige Processe in der l. Lungenspitze. Emphysema pulmonum.)

21. Stenosirendes Carcinom des ductus hepaticus communis 1 W. von 50 J. (Hochgradige Erweiterung der Galleugänge. Starker Icterus. Pacchymeningitis hämorrhagica. Stenose der Gallengänge. Hydrops cyst. felleae. Ascites, Anasarca. Myoma uteri intraligamentosa. Fractur der Halswirbel.)

22. Stenosis coli durch doppelten Volvulus. 1 M. von 59 J. (Geringe Lungenphthise.)

23. Nephritis chronica: 1 M. von 43 J. (Granulirte Niere. Hypertrophie cordis. Infarcte der Milz. Erweichungsherd im vorderen Theil der l. inneren Kapsel. Retinitis albuminurica. Tuberculose des r. Hodens, Nebenhodens und der Samenblase.) 1 M. von 35 J. Bleivergiftung. Herzhypertrophie. Rechtsseitige Pneumonie. Retinitis albuminurica.) 1 M. von 29 J. (mit starker Herzhypertrophie. Kleine Blutungen im Pons, Pericarditis, Herzinfarcte, schwielige Myacarditis. Blutungen im Nasenbecken und der Blasenschleimhaut.) 1 W. von 20 J. (Starkes Lungenödem. Retinitis albuminurica.)

24. Polyarthritis rheumatica acuta: 1 M. von 35 J. (Blutung an der Pia mater, Dura mater, Epicard und Endocard. Lobularpneumonie.)

C. Chirurgische Abtheilung unter Dr. Harbordt.

Uebersicht der im Jahre 1892 behandelten Kranken.

Bestand am 1. Jan. 1892.		Auf- genommen 1892.		Summa.		Abgang						Verblieben am 1. Jan. 1893.	
						Geheilt.		Gebessert od. ungeheilt.		Gestorben.			
M.	W.	M.	W.	M.	W.	M.	W.	M.	W.	M.	W.	M.	W.
25	28	545	446	570	474	421	390	101	50	12	6	36	28
53		991		1044		811		151		18		64	
1044						1044							

Verletzungen und Erkrankungen der einzelnen Körpertheile.

I. Kopf und Ohr.

a. Verletzungen: Fractura basis Cranii 4. Vulnus contusum capitis 15. Vulnus sclopetrum capitis. Vulnus punctum capitis 2. Vulnus caesum capitis 9. Contusio capitis 7. Commotio cerebri.

b. Entzündungen: Otitis media 3. Furunculus meati auditorii externi. Erysipelas capitis 2.

c. Varia: Herpes capitis.

II. Gesicht, Nasenhöhle, Mundhöhle.

a. Verletzungen: Vulnus caesum frontis. Vulnus caesum oculi. Vulnus contusum faciei 2. Vulnus contusum frontis 5. Vulnus contusum labii inferioris. Vulnus contusum septi narium. Vulnus contusum palpebrae superioris. Vulnus contusum labii inferioris. Contusio faciei 2. Combustio faciei 2. Excoriationes faciei.

b. Entzündungen: Conjunctivitis catarrhalis 4. Conjunctivitis phlyctaenulosa. Keratitis parenchymatosa. Ulcus Corneae 3. Iritis. Amotio Retinae Hordeolum. Empyema antri frontalis. Furunculus labrii superioris 2. Erythema oedematosum faciei 2. Erysipelas faciei 8. Periostitis maxillae inferioris 6. Periostitis maxillae superioris. Caries dentium 6. Angina tonsillaris abscedens 3. Angina tonsillaris. Tonsillitis hypertrophica. Abscessus maxillae. inferioris 2.

c. Varia. Eczema faciei. Cavernoma frontis.

III. Hals.

a. **Verletzungen:** Vulnus caesum colli 3. Vulnus sclopetrum colli. Contusio cervicis 2.

b. **Entzündungen:** Lymphadenitis colli 19. Lymphoma colli. Abscessus colli 3. Ulcus colli. Furunculus cervicis 10.

c. **Varia:** Struma parenchymatosa. Strumitis abscedens.

IV. Wirbelsäule.

a. **Verletzungen:** Fractura vertebrae IX u. X. Contusio columnae vertebrae.

V. Brust und Rücken.

a. **Verletzungen:** Fractura costarum II—VI. Vulnus caesum thoracis 2. Vulnus punctum thoracis 6. Vulnus sclopetrum pectoris 2. Contusio Thoracis 26. Contusio scapulae. Vulnus contusum scapulae. Combustio Thoracis 4. Zermalmung des Brustkorbes und Lungenquetschung durch Ueberfahren.

b. **Entzündungen:** Empyema thoracis. Abscessus tuberculosus thoracis. Caries costarum. Fistula thoracis. Atheroma pectoris. Carbunculus thoracis. Mastitis abscedens 6. Herpes pectoris 3. Phlegmone circumscripta thoracis.

c. **Varia:** Carcinoma mammae. Carcinoma oesophagi. Strictura oesophagi carcinomatosa 3.

VI. Bauch.

a. **Verletzungen:** Vulnus punctum abdominis c. perforatioue coeci (Laparotomie, Darmnaht geheilt). Contusio abdominis 6. Contusio abdominis (Darmruptur, Laparotomie †). Contusio regionis inguinalis.

b. **Entzündungen:** Lymphadenitis inguinalis 9. Abscessus furunculosus abdominis. Perityphlitis stercoralis 4. Peritonitis circumscripta.

c. **Varia:** Hernia inguinalis incarcerata 6. Hernia inguinalis reponibilis. Hernia ventralis incarcerata. Hernia omentalis. Anus praeternaturalis. Echinococcus hepatis. Pyonephrose.

VII. Geschlechtsorgane.

a. **Verletzungen:** Contusio scroti. Contusio vulvul. Vulnus contusum scroti. Vulnus scissum vaginae.

b. **Entzündungen:** Bartholinitis abscedens. Parametritis. Orchitis 5. Epididymitis 2. Gonorrhoe 2. Cystitis 2. Fistula ani 3. Haemorrhoidales 3. Dysmenorrhoe. Tuberculosis tubarum. Tuberculosis vas. deferent. Phimosis. Abscessus perinealis.

c. **Varia.** Hydrocele testis 2. Tumor testis. Strictura urethrae 2. Strictura urethrae in Folge von Steineinklemmung. Tumor ovarii cysticus 2. Graviditas tubaria. Hypertrophia portionis c. Elongatione cervicis. Retroflexio uteri. Descensus uteri. Carcinoma uteri 2. Carcinoma uteri gravidi. Prolapsus uteri et vaginae 2.

VIII. Becken und Lumbalgegend.

a. **Verletzungen:** Fractura pelvis 5. Contusio pelvis. Contusio regionis lumbalis. Contusio ossis sacri. Contusio coxae 8.

b. **Entzündungen:** Coxitis 5. Lumbago.

IX. Obere Extremitäten.

a. **Verletzungen:** Luxatio humeri subcoracoidea 4; Luxatio complicata cubiti. Fractura humeri 4. Fractura antibrachii simplex 3. Fractura antibrachii complic. 2. Fractura radii 2. Fractura ulnae. Fractura digiti V. Fractura digiti III. Fractura Caviculae. Distorsio manus 6. Distorsio digiti V. Distorsio pollicis. Vulnus contusum digitorum 17. Vulnus contusum manus 7. Vulnus contusum cubiti. Vulnus contusum antibrachii. Vulnus caesum humeri 4; Antibrachii 5; cubiti 3; man. 9; digitorum 13. Vulnus scissum manus 2. Vulnus scissum cubiti. Vulnus punctum humeri 3; Antibrachii; pollicis; dorsi manus. Vulnus morsum antibrachii. Vulnus sclopetrum antibrachii. Contusio humeri 5; scapulae; antibrachii 2; cubiti'; manus 4; digitorum 9. Combustio antibrachii 2. Combustio manus 8. Amputatio humeri violenta. Vulnus e congelatione manus 3.

b. **Entzündungen:** Caries metacarpi 2; ulnae; digitorum; tuberculosa brachii. Tendovaginitis crepitans 2. Hygroma manus 2. Hygroma pollicis Hygroma manus mit corpora oryzoidea. Osteomyelitis humeri. Furunculus antibrachii; manus 2; cubiti. Abscessus manus. Ulcus antibrachii. Phlegmone antibrachii. Phlegmone circumscripta manus 25; cubiti; digiti 7. Lymphangoitis humeri; antibrachii 6; manus. Lymphadenitis axillae 7. Erysipelas cubiti 2: manus; antibrachii. Oedema manus 3; antibrachii. Corpus alienum in manu dextro (Nadelspitze). Panaritium cutaneum 62; periostale 6; tendinosum 5; sub ungue 2.

c. **Varia:** Perniones manus; manum amborum. Excoriationes manus 9; cubiti 2; pollicis; Eczema manus 3. Eczema axillae. Eczema brachiorum et pectoris. Rheumatismus brachii. Epithelioma manus.

X. Untere Extremitäten.

a. **Verletzungen:** Fractura femoris complicata 2. Fractura femoris simplex 3. Fractura colli femoris 3. Fractura cruris 5. Fractura malleolorum amb. 4. Distorsio pedis 39; genu 3. Haemarthros genu 12. Contusio femoris 3; cruris 10; genu 8; pedis 22; hallucis 4. Combustio femoris; cruris 2; pedis 15. Vulnus contusum femoris Vulnus contusum genu 2; cruris 5; pedis 6; hallucis 3. Vulnus caesum femoris 4; pedis. Vulnus punctum femoris; cruris; genu Vulnus sclopetrum femoris; genu. Vulnus scissum femoris.

b. **Entzündungen:** Caries metatarsi I. pedis. Tumor albus genu. Osteomyelitis tibiae; cruris 2; fibulae. Lymphangoitis cruris; genu; pedis 7. Hydarthros genu 5; talo-cruralis. Synovitis genu tuberculosa. Bursitis praepatellaris 29. Abscessus femoris; hallucis; cruris. Furunculus genu; femoris; cruris. Phlegmone circumscripta femoris; genu 2; cruris; pedis 4. Phlegmone cruris 2. Oedema dorsi pedis. Ulcus cruris 40; genu; pedis 7. Erythema oedematosum cruris 11; pedis. Varices cruris 3; genu. Erysipelas cruris 5. Unguis incarnatus 7.

c. **Varia:** Eczema cruris. Eczema artificiale cruris. Pedes plani 8. Genu varum. Genu valgum. Hyperhidrosis pedum 4. Perniones hallucis.

XI. Varia.

Psoriasis vulgaris. Eczema chronicum; eczema universale. Defatigatio 2. Rheumatismus 4. Prurigo. Combustio corporis totius. Furunculosis 2. Scabies 3. Varices. Condylomata acuta. Neuralgie. Wanderniere. Trismus und Tetanus. Sycosis. Neurosis traumatica femoris.

Im Jahre 1892 ausgeführte Operationen:

I. Am Kopf und Gesicht.

Trepanation u. Entfernung von Knochensplitter bei Fractura cranii.

Aufmeiselung der linken Stirnhöhle wegen Empyem derselben.

Aufmeiselung des Antrum mastoideum und Eröffnung eines extraduralen Abscesses bei Otitis media purulenta.

Spaltung des Nasenrückens und Eröffnung der Highmorshöhle und Auskratzung derselben wegen Angiosarcoma ausgehend von den Siebbeinzellen.

Enucleatio bulbi nach Vulnus perforans.

Incision und Spaltung einer Cyste am Hals.

II. Hals.

Strumectomie bei Struma parenchymatosa.
Exstirpation von Drüsen 9.
Incision, Evidement bei Lymphadenitis colli abscedens 14.
Tracheotomie bei Vulnus caesum colli (Tentamen suicidii).

III. Brust und Rücken.

Exstirpation eines handgrossen Carbunkels am Rücken.
Resection des unteren Endes der Scapula wegen Zertrümmerung
derselben.
Resectio costarum wegen Empyema thoracis.
Incision bei einem Congestionsabscess (Caries des Darmbein-
kammes).

IV. Bauch, Becken, Harn- und Geschlechtsorgane.

Laparotomie 9: 3 wegen Peritonitis in Folge von Perforation
des Processus vermiformis. 1 wegen Peritonitis tuberculosa †. 2 wegen
Tumor Ovarii cysticus. 1 wegen Darmruptur durch Hufschlag
(Darmnaht †). 1 bei Descensus uteri mit Anheftung desselben.
1 bei Uulnus punctum perforans. Abdominis (Darmnaht geheilt).
Herniotomie bei Hernia inguinalis incarcerata.
Reposition bei Hernia inguinalis incarcerata 4.
Castration wegen Epididymitis tuberculosa.
Resection des Vas deferens wegen Tuberculose desselben.
Zweizeitige Operation nach Simon bei Echinococcus hepatis.
Sectio caesarea wegen Carcinom mit nachfolgender Exstirpation
nach Hegar.
Incision und Drainage bei Pyonephrose.
Amputatio Mammae wegen Carcinom.
Punction mit nachfolgender Injection von Tinctura Jodi bei
Hydrocele.
Auskratzung des Uterus wegen Carcinom.
Colporrhaphia posterior bei Prolapsus uteri et vaginae.
Cauterisation von Haemorrhoidalknoten 2.
Spaltung und Auskratzung einer Mastdarmfistel 3.
Exstirpation von Inguinaldrüsen 3.
Incision und Ecrasement bei Lymphadenitis inguinalis abscedens.
Operation bei Phimosis congenita.

V. Obere Extremität.

Unterbindung der Arteria subclavia.

Unterbindung der Arteria axillaris nach Durchstechung derselben.

Amputatio humeri nach Abquetschung desselben durch Ueberfahren.

Amputatio Indicis wegen starker Quetschung.

Amputation der zwei vorderen Phalangen des r. Zeigefingers wegen Vereiterung des Gelenks.

Amputation des. r. Mittelfingers wegen Gangrän.

Amputation verschiedener Finger.

Reposition bei Luxatio humeri subcoracoidea 2.

Reposition bei Luxatio complicata des Ellenbogengelenks.

Anlegen einer Sehnennaht bei Schnittwunde der r. Hand.

Anlegen einer Sehnennaht bei Quetschwunde des r. Mittelfingers.

Exstirpation eines Ganglion am Daumen.

Spaltung eines Hygroms der Beugesehnen der Hand mit Entfernung von Corpora oryzoidea.

Entfernung einer Nadelspitze aus der r. Hand.

Exstirpation eines Sehnenscheidenganglions an der Hand.

Evidement bei Caries Metacarpi.

VI. Untere Extremitäten.

Amputatio femoris wegen tuberkulöser Vereiterung des Kniegelenks.

Amputatio cruris wegen Vereiterung des Fussgelenks. (Tabes).

Amputation der I., II., III., IV. Fusszehe wegen Zerquetschung derselben.

Amputatio hallucis et metatarsi I wegen caries.

Resection des Kniegelenks wegen Synovitis tuberculosa 2.

Resection des Fussgelenks wegen caries.

Keilexcision der Tibia und fibula bei Genu valgum.

Sequestrotomie bei Osteomyelitis Tibiae 2.

Osteotomia Tibiae et fibulae bei einem schlecht geheilten Unterschenkelbruch.

Naht der Patella bei Fractura comminutiva derselben.

Exstirpation bei Bursitis praepatellaris 8.

Extraction des Ungnis incarnatus 5.

Suturen bei Stich-, Schnitt- und Quetschwunden 47.

Incisionen bei Abscessen.

Incisionen bei Phlegmonen 28.

Incisionen bei Furunceln 27.

Incisionen bei Panaritien 73.

D. Reconvalescenten-Anstalt Mainkur von Dr. Ohlenschlager.

Bestand am 1. April 1892	Aufgenommen vom 1. April 1892 bis 1. April 1893	Abgang.				Verblieben am 1. April 1893
		Summa	Geheilt	Gebessert	Ungeheilt	
Weiber	Weiber	Weiber	Weiber	Weiber	Weiber	Weiber
22	454	476	440	4	8	24
476			476			

Die Pfleglinge fanden Aufnahme wegen	Einweisung		Im Alter von					Entlassung			Verblieben in Behandlung	Summa
	Hospital	Stadt	0—15	15—30	30—45	45—60	über 60 Jahre	Geheilt	Gebessert	Ungeheilt		
1. Reconvalescenz von:												
Angina catarrhalis . . .	1	—	—	1	—	—	—	1	—	—	—	1
Angina tonsillaris . . .	5	2	1	6	—	—	—	7	—	—	—	7
Catarrhus laryngealis . .	4	—	—	3	1	—	—	3	—	1	—	4
Bronchitis acuta . . .	19	2	1	16	3	1	—	21	—	—	—	21
Bronchitis chronica . .	3	18	6	7	5	—	3	20	1	—	—	21
Pleuritis	4	3	1	5	1	—	—	5	—	—	2	7
Pneumonia	7	4	1	7	2	1	—	11	—	—	—	11
Cardialgia	1	—	—	1	—	—	—	1	—	—	—	1
Catarrhus ventriculi acutus .	24	6	2	27	1	—	—	29	—	1	—	30
Catarrhus ventriculi chronicus	11	6	2	12	3	—	—	15	—	—	2	17
Haematemesis	4	—	—	4	—	—	—	3	—	—	1	4
Ulcus ventriculi . . .	6	2	—	8	—	—	—	7	—	—	1	8
Catarrhus gastro-intestin. acut.	6	2	—	8	—	—	—	6	1	1	—	8
Catarrhus intestinalis . .	3	1	4	—	—	—	—	2	—	—	2	4
Obstipatio chronica . .	1	—	—	—	1	—	—	1	—	—	—	1
Icterus	—	1	—	1	—	—	—	1	—	—	—	1
Cholelithiasis	2	—	—	1	1	—	—	2	—	—	—	2
Perityphlitis	2	1	—	3	—	—	—	3	—	—	—	3
Peritonitis	1	—	—	1	—	—	—	1	—	—	—	1
Parametritis	1	3	—	3	1	—	—	4	—	—	—	4
Nephritis	3	1	1	3	—	—	—	3	—	—	1	4
Menstruatio nimia . . .	1	2	1	2	—	—	—	3	—	—	—	3
Metrorrhagia	1	3	—	1	1	2	—	3	—	—	1	4
Abortus	2	3	—	2	3	—	—	5	—	—	—	5
Dysmenorrhoea	1	—	—	—	1	—	—	1	—	—	—	1

Die Pfleglinge fanden Aufnahme wegen	Einweisung		Im Alter von					Entlassung			Verblieben in Behandlung	Summa
	Hospital	Stadt	0—15	15—30	30—45	45—60	über 60 Jahre	Geheilt	Gebessert	Ungeheilt		
Rheumatismus muscularis .	5	1	—	3	—	3	—	6	—	—	—	6
Rheumatismus acut. art. vag.	3	5	3	5	—	—	—	7	—	1	—	8
Influenza	8	9	1	12	3	1	—	17	—	—	—	17
Febris gastrica	1	1	—	1	1	—	—	2	—	—	—	2
Typhus abdominalis . . .	18	4	1	20	—	1	—	20	—	1	1	22
Febris intermittens . . .	1	—	—	1	—	—	—	1	—	—	—	1
Erysipelas faciei . . .	6	1	—	7	—	—	—	7	—	—	—	7
Angina diphtheritica . . .	8	9	1	14	1	1	—	16	—	1	—	17
Morbilli	—	5	5	—	—	—	—	5	—	—	—	5
Colica saturnina	2	1	—	1	2	—	—	2	—	1	—	3
Chorea minor	1	1	1	1	—	—	—	2	—	—	—	2
Apoplexia	—	1	—	—	—	1	—	1	—	—	—	1
Commotio cerebri	1	1	—	1	—	—	1	2	—	—	—	2
Otitis interna	—	1	1	—	—	—	—	1	—	—	—	1
Epistaxis	2	—	—	2	—	—	—	2	—	—	—	2
Retinitis	—	1	—	1	—	—	—	—	—	—	1	1
Chorioiditis chronica . .	—	1	—	1	—	—	—	—	—	—	1	1
Phlebitis	2	—	—	—	2	—	—	2	—	—	—	2
Panaritium	1	—	—	1	—	—	—	1	—	—	—	1
Combustio	1	—	—	1	—	—	—	1	—	—	—	1
Gonitis traumat. . . .	1	—	—	1	—	—	—	1	—	—	—	1
Operatio	5	12	1	9	4	3	—	16	—	—	1	17
Defatigatio	34	23	4	46	7	—	—	54	—	—	3	57
Chlorosis	29	40	9	59	1	—	—	64	1	—	4	69
Morbus Werlhofii . . .	1	—	—	1	—	—	—	1	—	—	—	1
Morbus Basedowii . . .	1	—	—	1	—	—	—	1	—	—	—	1
Endocarditis	—	1	—	—	—	1	—	1	—	—	—	1
II. Allgemeiner Schwäche .	2	16	6	2	2	3	3	17	—	1	—	18
III. Schwächezuständen bei:												
Hysteria	1	—	—	1	1	—	—	2	—	—	—	2
Neurasthenia	2	2	—	2	1	1	—	3	1	—	—	4
Anaemia	1	24	8	9	7	—	1	22	—	—	3	25
Scrophulosis	—	3	2	1	—	—	—	3	—	—	—	3
Vitium cordis	1	1	—	1	1	—	—	2	—	—	—	2
	251	225	59	323	65	19	10	440	4	8	24	476

Für den einzelnen Pflegling ergiebt sich eine Durchschnitts-Verpflegungsdauer von etwas über 16 Tagen, ein Mehrgewicht von 4·6 Pfd. Die höchste Gewichtszunahme war die bei Typhus abdominalis 17 Pfd. in 20 Tagen. Gewichtszunahme fand statt bei:

1 Rec. von Angina catarrhalis: 6 Pfd., — 7 Rec. von Angina tonsillaris: 42 Pfd., max. 8 Pfd. in 14 Tagen, — 3 Rec. von Catarrhus laryngealis: 11½ Pfd., max. 5 Pfd. in 14 Tagen. — 21 Rec. von Bronchitis acuta: 97 Pfd., max. 8 Pfd. in 20 Tagen, — 21 Rec. von Bronchitis chronica: 72½ Pfd., max. 7 Pfd. in 13 Tagen, — 7 Rec. von Pleuritis: 29 Pfd., max. 9 Pfd. in 14 Tagen, — 11 Rec. von Pneumonia: 71 Pfd., max. 11 Pfd. in 13 Tagen, — 30 Rec. von Catarrhus ventriculi acut.: 150½ Pfd., max. 9 Pfd. in 16 Tagen. — 16 Rec. von Catarrh. ventric. chronic.: 72 Pfd., max. 9 Pfd. in 20 Tagen, — 4 Rec. von Haematemesis: 11½ Pfd., max. 6 Pfd. in 13 Tagen, — 8 Rec. von Ulcus ventric.: 31 Pfd., max. 8 Pfd. in 21 Tagen, — 8 Rec. von Catarrh. gastro-intestin acut.: 41 Pfd., max. 8 Pfd. in 13 Tagen. — 2 Rec. von Catarrh. intestinalis: 5 Pfd., max. 4 Pfd. in 20 Tagen, — 1 Rec. von Obstipatio chronic.: 8 Pfd. in 20 Tagen, — 3 Rec. von Perityphlitis: 21 Pfd., max. 8 Pfd. in 13 Tagen, — 1 Rec. von Peritonitis: 7 Pfd. in 21 Tagen, — 3 Rec. von Nephritis: 12 Pfd., max. 5 Pfd. in 13 Tagen, — 2 Rec. von Cholelithiasis: 16 Pfd., max. 10 Pfd. in 13 Tagen, — 1 Rec. von Icterus: 5 Pfd. in 13 Tagen, — 3 Rec. von Menstruatio nimia: 11 Pfd., max. 5 Pfd. in 13 Tagen, — 3 Rec. von Metrorrhagia: 13 Pfd., max. 8 Pfd. in 27 Tagen, — 5 Rec. von Abortus: 21 Pfd., max. 10 Pfd. in 19 Tagen, — 1 Rec. von Dysmenorrhoea: 2 Pfd. in 14 Tagen, — 3 Rec. von Parametritis: 14½ Pfd., max. 6 Pfd. in 13 Tagen, — 3 Rec. von Rheumatismus muscularis: 26 Pfd., max. 10 Pfd. in 19 Tagen, — 7 Rec. von Rheumat. acut. art. vag.: 30 Pfd., max. 8 Pfd. in 20 Tagen, — 17 Rec. von Influenza: 78½ Pfd., max. 8 Pfd. in 14 Tagen, — 2 Rec. von Febris gastrica: 9 Pfd., max. 5 Pfd. in 13 Tagen, — 21 Rec. von Typhus abdominalis: 190 Pfd., — 7 Rec. von Erysipelas: 45½ Pfd., max. 11 Pfd. in 21 Tagen, — 17 Rec. von Angina diphth.: 69½ Pfd., max. 9 Pfd. in 21 Tagen, — 5 Rec. von Morbilli: 13 Pfd., max. 4 Pfd. in 13 Tagen, — 2 Rec. von Chorea minor: 4 und 3 Pfd. in 20 Tagen, — 1 Rec. von Apoplexia 3 Pfd. in 14 Tagen. — 3 Rec. von Colica saturnina: 16 Pfd., max. 10 Pfd in 21 Tagen, — 2 Rec. von Commotio cerebri: 6 Pfd. in 14 Tagen, — 1 Rec. von Otitis interna: 1 Pfd. in 14 Tagen, — 2 Rec. von Epistaxis: 6 Pfd. in 14 Tagen, — 2 Rec. von Phlebitis: 6 und 7 Pfd. in 20 Tagen, — 1 Rec. von Panaritium: 3 Pfd. in 21 Tagen. — 1 Rec. von Combustio: 4 Pfd. in 20 Tagen, — 1 Rec. von Gonitis traumat: 6 Pfd. in 22 Tagen, — 16 Rec. von Operatio: 93 Pfd., max.

12 Pfd. in 20 Tagen, — 57 Rec. von Defatigatio: 267 Pfd., max.
11 Pfd. in 20 Tagen, — 68 Rec. von Chlorosis: 268¹/₂ Pfd., max.
10 Pfd. in 17 Tagen, — 16 Rec. von allgemein. Schwäche: 62 Pfd.,
max. 7¹/₂ Pfd. in 13 Tagen, — 1 Rec. von Morbus Werlhofii:
8 Pfd. in 13 Tagen, — 1 Rec. von Morbus Basedowii: 2 Pfd. in
21 Tagen, — 1 Rec. von Endocarditis: 5 Pfd. in 20 Tagen, —
1 Rec. von Hysteria: 9 Pfd. in 14 Tagen, — 3 Rec. von Neurasthenia: 11 Pfd., max. 6 Pfd. in 14 Tagen, — 25 Rec. von
Anaemia: 74¹/₂ Pfd., max. 7¹/₂ Pfd. in 13 Tagen, — 3 Rec. von
Scrophulosis: 5 Pfd. in 20 Tagen, — 2 Rec. von Vitium cordis:
2 und 5 Pfd. in 14 Tagen.

Auf Kosten des Hospitals wurden eingewiesen 309 Pfleglinge
mit 5422 Verpflegstagen, — der Ortskrankenkasse 131 Pfleglinge
mit 2178 Tagen, — des Armenamts 11 Pfleglinge mit 194 Tagen,
— der Saint-George'schen Stiftung 1 mit 28 Tagen, — der Flei-
scher Krankenkasse 1 mit 14 Tagen, — der Frauen- und Mädchen-
Krankenkasse 1 mit 20 Tagen.

Ungeheilt mussten entlassen werden: 1 Rec. von Catarrh.
laryng. wegen hohem Fieber in das Hospital (18. Jan.), 1 Rec. von
Catarrh. ventric. acut. wegen Angina diphtherit. nach Hause (8. Aug.),
desgleichen wegen Angina diphtherit. ein Rec. von Catarrh. gastro-
intestin. acut. nach Hause (8. Aug.), 1 Rec. von Rheumartritis ac.
wegen Hämoptoe (vitium cordis) ins Hospital (4. Aug.), 1 Rec. von
Typhus abd. wegen Periostitis absc. ins Hospital (23. Febr.), 1 Rec.
von Diphtheritis wegen Erysipelas fac. (11. Juli), 1 Rec. von Cholica
saturn. wegen Cystitis in das Hospital (1. Aug.), 1 an allgemeiner
Schwäche Leidende wegen Incont. urin. (29. April) nach Hause.

Nur gebessert wurden entlassen: 1 Rec. von Bronchit. chron.
wegen Epilepsie, 1 Rec. von Catarrh. gast. int. ac. wegen gleichzeitigem chron. Bronchialcatarrh, 1 Rec. von Chlorose auf ihr Ansuchen nach Hause entlassen, 1 Rec. von Neurasthenie entlief der
Anstalt in einem Anfall von Exaltation.

Verlängerung des 2. wöchentlichen Aufenthaltes, wegen nicht
genügender Erholung, wurde nöthig: bei Angin. catarrh. 1 W., —
Angin. tons. 4mal 1 W. — Catarrh. laryng. 1 W. — Bronchit.
ac. 11mal 1 W. — Bronch. chron. 9mal 1 W. — Pleurit. 3mal
1 W. — Pneumon. 5mal 1 W. — Catarrh. ventric. ac. 16mal 1 W.
— Catarrh. ventric. chron. 7mal 1 W., 1mal 2 W. — Ulc. ventr.
3mal 1 W. — Catarrh. gastrointest. 4mal 1 W. — Catarrh. int.
2mal 1 W. — Perityphlitis 1mal 1 W. — Peritonitis 1mal 1 W.

— Abortus 3mal 1 W. — Menstruat. nim. 1mal 1 W. — Dysmenor. 1mal 1 W. — Metrorrhag. 2mal 2 W., 1mal 1 W. — Rheumat. ac. art. vag. 6mal 1 W. — Rheumat. musc. 4mal 1 W. — Influenza 7mal 1 W. — Febris gastric. 1mal 1 W. — Typh abd. 16mal 1 W., 1mal 2 W. — Erysip. fac. 4mal 1 W. — Aug. diphth. 5mal 1 W. — Morbil. 2mal 1 W. — Operatio 12mal 1 W., 1mal 2 W. — Gonit. traum. 1mal 1 W. — Defatigatio 7mal 1 W. — Chloros. 24mal 1 W., 1mal 2 W. — Debilitas 8mal 1 W. — Anaemie 9mal 1 W. — Scrophulos 2mal 1 W. — Morbus Basedow 1mal 2 W. — Vitium cord. 1mal 1 W.

Warme Bäder wurden 2215 gegeben, und im Anschluss an diese, warme und kalte Douchen.

Douchen ohne Bäder wurden angewandt 673mal. — Mainbäder wurden 499, Salzbäder 299 gegeben.

Die Mainkur-Pfleglinge gedeihen relativ in den Herbstmonaten am Besten; es war auch in diesem Winter trotz aller Kälte die Reconvalescenz derselben eine günstige. Es ist daher nur zu beklagen, dass die Herren Aerzte von October bis April so wenig Reconvalescenten und Schwache der Anstalt zuweisen, zumal dieselbe nur weibliche Pfleglinge aufnimmt.

3. Dr. Christ's Kinder-Krankenhaus.

Bericht

von

Dr. GLÖCKLER und Dr. ZIMMERN.

I. Uebersicht der im Jahre 1892 behandelten Kranken.

Bestand am 1. Jan. 1892		Aufge- nommen 1892		Summa		Abgang:				Verblieben am 1. Jan. 1893	
						Geheilt		Gestorben			
M.	W.	M.	W.	M.	W.	M.	W.	M.	W.	M.	W.
21	22	197	206	218	228	115	132	85	80	18	16
43		403		446		247		165		34	
446								446			

Die Zahl der Verpflegtage war 14 654, davon 5817 Tage für Kinder unter 4 Jahren. Die Zahl der Tracheotomien betrug 78, hiervon wurden geheilt entlassen 21. Die Masern forderten eine sehr grosse Zahl von Opfern, weil die Krankheit im Hospital an den Reconvalescenten von Diphtherie und anderen schweren Krankheiten ein wenig widerstandsfähiges Material vorfand. Von den im Hospital an Masern erkrankten waren 19 von Diphtherie geheilt und 17 Reconvalescenten, darunter 5 geheilte Tracheotomien.

II. Uebersicht der im Jahre 1892 behandelten Krankheitsfälle.

Namen der Krankheiten.	Im Alter von Jahren					Entlassen			
	0—1	1—5	5—10	10—14	Summa.	Geheilt.	Gebessert.	Gestorben.	Verblieb. in Behandlg.
Infectionskrankheiten.									
Scharlachfieber	—	1	3	—	4	3	—	—	1
Masern	9	40	8	—	57	30	—	27	—
Diphtheritis	8	188	78	27	301	188	—	102	11
Syphilis	1	—	—	—	1	—	—	1	—
Typhus abdominalis	—	1	—	3	4	3	—	1	—
Rheumatismus, acuter	—	—	1	1	2	2	—	—	—

Namen der Krankheiten.	Im Alter von Jahren					Entlassen			
	0—1	1—5	5—10	10—14	Summa	Geheilt	Gebessert	Gestorben	Verbleib. in Behandlg.
Allgemeine Krankheiten.									
Anämie	—	—	1	1	2	2	—	—	—
Leukämie	—	—	—	1	1	—	1		—
Krankheiten des Nervensystems.									
Chorea	—	—	2	2	4	4	—	—	—
Lähmung nach Diphtheritis . . .	—	—	—	1	1	1	—	—	—
Tubercul. Hirnhautentzündung . . .	3	4	—	1	8	—	—	8	—
Stimmritzenkrampf	1	—	—	—	1	1	—	—	—
Krankheiten des Gefässsystems.									
Herzfehler	—	—	3	—	3	—	2	—	1
Pericarditis	—	—	—	1	1	—	—	1	—
Krankheiten der Athmungsorgane.									
Lungentuberculose	1	—	2	2	5	—	—	5	—
Lungenentzündung	5	16	2	2	25	19	—	6	—
Lungenspitzencatarrh	—	—	2	1	3	—	3	—	—
Bronchitis capill.	—	8	—	—	8	3	—	4	1
Pleuritis	—	1	—	—	1	1	—	—	—
Empyema	1	3	—	—	4	3	—	—	1
Krankheiten der Verdauungsorgane.									
Diarrhöe	2	—	—	—	2	2	—	—	—
Febris gastrica	—	—	1	—	1	1	—	—	—
Darmgeschwüre	—	1	—	1	2	—	—	—	2
Eiterige Bauchfellentzündung . . .	—	2	—	—	2	—	—	2	—
Acute gelbe Leberatrophie . . .	—	1	—	—	1	—	—	1	—
Krankheiten der Urogenitalorgane.									
Nephritis	—	2	—	1	3	—	—	1	2
Krankheiten der Bewegungsorgane, der Haut, des Zellgewebes.									
Eczema	3	1	2	—	6	5	—	—	1
Herpes Zoster	—	1	—	—	1	1	—	—	—
Furunculosis	1	—	—	—	1	—	—	1	—
Phlegmone	2	—	1	—	3	—	—	3	—
Abscesse	—	4	4	4	12	11	—	—	1
Verbrennung	2	5	—	—	7	4	—	2	1
Unterschenkelverkrümmung . . .	—	1	1	—	2	1	—	—	1
Knochenbruch des Schädels . . .	—	1	—	—	1	1	—	—	—
» » Vorderarmes . . .	—	2	—	—	2	2	—	—	—
» » Oberschenkels . .	—	5	1	1	7	5	—	—	2
» » Unterschenkels . .	—	1	1	—	2	1	—	—	1

Namen der Krankheiten.	Im Alter von Jahren					Entlassen			
	0—1	1—5	5—10	10—14	Summa	Geheilt	Gebessert	Gestorben	Verblieb. in Behandlg.
Entzündeter Amputationsstumpf. . .	—	—	—	1	1	1	—	—	—
Schnittwunden	—	1	1	—	2	2	—	—	—
Schwere Contusion des Unterschenkels	—	—	1	—	1	1	—	—	—
Distorsion der Hand	—	—	—	1	1	1	—	—	—
Caries	—	2	4	2	8	—	2	—	6
Genu valgum	—	—	1	—	1	—	1	—	—
Coxalgie	—	1	—	—	1	—	—	—	1
Klumpfüsse	—	—	1	—	1	—	1	—	
Eingeklemmte Hernia	—	1	—	—	1	1	—	—	—
Mastdarmblasenfistel	1	—	—	—	1	—	1	—	
Hasenscharte	1	—	—	—	1	1	—	—	
Angioma	1	—	—	—	1	1	—	—	

III. Bericht über die in der Ordinationsstunde behandelten Kinder.

In der täglich mit Ausnahme der Sonn- und Feiertage abgehaltenen Ordinationsstunde wurden im Jahre 1892 im Ganzen 1609 Kinder behandelt und zwar 790 Knaben und 819 Mädchen. Die Art der Erkrankungen ist aus nachfolgender Tabelle zu ersehen.

Uebersicht der in der Ordinationsstunde behandelten Krankheiten.

Namen der Krankheiten.	Knaben	Mädchen	Summa
1. Infectionskrankheiten.			
Diphtheritis	6	6	12
Influenza	12	12	24
Keuchhusten	24	18	42
Masern	10	12	22
Mumps	—	1	1
Rothlauf	2	—	2
Scharlach	2	—	2
Wasserblattern	2	2	4

Namen der Krankheiten.	Knaben	Mädchen	Summa
2. Allgemeine Krankheiten.			
Blutarmuth	89	163	252
Blutfleckenkrankheit	—	1	1
Rachitis	84	92	176
Scropheln	27	28	55
Syphilis	3	3	6
Wassersucht	1	—	1
3. Krankheiten des Nervensystems.			
Convulsionen	3	2	5
Epilepsie	1	—	1
Idiotismus	—	1	1
Kinderlähmung	1	1	2
Kopfschmerz	—	1	1
Lähmung	1	1	2
Stimmritzenkrampf	11	5	16
Muskelkrampf (Caput obstipum)	—	1	1
Veitstanz	—	3	3
Wasserkopf (chronischer)	2	1	3
4. Krankheiten des Gefässsystems.			
Herzfehler	2	1	3
Herzvergrösserung	4	3	7
5. Krankheiten der Athmungsorgane.			
Bronchialcatarrh	105	104	209
Bronchitis	19	17	36
» capilläre	7	12	19
Lungenentzündung	9	13	22
Lungenspitzencatarrh	10	8	18
Lungentuberkeln	8	9	17
Brustfellentzündung	3	2	5
Kehlkopfentzündung	3	—	3
6. Krankheiten der Verdauungsorgane.			
Atrophie	13	14	27
Bauchfellentzündung	—	1	1
Brechdurchfall	27	21	48
Diarrhöe	44	42	86
Dyspepsie	15	15	30
Leistenbruch	9	2	11

Namen der Krankheiten.	Knaben	Mädchen	Summa
Nabelbruch	3	7	10
Nabelentzündung	2	4	6
Magencatarrh	8	5	13
Mandelentzündung	30	27	57
Mundcatarrh	4	6	10
Mundfäule	1	1	2
Soor	4	4	8
Darmcatarrh	21	15	36
Mastdarmvorfall	2	4	6
Zahngeschwür	2	1	3
Zahnen (erschwertes)	6	4	10
Zungenband (kurzes)	1	—	1
Zungenentzündung	1	—	1
7. Krankheiten der Harn- und Geschlechtsorgane.			
Cryptorchis	1	—	1
Phimose	3	—	3
Nierenblutung	—	1	—
Nierenentzündung	1	—	1
Scheidencatarrh	—	10	10
Wasserbruch	4	—	4
8. Krankheiten der Haut.			
Abscess	17	8	25
Ausschlag (Acne)	1	—	1
» (Herpes)	—	2	2
» (Eczem)	38	26	64
» (Impetigo)	1	4	5
» (Pemphigus)	2	—	2
» (Pithyriasis)	—	1	1
» (Psoriasis)	—	2	2
» (Erythem)	1	—	1
» (Nesselsucht)	—	1	1
Frostbeulen	2	1	3
Furunkel	3	4	7
Nagelentzündung	2	1	3
Kopfwunde	1	1	2
Quetschung	1	4	5
Verbrennung	1	2	3
Wundsein	7	3	10
Zellgewebsentzündung	1	2	3

Namen der Krankheiten.	Knaben	Mädchen	Summa
9. Krankheiten der Drüsen.			
Drüsengeschwulst	7	14	21
Drüsengeschwür	6	10	16
Kropf	—	4	4
10. Krankheiten der Bewegungsorgane.			
Hüftgelenkentzündung	3	2	5
Knochenfrass	2	5	7
Kniegeschwulst	2	1	3
Gelenkentzündung	2	1	3
Bäckerbein	1	1	2
Rheuma	3	1	4
Spina ventosa	3	4	7
Zerrung des Gelenks	1	—	1
11. Krankheiten der Sinnesorgane.			
Augenentzündung	3	5	8
Nasencatarrh	2	3	5
Nasenentzündung	1	2	3
Gehörgangsentzündung	7	3	10
Ohrenentzündung	1	4	5
12. Parasiten.			
Krätze	11	8	19
Läuse	—	3	3
Kleiderläuse	—	1	1
Bandwurm	—	2	—
Springwürmer	2	1	3
Spulwürmer	1	1	2
13. Missbildungen.			
Klumpfuss	1	—	1
Hasenscharte	—	1	1
Muttermal	—	1	1
14. Angebliche Krankheit.			
Beobachtet	1	3	4

Bericht über die Impfstation.

An 9 Tagen wurden im Ganzen 105 Kinder geimpft, wovon 99 mit Erfolg. Die Impfungen wurden zum weitaus grössten Theil mit animaler Lymphe vollzogen. Impfkrankheiten kamen nicht zur Beobachtung.

4. Dr. Christ'sche und von Mühlen'sche Entbindungsanstalt.

Bericht

von

Dr. GLÖCKLER und Dr. ZIMMERN.

In der Entbindungsanstalt wurden im Jahre 1892 von 58 Müttern 59 Kinder geboren, und zwar 28 Knaben, 31 Mädchen, davon kamen 2 Knaben und 2 Mädchen (letzteres Zwillinge) todt zur Welt.

Von den Kindern wurden 57 in Schädellage, 2 in Unterendlage geboren. Eine 24jährige Erstgebärende erkrankte während der Geburt an Eclampsie, die Geburt wurde mit der Zange beendet, doch starb die Frau unter fortdauernden Krämpfen am nächsten Tag. Anderweite Erkrankungen oder Operationen kamen nicht vor.

5. Israelitisches Gemeindehospital.

Bericht

von

Dr. KIRCHHEIM und Dr. HIRSCHBERG.

Uebersicht der im Jahre 1892 behandelten Kranken.

Bestand am 1. Jan. 1892		Aufge- nommen 1892		Summa		Abgang						Verblieben am 1. Januar 1893	
						Geheilt		Gebessert o. ungeheilt		Gestorben			
M.	W.	M.	W.	M.	W.	M.	W.	M.	W.	M.	W.	M.	W.
9	14	269	279	278	293	188	205	56	55	18	14	16	19
23		548		571		393		111		32		35	
571						571							

Uebersicht der Krankheitsfälle.

Namen der Krankheiten.	Im Alter von Jahren						Entlassen			Verblieben in Behandlung.
	0—15	15—30	30—45	45—60	Ueber 60	Summa	Geheilt	Gebessert oder ungeheilt	Gestorben	
I. Infectionskrankheiten.										
Morbilli	16a)	2	—	—	—	18	18	—	—	—
Scarlatina	8	4	—	—	—	12	10	1	—	1
Varicellae	1	—	—	—	—	1	1	—	—	—
Diphtheria	11¹)	11	—	—	—	22	21	—	1	—
Pertussis	2	—	—	—	—	2	2	—	—	—
Typhus abdominalis. . . .	—	1	—	—	—	1	—	—	—	1
Intermittens	—	—	1	1	—	2	2	—	—	—
Erysipelas	—	3b)	3	—	—	6	5	—	—	1
Rheumatismus acutus . . .	—	7	2	—	—	9	7	1	—	1
Influenza.	—	3	1	1	1	6	6	—	—	—
II. Allgemeinkrankheiten.										
Anaemia.	2	1	—	—	—	3	2	1	—	—
Chlorosis	2	17	—	—	—	19	18	—	—	1
Rachitis	1	—	—	—	—	1	—	—	—	1
Scrofulosis	2	—	—	—	—	2	—	1	—	1
Marasmus senilis	—	—	—	—	2	2	—	1	1	—
Diabetes mellitus	—	—	—	1	—	1	—	1	—	—

Namen der Krankheiten.	0—15	15—30	30—45	45—60	Ueber 60	Summa	Geheilt	Gebessert oder ungeheilt	Gestorben	Verblieben in Behandlung
Lues inveterata	—	—	—	—	1	1	—	1	—	—
Morphinismus chron.	—	1	—	—	—	1	—	1	—	—
Intoxicatio mercurialis	—	—	1²)	—	—	1	—	—	1	—
Pyaemia	—	—	1c)	—	—	1	—	—	1	—
III. Nervensystem.										
Meningitis tuberculosa	1	—	—	—	—	1	—	—	1	—
Pachymeningitis haemorrhagica interna	—	—	1³)	—	—	1	—	—	1	—
Apoplexia cerebri	—	—	—	2	1	3	2	1	—	
Epilepsia	—	1	2⁴)	—	—	3	—	3	—	—
Hysteria	2³)	5⁶)	3	1⁷)	—	11	3	6	—	2
Neurasthenia	—	—	4	1	—	5	1	4	—	
Neuralgia	—	2⁸)	—	2	2	6	6	—	—	
Hemicrania	—	1	—	—	—	1	1	—	—	
Hypochondria	—	—	—	1	—	1	—	1	—	—
Melancholia	—	1⁹)	—	—	—	1	—	1	—	—
Tumor cerebri	—	1¹⁰)	—	—	—	1	—	1	—	—
Sclerosis multiplex	—	—	—	1	—	1	—	—	1	—
Tabes dorsalis	—	—	—	2	—	2	—	2	—	—
IV. Gefässsystem.										
Endocarditis	—	1¹¹)	—	—	—	1	—	—	1	—
Vitium cordis	—	1	—	—	4	5	—	3	2	—
Arteriosclerosis cordis	—	—	—	—	6	6	—	3	3	—
Myocarditis chronica	1¹²)	—	—	—	—	1	—	1	—	—
Cor adiposum	—	—	—	1	—	1	—	1	—	—
Neurosis cordis postdiphtherit.	1	—	—	—	—	1	—	—	—	1
Paralysis cordis	—	—	—	1¹³)	—	1	—	—	1	—
Aneurysma aortae	—	—	—	2¹¹)	—	2	—	1	1	—
Lymphangioitis	—	3	—	—	—	3	3	—	—	—
Lymphomata	1d)	1d)	—	—	—	2	2	—	—	—
V. Respirationsorgane.										
Bronchitis acuta	8	6	5	—	—	19	19	—	—	—
Bronchitis chronica	—	—	5	7	—	12	—	11	1	—
Laryngitis acuta	—	3	1	—	—	4	4	—	—	—
Laryngitis chronica	—	2	1	—	—	3	3	—	—	—
Laryngismus	1¹³)	—	—	—	—	1	—	—	1	—
Asthma bronchiale	1¹⁶)	4	3	—	—	8	4	4	—	
Pneumonia crouposa	1	4¹⁷)	3¹⁸)	1¹⁹)	1	10	7	—	3	—

Namen der Krankheiten.	Im Alter von Jahren						Entlassen			Verblieben in Behandlung
	0—15	15—30	30—45	45—60	über 60	Summa.	Geheilt	gebessert oder ungeheilt	Gestorben	
Pneumonia pseudolobaris caseosa	—	1	—	—	—	1	—	—	1	—
Pneumonia catarrhalis	2	—	—	1	—	3	2	1	—	—
Pleuritis exsudativa	2	—	1	1	1	5	3	—	—	2
Pleuritis et Pericarditis purulenta	—	—	1e)	—	—	1	—	—	1	—
Haemoptoe	—	1	5	2	—	8	8	—	—	—
Tuberculosis pulmonum	4	18	7	5	1	35[20])	—	24	3	8
VI. Verdauungsorgane.										
Angina catarrhalis	19	4	—	—	—	23	23	—	—	—
Angina follicularis	27	12	3	—	—	42	42	—	—	—
Angina phlegmonosa	—	—	—	1	—	1	1	—	—	—
Hyperplasia tonsillarum et tonsillae pharyng.	1f)	—	—	—	—	1	1	—	—	—
Parulis	2	2	1	1	—	6	6	—	—	—
Stomatitis	—	1	1	1	—	3	3	—	—	—
Cardialgia	—	2	—	—	—	2	1	—	—	1
Gastricismus	3	2	—	1	—	6	6	—	—	—
Catarrh. ventric. ac.	—	2	—	—	—	2	2	—	—	—
Catarrh. ventric. chron.	—	2	1	—	—	3	2	1	—	—
Dilatatio ventriculi	—	—	—	1	—	1	—	1	—	—
Gastro-enteritis acuta	3	5	2	4	—	14	14	—	—	—
Catarrhus intestin. chron.	1	3	—	—	1	5	4	1	—	—
Cholera nostras	—	1	—	1	—	2	2	—	—	—
Obstipatio	—	1	2	—	—	3	3	—	—	—
Helminthiasis	1	3	—	—	—	4	4	—	—	—
Haemorrhoides	—	—	—	2g)	—	2	2	—	—	—
Prolapsus ani	—	—	—	2h)	—	2	—	—	—	2
Perityphlitis acuta	—	—	2	—	—	2	2	—	—	—
Icterus catarrhalis	—	1	1	—	—	2	—	1	—	1
Cholelithiasis	—	—	—	1	1[31])	2	1	—	1	—
VII. Urogenitalorgane.										
Nephritis acuta	1	—	—	—	1	2	2	—	—	—
Nephritis chronica	4	—	—	3	—	7	—	7	—	—
Ren mobilis	—	—	—	1	—	1	—	1	—	—
Cystitis acuta	—	1	1	1	—	3	3	—	—	—
Gonorrhoea acuta	—	1	—	—	—	1	1	—	—	—
Cysto-pyelonephritis chron.	—	—	—	—	1[32])	1	—	—	1	—
Hypertrophia prostatae	—	—	—	1	1	2	—	2	—	—

Namen der Krankheiten.	Im Alter von Jahren						Entlassen			Verblieben in Behandlung
	0—15	15—30	30—45	45—60	über 60	Summa	Geheilt	Gebessert od. ungeheilt	Gestorben	
Strictura urethrae	—	—	—	1²ʲ)	—	1	1	—	—	—
Papilloma vesicae urinariae .	—	—	—	—	1h)	1	—	—	1	—
Hydrocele	—	—	—	1i)	—	1	1	—	—	—
Vulvitis	2	—	—	—	—	2	2	—	—	—
Epithelioma vulvae	—	—	—	1k)	—	1	—	—	1	—
Endometritis chronica	—	2	3	1	—	6	5l)	1	—	—
Prolapsus vaginae	—	—	2	1	—	3m)	3	—	—	—
Prolapsus uteri	—	—	2	1	—	3n)	3	—	—	—
Graviditas	—	1	—	—	—	1	1	—	—	—
Abortus	—	1	1	—	—	2o)	2	—	—	—
Parametritis chronica	—	1	—	—	—	1	—	1	—	—
Mastitis adolescentium . . .	1	—	—	—	—	1	1	—	—	—
Carcinoma mammae.	—	—	1p)	—	1q)	2	1	—	1	—
VIII. Bewegungsapparat.										
Rheumatismus	—	4	3	1	1	9	8	1	—	—
Periostitis	1r)	—	—	—	—	1	1	—	—	—
Sarcoma parostale	—	1s)	—	—	—	1	1	—	—	—
Ostitis tuberculosa	1t)	6u)	1	1	2	11v)	4	3	1	3
Arthritis chronica	—	—	2	1	—	3	1	2	—	—
Synovitis tuberculosa	1	—	1	—	—	2w)	1	—	—	1
Ankylosis	1	—	1	—	—	2	—	2	—	—
Arthritis urica	—	—	—	1	—	1	1	—	—	—
Bursitis praepatellaris. . . .	—	1x)	—	—	—	1	1	—	—	—
Genu valgum	—	1	—	—	—	1	—	1	—	—
Halluces valgi	—	2y)	—	—	—	2	—	1	—	1
Pedes plani	—	3	—	—	—	3	2	1	—	—
Contusio	—	1	1	—	1	3	3	—	—	—
Fractura ossium	2z)	—	2	—	2	6	6	—	—	—
Fractura spontanea	—	—	—	—	1aa)	1	—	—	1	—
Luxatio	—	1	—	—	—	1	1	—	—	—
IX. Haut.										
Panaritium	1	1	—	—	—	2	2	—	—	—
Phlegmone.	1	2bb)	1	—	—	4	3	—	—	1
Abscessus cutis	—	2	—	2cc)	—	4	4	—	—	—
Furunculosis	—	—	—	1	1	2	2	—	—	—
Carbunculus	—	1	1	—	—	2dd)	2	—	—	—
Paronychia	1	1	—	—	—	2	2	—	—	—
Vulnera cutis.	5	3	—	—	1	9	8	—	—	1
Othaematoma	—	—	—	1	—	1	—	1	—	—

Namen der Krankheiten.	Im Alter von Jahren						Entlassen			Verblieben in Behandlung
	0—15	15—30	30—45	45—60	Ueber 60	Summa	Geheilt	Gebessert oder ungeheilt	Gestorben	
Fistula post operationem . .	1	—	—	—	—	1	—	1	—	—
Oedema cutis	—	1	—	—	1	2	2	—	—	—
Ulcera cutis	1	2	2	1	—	6	6	—	—	—
Ulcus chron. cruris	—	1	2	1	—	4	4	—	—	—
Ulcus serpigenosum	—	—	1	—	—	1	1	—	—	—
Ekzema	5	4	1	1	—	11	7	3	—	1
Impetigo contagiosa	1	—	—	—	—	1	1	—	—	—
Erythema exsudativ	—	1	—	—	—	1	1	—	—	—
Ulcera luetica	1	—	—	—	—	1	1	—	—	—
Sycosis	—	1	—	—	—	1	—	1	—	—
Psoriasis vulgaris	—	1	—	—	—	1	1	—	—	—
Lichen pilaris	1	—	—	—	—	1	1	—	—	—
Herpes zoster	—	1	—	—	—	1	1	—	—	—
Combustio	1	1	—	—	—	2	2	—	—	—
Congelatio	—	—	—	—	1	1	—	—	—	1
Atheroma	—	—	—	1[ee)]	—	1	1	—	—	—
Cystoma dermoid orbitae . .	—	—	1[l)]	—	—	1	1	—	—	—
Epithelioma	—	—	—	1[tt)]	—	1	1	—	—	—
Angiosarkoma	—	1[ll)]	—	—	—	1	—	—	—	1
X. Augen.										
Conjunctivitis catarrh.	1	—	—	—	—	1	—	—	—	1
Conjunctivitis granulosa . . .	—	—	—	1	—	1	—	1	—	—
Corpus alienum. sub palpebra	1	—	—	—	—	1	1	—	—	—
XI. Ohren.										
Otitis media purul.	1	1	—	1	—	3	—	3	—	—
XII.										
Morbus nullus	1	—	—	—	—	1	1	—	—	—

Bemerkungen.
I. Interne Erkrankungen:

1) Zweimal Uebergreifen auf den Larynx; beide Male Tracheotomie. 1 Fall, mit Nephritis complicirt, ging in Heilung über, 1 Fall, mit Nephritis und Pneumonie, starb. — 1mal schloss sich eine ausgedehnte Stomatitis diphther. an: die Patientin hatte cariöse Zähne und die Gewohnheit, mit der Zunge an denselben zu reiben. — Unter den Geheilten ein Kind von 14 Monaten.

2) Suicidium mit 6gr. Sublimat. Magenausspülung 2 Stunden später. Tod nach 9 Stunden.

3) Alte chronische interstit. Nephritis. Am 2. Tage der Erkrankung somnolent aufgenommen, am 6. gestorben.

4) 32jähr. Mann. Seit etwa 1 Jahr bestehende Epilepsia nocturna mit postepileptischen Dämmerzuständen und Zurückbleiben eines scharf begrenzten totalen Erinnerungsausfalls für eine Dauer von 3 Wochen.

5) 2 Mädchen von 13 Jahren, das eine mit Aphonie und epileptoiden Anfällen, das andere mit linksseitiger Stimmbandlähmung und Hyperemesis, im Anschluss an einen Sturz entstanden.

6) 2mal Hyperemesis. — 37jähr. Frau. Contractur im rechten Kniegelenk mit secundären Gelenkveränderungen. Periodische Schmerzanfälle.

7) 48jähr. Mann. Hochgradige Parese beider Beine. Durch Faradisation in 8 Tagen vollständig geheilt.

8) 28jähr. Frau mit hartnäckiger Coccygodynie. — Resectio oss. coccyg. Recidiv nach ¼ Jahr.

9) Aufgenommen wegen Conamen suicidii, Schnittwunden am Hals und beiden Vorderarmen.

10) 23jähr. Lehrer. Kopfschmerz. Abnahme der Intelligenz. Articulatorische Sprachstörung. Taumelnder Gang. Geringe Ataxie. Hemiparese.

11) Zum dritten Male erkrankt. Vorher intermittirendes Fieber. Hydrops universalis.

12) 7jähr. Mädchen. Besteht seit 2 Jahren, im Anschluss an Scarlatina entstanden.

13) Emphysema pulmonum. Dilatatio cordis. Auf dem Wege zum Krankenhaus gestorben.

14) 57jähr. Mann. Lues vor 20 Jahren. Linksseit. Hemiplegie (seit 1887). Linksseit. Recurrenslähmung. Andauernd reichliches haemorrhagisches Sputum. Nach 9monatlicher Erkrankung plötzlich unter suffocatorischen Erscheinungen gestorben.

15) Kind von 1¼ Jahr. Geringe Rachitis. Tetanie-ähnliche tonische Krämpfe der Nacken- und Arm-Muskulatur. Anfälle von Stridor laryngis, deren einer durch Erstickung zum Tode führt.

16) 1½jähr. Kind. Rachitis. Vorübergehende Albuminurie. Typische Anfälle. Geheilt.

17) 30jähr. Frau. Tuberculose der rechten Lungenspitze. Complicirter Herzklappenfehler. Graviditas mens VI. Hepatisation beider Unterlappen. Abortus. Tod.

18) 41jähr. Mann. Tuberkulose beider Lungenspitzen. Hepatisation der ganzen rechten Lunge. Im Sputum nur Kapseldiplococcen. Lungenoedem. Tod.

19) 46jähr. Mann. Am Tag zuvor erkrankt. L. überall Knisterrasseln; r. lautes Frottement. Plötzlicher Tod.

20) 7mal Larynx-Tuberculose; 1mal gleichzeitige Tuberculose der Bronchial- uud Mesenterial-Drüsen.

21) 81jähr. Mann, welcher mehrfach Koliken und Gelbsucht gehabt hat. Starker Icterus. Lebervergrösserung. Hohes intermittirendes Fieber. Schüttelfröste. Tod.

22) 84jähr. Mann, der sich wegen Hypertrophia prostatae seit vielen Jahren selbst katheterisirt hat.

23) Allmähliche Dilatation durch Bougiren. Heilung.

II. Chirurgische Erkrankungen.

a) 10jähr. Knabe. Faustgrosses congenitales Lymphosarcom der Schulterblattgegend. Exstirpation nach Ablauf der Masern, und der complicirenden beiderseitigen eitrigen Mittelohr-Entzündung. b) Nach Erysipel des linken Vorderarms und der Hand. Necrose der Endphalangen des II.—IV. Fingers. Exarticulation der Phalangen. c) Seit 2 Monaten bestandener Psoas-Abscess. Incision und Drainage. — Sepsis-Erguss in beiden Kniegelenken. Decubitus. d) 2mal Excochleatio. e) Punctio pleurae et pericardii. f) Operation der Tonsillen. Entfernung der Rachenvegetationen. g) Cauterisatio. h) 1mal Cauterisatio, 1mal spindelförmige Excisionen. Heilung. h) 64jähr. Mann. Plötzlich aufgetretene, andauernde starke Blasenblutung. Fieber. Tod im coma. i) Incisio. Heilung. k) 50jähr. Frau. Inoperabeles Recidiv 8 Monate nach der Operation. Tod unter den Erscheinungen einer acuten Meningitis. l) Die Behandlung ist regelmässig die folgende: Chloroformnarkose, Desinfection der äusseren Genitalien, der Vagina und des Cavum uteri. Gründliche Ausschabung der erkrankten Schleimhaut Ausreiben des Uterus mit Jodoform. Nochmaliges Durchspülen mit Creolin. Keinerlei Nachbehandlung. In Jahren kein Recidiv beobachtet. m) 3mal Dammplastik nach Lawson Tait. n) 2mal Curettement, keilförmige Excision der Portio vaginalis, Kolpoperinaeorrhapie — 1mal Kolporrhaphia anterior et posterior. o) Ausräumung mit nachfolgendem Curettement. p) 42jähr. Frau. Carcinoma exulcer. der linken Mamma. Rechtsseit. Pleuritis haemorrhagica. Punctio pleurae. Patientin erholt sich. — Nach 2 Monaten — es sind keinerlei Lungenerscheinungen mehr aufgetreten — Amputatio mammae mit Ausräumung der Achselhöhle. Die Tumormassen erweisen sich bereits in die Pleura hineingewuchert. — Recidiv in der Narbe. Erscheinungen von Metastasenbildung in der l. Lunge. Tod 2 Monate post. op. q) 74jähr. Frau.

Amputatio mammae. Nach 11 Monaten noch recidivfrei. r) 8jähr. Kind. Periostitis mandi
bularis im Anschluss an Zahncaries. Excochleatio. s) 25jähr. Mädchen. Apfelgrosses Spindel.
zellensarkom, ausgehend von der Gefässscheide der Art. femoralis. Exstirpation mit Resection
eines 8 cm langen Stückes der Arterie. Nach 1½ Jahren noch recidivfrei. t) 15jähr. Mädchen.
Spondylitis cervicalis. Luxation des IV. Halswirbels. Compression des Halsmarks. Tod an
Aspirationspneumonie. u) 19jähr. Mädchen, seit 10 Jahren krank. Hat theils frische, theils
ausgeheilte Herde an fast allen Knochen und Gelenken des Rumpfes und der Extremitäten.
v) Im Ganzen: 4mal Excochleatio, 1mal Exarticulatio phalangum, 2mal Resectio oss. carpal.
w) 11jähr. Mädchen. Resectio genu. — 35jähr. Frau. Injection von Jodoform-Glycerin-Emulsion.
Heilung. x) Incisio. y) 15jähr. Junger Mann. Sehr wesentliche Beschwerden bis zur Unfähigkeit zu gehen. Keilförmige Osteotomie der Metatarsalknochen bds. Heilung. z) Epiphysen-
lösung am Humerus oberhalb des Ellbogens mit Abscessbildung, bei einem Neugeborenen
ohne bekannte Ursache entstanden. aa) 62jähr Frau. Seit einem Jahr ischias-ähnliche Beschwerden, keinerlei Magenerscheinungen. Spontanfractur des rechten Oberschenkels. Tod
an Decubitus. — Section ergibt Carcinoma ventriculi. Carcinoma claviculae et femoris.
bb) 21jähr. Mädchen. Ausgedehnte abscedirte Phlegmone des Vorderarms. Bei der Incision
eines verjauchten Abscesses abundante Blutung aus der arrodirten Art. radialis. Ligatur der
Art. brachialis in continua. cc) 62jähr. Mann. Lues medullae spinalis. Morbinismus chron.
Unzählige Hautabscesse. dd) Exstirpation im gesunden Gewebe nach Riedel. Sehr guter
Erfolg. Sofortiger Nachlass von Fieber und Schmerzen. Ambulatorische Nachbehandlung
ee) Exstirpatio. ff) Exstirpatio. gg) Exstirpatio. hh) 19jähr. Mann. Angiosarkoma cranii.
Exstirpation. Plastik mit Entnahme eines ungestielten Lappens aus dem Oberarm.

6. Versorgungshaus.

Bericht

von

Dr. LORETZ.

Uebersicht der im Jahre 1892 verpflegten Pfründner.

Bestand am 1. Jan. 1892.		Auf- genommen 1892.		Summa		Abgang						Verblieben am 1. Jan. 1893.	
						freiwillig		Irrenhaus.		Gestor- ben			
M.	W.	M.	W.	M.	W.	M.	W.	M.	W.	M.	W.	M.	W.
68	78	15	16	83	94	1	1	1	2	14	14	67	77
146		31		177			5			28		144	
		177 ·						33					

Uebersicht der Krankheitsfälle.

Namen der Krankheiten.	Im Alter von Jahren					Entlassen			Verblieben in Behandlung
	50—60	60—70	70—80	über 80	Summa	Geheilt	Gebessert od. ungeheilt	Gestorben	
Marasmus senilis	—	2	10	12	24	—	20	4	20
Hemiplegia	—	1	1	1	3	—	3	—	3
Encephalomalacia	—	—	1	—	1	—	—	1	—
Apoplexia cerebri	—	—	2	—	2	—	—	2	—
Hemicrania	—	1	—	—	1	—	1	—	1
Neuralgia	—	1	—	—	1	1	—	—	—
Dementia senilis	—	1	1	—	2	—	2*	—	1
Tabes dorsalis	1	—	—	—	1	—	1	—	1
Vertigo	—	1	—	—	1	1	—	—	—
Epilepsia	—	1	—	—	1	—	1	—	1
Hypertrophia cordis	—	—	3	2	5	—	3	2	3
Vitium cordis	—	—	1	—	1	—	1	—	1
Degeneratis adiposa cordis .	—	—	1	—	1	—	—	1	—

*) Davon 1 ins Irrenhaus.

Namen der Krankheiten.	Im Alter von Jahren					Entlassen			Verblieben in Behandlung.
	50—60	60—70	70—80	über 80	Summa	Geheilt	Gebessert od.ungeheilt	Gestorben	
Paralysis cordis	—	—	1	—	1	—	—	1	—
Bronchitis	—	6	13	2	21	19	—	2	—
Bronchitis chronica	—	2	7	4	13	—	12	1	12
Emphysema	—	1	2	—	3	—	1	2	1
Pneumonia	—	2	2	1	5	2	—	3	—
Pleuritis	—	1	3	—	4	—	—	4	—
Tuberculosis pulmonum . . .	—	1	2	—	3	—	2	1	2
Tuberculosis miliaris . . .	—	—	1	—	1	—	—	1	
Gastricismus	—	3	4	—	7	7	—	—	—
Carcinoma oesophagi . . .	—	—	1	—	1	—	—	1	—
Cystitis	—	—	3	—	3	3	—	—	—
Peritonitis	—	—	1	—	1	—	—	1	—
Hydrocele	—	—	1	—	1	1	—	—	—
Cardialgia	—	1	1	—	2	2	—	—	—
Catarrhus intestini	—	4	4	8	16	16	—	—	—
Rheumatismus	1	1	6	2	10	—	10	—	10
Caries	—	1	—	1	2	—	2	—	2
Lumbago ·	—	2	—	—	2	2	—	—	—
Pruritus	—	—	1	1	2	2	—	—	—
Eczema	—	1	—	—	1	1	—	—	—
Ulcus cruris	—	—	4	1	5	3	2	—	2
Parulis	—	—	1	—	1	1	—	—	—
Carcinoma mammae	—	—	1	—	1	—	—	1	—
Carcinoma gland. axill. rec. .	—	1	—	—	1	1	—	—	—
Vulnus capitis	—	1	—	—	1	1	—	—	—
Polypus nasi	—	—	1	—	1	1	—	—	—
Contusio	—	—	2	1	3	3	—	—	—
Cataracta	—	2	—	—	2	2	—	—	—

7. Diakonissen-Anstalt.

Bericht

von

Dr. ERNST ROEDIGER.

Im Jahre 1892 wurden in der Diakonissen-Anstalt 306 Kranke an 16 739 Tagen verpflegt.

Uebersicht der im Jahre 1892 behandelten Kranken.

Bestand am 1. Jan. 1892		Aufge- nommen 1892		Summa		Abgang						Verblieben am 1. Januar 1893	
						Geheilt		Gebessert o. ungeheilt		Gestorben			
M.	W.	M.	W.	M.	W.	M.	W.	M.	W.	M.	W.	M.	W.
17	25	102	162	119	187	—	—	—	—	9	14	17	18
42		264		306		199		49		23		35	
306						306							

Uebersicht der Krankheitsfälle.

Namen der Krankheiten.	Im Alter von Jahren						Entlassen			Verblieben in Behandlung.
	0—15	15—30	30—45	45—60	Ueber 60	Summa	Geheilt	Gebessert oder ungeheilt	Gestorben	
I. Infectionskrankheiten.										
Typhus abdominalis	—	6	5	—	—	11	7	—	3	1
Erysipelas	—	2	1	1	—	4	3	—	—	1
Rheumatismus acutus . . .	—	3	2	—	—	5	5	—	—	—
Influenza	—	16	5	—	—	21	20	—	—	1
II. Allgemeinkrankheiten.										
Pyaemie	—	—	1	1	—	2	1	—	1	—
Septicaemie	—	1	—	—	—	1	1	—	—	—
Uraemie	—	—	1	—	—	1	—	—	1	—
Anaemie	—	1	3	—	—	4	1	1	—	2
Chlorosis	—	3	1	—	—	4	4	—	—	—
Atrophie	4	—	—	—	—	4	—	2	—	2
Debilitas	—	—	—	—	1	1	—	—	1	—
Subnutritio	—	1	—	—	—	1	1	—	—	—
Rachitis	4	—	—	—	—	4	3	—	—	1
Scrophulosis	3	—	—	—	—	3	3	—	—	—
Multiple Tuberculose . . .	3	—	—	—	—	3	—	—	2	1
Morphinismus	—	—	1	—	—	1	—	1	—	—

Namen der Krankheiten.	Im Alter von Jahren						Entlassen			Verblieben in Behandlung.
	0—15	15—30	30—45	45—60	über 60	Summa	Geheilt	Gebessert oder ungeheilt	Gestorben	
III. Krankheit. d. Nervensystems.										
Meningitis tuberculosa . . .	—	1	1	—	—	2	—	–	2	
Apoplexia cerebri	—	—	—	—	1	1	—	1	—	—
Thrombosis cerebri	—	1	—	..	—	1	—	—	1	—
Comomtio cerebri	—	1	1	—	—	2	2	—	—	—
Hemiplegie	—	—	2	1	—	3	—	3	—	—
Epilepsie	—	1	—	—	—	1	—	1	—	—
Hysterie	—	—	—	1	—	1	—	1	—	
Traumatische Hysterie . . .	—	—	—	1	—	1	—	1	—	
Neurasthenie	—	1	6	1	—	8	1	7	—	
Unstillbares Erbrechen Schwangerer	—	1	—	—	—	1	1	—	—	
Neuralgie	—	—	1	—	..	1	1	—	—	
Ischias	—	2	—	—	—	2	2	—	—	
Psychose	—	—	2	1	—	3	—	3	—	
Melancholie	—	1	—	—	—	1	—	1	—	
IV. Krankheit. d. Gefässsystems.										
Vitium cordis	—	—	1	1	2	4	—	2	2	—
Aneurysma aortae	—	—	1	—	—	1	—	—	1	—
Arteriosklerose	—	—	—	—	1	1	—	1	—	—
V. Krankheiten der Respirationsorgane.										
Angina catarrhalis	—	1	—	—	—	1	1	—	—	—
» tonsillaris	—	3	—	—	—	3	3	—	—	—
Bronchitis acuta	—	1	3	1	1	6	5	—	—	1
» chronica	—	1	2	—	2	5	2	2	1	—
Laryngitis acuta	—	—	1	—	—	1	1	—	—	—
» tuberculosa . . .	—	—	1	—	—	1	—	1	—	—
Pneumonia	—	1	3	1	—	5	4	—	—	1
Haemoptoë	—	2	2	—	—	4	2	1	—	1
Tuberculosis pulmonum . .	—	4	3	—	—	7	—	2	2	3
Pleuritis	—	2	1	1	—	4	3	—	1	—
Rhinitis chronica	—	—	—	—	2	2	—	1	—	1
VI. Krankheiten der Verdauungsorgane.										
Stomatitis	—	—	1	—	—	1	1	—	—	—
Pharyngitis	—	1	—	—	—	1	1	—	—	—
Ulcus ventriculi	—	4	2	—	—	6	6	—	—	—
Catarrhus ventriculi	—	1	—	1	—	2	2	—	—	—
Enteritis	1	1	1	—	—	3	2	—	—	1

Namen der Krankheiten.	Im Alter von Jahren						Entlassen			Verblieben in Behandlung.
	0—15	15—30	30—45	45—60	Ueber 60	Summa	Geheilt	Gebessert oder ungeheilt	Gestorben	
Obstructio	—	—	1	—	—	1	1	—	—	—
Ulcus duodeni	—	2	1	—	—	3	3	—	—	—
Colitis membranacea	—	—	1	—	—	1	—	—	—	1
Carcinoma recti	—	—	—	—	1	1	—	—	—	1
Haemorrhoides	—	—	1	—	—	1	1	—	—	—
Periproctitis	—	—	1	—	—	1	1	—	—	—
Peritonitis	—	1	—	—	—	1	1	—	—	—
Perityphlitis	—	1	1	—	—	2	1	—	—	1
Tuberculosis peritonei	—	2	—	—	—	2	—	1	1	—
Carcinoma hepatis	—	—	—	1	—	1	—	—	1	—
Cholelithiasis	—	—	1	—	—	1	1	—	—	—
VII. Krankheiten der Uro-genitalorgane.										
Nephritis	—	—	1	2	—	3	1	2	—	—
Ren mobilis	—	—	1	—	—	1	1	—	—	—
Cystitis	—	1	1	—	1	3	2	1	—	—
Sarcoma testis	—	—	1	—	—	1	—	1	—	—
Tumor ovarii	—	—	2	—	—	2	2	—	—	—
Cystoma ovarii	—	1	—	—	—	1	1	—	—	—
Geplatzte Tubenschwangerschaft	—	—	1	—	—	1	1	—	—	—
Endometritis	—	1	5	1	—	7	7	—	—	—
Prolapsus uteri	—	—	3	—	1	4	4	—	—	—
Stenosis cervicis uteri	—	—	1	—	—	1	1	—	—	—
Ectropium cervicis	—	2	1	—	—	3	3	—	—	—
Abort	—	1	—	—	—	1	1	—	—	—
Parametritis	—	1	—	—	—	1	1	—	—	—
Abscessus ligamenti lati	—	1	—	—	—	1	1	—	—	—
Ruptura perinei	—	—	1	—	—	1	1	—	—	—
Carcinoma mammae	—	—	1	—	—	1	1	—	—	—
VIII. Krankheiten der Bewegungsorgane.										
Chron. Gelenkentzündung u. Gicht	—	1	4	5	1	11	4	6	—	1
Spondylitis	1	1	—	—	—	2	—	—	—	2
Coxitis	—	1	1	—	—	2	—	—	—	2
Gonitis	1	—	—	—	—	1	—	—	—	1
Arthritis pedis	1	—	—	—	—	1	1	—	—	—
» humeri	—	1	—	—	—	1	1	—	—	—
Cubitis	—	—	1	—	—	1	1	—	—	—

Namen der Krankheiten.	Im Alter von Jahren						Entlassen			Verblieben in Behandlung.
	0—15	15—30	30—45	45—60	über 60	Summa	Geheilt	gebessert oder ungeheilt	Gestorben	
Ostitis	1	1	4	1	2	9	5	2	2	—
Factura cruris	—	—	—	1	—	1	—	—	—	1
» » complicata	—	1	1	—	—	2	1	—	—	1
» antibrachii	—	—	—	1	—	1	1	—	—	—
» radii	—	1	—	—	—	1	1	—	—	—
Haemarthros genu	—	1	-	1	—	2	2	—	—	—
Distorsio pedis	—	3	—	—	—	3	2	—	—	1
» manus	—	—	1	—	—	1	1	—	—	—
Muskelzerreissung	—	—	1	—	—	1	1	—	—	—
Sarcoma tibiae	—	1	—	—	—	1	—	—	—	1
Enchondroma	1	—	—	—	—	1	1	—	—	—
Tendovaginitis	—	—	1	—	—	1	1	—	—	—
Bursitis	—	1	1	—	—	2	2	—	—	—
Pes planus	—	—	1	—	—	1	1	—	—	—
IX. Krankheiten der Haut, des Zellgewebes und der Drüsen.										
Urticaria	—	1	—	—	—	1	1	—	—	—
Eczema	—	—	3	—	—	3	3	—	—	—
Favus	1	—	—	—	—	1	1	—	—	—
Psoriasis	—	1	—	—	—	1	1	—	—	—
Combustio	—	1	1	—	—	2	2	—	—	—
Verätzung durch Säuren	—	1	1	—	—	2	1	—	—	1
Contusio	—	—	2	2	—	4	4	—	—	—
Conquassatio	—	—	2	—	—	2	2	—	—	—
Vulnus	—	2	2	2	—	6	6	—	—	—
Ulcus cruris	—	—	1	3	3	7	5	—	—	2
Abscess	—	1	2	—	—	3	1	2	—	—
Panaritium	—	2	1	—	—	3	3	—	—	—
Phlegmone	—	—	1	1	—	2	2	—	—	—
» gangraenosa	—	1	1	—	—	2	—	—	1	1
Lymphangitis	—	1	—	—	—	1	1	—	—	—
Lymphomata	2	6	2	—	—	10	9	—	—	1
Carcinom d. Lymphdrüsen	—	—	1	—	—	1	—	1	—	—
X. Krankheiten der Augen.										
Cataracta senilis	—	—	—	1	3	4	3	1	—	—
XI. Krankheiten der Ohren.										
Necrosis ossis petrosi	—	—	—	1	—	1	1	—	—	—
XII. Varia.										
Simulatio	—	—	—	1	—	1	1	—	—	—
Summa	23	108	117	36	22	306	199	49	23	35

Operationen.

I. An Kopf und Gesicht.

Necrotomia processus mastoïd 3.
Paracentese des Trommelfelles 1.
Suturen bei grösserer Verletzung des Gesichts 1.
Cataractoperationen 4.
Spaltung und Drainage bei Phlegmone des Mundbodens 2.

II. Am Halse.

Exstirpation von Lymphomen 4.
Spaltung und Drainage vereiterter Lymphome 2.
Curettement bei Tuberculosis laryngis 2.

III. An Brust und Rücken.

Necrotomie wegen Caries Sterni 1.
Ablatio mammae wegen Carcinom 1.

IV. An Bauch, Becken und Urogenitalorganeu.

Colotomie wegen Carcinoma recti inoperabile 1.
Necrotomie wegen Caries pelvis 2.
Laparotomie wegen geplatzter Tubenschwangerschaft 1.
Laparotomie wegen Pyosalpinx.
Castratio 2.
Ovariotomie 1.
Prolapsoperationen 6.
Perineoplastik 2.
Ausräumung wegen Abort 1.
Curettement wegen Endometritis 5.
Keilexcision wegen Ectropium cervicis 3.
Dilatatio stenosis cervicis 1.
Punction und Jodinjection wegen Hydrocele testis 1.

V. An den Extremitäten.

A. Obere.

Necrotomie wegen Necrosis ulnae 1.
»   »   »   humeri 2.
Evidement   »   ostitis manus 1.

Exstirpation von Schleimbeutel 1.
>   > Tumoren 3.
Resection und Exarticulation von Fingerphalangen 2.
Spaltung und Drainage bei Phlegmone cubiti 1.
Reposition bei Luxatiso cubiti 1.

B. Untere.
Resectio coxae wegen Coxitis 1.
Necrotomie wegen necrosis femoris 2.
Spaltung von Abscessen bei Periostitis femoris 2.
Necrotomie wegen necrosis tibiae 2.
Eröffnung und Tamponade einer Knochencyste der Tibia 1.
Prisement forçé und Gypsverband bei Contractura genu.

In der Poliklinik der Diakonissen-Anstalt wurden im Jahre 1892
120 Kranke behandelt.

8. Jäger'sches Kindersiechenhaus.

Bericht

von

Dr. ERNST ROEDIGER.

Im Jahre 1892 wurden in dem Jäger'schen Kindersiechenhause 49 Kinder in 6141 Tagen verpflegt.

Uebersicht der im Jahre 1892 behandelten Kranken.

Bestand am 1. Jan. 1892.		Aufge- nommen 1892.		Summa.		Abgang.						Verblieben am 1. Jan. 1893.	
						Geheilt.		Gebessert o. ungeheilt.		Gestorben.			
M.	W.	M.	W.	M.	W.	M.	W.	M.	W.	M.	W.	M.	W.
12	7	19	11	31	18	9	5	6	1	4	2	12	10
19		30		49		14		7		6		22	
		49							49				

Uebersicht der Krankheitsfälle.

Namen der Krankheiten.	Im Alter von Jahren					Entlassen			Verblieben in Behandlung
	0—3	3—6	6—9	9—12	Summa	Geheilt	Gebessert oder ungeheilt	Gestorben	
Debilitas	—	—	1	1	2	1	—	—	1
Atrophie	4	3	—	—	7	2	—	2	3
Rachitis	6	11	2	—	19	7	—	1	11
Scrophulosis	—	2	—	—	2	—	1	—	1
Multiple Tuberculose	—	1	—	—	1	—	—	—	1
Tuberculosis pulmonum . . .	—	2	—	—	2	—	1	1	—
Enuresis nocturna	—	—	—	1	1	1	—	—	—
Polyomyelitis anterior	—	—	—	1	1	—	1	—	—
Microcephalie	1	—	—	—	1	—	—	—	1
Enteritis chronic.	1	—	—	—	1	—	—	—	1
Nephritis	—	1	—	—	1	—	—	—	1
Coxitis	—	1	2	1	4	—	3	—	1
Spondylitis	—	—	1	—	1	—	—	1	—
Ostitis	1	—	—	—	1	1	—	—	—
Eczema	—	—	2	—	2	1	1	—	—
Noma	1	—	—	—	1	—	—	1	—
Blindgeboren	—	1	—	—	1	—	—	—	1
Otitis media	—	—	1	—	1	1	—	—	—
	14	22	9	4	49	14	7	6	22

9. Clementine-Mädchen-Spital.

Bericht

von

Dr. J. de BARY.

Im Jahre 1892 wurden im Ganzen 87 Kranke behandelt, 71 Individuen, da acht der Kranken wegen der gleichen oder anderer Erkrankung zwei Mal zur Pflege kamen. — Aus dem Vorjahre übertragen waren 15, neu aufgenommen wurden 72. Von diesen verliessen die Anstalt geheilt 44, gebessert oder ungeheilt 22, starben 4, blieben in Behandlung 17.

Die Summe der Verpflegtage betrug 5148 (die der Entlassenen 3569, der Uebertragenen 1579); der kürzeste Aufenthalt einer Kranken war 1 Tag, der längste 297, — die durchschnittliche Aufenthaltsdauer berechnet sich auf 59 Tage. Der höchste Krankenstand mit 18 war an 29 Tagen, der niedrigste mit 3 Kranken an 9 Tagen; im Durchschnitt waren 12 Betten belegt. Von den Kranken waren in Frankfurt 57, in benachbarten Orten 30 wohnhaft.

Nach den einzelnen Monaten betrug die Aufnahme:

Januar	6	Es waren alt unter fünf Jahren			11
Februar	5		5— 6 Jahre		8
März	9		6— 7	»	8
April	3		7— 8	»	9
Mai	8		8— 9	»	7
Juni	8		9—10	»	5
Juli	3		10—11	»	6
August	2		11—12	»	9
September	8		12—13	»	10
October	8		13—14	»	6
November	7		14—15	»	5
December	5		15	»	3

Die geringe Aufnahme in den Monaten Juli und August war wie alljährlich durch Renovirung und Evacuation der einzelnen Säle bedingt.

Uebersicht der im Jahre 1892 behandelten Kranken.

| Bestand am 1. Jan. 1892 | Aufge- nommen 1892 | Summa | Abgang | | | Verblieben am 1. Januar 1893 |
			Geheilt	Gebessert o. ungeheilt	Gestorben	
15	72	87	44	22	4	17
87			87			

Uebersicht der im Jahre 1892 behandelten Kranken der medicinischen Abtheilung.

| Bestand am 1. Jan. 1892 | Aufge- nommen 1892 | Summa | Abgang | | | Verblieben am 1. Januar 1893 |
			Geheilt	Gebessert o. ungeheilt	Gestorben	
2	28	30	16	5	2	7
30			30			

Uebersicht der im Jahre 1892 behandelten Kranken der chirurgischen Abtheilung.

| Bestand am 1. Jan. 1892 | Aufge- nommen 1892 | Summa | Abgang | | | Verblieben am 1. Januar 1893 |
			Geheilt	Gebessert o. ungeheilt	Gestorben	
13	44	57	28	17	2	10
57			57			

Uebersicht der Krankheitsfälle.

| Namen der Krankheiten. | Im Alter von Jahren | | | Summa | Entlassen | | | Verblieben in Behandlung | Bemerkungen. |
	1—5	5—10	10—15		Geheilt	Gebessert o. ungeheilt.	Gestorben.		
I. Allgemeine Erkrankungen.									
Anaemia	—	1	1	2	2	—	—	—	
Tuberculosis	—	1	6	7	1	2	2[1]	2	[1] 1 acute Miliartuber- kulose, 1 Tuberkulose der Haut und Lungen.
Rachitis	1	—	—	1	1	—	—	—	
Diabetes	—	1	—	1	—	—	1	—	
Morb. macul. Werlhoffi .	—	1	—	1	1	—	—	—	
Syphilis	—	1	—	1	1	—	—	—	
II. Krankheiten des Nerven- systems.									
Chorea	—	1	5	6	3	1	—	2	
Hyster. Epilepsia	—	—	1	1	—	1	—	—	
Atroph. muscul. progress..	—	—	1	1	—	—	—	1	

Namen der Krankheiten.	Im Alter von Jahren				Entlassen			Verblieben in Behandlung	Bemerkungen.
	1—5	5—10	10—15	Summa.	Geheilt.	Gebessert ..dungeheilt.	Gestorben.		
III. Krankheiten der Respirationsorgane.									
Bronchitis chron.	—		1	1	1	—	—	—	während des Spital-aufenthaltes im Februar an Masern erkrankt.
Hypertroph. tonsillar. .	—	—	1	1	1	—	--	—	Exstirpation.
Empyema	—	1	—	1	—	--	—	1	Operation.
IV. Krankheiten des Gefäss-systems.									
Endocarditis rheumat. . .	—	—	1	1	—	1	—	—	
V. Krankheiten der Verdauungsorgane.									
Peritonitis chron.	—	1	2	3	1²)	1	—	1	¹) während des Spital-aufenthaltes im Februar an Masern erkrankt.
VI. Krankheiten der Harnorgane.									
Nephritis	—	1	—	1	1	—	—	~	
VII. Krankheiten der Be-wegungsorgane.									
(Gelenke, Knochen, Muskeln.)									
Rheumatismus articul. . .	—	—	2	2	2	—	—	—	beides Recidive mit Affection des Herzens.
Caries ossis petrosi. . . .	1	—	—	1	1	—	—	—	
Spondylitis	—	1	1	2	2	—	—	—	Stehbett.
Caries vertebr.	2	—	—	2	—	1	—	1	Stehbett — später Gypscorsette.
Scoliosis	—	1	2	3	1	2	—	—	Gypscorsett.
Coxitis	2	8	1	11	1³)	5⁴)	1⁵)	4⁶)	³) Osteotomie subtro-chanterica. ⁴) Incision der Abscesse. ⁵) Caries der Beckenknochen. ⁶) Myo-undTenotomie, 1 Erkrankung an Masern im Mai.
Periostitis femoris	—	1	—	1	1	—	—	—	
Tendinitis (tub.?) femoris .	—	—	1	1	—	1	—	—	
Synovitis artic. gen.. . .	1	2	1	4	3	1	—	--	3 Mal Gypsverband.
Contract. artic. gen. . . .	—	1	—	1	—	1	—	—	Extension — später Gypsverband.
Genu valgum	1	4	1	6	5	1	—	—	4 Osteotomien,1 Osteo-clase.
Caries cruris	—	—	1	1	1	—	—	—	
Caries tibiae	—	1	—	1	—	1	—	—	
Periostitis tibiae.	—	—	2	2	2	—	--	—	

Namen der Krankheiten.	Im Alter von Jahren				Entlassen			Verblieben in Behandlung	Bemerkungen.
	1—5	5—10	10—15	Summa.	Geheilt.	Gebessert u. ungeheilt.	Gestorben.		
Necrosis tibiae	—	—	2	2	1	—	—	1	Necrotomie.
Pes equino-paralyt. . . .	—	—	1	1	1	—	—	—	Stützapparat.
Synovitis artic. manus . .	1	—	—	1	—	1	—	—	zur ambulatorischen Behandlung — später geheilt.
Hydrops tend. antibr. . .	1	—	—	1	1	—	—	—	Operation.
VIII. Krankheiten der Haut und Drüsen.									
Furunculosis	—	—	1	1	1	—	—	—	
Eczema	—	1	2	3	2	—	—	1	
Naevus	—	—	1	1	1	—	—	—	von der Grösse einer Nuss an der Stirn — exstirpirt.
Lymphaden. colli . . .	—	—	1	1	—	1	—	—	aufs Land.
Ulc. tub. colli	—	1	1	2	1	—	—	1[1]	[1] spät. grosser Abscess d. Submaxillardrüsen.
Abscessus gland. colli . .	—	1	—	1	—	1	—	—	zur Kur nach Kreuznach.
Abscessus gland. inguin. .	—	1	—	1	1	—	—	—	nach Morb. maf. Werlhoffi.
Abscessus cruris	—	—	1	1	—	—	—	1	Congestionsabscess nach Wirbelcaries.
IX. Krankheiten der Augen.									
Blepharitis	—	1	—	1	1	—	—	—	dabei grosser Abscess der Ohrmuschel.
Keratitis	—	2	1	3	2[*]		—	1	[*] 1 Mal nach Masern bei sonst skrofulösem Kinde.
	9	36	42	87	44	22	4	17	
		87				87			

10. Armenklinik.

I. Ambulatorische Klinik.

Es wurden in der Zeit vom 1. Juli 1891 bis zum 30. Juni 1892 im Ambulatorium der Armenklinik im Ganzen 6008 Kranke (2598 männlichen und 3410 weiblichen Geschlechts) behandelt gegen 5618 im Vorjahre.

Die monatliche Aufnahme betrug durchschnittlich 500 Kranke.

Unter diesen standen im Alter von:

0—10 Jahren	586 männl. und	628 weibl. Geschlechts	= 1214
10—20 »	659 » »	887 » »	= 1546
20—30 »	511 » »	748 » »	= 1259
30—40 »	351 » »	496 » »	= 847
40—50 »	249 » »	358 » »	= 607
50—60 »	168 » »	179 » »	= 347
60—70 »	60 » »	89 » »	= 149
über 70 »	14 » »	25 » »	= 39

Summa: 2598 männl. und 3410 weibl. Geschlechts = 6008

II. Stationäre Klinik.

In dem Hospitale der Anstalt fanden vom 1. Juli 1891 bis 30. Juni 1892 155 Personen Verpflegung. Von diesen sind 11 aus dem Vorjahre übertragen. Die Zahl der Neuaufgenommenen beträgt sonach 144.

Die Zahl der Verpflegungstage betrug 3809.

Die Krankheiten, welche die Aufnahme veranlassten, sowie die einzelnen Erfolge der Behandlung und die dabei ausgeführten Operationen sind in nachfolgender Liste kurz verzeichnet:

Namen der Krankheiten.	Bestand am 1. Juli 1.	Neu auf-genommen.	Geheilt.	Gebessert.	Ungeheilt.	Gestorben.	Bestand am 30. Juni 1892.	Bemerkungen.
I. Kopf, Gesicht und Hals.								
Caries orbitae	—	2	1	1	—	—	—	Excochleatio.
Caries frontis	—	2	2	—	—	—	—	
Vulnus in region. frontal .	—	1	1	—	—	—	—	Sutur; Verband.
Epithelioma in region. supra-orbital.	—	1	1	—	—	—	—	Excision.
Abscessus front.	—	1	1	—	—	—	—	
Caries process. mastoid. . .	—	4	2	2	—	—	—	Trepanat. proc. mastoid.
Lupus faciei	—	3	1	2	—	—	— -	Excision; Paquel.
Enchondroma faciei . . .	—	1	1	—	—	—	—	Exstirpation.
Epithelioma in reg. buccal.	—	1	1	—	—	—	—	Exstirpation.
Epithelioma labii inf. . . .	—	1	1	—	—	—	—	Excision.
Abscessus in region parot. .	—	1	1	—	—	—	—	Incision.
Lymphoma colli	—	9	9	—	—	—	—	Exstirpation.
Glandul. submaxill. suppur. .	—	3	3	—	—	—	—	Incision.
Lymphosarcoma colli . .	—	2	2	—	—	—	—	Exstirpation.
Labium fissum	—	1	1	—	—	—	—	Plastik.
Perichondritis tubercul. . .	—	1	—	—	—	—	1	Tracheotomie; Ecrasement.
Ulcus veli palatini tuberc .	1	—	—	—	1	—	—	Sutura.
Ranula	—	1	1	—	—	—	—	Excision.
Abscessus nuchae furunc. .	—	2	2	—	—	—	—	Incision.
Caput obstipum	—	1	—	—	—	—	1	Tenotomie.
II. Rumpf und Genitalien.								
Fractura claviculae. . . .	—	1	1	—	—	—	—	Verband.
Caries scapulae	1	1	—	2	—	—	—	Excochleation.
Caries sterni	—	2	1	1	—	—	—	
Spondylarthrocace	—	2	—	1	1	—	—	Steckverband.
Contusio costarum	—	2	1	—	—	—	1	
Caries costarum	—	2	1	1	—	—	—	Resection.
Sarcoma dorsi	—	1	1	—	—	—	—	Exstirpation.
Fibroma mammae	—	1	1	—	—	—	—	Excision.
Carcinoma mammae . . .	—	1	1	—	—	—	—	Amputat. mammae.
Abscessus in regio lumb. .	—	2	2	—	—	—	—	Incision.
Abscessus in region. anal. .	1	—	1	—	—	—	—	Incision.
Caries pelvis	—	1	—	1	—	—	—	Excochleatio.
Hernia inguinalis incarcer. .	—	2	2	—	—	—	—	Herniotomie.
Bubo inguinalis	—	2	2	—	—	—	—	Incision.
Peritonitis chron. tubercul. .	1	—	—	1	—	—	—	Laparotomie.
Fistula ani	—	1	1	—	—	—	—	Discision.

Namen der Krankheiten.	Bestand am 1. Juli 1891.	Neu aufgenommen.	Geheilt.	Gebessert.	Ungeheilt.	Gestorben.	Bestand am 30. Juni 1892.	Bemerkungen.
Carcinoma recti	—	1	—	—	—	1	—	Resectio recti.
Hydrocele	1	1	2	—	—	—	—	Punction; Inject.
Metrorrhagia ex abortu . .	—	2	2	—	—	—	—	Curettement.
Ruptura perinei	—	1	1	—	—	—	—	Sutur.
Endometritis	—	6	3	3	—	—	—	Curettement.
Parametritis	—	1	1	—	—	—	—	
Prolapsus vaginae	1	3	3	1	—	—	—	Colporrhaphie.
Prolapsus uteri	—	4	3	1	—	—	—	Colporrhaphie.
Carcinoma uteri	—	3	—	2	1	—	—	Curettem.; Paquel.
Hydrosalpinx	—	1	1	—	—	—	—	Castratio.
III. Arme und Beine.								
Tendovaginitis antibrachii .	—	2	2	—	—	—	—	Verband.
Lymphangoitis brachii . .	—	1	1	—	—	—	—	
Contusio olecrani	—	1	1	—	—	—	—	Verband.
Caries cubiti	—	3	1	2	—	—	—	Excochleatio, Resection.
Caries ulnae	—	2	1	1	—	—	—	Sequestrotomie.
Panaritium	—	1	1	—	—	—	—	Extirpat. unguis.
Gangraen. digit. senilis . .	—	1	1	—	—	—	—	Amput. digit.
Syndaktylie	—	2	2	—	—	—	—	Discision; Sutur.
Phlegmone manus	1	2	3	—	—	—	—	Incision.
Spina ventosa	—	2	—	2	—	—	—	Excochleatio.
Caries manus	—	2	1	1	—	—	—	Sequestrotomie.
Carcinoma manus	—	1	—	1	—	—	—	Excision.
Coxitis	1	1	1	1	—	—	—	Resection.
Caries cruris	1	1	1	1	—	—	—	
Gonitis chronica	—	2	2	—	—	—	—	Inject. v. Jodof. Emulsion.
Genu valgum	1	5	5	1	—	—	—	Osteotomie.
Hydrops. genu	—	2	2	—	—	—	—	Gypsverband.
Ankylosis genu	1	1	1	1	—	—	—	Gypsverband.
Tumor albus	—	1	1	—	—	—	—	Amputatio femoris.
Caries femoris	—	1	—	1	—	—	—	Excochleatio.
Caries tibiae	—	1	1	—	—	—	—	Sequestrotomie.
Caries art. genu	—	1	—	1	—	—	—	Resection.
Osteomyelitis tibiae . . .	—	1	1	—	—	—	—	Aufmeisselung.
Vulnus in region. tibiae . .	—	1	1	—	—	—	—	Verband.
Tendovaginitis pedis tub. .	—	1	—	—	—	—	1	Excochleatio.
Abscessus pedis	—	1	1	—	—	—	—	Incision.
Pes equino-varus	—	2	—	2	—	—	—	Gypsverband.
Caries pedis	—	3	2	—	—	—	1	Excochleatio.
Caries multiplex	—	2	—	1	—	—	1	

Namen der Krankheiten.	Bestand am 1. Juli 1891.	Neu auf-genommen.	Geheilt.	Gebessert.	Ungeheilt.	Gestorben.	Bestand am 30. Juni 1892.	Bemerkungen.
IV. Innere Krankheiten.								
Anaemia	—	1	—	1	—	—	—	
Gastricismus	—	1	1	—	—	—	—	
Pleuritis exsudativa . . .	—	1	1	—	—	—	—	Punction.
Taenia	—	1	1	—	—	—	—	
Gastroenteritis	—	1	1	—	—	—	—	
Nephritis chronica	—	1	—	—	—	1	—	
Influenza	—	2	2	—	—	—	—	
Hysteria	—	1	—	1	—	—	—	
Empyema thoracis	—	1	1	—	—	—	—	Thoracocentese.
Sclerosis disseminat . . .	—	1	—	—	1	—	—	Galvanisation.
Meningitis tuberculos . . .	—	1	—	—	—	1	—	
Tumor cerebri	—	1	—	—	—	1	—	
Summa . .	11	142	101	33	4	4	6	
	153			153				

Von den vier Todesfällen ereigneten sich drei bei Kranken, die wegen innerer Erkrankungen in unserer Abtheilung Aufnahme gefunden hatten. Es starb eine 65jährige Frau an Bright'scher Nierenkrankheit; ein 50jähriger Taglöhner an einer Hirngeschwulst. Ein dreijähriges Mädchen erlag einer tuberculösen Hirnentzündung. Nur ein mit Mastdarmkrebs behafteter 59jähriger Händler ging gleich nach der Operation an schwerem Collaps zu Grunde.

II. Frankfurter Augen-Heilanstalt.

Allerheiligenstrasse 19a.

Bericht

von

Dr. KRÜGER.

Vom 1. Januar bis 31. December 1892 wurden 2691 Augenkranke behandelt, davon 2470 ambulatorisch, 221 stationär.

**Kurze Uebersicht über die vom 1. Januar bis 31. December 1892
beobachteten Krankheiten.**

1) Krankheiten der Bindehaut 963
   (darunter Augenentzündung der Neugeborenen 11).

2) Krankheiten der Hornhaut 642
   (darunter fremde Körper in der Hornhaut 107).

3) Krankheiten der Lederhaut 12

4)   »   der Regenbogenhaut 81

5)   »   der Aderhaut 45

6) Glaukom (grüner Staar) 9

7) Krankheiten des Sehnervs und der Netzhaut 141

8) Sehschwäche (Amblyopie) 39

9) Absolute Erblindung (schwarzer Staar) 18

10) Krankheiten der Linse (grauer Staar) 135

11)   »   des Glaskörpers 20

12)   »   des Augapfels 15

13)   »   der Refraction 182
    (Kurzsichtigkeit, Uebersichtigkeit. Astigmatismus).

14) Krankheiten der Accommodation 71
    (Weitsichtigkeit, Lähmung der Accommodation, Linsenmangel).

15) Krankheiten der Augenmuskeln und ihrer Nerven . . . 46
    (Lähmungen, Schielen, Schwäche der geraden inneren Augen-
    muskeln, Augenzittern).

16) Krankheiten der Thränen-Organe 128
    Thränensack-Entzündung, Thränenfistel, Verengung und Ver-
    wachsung des Thränen-Nasencanals etc.).

17) Krankheiten der Augenlider 523

18)   »   der Augenhöhle 3

Dr. Steffan'sche Augen-Heilanstalt

Bericht
von
Dr. STEFFAN.*)

Während des Zeitraumes vom ?. April 1891 bis ?. April 1892 kamen 5745**) Augenkranke in Behandlung: 2266 in meiner Privat-Anstalt (Krögerstrasse ?) und 3479 in meiner Armen-Klinik (Holzgraben ?.

Uebersicht
der vom ?. April 1891 bis ? April 1892 an 5745 Augenkranken zur Beobachtung gekommenen und behandelten Augenkrankheiten:

	Privat-Anstalt.	Armen-Klinik.	Summa.
?. Augenlider.			
Blepharoadenitis.	?	?	409
Hordeolum		?	?
Chalazion.	?	?	
Oedema palpebrae	?	?	?
Eczema palp.	?	?	
Abscessus palp.	—		?
Apoplexia subcut. palp.		?	6
Emphysema subcut. palpebrar. traum.	—		
Contusio palp..	?	?	?
Combustio palp.	—		?
Vulnus palp.		?	?
Ectropium			
Entropium	?	?	
Trichiasis	?	?	
Symblepharon	?	?	?
Lagophthalmus durch Lidnarben	—	?	?
Xanthelasma palp..	?	—	
Verruca palp.	?	?	?
Transport . .	335	455	790

*) Vergl. den 5? Jahresbericht der Dr. Steffan'schen Augen-Heilanstalt ?, erschienen im September 1892.

**) In dem 30jährigen Zeitraum vom ?. April 1862 bis ?. April 1892 zusammen ? Patienten; davon kommen ? auf meine Privat-Anstalt und ? auf meine Armen-Augenklinik.

	Privat-Anstalt.	Armen-Klinik.	Summa.
Transport . .		455	790
Carcinoma palp.			
Milium palp.			
Atheroma in der Umgebung der Augen	—		
Tumor cysticus palp.		—	
Angioma palp.	—		
Adenoma palp.			
Lupus palp.	—		
Subcutan gewachsene Cilien		—	
Pediculi pubis in den Cilien	—		
Summa . .	350	466	816

II. Bindehaut.

	Privat-Anstalt.	Armen-Klinik.	Summa.
Conjunctivitis catarrhalis		483	753
A n m. 6mal in Form von Conj. follicularis und 2mal in Form von Conj. vernalis			
Conj. traumatica			349
Conj. phlyctaenulosa			
Conj. granulosa			
A n m. Davon 0 + ☿ = 25 mit Keratitis superficialis (21mal zugleich Conjunctivalnarben), 0 + ☽ ᵇ mit Ulcus corneae (7mal zugleich Conjunctivalnarben), 0 + ♅ = 5 mit Maculae oder Leucomata corneae (1mal zugleich Conjunctivalnarben), 0 + ♄ = 6 mit Leucoma corneae adhaerens (2mal zugleich Conjunctivalnarben), ♃ + ♒ mit einfachen Conjunctivalnarben, 0 + ♍ = ♌ mit Conjunctivalnarben und consecutiver Trichiasis und 0 + ♄ = ♈ mit Conjunctivalnarben und einseitiger Atrophia bulbi.			
Conj. blennorrhoïca			
A n m. Darunter ♀ + ♒ = ♉ Neugeborene und 0 + ♄ = ♈ Conj. gonorrhoïca.			
Conj. membranacea s. crouposa			
Apoplexia subconjunctivalis			
Oedema conj. bulbi		—	
Lymphangiectasia conj. bulbi		—	
Pterygium			
Pinguecula			
Polypus conj.	—		
Lipoma subconjunctivale bulbi			
Summa . .	521	1093	1617

III. Hornhaut.

	Privat-Anstalt.	Armen-Klinik.	Summa.
Keratitis superficialis			
A n m. 4mal in Form der Keratitis exulcerans dendritica und 5mal in Form eines Herpes corneae.			
Kerat. traumatica		414	494
A n m. Darunter ♅ + 334 = 3·0 Fremdkörper in der Hornhaut.			
Kerat. diffusa			
Kerat. profunda s. Descemetitis	—		
Transport . .		632	755

	Privat-Anstalt.	Armen-Klinik.	Summa.
Transport . .		682	755

Kerat. suppurativa:
a) Ulcus corneae circumscriptum . . . .
b) Ulcus corneae serpens . . . .
c) Abscessus corneae . . . .
d) Ulceratio corneae neuroparalytica. . . . . . .
Maculae et Leucomata corneae . . . .
Leucoma corneae adhaerens . . . .
Staphyloma corneae . . . .
Keratoconus . . . .
Tumor corneae . . . .

| Summa . . | | 1051 | 1288 |

IV. Lederhaut.

Vulnus sclerae. . . . .
Episcleritis . . . .
  A□m. 20mal diffuse Form und 3mal Knotenform.

| Summa . . | | | |

V. Gefässhaut,
d. h. Regenbogenhaut, Ciliarkörper und Aderhaut.

Hyphäma traum. . . . .
Prolapsus iridis traum. . . . .
Iridodialysis traum. . . . .
Irideremia totalis traum.. . . . .
Prolapsus chorioideae traum. . . . .
Corp. alien. in iride . . . .
Iritis . . . .
Iridocyclitis . . . .
  A m. 1mal sympathica.
Iridocyclitis oder Iridocyclo chorioiditis glaucomatosa
  (sog. Glaucom) . . . .
  A m. 5mal Glaucoma acut., 3mal Glaucoma infl. chron., 3mal Glaucoma chron. simpl. und 1mal Glaucoma consec.
Iridocyclochorioiditis . . . .
  A nm. 1mal sympathica.
Chorioiditis chron. disseminata . . . .
Chorioiditis chron. circumscripta . . . .
  A m. 7mal an der Macula lutea.
Sclerotica chorioiditis post. . . . .
  Anm. Davon + = progressivae.
Synechiae posteriores . . . .
Paresis musc. sphinct. iridis s. Mydriasis paralytica
Tumor cysticus iridis. . . . .
  A nm. Nach Trauma.

| Transport . . | | | 402 |

	Privat-Anstalt.	Armen-Klinik.	Summa.
Transport . .			402
Membrana pupillaris perseverans			2
Coloboma iridis cong.	—		2
Coloboma chorioideae cong.	—		2
Coloboma iridis, chorioideae et vaginae ⌐, optici cong.	—		
Heterochroma iridis cong.	—		
Summa . .			410

VI. Netzhaut und Sehnerv.

	Privat-Anstalt.	Armen-Klinik.	Summa.
Apoplexiae retinae			
A m. 1mal in Folge von Diabetes.			
Retinitis apoplectica			2
Retinitis exsudativa			
A m. 1mal in Folge von Diabetes.			
Retinitis e morbo Brightii			
Retinitis pigmentosa			2
Neuritis optica			
Ablutio retinae			
Hemeralopia	—		
A m. mit Xerosis conj. balbi.			
Hyperaesthesia retinae		—	
Angeborene Anomalien des Farbensinnes			
Embolia arteriae centr. retinae			
Amblyopia et Amaurosis e causa extraoculari:			
a) Amblyopia congenita			
b) Amblyopia mit freiem Gesichtsfelde . .			
A m. Davon 12 einseitig (6mal mit Atrophia ⌐ optici) und doppelseitig (6mal mit Atrophia nn. opticor.)			
mit peripherer Gesichtsfeldbeschränkung		8	
A m. Davon 3 einseitig (mit Atrophia ⌐. optici) u. doppelseitig (mit Atrophia nn. opticor.)			
in Form eines centralen Scotomes			
A m. Davon einseitig (1mal Atrophia ⌐. optici) und 1mal doppelseitig (c. Atr. nn. opticor.)			
c) Gleichseitige Hemianopia beider Augen durch Lähmung des gegenüberliegenden Tractus opticus			
A m. 1mal mit Atrophia nn. opticor.			
d) Amblyopia e causa orbitali		—	
A m. In Folge eines Bruches der Orbitalwandung.			
e) Amaurosis e causa intracraniali	—		
A m. Mit Atrophia nn. opticor.			
Summa . .			327

	Privat-Anstalt.	Armen-Klinik.	Summa.

VII. Krystalllinse.

Luxatio lentis			
A n m. Spontan (1mal einseitig und 1mal doppelseitig).			
Cataracta traum.	?		
Corp. alien. in lente	—		
Cataracta zonularis			
Catar. corticalis post.			
Catar. lenticularis punctiformis			
Catar. mollis			
Catar. senilis semi-mollis et dura			
Catar. capsulo-lenticularis.			
Catar. polaris ant. (incl. pyramidalis)			
Catar. accreta			
Catar. secundaria	—		
Catar. cong.	—		
Summa . .			

VIII. Glaskörper.

Mouches volantes ohne Befund			
Glaskörpermembranen			
A n m. Darunter ?? Myopen (16mal c. Scleroticochorioiditis post.)			
Blutergüsse in den Glaskörper			
Summa . .			

IX. Augapfel.

Vulnus perforans bulbi			
A? m. 6mal mit Eindringen eines Fremdkörpers in den Augapfel.			
Hydrophthalmus	—		
Atrophia bulbi			
Anophthalmus			
A ?. m. Stets in Folge von Operation.			
Microphthalmus cong.	—		
Summa . .			

X. Refractionsanomalien.

Myopia	442		630
A n m. Davon $\square$ + ?? mit Scleroticochorioiditis post. und zwar + 13 = in progressiver Form.			
Hypermetropia		309	563
Astigmatismus regularis pathologicus			
Anisometropia (ungleicher Refraktionszustand beider Augen)			
Summa . .	920	512	1432

	Privat-Anstalt.	Armen-Klinik.	Summa.
XI. Accomodationsanomalien.			
a) Von Seiten der Linse:			
Presbyopia	407	321	728
A m. Gleichzeitiger Refractionszustand: + . = 389 mal Emmetropia (incl. Hypermetropia latens), + = 21mal Myopia, 138 + . = 302mal Hyperm. man., + 0 — 1mal Astigmatismus regularis path. u. + 0 = 15mal Anisometropia.			
Aphakia	?	??	??
A m. 27mal in Folge von Operation und 5mal in Folge von Verletzung.			
b) Von Seiten des Ciliarmuskels:			
Paresis musc. ciliaris.	?		??
A n m. 13mal in Folge von Diphtheritis faucium.			
Summa . .	424	356	780
XII. Aeussere Augen-Muskeln und Nerven.			
Strabismus concomitans convergens			??
Strab. divergens	??		
Paresis nervi abducentis	??	??	??
Paresis n. trochlearis			—
Paresis n. oculomotorii	??		??
Insufficientia musc. rect. internorum	??		
A n m. Gleichzeitiger Refractionszustand: 7mal Emmetropia (incl. Hyperm. latens), 18mal Hyperm. man., 2mal Astigm. reg. pathol. und 4mal Anisometropia.			
Insuff. musc. rect. externorum		—	?
A u m. Gleichzeitiger Refractionszustand: 2mal Myopia u. 1mal Emmetropia.			
Paresis musc. levatoris palp. sup. s. Ptosis	?		??
A m. 2mal congenital (einseitig).			
Paresis musc. orbicularis palp. s. Lagophthalmus paralyticus			?
A m. 2mal congenital (1mal doppelseitig u. 1mal einseitig.)			
Spasmus musc. orbicularis palp. s. Blepharospasmus .	??		??
Nystagmus	?	?	??
Neuralgia supraorbitalis			??
Summa . .	??	??	303
XIII. Thränenorgane.			
Dacryocystitis chronica		??	??
A n m. 1mal congenital (einseitig).			
Dacryocystitis acuta phlegmonosa		??	??
Fistula sacci lacrymalis	—		?
Obliteratio sacci lacrym.	1	—	?
Stenosis ductus nasolacrym.	?.		
Eucanthis	?	—	
Summa . .	??	??	??

	Privat-Anstalt.	Armen-Klinik.	Summa.
XIV. Augenhöhle.			
Corp. alien. in orbita	1	—	1
Caries orbitae	—	3	3
Exophthalmus	2	—	2
Anm. In Folge von Morb. Basedowil.			
Summa . .	3	3	6

Uebersicht

der vom 1. April 1891 bis 1. April 1892 vorgenommenen Operationen.

	Ganzer Erfolg.	Halber Erfolg.	Kein Erfolg.	Summa.
Staaroperationen:				
Extraction mittelst flachen Lappenschnittes . . .	13	—	2	15
Einfache Discision	2	—	—	2
Punction der vorderen Kapsel als Mittel künstlicher Staarreifung.	3	—	—	3
Iridectomia:				
a) als künstliche Pupillenbildung	2	—	—	2
b) als Heilmittel bei Entzündung.	4	—	—	4
c) als Vorbereitung zur Staaroperation	14	—	—	14
Abtragung eines Prolapsus iridis	7	—	—	7
Abtragung eines Prolapsus chorioideae	1	—	—	1
Entfernung einer Iriscyste	1	—	—	1
Entfernung eines Fremdkörpers aus d. vorderen Kammer	2	—	—	2
Keratotomia bei Ulcus corneae serpens	3	—	—	3
Abtragung von Cornealgeschwülsten.	2	—	—	2
Schieloperationen mittelst Rücklagerung	14	—	—	14
Enucleatio bulbi.	1	—	—	1
Symblepharonoperation	1	—	—	1
Entfernung eines Lipoma subconjunctivale	1	—	—	1
Ausschälung einer Balggeschwulst am oberen Lidrande	1	—	—	1
Entfernung von Lidgeschwülsten	26	—		26
Verschiedene kleine Operationen, soweit sie sich überhaupt aufgezeichnet finden (Entfernung fremder Körper aus der Hornhaut 390mal, Spaltung und Entleerung von Chalazien 76mal, Spaltung der Thränenröhrchen 54mal, Entfernung eines Conjunctivalpolypen 1mal, Entfernung subcutan gewachsener Cilien 3mal, Lidnaht 1mal und Oeffnung eines Orbitalabscesses 1mal	526	—		526
Summa . .	624	—	2	626

13. Augenheilanstalt in Sachsenhausen.

(Oppenheimerstrasse 29.)

Bericht

über das fünfzehnte Geschäftsjahr vom 1. Mai 1892 bis 30. April 1893.

von

Dr. med. AUGUST CARL.

Im vergangenen Geschäftsjahr betrug die Zahl der ambulanten Patienten 1913. Folgende Tabelle gibt eine Uebersicht über die seit Eröffnung der Anstalt während der einzelnen Jahre aufgetretenen Frequenz:

Im I. Jahre	. . . .	820
» II. »	. . . .	790
» III. »	. . . .	770
» IV. »	. . . .	883
» V. »	. . . .	857
» VI. »	. . . .	1059
» VII. »	. . . .	1091
» VIII. »	. . . .	1094
» IX. »	. . . .	1296
» X. »	. . . .	1618
» XI. »	. . . .	1919
» XII. »	. . . .	2100
» XIII. »	. . . .	1959
» XIV. »	. . . .	2008
» XV. »	. . . .	1913

Summa 20177

14. Chirurgische Privatklinik von Dr. Louis Rehn,
Eschersheimer Landstrasse 80.

Bericht
über die Zeit vom 1. Juli 1892 bis 31. März 1893.
von

Dr. OTTO GUNZ.

Chirurgische Poliklinik.

In der Zeit vom 1. Juli 1892 bis zum 31. März 1893 wurde die chirurgische Poliklinik von 469 Kranken (258 männlichen und 211 weiblichen Geschlechts) besucht.

Unter diesen standen im Alter von: 0—15 Jahren 149, 15—30 Jahren 146, 30—45 Jahren 94, 45—60 Jahren 60, über 60 Jahren 20.

Die Zahl des Zugangs der poliklinischen Patienten vertheilte sich auf die einzelnen Monate folgendermassen: Juli 54, August 78, September 33, October 46, November 53, December 29, Januar 54, Februar 56, März 66.

Uebersicht der im Jahre 1892/93 behandelten Kranken.

Bestand am 1. Juli 1892.		Aufgenommen 1892/93.		Summa		Abgang						Bestand am 31. März 1893.	
						Geheilt.		Gebessert.		Gestorben.			
M.	W.	M.	W.	M.	W.	M.	W.	M.	W.	M.	W.	M.	W.
6	10	96	77	102	87	69	66	13	10	12	4	8	7
16		173		189		135		23		16		15	
189													

Ausserdem 7 Personen zur Begleitung.

Uebersicht der Krankheitsfälle.

I. Kopf und Ohr.

1. **Verletzungen:**
Quetschwunde am Hinterkopf 1.

2. **Entzündliche Processe und Folgen derselben:**
Tuberculose der Stirnhöhle 1. Gehirnabscess im Schläfenlappen 1.
Meningitis tuberculosa 1.

3. **Geschwülste:**
Dermoid 2. Atherom 3. Sarcom des Hinterkopfes 1.

4. **Missbildungen:**
Abstehende Ohren 1. Atresie des äusseren Gehörgangs 1. Micro-
cephalie 1.

II. Gesicht, Nasen-, Mund- und Rachenhöhle.

1. **Entzündliche Processe:**
Zahnfistel 3. Kiefernekrose 3. Periostitis des Unterkiefers 1.
Drüsenschwellung am Unterkiefer 1. Empyem des Antr. Highmori 3. Lupus des Unterkiefers 1. Lupus der Nase 1. Caries
des Jochbeins 1. Caries der Zähne 1. Mandelhypertrophie 2.

2. **Geschwülste:**
Angiom der Lippe 1. Angiom der Stirn 2. Atherom des Unterkiefers 2. Atherom der Schläfe 1. Carcinom der Mundschleimhaut 2. Carcinom der Nase 3. Cyste des Oberkiefers 1.
Osteochondrom der Parotis 1. Sarcom des Gaumens 1.

3. **Varia:**
Hasenscharte 2. Gaumenspalte 1. Infraorbitalneuralgie 1.

III. Hals und Nacken.

1. **Verletzungen:**
Fremdkörper (Nadel) oberhalb des Kehlkopfes 1.

2. **Entzündliche Processe:**
Retropharyngealabscess 1. Halsabscesse 2. Tuberculose der Halsdrüsen 5. Tuberculose des Kehlkopfs 3.

3. Geschwülste:
Angiom des Nackens 1. Atherom des Halses 3. Kiemengangs-
cyste 1. Struma 2. Morbus Basedowii 1. Carcinom des Kehlkopfes 2.

4. Varia:
Kehlkopfstenose durch Fremdkörper 1. Schiefhals 2. Myxödem 1.

IV. Thorax.

1. Verletzungen:
Traumatische Lungenfistel (Fall auf einen Pfahl) 1.

2. Entzündliche Processe:
Furunkel der Brust 3. Achseldrüsenabscess 4. Senkungsabscess
(von einer Rippe ausgehend) 1. Pleuritis serosa 1. Empyem 6.
Lungenabscess 1.

3. Geschwülste:
Lipom der Supraclaviculargegend 1. Lipom der Schulter 1.
Fibroadenom der Brust 1. Carcinom der Brust 4. Carcinom
der Supraclaviculardrüsen 1. Carcinom der Achseldrüsen 1.
Sarcom der Supraclaviculargegend 1.

V. Abdomen und Rectum.

1. Entzündliche Processe:
Peritonitis perfor. 3. Peritonitis, abgekapselt mit Darmabknickung 1.
Typhlitis 1. Perityphlitis 1. Ascites 2. Tuberculose des Coecum 1.
Cholelithiasis 1. Eingeklemmter Leistenbruch 3. Eingeklemmter
Schenkelbruch mit Darmgangrän 1. Eingeklemmter Leistenbruch
mit Peritonitis 1. Achsendrehung durch Netzverwachsung 1.

2. Geschwülste:
Milztumor 1.

3. Krankheiten des Anus und Rectum:
Mastdarmfistel 6. Hämorrhoiden 3. Abscess des Rectum 1.

VI. Harnorgane.

1. Nieren:
Wanderniere 1. Pyelitis 1. Carcinom 1.

2. Harnblase:
Carcinom 1.

VII. Männliche Geschlechtsorgane:

1. Entzündliche Processe:
Ulcus der Vorhaut 1. Tuberculose des Hodens 1. Tuberculose des Nebenhodens 2. Hydrocele 3.
2. Varia:
Phimosis 11. Phimosis mit Hydrocele 4.

VIII. Weibliche Geschlechtsorgane.
Ovarialcyste 1.

IX. Becken und Lumbalgegend.
Perinealabscess 1. Beckenabscess 2. Lumbalabscess 3. Abscesse auf der Darmbeinschaufel 1.

X. Obere Extremitäten.

1. Verletzungen:
Fractur des Radius 2. Fractur des kleinen Fingers 1. Luxation im Phalangealgelenk 1. Fremdkörper in der Hand 6. Quetschwunde der Hand 1.
2. Entzündungen der Knochen und Gelenke:
Synarthrose des Schultergelenks 1. Synarthrose des Ellenbogengelenks 1. Nekrose der Finger 3. Haemarthrus des Ellenbogengelenks 1. Osteomyelitis des Humerus 1. Tuberculose des Ellenbogengelenks 1. Tuberculose des Radius und der Ulna 4. Tuberculose der Mittelhand 5. Tuberculose des kleinen Fingers 1.
3. Entzündliche Processe der Weichtheile:
Tuberculöses Ulcus am Oberarm 1. Tuberculöses Ulcus des Zeigefingers 1. Tuberculöser Drüsenabscess am Arm 1. Multiple tuberculöse Abscesse 1. Tendovaginitis tub. der Hand 1. Entzündete Schwiele der Hand 1. Panaritium 14. Phlegmone der Hand 4.
4. Geschwülste:
Angiom der Hand 5. Ganglion der Hand 1.

XI. Untere Extremitäten.

1. Verletzungen:
Rotationsfractur des Oberschenkels 3. Fractur der Tibia 1. Luxation des Oberschenkels nach hinten 1. Luxation des Talus 1. Quetschwunde des Unterschenkels 1. Fremdkörper im Fussrücken 1.

2. Entzündungen der Knochen und Gelenke:

Coxitis 3. Tuberculose des Kniegelenks 6. Haemarthrus des
Kniegelenks 1. Hydrops des Kniegelenks 1. Hypertrophische
Synovialzotten des Kniegelenks 1. Gonitis pur. (Osteomyelitis
femoris) 1. Vereiterung des Fussgelenkes 1. Sequester des
Oberschenkels 1. Sequester der Tibia 1. Tuberculose des Mittel-
fusses 1. Gangraena sen. der Zehen 1.

3. Entzündliche Processe der Weichtheile:

Bubones 1. Senkungsabscess in der Leistenbeuge 1. Tuberculöse
Abscesse am Oberschenkel 4. Tuberculöse Abscesse am Unterschenkel 2. Ulcera cruris 4. Varices 1. Phlegmone des Fussrückens 1.

4. Geschwülste:

Sarcom in der Leistenbeuge 3. Exostosis subungualis der Zehe 1.

5. Varia:

Spitzfuss 1. Pes equino-valgus paralyt. 1. Pes valgus 2. Unguis
incarn. 1. Muskelhernie des Oberschenkels 1.

Ausserdem XII. Zur Beobachtung 2, davon geheilt 2.

XIII. Zur Begleitung 7.

Operations-Statistik.

Operation	Krankheit	Summa	Geheilt	Gebessert	Gestorben	Bestand
Multiple Incisionen und Eröffn. v. Abscessen		34	32	1	—	1
	darunter:					
	1 Lumbalabscess . . .		1	—	--	
	2 Beckenabscesse (para-sacraler Schnitt) . .		1	—	—	
	1 Rectalabscess . . .		1	—	—	
	1 Abscess der Darm-beinschaufel . . .		--	1	—	
Auskratzung von tuber-culösen Abscessen .		37	33	2	--	2
	darunter:					
	1 Coxitis tubercul. . .		—	1	—	—
	1 Perinealabscess . .		1		—	—

Operation	Krankheit	Summa	Geheilt	Gebessert	Gestorben	Bestand
Exstirpation von Geschwülsten		45	42	—	—	2
	darunter:					
	2 Strumae		—	1	—	—
	4 Carcin. mammae . .		—	—	—	—
	1 Carcin. der Wangenschleimhaut . . .		—	1	—	—
Resection	1 Rippenresection bei Carc. mammae . .		1	—	—	—
	1 compl. Fractura cruris		1	—	—	—
	1 Tubercul. des Kniegelenks	6	1	—	—	—
	1 des Caput Tali bei Luxation im Gelenk		—	—	—	1
	1 des Os navicul wegen Eiterung		—	1	—	—
	1 Tubercul. des Hüftgelenks		—	—	1 Herzschwäche	—
Amputation	1 femoris (Tubercul. d. Kniegelenks) . . .		1	—	—	—
	1 Osteomyelitis femoris	4	—	—	—	1
	1 Tuberculose des Radius und der Ulna .		1	—	—	—
	1 Gangrän des kleinen Fingers		1	—	—	—
Exarticulation	1 des Arms (Sarcom der Reg. clav.)		1	—	—	—
	1 Gangrän d. Daumens	3	—	—	1 Diabetes mell.	—
	1 Gangrän des kleinen Fingers		1	—	—	—
Blutige Coaptation v. Fracturen	1 compl. Fractur des kl. Fingers		1	—	—	—
	1 Rotationsfractur des Oberschenkels . . .	4	—	—	—	1
	2 Rotationsfract. des Unterschenkels . .		—	1	—	1
Knochen-Aufmeisselung	3 Empyeme des Ant. Highmori . . .	4	4	—	—	—
	1 Osteomyelitis des Oberarmes					.
Knochen-Abmeisselung	1 abgespr. Knochenst. des Phalangealgelenks					—
	1 Caries des Jochbeins	3	3	—	—	?
	1 Exostosis subung. der Zehe					

Operation	Krankheit	Summa	Geheilt	Gebessert	Gestorben	Bestand
Brisement (Redresse- ment) forcé	1 Verwachsung des Schultergelenks . . 1 Verw. im Ellenbogen- gelenk . . . . . 1 Haemarth. im Ellen- bogengelenk . . . 1 Haemarth. im Knie- gelenk . . . . . 1 Coxitis . . . . . 1 schiefe Fract. d. Tibia 1 Pes valgus contr. . .	7	7	—	—	—
Sequestrotomie . . .	4 Knochennekrosen der Finger. . . . . . 2 Unterkiefernekrosen . 1 Osteomyel. des Ober- arms . . . . . . 1 Tuberculose d. Ober- schenkels. . . . . 1 Tuberculose der Tibia 1 Tuberculose des Meta- tarsus	10	4 2 1 1 1 —	— — — — — —	1 Embolie	— — — — —
Laparotomie	6 b. Peritonitis perforat. 2 b. Typhlitis putrida (davon ein schwerer Diabetes). . . . . 2 bei Ascites . . . . 1 Ovarialcyste . . . 1 Achsendrehung des Coecum . . . . . 1 Cholelithiasis . . . 1 Milztumor und Leber- Cirrhose	14	3 1 — — — —	— — 2 — — —	3 Herzschwäche 1 Diabetes mell. — 1 Herzschwäche — 1 Herzschwäche	— 1 1
Herniotomie	5 Leistenbrüche . . . 1 Schenkelbruch (brandiger)	6	3 1	— ..	1 Peritonitis 1 Herzschwäche —	—
Darmresection . . . . Entero-Anatomie.	1 Tuberculose d.coecum 1 Darmgangrän . . .	2	—	—	2 Inanition	
Radicaloperation. . .	7 Fälle von Hydrocele	7	7	—	—	—
Sectio alta	1 Carcinom der linken Niere . . . . . . 1 Carcinom der Blase	2	— —	— 1	1 Carcinom	— —
Nephroraphie . . . . 1 Nephroraphie und Nephrotomie	1 Wanderniere . . . 1 Pyelitis in einer Wanderniere . . .	2	2	—	—	—

Operation	Krankheit	Summa	Geheilt	Gebessert	Gestorben	Bestand
Spaltung von Phimosis	11 Phimosen	11	11	—	—	—
Circumcisio	3 Phimosen	3	3	—	—	—
Castratio	1 Tuberculose d. Hodens 2 Epididymit. tubercul.	} 3	3	—	—	—
Tracheotomie	3 Tubercul. d. Kehlkopfs	} 6	—	2	1 Herzschwäche	—
	1 Stenose(Fremdkörper)		1	—	—	—
	1 Carcin. d. Kehlkopfs		—	—	1 Lungenblutung	—
	1 Sarcom d. Gaumens (proph.)		—	1	—	—
Empyem - Operation .	5 Fälle v. Pleuritis tub.	5	1	2	—	2
Exstirpation des Kehl- kopfs	2 Carcin. d. Kehlkopfes	2	1	—	1 Herztod	—
Trepanation	1 Gehirnabscess . . . 1 Meningitis tubercul.	} 2	1 —	1	später gestorb.	—
Arthrectomia synov. u Arthrotomia.	4 Tubercul. der Knie- gelenkskapsel . . . 1 Fall von Hypertrophie der Synovialzotten .	} 5	3 1	1	—	—
Transplantation . . .	4 Ulcera cruris . . . 1 Lupus der Nase . . 1 Lupus d. Unterkiefers 1 Carcinoma mammae	} 7	4 1 1 1	—	—	—
Plastik	2 Hasenscharten . . . 1 Gaumenspalte . . . 1 Fall von abstehenden Ohren . . . . . . 1 Atresie des äusseren Gehörgangs . . . . 2 Carcinome der Nase	} 7	2 1 1 — 2	1	—	—
Tenotomie	1 Spitzfuss . . . . . 1 Pes equinovarus . . 1 Pes valgus	} 3	3	—	—	—
Einfache Sutur . . .	1 Quetschwunde am Hinterkopf . . . . 1 Quetschwunde am Unterschenkel . . . 1 Quetschwunde an der Hand	} 3	3	—	—	—
Punction	3 Fälle von Pleuritis ser. 1 tubercul. Abscess des Oberschenkels . . .	} 4	1 1	2	—	—

Operation	Krankheit	Summa	Geheilt	Gebessert	Gestorben	Bestand
Cauterisation	4 Angiome am Hand-gelenk	4	4	—	—	—
Zahnextraction . . .	2 Zahnfisteln . . . . 1 Kiefernekrose . . . 1 Caries dentium . .	4	4	—	—	—
Tonsillotomie	2 Hypertroph. der Ton-sillen	2	2	—	—	—
Excision von Fremd-körpern	5 Fremdkörper in der Hand . . . . . . 1 Fremdkörper im Fuss-rücken . . . . . 1 Fremdkörper ober-halb des Kehlkopfs .	7	7	—	—	—
Excision v. Geschwüren	1 Ulcus praeputii . . 1 Ulc. tuberc. d. Ober-arms	2	2	—	—	—
Excision von Hämor-rhoiden	4 Fälle v. Hämorrhoiden	4	4	—	—	—
Excision von Varicen .	1 Fall v. Varices cruris	1	1	—	—	—
Craniotomie (Lanne-longue)	1 Microcephalie . . .	1	—	—	—	1
Implant. eines Struma-Kapsel-Lappens . .	1 Myxödem	1	1	—	—	—
Arterienunterbindung .	1 Morbus Basedowii .	1	—	—	1 Herztod	—
Freilegung des Kiefer-randes	1 Kiefer-Periostitis. .	1	1	—	—	—
Lungen-Operation . .	1 Lungenfistel (traum.) 1 Lungenabscess . . .	2	1 —	—	— 1 Herzschwäche	—
Muskeldurchschnei-dung	2 Fälle von Schiefhals	2	2	—	—	—
Reposition v.Luxationen	1 Luxation des Ober-schenkels nach hinten	1	1	—	—	—
Spaltung u. Abtragung	1 Unguis incarnat. . .	1	1	—	—	—
Fasciennaht	1 Muskelhernie des Oberschenkels . . .	1	—	—	—	—
Summa .	288	288	231	3	16 .	15

Gesammtsumme der Heilungen: 290 als Resultat der Operations-
und Krankheitsstatistik.

15. Dr. S. Herxheimer's Poliklinik für Hautkranke.

Bericht

von

Dr. S. und Dr. K. HERXHEIMER.

Die Gesammtzahl der im Jahre 1892 neu zugegangenen Kranken betrug 1443. Von diesen wurden anderen Polikliniken überwiesen 17 Männer und 24 Frauen, zusammen 41. Von den übrigen waren:

A. Hautkranke:

Namen der Krankheiten:	M.	W.	Namen der Krankheiten:	M.	W.
Varicella	1	2	Acne rosacea	14	13
Hyperidrosis	2	3	Acne varioliformis	4	1
Seborrhoea capit	7	5	Milia	—	2
Erythema	2	1	Sycosis simplex	20	—
Erythema multiforme	8	7	Sycosis nar.	5	—
Erythema nodosum	—	2	Purpura simpl.	1	—
Pemphigus	—	2	Purpura rheum.	1	—
Urticaria	15	16	Lentigines	1	2
Combustio	1	1	Chloasma	—	1
Congelatio	4	2	Verrucae	3	9
Oedema acutum	1	—	Verruc. plan. juvenil.	2	—
Oedema perstans fac.	—	1	Ichthyosis simpl.	3	1
Lymphangitis	2	—	Morbus Darier	—	1
Erysipeloid	—	1	Unguis incarnatus	1	—
Herpes progenit.	2	—	Paronychia	1	3
Herpes zoster	4	7	Sclerodermia	—	2
Psoriasis	22	13	Vitiligo	3	—
Lichen planus	2	2	Atrophia capillitii	—	1
Lichen ruber acuminatus	1	—	Alopecia areata	12	4
Eczema	216	239	Alopecia diffusa	1	—
Eczema maginatum	—	1	Cicatrix	1	—
Excoriationes	20	14	Angioma	—	1
Prurigo	2	—	Varices	—	1
Acne vulgaris u. indurata	25	17	Lupus erythematosus	1	2

Namen der Krankheiten:	M.	W.	Namen der Krankheiten:	M.	W.
Lupus vulgaris . . .	6	8	Dermatit. follicul. infant.	—	1
Scrofuloderma . . .	3	1	Prurit	14	4
Naevus	1	2	Scabies	69	35
Atheroma	—	2	Morpiones	6	—
Carcinoma	1	4	Pediculi vestimentor .	—	1
Ulcus rodens	—	1	Pediculi capitis . . .	—	2
Ulcera	19	37	Favus	1	—
Vulnera	8	5	Herpes tonsuraus . .	47	10
Glossitis	—	1	Sycosis parasitaria . .	18	—
Abscessus	7	6	Pityriasis versicolor . .	3	2
Pustulae	2	4	Impetigo contagiosa .	19	10
Glandulae intumid . .	8	9	Haemorrhoidalknoten .	1	1
Furunculus	16	8			

B. Venerische und Syphilitische.

Namen der Krankheiten:	M.	W.	Namen der Krankheiten:	M.	W.
Spermatorrhoe . . .	2	—	Gon. ur. chr. c. prostatit.	1	—
Balanitis	5	—	Gon. ur. chr. c. acuminat.	2	3
Oedema praeputii . .	1	—	Gon. ur. chr. c. strict.	6	—
Paraphimosis	3	—	Gon. ur. chr. c. epididym.	4	—
Gon. ur. ac. s. compl. .	32	—	Gon. ur. chr. c. bubon	1	—
Gon. ur. ac. c. phimos.	1	—	Bubo inguinal. . . .	1	—
Gon. ur. ac. c. epididym.	3	—	Ulcus molle	8	—
Gon. ur. ac. c. bubon.			Ulcus indurat. . . .	6	2
et Bartholin . . .	—	1	Syphilis acquisita . .	69	60
Gon. ur. ac. c. cystit. .	2	—	Syphilis hereditar . .	5	4
Gon. ur. chr. s. compl.	32	3			

Ausserdem wurden noch 3 Männer und 2 Frauen auf Lues untersucht, jedoch mit negativem Resultat.

16. Carolinum.

Bericht

von

Dr. R. OEHLER.

In der ärztlichen Ambulanz wurden im Berichtjahre 2794 Personen behandelt. Dieselben erforderten 8579 Consultationen. In den einzelnen Monaten stellte sich die Frequenz in folgender Weise dar:

	Januar	Februar	März	April	Mai	Juni	Juli	August	September	October	November	December	Zusammen
Zugang an neuen Patienten	294	286	286	230	248	236	220	269	225	193	167	140	2794
Consultationen	726	739	804	849	776	625	709	818	700	695	617	521	8579

Es litten 2048 an inneren Krankheiten,
507 an chirurgischen Krankheiten,
163 an gynäcologischen Krankheiten,
76 an Augenkrankheiten.

Von diesen Kranken wohnten:

in Frankfurt 2072
auswärts 722

In der stationären Klinik des Hauses wurden aufgenommen 57 Patienten (18 männliche, 39 weibliche) mit zusammen 1145 Verpflegungstagen. Krankheit, Behandlung und Ausgang ergibt sich aus folgender Tabelle:

Namen der Krankheit	Männl.		Weibl.		Operation	Geheilt	Gebessert	Ungeheilt	Gestorben
	Unter 15 J.	Ueber 15 J.	Unter 15 J.	Ueber 15 J.					
A. Innere Erkrankungen.									
Diphtherie				1		1	—	—	
Laryngitis cruposa . . .	1	—	—		Tracheotomie.	—	—	—	
Pneumonia cruposa . . .	—	—		1		1	—	—	
B. Verletzungen.									
Haematom der Bauchmuskeln	—	—	1			1	—	—	
Quetschwunde am Knie . .		1	—		Verband.	1			

Namen der Krankheit	Männl. Unter 15 J.	Männl. Ueber 15 J.	Weibl. Unter 15 J.	Weibl. Ueber 15 J.	Operation	Geheilt	Gebessert	Ungeheilt	Gestorben
Fractur der Schädelbasis und der Rippen	—	1	—	—	Verband.	1	—		
Traumatische Arthritis am Fuss	—	—	—	1	Verband.	1	—	—	—
C. Tumoren.									
Exostosis cartilaginea humeri	1	—	—	—	Exstirpation.	1	—	—	—
Carcinom der Unterlippe . .	—	—	—	1	Excision.	1	—	—	—
Osteoaneurysma femoris . .	—	1	—	—	Amputatio femoris.	1	—	—	—
Melanocarcinoma cutis . .	—	—	—	1	Exstirpation.	1	—	—	—
Struma parenchymatosa . .	—	—	—	1		—	—	1	—
D. Eitrige Entzündungen.									
Empyema pleurae	1	—	—	—	Pleurotomie mit Rippenresection.	1	—	—	—
Halsphlegmone	—	1	—	—	Incision Drainage.	1	—	—	—
Mastitis	—	—	—	2	Incision Drainage.	2	—	—	—
Alte Ohreiterung mit Cholesteatom	—	—	1	—	Incision Drainage.	1	—	—	—
Fuss- und Hautphlegmone .	1	—	—	2	Incision Drainage.	3	—	—	—
Abscesse	1	—	—	1	Incision Drainage.	2	—	—	—
E. Chirurgische Tuberculosen.									
Zungentuberculose	—	1	—	—	Excision.	—	—	—	1
Lupus und Hauttuberculose .	—	1	—	5	Ausschabung und Excision.	5	1	—	—
Drüsentuberculose	1	—	1	6	Ausschabung und Exstirpation.	6	2	—	—
Arthritis tuberculosa genu .	—	1	—	—	Amputatio femoris.	1	—	—	—
Knochentuberculose	2	4	3	1	Ausschabung.	8	2	—	—
F. Verkümmungen u, dgl.									
Pedes equino vari	—	1	2	—	Tarsotomie.	2	1	—	—
Crura valga	1	—	—	—	Osteoklasis.	1	—	—	—
Genu valgum	1	—	—	—	Osteotomie.	1	—	—	—
Paralytische Contractur am Knie	—	1	—	—	Resectio genu.	1	—	—	—
G. Diversa.									
Hernia cruralis incarcerata	—	—	—	1	Herniotomie.	1	—	—	—
Prolapsus uteri	—	—	—	1	Kolporrhaphie.	1	1	—	—
Defect der Nase	—	—	—	1	Rhinoplastik.	1	—	—	—
Zusammen	10	13	8	26		33	6	1	2

In der **Zahnklinik** wurden 7175 Consultationen ertheilt.

Es wurden 8195 Wurzeln und Zähne gezogen, 371 Plomben eingelegt, und 12 Gebisse mit 270 Zähnen angefertigt. Bei 30 Patienten wurde zum Zweck mehrfacher Zahnextraction die Chloroformnarkose eingeleitet.

16. Carolinum.

Bericht

von

Dr. R. OEHLER.

In der ärztlichen Ambulanz wurden im Berichts...
2794 Personen behandelt. Dieselben erforderten ...7. Consultationen.
In den einzelnen Monaten stellte sich die Frequenz in folgender
Weise dar:

	Januar	Februar	März	April	Mai	Juni	Juli	August	September	October	November	December	Zusammen
Zugang an neuen Patienten													
Consultationen													

Es waren 2045 an inneren Krankheiten.
517 an chirurgischen Krankheiten.
168 an gynäkologischen Krankheiten.
74 an Augenkrankheiten.

Von diesen Kranken wohnten:

in Frankfurt . . . .
auswärts . . . .

In der stationären Klinik des Hauses wurden aufgenommen 57 Patienten (18 männliche, 39 weibliche) mit zusammen
1145 Verpflegungstagen. Krankheit, Behandlung und Ausgang ergiebt sich aus folgender Tabelle:

Namen der Krankheit	Männl.	Weibl.			

A. Innere Erkrankungen.
Bronchitis
Laryngitis chronica . . . . . .
Pneumonia chronica . . . . . .

B. Verletzungen.
Haematom der Bauchdecken
Quetschwunde am Knie

Namen der Krankheit	Männl.		Weibl.		Verlauf
Fractur der Schädelbasis und der Rippen					Verheilt
Traumatische Arthritis am Fuss	—				Verheilt

C. Tumoren.

Exostosis cartilaginea nasset.					
Carcinom der Unterlippe .					
Osteosarcoma femoris .					
Melanocarcinoma cut.	—				
Struma parenchymatos . .	—				

D. Eitrige Entzündungen.

Empyema pleurae . . .					
Halsphlegmone	—				
Mastitis					
Acute Pa... und ... texten					
Fuss- und Handphlegmone					
Abscess					

E. Chirurgische Tuberculosen.

Zungentuberculose .					
Lupus und Hauttuberculose					
Drüsentuberculose .					
Arthritis tuberculosa genu					
Knochentuberculose					

F. Verkrümmungen u. dg.

Pes varus					
Genu valgum					
Paralytische Contractur					

G. Hernia

| Hernia ... | | | | | |

**Bericht über die Thätigkeit des Dr. Senckenberg'schen patho-
logisch-anatomischen Institutes für die Jahre 1891 und 1892**

von

CARL WEIGERT.

Im Jahre 1891 wurden 368, im Jahre 1892 419 Sectionen
gemacht.

Mikroskopische Untersuchungen für die hiesigen Aerzte wurden
gemacht: 1891 384, 1892 326. Die starke Vermehrung der mikroskopischen Untersuchungen 1891 war dadurch bedingt, dass im Anfang des Jahres 1891 in der Tuberculin-Periode ausserordentlich viele
Sputa zur Untersuchung geschickt wurden.

Im Institute arbeiteten 1891 6 hiesige Herren und 21 auswärtige. Von letzteren waren aus Deutschland 12, aus Oesterreich 1,
Russland 1, Frankreich 1, England 1, Norwegen 2, Amerika 3.

1892 ebenfalls 6 hiesige Herren und 21 auswärtige. Von
letzteren waren aus Deutschland 12, aus Oesterreich 1, aus
Frankreich 1, aus Holland 1, aus Norwegen 1, aus England 2, aus
Amerika 3.

Verschiedene hiesige Studenten der Medicin benutzten die Ferien,
um im hiesigen Institut zu arbeiten.

Im Winter 1890/91 und 1891/92 wurden wieder pathologisch-
anatomische Demonstrations-Kurse mit allgemein-pathologischen
Erörterungen abgehalten.

In jeder Sitzung des ärztlichen Vereins wurden interessantere
Präparate demonstrirt, in Betreff derer auf die Sitzungsprotokolle
verwiesen wird.

Fünfter Theil.

Aerztlicher Verein.

**Jahresbericht über die Thätigkeit des Aerztlichen Vereins
zu Frankfurt a. M. im Jahre 1892.**

Von

Dr. med. TH. JAFFÉ.

Die rege Betheiligung an den Sitzungen im letzten Vereinsjahr galt nicht allein den wissenschaftlichen Bestrebungen, welche
Dank der Unterstützungen zahlreicher Collegen hinter den Vorjahren
nicht zurückstanden. Ausser den 20 regelmässigen Sitzungen fanden
4 ausserordentliche und zahlreiche Ausschusssitzungen statt, welche
lediglich den Standesinteressen gewidmet waren. Den grössten Raum
dieser Verhandlungen nahm die Frage nach der Stellung der Aerzte
zu den Krankenkassen ein, welche durch die neue sociale Gesetz-
gebung eine enorme Ausdehnung erlangten.

Es wurden für die Vereinsmitglieder N o r m e n aufgestellt,
welche als Richtschnur bei Abschlüssen mit Krankenkassen gelten
sollen, ferner fand die sich so mächtig erweisende Bestrebung, bei
den Kassen die f r e i e A r z t w a h l herbeizuführen — als im Interesse
der Aerzte liegend — im Schosse des Vereins lebhafte Unterstützung.

Mancherlei Missstände im Kassenwesen sowie im collegialen
Verkehr, die sich in letzter Zeit geltend machten gaben zu einer
Institution Anlass, welche von der grossen Mehrheit der Mitglieder
als zeitgemässe Nothwendigkeit zur Erhaltung der Standeswürde an-
gestrebt wurde. Es wurde ein aus 9 Mitgliedern bestehender
s t ä n d i g e r A u s s c h u s s für S t a n d e s f r a g e n geschaffen, dessen
Aufgabe in folgenden Satzungen bestimmt wurde:

§ 1. Der s t ä n d i g e A u s s c h u s s zur Vorberathung und
etwaigen Erledigung von Standesfragen besteht aus neun Mitgliedern.
Dieselben werden auf drei Jahre gewählt. Alljährlich scheidet der
dritte Theil aus. Die Ausscheidenden sind für das nächste Amtsjahr
nicht wieder wählbar.

§ 2. Der Vorstand des ärztlichen Vereins schlägt die Namen der zu wählenden Mitglieder, welche thunlichst den verschiedenen Altersstufen angehören sollen, in doppelter Anzahl und in alphabetischer Reihenfolge vor, unbeschadet der Vorschläge, welche aus der Versammlung gemacht werden.

§ 3. Die Wahl des Ausschusses erfolgt mittelst Stimmzettel durch absolute Mehrheit der anwesenden wirklichen Mitglieder des Vereins. Geht aus dem ersten Wahlgang keine absolute Mehrheit hervor, so kommen die höchstbestimmten in doppelter Anzahl der noch zu wählenden zur engeren Wahl. Ergiebt die engere Wahl Stimmengleichheit, so entscheidet das Loos.

§ 4. Die Neuwahl findet in einer Sitzung des ärztlichen Vereins im Monat März statt.

§ 5. Die Amtszeit dauert vom 1. April bis 31. März.

§ 6. Für jedes während der Amtszeit dauernd ausscheidende Mitglied findet sofort eine Ersatzwahl statt.

§ 7. Der Ausschuss ist beschlussfähig, wenn wenigstens sechs Mitglieder anwesend sind. Beschlüsse bedürfen der absoluten Mehrheit der anwesenden Mitglieder.

§ 8. Der jeweilige Vorsitzende des ärztlichen Vereins ist behufs Information zu den Ausschusssitzungen einzuladen.

§ 9. Die Aufgaben des Ausschusses sind:

a. Auf schriftliches Ersuchen in Standesangelegenheiten Rath zu ertheilen.

b. Sich Kenntniss über die Anstellungs- und Bezahlungsverhältnisse der Kassenärzte zu verschaffen und wenn er dabei Anstände findet, sich um Beseitigung derselben zu bemühen.

c. Differenzen zwischen Aerzten auf Ersuchen eines der Betheiligten zu schlichten.

d. Verstösse gegen die Würde des ärztlichen Standes zu verhindern und wenn solche vorliegen gegen dieselben vorzugehen.

Zur Feststellung der in Betracht kommenden Thatsachen hat der Ausschuss die ihm nöthig erscheinenden Erhebungen anzustellen.

§ 10. Gelingt es dem Ausschusse nicht, seine Aufgabe zu lösen oder die zur Lösung derselben nöthige Kenntniss sich zu verschaffen, so bleibt es seinem Ermessen überlassen, die Angelegenheit an den ärztlichen Verein zu bringen.

§ 11. Die Sitzungen des Ausschusses sind geschlossene. Dem Ausschusse steht das Recht zu, erforderlichenfalls seine Mitglieder, einschliesslich des anwesenden Vereinsvorsitzenden zur Geheimhaltung der Verhandlungen und Beschlüsse zu verpflichten.

§ 12. Der Ausschuss stellt seine Geschäftsordnung selbst fest und bringt sie zur Kenntniss des Vereins.

§ 13. Beschwerden gegen die Entscheidungen des Ausschusses sind innerhalb vier Wochen nach Mittheilung des Beschlusses an den ärztlichen Verein zu richten.

§ 14. Die vorstehenden Bestimmungen werden jedem neu aufgenommenen Vereinsmitgliede gleichzeitig mit den Vereinssatzungen eingehändigt.

Suchte somit der Verein gegen mancherlei Uebelstände mittelst der genannten Institution Selbsthilfe zu üben, so wandte er sich energisch gegen die geplante Disciplinarbefugniss der Aerztekammern nach Art der Rechtsanwaltsordnung. Auf Antrag des Herrn Dr. Cuyrim erging ein Schreiben an alle preussischen Collegen, welches eine derartige geplante Institution als dem Interesse des ärztlichen Standes durchaus zuwiderlaufend — begründete.

Dem Verein gingen von Nah und Fern zahlreiche zustimmende Aeusserungen zu. Wenn sich auch die Gesammtzahl der preussischen Aerztekammern nicht auf den gleichen Standpunkt stellte, den der Verein vertrat, so fielen doch bei den Berathungen derselben die im genannten Schreiben des Vereins angegebenen Bedenken schwer ins Gewicht.

Die oben erwähnte rege Betheiligung der Mitglieder an den Vereinssitzungen, welche durch den ungewöhnlich zahlreichen Besuch in den Augenschein trat, liess eine Vergrösserung des Vereinslocals als nothwendig erscheinen.

Den Vorstand bildeten die Herren DDr. Gloeckler als I. Vorsitzender, Harbordt als II. Vorsitzender, welcher während der Erkrankung des Herrn Dr. Gloeckler mehrere Sitzungen leitete, Jaffé und Sippel als I. und II. Schriftführer. Der Ausschuss bestand aus den Herren DDr. Bärwindt, de Bary, Lange.

Die Zahl der ordentlichen Mitglieder betrug bei Beginn des Jahres 1892 ordentliche Mitglieder 152, ausserordentliche 74. Durch den Tod verlor der Verein folgende Mitglieder, die Herren DDr. G. A. Flesch, Albert Gross und Orthenberger. Der Vorsitzende widmete dem Andenken derselben in der Versammlung und am Grabe einen ehrenden Nachruf.

Wegen Wegzugs traten die ordentlichen Mitglieder DDr. Perlia, Badt und das ausserordentliche Mitglied Herr Staabsarzt Dr. Wutzdorff, aus dem Verein aus. Herr Dr. Kühner hier erklärte seinen Austritt aus dem Verein. Neu eingetreten sind die ordentlichen Mitglieder (früher ausserordentliche) Herren DDr. Sigmund Auerbach, v. Flammerdinghe, Gause, Orthenberger (inzwischen verstorben), Cuno, Cramer, Deutsch. Ferner als ordentliche Mitglieder die Herren DDr. Mehler, Libbertz, Abraham, Badt (inzwischen verzogen), Ascher, Liermann, Ransohoff, Blum, Hanauer, Greeff. Als ausserordentliche Mitglieder die Herren DDr. Schmidt (Preungesheim), Flichter (Iseuburg), Wahrendorff, Schürrhof, Bärwald hier. Somit zählt der Verein 162 ordentliche und 72 ausserordentliche Mitglieder am Schluss des Jahres 1892.

Dem früheren Vereinsmitglied Herrn Sanitätsrath Dr. Knoblauch überbrachte der Vorsitzende anlässlich des 50 jährigen Doctorjubiläums die Glückwünsche des Vereins.

Zu Mitgliedern des städtischen Gesundheitsraths wurden die Herren Carl und Cnyrim wiedergewählt. Als Delegirter zum Aerztetag wurde Herr Dr. Cnyrim, als dessen Vertreter Herr Dr. de Bary bestimmt.

Zu Mitgliedern des Ausschusses, der die Normen zur Verhandlung mit den Krankenkassen ausarbeitete, wurden die Herren DDr. Cnyrim, Hübner, Grandhomme, Lachmann, Loretz, Marcus, L. Rehn und A. Spiess gewählt. Demselben Ausschuss, mit dem Recht sich zu ergänzen, wurde auch die Feststellung der oben mitgetheilten Grundsätze für die Standesfragencommission übertragen.

Die 9 Mitglieder des ständigen Ausschusses für Standesfragen sind die Herren DDr. Cohn, Ebenau, Hühner, Fridberg, Cnyrim, Lachmann, Stahl und Wohlfarth.

Von den städtischen Behörden wurde auch in diesem Jahr der Zuschuss in bisheriger Höhe bewilligt.

Das 47. Stiftungsfest des Vereins wurde am 3. November in den Räumen des Hôtel zum Schwanen unter reger Betheiligung gefeiert.

Vorträge und Berichte.

Prof. Dr. Moritz Schmidt. Ueber das neue Institut für Infectionskrankheiten von Professor Koch in Berlin.

Dr. Eulenstein. Ueber Rhinitis fibrinosa.

Dr. August Nebel. Ueber den gegenwärtigen Stand der Antisepsisfrage in der Geburtshilfe.

Dr. Vohsen. Chirurgie der Mittelohreiterungen.

Dr. Laquer. Ueber Syringomyelie mit Vorstellung eines Kranken.

Dr. Edinger. Ueber die Bedeutung der Hirnrinde mit Demonstrationen der Prof. Goltz'schen Hundehirne.

Derselbe. Studien zur vergleichenden anatomischen Pychologie.

Dr. Jaffé. Ein Fall von Prochownik'schen Verfahren als Ersatz der künstlichen Frühgeburt.

Dr. Cohn. Ueber die Hebammenfrage an der Hand einer Eingabe des Hebammenvereins.

Dr. Cnyrim. Bericht über die Fragen, welche dem nächsten Aerztetage vorliegen.

Prof. Dr. Moritz Schmidt und Dr. Wohlfarth. Bericht über die Frage, ob eine besondere Prüfung für Specialisten anzustreben sei. Beide Berichterstatter führen aus, dass diese Frage nur im ablehnenden Sinne zu beantworten sei.

Dr. A. Spiess und Dr. Grandhomme. Ueber den Stand der prophylactischen Massregeln gegen die Choleragefahr.

Dr. Bresgen. Ueber Kopfschmerz bei Nasen und Rachenleiden.

Dr. Oppenheimer. Ueber die Behandlung der Cholelithiasis mit grossen Dosen von Olivenöl.

Dr. Körner. Bericht über die in den letzten Jahren gewonnenen Anschauungen über otitische Hirnabscesse.

Krankengeschichten.

Dr. Stahl. Ueber zwei operirte Fälle von ectopischer Schwangerschaft.

Dr. Walter:

1) Verletzung des Gehörgangs durch einen Zahnstocher.

2) Heilung eines Falls von Chorea nach Entfernung von adenoiden Wucherungen des Nasenrachenrandes.

3) Entfernung eines Nasensteins der rechten Nase der durch Verschluss der Nasenhöhle einen foetiden Geruch anzeigte.

4) Entfernung eines Knopfs aus der Nase bei einem 4 jährigen Kinde, der häufiges Nasenbluten erzeugte.

Dr. Scriba. Ein günstig verlaufener Fall von Porrooperation wegen Osteomalacie.

Dr. Demmer. Ein Fall von Porro wegen fortgeschrittenen Carcinoms der portio vaginalis, das eine Entbindung per vias naturales unmöglich gemacht hatte.

Dr. Sippel. Drei Fälle von Uterusmyomen, welche in den letzten Monaten zur Operation kamen. Bei 2 Fällen war die Laparatomie, bei einem die Castration angezeigt.

Krankenvorstellungen.

Dr. Wittzack. Zwei mit Erfolg operirte Fälle von Harnfisteln mittelst Secundärnaht.

Dr. L. Rehn:

1) Patient mit geheilter Trachealfistel nach Kropfexstirpation.

2) Ein günstig verlaufener Fall von Eiterung des Nierenbeckens ohne Exstirpation der Niere.

3) Ein geheilter Fall von Nierenexstirpation wegen eines malignen Tumor der Niere.

4) Gelenkmäuse aus dem Hüftgelenk entfernt.

5) Ein Patient mit Hirnabscess nach Mittelohreiterung. Nach Trepanation und Entfernung eines Cholesteatoms trat Heilung ein.

6) Complicirte Fractur des Stirnbeines, welche Hirnerscheinungen hervorrief. Heilung nach der Entfernung der Knochenfragmente.

7) Ein mit Erfolg operirter Fall von Hydronephrose.

8) Ein Fall von Hernie in der linea alba mit Erfolg operirt.

Dr. Vohsen:

1) Ein Fall von extraduralem Abscess im Anschluss an eine Mittelohreiterung Heilung durch Operation.

2) Ein Fall von Empyem der Stirnhöhle.

Dr. Laquer. Ein Kranker mit intracraniellem Aneurysma.

Dr. Asch. Ulnarlähmung nach Verletzung des Vorderarmes.

Dr. Caben-Brach. Ein geheilter Fall von Encephalitis nach Influenza.

Dr. Asch. Elfjähriger Knabe mit Dystrophia muscularis progressiva.

Dr. Harbordt:

1) Ein Patient mit complicirter Oberschenkelfractur mittelst der vom Vortragenden angegebenen Schiene behandelt.

2) Patient mit tiefgehender Stichwunde in der Schulter, welche die Unterbindung der Arteria axillaris nothwendig machte.

3) Dr. Cahen-Brach. Ein Fall von geheilter Granulationsstenose des Larynx durch Anwendung der Intubation.

Dr. Carl Mayer. Ein junger Mann mit situs viscerum perversus.

Dr. Ascher. Ein Fall von Albinismus.

Dr. Karl Herxheimer:

1) Ein Fall mit serpiginösem Syphilid.

2) Patientin mit luetische Zerstörung der Nase.

3) 1 Fall von Morbus Darier.

Präparate.

Dr. Landmann: Mikroskopische Präparate von Diphtherie-bacillen. Streptococcen aus einem Puerperalabscesse und Erysipelcoccen in Präparaten und Culturen. Cholerabacillen in mikr. Präparaten und Plattenculturen.

Dr. Pinner. Ein grosser Tumor des Nasenrachenraums durch die von König angegebene Methode gewonnen.

Dr. Cohn. Amputirtes Bein wegen eines Sarcoms von der Fascia cruralis ausgehend.

Dr. Demmer. Ovariencyste bei einem jungen Mädchen exstirpirt. Die Operation wurde durch starke Verwachsungen der Cyste erschwert.

Dr. Harbordt. Echinococcensack von der Leber ausgehend durch zweizeitige Operation entfernt.

Dr. August Nebel: Uterusmyom durch supravaginale Amputation gewonnen. Hemicephalus am normalen Ende der Schwangerschaft geboren. 5monatliche Frucht durch Abortus ausgestossen, es fand sich ein retroplacentarer Bluterguss.

Dr. Sippel: Tuberculöse Salpinx bei einem 20jährigen Mädchen exstirpirt. Linksseitiger Ovarientumor wegen heftiger Erscheinungen von Stieltorsion entfernt. Ein Fall von Kaiserschnitt wegen Geburtshinderniss. Einklemmung eines grossen Fibrosarcom im Douglas. Letaler Verlauf durch Gangraen der Uteruswand durch Infection von Seidenfäden. Dermoidcyste des Ovariums, welche durch Perforation eine Peritonitis erzeugt hatte. Heilung. Exstirpirte 7 monatliche Frucht von Extrauterinschwangerschaft. Sehr starke Blutung der stark adhärenten Placenta, die durch Unterbindung der spermatica interna zum Stehen kam. Tod durch Anaemie. Exstirpirter Ovarialtumor mit jauchigem Inhalt bei einer sehr heruntergekommenen Patientin. Die Jauchung war durch Infection des geborstenen Sackes nach Stieltorsion erfolgt. Letaler Ausgang. Uterus von einer Puerpera durch Operation gewonnen. Es bestand septische Infection durch zurückgebliebene Placentarreste. Heilung.

Herr Prof. Weigert. Stenosirendes Carcinom des ductus hepaticus. Uterusmyom intraligamentär entwickelt. Thrombose der

Coronararterien durch Atheromatose. Tuberculosis der dura mater bei
einem Kinde. Uterus und Tubentuberculose. Perforation des process.
vermiformis. Lentescirende Typhusgeschwüre im Colon. Perforation.
Fractur des Schenkelhalses. Eine Schweinsborste im Herzen eines
Kindes (Wanderung nach Verschlucken). Nierensteine und lipomatöse
Wucherung der Nieren. Primäres Lebercarcinom. Tuberculose d.
Pericardium. Druckgeschwüre in der Trachea durch eine Canüle er-
zeugt. Gallenblase und duodeum mit doppeltem Durchbruch von
Steinen. Phlebitis d. spermatica interna (Venöses Puerperalfieber).
Amyloidniere mit Venenthrombose. Herz eines alten Mannes An-
eurysma diffus. Aortae thoracicae Aneurysma circumscriptum Aortae
ascend und descend. Carcinom der flexura sigmoideae mit Stenose.
Endokarditis an allen vier Klappen. Multiloculäres Cystom der Ovarien.
Hufeisenniere. Herz eines Kindes mit angeborener Perforat. am
ostium arterios sinistrum. Angeborene Atelectase mit Bronchiectasien
in einer pneumonisch infiltrirten Lunge. Tiefliegende einfache Niere
mit fehlendem Ureter. Acute Miliartuberculose der Lunge, Milz
und Nieren. Hochgradige Verkäsung des ductus thoracicus. Osteom
des femur. Embolie der Arter. fossae Sylvii. Pneumonie bei
Endocarditis. Tuberculöse Herde in der Milz bei chronischer All-
gemeintuberculose. Solitärer Tuberkel der Niere. Tuberculose der
Prostata. Subphrenischer Abscess durch Perforation einer Leber-
eiterung entstanden. Mediastinaltumor. Concremente in den Bronchien.
Ein Fall von angeborner Cloakenbildung. Alter Thrombus der vena
cava inferior. Lungenaplasie. Acute Nephritis bei Typhus. Amyloidniere. Hydronephrose. Diphtheritische Geschwüre des rectum.
Fibrosarcom des ovarium durch Operation gewonnen. 2 Aneurysmen
d. aorta. Eine hypertrophisch degenirte Niere und eine plastische
Nierenschrumpfung. Geschwüre d. proc. vermiformis. Subphrenischer
Abscess nach Durchbruch durch die Pleura. Perforirendes Carcinom
des coecum. Steine im Nierenbecken mit cystischer Degeneration der
Niere. Diffuses Aneurysma bei hochgradiger Atheromatose. Darm-
wandbruch. Sehr tiefer Recessus im Douglas'schen Raum. Exstirpirte
Gallenblase mit einem Stein. Aneurysma d. aorta abdominalis.
Carcinom des Larynx.

Instrumente und Apparate.

Herr Dr. Th. Schott. Modificirtes Dutgeous Sphygmograph.
Mittelst desselben kann man Kurven auf jedem beliebigen Schreib-
papier aufzeichnen.

Herr Dr. Aug. Nebel. Geburtshilfliches Taschenphantom von Winckel und Shibata.

Herr Dr. Oppenheimer. Apparat zur Durchleuchtung des Magens und der oberen Bauchhöhle.

Herr Dr. Jaffé. Dührsens sterilisirtes Verbandmaterial zur Uterustamponade.

Derselbe. Aleuronatbrod für Diabetiker von der Brodfabrik Günther hier.

Herr Dr. Hirschberg. Kessel zum Anschluss an jede Wasserleitung als Irrigator, Sprayapparat u. s. w. verwendbar.

Herr Dr. Altschul. Instrumente von Gebr. Weil hier. Ein Apparat zu Vaginalausspülungen. Ansatzrohr an den Irrigator welches das Zurückfliessen von Flüssigkeit aus dem Darm hindert.

Herr Dr. Ransohoff. Schreibpult vom Mechaniker Schuckert construirt.

2. Bericht über die Vermehrung der Bibliothek im Jahre 1892.

Von dem

Vorsitzenden der Bibliotheks-Commission, Dr. O. KÖRNER.

Folgende periodische Schriften wurden vom 1. Bande an angeschaft und werden fortgesetzt:

1) Beiträge zur klinischen Chirurgie von Bruns, Czerny u. A.
2) Wiener klinische Wochenschrift.
3) Centralblatt für Bakteriologie und Parasitenkunde.
4) Centralblatt für Physiologie und Pathologie der Harn- und Sexualorgane.

Ferner wurde gekauft:

Leyden und Guttmann, Bericht über die Influenza-Epidemie 1889/90.

Von Geschenken sind zu verzeichnen:

Von Herrn Dr. Edinger:

Medical record. Bd. 40. 41.

Von Herrn Dr. Marcus:

Tageblatt der Naturforscherversammlung 1861. 1864. 1877.

Johannessen, Difteriens Forekomst.

Aerztliches Vereinsblatt 1884, 1886—90.

Von Frau Sanitätsrath Dr. Schölles (aus dem Nachlass ihres verstorbenen Gatten):

Verhandlungen d. Congresses für innere Med. 8 Bände.

Schlockow, Der preussische Physikus. 2 Bd.

Oertel, Kreislaufsstörungen.

Mendel, Paralyse der Irren.

Skoda, Percussion und Auscultation.

v. Tröltsch, Krankheiten des Ohres.

v. Nussbaum, Antiseptische Wundbehandlung.

Kussmaul und Tenner, Fallsuchtartige Zuckungen bei Blutungen.

Von Herrn Sanitätsrath Dr. Spiess:

Zwei Festschriften über die sanitären Verhältnisse von Dresden und von Magdeburg.

Boerner, hygienischer Führer durch Berlin.

Topographie der Stadt Strassburg. Festschrift.

Prager mediz. Wochenschrift 1891.
Revue sanitaire de la province 1883—1891.
Blätter für Gesundheitspflege 1872—1883.
P u t z e y s, La construction des casernes.
W e y l, Lehrbuch d. org. Chemie für Mediziner.
Berliner Thierärztliche Wochenschrift 1891.
Index medicus 13.
Das österreichische Sanitätswesen 1891.
Deutsche militärärztliche Zeitschrift 1891.
Zeitschrift für Fleisch- und Milchhygiene 1891.
Archiv für animalische Nahrungsmittelkunde 1890/91.
Zeitschrift für Nahrungsmitteluntersuchung 1890. 1891.

Von Herrn Dr. A l t s c h u l :
Poirier, Quinze leçons d'anatomie pratique.
K l e b s, Behandlung der Tuberkulose mit Tuberculocidin.
L a n d e r e r, Behandlung der Tuberkulose mit Zimmtsäure.
H e n n i g, Wesen der Liebreich'schen Serumtherapie.

Von Herrn Dr. W i t t z a c k :
Aerztliches Vereinsblatt 1889—91.

Von Herrn Professor Dr. S c h m i d t :
Archiv für Ohrenheilkunde Bd. 2—5.

Von Herrn Dr. B l u m e n t h a l :
P e l m a n n, Nervosität und Erziehung.
R e h f i s c h, Seelenthätigkeit und Seelenstörung.
K ü h n e r, Nervenschwäche.
W e b e r, Hypochondrie.
B e r g e r, Nervenschwäche.
    »   Verhütung der Geisteskrankheiten.

Von Herrn Dr. Z i m m e r n :
K a p i n s k i, Studien über künstliche Glieder. 2 Bd.
Jahresbericht über die Leistungen auf dem Gebiet d. Militärsanitäts-
    wesens. 7 Bände.
Deutsche militärärztl. Zeitung. 19 Bände.
Sanitätsbericht über die deutschen Heere 1870/71. 11 Bände.

Von Herrn Dr. K i r b e r g e r :
British medical Journal 1891.

    U n g e n a n n t :
Eine grosse Zahl von Handbüchern und Brochüren medizinischen Inhalts.

In Folge des im März 1893 erfolgten Todes des 2. Bibliothekars, Herrn Dr. Jännicke, ist es nicht mehr möglich, eine Anzahl weiterer Zuwendungen, welche bereits eingereiht sind, namhaft zu machen.

Im nächsten Berichtsjahre werden wir ausser anderen werthvollen Vermehrungen eine grosse Anzahl von Büchern und Zeitschriften aus dem Gebiete der Kinderheilkunde anzuführen haben, die wir den Erben des verstorbenen Collegen Flesch verdanken.

---

3. Ordentliche Mitglieder das Aerztlichen Vereins im Jahre 1892.

(Verein gegründet im Jahre 1845.)

No.	Namen	Promovirt	In Folge Staatsexamen recipirt	In Frankfurt als Arzt niedergel.	Mitglied des Aerztl. Vereins
1	Dr. Hoffmann, Heinrich, Geh. San.-Rath	1833	1834	1834	**1845**
2	» Passavant, Gustav, Geh. Sanitätsrath.	1840	1841	1842	1847
3	» Stiebel, Fritz	1847	1847	1847	1853
4	» Schmidt, Jean, Sanitätsrath	1853	1855	1855	1855
5	» Neubürger, Theodor	1853	1854	1854	1855
6	» Ohlenschlager, Fritz	1855	1857	1858	1858
7	» Cuyrim, Victor	1855	1857	1857	1858
8	» Stern, Bernhard	1856	1857	1857	1858
9	» Spiess, Alexander, Sanitätsrath, Stadtarzt	1856	1857	1859	1859
10	» Marx, August	1857	1858	1858	1859
11	» Neumüller, Hermann	1859	1860	1860	1860
12	» Steffan, Philipp	1860	1861	1861	1861
13	» Deichler, Johann Christian	1860	1861	1861	1862
14	» Hirsch, Marcus	1861	1862	1862	1862
15	» Schmidt, Moritz, Sanitätsrath . . .	1860	1861	1862	1862
16	» Bardorff, Carl	1861	1863	1863	1863
17	» Schott, Eugen	1860	1864	1864	1864
18	» Marcus, Emanuel	1860	1863	1864	1864
19	» Bockenheimer, Jac.Herm.,Sanitätsrath	1861	1863	1863	1864
20	» Altschul, Gabriel Gustav	1862	1862	1864	1864
21	» de Bary, Jacob	1864	1865	1865	1865
22	» Wirsing, Paul	1863	1865	1865	1865
23	» Kirchheim, Simon	1864	1865	1865	1865
24	» Glöckler, Alexander	1864	1865	1866	1866
25	» Mappes, Georg	1866	1867	1867	1867
26	» Vömel, Heinrich	1866	1867	1867	1868
27	» Loretz, Wilhelm Emil	1866	1867	1868	1869
28	» Krüger, Gustav	1864	1865	1869	1869
29	» Wolf, Oscar	1866	1867	1870	1870·
30	» Fridberg, Robert	1867	1867	1870	1870

No.	Namen	Promovirt	In Folge Staatsexamen recipirt	In Franfurt als Arzt niedergel.	Mitglied des Aerztl. Vereins
31	Dr. Cohn, Emanuel	1866	1867	1867	1870
32	» Fritsch, Philipp	1866	1870	1871	1871
33	» Harbordt, Adolf	1867	1868	1869	1871
34	» Levy, Jacob	1853	1854	1871	1871
35	» Blumenthal, Ernst	1869	1869	1872	1872
36	» Rehn, Heinrich	1856	1857	1872	1872
37	» Hirschberg, Max.	1866	1867	1873	1873
38	» Jung-Marchand, August.	1870	1872	1872	1873
39	» von Pander, Eduard, Russ. Hofrath .	1861	1854	1866	1873
40	» Herxheimer, Salomon, Sanitätsrath. .	1865	1866	1874	1874
41	» Wenz, Emil	1857	1858	1858	1874
42	» Klingelhöffer, August, Sanitätsrath, Kreisphysikus	1870	1870	1874	1875
43	» Roth, Heinrich	1873	1874	1876	1876
44	» Rosenbaum, Elieser	1874	1876	1876	1876
45	» Jaffé, Theodor	1873	1874	1876	1876
46	» Bresgen, Max	1872	1873	1877	1877
47	» Sommerlat, Ludwig	1876	1874	1876	1877
48	» Hesse, Georg	1876	1875	1877	1877
49	» Stahl, Carl	1870	1872	1877	1878
50	» Lange, Oscar	1875	1875	1878	1878
51	» Carl, August.	1874	1875	1878	1878
52	» Küppers, Marcus	1873	1874	1874	1878
53	» Sippel, Albert	1875	1875	1878	1878
54	» Kaufmann, Carl.	1874	1875	1879	1879
55	» Bitsch, Wilhelm	1878	1878	1880	1881
56	» Zimmern, Siegmund.	1865	1866	1881	1881
57	» Rennert, Otto.	1878	1878	1880	1881
58	» Lachmann, Bernhard	1876	1877	1881	1881
59	» Schwenck, Friedrich	1854	1855	1855	1882
60	» Fester, Otto	1877	1877	1880	1882
61	» Rehn, Louis	1875	1874	1882	1882
62	» Auerbach, Leopold.	1880	1880	1881	1882
63	» Löb, Michael	1866	1866	1882	1882
64	» Edinger, Ludwig	1876	1877	1883	1883
65	» Brüll, Max	1880	1880	1883	1883
66	» Laquer, Leopold.	1879	1880	1883	1883
67	» Eiser, Otto Heinrich	1855	1856	1857	1883
68	» Nohstadt, Rudolf	1879	1879	1879	1883
69	» Eulenstein, Heinrich.	1882	1883	1883	1883
70	» Pinner, Oscar	1875	1875	1883	1883
71	» Elle, Johannes	1882	1882	1883	1884
72	» Bärwindt, Franz	1883	1880	1880	1884
73	» Fürst, Bernhard	1883	1883	1884	1884

No.	Namen	Promovirt	In Folge Staats- examen recipirt	In Frank- furt als Arzt niedergel.	Mitglied des Aerztl. Vereins
74	Dr. Eulau, Siegmund	1883	1882	1884	1884
75	» Seligmann, Heinrich	1881	1882	1884	1884
76	» Guttenplan, Julius	1883	1883	1884	1884
77	» Kühner, August	1859	1860	1884	1885
78	» Hessdörfer, Julius	1883	1883	1884	1885
79	» Oberföll, August	1882	1882	—	1885
80	» Wohlfarth, Ernst	1876	1876	1876	1885
81	» Weigert, Carl, Professor	1866	1867	1885	1885
82	» Gebhardt, Johann Friedrich	1873	1874	1883	1885
83	» Körner, Otto	1882	1883	1885	1885
84	» Vohsen, Carl	1882	1883	1885	1885
85	» Schütz, Joseph	1882	1883	1885	1885
86	» Mayer, Karl	1883	1882	1885	1885
87	» Oehler, Rudolf	1884	1883	1885	1885
88	» Ebenau, Friedrich	1875	1875	1885	1885
89	» Gottschalk, Joseph	1883	1882	1886	1886
90	» Schott, Theodor	1877	1877	1886	1886
91	» Schmidt, Julius	1881	1881	1886	1886
92	» Günzburg, Alfred	1885	1885	1886	1886
93	» Levi, Gustav	1886	1886	1886	1886
94	» Rosenmeyer, Ludwig	1881	1881	1886	1886
95	» Löwenthal, Leo	1885	1886	1886	1886
96	» Wallach, Emil	1879	1878	1886	1886
97	» Asch, Ernst . , ...	1884	1886	1887	1887
98	» Oppenheimer, Oscar	1884	1883	1887	1887
99	» Scriba, Eugen	1884	1884	1887	1887
100	» Herxheimer, Karl	1884	1885	1887	1887
101	» Hübner, Emil	1886	1885	1887	1887
102	» Schlesinger, Hermann	1879	1879	1887	1887
103	» Rödiger, Ernst	1885	1884	1887	1887
104	» Krebs, Friedrich	1886	1886	1887	1888
105	» Kuthe, R. Th. L., Oberstabsarzt a. D. .	1858	1860	1882	1888
106	» Mayer, Heinrich	1886	1887	1888	1688
107	» Flesch, Max, Professor	1872	1873	1888	1888
108	» Kirberger, Emil	1885	1885	1888	1888
109	» Cassian, Carl	1884	1884	1888	1888
110	» Rosengart, Josef	1887	1884	1888	1888
111	» Wolff, Ludwig	1885	1885	1888	1888
112	» Landmann, Gustav	1885	1885	1886	1888
113	» Neubürger, Otto	1887	1888	1888	1888
114	» Sioli, Emil Franz	1875	1876	1888	1888
115	» Kahn, Ernst	1888	1885	1888	1888
116	» Müller, Heinrich	1873	1873	1884	1888
117	» Demmer, Theodor	1838	1883	1889	1889

No.	Namen	Promovirt	In Folge Staats- examen recipirt	In Frank- furt als Arzt niedergel.	Mitglied des Aerztl. Vereins
118	Dr. Friedlaender, Julius	1884	1884	1889	1889
119	» Nebel, Hermann	1877	1878	1889	1889
120	» Seuffert, Theodor	1881	1881	1889	1889
121	» Nissl, Franz Alexander	1885	1884	1889	1889
122	» Walter, Leopold	1879	1879	1889	1889
123	» Jourdan, Adolf	1888	1888	1889	1889
124	» Grandhomme, Wilh., Sanitätsrath, Kreis-				
125	physikus	1860	1860	1889	1889
126	» Hirsch, Raphael	1888	1888	1890	1890
127	» Hirsch, Wolff	1888	1889	1890	1890
128	» Ettlinger, Albert	1884	1885	1890	1890
129	» Zopff, Philipp	—	1889	1890	1890
130	» Weber	1888	1888	1890	1890
131	» Kömpel, Eduard	1888	1888	1890	1890
132	» von Wild, Rudolf	1887	1887	1890	1890
133	» Heyder, Carl Heinrich	1889	1889	1890	1890
134	» Simon, Elias	1888	1889	1890	1890
135	» Nebel, August	1886	1886	1890	1890
136	» Stroh, Wilhelm	1888	1888	1890	1891
137	» Wittzack, Hermann	1883	1883	1890	1891
138	» Lampé, Eduard	?	?	?	?
139	» Thalmessinger, Viktor	1888	1889	1891	1891
140	» Knoblauch, August	1888	1887	1891	1891
141	» Stern, Richard	1889	1889	1891	1891
142	» Avellis, Georg	1888	1888	1890	1891
143	» Cahen-Brach, Eugen	1887	1887	1891	1891
144	» Kaiser, Ludwig	1890	1890	1891	1891
145	» Spiess, Gustav	1890	1890	1891	1891
146	» Gunz, Otto	1891	1889	1891	1891
147	» Schick, Heinrich	1883	1883	1891	1891
148	» Bergmann, Ignaz	1889	1889	1891	1891
149	» Fromm, Emil	—	1886	1891	1891
150	» Abraham, Siegm.	1891	1891	1892	1892
151	» Auerbach, Siegm.	1890	1890	1892	1892
152	» Blum, Ferdinand	1890	1890	1892	1892
153	» Cuno, Friedrich	1891	1891	1892	1892
154	» Deutsch, Adolf	1892	1891	1892	1892
155	» Greef, Richard	1888	1888	1892	1892
156	» Gause, August	1890	1889	1892	1892
157	» Hanauer, Wilh.	1890	1890	1892	1892
158	» Kramer, Robert	1890	1890	1892	1892
159	» Liermann, Wilh.	1889	1889	1892	1892
160	» Ransohoff, Moritz	1883	1883	1892	1892

4. Personalia der neu eingetretenen ordentlichen Mitglieder.

Vor- und Zuname	Geburtszeit und Ort	Besuchte Universitäten	Approbation (Jahr u. Ort)	Promotion (Jahr u. Ort)	Seitherige Thätigkeit
Abraham, Siegmund	1866; Lorsch	Heidelberg, Berlin, Freiburg	1891	1891	Von Februar bis October 1890 einjährig-freiwill. Arzt in der Garnison, von October 1890 bis April 1892 Assistenzarzt am hiesigen städt. Krankenhause.
Auerbach, Siegmund	29. April 1866; Nordhausen a. Harz	Marburg, Würzburg, München, Berlin und Wien	1890, München	1890, München	Januar 1890 bis Juni 1890 Assistent an der Nervenheilanstalt „Schloss Marbach", dann bis April 1891 Assistent der Universitätsfrauenklinik, dann bis 1. September 1892 Assistent an der edic. Klik in Freiburg i. B.
Blum, Ferdinand	3. Octbr 1865; Frankfurt a. M.	Freiburg, Kiel, München, Heidelberg	1890, Freiburg i. B.	1889, Freiburg i. B.	Seit dem 1. Januar 1892 Assistenzarzt am Bürgerhospital.
Cnyn, Friedrich	12. October 1865 zu Xanten	Marburg, Erlangen, Berlin, Würzburg	1891, Würzburg	1891, Würzburg	Einj.-Freiwill. Arzt in Mainz, Assistenzarzt am Isenr. Gem.-Hospital Frankfurt a. M.
Deutsch, Adolf	25. Januar 1867; Denver, V. S.	Heidelberg, Kiel, München	1891, Heidelberg	1892, Heidelberg	Vom 1. Mai 1889 bis 1. November 1889 Einj.-Freiwill. Arzt beim 1. Hess. Hus.-Reg. No. 13, vom 1. Januar 1890 bis 27. März 1893 Assistenzarzt am Hosp. zum heil. Geist in Frankfurt a. M.
Gause, August	18. Juli 1860; Frankfurt a. M.	Marburg	7. März 1889, Marburg	10. April 1891, Marburg	
Greeff, Richard	18. Juni 1862; Elberfeld	Marburg, Leipzig, Berlin	Januar 1888, Marburg	Januar 1888, Marburg	Assistenzarzt der kgl. Universitäts-Augenklinik zu Berlin.
Hanauer, Wilhelm	21. Juli 1866; Rieden (Baden)	Würzburg, Strassburg, München	1890, Würzburg	1890, Würzburg	Praxis in Flinsheim i. Els. Weiteres Studium in Berlin.
Kramer, Robert	3. Octbr 1864; Frankfurt a. M	Freiburg, Marburg, München, Freiburg	15.Juli 1890, Freiburg	17.Juli 1890, Freiburg	Von Juli bis Oetbr. 1890 in Hamburg-Eppendorf als Volontär, vom 15. Mai 1891 ab Assistent am Bürger-Hospital zu Frankfurt a. M.
Liermann, Wilhelm	12. September 1864; Frankfurt a. M.	Freiburg i. B., München, Berlin	Januar 1889, Freiburg i. B.	1889, Freiburg i. B.	Als Assistenzarzt October 1889 bis Mai 1890 an der chirurg. Universitätsklinik Freiburg i. B., Mai 1890 bis Mai 1892 an der chirurg. Abtheilung des Hospital zum heil. Geist Frankfurt a. M., Juni 1892 Niederlassung in Frankfurt a. M.
Ransohoff, Moritz	10. September 1860; Paderborn	Bonn, Tübingen, Berlin, Freiburg i. B.	1883, Freiburg i. B.	1883, Freiburg i. B.	Assistent a. d. Privataugenklinik Hessen a. d. R., an der Universitäts-Augenklinik Göttingen, Augenarzt Dortmund

5. Nekrologe.

Dr. Jacob Gustav Adam Flesch.

Dr. Jacob G. A. Flesch, als Sohn eines Kaufmannes am
2. Juni 1819 in Frankfurt a. M. geboren, absolvirte Ostern 1836 das
hiesige Gymnasium, bezog, 17 Jahre alt, die Universität Heidelberg
und promovirte, seine Studienzeit rastlos ausnützend, am 2. August
1839 in Berlin mit einer Dissertation »de glaucomate«. Aus dieser
Zeit stammen seine freundschaftlichen Beziehungen zu Traube und
die für das ganze Leben geknüpfte Freundschaft mit Gustav Meyer.
Von Berlin wendete er sich nach Halle zu dem besonders wegen seiner
poliklinischen Thätigkeit berühmten Krukenberg, der an seiner Streb-
samkeit Gefallen fand und ihm eine Assistentenstelle an seiner Klinik
anbot. Er ging dann nach Würzburg zu Schönlein und d'Outrepont,
machte das Frankfurter Staatsexamen und begab sich noch
einige Zeit an die damals auf dem Höhepunkt ihres Glanzes
stehende Hochschule in Paris, worauf er sich 1841 als Arzt in
seiner Vaterstadt niederliess. Dem strebsamen, zielbewussten Manne
gelang es, sich schon nach kurzer Zeit eine ausgedehnte Clientel
in allen Kreisen unserer Stadt zu erwerben und Jahrzehnte lang
zu erhalten. Bei Reich und Arm war er eine populäre Persönlichkeit, gleich beliebt und verehrt, Dank seinem humanen Wesen
und einer, in seinem Beruf förmlich aufgehenden, steten Bereitschaft,
zu rathen und zu helfen. Am liebsten beschäftigte er sich mit der
Kinderheilkunde. Im Besitz einer umfassenden Kenntniss dieses
Zweiges der Wissenschaft, auch in der französischen und englischen
Fachliteratur (Bretonneau sowie Rilliet und Barthez wusste er
fast wortgetreu auswendig), finden wir dafür zahlreiche Belege in
den Vorträgen und Mittheilungen, die er den Sitzungen des ärztlichen Vereins widmete, als dessen Mitglied er in der 8. Sitzung, am
9. Februar 1846, aufgenommen wurde. Wenn nicht die aller-
zwingendsten Gründe vorlagen, versäumte er keine Sitzung; mit dem
ihm eigenen Feuereifer nahm er an allen Verhandlungen lebhaft und
anregend Antheil. Mit Entschiedenheit und Offenheit trat er für
seine Ansicht ein, und wenn er bisweilen nicht durchdrang, so kam er
als überzeugungstreuer Mann immer wieder auf sein »Ceterum censeo«

zurück. So gehörte er, ohnediess ein therapeutischer Skeptiker, z. B.
zu den heftigsten Gegnern der Antipyrese bei Typhus; auch manche
andere neuere Richtung der Medicin, die Zersplitterung derselben
in, nach seiner Meinung zum Theil unberechtigte, Specialitäten, die
gynäkologische und chirurgische furia operatoria waren nicht nach
seinem Geschmacke. Andererseits aber verdient daran erinnert zu
werden, dass, als Dr. Fauck in den 50er Jahren über die erste
in Frankfurt vollzogene Ovariotomie im Verein referirte und wegen
dieses Eingriffes heftig befehdet wurde, Flesch mit aller Energie die
Berechtigung der Operation vertheidigte. — In dem ärztlichen Verein
wurde von ihm auch das Material wissenschaftlich verwerthet, das
den etwa 500 Kindersectionen entstammte, die er im Verein mit den
DDr. Alex. Friedleben und Bärwindt, Genossen in einem ärztlichen
Kränzchen, dem ausserdem noch die DDr. Roberth und Hess (später
in London) angehörten, gemacht hat. Aetiologische Forschungen
auf den damals noch sehr dunkeln Gebieten des Laryngismus, des
Croup, der Tuberculose der Kinder, der acuten Exantheme etc. waren
der Zweck dieser Arbeiten. So war er auch der Erste, der die Auf-
merksamkeit der Vereinsgenossen auf die Lähmungen im Gefolge der
Diphtherie gelenkt und der im Jahre 1863 (s. Jahresbericht des
Aerztlichen Vereins 1863, S. 172) ein Mädchen mit diphtheritischer
Lähmung, deren er bis dahin drei beobachtet, vorgestellt hat. Zahlreiche wissenschaftliche Arbeiten von ihm finden sich im Jahrbuch
für Kinderkrankheiten, in der Zeitschrift für rationelle Medicin
V. Jahrgang III. Heft (Beitrag zu der pathologischen Anatomie der
Darmschleimhaut im Säuglingsalter, von Flesch und Friedleben), in
der Berliner klinischen Wochenschrift 1887 No. 13, in der Deutschen
Medicinischen Wochenschrift 1890, No. 1 (über Stimmritzenkrampf),
in der Wiener Medicinischen Wochenschrift 1891, No. 22 und 23
(über Tuberculose der ersten Kindheit). Es wurde ihm die Ehre
zu Theil, in dem grossen Gerhardt'schen Sammelwerk das Capitel
»Spasmus glottidis« zu bearbeiten. Für mehrere pädiatrische Zeitschriften referirte er ständig über die einschlägige englische und
amerikanische Literatur. Wiederholt war er vom ärztlichen Verein
in die Commission zur Ertheilung des Stiebel-Preises gewählt. Es
erscheint fast als selbstverständlich, dass ein auf dem genannten
Specialgebiet so hervorragender Arzt viele Jahre lang keine Naturforscherversammlung versäumte und dass er sich an den Sitzungen
der pädiatrischen Section in ausgedehntem Masse activ betheiligte.
Auch auf der alljährlichen Versammlung Mittelrheinischer Aerzte war

er immer anwesend. 1866 leitete er eine Abtheilung der hier errichteten Lazarethe und erhielt als Anerkennung den rothen Adler-
orden IV. Cl. An der wissenschaftlichen Thätigkeit der Senckenbergischen naturforschenden Gesellschaft nahm er regen Antheil, bei den
Vorträgen war er regelmässig zu finden, wie er überhaupt keine Gelegenheit versäumte, auf allen medicinischen und naturwissenschaftlichen
Gebieten sein Wissen zu erweitern. Gefesselt wurde er vornehmlich auch
durch die pathologische Anatomie. Bis zum letzten Lebensjahre war er
ein eifriger Besucher der von Professor Weigert abgehaltenen Kurse
und Demonstrationen; den Sectionen im Bürgerspital und im Christ'schen
Kinderkrankenhaus wohnte er immer bei. Das riesenhafte Anwachsen
der Literatur auch in der Kinderheilkunde*) machte ihm Sorge in
dem Sinne, wie er es ermöglichen könne, dieses gewaltige Material
durchzusehen und sich anzueignen. Flesch's wissenschaftliches Streben
wurde nur noch übertroffen durch seinen Pflichteifer, er ging, wie
Wenige, mit seinem ganzen Wesen auf in seinem Beruf und in der Erfüllung seiner Obliegenheiten als Arzt. Für die socialen Schatten-
seiten unserer Zeit hatte er stets ein offenes Auge und in Wort und
That wirkte er für alle Fortschritte in Staat und Stadt, an der er
mit allen Fasern hing. Seiner Initiative verdankt der ärztliche
Pensions- und Hülfsverein seine Enstehung; er spendete die erste
Gabe und blieb Zeitlebens dessen Förderer und Wohlthäter, wie er
denn überhaupt für Arme und Bedürftige stets eine offene Hand hatte.

Seine Bestrebungen verstehend und unterstützend, stand ihm zur
Seite seine Frau, eine Schwester des verstorbenen Frankfurter Gelehrten Theodor Creizenach. Ihrer Ehe entsprossten drei Kinder,
eine Tochter, die in Mannheim verehlicht ist, und zwei Söhne,
von denen Prof. Dr. Max Flesch als praktischer Arzt und Dr. Carl
Flesch als Magistratsmitglied in unserer Stadt thätig sind.

Welcher hohen Achtung und Verehrung sich Flesch allseitig erfreute, zeigte sich am deutlichsten bei seinem 50jährigen Doctorjubiläum,
das am 10. August 1889, gleichzeitig mit dem Jubiläum des bald nachher
verstorbenen Dr. Stricker, gefeiert wurde, und bei dem der Vorsitzende
des Aerztlichen Vereins, Dr. Cohn, der allgemeinen Anerkennung des
Jubilars in öffentlicher Festsitzung Ausdruck gab. Der ärztliche Pen-
sions- und Hülfsverein, sowie andere Institute, wissenschaftliche und
humane, brachten ebenfalls ihre Glückwünsche und ihren Dank.

---

*) Die reichhaltige pädiatrische Bibliothek Flesch's wurde nach seinem
Tode von seiner Familie in dankenswerther Weise der Senckenberg'schen
Bibliothek übergeben und ist dort als besondere Abtheilung aufgestellt.

Im Jahre 1887 erkrankte Dr. Flesch unter typhösen Erscheinungen an einem Unterleibsabscess, der sich per anum entleerte, ihm aber durch Stauungen der Darmthätigkeit und Schmerzen lange nachher noch Beschwerden verursachte. Auch eine Prostatahypertrophie setzte seinem Wohlbefinden sehr zu. Nichts desto weniger sahen wir ihn jetzt, wo er das Fahren nicht vertrug, in allen Theilen der Stadt zu Fuss der Praxis nachgehen bis kurz vor seinem, in der Nacht vom 28. auf den 29. December 1892 erfolgten Ableben. Sein letztes Krankenlager war kurz und schmerzlos, die auffallendsten Erscheinungen waren über die ganze Lunge verbreitetes Rasseln, Unfühlbarkeit des Pulses und Unhörbarkeit der Herztöne. Die Erklärung gab die Section: Herzmuskelinfarct, dabei noch ein grosses ulcus ventriculi.

Am letzten Decembertage wurde die irdische Hülle unseres Collegen der Erde übergeben. Eine grosse Menschenmenge erwies ihm die letzte Ehre. Am Grabe sprachen es Pfarrer Teichmann, im Namen des ärztlichen Vereins Dr. Cohn und als Vorsitzender des ärztlichen Pensions- und Hülfsvereins Dr. J. de Bary, die beiden Letzteren, indem sie Lorbeerkränze niederlegten, in beredten Worten aus, was Alle fühlten. In der ersten Sitzung des neuen Jahres hob der Vorsitzende nochmals den schweren Verlust hervor, den der Verein erlitten, und letzterer ehrte das Andenken des Verblichenen durch Erheben von den Sitzen. Mit Flesch hat der Verein eines seiner ältesten, treuesten und wissenschaftlich strebsamsten Mitglieder verloren. Mochte er manchmal auch in der Hitze einer Discussion aufbrausen, niemals liess er sich dabei von persönlichen Motiven leiten, immer folgte er nur seiner Ueberzeugung, und, schnell vergessend, niemals nachtragend, glich er sich alsbald wieder mit dem Gegner aus. Er war ein unerschrockener Kämpfer und dabei — ein guter Mensch, ein ehrenhafter Charakter. Bieder und selbstlos, ohne Neid und ohne Ueberschätzung, schlicht und einfach, wie sein ganzes Wesen, war auch sein Auftreten gegen die Collegen, den jüngeren gar kam er mit besonderem Wohlwollen entgegen. Viel Sorge machte ihm die Existenzfrage mancher Aerzte und deren Familien, und was er zur Besserung der Lage derselben thun konnte, geschah von ihm mit grösster Opferwilligkeit und in aller Stille. Diese guten Eigenschaften und Thaten sichern dem Entschlafenen für alle Zeiten ein ehrendes Andenken bei den Berufsgenossen, besonders aber bei den Mitgliedern des Aerztlichen Vereins.

Redactions-Commission.

Dr. Albert Gross.

Dr. Albert Gross, geb. zu Bruchsal in Baden am 26. Juli 1834, besuchte das Gymnasium seiner Vaterstadt, später diejenigen von Mannheim und Karlsruhe. Er muss ein hervorragender Schüler gewesen sein, denn alljährlich sind ihm Schulpreise zuerkannt worden. Auch haben seine Klassenlehrer den Vater bewogen, dem ursprünglich zum Kaufmannsstand Bestimmten eine gelehrte Ausbildung zu geben. Die Lust an naturwissenschaftlichen Studien führte Gross auf der Universität Heidelberg der Medicin zu. Kirchhoff und Bunsen lehrten damals dort und es ist leicht begreiflich, dass der Einfluss dieser Männer auf den jungen Studirenden ein überwiegender wurde. Das Interesse an chemischen und physikalischen Problemen ist auch dem reifen Arzte später geblieben. Den Studenten fesselten dann später in Berlin Langenbeck und Virchow. Gross hat aus jener Zeit her immer eine Neigung gehabt, pathologisch-anatomisch zu· diagnosticiren und nur ungern allgemein functionelle Störungen da angenommen, wo er irgend sich einen anatomischen Process als Unterlage construiren konnte.

Mit einem Empfehlungsschreiben von Virchow versehen, kehrte Gross nach Heidelberg zurück. Hier erhielt er, obgleich noch Student, eine der Assistentenstellen an der Klinik des älteren Chelius; drei Jahre war er dort thätig. In sie fällt als kurze Unterbrechung das Ablegen der Examina und eine Studienreise nach Paris. So war Gross, als er in Heidelberg zu practiciren begann, ein in vieler Hinsicht tüchtig ausgebildeter Arzt. Der Plan einer Habilitation für Chirurgie musste aus äusseren Gründen aufgegeben werden; doch bekam der junge strebsame Arzt bald eine ausgedehnte Praxis. Die Entwicklung der modernen Gynaekologie und Geburtshülfe machte er thätig mit. Seine chirurgische Erfahrung durfte er 1866 und 1870 als Chef eines Kriegslazarethes in Heidelberg verwerthen.

Das Leben in einer Universitätsstadt, der Verkehr mit anre- . genden tüchtigen Fachgenossen, erhielten dem jungen Arzt in ausgedehnter Praxis die Frische und auch die Lust, an allen Fortschritten seiner Kunst regen Antheil zu nehmen. Dem Einfluss Erb's wohl ist u. A. seine eifrige Beschäftigung mit der wissenschaftlichen Verwendung der Electricität zu Heilzwecken zuzuschreiben. In der Zeit des skeptischen Nihilismus herangewachsen, wusste er sich doch ein ehrliches therapeutisches Pflegen seiner Kranken zu bewahren. — Im Jahre 1878 entschloss sich Gross nach Frankfurt überzusiedeln, wo er eine rege Thätigkeit entwickelte. In den letzten Jahren haben ihn aber dann schwere Schicksalschläge getroffen. Die geliebte Gattin starb ihm früh hinweg und nicht allzu lange danach machten sich die ersten Zeichen des Leidens bemerkbar, dem er Jahre später erliegen sollte. Neben den Mühen einer gewissenhaft versorgten Praxis, lag ihm nun auch die Erziehung von vier Kindern allein ob. Als er sich selbst die Schwere der Krankheit nicht mehr verhehlen konnte, als Ohnmachtzufälle während der Praxis, schlaflose Nächte, Dypnose eintraten, da hat der kränkelnde Mann noch lange eine bewundernswerthe Energie entfaltet und in der Arbeit Trost und Vergessen des Selbst gefunden. Mehr und mehr musste er aber auf die gewohnte Thätigkeit am Krankenbette verzichten. Auch da trat die Freude an der Arbeit tröstend und helfend ein. Der Kranke suchte wieder die alten literarischen Liebhabereien hervor; er trieb Philosophie und suchte sich auch in theologische Werke zu vertiefen. Was die Spannkraft eines gebildeten Mannes im Kampfe gegen ein körperliches schweres Leiden vermag, das hat uns Gross gezeigt. Er starb den Tod eines Philosophen, aufrecht erhalten bis zuletzt durch eine ernste Pflichttreue gegen seine Patienten, gegen die Seinen und gegen sich selbst.

Dr. L. Edinger.

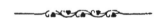

JAHRESBERICHT

UEBER DIE

RWALTUNG DES MEDICINALWESENS

DIE

KRANKEN-ANSTALTEN

UND DIE

OEFFENTLICHEN GESUNDHEITSVERHAELTNISSE

DER

STADT FRANKFURT A. M.

HERAUSGEGEBEN

VON DEM

AERZTLICHEN VEREIN.

XXXVI. JAHRGANG 1892.

FRANKFURT A. M.

J. D. SAUERLAENDER'S VERLAG.

1893.

Lightning Source UK Ltd.
Milton Keynes UK
UKHW012311140219
337323UK00011B/342/P